中国经筋学

薛立功 著

刘春山 管宏钟 李江舟
董宝强 徐东生 协编

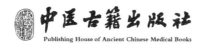

中医古籍出版社
Publishing House of Ancient Chinese Medical Books

图书在版编目（CIP）数据

中国经筋学/薛立功著 . －北京：中医古籍出版社，2015.8（2024.1 重印）
ISBN 978 - 7 - 5152 - 0920 - 3

Ⅰ. ①中…　Ⅱ. ①薛…　Ⅲ. ①经筋－研究　Ⅳ. ①R224.1

中国版本图书馆 CIP 数据核字（2015）第 158318 号

中国经筋学

薛立功　著

责任编辑　黄　鑫
封面设计　天水工作室
出版发行　中医古籍出版社
社　　址　北京市东城区东直门内南小街 16 号（100700）
电　　话　010 - 64089446（总编室）　　010 - 64002949（发行部）
网　　址　www.zhongyiguji.com.cn
印　　刷　北京市泰锐印刷有限责任公司
开　　本　787mm×1092mm　1/16
印　　张　55.625
字　　数　1280 千字
版　　次　2015 年 8 月第 2 版　2024 年 1 月第 5 次印刷
书　　号　ISBN 978 - 7 - 5152 - 0920 - 3
定　　价　120.00 元

作 者 简 介

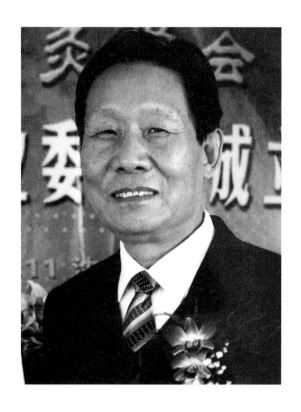

薛立功　医学硕士　主任医师　研究生导师　现任中国中医科学院针灸研究所经筋病研究室主任。

自北京中医学院（现北京中医药大学）毕业后从事骨外科、普外科中西医结合工作达十年之久，开展常规和闭合性手术，推广中西医结合工作，广泛研究针灸学适应证，并指出现行医学观念的某些误区。在研究生阶段的学习和以后的工作中，对关节、肌肉疾病进一步加以探讨和研究，最终从经筋理论的角度，对疼痛机制与痛证论治提出新观念和新理论，发掘整理出"长圆针疗法"，治疗各种关节顽痛取得显著疗效，为中医学经筋理论的研究和应用做出突出贡献。先后发表《经筋理论的探讨与发挥》等论文数十篇，出版《经筋理论与临床疼痛诊疗学》《430 种疾病针灸表解》《中国医学气功》等多部著作。主持参与科研课题十余项，其中"运用长圆针以解结法辨证松解膝周结筋病灶点治疗膝关节骨痹（骨性关节炎）疼痛的研究"通过国家中医药管理局验收和鉴定，获中国中医研究院科技进步三等奖，确定为国家中医药管理局首批中医诊疗技术推广项目，"长圆针"等获国家专利 2 项。

内容提要

　　《中国经筋学》系首次从《内经》及远古中医学中挖掘，用现代医学原理整理提高并阐明其内涵的针灸学分支学科。本书作者 30 多年来对《内经》及远古中医学有关经筋的理论进行了孜孜不倦的研究，纠正了古往今来对经筋的误读误解，重新分析阐明经筋基本概念、分布规律、发病机制、诊断方法、治疗原则和治疗方法。从解剖学角度详细剖析《内经》十二经筋的解剖学内容，各经筋起止结聚及积累性损伤所形成的三百余结筋病灶点。同时，将人体分为头面、颈项、肩周、肘部、指腕、胸背、腰腹、骶髋、膝腘、跟踝等十个分部和筋性经络、内脏病，系统介绍各分部经筋辨证论治和预防、康复训练方法。每分部均附有现代医学的明确诊断，但实际是经筋病或伴随经筋损伤的多种疾病的经筋辨证论，以逐渐引导人们注意经筋辨证论治体系的学习和应用。

　　此书以全新的观点论治疼痛，融中医、西医、中西医结合三学科理论为一体，适合广大从事医学临床、科研、教学人员阅读。

王　序

余致力于中医针灸研究事业长达半个多世纪，亲历中医针灸事业从无到有，从小到大，从波折到辉煌的全过程。作为针灸战线上的一名老骥，在庆幸之余，余尚怀志千里，以《黄帝内经》为代表的秦汉圣典，五经三坟，尚有多少瑰宝急待发掘呢?!

近年来我一直在关注针灸学重要领域——经筋的研究，我的学生薛立功从临床启迪出发，从研究《灵枢·经筋》入手，深入探索《内经》及以远古文献相关篇章的经筋内容，整理并提出经筋辨证论治体系，挖掘整理出"长圆针疗法"，这使我倍感欣慰。

科学技术发展史证明，人类的一切重大发现都是站在前人肩膀上再跷足才能摘取的。立功用近三十年时间，深究《灵》《素》及秦汉以前的远古文献，验证临床，提要钩玄。遂敢力排教科书定论，更能别开思路，重新诠注何谓筋? 何谓经筋? 何谓筋痹? 何谓横络? 何谓解结? 何谓长针? 何谓关刺? 何谓恢刺? 何谓短刺? ……更重要的是他能遵循经筋分布结聚之经典论述，用西学解剖体相予以分析，为经筋辨证论治奠定了西为中用的解剖学基础。这种创新不但是对经筋学术的重大发展，而且也为中医现代化提供了一条可以借鉴的，中西皆能理解和应用的新思路。

我认为，实现中医现代化的途径是使中医与现代科学技术包括现代医学技术相结合。现代化的标志应当是：在保持与发展中医理论体系的前提下，赋予中医以全新的现代科学的内涵。《中国经筋学》一书向这个方向脚踏实地地迈出了坚实的一步，故乐为之序。

世界针灸学会联合会终身主席

冬青斋主人　王雪苔

2007 年 12 月于中国中医科学院　时年 82 岁

自　序

余每览越人师徒砺针砥石，竟"应便拔针，病亦行差"，未尝不慨然叹其才秀也。故介宾《病家两要说》云："医不贵于能愈病，而贵于能愈难病……病之难也，斯非常医所能疗，必有非常之医，而后可疗非常之病。第以智之高下，殊有相悬，是以错节盘根，必求利器，《阳春白雪》，和者为谁？"此但言医之天壤也。

然难病林立，非尽因医之高下者，更有医理相背，南辕北辙而致成难病者。以寻常之理辨治非常之病，虽圣医妙术，亦难为也。

难病者莫过于痹痛，何也？有经脉挛缩，气血不通，不通则痛者，此常理也；更有经筋劳损，横络盛加，而厥痹难已者，又非常理也。

治痛之术，源于岐黄，然其论邈远，尽得者寡。至皇甫氏出，备考经脉，厘定腧穴，遂使经脉尽兴，遂成常理。然经筋尽晦，而潜没矣。

调经脉，行气血，其止痛多效，但遗痼痹亦复不鲜，何也？"横络盛加于大经"，为经筋之病也。

经筋"主束骨而利机关"，连缀百骸，维络周身，牵筋动节，主司运动。人一生劳作，尽筋承力，维筋劳损，重叠反复，必成"横络"。横络者，盛加经脉之结筋病灶也。横络卡压，能不痹阻而痛乎？

故经云："一经上实下虚而不通者，此必有横络盛加于大经，令之不通，视而泻之，此所谓解结也"。又云："善行水者，不可往冰；善穿地者，不可凿冻；善用针者，亦不可取四厥……故行水者，必待天温冰释冻解，而水可行，地可穿也。人脉犹是也，治厥者，必先熨，调合其经……火气已通，血脉乃行。然后视其病，脉淖泽者，刺而平之；坚紧者，破而散之，气下乃止，此所谓解结者也"。顽痛痼痹，针之不及，攻之不达，非调经不力，实结筋未解也。

要之，经筋与经脉致痛，病位不同，治则殊异，针具有别，操作亦殊。由是思之，顽痹症结明乎？盖经脉之外，复有经筋；调经之余，更应理筋，此千虑之一得也。

故曰，何谓经筋？何谓筋痹？何谓横络？何谓解结？何谓长针？何谓关刺？何谓恢刺？何谓短刺？……潜心灵素，钩玄幽微，遂敢力排定论，别开蹊径，而成《经筋理论与临床疼痛诊疗学》。付梓之后，继续整理手中资料，又历多年，梳理成文。更有旧资新证，可补原书之未逮。遂增补拾遗，详尽临床辨证之用，使其成为以经筋古训理论为体，以现代解剖医理为用的一门学科。恰值酝酿多年的中国针灸学会经筋诊治专业委员会即将成立，为志庆贺，更为顺言正名，再版后更名为《中国经筋学》。

西医东进，其理尽授，致痛之由，似有定论。"骨刺赘生"，"椎间盘膨出"，"软骨损伤"，"神经压迫"，林林总总，臆成定理。手术切除，关节重建，以为必行。然其理确乎？其法善乎？学而验之，信当辨焉。

吾辈虽未壁影萤光，然能炯鉴王贶之幸，知难后奋，勤求古训，博采中西。遵循经筋分布结聚之经典，重组西学解剖体相之细微，提出中西互释之经筋辨证论治体系。此虽江河一流，泰山一壤，盖欲共掖针道之高深耳。错谬疏漏，望明哲正之。

中国针灸学会经筋诊治专业委员会会长

中国中医科学院针灸研究所、针灸医院

薛立功

戊子年春于中国中医科学院

编写说明

经筋学是针灸学的重要组成部分，是在经络学说的重要理论——经筋理论指导下，运用以针、灸为代表的物理方法治疗疾病的医学科学。

《中国经筋学》研究了经筋理论和内涵，分析了现行针灸学在这方面的误解和遗漏，重新考察了经筋、结筋病灶点、腧穴、经脉的形成发展过程，提出广义经络学说体系，这无疑为针灸界提出了新问题，开辟了新领域。经筋理论与实践触及腧穴、经脉理论的本源和研究方向。仅从这个意义上来讲，本书将对针灸学做出部分补充，引起争鸣。

本书对经络系统的经筋、经脉内容，发展概况和临床价值等作了概括性介绍，对经筋、经脉的分布和经气循行的关系，经筋、经脉对诊断和治疗疾病的指导意义，结筋病灶点、穴位的作用与经筋、经络病候的关系等也将进行比较全面的分析和讨论。

结筋病灶是经筋反复劳损而出现的顽固疼痛区，因轻重程度不同而有细微差异，临床需在该区按压寻找其确切的具体部位，本书将这些痛点命名为结筋病灶点，根据本人经验和实际情况，拟介绍300余结筋病灶点的体表定位和解剖内容。在详细叙述结筋病灶点的治痛功效，谈及其他功效时，可参考结筋病灶区同名腧穴的古今文献。之所以提出这些参考效能，是基于结筋病灶可以疏通伏行其间的经络，而经络功能的改善即可能出现古今文献所记录的部分功效，故附录此项，仅供参考。

经筋与经络、腧穴有着密切的关系，在经筋病诊治中，也必须有机、合理地配合腧穴的气血调整作用，这才是广义的解结法。故本书对经络与腧穴进行了简要介绍。腧穴的体表定位、解剖内容、主治和效能均根据国家标准予以介绍，主要参考文献可见结筋病灶点附录文献检索。

针灸属于祖国医学的外治法范围。针刺是应用九针，刺入人体的一定部位，通过微创性解结和刺激以治疗疾病；灸法，主要是使用以艾绒为代表的产热性能，刺激体表的一定部位和腧穴发挥治疗作用。针和灸都是根据祖国医学基础理论中的广义经络学说，通过对刺灸点（结筋病灶点、腧穴）施行一定的解结技术操作和刺激，疏通经筋，调节经络以达到治疗疾病的目的。刺灸法，以介绍目前常用的毫针操作方法和长圆针操作方法为主，对在针灸基础上发展起来的其他疗法选择性地加以载述。

治疗部分的编写以经筋痹痛和筋性经络、内脏疾病为主，辨证选用结筋病灶点，施以解结法，辅以经脉腧穴调整气血，协力达到最佳疗效。根据当前民众较广泛接受西医的现状，病名基本上都采用现代医学名称，扼要介绍西医和中医理论的病因与病机，同时列举中医的病名、证候分析和辨证，辨证选取结筋病灶点、腧穴，所选处方有较好效果，以其临床疗效为依据，着重介绍近年来笔者与同道临床应用的经验，供读者研究。

本书提出的经筋理论、解结法、长针形制、操作法和经筋、经脉、结筋病灶点、腧穴、经络学说形成发展过程等内容均与经典针灸学理论有所差异，为笔者几十年研究心得和管见，其中必有谬误不妥之处，望读者明哲斧正。

目　录

第一章　经筋学发展简史

第一节　中医学形成史

1. 远古中医学

医学史是医学在科学证明上不断进步、完善的历史。医学作为一门科学，应该以严格的科学证明为基础。但是，即使在医学高度发达的今天，从严格的科学证明角度进行评估，医学仍具有经验科学的性质。相对于数学、物理学、化学等学科，医学尚不是一门严格的理论科学，它缺乏严格的科学证明，或者说在严格的科学证明上的不完善。由此看来，不管中医还是西医，医学经验的挖掘和整理仍然具有实际意义。

从医学科学化的角度反思医学，就会看到目前的医学理论和医学实践尚存在许多问题。人们只看到了许多疾病的表现，却没有搞清它们的本质。由于"病因不明"，所以在临床上，只能凭经验，采取改善症状的治疗策略。由于"机理不清"，对这类疾病的预后不能准确预测，也缺乏有效的预防、治疗手段。因此，有待提高的经验性仍是医学学科的重要特征。医学的经验科学性质并不影响其向科学化目标迈进。事实上，当代医学的发展也正走上一条逐步科学化的道路。

人类对医学经验的探索早在漫长的原始社会就已经开始了。由于当时生产力水平的低下和对自然的蒙昧，使原始人只能以自身为尺度，把他们对自然狭小范围的知识当作认识坐标系的起点，靠直观感性对自然界的因果规律性进行猜测和幻想，所以，当时处于萌芽状态的自然知识、实用的技术规则、神话传说、巫术祝由、原始宗教等彼此不分，从而结成了一个"混构体"，这就是人类的原始文化。但是，原始文化孕育了人类一切文明的基础，也包含和孕育着以后各种知识的种子。医学科学也正是从这片混沌中走出来的，只是后人在总结前人医学成果时，常受到所处时代和世界观的约束，不由自主地以想当然来描述医学的起源和发展轨迹，也因此就有了种种不同说法。

疾病是人类不可回避的困扰，与疾病的斗争也就贯穿了人类的发展整个历程。当人们对许多医疗现象不能正确理解时，更由于原始医学尚不能解决绝大部分疾病而渴望高明、神奇的医学奇迹发生的时候，世界各民族都有过"医源于圣""医源于神"和"医源于巫"等形形色色的说法。

两千余年前，我国先民已有不少神话，如"……有圣人作钻燧取火，以化腥臊……""神农……尝百草之味，一日而遇七十毒""伏羲氏……乃尝百草而制九针""昔在黄帝，生而神灵，弱而能言、幼而徇齐、长而敦敏，成而登天……"等，《史记》中的"长桑君取其《禁方书》给扁鹊，使之医技非凡"，俞跗能"因五脏之输，乃割皮解肌，决脉结筋……"就有"医源于圣"的色彩。燧人氏、神农、伏羲、黄帝应该是父系氏族社会时期有作为的代表人物，是史前的中国医事活动的先驱代表，他们的贡献经口头文化流传下来，其中不乏对秦汉以远的医事活动的追记。只是其中掺有大量神化色彩，同时也包含无限的神秘和希冀。客观地说，"医源于圣、神"首先反映的是先民展开医事活动的客观存在，同时也反映了人们对医学奇迹的渴求。当人们对某些疾病感到无法理解的时候，在先祖、图腾崇拜的情况下，则造出万能的"神"。这个"神"能代表民意，不受自然规律约束，兼备超自然力和爱心，替人们实现对医学的突破。

世界各民族医学发展史中都存在医源于神、圣的传说：古埃及医生中的伊姆荷泰谱（Imhotep）、早期的罗马众神、传说中的马尔斯（Mars）和詹纳斯（Jahus）都是健康之神，而且多是女神，这都体现了人们对医学美好远景的渴望，但神不会是医学的源头。

巫是人类发展到具备比较丰富的思维能力以后的事，当许多自然现象不能得到合理解释而使鬼怪作祟、图腾观念得以树立起来的时候，当人们寻求"降魔术"且因心理作用而偶尔见到某些效果的时候，巫的形象逐渐产生、发展起来。巫产生于原始社会末期，盛行于奴隶社会，而医学知识早在四万年以前的新人时期就已经起步了，巫比医之起源要晚2、3万年。此后又有了更多医学知识的不断积累与发展，这是世界各民族医学起源与发展史上的共同规律。巫绝不是医学的源头。

远古先人是以直观思维为主的，原始医学知识的起源也是以"外治医学知识的起源为先"的。原始人在荆棘丛中穿梭采集，难免被荆棘刺伤；追逐野兽、与野兽搏斗时难免致伤；在分享猎物时难免纠葛，在争斗中也会致伤。肌肤破裂、疼痛、流血、感染这都是可见的创伤，也是对疾病直观思维的基础。皮开肉绽，流血不止，疼痛难忍，开始意识到受伤了，这是医学起源的第一步。当人类认识到自己受伤之后，采取对策，这是第二步。其治疗手段将随着经验的积累而逐渐丰富，最终必然促成医学理论的诞生。

生产力的发展是一切科学技术发展的基础，医学发展也不例外。考古证明：四万年前的许家窑人继承了远祖打制石质球状器的经验，发明了小型石球与狩猎工具，两万八千年前的峙峪人发明了弓箭，一万八千年前的山顶洞人发明了钻孔技术与小型骨针。尤其山顶洞人前后的人类，知道健康与疾病的区别，有了争取健康的欲望，或者说是健康的欲望促使山顶洞人寻求对最常见的疾病，如关节疼痛、创伤、外科病等的治疗和经验积累。山顶洞人可利用骨针、细藤条缝制皮衣，证明人类在抗御风寒，防治痹痛的道路上又迈出了坚实的一步。采摘一枚植物尖刺，将痈挑破排脓以缩短病程等，诸如此类的有目的，主动的行为，就具备了外治疗法性质。其后一些人开始理解已经化脓的痈及时排脓与愈合的关系，当他们再患痈毒疖肿，或者看见别人患疖肿已到成脓阶段时，他们便能主动地折一根棘刺挑破痈、疖，促其排脓，这就是早期的医事活动。河姆渡人生活于闷热潮湿的江南，疖痈疾病较多，他们的治痈经验比山顶洞人、裴李岗人丰富。考古证明，他们已经用"刺痈""刺破"等语言传授他们的经验，还能寻找清水洗涤伤口，加快愈合过程。有学者研究后指出：河姆渡出土的"骨锥可有多种类型，其中体圆而锥尖的那种，可以当作刺砭用"。当他们能将这些经验经口头传授给他人时，医学知识的积累也就有了可能。

医学发展和医学理论的形成需要充分的医学经验的积累，数万年来，早期人类医学知识受到种群、地域、语言传承的限制。文字的出现使口传心授的知识被记录下来，使纵横散布（历史与地域）的医学知识得以更大范围的传播和汇集，为最早的医学理论的产生创造了条件。但从最早的医学理论思维到成熟的医学科学思维，从个人参与经历的小范围医学经验到以大规模社会化建制为特征的大范围医学科学试验，需要经过长期的历程。文字出现和应用是一个里程碑，生活在2.8万年前的山西朔县峙峪人，已会用字符和文具，贾金刚指出："峙峪遗址出土……各种尖状器、各种雕刻器、小石刀、石镞……反映了文化的发达""峙峪遗址出土了许多刻有记事符号的骨片，如圆点、三角、左右斜线、横竖直线、网纹等，刻技娴熟、刚劲有力。"连云港夏代启字祭台遗址、宁夏大麦地岩画、内蒙古翁牛特旗高日苏大黑山岩画都绘有初始文字符号。到3000年前的商代和西周初期，在甲骨文、钟鼎文里有很多与针灸有关的象形古文字出现，如：尹、伊、殷、燮等，它们都取象于手执砭石或火器针砭与热熨，均原指针灸医事活动，又引申有治理之意。殷商甲骨文、兽皮、竹简、木牍、陶瓷、青铜、帛书文字、医学卷子，其后出现的造纸、雕版、活字印刷术都为医学积累和医学理论的升华创造了条件。

　　不论何时、何地，科学知识是可以相互启迪与相互促进的，新的科学技术的产生无不与原有科学知识息息相关。具备了远事记忆能力的许家窑人，当他们坐在火堆旁烤炙兽肉的时候，已能理解火的辐射热可以减轻四肢麻木与疼痛。因此，他们便主动地将患病肢体靠近火源进行烤炙，这便是《五十二病方》中"令病者背火灸之"的火灸疗法的滥觞。石器中的各类尖状器、石簇、石刀，都可能成为针砭的工具。西汉马王堆医书中的"啙"刺、"矵"刺，以及人们常说的"砭石"与原始石质尖状器（图1-1）不无渊源关系。商朝第23世王武王贵妃妇好墓出土骨发笄有390余枚，枚枚纤细如针（图1-2）。同时出土大量青铜器和刻刀，其中刻刀小巧玲珑，刀身如针，其末斜刃锋利，可见早在3千年前的商代早已具备制造九针的工艺基础。陕西凌口出土一具7000年前女尸，尸骨嵌入35处骨器伤，其中就有一枚骨笄刺入髋骨中，说明骨针之利。中国社会科学研究院考古研究所韩康信在《中国远古开颅术》中介绍山东广饶傅家遗址大汶口文化时期（公元5千年前）出土的人类颅骨（M392），其头部有一直径3厘米人工凿钻圆孔，孔缘的上下骨板已包绕板障，是自然的舌状愈合的结果。无独有偶，青海民和县也出土钻孔古颅骨。山东大学齐鲁医院鲍修风教授通过颅骨CT片追访研究现代开颅术后骨板愈合时间证明，至少2~3个月才能达到这一愈合程度，其后长达18年颅骨愈合影像完全相同，说明这位古人被钻孔后仍存活2月以上，也证明那个时代已有了相当程度的医疗技术和器械。夏、商、周被称为"青铜时代"，公元前五百年冶金、冶银、冶铁业已出现，尤其是冶铁业对制针有很大帮助。战国中晚期，冶铁业迅速发展，发现的铁器数量大为增加。在考古工作中，铁器发现地点几乎遍及辽宁、河北、山东、安徽、江苏、内蒙古自治区、河南、四川、湖南、湖北、陕西、山西、广东、广西等省区。《管子》一书中有关铁的记载就有鼓山铁、耜、铫、镰、耨、椎、斤、锯、钻、凿、刀、针等工具。满城汉墓刘胜的佩剑是钢制品，质量比战国又有提高。青铜镀铁可加强硬度，可制造锋利佩剑，也为制作精细针具创造了条件。

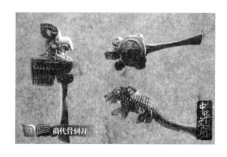

图1-1　商代骨刻刀

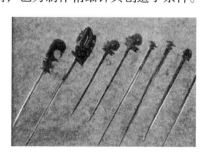

图1-2　商代妇好墓出土骨发笄

从许家窑人起，人类具备了积累原始医学知识的条件。当人类能够对感知与积累的知识进行分析、综合，提出一些最为一般的看法时，原始医学思想就开始逐步明朗化，随后原始医学理论就会应运而生。中国医学是产生在中国这块黄土地上的医学，人们对致病因素、病理机制、疾病分类、治疗方法进行探讨，总结出新的知识，逐渐产生医学理论。

殷商时期，人们对人体筋骨、肌肉、分肉、尽筋，对肢体血管，对心脏大动静脉已经有所关注，对疾病的归类更是早期医学理论萌芽的表现。殷商时期，中医理论只能建立在有限的解剖、生理、临床医学基础之上，在疾病归类方面虽然还很幼稚，但是已取得了一定成就。在现有最早的古文字——甲骨文殷墟卜辞中，涉及病名者323片，415辞，疾病名称34种，大部分按人体解剖部位区分命名，如"疾首""疾目""疾耳""疾鼻""疾腹""疾心""疾蛔"。秦汉时期记录的伤痉、婴儿索痉、牡痔、痂、疽等已反映了疾病的某些性质。江陵张家山三座西汉前期墓出土竹简1000多枚。记录大量早期文献，其中《脉书》是早期关于经络的书。据考释，马王堆出土西汉帛书的内容，共有12万字，20多种书籍，图籍。其中有医书1万余字，包括《却谷食气篇》《阴阳十一脉灸经》（甲、乙本）、《足臂十一脉灸经》《脉法》《阴阳脉死候》《五十二病方》《导引图》等，印证了《汉书·艺文志》著录而现已亡佚的经方11家，医经7家是真实的。

《却谷食气篇》是关于气功疗法的，1000余字，字体由篆变隶，从字体上考究，其书写时代可能是高惠帝年间。《导引图》全书有图像40余幅，图侧附标题，是呼吸与躯体相结合的体育疗法。导气令和，引体令柔是以柔筋为基础的，也从一个侧面证实先秦时代经筋研究已成气候。出土的战国初期的一个十面体小玉柱，上有铭文《行气玉佩铭》，计45字，可知这种健身运动除调体、调息外，也注意调神导气。导引后来衍化派生出易筋经、八段锦、太极拳等健身运动，是中医经筋、经脉理论对健身运动的巨大贡献。《导引图》还记录了多种疾病和姿态名称及动作形象，这是以经筋、经脉指导健身的历史记录。

《阴阳十一脉灸经》有甲、乙两本，甲本较乙本更完整。《足臂十一脉灸经》所记载十一脉（温）排列次序是足泰阳脉、足少阳脉、足阳明脉、足少阴脉、足泰阴脉、足希（厥）阴脉、臂泰阴脉、臂少阴脉、臂泰阳脉、臂少阳脉、臂阳明脉。《阴阳十一脉灸经》十一脉排列次序是足钜阳脉、足少阳脉、足阳明脉、肩脉、耳脉、齿脉、足太阴脉、足厥阴脉、足少阴脉、手钜阴脉、手少阴脉。和现在的《灵枢·经脉》篇比较起来，所述经脉循行、主病虽有很多接近之处，但是，还有很多不同：多数经脉的循行论述完全相反，排列顺序完全不同，所有经脉均不入脏腑，没有相互衔接，各脉主病以痹痛为主线。与之相比，《足臂十一脉灸经》、《阴阳十一脉灸经》更接近于《灵枢·经筋》。据推测《黄帝内经》成书于战国时期，而这两部灸经成书至少在春秋战国之际或更早，因为二者都记载了11脉。《足臂十一脉灸经》的脉字，还用古字"温"，并无经脉和络脉的提法，也没有辨证施治的思想，这都提示它们早于《黄帝内经》，更透射出早期经筋的原始面貌。

《脉法》和《阴阳脉死候》是论述脉法的诊断著作。《脉法》只有400余字，缺文太多，难观全貌。书中有"砭"字，可知尚使用石针治病。《阴阳脉死候》仅四行100余字，论述三阳脉的死候有"一死"，阴脉的死候有"五死"。说明帛书所录某些医书开始渗入阴阳概念，但仍不见五行学说的痕迹。

《五十二病方》是医方专书。从字体看，是篆书而带有隶、草笔意，抄写年代不晚于秦汉之际。书中病名，包括题目和述文共101个，涉及内科、外科、小儿科、妇产科、五官科。内科有肌肉痉挛、小便不通、精神病、寄生虫。外科有器械伤、化脓性疾、动物咬噬、肛门病、皮肤病、肿瘤。妇产科包括脐带风，儿科痫病，五官科的眼病等。书中也不见五行学说，少见阴阳痕迹，很少提到脏腑名称，没有具体腧穴名称，很多病名未见于《内经》。全书药名243种，部分见于后来的《神农本草经》和《名医别录》，若干药名不见于既往文献，也不详为何物。书中草药剂型有汤剂、散剂、丸剂，有温丸、油丸、醋丸，却不见后世常用的水丸和蜜丸。医方大都无名，用药剂量尚未精确，多是估量式的，如"三指撮""束""把""颗"。有灸法、砭法，而无针法。以上分析说明中医学不是产生于阴阳五行学说形成之后，更不是在阴阳五行学说引领下才发生、发展的。事实上，阴阳五行学说成熟后，医家只是将其中可以用五行归类的内容用阴阳五行进行了整理，使之能运用五行生克制化规律，并得以提纲挈领地总结和运用。但是，大量置阴阳五行规律之外的内容也是中医学的宝贵财富，也不必牵强地用五行学说去规范。早期经筋、经脉是对劳损形成的结筋病灶点分布规律的描述，也早于阴阳五行学说形成之前，把经筋、经脉刻板地纳入五行并牵强地用五行生克乘侮推演应用的做法，无异于削足适履。

西汉中期的医学比初期更加进步，满城汉墓出土的医工铜盆、铜药匙、铜滤药器和煮药锅说明医学已形成了独立学科。满城汉墓发现金银针9枚，证明针刺疗法有了大发展。9只针中，有金针4只，银针5只，其中有长针（《灵枢》第八针），用于经筋病解结之用；有毫针（《灵枢》第七针），等同于目前常用的细针；有圆针（《灵枢》第二针），作为按压松解分肉粘连之用；有尖钝无锋的锟针（《灵枢》第三针），用于点刺放血之用。这四种针的出现，说明当时能用不同的针，医治不同的疾病，充分反映出我国西汉中期针刺技术已经达到一个崭新的水平。只是，从现有考古文献看，西汉早期文献只有灸法、砭法，而无针法，到西汉中期不仅出现针法，而且有九针之别，这中间的发展历程，尚须待考古发现来补充。

同样，至今尚无更多的早于《内经》的经筋文献被考古发现，但古往今来，以急慢性劳动损伤性疼痛性疾病是最多发、最常见的疾病，也必然是最早受到古医家重视的疾病。原始人劳动力低下，劳动工具不足，要满足个人和氏族的生活需要就必须努力劳作。过度劳作，其中非生理性的劳动损伤对每个人来说几乎是不可避免的。所以，远古医家对劳动损伤性疼痛性疾病的认识总结也会最早、最深刻。起初以局部疼痛记录为主。因为古人缺乏对手足保护的措施，而四肢是劳作使用最多的器官，所以手足四肢疾病多见，早期的刺灸点多在四肢，尤其是腕踝附近。对这些反复出现的刺灸点进行命名是规范化的尝试，用有如阳陵泉之类形象命名，也有用早期阴阳概念和推演命名的，如足泰阳、足少阳、足阳明、足少阴、足泰阴、足希（厥）阴、臂泰阴、臂少阴、臂泰阳、臂少阳、臂阳明命名。这些早期命名和定位是表述四肢远端具体刺灸点或相对较小的一个范围，即使是它们雷同于后世经脉的命名，也没有"经"的概念。

经长期观察发现，除腕踝局部具体的疼痛点外，循肌肉力线的另一端（附着点）常形成结筋病灶点，且总是有规律地出现。因此，这些痛点连起来就演化成向心性长短不一，较长的线。其实，肢体末端的关节痹痛不仅在相近部位相互传播，随疾病的发展，还常由踝向小腿、大腿，由腕向前臂、上臂，乃至腰臀、肩背、颈项、头面部放散或扩展或同时并存。为表达这种由点到短线乃至长线范围的发展分布现象，古医家则取用了江水长流或编织长线的"温、脉、经"字，对这种劳损痛点及其扩延现象进行总结。这些长线规律的筋、脉命名时，既借助于原点的命名，又区别于"点"，同时还要反映长线分布的规律，古人巧妙地加入"温、脉""经"字，组成"经筋""经脉"一组新词，这就出现了今天的经筋、经脉的长线条分布的概念和规律。

为描述、诠释这些规律，古人还创造了反映肌学及其功能的"肌""筋""腘""分肉"等字，借助对关节痹痛的认真观察和分析，对"肌""筋""腘""分肉"的理解和描述，形成独具中医特色的客观的理论体系，即经筋主病（依经筋循行范围归类疾病）认识体系。以十二经筋（或十一经筋）循行总结疼痛点分布规律和并发疾病的成就在《黄帝内经》中有系统记载，其中"经筋"篇最为突出。

长沙马王堆三号汉墓中出土的《足臂十一脉灸经》《阴阳十一脉灸经》是早于《黄帝内经》的针灸经脉文献，所述经脉循行、主病与《灵枢·经脉》接近，被认为是经脉的祖本。但深入考究，其更似《灵枢·经筋》。这说明它们的循行分布与主治疾病的归类不仅反映了早期经脉循行分布与主病的内容，而且从中也可看到早期经筋循行分布与主病的端倪。《黄帝内经》时代前后的《脉书》《胎产书》《十问》、武威汉代医简、阜阳汉简、睡虎地秦墓竹简、敦煌医学卷子都从不同角度反映了远古医学的本来面貌。

经脉观念的产生是以"腧穴"应用为基础的，早期的腧穴是"以痛为腧"形成的，也是针灸学形成发展的基础。"以痛为腧"又出自《黄帝内经》的《灵枢·经筋》篇，显然是经筋病诊治主要依据。而发生于经筋上的"结筋病灶点（经筋慢性劳损形成的顽固痛点）"也必然是后续腧穴发展的源头，也是经脉体系形成和发展的最重要的基础之一。

在早期的经筋体系之外，古人观察到：有些痛点还与附近及远隔部位的特定证候（不只是疼痛症状）存在着规律性联系，刺激身体表面的一定部位，可以出现局部疗效的同时，也改善了某些远隔体表或内脏疾病，而且内脏功能发生病理变化时也可能在体表反映出各种不同症状和体征。尤其此后逐渐形成的脏象学说及其五行生克乘侮，疾病的传变、发展规律都难以单独用具象的经筋解释，于是，古人根据当时积累的医学知识，根据对肢体血管及血管内血流的观察，再加上天才的想象，又创立了以脉管为原始依据的经脉体系。事实上，在经筋描述中，古医家已发现某些超经筋规律的现象，如"手太阳之筋，起于小指之上，结于腕，上循臂内廉，结于肘内锐骨之后，弹之应小指之上。""足少阳之筋……维筋急，从左之右，右目不开，上过右角，并跷脉而行。左络于右，故伤左角，右足不用，命曰维筋相交"就提示了周围神经和中枢神经模式的传导现象，这无疑为脉管系统的创立开启了想象空间。脉管系统运用较抽象的"气血、经气"类概念，总结出以"脉"统治一病（或多病）的规律。马王堆三号汉墓中出土的《足臂十一脉》主病（依十一经脉循行范围归类疾病）的模式是在叙述了经脉循行之后，直述所归类主治的疾病，称"其病……"，《阴阳十一脉》更区分"其所产（生）病""是主所生病""是动则病……"。张家山出土的《阴阳经脉篇》篇后也有注解："凡二十二脉（人体左右各十一脉），七十七病"，反映了用经脉归类疾病的本意。只是此后的《灵枢·经脉》进一步丰富发展了用经脉归类的疾病内容，增补了依靠"得气"为准则而确定的相关腧穴和所获得的医学经验。

大约从山顶洞人文化到仰韶文化前后，从"观象授时"导出阴阳观念。考古史料证明，中国人的阴阳观念与先祖们相对对立概念的建立是分不开的，如在仰韶文化时期的陶纹符号就有↑↓等，当我们从多方位对先民们的相对对立概念进行研究后，不难得出一个结论："我国阴阳观念形成于龙山文化前后""渊源于数万年之前"。阴阳观念促进了上古天文、历法、农业、数理等原始科学的发展，同时也促进了原始医学事业的发展。但是，这一时期阴阳学说尚未形成，绝无五行与脏腑配对概念。考古文献还证明，殷商至秦汉时期，我国基础医学史料和临床医学史料都很丰富，但是它们朴实无华，不受后世逐渐形成的以脏象学说为基础的经典中医理论体系约束，也无五行观念、时间医学介入，代表了原原本本的远古中医（针灸学）早期面貌。也证明中国医学理论的起源与发展，不是春秋战国时期有了五行哲学思想后才突然产生的。中医学经历原始积累后，在保留原始医学的疾病归类的合理规律（经筋、经脉归类）的同时，也需要进一步寻求涵盖更广的理论和方法。当时的医家选择了运用取象比类研究的方法，并以脏腑功能为中心，用阴阳五行为归类框架的盛行于秦汉"脏象学说"。

取象比类是创立新兴中医理论的重要思维方法。《系辞》云："是故易者，象也；象也者，像也。像，相似之谓也。"可见取象比类就是人们在思考问题的过程中取已知的自然之象或已知的事物，用类比法推论需要说明的问题。换句话说，是人们在思考问题时，根据两个对象中某些相同属性（如水与血都是可以流动的）作参照对比，推导出乙对象也可能存在与甲对象相同的另一些性能（水因寒而结冰，血因寒可能瘀滞）。如古代医家在创立致病理论时，观察到自然界寒潮到来会出现"地冻水冰"，江河就会断流，推导风寒对人体经脉、血气的可能影响。指出："夫邪之入于脉也，寒则血凝泣……"，又云："寒则地冻水冰，人气在中……腠理闭，汗不出"。认为风寒致病机制是"积寒留舍，荣卫不居"，导致"卷肉缩筋……"。"寒气入经而稽迟，泣而不行，客于脉外，则血少；客于脉中，则气不通，故卒然而痛"。又云："寒邪客于脉外则脉寒，脉寒则缩卷，缩卷则外引小络，故卒然而痛"。以及"风寒湿气客于分肉之间，迫切而为沫，沫得寒则聚，聚则排分肉而分裂也，分裂则痛。"在三条疼痛理论中，"通则不痛，痛则不通"最为通俗，虽需更准确推敲，却指导中医临床2000余年。

在治疗方面，用自然流水来推论人体血液生理、病理，并用治水之理，导出治疗气血理论与方法。古代医家指出："善行水者，不能往冰；善穿地者，不能凿冻；善用针者，亦不能取四厥"。强调："故行水者，必待天温、冰释、冻解，而水可行地可穿也"。进而类比指出，"人脉犹是也，治厥者，必先熨，调和其经，……火气已通，血脉乃行"然后再根据解结后残留的病情进行调理治疗。上述治病理论，至今仍是中医治疗的理论基础。除风寒致病外，《吕氏春秋·尽数》反映古代医家还采用"流水不腐"类比人体血气，后来发展为气血瘀滞理论。

在痹痛中最早被注意的是经筋病，经筋"主束骨而利机关"，连缀百骸，维络周身，牵筋动节，主司运动。人一生劳作，尽筋承力，维筋劳损，重叠反复，必成"横络"。横络者，盛加经脉之结筋也。横络卡压，故痹阻而痛。故医经首创"解结"原则，也形象的解释了单纯"以脉调治"之外的适应证和应用范围。故云："善行水者，不可往冰；善穿地者，不可凿冻；善用针者，亦不可取四厥……故行水者，必待天温冰释冻解，而水可行，地可穿也。人脉犹是也，治厥者，必先熨，调和其经……火气已通，血脉乃行。然后视其病，脉淖泽者，刺而平之；坚紧者，破而散之，气下乃止，此所谓解结者也。"正是研究总结经筋疾病发生、发展及治疗的结果。但是，要以此深入全面指导医学研究和临床应用还是有困难的。

2. 阴阳五行渗入期

阴阳五行作为古代哲学思想和方法，为克服医学具象研究的困难和不足，医学思维方式逐渐加入了抽象的取象比类方法。取象比类是自然哲学方法，它摆脱了具象研究模式的直观刻板，而以抽象推理研究医理，在一定程度上摆脱具象研究的困难和不足，开阔了思路。至《内经》时代，阴阳五行以其朴素的唯物辩证法统治了思想界，它既是秦汉医家认识论的指导思想，又是说理工具，作为医学归类的框架，将当时的医学成就（包括经筋、经脉、络脉、脏腑）进一步重新整合，甚至与四时、物候、气候挂钩，与人体大体解剖，其中皮肉筋骨、五官七窍归类，形成以"脏腑"为中心的，以人体脏腑功能与人体解剖组织结构为表象的新型理论（脏象理论）。脏象理论以脏腑为中心，以阴阳五行为框架，运用取象比类方法推导出一系列用具象（经筋、经脉）难于研究的生理、病理现象和规律，为中医学开辟出另一番新天地。

表 1 - 1　自然界人体五行对应表

五行	自 然 界						
	时令	发展过程	气候	五色	五味	方位	五音
木	春	生	风	青	酸	东	角
火	夏	长	暑	红	苦	南	征
土	长夏	化	湿	黄	甘	中	宫
金	秋	收	燥	白	辛	西	商
水	冬	藏	寒	黑	咸	北	羽

五行	人 体						
	五脏	腑	五官	形体	情志	五声	变动
木	肝	胆	目	筋	怒	呼	握
火	心	小肠	舌	脉	喜	笑	忧
土	脾	胃	口	肉	思	歌	哕
金	肺	大肠	鼻	皮毛	悲	哭	咳
水	肾	膀胱	耳	骨	恐	呻	慄

现代医学以解剖和微细观察为基础，分门别类地从微观探究宏观规律的本质，是"白箱"研究方法，这是一种科学方法。同样，经典中医学从外在表现推论内在，用宏观辨认的"证"研究人体脏腑的生理和病理机能及其相互联系，是"黑箱"研究方法，这也是一种科学方法。远古医学是朴素、直观的总结，它既有古朴的白箱经验，也包含朴素的黑箱推理联想，虽然远古医学古朴无华，但其归纳的规律都是实践经验的表述，没有特定哲学框架下的刻意雕琢和附会，所以也更真实。经筋体系是远古医学留给我们的宝贵医学财富之一，我们应当努力挖掘、整理、发扬、提高。

学界公认：《黄帝内经》的成书时间多认定在秦汉时期。书中保存了具有鲜明哲学意义的阴阳五行观念、气的思想、血气精神等史料，但其原著一度失传。至王冰注《素问》而对全元起本作了重大改编，增补了近三分之一内容。我们今天看到的《素问》，既非《汉书·艺文志》著录之《素问》，亦非全元起《素问训解》之《素问》。《灵枢》原名《九卷》、《针经》，"在国内已无全本"。南宋史崧所献，乃哲宗元佑年间校正颁行之本。

学界对于两书的总体认识是："秦汉以后，兹始竹帛，传写屡更，不无错乱"。可见当今版本多有后人增补，很难避免魏晋，尤其唐末时期的医学概念混入。

总之，可依今本《黄帝内经》成书为界：今本《黄帝内经》成书以前的中医学思维方法、基础医学理论体系和临床医学理论体系，属于古朴的原始中医学理论体系，可称作原始中医学。它包含和孕育着以后医学科学各种知识的种子，体现了中医学原始全貌。就经络学说而言，原始经络学说是广义的经络学说，它包含经筋体系和经脉系统，两系统各司其职，相互配合，共同完成经络学说所肩负的功能。今本《黄帝内经》以后的中医学思维方法、基础医学理论体系和临床医学理论体系，属于经典中医学理论体系，或曰经典中医学。其中经络学说除遗存原始经络的部分具象内容外，已蜕化为以经脉体系为依托（排斥了经筋内容）的中医脏象学说的说理工具，成为狭义的经典经络学说。

第二节　经筋学发展分期

1. 痛点与痛点连线

结筋病灶点以及腧穴的认识和应用是针灸学发源的基础。结筋病灶点和早期腧穴又是古医家通过对疼痛疾病的观察而认识的。原始人过度劳作和非生理性的劳动损伤对每个人来说几乎是不可避免的，所以对慢性劳动损伤性疼痛性疾病认识和总结也就最早、最深刻。由于没有劳动保护，劳损引起的疼痛最易出现于劳作最多的腕踝部，所以对腕踝具体痛点也就最早被记录下来。要记录就要有命名方法，其早期曾使用了早期阴阳概念和衍化的名称（如足太阴、手阳明）等。敦煌医学卷子有灸疗图谱就记有："足太阳，在踝外后宛宛中是"。从足太阳位于足踝后凹陷处的描述来看，这里的足太阳不表示是很长循行径路的经脉，而是局限于踝后的脉。同样，图示的手阳明、足阳明、足太阴也是在腕踝部一个点。《医心方》卷二抄录有早期文献《黄帝虾蟆经》，其所述经文同图中点记的足阳明、足太阴与敦煌医学卷子的灸疗图谱中点记的一样，也是位于手足部位的刺灸点，而非有相当长的循行路径的经脉。

此后，通过长期观察积累，古人发现疼痛从点到短线，再到长线条的分布规律。而对长线规律的也需命名。这种命名法既借助于原点的名称，要区别于"点"，又要反映长线分布的规律。古人巧妙的使用借喻江水长流转注而形成的解剖名词"温、脉"，或织物的编织主线"经"字，组成经筋、经脉一组新词，这就出现了今天的经筋、经脉的长线条分布的概念和规律。既然早期经筋（脉）是疼痛点的连线，它就是两点成一线的延伸。所以，早期经脉（筋）就少有曲折、回旋等复杂循行分布，而只是一般平直纵线。1993年4月、四川绵阳永兴二号西汉木椁室墓中出土一件人体漆雕，此漆雕造型写实，裸体直立，手臂伸直，掌心向前。研究者发现在此漆雕体表布有数条纵向红色线，经专家讨论认定这些红线就是经脉（筋）。

为描述这些规律，从理论上阐述这些机理，古人首先研究了骨骼和肌肉，创造反映肌学及其功能的"骨""肌""腘""腘肉""分肉""筋"字，借助对关节痹痛的认真观察和分析，对"骨""肌""腘""腘肉""分肉""筋"的理解和阐述，形成独具中医特色的客观的理论体系，即以经筋主病（依经筋循行范围归类疾病）的认识体系。

肌肉都是跨关节分布的，这意味着一块肌肉受伤会在起点关节与止点关节周围同时出现疼痛。一处疼痛迁延引起另一处先后或同时发生痹痛、多块肌肉受伤会在它们起点关节与止点关节周围同时出现疼痛。这种某些处疼痛迁延引起另外多处先后或同时发生痹痛的现象引起古人的注意，并创造"肌""䐃""䐃肉""分肉""筋"字，并且用它来解释各种生理病理及其规律性的现象。

以十二经筋（或十一经筋）循行总结疼痛点和并发疾病的成就在《黄帝内经》中有系统记载，其中《灵枢·经筋》篇最突出（虽然在这之前的早期文献尚待考古发掘），而《足臂十一脉》和《阴阳十一脉》则反映了经筋的早期面貌。

1973 年在长沙马王堆三号汉墓中出土了《足臂十一脉灸经》《阴阳十一脉灸经》，这是早于《黄帝内经》的针灸经脉文献，所述经脉循行、主病与《灵枢·经脉》接近，但也有不少不同，有的循行论述完全相反。与之相比，《足臂十一脉灸经》《阴阳十一脉灸经》在经脉排序、循行方向、不入脏腑、互不衔接、主病等诸方面更接近于《灵枢·经筋》。它们的相似性说明经筋、经脉的源点是共同的，而且经筋更接近这一源点。它们的循行分布与主治疾病的归类不仅反映了早期经脉循行分布与主病的内容，也从中看到早期经筋循行分布与主病的端倪，从中我们可以分析出早期经筋的内容和概貌。

有学者认为《足臂十一脉灸经》就是经筋原著。《足臂十一脉灸经》的"脉"字用的是古字"温"，而温又是古字"筦"之误。筦即今之腱，腱又是筋。因此，《足臂十一脉灸经》应是《足臂十一筋（腱）灸经》，这是一派意见。但无论如何，《足臂十一脉灸经》在叙述反映古朴的经脉面貌和疾病归类的同时，又因其与早期经筋的相关性，使我们可以从中分析出原始的经筋的某些内容。

《脉书·十一脉阴阳本》依然维持足臂本的循行，只是从总体上以阴阳为纲，先阳后阴，将手三阳提至足三阳后，三阴仍排足三阴后，并提出"是动病""所产病"的概念，显然作者根据某种原则作过重新厘定和整理。在一些脉中，同一病症在是动病和所产病同时出现，这说明一定有一个分列的根据和理由，绝不是误抄和篡改。一者是经筋病的翻版，是劳作运动引起并加重的痛痹；二者是气血逆乱、虚损导致经气虚实不调而造成的疾病（其中也有气血逆乱、虚损而导致的痛症）。只是在忽视经筋的氛围下，是动病与所生病的界限被模糊，甚至混淆、颠倒，这就造成循脉（筋）疼痛（是动病）又被误归于所生病中。但是，仔细分析各证候和综合征，其有着显著区别：一是循脉（筋）劳损而发生发展的痹痛和因痹痛而导致经络、内脏疾病归类；一是其他原因导致的、散在的痛证和经络、内脏疾病。把握这个原则就不难分析《灵枢·经脉》篇是动病和所生病分类的原则，也是矫正其分类混乱的依据。

最晚出现的《黄帝内经》仍保留着原始中医学对筋的认识和对筋病规律的总结，并加以升华。《灵枢·经筋》与《灵枢·经脉》对举并论，旗帜鲜明地提出对"筋"和筋的分布循行、发病、传变扩延规律、治则、治法的集中总结。从《灵枢·经筋》可见：经筋主要以总结循筋疼痛、支挛转筋为主，其次也涉及筋性内脏病，而《灵枢·经脉》则有些混乱，并逐渐向归类经脉、内脏疾病方面转向。

由此可见：《足臂十一脉灸经》《阴阳十一脉灸经》记录的循行分布与主治疾病的归类不仅反映了早期经脉循行分布与主病的内容，从中也看到早期经筋循行分布与主病的端倪。其他早于《黄帝内经》的马王堆的《胎产书》《十问》、武威汉代医简、阜阳汉简、睡虎地秦墓竹简、张家山出土的《脉书》、敦煌医学卷子等从不同角度反映了远古医学有关经筋和经脉的面貌。

2. 以痛为腧

经脉观念的产生是以"腧穴"应用为基础的，早期的腧穴是"以痛为腧"形成的，也是针灸学形成发展的基础。"以痛为腧"一词出自《灵枢·经筋》，是对《内经》以前以痛点为刺灸点的历史延革过程的总结。这说明发生于经筋上的"结筋病灶点"是后续腧穴发展的源头，也是经脉体系形成和发展的最重要的基础之一。经筋系统逐渐形成的同时，古医家还发现：除了原本由某个痛点（结筋病灶点）治疗相应部位疼痛外，常随着结筋病灶点疼痛的缓解，即在解除了对经脉的卡压的同时，也治疗了筋性经络、内脏性疾病。当古人认识到这种规律并逐渐形成定式后，当对相对固定的结筋病灶点与治疗相应的经络、内脏证候予以更多关注的时候，就逐渐忽略这些刺灸点的原始的疼痛性质，而只注意刺灸点与其主治病症的相关性了。

况且，筋结点只是在损伤期合并渗出时才出现疼痛。适当地休息、治疗后，也可以因减轻渗出使痛阀升高而不再疼痛。如果正处于这种无痛的暂缓期，又要找到这个潜在疼痛点，古医家只能依据它的体表定位加以提示了。

应当指出的是：凡是处于疼痛状态的结筋病灶点受到砭刺时，在出现疼痛感的同时也必然出现酸、麻、重、胀的得气感（因病损处于"神归之"的神经激惹状态），只是前者较后者更为强烈，得气感的痛苦感也远小于疼痛，所以，得气感容易被掩盖。当疼痛消失后，得气感凸显出来，才被注意。其实，得气感在病损区常会较长时间、更持续的存留，认真查找得气感出现的部位，也是确定刺灸点的取穴原则和基础。

当然，能出现得气感的部位不尽限于结筋病灶点，所以，得气取穴法也扩大了寻穴范围。经两千年的不断实践，也造就了今天针灸学的辉煌。

在早期的经筋体系之外，古人又观察到有些痛点还与附近和远隔部位的特定证候存在着规律性联系，刺激身体表面的一定部位，在出现局部疗效的同时，也改善了某些体表或内脏疾病，而且内脏功能发生病理变化时也可能在体表反映出各种不同症状和体征。另外，以取象比类方法推导出脏器的病证相互影响，疾病的传变、发展规律难以用较为具象的经筋解释。于是，古人根据当时积累的医学知识，再加上天才的想象，又创立了以脉管为原始依据的经脉体系。

这一时期，经脉刚从经筋中脱胎出来，尚无明显的阴阳学说的影响。其所述及的阴阳也仅是早期概念，尚无阴阳理论性质，更无五行观念。到战国时期，诸子百家争鸣的氛围下，使阴阳五行学说逐渐形成并成为普遍遵循的哲学思想。医界先哲也着手把医学知识按照阴阳五行学说重新进行整理。这时，以阴阳五行为框架的脏象学说已不仅是医学经验的归类，更重要的是成为说理和推论的思想工具了。为适应这一转变，脏腑的归属、经脉的起止、衔起、流注都不得不进行调整，使之既符合阴阳五行归类，还要使之体现如环无端的整体系统化。由于五行学说的自身局限性，有许多问题难以纳入五行规则。要真正实现整体观念，还需要经别、大络、奇经八脉、标本、根结、根溜注入、气街、四海等加以补充，从而展现出当前经络系统的复杂性。

秦汉时代的《黄帝内经》既保存了大量先秦远古医学性质的资料，也有对经筋、经脉、腧穴、刺灸方法、适应病证、注意事项、针灸治疗思想、原则、原理，以及诊察和辨证方法等的原则性论述，从而奠定了针灸理论的基础。也在针灸学术的形成、发展中一直起着指导性的作用，只是《内经》宝库中至今有不少理论尚未加以挖掘和发扬。

3. 凸显经脉体系的时代

晋代医家皇甫谧所著的《针灸甲乙经》将《黄帝内经》《明堂孔穴针灸治要》等书的针灸内容汇集整理，进行了人为的标准化工作，确立了349个腧穴的具体位置、诊治及操作等，对后世针灸学的发展有很大影响。但是，其标准化的腧穴仅是体表尺寸定位，具体的解剖依据并不明确。腧穴深浅尺度更不清楚，刺中的具体组织是什么亦不了了。尽管如此，后世沿袭这一体表标志应用研究，世代相传，也取得了瞩目成绩，形成针灸学当今的蔚为大观。因为该书对经脉体系的凸显推动，也导致此后对经筋体系的忽略和扬弃。

唐代著名医家孙思邈在《千金方》中记载了灸法强身防病的方法，并绘制了彩色经脉图以及"阿是"的取穴法。书中还记载大量各种病症的针灸治法，进一步凸显推动了经脉体系研究和应用。其中阿是穴，按之"即得便快或痛"之压痛者，多是经筋体系的结筋病灶点，但是被后世误解为"无确定位置"，又"无具体名称"的"腧穴"，这更导致对经筋体系的忽视。

唐、宋、元、明、清以降，针灸学在起伏跌宕中前进，经筋理论和应用被隐没，或仅为骨伤康复手法的附庸理论。而实际上骨伤医生也常常意识不到经筋，相反更强调正骨之后要循经脉按腧穴，而经筋与针灸学几乎隔绝。

4. 经筋复生时代

中华人民共和国成立后，由于中医政策的实施而使针灸学得到空前的发展。国家先后建立了针灸研究机构，发展针灸高等教育，整理针灸古籍，出版针灸著作、学术刊物，采用现代科学技术开展针灸临床研究，对经络、腧穴、刺灸方法、影响因素以及针灸作用原理等进行了深入的研究。与此同时，针灸界有学者开始注意经筋问题。针对起初尚因循传统的经筋就是经脉的连属部分这一观念开展应用研究，突破虽不多，但引导一批推拿按摩医生更重视经筋的治疗，针灸医生也注意到经筋的问题。直至20世纪70年代，对经筋研究有了本质上的突破，从概念到理论，从临床到科研都改变了经筋被边缘化或"筋"与"脉"不分的局面，从而开辟了针灸研究的新领域，尤其从经筋基本概念到筋痹特殊病理，从横络形成机制到解结大法，从九针形制长针的考证，到重新解析关刺、恢刺、短刺诸法……特别是遵循经筋分布结聚的经典论述，用解剖学知识予以分析，为经筋辨证论治奠定了西为中用的解剖学基础。又经历近半个世纪的不断研究、整理、充实，从理、法、针、治疗点各方面，形成一整套学科体系，并在临床取得辉煌成绩。在针灸各界的支持下，2008年4月中国针灸学会批准成立"中国针灸学会经筋诊治专业委员会"，同年得到中国科协和民政部核准，从而为经筋研究展现了光明大道。千年信守以经脉为主导理论的针灸学得到修复和发展，从而极大地丰富了针灸医学的内容。

第二章　经筋体系概述

第一节　经筋学相关词汇的出现

经筋学说在发生、发展过程中，经历了从偶然到必然，从简单到复杂，从现象到本质的总结过程，一些医学词汇的创造，很好地记录和认证了这个过程。

1. 骨

关节痹痛多发于四肢，而四肢以骨与肌肉最直观。早期人类在杀兽以食的过程中就注意对骨的观察，殷商时期甲骨文《粹》1306 中的骨字作乚，它是对肌肉腐尽后筋骨（长管骨）相连之骨架形态的描述，是人们研究长管骨的见证，也说明古人对筋骨相连关系的关注。商纣王"昔斤朝涉之胫"（《尚书·泰誓下》），描述纣王观看不怕刺骨寒水壮士的胫骨骨髓，这些史料都具有对人体筋骨研究的意义。1983 年考古工作者在陕西北面的清涧县李家崖村发掘一座商周古城遗址时，出土了一尊雕刻在砂岩石上的人体骨骼结构图，该图像—骷髅人像。这尊骷髅人像的正面是人的正面骷髅像，头部两颊狭长，圆窝形双眼，肋骨以正面绕于背面的横向粗阴线雕刻表示，左右肋骨线条鲜明，说明雕刻者使用了透视手法。背面正中的介字形图案，应当是人的脊骨，它证明早在三千年前我国先民已经掌握了一定的人体骨骼结构和人体解剖知识。成书于战国中期的《庄子·齐物论》曾讲"百骸、九窍、六脏"。历代注家都说："百骸，指百骨节。"即指人体共有较大活动关节的概数。《吕氏春秋》在"尽数"篇载："将之以神气，百节虞欢"，《素问·诊要精终》"百节皆纵"，都谈到百节。"百骸"和"百节"，都是指人体百余个可直观观察的活动关节，是个约数。

2. 节与机关

《说文解字》云："节，竹约也。约，缠束也，竹节如缠束之状。"系指两竹节间膨大之处，其形如多层竹束约缠、膨大的结构。医学家则借以比喻人体以韧带约束而膨大于骨端的关节。《说文解字》又云："关，以木横持门户也……又引申之，凡曰关闭曰机关"。"机"，《说文解字》注曰："机，主发谓之机。从木，幾声。"其本意是指"弩机"。由弩机延伸开来，后来将触发式捕兽器也称为"机"。机与关组字成"机关"，系指门户依枢开关门户之状。医学家借其开关运动之态，比喻关节活动功能，故"节"也可称为"机关"。《素问·痹论》云："宗筋主束骨而利机关。"指出了经筋与机关（关节）间的密切关系，即筋肉附着于关节附近，发挥着约束稳定关节和引发关节运动的关系。

3. 肌肉

骨是支撑性组织，它的活动表现在关节，关节的运动又依赖附着在关节周围的肌肉。所以，筋肉也很早被研究的人体组织。依《说文解字》注释肌字云："肉……谓鸟兽之肉……生民之初，食鸟兽之肉……而制人体之字，用肉为偏旁，是以假借也。人曰肌，鸟兽曰肉，此其分别也……"从观察所食鸟兽的肉理而象形造出"肉"字。借鸟兽肉作偏旁再造出为人体解剖词汇的"肌"字，这是对筋肉的观察研究的认证。肌肉是人体活动的动力，肌肉收缩加载于关节的肌肉附着点上。这里是容易损伤而发生痹痛的地方，痹痛又是古人最早、最关注的疾苦，也是远古医学萌发的最早临床基础。

4. 腘肉

古医家还对不同的肌肉进行了进一步区分。《灵枢·五禁》提出："著痹不移，腘肉破"。提出腘肉一词。"腘"源于"囷"。《涛·魏风·伐檀》云："取胡禾三百囷兮"。毛传："圆者为囷，方为鹿"。先秦史料证明："囷"在传统文化中都指圆形谷仓。在人体，臂胫的肌肉形如柱，呈圆形块状，所谓"肉之柱在臂胫诸阳分肉之间"（《灵枢·卫气失常》），王冰亦说："腘，谓肘膝后肉如块者"。古代医家在给圆块状肌肉命名时，取其"囷仓"之象，而创"腘"字。腘肉，不仅代表圆形肌肉，也必然包含着肌肉被复出的筋膜及鞘膜。肌鞘是肌的保护组织，一方面其承受外来伤害，同时，也承受肌鞘与肌束相对运动产生的磨损，是痹痛好发部位之一。

5. 分肉

《灵枢·经脉》曰："经脉十二者，伏行分肉之间，深而不见，……。"《类经》注"大肉深处，各有分理，是谓分肉间也"。可见"分肉之间"就是描述多块腘肉并存的状态。数块被筋膜包裹的腘肉之间的肌间隙，就叫分肉之间。分肉间隙有深入至骨的，由肌鞘增厚形成的肌间隔，它同样承受不同运动方向的肌束相对运动产生的磨损，也是痹痛好发部位之一。

6. 筋

《说文》曰"筋者，肉之力也。"作为会意字的"筋"字不仅体现了它的解剖意义，更通过会意偏旁描述了它的生理意义和病理机制。筋字从竹、从力、从胸旁。竹者节也，说明为筋之物可以有竹节样的外形变化。从力，指出了随着筋出现竹节样外形变化的同时，可以产生力量。从胸旁者，则更明确了筋是肉性组织。在人体中，筋可随人的意志伸缩变形并产生力量，有牵拉肢体产生相应活动的组织，毫无疑问，就是现代医学所指的骨骼肌。在肌组织中，受到主动收缩力或被动牵拉时，其应力点基本在肌的起止点，即（《灵枢》称"尽筋"）处，这正是劳损并引起关节痹痛的关键部位。

7. 痛点命名

古往今来，慢性劳动造成的损伤性疼痛性疾病是最多发、最常见疾病，也必然是最早受到重视的疾病。原始人劳动力低下，劳动工具不足，要满足个人和氏族的生活需要超负荷努力劳作。过度劳作，非生理性的劳动损伤对每个人来说几乎是不可避免的。所以，古医家对慢性劳动造成的损伤性疼痛性疾病认识最早、最深刻。局限性疼痛反复规律性出现，主要在体腔之外，尤以手足四肢最直观多见。因为四肢是劳作最多的器官，古代又缺乏对手足损伤的防护措施，所以早期的疼痛点多在四肢，尤其是腕踝附近。对这些痛点进行灸刺治疗，就形成了刺灸点。为了交流、传承这些经验，就需要对些疼痛性刺灸点命名。早期命名尝试中，曾用早期阴阳概念和阴阳推演的用词命名，如足泰阳、足少阳、足阳明、足少阴、足泰阴、足希（厥）阴、臂泰阴、臂少阴、臂泰阳、臂少阳、臂阳明命名。这些早期命名和定位只是表述四肢远端具体刺灸点或相对较小的一个范围，尚没有长线分布的概念。敦煌医学卷子、《医心方》所载《黄帝虾蟆经》灸法图的标注都证明了这一点。

8. 经

肌肉都是跨关节分布的，这意味着一块肌肉受伤，会先后或同时在这块肌肉两端出现痹痛。当与损伤性动作相关的多块肌肉受伤时，分别在它们关节起点、止点周围同时出现疼痛。这种某处疼痛迁延引起另外多处先后发生痹痛的现象引起古人的注意、总结并设法去解释，这正是经筋、经络发现的兆端。筋肉的解剖知识以及与痹痛的特殊关系使古人创造"肌""䐃""䐃肉""分肉""筋"字。在关节周围出现疼痛，一处疼痛迁延引起另一处先后发生疼痛，这就展现出两点甚至多点相关的现象。如除腕踝局部具体的疼痛点外，循肌肉力线的另一端（附着点）常形成结筋病痛点，且总是有规律地出现。将这些点连起来就演化成向心性长短不一的较长的线。其实，肢体末端的关节痹痛不仅在相近部位相互传播，随疾病的发展，还常由足向小腿、大腿乃至腰臀；由指腕向前臂、上臂、肩背乃至颈项、头面部迁移或扩展，有时也会同时并存。为表达这种由点到短线乃至长线范围的发展分布现象，医家则借用了"经"字。《说文解字》："经者，织也"。经，原意是织品的"纵丝"，就是直行主线的意思。直行与主线同旁支与次丝对举就有了长线为主和主导规律的意思。用"经筋"一词对这种反复出现的常见劳损痛点及其扩延现象进行总结和概括，逐渐形成了十二条经筋。以十一经筋（或十二经筋）循行总结疼痛点和并发疾病的规律就是这些观察的辉煌成果。这在《黄帝内经》中有较系统记载，其中"经筋"篇最突出（虽然在这之前的早期文献尚待考古发掘），而《黄帝内经》之前的《足臂十一脉》和《阴阳十一脉》则间接反映了经筋的早期面貌。

筋和经筋是对痹痛生理病理研究和表述用词，主要是针对劳动损伤所造成的病理损害而导致的疼痛点、线。这里要特别指出的是：此时尚无后世的"气血和运行气血"的概念，实际上筋肉本身不能运行气血，也与气血的裹束运行没有直接关系。隋代杨上善明确指出了这一点："以筋为阴阳气之所资，中无有空，不得通于阴阳之气上下往来……。"也恰恰是这一认识，准确地对筋与脉做出严谨区分！

然而，随着医学的发展，在早期的经筋体系之外，古人又观察到：有些痛点还与附近和远隔部位的特定证候（不只是疼痛症状）存在着规律性联系，刺激身体表面的一定部位可以出现局部疗效，同时也改善了某些远隔体表或内脏疾病，而且内脏功能发生病理变化时也可能在体表反映出各种不同症状和体征，尤其此后逐渐形成的脏象及其相互影响规律和某些疾病的传变、发展规律都难以用经筋解释，于是，古人根据当时积累的医学知识，根据对肢体血管及血管内血流的观察，再加上天才的想象，又创立了以运行抽象"气血"的"脉管"为原始依据的经脉体系。中医学经历原始积累后，在保留原始医学疾病归类（经筋归类）的同时，也需要进一步寻求涵盖更广的，或者说更灵活的理论和方法，即运行气血的经脉系统。

9. 血气与气血

对经脉探索之初，古医家就确认经脉是主运行"血气"的。关于"血气"一词，在春秋战国时期不少著作中都有提及。《论语·季氏》篇讲到：少年"血气未定"，壮年"血气方刚"，老年"血气既衰"，说明那时已把"血气"变化看成是生命的主要特征。另外，还用水流比喻人体的"血气"，地上的水应当流通，人体内的"血气"也需要流通。《吕氏春秋·达郁》云："凡人三百六十节、九窍、五藏、六府，肌肤欲其比也，血脉欲其通也，筋骨欲其固也，心志欲其和也"。这里提及人体的一些基本名词，而且"血"与"脉"相连，"筋"与"骨"相系，确认了它们之间的密切关系。在《管子·内业》中还讨论说："精也者，气之精者也"。从"气"推论到"精气"，对生命现象的认识又深化了一步。我们再结合《灵枢·经脉》的一段话来理解"人始生，先成精，精成而脑髓生，骨为干，脉为营，筋为刚，肉为墙，皮肤坚而毛发长。谷（饮食）入于胃，脉道以通，血气乃行"。这里把"精"（精气）看成是最基本的物质，而且与脑髓有密切的联系。由此从内到外，将骨、脉、筋、肉、皮肤、毛发、脑髓构成了一个完整形体。饮食物进入胃肠，化生血气，通过"脉道（经脉）"而运行周身，维持生命。

10. 脉

古字写作"温"，本义是指贯流血液的血管。《说文解字》释作"血理分表行体者"，血是具象的，也最容易被直观认知的。但在解释生理机制时，尚有难于诠释之处。所以，古医家又配以"气"，称之为"血气"。气作为人体最基本的物质，也是难以直观体察的物质，它给人以更大的想象空间，也为以气的取类比象注释人体生理病理带来新天地。为更好地达到这一转变，也为突出抽象的气，把"血气"进一步改成"气血"，使这个想象空间更进一步扩大。五代时徐谐《说文解字系传》则补充作"五藏六府之气血分流四肢也"，就是气为血帅的兆端。这一转变，标志着中医学从重具体形质的研究，转向对无形功能的推导。随着医学的再发展，气血沿血管内循行亦不能概括之，故更有"营在脉中，卫在脉外"（《灵枢·营卫生会》）之说，并谓"卫气先行皮肤，先充络脉，循皮肤之中，分肉之间，熏于肓膜，散于胸腹"（《素问·痹论》），则是对经气的另一种敷布形式，即由线到面的描述。而且，卫气还不受十二经脉和经气流注顺序的约束，"卫气之在于身也，上下往来不以期"（《灵枢·卫气行》），"其气疾滑利，不能入于脉也，故循皮肤之中，分肉之间，熏于肓膜，散于胸腹"（《素问·痹论》），这又是由面到"体"的敷布。

复习一下《内经》原著，可见一个现象，在论及气血时，多数都称"血气"。而此后的论著都改成了"气血"，这说明由"血气"转为"气血"正是为了适应以抽象比类而进行的变革。气血在经络学中包含着特殊医学内容，它在解释经脉生理病理、人体整体观等诸方面有其特殊意义，逐渐被古医家接受。当用气血概念理解生命，把裹束气血的经脉看成承载这一使命的组织结构时，就情不自禁地用经脉解释一切生命现象，甚至将与气血的裹束运行本无直接关系的经筋也向运行气血的功能方向靠拢，如《管子·水地》云："水者地之血气，如筋脉之通流者也"，这里既提到"血气"又提到"筋脉"，并认为"筋脉"是通流"血气"的。显然，当时的医学氛围正转向突出经脉，凸显气血的方向。当这种学术观念被普遍接纳并成为主流时，难免会盲目地把经筋也向这个方向靠拢，使"中无有孔"的，不能贯通气血的筋肉，误解成有隧的"脉"，且一样贯流气血了。这种盲目性导致此后人们对经筋的误解和扬弃，也不难理解当前针灸界对经筋的漠视。

11. 经络

"经""络"在科技领域里是伴随丝织业产生的名词，在医学领域借其纵横主次的性质以阐述人体纵横主次的脉管时，即指纵行为主的经脉和为辅为网的络脉。经、络与"脉"先后出现，或是对脉做了进一步的分析后被转借于医学领域。《灵枢·脉度》云：

"经脉为里，支而横者为络，络之别者为孙"。就是将"脉"按大小、深浅的差异分别称作"经脉""络脉"和"孙脉"（孙络）。在《史记·扁鹊仓公列传》里还有"中经维络"一语提及维脉。奇经八脉中有阴维、阳维，说明维络也是经络中一类。

将"经络"二字连在一起使用，首见于《汉书·艺文志》，其说，"医经者，原人血脉、经落（络）、骨髓、阴阳、表里，以起百病之本"。这里似乎将"血脉""经络"又作了区分，其原意也许是将"血脉"作为总的名称，保留着原始的词汇，而"经"和"络"作为脉的类别，或是更注重从功能主次角度区别血脉。或者，血脉是指纵横血脉，而经络又包含更广泛组织的内容。《灵枢·口问》有"经络厥绝，脉道不通"一语，将"经络"和"脉"并称，又似有区别。经脉、络脉，本意都是脉，今天简称为经络，而经络之称谓与经络学说的经络之用词重叠，容易混淆其内涵。前者讲的各种"脉"，即纵向主干脉和横向、网络之脉；后者则是对能实现"经络象（功能）"的各种组织的总的概括，包括经络和经筋。如果能用现代解剖学清晰的解剖概念去解读的话，我们可以用这样的表述：早期的经筋体系所阐述的规律主要是以现代解剖学的运动系统肌肉、韧带组织为基础，探索其疼痛病灶转移发展的规律；而早期的经脉体系所阐述的规律主要以气为概念涵盖现代解剖学的神经系统为基础，以神经组织以及其效应器官反应为指标，探索疼痛感知的发生、传导及效应器官的反应机制和规律。经筋学侧重于对病灶发生及传变的认识和治疗；经脉学说则侧重对人体的自主反应系统调节功能的认识和应用。

作为脉的经络而言，进一步又按气血虚实和阴阳部位的不同，分别称为"虚经""盛经""阴经""阳经""阴络""阳络""大络""小络""浮络"等。在《素问·调经论》中有较集中的论述。本篇还提到"经隧"一词，说"五藏之道，皆出于经隧，以行血气，血气不和，百病乃变化而生，是故守经隧焉"。它把"经隧"讲得很重要，正常时运行血气；有病时，诊断、治疗都要掌握（守）这个经隧。"隧"指潜道，"经隧"可理解作经脉内的通道，与脉道意义相似。但《调经论》又说："气有余，则写（泻）其经隧，无伤其经，无出其血，无泄其气"。它要求针刺泻"经隧"而不要损伤"经"，不要出血和泄气，似乎"经隧"又指"经"外的通路。

这许多名词的出现，说明古医家对人体组织结构和各种功能进行过细致的研究，但仅限于当时的研究手段，很难精准入微。所以，许多名词的概念在某些方面常互相混淆重叠，但仔细推敲又各有区别，至今给我们很多启发和思考。毋庸置疑的是，这些都是为了阐述人体组织之间相互关联的这一客观事实而创造的。

在分析这些客观现象，观察经筋活动和各种各样的"气血"运行通道时，展现在人们眼前最为具体的是肌肉和血管，也就是"筋"和"脉"，但古人由此而扩展出来的许多概念，实际上已大大超出了"筋"、"脉"的原始形质与功能范围，也为经络学说医学用语和引申的医学内涵铺垫了基础。

第二节　对疼痛的认识

古往今来，由慢性劳动造成的损伤性躯体疼痛是最直观、最常见、最具规律性的，也只有同时具备这三点特征，才最早受到重视，最早总结出规律和学说。

原始人劳动力低下，劳动工具不足，要满足个人和氏族的生活需要就必须努力劳作，而过度劳作引起的劳动损伤对每个人来说几乎都是不可避免的。

劳作是由肌肉牵动关节而产生的，肌肉牵动关节时，其负力集中在肌附着点（筋结点）上，附着点就是劳作损伤必然出现的疼痛点（结筋点）。反复劳损就形成顽固疼痛点（结筋病灶点）。与疼痛的斗争历程是人们对它的病因病机和转归规律逐渐认识的过程，也是早期经筋和经脉形成的过程。

1. 对疼痛的观察

在漫长的医学历史中，最早对"疼痛"的研究和治疗做出巨大贡献的当属我国的传统医学。早在公元前五世纪，中国医学就已对"疼痛"有了辩证唯物的认识。首先提出了"……迫切而为沫，沫得寒则聚，聚则排分肉而分裂，分裂则痛，痛则神归之……"和"不通则痛"的理论。《黄帝内经》对疼痛的系统论述集中在《素问·举痛论》《素问·痹论》和《灵枢·周痹》《灵枢·论痛》等篇，其中《素问·举痛论》的论述尤为精详，它从病因、病机、病位、病性及疼痛的特征等方面做了透彻的论述。《素问·痹论》曰："风寒湿三气杂至，合而为痹也，"又云："所谓痹者，各以其时重感于风寒湿之气也"，在证候分类上，《素问·举痛论》按病因分为行痹、痛痹、著痹，即"其风气胜者为行痹，寒气胜者为痛痹、湿气胜者为著痹也。"而更重要的一个类型是经筋痹病，即循经筋而出现的支、痛、转筋等。

经筋痹病也就是反复地慢性劳动损伤所导致的疼痛。劳损引起的疼痛最易出现"尽筋"，尽筋就是肌肉末端附着于关节的附着点。附着点是肌肉收缩所产生肌力的受力点，是劳动至于必然损伤并出现疼痛的地方。劳作活动离不开劳作最多，保护最差的腕踝，所以对腕踝具体痛点也就最早被认识和记录下来。至于记录和命名方法，古人曾使用了早期阴阳概念的衍化名称（如足太阳、足太阴、手阳明、足阳明）等，在早期文献中可以看到这一点（图 2－1）。敦煌医学卷子 S. 6168 及 S. 6268 灸疗图谱就记有："足太阳，在踝外后宛宛中是。"（图 2－2）从足太阳位于足踝后凹陷处的描述来看，这里的足太阳不表示是很长循行径路的经脉。S. 6268 的灸疗图谱中点记的手阳明一样，也是位于手足部位的刺灸点，而并非有相当长的循行径路的经脉。经中称："……人气在阳陵泉、又胃管、又左手阳明……""……人气在太阴、又绝骨、又太陵……"等的图示也是点。此后，当长期观察积累，发现从点到短线，再到长线条的分布规律。而对长线的规律也需命名。这种命名法既借助于原点的名称，既要区别于"点"，又要反映长线分布的规律。古人巧妙的使用借喻江水长流而转注而形成的解剖名词"脉"，或织物的编织主线"经"字，组成经筋、经脉一组新词，这就出现了今天的经筋、经脉的长线条分布的概念和规律，既然早期经筋（脉）是疼痛点的连线，它就是两点成一线的延伸，也就少有曲折、回旋、交叉等复杂循行分布，故几成平直纵线。1993 年 4 月、四川绵阳永兴二号西汉木椁室墓中出土一件人体漆雕，此漆雕造型写实，裸体直立，手臂伸直，掌心向前。虽左手和右脚略残缺，但发现在此漆雕体表布有数条纵向红色线，经专家讨论认定这些红线就是早期的经脉或经筋（图 2－3）。

2. 对疼痛病机的认识

"不通则痛"，是中医界对疼痛病机的总体概括。虽然这一概括尚需推敲，但它已客

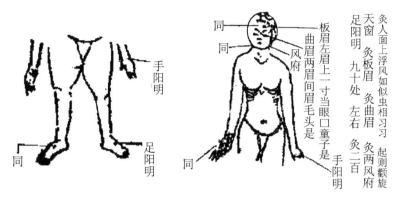

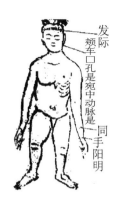

图 2-1　敦煌医学卷子 S. 6168 及 S. 6268 灸疗图谱

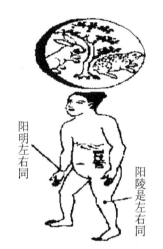

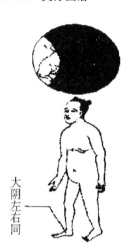

图 2-2　《黄帝虾蟆经》图谱

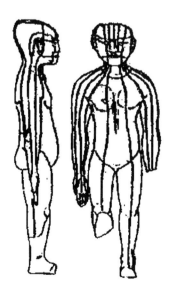

图 2-3　西汉人体漆雕经脉（筋）人

观地反映经络不畅导致渗出，激惹经脉会引起疼痛的病理机制。"不通则痛"的精神在《黄帝内经》多篇文献中都有表述，"痛则不通"一词则首见于金元时期李东垣的《医学发明》。本书提出"痛随利减，当通其经络，则疼痛去矣"的以通止痛治则。但这一概括并不准确，这里的不通，当指损伤组织内支而横的络脉不通。深入组织的络脉，起着荣养组织的经络功能，络脉不通，气血阻滞，渗出脉外则引起经脉刺激，当这种病理性刺激通过经脉与神气相通（痛则神归之）时，就产生了疼痛。清代叶天士提出了诸痛不解，"久痛入络"之论，主张治络止痛。王清任的《医林改错》和唐容川的《血证论》则进一步阐发了"瘀血致痛"之病机，都很接近临床实际。疼痛是在经脉具有传导的功能状态下才会感觉疼痛（通才知痛），经脉完全不通，则不能传导痛觉信息，也就无所谓疼痛了（不通则不疼痛）。显然，"不通则痛"还不是指十二经脉完全不能通行"气血"。疼痛的真正原因是人体组织的病理渗出，并对经脉进行病理性刺激而产生的。故《灵枢·周痹》云："……迫切而为沫，沫得寒则聚，聚则排分肉而肉裂，肉裂则痛，痛则神归之……。"因此，治痛的首要是分析渗出的原因。

具体分析疼痛病机，则有不同类型：经脉主运行气血，它常受脏腑之气盛衰的影响，其推动力有强有弱，故治之也有补有泻。经脉容易受外邪的侵袭，尤其以风、寒、湿等为代表的邪气侵入脉道，还有痰浊瘀血入络阻滞气血而疼痛，所以有散法，有通法。另外，临床上还有另一种常见的却被学者们忽视的类型，这就是经筋损伤后而继之发生的经脉不畅和疼痛。正如《灵枢·刺节真邪》篇所指出的："一经上实下虚而不通者，此必有横络盛加于大经，令之不通。"经筋中无有孔，不通行气血，所以，它本与气血运行无直接关系。但是，经脉伏行于分肉之间，分肉（经筋）的损伤自然要间接影响经脉的畅通，阻碍气血的运行，从而导致临床症状。这种因横络卡压而导致的气血不通，自然也会引起疼痛，而且常是顽固性疼痛。此时因组织肿胀疼痛，按压会进一步加重疼痛，所以按压检查可以发现和验证疼痛疾病的所在位置。显然，解除此横络的卡压是解决经脉不通，治疗经筋病乃致经络脏腑疾病的前提和关键。解除经筋粘连而形成的横络，松解强加于经脉上的结络、条琐压迫，这就是"此所谓解结也"（《灵枢·刺节真邪》）的"解结"法。经筋与经脉发病部位不同，故治则、治法、针具、操作也不同，这就构成了经筋诊治学的特殊规律。

对疼痛病机类型的分析说明，中医的经络学说应包括经脉和经筋两种成分。对经络功能（经络象）而言，即从反映人体器官间规律性生理病理联系的角度而论，经脉和经筋两者都具备这一功能，因此，两者都是经络学说的组成部分。在这里我们讲的是两种不同系统的总和，而不是既往所说的经筋是经脉的附属部分，更不把经筋混同为经脉。

疼痛是一个症状，对疼痛症状的发生传变机理可以从不同角度去解读。也因为从不同角度分析，也自然会得出不同的规律，即经筋规律（探索其疼痛病灶转移发展的规律）和经脉规律（疼痛感知的发生、传导及效应器官的反应和规律）。经筋学侧重于对病灶，尤其是超出自我修复能力的病灶的认识和治疗。当然，作为一种有效的物理刺激，它必然要兼有产生经脉刺激作用；经脉学说则侧重对人体的自主反应进行调节，自主反应的调整是一切治疗方法取效的关键。经筋与经脉治疗原理的有机结合，才是针灸学的整体精神。

第三节 早期经筋原貌

1973 年在长沙马王堆三号汉墓中出土了《足臂十一脉灸经》《阴阳十一脉灸经》，这是早于《黄帝内经》的针灸经脉文献，所述经脉循行、主病与《灵枢·经脉》接近，但也有不少不同，有的循行论述完全相反。与之相比，《足臂十一脉灸经》《阴阳十一脉灸经》在经脉排序、循行方向、不入脏腑、互不衔接、主病等诸方面更接近于《灵枢·经筋》。它们的相似性说明经筋、经脉的源点是共同的，而且经筋更接近这一源点。它们的循行分布与主治疾病的归类不仅反映了早期经脉循行分布与主病的内容，从中也看到了早期经筋循行分布与主病的端倪，分析出早期经筋的内容和概貌。

一、《足臂十一脉灸经》

《足臂十一脉灸经》在经脉排序、循行方向和不入脏腑、互不衔接、主病等诸方面更接近早期经筋，也因此有学者认为它就是经筋原著。《足臂十一脉灸经》的"脉"字用的是古字"温"，而温又是古字"筋"之误。筋即今之腱，腱又是筋。因此，《足臂十一脉灸经》应是《足臂十一筋（腱）灸经》。这是一派意见，但无论如何，《足臂十一脉灸经》在反映古朴的原始经脉面貌和疾病归类的同时，又因其与早期经筋的相关性，使我们能从中分析出原始的经筋的某些内容。

1. 足太阳

[足臂本]足泰阳脉：出外踝窦中，上贯肫，出于盷谷（郄）；枝之下髀，其直者，贯□䁪，夹脊□□，上于豆（头）；枝颜下，之耳；其支者，贯目内眦，之鼻。其病：病足小指废，痛，盷（郄）挛，䁪（臀）痛，产（生）痔，腰痛，夹脊痛，□痛、项痛、手痛、颜寒，产（生）聋，目痛，鼽衄，数癫疾。诸病此物者，皆灸泰阳脉。

通过与经筋对照，可看出其中透射出的原始经筋的面貌，试与足太阳经筋对照：（足太阳之筋，起于足小指，上结于踝，邪上结于膝。其下循足外踝，结于踵，上循根，结于腘。其别者，结于外，上腘中内廉，与腘中并，上结于臀。上挟脊上项。其支者，别入结于舌本。其直者，结于枕骨，上头下颜，结于鼻。其支者，为目上网，下结于頄。其支者，从腋后外廉，结于肩髃。其支者，入腋下，上出缺盆，上结于完骨。其支者，出缺盆，邪上出于頄。其病小指支，跟肿痛，腘挛，脊反折，项筋急，肩不举，腋支，缺盆中纽痛，不可左右摇。治在燔针劫刺，以知为数，以痛为腧，名曰仲春痹也。《灵枢·经筋》）

2. 足少阳

[足臂本]足少阳脉：出于踝前，枝于骨间，上贯膝外廉，出于股外廉，出胁；枝之肩薄（膊）。其直者，贯腋，出于项、耳，出瞋，出目外眦。其病：病足小指次指废，胕外廉痛，胕寒，膝外廉痛，股外廉痛，髀外廉痛，胁痛，□痛产（生）马，缺盆痛，瘘，聋，䏚痛，耳前痛，目外眦痛，胁外肿。诸病此物者，皆灸少阳脉。

（足少阳之筋，起于小指次指，上结外踝，上循胫外廉，结于膝外廉。其支者别起外辅骨，上走髀，前者结于伏兔之上，后者结于尻。其直者上乘䏚季胁，上走腋前廉系于膺乳，结于缺盆。直者上出腋，贯缺盆，出太阳之前，循耳上，上额角，交巅上，下走颔，上结于烦。支者结于目眦，为外维。其病小指次指支转筋，引膝外转筋，膝不可屈伸，腘筋急，前引髀，后引尻，即上乘眇季胁痛，上引缺盆鹰乳颈，维筋急，从左之右，右目不开，上过右角，并跷脉而行。左络于右，故伤左角，右足不用，命曰维筋相交。治在燔针劫刺，以知为数、以痛为腧，名曰孟春痹也。《灵枢·经筋》)

3. 足阳明脉

足阳明脉：循胻，上贯膝中，出股，夹少腹，上出乳内廉，出口益，夹口以上，之鼻。其病：病足中指废，胻痛，膝中肿，腹肿，乳内廉痛，腹外肿，颊（颧）痛，鼽衄，数欠，热汗出，胻瘦，颜寒。诸病此物者，皆灸阳明脉。

（足阳明之筋，起于中三指，结于跗上，邪外上加于辅骨，上结于膝外廉，直上结于髀枢，上循胁属脊。其直者，上循骭，结于膝，其支者结于外辅骨，合少阳。其直者上循伏兔，上结于髀，聚于阴器，上腹而布，至缺盆而结。上颈，上挟口，合于烦，下结于鼻，上合于太阳。太阳为目上网，阳明为目下网。其支者从颊结于耳前。其病足中指支，胫转筋，脚跳坚，伏兔转筋，髀前肿，㿉疝，腹筋急，引缺盆及颊，卒口僻，急者目不合，热则筋纵，目不开。颊筋有寒则急，引颊移口；有热则筋弛纵缓，不胜收故僻。泊之以马膏，膏其急者，以白酒和桂，以涂其缓者，以桑钩钩之，即以生桑灰置之坎中，高下以坐等，以膏熨急颊。且引美酒，啖美炙肉，不饮酒者，自强也，为之三拊而已。治在燔针劫刺，以知为数，以痛为腧，名曰季春痹也。《灵枢·经筋》)

4. 足少阴

足少阴脉：出内踝窭中，上贯肔（腨），入腘（郄），出股，入腹，循脊内□廉，出肝，入肤，系舌本。其病：病足热，肔（腨）内痛，股内痛，腹街、脊内廉痛，肝痛、心痛，烦心，咽肿□□□舌干，□旦尚□□□数喝，牧牧嗜卧以咳。诸病此物者，皆灸足少阴脉。

（足少阴之筋，起于小指之下，并足太阴之筋，邪走内踝之下，结于踵，与太阳之筋合而上结于内辅之下，并太阴之筋而上，循阴股，结于阴器，循脊内，挟膂，上至项，结于枕骨，与足太阳之筋合。其病足下转筋，及所过而结者皆痛及转筋。痛在此者主痫瘛及痉，在外者不能俯，在内者不能仰。故阳病者腰反折不能俯，阴病者不能仰。治在燔针劫刺，以知为数，以痛为腧，在内者熨引饮药。此筋折纽，纽发数甚者、死不治，名曰孟秋痹也。《灵枢·经筋》)

5. 足太阴

足泰阴脉：出大指内廉骨际，出内踝上廉，循胻内廉，□膝内廉，出股内廉。其病：病足大指废，胻内廉痛，股内痛，腹痛，腹胀，复□，不嗜食，善噫，心□，善疛。诸病此物者，皆灸足泰阴脉。

（足太阴之筋，起于大指之端内侧，上结于内踝。其直者，络于膝内辅骨，上循阴股，结于髀，聚于阴器，上腹结于齐，循腹里，结于肋，散于胸中。其内者著于脊。其病足大指支，内踝痛，转筋痛，膝内辅骨痛，阴股引髀而痛，阴器纽痛，上引脐两胁痛、引膺中脊内痛。治在燔针劫刺，以知为数，以痛为腧、命曰仲秋痹也。《灵枢·经筋》)

6. 足厥阴

足厥阴脉：循大指间，以上出肵内廉，上八寸，交泰阴脉，□股内，上入脱间。其病：病脘瘦，多溺，嗜饮，足胕肿疾，痹。诸病此物者，灸厥阴脉。

（足厥阴之筋，起于大指之上，上循胫，上结内辅之下，上循阴股，结于阴器，络诸筋。其病足大指支，内踝之前痛，内辅痛，阴股痛转筋，阴器不用，伤于内则不起，伤于寒则阴缩入，伤于热则纵挺不收。治在行水清阴气。其病转筋者，治在燔针劫刺，以知为数，以痛为腧，命曰季秋痹也。《灵枢·经筋》）

7. 手太阴

臂泰阴脉：循筋上廉，以奏臑内，出腋内廉，之心。其病：心痛，心烦而噫。诸病此物者，皆灸臂泰阴脉。

（手太阴之筋，起于大指之上，循指上行，结于鱼后，行寸口外侧，上循臂，结肘中，上臑内廉，入腋下，出缺盆，结肩前髃，上结胸里，散贯贲，合贲下，抵季胁。其病当所过者支转筋痛，甚成息贲，胁急吐血。治在燔针劫刺，以知为数，以痛为腧，名曰仲冬痹也。《灵枢·经筋》）

8. 手少阴

臂少阴脉：循筋下廉，出臑内下廉，出腋，奏胁。其病：病胁痛。诸病此物者，皆灸臂少阴脉。

（手少阴之筋，起于上指之内侧，结于锐骨，上结肘内廉，上入腋，交太阴，挟乳里，结于胸中，循臂［贲］，下系于脐。其病内急，心承伏梁，下为肘网。其病当所过者支转筋，筋痛。治在燔针劫刺，以知为数，以痛为腧。其成伏梁唾血脓者，死不治，名曰季冬痹也。经筋之病，寒则筋急，热则筋弛纵不收，阴痿不用。阳急则反折，阴急则俯不伸，焠刺者，刺寒急也，热则筋纵不收，无用燔针。《灵枢·经筋》）

9. 手太阳

臂泰阳脉：出小指，循骨下廉，出臑下廉，出肩外廉，出项□□□目外眦。其病：臂外廉痛。诸病此物者。皆灸臂泰阳脉。

（手太阳之筋，起于小指之上，结于腕，上循臂内廉，结于肘内锐骨之后，弹之应小指之上，入结于腋下。其支者，后走腋后廉，上绕肩胛，循颈；出走太阳之前，结于耳后完骨。其支者，入耳中。直者，出耳上，下结于颔，上属目外眦。本支者，上曲牙，循耳前，属目外眦，上颔，结于角。其病小指支，肘内锐骨后廉痛、循臂阴入腋下，腋下痛，腋后廉痛，绕肩胛引颈而痛，应耳中鸣痛，引颔目瞑，良久乃得视，颈筋急则为筋瘘颈肿。寒热在颈者，治在燔引劫刺，以知为数，以痛为腧，其为肿者，复而锐之，名曰仲夏痹也。《灵枢·经筋》）

10. 手少阳

臂少阴（阳）脉：出中指，循臂上骨下廉，奏耳。其病：病产（生）聋，□痛。诸病此物者，皆灸臂少阳之脉。

（手少阳之筋，起于小指次指之端，结于腕，中循臂结于肘，上绕臑外廉，上肩走颈合手太阳；其支者，当曲颊入系舌本；其支者，上曲牙，循耳前，属目外眦，上乘颔，结

于角。其病当所过者即支转筋，舌卷。治在燔针劫刺，以知为数，以痛为腧，名曰季夏痹也。《灵枢·经筋》）

11. 手阳明

[足臂本] 臂阳明脉：出中指间，循骨上廉，出属□□上，奏瞮，之□。其病：病齿痛，□□□□。诸病此物者，皆灸臂阳明脉。

（手阳明之筋，起于大指次指之端，结于腕，上循臂，上结于肘外，上臑，结于髃。其支者绕肩胛，挟脊。直者，从肩髃上颈。其支者，上颊，结于頄。直者上出手太阳之前。上左角，络头，下右颔。其病当所过者支痛转筋，肩不举，颈不可左右视。治在燔针劫刺，以知为数，以痛为腧，名曰孟夏痹也。《灵枢·经筋》）

二、《脉书·十一脉》（阴阳本）

《脉书·十一脉》（阴阳本）依然维持足臂本的循行，只是从总体上以阴阳为纲，不分手足，先阳后阴重新排列，将手三阳提至足三阳后，三阴仍排在足三阴后。其向心性走行方向仍是向心的，只有手三阳改为离心性描述（但这与《灵枢·经脉》循行相反）。还提出"是动病""所产病"的概念。显然作者根据某种原则对主治疾病作了重新厘定和整理。在多数脉中，同一病症在是动病和所产病中同时出现，说明是有意编纂，不会是误抄和篡改。它提示同一病症可由不同原因和不同病机所致，也就是说，两者不是一类的话，不能简单地同症同治。同时应注意的是，阴阳十一脉的循行是向心的，但在归类疾病证候时却沿离心顺序描写，说明自阴阳十一脉开始已显露了离心描述倾向，是向《灵枢·经脉》的过渡表现。如钜（太）阳脉："是动则病：冲头痛，目似脱，项似拔，脊痛，腰似折，髀不可以运，腘（郄）如结，腨如裂，此为踝蹶（厥）"。是巨阳脉主治其产病：头痛、耳聋、项痛、耳疆、疟、背痛、腰痛、尻痛、痔、腘（郄）痛，腨痛，足小指痹，为十二病。从表面看是症状的重复，但仔细分析可发现是动病是循经筋连续描述；而所生病是一个一个症状分别记录的，中间穿插其他内脏经络疾病。这说明：前者是经筋病的翻版，是劳作运动引起并加重的痛痹；而后者是其他原因（如气血逆乱、经气虚实不调）导致的疾病，所以后者是散在的疼痛疾病还夹杂大量内脏经络疾病。只是当远古医学发展到古医家逐渐发现经脉并更加重视新生的经脉时，对这个分类原则和归属有些忽视，甚至混淆和颠倒。但不管归于何类，其显著区别在于：一是对循脉（筋）劳损而发生发展的痹痛疾病归类；一是其他原因导致的散在的痛证和经络、内脏疾病。把握这个原则就不难分析《灵枢·经脉》是动病和所生病分类的原则，也是矫正其分类混乱的依据。

1. 钜阳脉

系于踵外踝娄（窭）中，出䐡（郄）中，上穿臀，出厌中，夹脊，出于项，上头角，下颜，夹鬲（颊），系目内廉。是动则病：冲头痛，目似脱，项似拔，脊痛，腰似折，髀不可以运，腘（郄）如结，腨如裂，此为踝蹶（厥）。是巨阳脉主治其产病：头痛、耳聋、项痛，耳疆，疟，背痛，腰痛，尻痛，痔，腘（郄）痛，腨痛，足小指痹，为十二病。

2. 少阳脉

系于外踝之前廉，上出鱼股之外，出胁，上出耳前。是动则病，心与胁痛，不可以反稷（侧），甚则无膏，足外反，此为阳厥。是足少阳脉主治其所产病：□□痛，头颈痛，胁痛，疟，汗出，节尽痛，髀外廉痛，□痛，鱼股痛，膝外廉病，振寒，足中指痹，为十二病。

3. 足阳明脉

系于骭骨外廉，循骭而上，穿髌，出鱼股之（上）廉，上穿乳，穿颇，出目外廉，环颜□。是动则病，洒洒振寒。喜信（伸）数欠，颜黑，病肿，病至则恶人与火，闻木音则惕然惊，心惕，欲独闭户牖而处；病甚则欲登高而歌，弃衣而走，此为骭蹶（厥）。是阳明脉主治其所产病：颜痛，鼽衄，颔颈痛，乳痛，心与肤痛，腹外肿，肠痛，膝跳，跗上痹，为十二病。

4. 肩脉

起于耳后，下肩。出臑外廉，出臂外廉，乘手背。是动则病，嗌痛，颔肿，不可以顾，肩似脱，臑似折，是肩脉主治其所产病：颔痛，喉痹，肩痛，肘外痛，为四病。

5. 耳脉

起于手背，出臂外两骨之间，上骨下廉，出肘中，入耳中。是动则病：耳聋，浑浑脖脖，嗌肿。是耳脉主治其所产病：目外眦痛，颊痛，耳聋，为三病。

6. 齿脉

起于次指与大指，上出臂上廉，入肘中，乘臑，穿颊，入齿中，夹鼻。是动则病：齿痛，朏肿。是齿脉主治其所产病：齿痛，朏肿，目黄，口干，臑痛，为五病。

7. 大（太）阴脉

是胃脉殴（也），被胃，下出鱼股之阴下廉，腨上廉，出内踝之上廉。是动则病：上当走心，使腹胀，善噫，食欲欧（呕），得后与气则快（乙本作"逢"）然衰。是钜阴脉主治其所产病：独心烦，死；心痛与腹胀，死；不能食，不能卧，强吹（欠），三者同则死；溏泄，死；水与闭同则死，为十病。

8. 足厥阴脉

系于足大指丛毛之上，乘足跗上廉，去内踝一寸，上踝五寸，而出大（太）阴之后，上出鱼股内廉，触少腹，大渍旁。是动则病：丈夫颓疝，妇人则少腹肿，腰痛不可以仰，甚则嗌干，面疵。是厥阴脉主治其所产病；热中，癃，颓，偏疝，为五病。

9. 少阴脉

系于内踝外廉，穿腨，出腘中央，上贯脊之内廉，系于肾，夹舌本。是动则病：喝喝如喘，坐而起则目䀮（䀮）如无见，心如悬，病饥，气不足，善怒，心惕，恐人将捕之，不饮食，面黯若炲色，咳则有血，此为骨蹶（厥）。是少阴脉主治其所产病；口热，舌柝（坼），嗌干，上气，噎，嗌中痛，嚏，嗜卧，咳，瘖，为十病。

10. 臂钜阴脉

在于手掌中，出臂内阴两骨之间，上骨下廉，筋之上，出臂阴，入心中。是动则病：心滂滂如痛。缺盆痛，甚则交两手而战，此为臂蹶（厥）。是臂钜阴脉主治其所产病：胸痛，肩痛，心痛，四末痛，瘕，为五病。

11. 臂少阴脉

起于臂两骨之间,之下骨上廉,筋之下,出臑内阴,入心中。是动则病:心痛,嗌渴欲饮,此为臂蹶(厥),是臂少阴脉主治其所产病:胁痛,为一病。

最晚出现的《黄帝内经》仍保留原始中医学对筋的认识,对筋病规律的总结并加以升华。《灵枢·经筋》与《灵枢·经脉》对举并论,旗帜鲜明的提出对"筋"和筋的分布循行、发病、传变规律、治则治法进行集中总结。

从以上三部经典可以看出早期经筋归类和发展过程:《足臂十一脉灸经》最早也最接近早期经筋的概貌。其在排列顺序、循行方向、不入脏腑等方面几乎与十二经筋几乎完全相同。其主治也是以循脉(筋)痹痛为主,以经络内脏病为辅。这些都说明当时存在着至今未被挖掘的某种《经筋》版本。

《脉书·十一脉》(阴阳本)依然维持足臂本的循行,只是从总体上以阴阳为纲,先阳后阴排列,其提出的"是动病""所产病"概念,也是以躯体痹痛为主,经络内脏病仅有少量增加。

《灵枢·经脉》内容更加丰富扩充,经络内脏病虽大幅度增加,但是躯体痹痛仍超过半数。

《灵枢·经筋》集中记述经筋,以躯体痹痛占绝大部分,同时也有近1/3经络内脏病,三部经脉与之比对,不难看出其中的相似性。

表 2 - 1　古文献中躯体支痛转筋症与经络内脏病症比例表

书 名	躯体支痛转筋症	经络内脏病症
灵枢·经筋	118 (72.34%)	44 (27.66%)
足臂十一脉灸经	49 (66.22%)	25 (43.78%)
脉书·十一脉	69 (51.49%)	65 (48.51%)
灵枢·经脉	107 (50.71%)	104 (49.29%)

随着经脉研究的发展,主治经络内脏病增加较快,躯体支痛转筋症相对增速减缓,但尽管如此,仍占半数以上。由此看来,躯体支痛转筋症是经筋与经脉研究的共同的重点,可以说是它们共同的出发点。

早期经脉在循行中有"筋之上、筋之下"的描述,显然与经筋有了区分。从中可以看出经脉的发展,从整体和上述分析来看,也可明显看到经筋的影子。所以说,两部灸经,尤其是《足臂十一脉灸经》透射着早期经筋的面貌。

第四节　经筋体系

一、经筋本义

经筋是针灸学最早被认识的学术成就,早期雏形见于《足臂十一脉灸经》及《阴阳十一脉灸经》,而"经筋"一词首见于《灵枢》。明代张介宾指出:"十二经脉之外而复有经筋者,何也? 盖经脉营行表里,故出入脏腑,以次相传;经筋联缀百骸,故维络周身,各有定位。虽经筋所盛之处,则唯四肢溪谷之间为最,以筋会于节也。筋属木,其华在爪，故十二经筋皆起于四肢指爪之间，而后盛于辅骨，结于肘腕，系于关节，联于肌肉，上于颈项，终于头面，此人身经筋之大略也。筋有刚柔，亦犹经之有络，纲之有纪，故手足项背，直行附骨之筋皆坚大，而胸腹头面支别横络之筋皆柔细也。但手足十二经之筋又各有不同者……"早于隋代杨上善《黄帝内经太素》，更不把经筋与经脉混为一谈，并分立卷宗。该书卷第八为经脉之一；卷第九为经脉之二；卷第十为经脉之三，三卷总论十二经脉、经别、经络、十五络脉、经脉皮部、奇经八脉、经脉标本、经脉根结。与此相对，卷第十三为身度，分别谈十二经筋、骨度、肠度、脉度。显然，作者将经筋与经脉明确区别开来，确有"各有定位"之义。可见，在《内经》成书时代前后一段时期内，古人将经筋体系与经脉体系并列对待。经筋体系与经脉体系是组成经络系统的两个重要内容。

1. 经筋与肌学

中医学与中国古代文学一样，用字造词是十分严谨、考究的。经筋的"筋"字是一个惯用的会意字，从分析它的部首可以推断出它的解剖学组织学内容。筋字从竹、从力、从胸旁。竹者节也，说明为筋之物可以有竹节样的外形变化。从力，指出随着筋出现竹节样外形变化的同时，可以产生力量。从胸旁者，则更明确筋是肉性组织。在人体中，筋可随人的意志伸缩变形并产生力量，有牵拉肢体产生相应活动的组织，毫无疑问，就是现代医学所指的骨骼肌。《说文解字》释曰："筋者，肉之力也"。《灵枢·经脉》亦载："骨为干，筋为刚。"都是对运动肌的描述。

（1）骨骼肌

骨骼肌都附着于骨骼上，越过一个或多个关节，当肌肉收缩时，则牵引远端的肢体沿关节的某个运动轴活动而产生运动。其肌腱均附着于关节周围，正如《素问·五脏生成》所说："诸筋者皆属于节"。其肌腹由肌纤维组成，维持着肌肉的外形，居两关节之间，正是"其所结所盛之处，则唯四肢溪谷之间为最"。筋肉包绕了关节，又隆盛于两关节之间，正所谓："联缀百骸，故维络周身，各有定位"。可见，这里的筋就是骨骼肌。

有许多日语汉字保留了我国古代文字的原始含义。日文解剖学中的筋字就是肌肉。如肱二头肌，日文称肱二头筋，由此也可旁证古代筋的原意就是肌肉的意思。

我们反复论证筋的本意，其意义在于明确它的解剖学主体，并依据解剖知识准确地确定它们的分布、定位，这有利于我们对它的生理、病理、疾病及易罹疾病进行分析。

人身上大约有639块大小不等、长短不一的随意肌，约占整个体重的40%，其中四肢肌肉占全身肌肉总重量的80%。肌肉主要由肌细胞构成。肌细胞细长呈纤维状，所以也称肌纤维。肌纤维的直径10~100微米。人体肌纤维总计约有60亿条。据测算，人体全身肌肉如果朝一个方向收缩，力量可达25吨。十分复杂的肌肉运动，是由基本的运动形式——收缩，组合协调完成的。四肢的肌肉通常跨越关节，附着在骨骼上。收缩时以骨骼为杠杆，产生关节运动。在完成一个动作时，往往以一些肌肉为主，另外一些起辅助作用。如果协调不好，就容易发生肌肉损伤，所以剧烈体力活动之前，要做些准备活动。

据测算，1平方毫米肌肉约有1 350根微血管，全身大约有300亿根微血管。如果把它们连接起来，长达17万千米，约为长江长度的27倍，可绕地球4圈多。人在安静状态下每平方毫米肌肉横切面约有30~270根微血管开放。进行中等强度的运动时，微血管开放数量增加到1 000多根。微血管大量开放，使流过肌肉的血量增加，肌肉得到更丰富的营养，新陈代谢加强。

虽然肌纤维没有增多，但却可增粗而增加肌力。同时，全身循环加快，对各个器官都有好处。即使在全身放松休息的情况下，绝大多数肌肉都有少数纤维在"值班"，轮流收缩，使肌肉处于一种轻度的收缩状态，保持一定的张力，称为肌张力。肌张力虽不产生动作，但对于维持躯体的姿势是必要的。

每块肌肉都是一个器官，除肌组织外，还有结缔组织和血管、神经等分布。骨骼肌由中间部分的肌腹（venter［belly］）和端部的肌腱（tendon）附着于骨面上两个部分构成。肌腱主要是由胶原纤维束构成。四肢骨骼肌的肌腱多呈扁带状，躯干骨骼肌的肌腱多呈薄片状，称腱膜（aponeurosis）。肌腹由肌纤维（［musclefiber］又称肌细胞）组成。若干肌纤维组成肌束，许多肌束合并成整块肌肉。肌纤维、肌束和整块肌肉的表面都有肌内膜、肌束膜和肌外膜包裹。骨骼肌纤维呈长圆柱形，一条肌纤维内含有大量与之平行排列的细丝状的肌原纤维（myofibril），肌原纤维上有明暗相间的横纹，并分为若干个肌节（myomere）（肌节是骨骼肌纤维收缩的结构和功能单位）。每条肌原纤维由粗微丝（肌球蛋白微丝）和细微丝（肌动蛋白微丝）组成（图 2 - 4）。

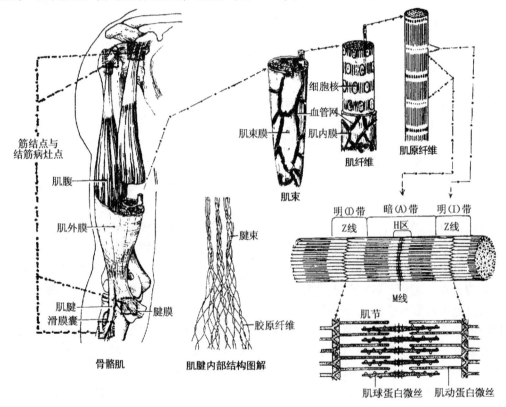

图 2 - 4　骨骼肌的构造

在肌组织中，受到主动收缩力或被动牵拉力时，其应力点基本在肌的起止点（即肌在骨骼上的附着点）处，中医称作筋结点。这里也正是劳损并引起关节痹痛的重要部位。而在该部位的附属组织更首当其冲，是劳损最早发生的部位，筋结点反复损伤，尤其有"横络"形成时，则称之为结筋病灶点。某些特殊易磨损的部位，如肱二头肌长头肌腱沟处，因肌腱受肱骨大小粗隆及其上附着的横韧带的限制，也是常出现结筋病灶的部位。与此相同，神经纤维管、骨性纤维管、腱鞘、滑液囊、滑车、籽骨、脂肪垫等也是容易出现结筋病灶点的部位。

经筋不是对运动肌的泛泛论述，在筋之前，加上"经"字，显然有其含义。用经来总结筋的分布，是指筋中的纵行主干线。经筋所反映的干线，恰与其"主束骨而利机关"的功能力线和沿力线出现的规律性筋性疾病相符合。可见，十二经筋正是对沿十二条运动力线所涉及的肌学、韧带学生理病理内容的规律性总结。

（2）肌肉的附属组织

在分析经筋解剖学主体的时候，应特别注意肌肉的附属组织。

肌肉附属组织有保护运动肌和肌腱的作用。在生理范围内，有利于肌肉发挥它的功能，但在非生理活动的状态下，它们又是最早受到伤害并表现出临床症状的组织。尤其是反复积累性损伤引起的肌肉附属组织损害，常是顽痹不愈的重要原因。所以肌肉附属组织也是经筋系统的重要组成部分。

运动肌的辅助组织有如下数种：

①筋膜

膜分深浅两层，浅层位于皮肤深面，富含脂肪组织；其深层为深筋膜，其多附着于骨突处，并于骨突处增厚，形成假性韧带。

由深筋膜发出一些结缔组织，构成筋膜板。其连于骨膜或同侧的深筋膜，从而分隔各肌肉或肌群，这种筋膜板叫肌间隔，它是包绕着一块或一群肌肉的结缔组织，如"刀入鞘"，故称之"肌鞘"。

肌鞘全部由筋膜组成者，叫纤维鞘，多见于浅层肌肉周围；另有部分由筋膜、骨膜组成者，叫骨纤维鞘，多见于深层肌肉周围。

筋膜能减少肌肉间的摩擦，保证每块肌肉或某组肌群能够单独运动；它还可以约束肌腱，改变肌肉的牵引方向，以调节肌肉的功能；有的筋膜供肌肉附着，从而扩大了肌附着面，尤其是血管、神经都沿筋膜间隙走行。筋膜的损伤、病变会引起疼痛（痹病）或血管不畅，营养减少（痿病），筋膜能限制炎症扩散及渗出液或脓液的扩散，但也易形成难愈的疼痛（湿痹）。

②滑液囊

它由疏松结缔组织分化而成，为一密闭的结缔组织扁囊，其中有少许滑液，主要分布于各结构的摩擦面之间，其功能为增加滑润度，减少组织摩擦，促进运动的灵活性。

皮下滑液囊：

Ⅰ. 多分布在关节凸面的皮下，此因皮肤活动度大所致。如髌前皮下滑液囊，肘后鹰嘴滑液囊，掌指、指间、趾背侧亦可出现。

Ⅱ. 在骨、韧带受压迫或摩擦的地方出现，如跟骨底面皮下滑液囊。亦可见于肩峰、坐骨结节、髌韧带、胫骨粗隆、内外踝、跟腱、第一跖骨头皮下等。

腱下滑液囊：

位于肌腱与坚硬的结构之间，如骨、软骨、韧带或其他肌腱之间，常见于四肢，有的与关节相通。如肱二头肌腱下囊。

肌下滑液囊：

位于肌肉与坚硬组织之间，如三角肌下滑液囊。

关节滑液囊：

位于关节间，如枢椎齿状突与寰椎横韧带之间的滑液囊。

③腱滑液鞘

肌腱由坚硬组织包绕，通过腱纤维或骨性纤维管，由结缔组织架于骨突而包绕肌腱，如腕管。或由结缔组织附着于骨外的两侧而成，如指腱纤维鞘。其均被一套管状的滑液囊覆盖，囊内层包绕肌腱，叫脏层；囊外层衬于周围组织的内面。其长度视包绕的肌腱的活动度而定，一般 2 厘米左右，两层间为一裂隙状腔隙，其间含少量滑液，位于肌的活动度较差的一面。脏壁两层以滑膜纵襞相连，较宽者称腱系膜，窄条状者叫腱纽（长肌纽、短腱纽），腱系膜及腱纽内有血管神经通过。

④滑车

两种滑车，一种是由软骨覆盖而形成槽，如腓骨长肌腱绕过跟骨外侧滑车突出处。另一种是固定肌腱的结缔组织环，该环面向肌腱间，也被覆少许软骨，存在于肌腱、滑车之间，还夹有滑液囊。其功用主要是改变肌腱方向，有固定肌腱的作用。

⑤籽骨

籽骨系由肌腱骨化而成，位于肌腱与关节面之间，有消除（适应）肌腱与骨面摩擦的作用。籽骨加大了肌肉力臂，增加了肌肉的牵引力。

⑥脂肪垫

脂肪组织有衬垫和润滑肌腱的作用。同时它能充填腱下和关节面不相适合的多余空间，有防止腱与骨、骨关节之间的摩擦与刺激的作用。

肌肉附属组织能协助运动肌的滑动，保护肌组织少受磨损，而当发生不协调运动或突然的疲劳性损伤等，其也首当其冲受到损伤。因此它成为关节等痹痛的首发部位，它是非生理性运动必然伤害的组织，因此，也是关节及关节周围痹痛，尤其是顽固痹痛的最常见原因。

2. 经筋与韧带学

中医学的重要研究方法是以象（功能）推导其组织结构（脏），这种方法就叫"脏象"。所谓"脏藏于内，而象于外"。同样，根据其"外象"，就可以分析它在人体解剖结构中指的是什么。

《素问·痿论》提出："宗筋主束骨而利机关者也"。利机关即运转关节，这涉及解剖学中的肌学内容，这部分内容已如第一节所述。

束者约束也，束骨即指骨的关节连结问题，涉及的是解剖学的韧带学内容。骨与骨之间借纤维结缔组织、软骨或骨组织相连结，形成不动、微动和可动关节。关节的主要组织有关节面、关节囊和关节腔。关节的辅助结构有

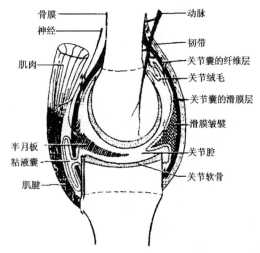

图 2 - 5　关节模式图

滑膜皱襞、韧带、关节盘、关节盂缘等。其中骨间的纤维结缔组织、关节滑膜皱襞、韧带、关节盂缘等均属于经筋病学的范畴（图 2 - 5）。

两骨之间借纤维结缔组织相连，其呈索状、短板状或膜状，附着于两骨的表面，有相当的韧性和坚固性。

关节囊是由结缔组织构成的膜囊，附着于关节的周围，密封关节腔。其外层为纤维层，厚且坚韧，在运动范围较小或负重较大的关节中，均较厚而且紧张，有的部分明显增厚而形成韧带。滑膜层衬附于纤维层内面、关节韧带及通过关节内肌腱表面，其周边附着于关节软骨边缘。滑膜表面常形成许多突起，多附着于关节囊附着部附近，有的形成皱襞突入关节腔，形成滑膜皱襞，有的滑膜层还穿过纤维层，呈囊状向外膨出，形成黏液囊，常介于肌腱与骨面之间，起到减轻摩擦损伤的作用。

关节盂缘为纤维软骨环，底部较宽，附着于关节窝的周缘。

以上非骨性组织共同构成骨与骨的连结，起到束骨的作用。而骨关节在活动过程中，尤其是关节外周凹凸不平的结构表面，会造成上述组织因摩擦、挤压、肌肉牵拉而损伤和疼痛，它们也属于中医经筋的组织学内容。

3. 经筋与运动力线

经筋主束骨而利机关，即主人体百骸的连接与关节运动。人体自身的肌肉收缩即可产生躯体在空间的位置改变，这就是运动。运动是人生存所必需的生理活动，而非生理的运动又可以造成肌肉及其相关组织的损伤。

人体运动是由自身的肌肉主动收缩而产生的，自身肌肉收缩所产生的力，由肌肉本身传递到肌肉两端与骨相连结的结合点上，从而使其跨越的关节产生活动，而出现肢体的运动。损伤性的肌肉收缩时，在肌肉的两端，即起止点施加同样的力，故肌肉起止点会同时受到损伤。虽然，由于解剖结构不同，可以先在某一端出现，或表现得比较显著，但是，反复、长期的非生理的肌收缩，必然会使两端受力点受伤。因此，当肌肉附着的一端出现关节疼痛时，常常在肌肉另一端附着点也会伴有轻重不等的损伤。这样，就出现了在痹痛关节远端的疼痛点。将两点相连，则成为一条痛点连线。而这一连线，也恰恰是该肌肉的运动力线。

从临床实践上看，凡是肌肉两端起止点受到损伤引起疼痛时，该块肌肉也必然会出现保护性痉挛。早期的挛缩状态，对保护肌肉有利，根据魏伯尔矛盾现象可以理解。因为收缩状态的肌肉，其适应拉力的反应能力增加；相反，舒张状态的肌肉，其适应能力则下降。同时，由于该块肌肉已有一端或两端腱止点处有损伤刺激存在，也迫使该肌肉不断受伤害性刺激的激惹，使该肌肉处于痉挛状态。长期的痉挛使肌肉间血液循环受阻，血液回流障碍，血管通透性增加，血内大量致痛物质渗出，形成"迫切为沫""津液涩渗"的状态，出现"排分肉""肉裂而痛"的结果反而会加重疼痛。同时，在肌肉的运动力线上，也可触及肌肉的挛块，肌肉短缩、变粗变短，并有明显压痛反应。

生活中的活动都不是一块肌肉所能完成的。除上述主动肌的运动损伤外，一般都会殃及相关的其他辅助这一运动的肌组，甚至累及参与这一运动的所有肌群，从而出现极长的损伤线。例如：一个投掷运动，它不仅有握肌肌组的参与，还要有屈肌肌组参与，屈肘、屈肩收腹、下肢蹬地、弹跳等等一系列主动肌的顺序参加。这样，一个投掷运动的损伤，常常会沿这条超越局部的力线出现病痛。而这些痛点或力线，恰恰与《灵枢·经筋》对十二经筋从四末至头身的整体性描述一致。结合临床，我们不难看出，经筋更重要的临床意义在于它是对人体运动力线的深刻总结和描述。这种描述，从生理上概括出参与同项运动的肌肉组分布规律；在病理发展过程中，是病痛传变的潜在延长线。这种规律性总结，可以称作点线规律。

人的主动运动，不仅有主动肌及其相应力线上肌肉组参与，而且有协同肌参与协助。如屈肘运动，肱二头肌、肱肌是主动肌，但同时要有前臂、上臂屈肌的参与，如桡侧腕屈肌、喙肱肌等介入。这样，屈肘的非生理性损伤，就不只是伤害主动肌，也会伤害协同肌。由于协同肌都居于主动肌两侧，因此，协同肌损伤的痛点就分布于主动肌力线的两旁。将这些病痛点与主动肌力线上痛点相连，则往往形成一个"面"，由此，经筋劳损扩延的过程还可以由"线到面"，这又可称作线面规律。

除主动肌外，任何运动都需要固定肌的参与。起着固定原动肌或起止点所附着骨骼作用的肌群叫固定肌。在屈肘举臂过程中，首先要固定肩胛骨，继而固定肱骨。只有这样才能发挥肱二头肌、肱肌的屈肘功能。固定肩胛骨是由肩带的前伸、后缩肌群和上下回旋肌群同时收缩完成的，还涉及肩胛提肌、菱形肌、冈上肌、冈下肌、前锯肌、胸小肌。故经筋的损伤范围进一步扩大。

除上述几组肌肉参与关节活动外，尚有与主动肌相对抗的肌肉参与，这就是"拮抗肌"。与主动运动相反的运动肌叫拮抗肌。借助拮抗肌的主动弛缓或"伸展"，使主动运动平稳，节制其运动过度，防止出现急跳或痉挛运动。从这个意义上分析，主动肌与拮抗肌就如同船舵上的两条引索，当舵工牵引其一根时，也不使另一根松弛，以保持转舵的平稳和适度。由此可见，不协调的运动和劳损性伤害，不仅损伤主动肌，而且可以损及拮抗肌和固定肌。拮抗肌分布在肢体对侧面，当其损伤时，其病状会出现在肢体对侧，使痹痛症状向立体方向发展，即"由面到体"。"由面到体"的逐渐进展规律可称为面体规律。

十二经筋正是总结了临床这种疾病传变规律，且从生理分布和病理发展角度，进行了高度概括和总结。手足三阳经筋分布于人体躯干与四肢背侧（阳面）；手足三阴经筋分布于人体躯干与四肢前面（阴面）。反映了前（阴）、后（阳），即整体的身前、身后经筋的生理与病理关系。足三阴经筋以厥阴居中，太阴居前，少阴居后，反映了下肢内侧"面"的经筋生理病理关系。足三阳经筋以少阳居中，太阳居后，阳明居前，反映了下肢、躯干背侧"面"的生理与病理关系。手三阴经筋以厥阴居中，太阴居前，少阴居后，反映了上肢内侧"面"的生理与病理关系。手三阳经筋以少阳居中，太阳居后，阳明居前，反映了上肢背侧、头颈部"面"的生理与病理关系。十二经筋循行线则分别反映了"线"的生理与病理关系。而每个筋结点和结筋病灶点则反映"点"的生理与病理。

现代医学家对经筋痹痛的这些规律也有所认识，他们从软组织损伤的概念出发，进行了大量的临床观察和病理分析，发现了一些与经筋理论相近似的规律，也为用现代研究手段进一步揭示经筋理论的原理提供了科学依据。

现代软组织损伤研究发现，软组织损伤的早期为无菌性炎症期，以血管通透性增加，渗出为主。后期，常因过度代偿而引发劳损，使前期病理变化转变为组织粘连、纤维化、瘢痕形成，从而加重了炎症渗出和致痛物质对神经末梢的刺激，使疼痛加重。疼痛又可激发持续性肌紧张，而肌紧张会引起诸多的病理变化：①加重肌附着点被动牵拉损伤。②因一组肌肉的紧张可引发相关肌肉的相应补偿变化。补偿不足时，就会发生相关肌肉病理变化，从而出现由点到线，由线到面的扩延现象。以上观察和描述与祖国医学的十二经筋规律有极为相似之处。

现代医学家在对神经卡压现象的观察中，发现大量的"双卡综合征"。它的特点是，当近端神经轻度卡压时，常不会引起明显的临床症状，但当该神经远端再度被卡压时，出现疼痛过敏。故当神经远端又一处或多处再卡压时，就会出现明显的临床症状。由此提示我们，当病人出现明显临床疼痛症状时，需要注意双卡综合征的问题，也就是远端有症状时，也要循相应神经，寻找近端有否卡压点。如果仅治疗双卡点中的一点，其临床疗效将大打折扣，甚至无效。有人对双卡综合征之一的"腕管综合征"做过观察，若对一处卡压点进行手术松解治疗，其治愈率仅9%。说明肢体疼痛性疾病，应注意对相关神经分布范围的全面检查，这种循神经多处卡压的现象，也与经筋的描述相一致。由此也佐证，中医学对经筋理论的研究与总结是有深刻科学内涵的。

综上所述，对中医经筋可作如下的表述：十二经筋是古人运用当时解剖学知识，用当时的医学术语，以十二条运动力线为纲，对人体韧带学、肌学及其附属组织生理和病理规律的概括和总结。

经筋系统形成过程，是以足臂结筋病灶点相连形成的纵行线为基础的，结筋病灶点和早期腧穴又是古医家通过对疼痛疾病观察而认识的。原始人劳损引起的疼痛最易出现于劳作最多的腕踝部，其命名方法，使用了早期阴阳概念的衍化名称，如足太阴、手阳明等，此后，当长期观察积累，发现从点到短线，再到长线条的分布规律。而对长线规律的命名法既借助于原点的名称，又要区别于"点"，还要反映长线分布的规律。古人巧妙的使用了织物的编织主线"经"字，或借喻江河长流的解剖词汇"温、脉"，组成经筋、经脉一组新词，这就出现了今天的经筋、经脉的长线条分布的概念和规律。又根据经筋在肢体前后方位的阴阳衍化而冠名并形成十一（十二）经筋冠名。

经筋是以阴阳命名的，从阴阳观点看，一切事物都可分为阴和阳，阴阳之间相互对立又相互联系，经筋的命名就包含了这层意义。就人体而言，前为阴，后为阳；四肢屈面为阴，伸面为阳。阴阳又可衍化，形成三阴三阳，进一步分化并精确反映这种相互区别、相互联系的关系。在早期阴阳概念中，三阴三阳是以阴阳之气的盛衰多少区分的，阴气最盛为太阴，其次为少阴，两阴交尽为厥阴；阳气最盛为阳明（其为两阳合明），其次为太阳，少阳居其中。在经筋的分布规律中，根据其在人体所处的主要部位的阴阳属性（即阴阳盛衰多少）进行区分和命名，则出现阴阳十二（十一）经筋之名。手臂上肢伸面为阳，前侧为手阳明，中间为手少阳，内侧为手太阳；屈面为阴，前侧为手太阴，中间为手厥阴（心主），后侧为手少阴。下肢亦然，外侧面为阳，前侧为足阳明，侧面为足少阳，后侧为足太阳；内侧面为阴，前为足太阴，中为足厥阴，后为足少阴，以上均分别冠以经筋，而成其全称。即足太阳经筋、足少阳经筋、足阳明经筋、足太阴经筋、足厥阴经筋、足少阴经筋、手太阳经筋、手少阳经筋、手阳明经筋、手太阴经筋、手心主（厥阴）经筋、手少阴经筋。

经筋分布有其规律性，而这种规律主要是从临床经常出现的，沿十二条运动力线相继产生的系列性痹痛现象而推导总结出来的。将十二条力线所涵盖的经筋组织学和生理、病理学内容规律化、系统化，则上升成为经筋理论。

上肢伸面分布手三阳经筋，总的功能是使上肢背伸、外展。其肌肉力线多延伸至颈胸椎、颅骨枕部、肩带骨等，故手三阳经筋均上于头面。上肢屈面分布手三阴经筋，总的功能是使上肢屈曲、内收，其肌肉力线多延伸至胸锁及胸胁等，故手三阴经筋均上布胸

（腹）。足三阳经筋总的功能是使下肢后伸、外展，由维持人体姿势的粗大肌组成，其力线延至脊柱后侧、骶髂、头颈；足三阳经筋还主躯体背伸、侧屈与旋转，分布于腰背胁肋，颈项；足三阴经筋主下肢内收、屈髋，其力线抵达骨盆、耻骨、坐骨支、脊柱前侧、胸胁，故足三阴经筋均聚于阴器且上布于腹（胸）部，或著于脊柱或挟脊上行。

十二经筋循行分布将在第三章详细介绍。

二、经筋系统的内容

经筋系统是对人体肌肉与韧带的规律性总结，古医家没有详尽记述全部的肌肉与韧带，而是以天地之数概括之。《素问·气穴论》指出："肉之大会为谷，肉之小会为溪，……溪谷三百六十五穴会。"《素问·五脏生成》又云："人有大谷十二分，小溪三百五十四名"。总以一岁三百六十五天之数概括之。实际上，人有随意肌肉 639 多块，与肢体运动有重要关系者约 150 块左右，其大小深浅各不同形，在此，仅以天文之数泛指其大概之数。

关节是经筋结聚的地方，关节是由经筋中之韧带、关节囊来约束连接的。同时，关节也是经脉行进于经筋之中的必经之地，是发挥经筋功能，影响经脉的重要部位。古医家对全身关节也是用一岁之日数来概括的。《素问·调经论》指出："人有精气津液，四肢九窍，五脏十六部，三百六十五节。"实际上，人有 206 块骨，组成（不动、微动、可动）关节共计 295 个。总之，三百六十节仍是一个约数。其中八虚、十二节为人四肢之大关节，系指肩、髋、肘、膝等，"腰脊者，身之大关节也。"都是倍受医家重视的部位。而人身之三百六十五节，则是对人体所有大小关节的概括。古医家之所以用天文之数来表达它，无非表示其重要而繁多，提示人们应予重视。关节及其周围分布的大谷、小溪、大筋、小筋等，必须熟悉与掌握。因为"分肉之间，溪谷之会，以行荣卫，以会大气"（《素问·气穴论》），是经脉真气留止之处。也正因此，其也是邪气侵犯，正邪交争之地。故《素问·五脏生成》指出："人有大谷十二分，小溪三百五十四名……此皆卫气之所留止，邪气之所客也。"

诸关节不仅是运动功能的机关，关节还是伏行经脉的经筋汇聚之地，经脉经气流行、正邪进退多在关节周围表现出来，故《灵枢·九针十二原》指出："所言节者，神气之所游行出入也，非皮肉筋骨也。"所有大谷小溪皆有筋属络，所谓"诸筋者皆属于节"（《素问·五脏生成》），这就更突出关节部位的特殊意义。经筋系统正是对上述筋肉、韧带的分布进行了规律性的总结。就筋肉韧带而言，包括十二经筋和其他诸如大筋、刚筋、谷、䐃、小筋（溪、柔筋）、宗筋、膜筋、缓筋、维筋、肌、分肉等，涵盖了束骨利机关的所有组织学内容。

1. 大筋

粗大的肌肉，盛于辅骨之间，约束关节。多分布于手足项背，直行而粗大，成为十二经筋的主体。因其粗大刚劲，充分体现了"筋为刚"的性质，故又称作刚筋。刚筋会聚，其间若谷，如群山围合形成山谷，也称为谷。谷内是气血营卫会聚流行之处。又因其肌肉高突，形象显露，又称为䐃、大肉。

2. 小筋

细小的肌肉，属刚筋之支而横者，细小交错，有维系诸筋，辅助及联络各筋的作用，是十二经筋支别横络的部分，多分布于胸腹头面，因其质地柔细，故又称柔筋。细小之筋相维，如平缓小丘相并，其间形成浅沟小溪，故又称溪。溪间也是气血营卫涌流之所，犹经脉之有维络。

3. 宗筋

宗者，总也。指大筋与诸筋总汇之处，亦即大筋、大谷、䐃，其分布特点更能体现诸筋的"束骨而利机关"的功能，故应指多条大筋汇聚而形象高突，肌力刚劲的肌肉。又有其他解释，如王冰注曰："谓阴毛中，横骨上下之竖筋也，上络胸腹，下贯髋尻，又经于背腹，上头项。"这里的宗筋指髋、腹、腰、背之大筋，系指腹直肌、髂腰肌、竖脊肌之类。又有宗筋专指前阴者，因足之三阴、阳明经筋均汇于阴，在一定意义上，阴器的功能可反映诸筋的生理病理状态，故将前阴称之宗筋。后两种解释在一定范围内反映了经筋的局部分布状况，有一定的意义。但是，从经筋系统的总体分布着眼，前者更能充分体现宗筋的广泛含义。宗筋是大筋汇集而成，大筋正是体现经筋束骨利机关的重要机能，是劳动损伤的好发部位，是防治经筋痹痛的关键肌群。

4. 膜筋

膜筋指片状的肌肉，或包绕在肌肉外层的筋膜。某些肌肉起始部不是以点状起始，而是呈片状分布，这样不仅增宽了肌肉的附着面，而且各部肌束受力也因之分散。这种分布有利于肌肉多方向发挥功能，但也会产生受力点的转移，在运动当中，某一受力点的承受力可能会相对加重，这样也就较易损伤。

膜筋的另一种形式就是肌膜，包绕在肌肉外层的膜状组织可称之为肌鞘，它由深筋膜与肌外膜共同组成。肌鞘有保护肌肉的作用，如刀入鞘，使肌肉在鞘内运动，免受肌外组织的干扰。尤其是对不同运动方向的肌束，使之得到保护，减少磨损。但肌鞘常与深部的骨组织附着，使之相对固定。运动过程中，肌肉的伸缩活动与相对固定的肌鞘活动不同步时，常会造成肌肉与肌鞘的相互磨损，尤其是在其间有神经、血管穿行的地方，常是出现牵拉、损伤之处。膜筋附着的肌表层，常与皮下深筋膜汇聚，将整个肌体包绕起来，在某些关节处还分化成副支持带，以协助约束肌筋，其附着点也易磨损，产生结筋病变。

5. 缓筋

腹后壁隐藏之筋。张志聪注云："缓筋者，循于腹内之筋也。"缓筋首见于《灵枢·百病始生》篇，在论及邪气由浅入深传变，留滞于不同组织时而提出。其原文为："或著孙脉，或著络脉，或著输脉，或著于伏冲之脉，或著于膂筋，或著于肠胃之募原，上连于缓筋。"显然，缓筋处于膂筋、肠胃膜原之间。本篇又云："其著于阳明之经，则挟脐而居，饱食则益大，饥则愈小。其著于缓筋也，似阳明之积，饱食则痛，饥则愈小。其著于肠胃之募原也，痛而外连于缓筋，饱食则安，饥则痛。"本段又一次明确了缓筋的体表投影在腹部阳明经范围，其在肠胃募原之外。再综合上段所论，缓筋在膂筋深层，显然，所指为腹后壁的筋肉。从解剖学角度分析，当指腰大肌、腰方肌、髂肌等。

对缓筋尚有其他解释，如《太素·卷二十七》杨上善注："谓足阳明筋，以阳明之缓。"而张介宾又有解释："支别之柔筋也"（《类经·卷十三》）。显然，杨氏将缓筋混同于阳明经筋。其实缓筋当在阳明之下，膂筋之前，非阳明经筋。张介宾则是泛指柔细之筋，其质薄力单，柔软细弱，故称之缓筋，显然并非《灵枢·百病始生》篇所指。

6. 维筋

维者，网维，指维系网络之筋。《灵枢·经筋》指出：足太阳之筋为目上网；足阳明之筋为目下网；手少阳经筋，下为肘网。皆联系着维筋，维筋多指腱膜。

7. 膂筋

指脊柱两旁的肌肉，相当解剖学的竖脊肌等。《灵枢·经脉》载："膀胱足太阳之脉……入循膂。"张介宾注："膂：吕同，脊背曰吕，象形也。"又曰："夹脊两旁肉。"显然，膂筋是对背部粗大筋肉竖脊肌的称谓。

三、十二经筋

经筋是沿人体运动力线分布的大筋、小筋、宗筋、缓筋及网络维系各条经筋的维筋、膜筋等的概括。

1. 十二经筋循行

十二经筋起于四末，终于头身，为诸筋的主干。十二经筋的线型分布，集中反映了各线上的肌肉、韧带在生活中完成某种相应运动将要涉及的系列组织，是完成某种生理活动的系列筋肉组织的概括，也是非生理活动时，对其损伤及损伤扩延的规律性概括。详细介绍见第三章，其简况见下表：

表 2 - 2　十二经筋分布部位简表

经筋 ＼ 分布	四 肢	躯 干	头 部
足太阳之筋	小趾上，外踝，踵，膝	臀，夹脊，肩髃，缺盆	项，舌本，枕骨，头，鼻，目上，鼻旁，完骨
足少阳之筋	第四趾上，外踝，膝外侧，外辅骨，髀，伏兔	尻，季胁，腋前，膺乳，缺盆	耳后，额角，颠上，颔，鼻旁，外眦
足阳明之筋	中三趾，跗上，膝外侧，胫，膝外辅骨，伏兔，髀	髀枢，胁，脊，阴器，腹，缺盆	颈，口，鼻旁，鼻上，目下，耳前
足太阴之筋	大趾内侧，内踝，膝内辅骨，阴股，髀	阴器，腹，脐，腹里，胁，胸中，脊	
足少阴之筋	小趾下，内踝下，内辅下，阴股	阴器，脊内，夹膂	项，枕骨
足厥阴之筋	大趾，内踝前，胫，内辅下，阴股	阴器	
手太阳之筋	小指上，腕，肘内锐骨，腋下	肩甲	颈，耳后完骨，耳中，耳上，颔，外眦，耳前，额，角
手少阳之筋	无名指，腕，肘	肩	颈，曲颊，舌本，耳前，外眦，角
手阳明之筋	次指，腕，肘外，肩髃	肩胛，夹脊	颈，颊，鼻旁，角，颔
手太阴之筋	大指上，鱼后，寸目外侧，肘中，腋下	缺盆，肩前髃，胸里，膈，季胁	
手少阴之筋	小指内侧，锐骨，肘内侧，腋	乳里，胸中，膈，脐	
手厥阴之筋	中指，肘内侧，臂阴，腋下	前后夹胁，胸中，膈	

2. 经筋的内联外属

经筋的分布除有"结""聚"的特点外，各条经筋又相互联系。如足太阳经筋，前结于肩髃，上结于完骨，与足少阳、足阳明、手三阴、手三阳经筋相联系。足少阳经筋，前结于伏兔，后结于尻，与阳明、太阳经筋相联系。足太阴经筋聚于阴器，与足阳明、足三阴经筋相联系；上腹，结于脐，与手少阴经筋相联系；循腹里，结于肋，与手三阴经筋、足少阳经筋相联系。足少阴经筋循脊至项，结于枕骨，与足太阳、足阳明、足厥阴经筋相联系。手三阳经筋均绕肩胛，上结头角，或入于耳，或至目眦，使手足三阳经筋相联系。手三阴经筋，并布于胸内，或延于两胁，或结于脐，使手足三阴、足阳明、足少阳经筋相联系，与足太阳经筋腋下分支亦相联系。由此可见经筋体系如下表：

表 2 – 3　经筋体系

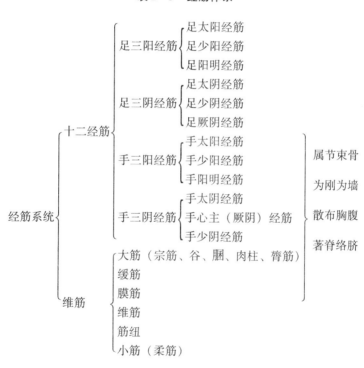

四、经筋系统的功能

经筋系统是人体沿运动力线规律分布的筋肉，它更集中地体现着人体筋肉的功能与作用。

1. 主束骨

束，约束也。本意是将两根木头捆绑在一起。所谓束骨则是将两块或多块骨约束成一体之意。骨与骨的连接就是关节。关节的形成依赖于韧带组织的连接，这其中有：关节两端的骨关节面、关节面下之软骨、连接关节两端的关节囊（包括关节囊为稳定关节的需要而增厚的关节韧带）、超关节附着骨端的肌腱、稳定关节的副支持带、关节囊为减轻超关节肌腱于关节侧摩擦而衍生出的滑液囊等（参见图 2 – 5）。

上述各种组织共同构成关节的机械连接结构，它们在经脉及其运行的气血营养调节下，完成骨与骨的连结功能，故《素问·痿论》称："宗筋主束骨而利机关"。经筋强盛，人的关节牢固，关节运动灵活而富弹性；反之，经筋失养，关节周围经筋懈堕，则出现关节异常活动，导致关节的进一步创伤或劳损，终将引起关节痹痛。

2. 利机关

机关，即关节。关节是人肢体屈折旋转之处，但其运转，要依靠经筋的肌肉牵拉才能实现，所以肌肉的收缩是关节活动的动力。经筋调柔，舒缩自如，则关节活动有序而流利，故称为"利机关"。反之，经筋之肌肉失养，则肌肉痿软，甚至神气不使，关节活动无力或不能自主，最终表现为肢体运动失灵，功能丧失，出现不自主抽动、震颤、无力、瘫痪等。

3. 为刚为墙

经筋纵行肢体前、后、左、右，且横行支别，纵横交织，形成人体"支节身形"，成为脏腑的外卫，保护着人体内脏，故云："支节身形者，脏腑之盖也"。经筋强健者，不仅肢节灵活，趋利避害，免受外来伤害，而且，当外力侵袭时，可减弱受伤的程度。反之，经筋柔弱不利，肢体动作迟钝，则容易受到外伤，而且，外伤的致损程度也较重，甚至危及内脏，故《灵枢·经脉》指出"筋为刚，肉为墙"，总结了筋肉对人体的保护作用。

4. 反映病候

经筋系统虽然是对全身肌肉与韧带学内容的概括，但是，经筋功能的强弱，经筋易罹病部位的病损，经筋肌腹的保护性痉挛所引起的病痛，常常不仅反映了局部的损害，而且会反映内脏的病损。

外力的打击，自身动力性或静力性劳损，均可造成肌附着骨端的应力点处的损伤。气血溢于脉外，津液涩渗聚沫，留滞而不通，不通则引起痹痛，反映出相关部位受损的信息。

内脏疾病，邪气留而不去，可致经脉气血逆乱，经脉均在四肢关节处屈折浮行，故在关节处更容易表达出来。《灵枢·邪客》指出："肺心有邪，其气留于两肘；肝有邪，其气留于两腋；脾有邪，其气留于两髀；肾有邪，其气留于两腘。凡此八虚者，皆机关之室。真气之所过，血络之所游，邪气恶血，固不得住留，住留则伤筋络，骨节机关不得屈伸，故拘挛也"。

劳作时四肢、躯干经常运动，劳损性活动造成关节损伤是不可避免的。在脏腑功能健全的情况下，气血即可趋向病区，清除瘀血，修复损伤，这是新陈代谢的正常功能。但人衰老或体质下降时，这种功能会大大减退，关节周围本来可以修复的劳损，现在则难于清除。这种残留的经筋损伤，由小到大，由轻到重，以关节的病痛形式表现出来。关节痛不仅是关节本身的局部损伤，而且也可以反映内脏功能的强弱，故《灵枢·天年》指出："人生十岁，五脏始定，血气已通，其气在下，故好走。二十岁，血气始盛，肌肉方长，故好趋。三十岁，五脏大定，肌肉坚固，血脉盛满，故好步。四十岁……平盛不摇，故好坐。……六十岁，心气始衰……故好卧"。可见内脏功能的盛衰，常由运动功能强弱表现出来。

脏腑功能的衰弱，反映在经筋损伤后修复功能的减弱。年轻时不会引起严重症状或能迅速恢复，在年事已高的人身上则表现出严重的症状和持久的病痛。某些老年人，在人体活动功能最关键的部位，如腰部、膝部等处出现软弱无力，酸楚疼痛，僵硬等症状，从传统的观念出发，上述症状多被诊断为"肾虚""肝肾阴虚"，而从临床上分析，其病症却表现为经筋损伤。相当一部分中老年人随着脏腑功能衰退，人体修复功能减弱而造成经筋容易损伤，其长期积累，则形成粘连、瘀块，阻碍气血而致痹痛。许多人颈、腰、膝、足跟等负重关节都有"骨刺"出现，究其原因，多是肌腱反复损伤、修复和钙化而形成的，是脏腑修复功能减退而残留下的损伤痕迹。怎样看待"骨刺"，这也是目前医学界争论的问题。传统的观念认为"骨刺"是骨退行性病变的结果，是骨细胞的向外转移形成骨性赘生物，压迫神经引起慢性或急性剧烈的痹痛。根据这一认识，确立了手术切除治疗骨刺的观念。但是从经筋理论分析，"骨刺"仅是经筋，即肌腱、韧带反复牵拉伤而引发的修复的痕迹，当这种修复过程由于种种原因不能正常进行时，就会残留瘢痕，这种瘢痕的再加强，就是钙化。钙化本身是生理修复的一种形式，它加强了损伤部位肌腱、韧带等的强度，扩大了肌腱的附着范围和关节负重面积，是人体的积极反应。因为这种反应是建立在反复损伤的病理基础上的，所以它也能反映出该部位经常受损伤的信息。应该说"骨刺"是经筋在病损基础上的一种修复性正常反应。只是对于较轻的或修复能力强的年轻人来说，它不遗留残痕，所以，也无须钙化加强。而反复、积累性损伤对于修复能力差的中老年人来说就需要钙化来加强。因此，就"骨刺"而言，应首先寻找形成的原因，并针对这些病理原因进行治疗才是最重要的原则。事实上，临床上绝大部分疼痛不是因为"骨刺"压迫所引发的，很多有"骨刺"者并不痛，而无"骨刺"者，却有疼痛。腰腿痛患者常是中老年人，中老年人由于生活经历长，经筋损伤概率高，且反复地钙化，逐渐形成并出现了骨刺，经筋损伤和骨刺形成两种情况相互重合，常使人辨不清痹痛的真实原因。如仅根据腰腿痛者多可发现骨刺的存在，就判定这些痹痛就是骨刺引起，这对大部分病例是一种误解。

5. 调经脉

经脉体系包括十二经脉、经别、十五大络、奇经八脉、气街、标本、根结、四海、浮络、孙络等，其核心是十二经脉。十二经脉作为经脉体系的总纲，直接影响着经脉系统各部的生理与病理。十二经脉在循行分布方面均经过相应的"关节"，而所有的关节又是经筋结聚之处，所谓"诸筋者，皆会于节"。在关节处，经脉与经筋相互交会，相互影响。《素问·调经论》指出："夫十二经脉者，皆络三百六十五节，节有病，必被经脉。经脉之病，皆有虚实"。

既往的教科书认为"十二经筋是经络系统在肢体外周的连属部分"，突出强调了经脉对经筋的濡润滋养作用，很少强调经筋对经脉的调整功能。实际上，两者既然交汇，就必然有相互影响和制约作用。

经脉气血的运行依赖脏腑功能的健全，气血的充盛，其中各经的动脉搏动为直观的动能表现，而脉动的动力来自胃脉。《灵枢·动输》指出："足阳明胃脉也。胃为五脏六腑之海，其清气上注于肺，肺气从太阴而行之，其行也，以息往来，故人一呼脉再动，一吸脉亦再动，呼吸不已，故动不止。……气之离脏也，卒然如弓弩之发，如水之下岸，上于鱼以反衰，其余气衰散以逆上，故其行微"。诸如胃之大络、虚里、心主血脉等脏象学说，均从不同角度指出，经脉中气血流动的原动力来自脏腑功能，其中与心肺胃有直接关系。

一般而言，内脏的功能基本是恒定的，其产生的动力是持续稳定的。其出如弓弩有力，其末则动力反衰而微弱，这与气血与脏腑的距离有关。

至今，我们还难于确切地指出经脉的解剖学主体是什么。现代研究者提出了各种解剖实体的假说，但不管是什么，毋庸置疑的是，经脉行进于躯体组织中。躯体四肢中，占最大容积的就是肌肉与韧带，即经筋。经筋在人的生理活动中，是最有表现活力的，能改变人体姿态，产生运动，是适应环境、改造环境的动力部分。经筋的"主束骨而利机关"的功能，必然影响躯体四肢之中藏于经筋的经脉。

生活经验和医学实践告诉我们，合理适度的运动能促进血液循环，尤其是能加强静脉回流，增强脏腑功能，提高人的生理功能，这是经筋对经脉的良性调整作用。

相反，经筋疾病也必然影响经脉。经脉除分布于皮肤之外，其他部分都要通过经筋或者说"伏行"于经筋之中，正如《灵枢·经脉》所云："经脉十二者，伏行分肉之间，深而不见"。这正是经筋影响经脉的组织学基础。

关节部位是经筋与经脉相互交汇影响的重要部位。"诸筋者，皆属于节。"（《素问·五脏生成》）"夫十二经脉者，皆络三百六十五节。"（《素问·调经论》）两者并居关节周围，其相互影响是必然的。

从临床上看，经筋在关节处的疾病常常会影响循行其间的经脉功能，引发相应经脉甚至相关内脏发生疾病。如足少阴经筋在阴部结聚点的病理性损伤，常可引起足少阴肾经功能的失调，出现少腹疼痛和性功能障碍，妇女月经失调等。同样，胸背部的结筋病灶可影响心肺功能，出现胸闷，气短与胸痛等，故《灵枢·邪客》指出："肺心有邪，其气留于两肘；肝有邪，其气留于两腋；脾有邪，其气留于两髀；肾有邪，其气留于两腘。"

经筋"中无有孔"，不能运行气血，但是，由于附着于关节周围的经筋损伤，影响了其周围经脉的正常运行，也就必然会出现经脉的阻滞。针刺这些经筋的结筋病灶点时，一般都会出现"酸、麻、重、胀"的"得气"感，许多得气感会向远端传导，甚至直达胸腹，进入内脏。一般认为，得气感是经脉受刺激的反应，是经脉气血受到调治的表现。针刺结筋病灶点而出现经脉的感传现象，正是经筋影响经脉的有力证据。

（1）十二经脉的调节

十二经脉分布于全身，有内行与外行两部分。阴经各联属于五（六）脏中之一脏，发挥着调整五脏功能的作用，其外行部分，都分布于四肢内侧面。阳经各属于六腑中的一腑，起着调节六腑的作用，外行的部分则分布于四肢外侧面。在上肢，手三阴三阳经脉经过指、腕、肘、肩、颈等关节，穿行于指掌、前臂、上臂、肩周、颈项诸肌肉之中，受相应手足三阴三阳经筋的影响。在躯干部分，阳明、太阴行于身前；少阳、厥阴行于身侧；太阳行身后，少阴行身前，经过髋、脊柱、颈、肩诸关节，前穿行于胸腹诸肌肉，然后通过腰、背、臀、髋、腹、肋间诸肌肉，受相应手足经筋的调节。在下肢，足三阴三阳经脉经过趾、踝、小腿、膝等关节，同样也要穿行于足三阴、三阳经筋之中。

（2）十二经别的调节

十二经各有别出之经，称之经别。经别从同名经脉四肢肘、膝以上部位分出，以后延展散布，进入体腔内部，同各经所属络的脏腑相联系，然后再浅出体表。其循行特点均由浅入深，再由深出浅。先起于四肢，再进入胸腹内部，以后再浅出体表到头项等部位。其中，阴经之经别在浅出体表头项时，与其相表里的阳经经脉合流。阳经之经别仍旧并归入本经。各经别分别在四肢、躯干、颈项部，如同经脉一样受相应经筋的调节。

（3）十五大络的调节

十五大络是十二正经支别的干线，它们同正经一样也要通过关节，向心而行并有特殊的行程。《灵枢·经脉》指出："诸络脉皆不能经大节之间，必行绝道而出，入复合于皮中，其会皆见于外，故刺诸络脉者，必刺其结上，甚血者虽无结，急取之以泻其邪而出其血，留之发为痹也"。说明络脉（其实也包括经脉、根结、标本、气街、奇经八脉）都在关节部位曲折穿行，其在关节周围被阻（行绝道），因而转折且浮出皮肤，在皮部穿行，通过关节后，再复入皮下，潜行分肉经筋之中。经络因其在关节处浅行，又受关节周围附着的经筋约束，就容易出现瘀结之征。在针治时，当取这些络脉，舒通结聚。即使没有结聚，只要瘀血怒张，也应急泻出血，以畅其络，否则，瘀血留滞则会引发痹病。显然，此时必须注意相关经筋痹痛的诊治。

（4）奇经八脉的调节

奇经八脉分布于躯干和四肢，纵横贯穿，与十二经脉密切联系，同十二正经一样，其受到相应经筋的约束。

督脉主干行于身后正中，支别行于腹前和夹脊两侧；任脉行于前正中线，支别者也行于身后，散于胸腹。身后者与足太阳经筋密切相关，也与足阳明、足少阳、足少阴之支别经筋相关联。身前者与足三阴、足阳明经筋以及手三阴经筋相关联。

冲脉起自气街，并少阴挟脐上行，至胸中而散，与足阳明、足少阴、手三阴经筋相关。其下循阴股，入腘中，循胫骨内缘，下至内踝之后，前出跗属，入大趾间，与足三阴、足三阳经筋相关。

带脉起于十四椎，当季胁，横行身周，环行腰腹之间，其与足三阴、足三阳经筋相关。

阳跷脉起于足外踝下，沿踝后，上行股外，布胁肋，再行肩髃外，沿颈抵口至目内眦，并与手足太阳、阴跷脉相并上行，入发际，循耳后，抵项后入脑。其与足三阳、手三阳经筋相关。

阴跷脉起于足内踝下，循股阴至阴部，行胸内，入锁骨上窝，沿喉出人迎，经面至目内眦。其与足三阴、足阳明、手三阴经筋等相关。

阳维脉起于诸阳之会，自外踝前下，沿膝股外侧抵髀及少腹、胸胁，斜走上臂肩周，经肩前，入肩后，向上分布耳后、额颞至项后。其与足三阳、手三阳经筋相关。

阴维脉起于诸阴之会，自小腿内侧，上沿腿股内侧，入少腹，沿胁肋上行，贯胸腹，达咽喉与任脉相合。其与足三阴、足阳明、手三阴等经筋相关。

标本与根结有其一致性，是对十二经脉的补充，以四肢为本为根，以躯干为标为结。虽然根本、标结的分布稍有差异，却都说明了经气布散的面状扩延现象。标本根结起于四肢，终于躯干、头面，其经气流注仍然是穿行于经筋之中，跨越经筋结聚的关节之间。它自然也同经脉一样，受到经筋生理病理的影响。

五、经筋系统与气街

1. 经筋与气街

十二经脉、经别、奇经八脉、十五络脉密布周身，然而，头、胸、腹、背是经气集中流行的部位，是相关经脉系统的共同通道，这就是气街，故曰："四街者，气之径路也。"（《灵枢·动输》）分布于四街范围的经筋也成为四街的调节者。

"十二经脉，三百六十五络，其血气皆上于面而走空窍。"（《灵枢·邪气脏腑病形》）手足三阳经之标、结都分布于头面五官，故曰："气在头者，止之于脑"。（《灵枢·卫气》）手足三阳经筋也行抵颈项，上头面，手足三阳经筋的生理病理，必然影响头部气街，其中颈项部诸经筋的抵止结聚点尤为关键。

"气在胸者，止之膺与背俞；气在腹者，止之背俞与冲脉于脐左右之动脉者"（《灵枢·卫气》），指出了胸部、腹部、背部气街路径。其胸腹为腹募穴分布之处，腰背部则是五脏六腑背俞穴会聚之所。手三阴经之标皆在胸膺与背，足三阴经之标皆在背俞，而手足三阴、足三阳经筋循行分布于胸腹腰背，亦多结于背俞、腹募之旁，故经筋的生理病理必然影响胸部气街和腹部气街的功能。

"气在胫者，止之于气街"（《灵枢·卫气》），指出下肢经脉之气多汇集在少腹气街与腰骶部位。腹股交接之处是下肢经脉通行的关卡，而足三阴三阳经筋皆在此处结聚，足三阴三阳经筋的生理病理将直接影响着腰骶、少腹与下肢经脉之气的运行。

2. 气街与脊神经

气街有头、胸、腹、胫四条，从解剖学角度分析，都与人的脊柱及其间穿行的脊神经相关，分析一下脊神经结构分布及其体壁、内脏的关系，将不难理解体壁中的经筋是怎样影响气街，进而影响内脏功能的。脊髓借 31 对脊神经按体节排列与身体各部相连，自上而下包括颈神经 8 对（$C_1 \sim C_8$）、胸神经 12 对（$T_1 \sim T_{12}$）、腰神经 5 对（$L_1 \sim L_5$）、骶神经 5 对（$S_1 \sim S_5$）、和尾神经 1 对。

（1）脊神经根

脊神经以前、后两根分别在脊髓的前、后外侧沟与脊髓相连。两根在近椎间孔处合成一条脊神经（图 2-6），除 C_1 后根可发育不良或缺如外，其他脊神经前根均较后根粗大。后根：感觉根或传入根，多由粗细不等的有髓纤维组成。粗的有髓纤维负责传导来自肌肉、肌腱和皮肤黏膜感受器的冲动；较细的有髓纤维负责痛觉、温觉的传导。后根在行至椎间孔附近时局部膨大，称为脊神经节。

前根：运动根或传出根，起源于脊髓的前角和侧角，亦由粗细不等的有髓纤维组成。较粗的有髓纤维分布于骨骼肌，负责随意运动；较细小的有髓纤维是内脏运动神经（后述）的节前纤维，主要见于胸部、上腰部和骶部的神经根。

（2）脊神经节

脊神经节位于脊神经的后根上，呈纺锤形，长度约 4~6 毫米，其大小与所在脊神经后根的粗细成正比。脊神经节一般位于椎间孔内，在后根的硬脊膜鞘之外，第 1~2 颈神经节位于相应颈椎椎弓上面，但骶尾神经的神经节位于椎管内。脊神经节内多为假单极神经元，这种神经元有一个胞突，在距胞体不远处分为两支，分支处呈"T"形。其中枢突较细，穿硬脊膜后外侧沟入脊髓；周围突较粗，分布于相应的感受器。脊神经后根的神经元一般位于脊神经节内。有时可有异位神经节胞体，数个至数十个不等，平均分布在脊神经节及脊髓间，甚至在脊髓的周围结构中，如前后根丝、脊神经等处。

（3）脊神经的分支

脊神经的本干离开椎间孔后立即分支（图 2-6）：

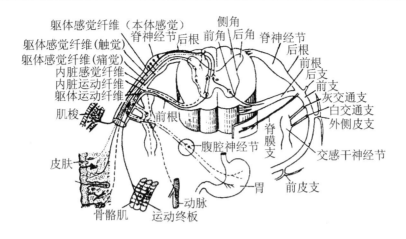

图2-6 脊神经的组成和分布模式图

前支是混合性神经，较粗大，分布于躯干的侧面、前面及肢体的肌肉和皮肤。在人类，胸神经的前支仍保持明显的节段性分布。其余部分分别交织成丛，然后再分支到相应部位。脊神经的前支形成的丛有颈丛、臂丛、腰丛和骶丛。

后支亦为混合性神经，较细小，分布呈节段性。后支由脊神经分出后绕过椎骨的关节突，穿过横突之间（骶神经后支出骶后孔），以肌支、皮支分布于椎骨旁的关节、肌肉和皮肤；第1~3腰神经后支的皮支经骶后孔至臀中区内侧，为臀中皮神经。

脊膜支较细小，经椎间孔返回椎管内，分布于脊髓周围的被膜及脊柱的韧带。

交通支为连于交感神经节和脊神经间的细支，可分为白交通支和灰交通支。

在脊神经根、神经节及脊神经交通支、脊髓同节段中，都可以使经筋组织的损伤信息向内脏神经及中枢进行泛化并施加影响。

（4）经筋与内脏神经

从内脏神经和内脏神经丛的分布及其经筋与内脏神经节间的位置关系，也能进一步理解经筋是怎样影响内脏功能的。

内脏神经主要分布于脏器、心血管和腺体，与躯体神经一样包括运动及感觉纤维，分别称为内脏运动神经和内脏感觉神经。内脏神经别称植物性神经，由于它在一定程度上不受意识支配，故又称为自主神经。

①内脏感觉神经

内脏感觉神经元胞体位于脑神经节和脊神经节内，为假单极神经元，周围突随舌咽神经、迷走神经、交感神经和盆内脏神经等分布于脏器和血管等；中枢突则随上述神经分别终于脑干的孤束和脊髓灰质后角。其将由内感受器传来的内脏感觉冲动传到中枢。

内脏感觉神经在形态上及结构上与躯体神经相似，但具有自身特点：

内脏感觉神经纤维较少，痛阈较高，对一般程度的刺激不产生主观感觉。对切割、烧灼等锐性刺激不敏感，但对牵张、膨胀或平滑肌痉挛等刺激可产生明显的内脏痛。

内脏感觉传入途径较分散，即一个脏器的感觉纤维可经过几个节段的脊神经传入中枢。而一条脊神经又包含几个脏器的传入纤维。所以，内脏痛通常是弥散的，定位不准确的。

②内脏运动神经

根据形态、生理和病理特点，内脏运动神经可分为交感神经和副交感神经，两大系统功能相反，往往同时支配一个器官，且相互依存、对立统一。其所支配的器官，有消化、吸收、分泌、生殖和体液循环等功能。此类器官不能随意活动，需接受脊髓或脑干内中枢的控制，后者又受脑内高级中枢的控制和调节。这些高级中枢在第 4 脑室底部、中脑灰质、丘脑下部及大脑皮质等处。

第五节　经筋体系与经络学说

总结前几节论述，可以清晰地看到一个画面：经筋与经脉是一源二岐的同胞兄弟。一源即是对疼痛的研讨和追究。二岐是研究疼痛规律而形成的两套规律。经筋规律可从《足臂十一脉灸经》《阴阳十一脉灸经》看到早期原型，至《灵枢·经筋》完全成熟起来，并成为经筋理论的经典。同样，从《足臂十一脉灸经》《阴阳十一脉灸经》看到早期经脉的原型，至《灵枢·经脉》也成熟起来，并成为主流。只是后世仅关注经脉体系并称其为经络学说（只能称之为狭义经络学说）。

一、经脉体系

1. 十二经脉

经筋系统建立以后，除原本由某个痛点可以治疗某部位痛症外，常能治疗相关的某类或多类其他疾病。当这类规律逐渐形成定式以后，就对确定刺灸点的疼痛性质这一取穴依据渐渐忽略，人们关注的重点也逐渐转向对已规范定位的刺灸点（有具体定位的刺灸点）与要治疗的相应病症之间的关系。当这种点与病的关系确立以后，本来因疼痛才被发现的腧穴的原始情节逐渐被淡忘，其后确定腧穴的定位也逐渐忽略找其疼痛反应标准了。后世脱离寻找痛点定穴的规范后，又依其他延伸规律作为选定腧穴，包括以原点为基础，向周围扩大范围寻找更佳的或有另类依据的治疗点（腧穴），比如出现得气（酸、麻、重、胀或气行传导）感的新治疗点。《灵枢·九针十二原》载："刺之要，气至而有效"，这类依据是以"得气"感为主的点，其位置多在"筋骨之旁"，或在"肌肉文理、节解缝会宛陷之中。"《标幽赋》、《备急千金要方·灸例》总结了这些规律。当然这还是表面的经验性总结，其实质是什么？是神经干？神经丛？神经末梢感受器？动脉？静脉？淋巴管聚集处？这尚须现代人开拓思路，认真研究。

从《足臂十一脉灸经》《阴阳十一脉灸经》直至《内经》时代，"经脉"在很大程度上是从"经筋"中剥离出来的，逐渐转向阐述抽象的气血运行方向发展，但从经脉的循行范围来看，除循行方向大相径庭外，基本与经筋一致。

表2-4　十二经脉体表循行与内部络属表

十二经脉		外　　部	内　　部
手三阴	手太阴肺经	胸旁→上肢内侧前→大指	属肺,络大肠
	手厥阴心包经	乳旁→上肢内侧中→中指	属心包,络三焦
	手少阴肾经	腋下→上肢内侧后→小指	属心系,络小肠
手三阳	手阳明大肠经	鼻旁←颈←肩前←上肢外侧前←次指	属大肠,络肺
	手少阳三焦经	眉梢←耳后←颈←肩后←上肢外侧中←无名指	属三焦,络心包
	手太阳小肠经	耳前←颈←肩胛←上肢外侧后←小指	属小肠,络心
足三阳	足阳明胃经	目下→面周→颈前→胸腹第二侧线→下肢外侧前→次趾	属胃,络脾
	足少阳胆经	外眦→头颞→项侧→胁腰侧→下肢外侧中→无名趾	属胆,络肝,络脑
	足太阳膀胱经	内眦→头顶第一侧线→项后→背腰第一、二侧线→骶→下肢外侧后→小趾	属膀胱,络肾
足三阴	足太阴脾经	胸腹第三侧线←下肢内侧前、中←大指内	属脾,络胃
	足厥阴肝经	胁部←阴部←下肢内侧中、前←大趾外	属肝,络胆
	足少阴肾经	胸腹第一侧线←下肢内侧后←足心←小趾下	属肾,络膀胱,络心

　　经脉刚从经筋中脱胎出来时，并无明显的阴阳学说的影响。其所述及的阴阳仅是早期概念，或仅是为命名而区分矣，尚无阴阳理论性质。只是到战国时期，阴阳五行学说逐渐成为普遍遵循的哲学思想后，医界先哲也着手把医学知识按照阴阳五行学说重新进行整理，这其中就有了人为调整的成分。

表2-5　阴经与阳经的五行属性及络属表

阴经(里)	手太阴肺	足少阴肾	足厥阴肝	手少阴心	足太阴脾	手厥阴心包
五行	金	水	木	火	土	相火
阳经(表)	手阳明大肠	足太阴膀胱	足少阳胆	手太阳小肠	足阳明胃	手少阳三焦

表2-6　十二经脉流注概况表

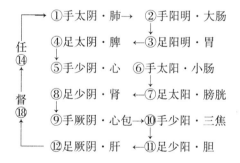

　　就要将五脏归类于五行而言，还要体现经脉如环无端的气血流注观念，于是对经脉循行的起始、序列、流注方向、阴阳属性都进行了人为调整。

　　从早期的四脉、足臂十一脉、阴阳十一脉直至十二经脉，经脉学说逐渐得以调整，使之既符合阴阳五行归类，还要使之体现如环无端的整体系统化。这时的经脉学说已不仅是临床规律的总结，更重要的是成为生理、病理乃至诊疗理论的说理工具，大有向超脱临床实际的纯理论倾向发展。由于五行学说的局限性，要实现五行归类又实现整体观念，就需再用经别、大络、奇经八脉、标本根结、根溜注入、气街、四海等加以补充。从而使经脉体系包括了复杂的组织内容及其连属关系，而这一经脉体系被后世称为经络系统。

2. 十二经别

十二经别是从十二经脉中分出的纵行的支脉，故又称为"别行的正经"。十二经别都从十二经脉中的同名经在四肢肘膝以上部位分出，以后延展散布，进入体腔内部，同各经所属络的脏腑相联系，然后再浅出体表。共同的循行特点是：先由浅入深，再由深出浅，即先起于四肢部分，再进入胸腹深部，以后又浅出体表头项等部位。阴经之经别和阳经之经别最后浅出体表时有所区别，阳经经别从体腔内部浅出体表到头颈等部位时，仍旧并入于十二经脉中的同名经脉，阴经之经别则不再归入于同名经脉，同与其表里的阳经经别合流。

经别的分布，有离合现象，即自十二经脉中别出的现象称为离，最后再并入于本经经脉的现象称为合。十二经别依表里分成六组，称为六合。六合进一步密切了十二经脉的表里脏腑之间的联系。经别，是从十二经脉分出，深入躯体，循行于胸腹及头部的重要支脉。十二经别是从十二经脉的同名经在四肢部分（多为肘膝以上）别出，别出（称为"离"），走入体腔脏腑深部（称为"入"），然后浅出体表（称为"出"）而上头面，阴经的经别合入相为表里的阳经的经别，再分别注入六阳经脉（称为"合"）。所以，十二经别的循行特点，可用"离、合、出、入"来概括。每一对相为表里的经别组成一"合"，十二经别手足三阴三阳共组成六对，称为"六合"。

表 2 - 7　十二经别体表循行表

经　别	别，入	胸腹部（合）	出（颈项穴）	合（阳经）
一合—{一足太阳 / 一足少阴	入腘中，入肛（承扶）至腘中，合太阳	属膀胱，之肾，散心至肾，系舌本	出于项（天柱）	足太阳
二合—{一足少阳 / 一足厥阴	入毛际（维道），入季肋间至毛际，合少阳	属胆，上肝，贯心，夹咽，与别俱行	出颐颔中（天容）	足少阳
三合—{一足阳明 / 一足太阴	至髀，入腹里（气冲）至髀，合阳明	属胃，散脾，通心，循咽，与别俱行，络咽，贯舌本	出于口（人迎）	足阳明
四合—{一手太阳 / 一手少阴	入腋 / 入腋（极泉）	走心，系小肠 / 属心，走喉咙	出于面（天窗）	手太阳
五合—{一手少阳 / 一手厥阴	入缺盆 / 下腋三寸入胸中（天池）	走三焦，散胸中 / 属三焦，循喉咙	出于面（天窗）	手太阳
六合—{一手阳明 / 一手太阴	入柱骨 / 入腋（中府）	走大肠，属肺，循喉咙 / 入走肺，散大肠	出缺盆（扶突）	手阳明

3. 奇经八脉

奇经八脉中大部分是十二经脉分出的较大的支脉，其名称是：任脉、督脉、冲脉、带脉、阳跷脉、阴跷脉、阳维脉、阴维脉，这八条脉同十二经脉、十二经别的循行有些不同，虽然大部分是纵行的，左右对称的，但也有横行的和分布在躯干正中线的，所以称其为"别道奇行"，故又叫奇经。奇经八脉，有的分布在人体的正中，有的分布在人体的两侧。其分布在两侧的部分，可以看成是十二经脉别出的重要分支。不过它的分布不同于十二经脉，而是纵横贯串，同十二经中的许多经脉同时发生紧密联系。这八条奇经，有的分布于人体正中，有的分布于左右两侧，上面到达头面，经历躯干，下面分布到腿足；有的则只在躯干部横行环绕，某些奇经能深入体腔，联系内脏，但不像十二经脉有脏腑属络，和表有相配关系，有的则只分布于体表部分。奇经八脉通过各种不同的分布形式，对全部经脉加强了组合作用。

表 2 - 8　奇经八脉体表分布及交会经脉表

八脉	分布部位	交会经脉
督脉	后正中线	足太阳、任
任脉	前正中线	足阳明、督
冲脉	腹第一侧线	足少阴
带脉	腰侧	足少阳
阳跷	下肢外侧、肩、头部	足太阳、足少阳、手太阳、手阳明、足阳明
阴跷	下肢内侧、眼	足少阴
阳维	下肢外侧、肩、头项	足太阳、足少阳、手太阳、手少阳、督
阴维	下肢内侧、腹第三侧线、颈	足少阴、足太阴、足厥阴、任

4. 络脉

络脉主要包括十五大络脉、络脉、孙络、浮络和血络等。

十五络脉即十二络脉（每条经都有一条络脉）加上任、督二脉的络脉和"脾之大络"，总共十五条，它是络脉的主体，通常称作十五大络。十五络脉外另有"胃之大络"，故实际上是十六大络，因脾胃相为表里，所以习惯上称为十五络脉。

从十五络脉分出的横行散布的脉，一般通称络脉。从络脉中分出的细小支脉，称为孙络。络脉浮现于体表的，叫作浮络。血络（特别是浮络）在皮肤上暴露出的细小血管称为血络。从十五络脉分出的支脉有络脉、孙络、浮络，沿着十五大络分布的区域周围横斜布散，呈面状散开，主要扩散到周身体表，但也有的进入到体腔内脏，并同经脉密切通贯和联系。浮络分布于身体体表部位。

十五别络的分布有一定的部位，其中十二经脉的别络都是从四肢肘膝以下分出，表里两经的别络相互联络，任之络分布于腹部，督脉之络分布于背部，脾之大络分布在身体侧面。

表 2 - 9　络脉体表循行表

络　脉	穴　名	分　布　部　位
手太阴络	列缺	腕上寸半，别（分支）走手阳明；直入掌中，散入鱼际
手厥阴络	内关	腕上二寸，别走手少阳；系心包，络心系
手少阴络	通里	腕上寸半，别走手太阳；入于心中，系舌本，属目系
手阳明络	偏历	腕上三寸，别入手太阴；上曲颊，偏齿，入耳
手少阳络	外关	腕上二寸，合手厥阴；注胸中
手太阳络	支正	腕上五寸，内注手少阴；上走肘，络肩髃
足阳明络	丰隆	外踝上八寸，别走足太阴；络头项、喉嗌
足少阳络	光明	外踝上五寸，别走足厥阴；下络足跗
足太阳络	飞扬	外踝上七寸，别走足少阴
足太阴络	公孙	本节后一寸，别走足阳明；入络肠胃

络 脉	穴名	分布部位
足厥阴络	蠡沟	内踝上五寸，别走足少阳；上睾，结于茎
足少阴络	大钟	内踝后绕跟，别走足太阳；上走心包，外贯腰脊
任脉络	鸠尾	下鸠尾，散于腹
督脉络	长强	挟膂上项，散头上；别走太阳，入贯膂
脾之大络	大包	出渊腋三寸，布胸胁

5. 足六经的根结

《灵枢·经脉》论及足六经的根、结部位。

"根"，在四肢末端的井穴，"结"，在头、胸、腹的一定部位。根和结，大体上指经脉从四肢末端到头面胸腹之间的联系，强调以四肢为出发点，这与经脉起止点不完全相同。经脉起止在于说明各经之间的气血循环流注；根和结，则是突出各经从四肢上达头、胸、腹的联系特点，进一步阐明对临床辨证和取穴的指导意义。

足太阳根于至阴，结于命门——命门者目也；足阳明根于厉兑，结于颡大——颡大者钳耳也；足少阳根于窍阴，结于窗笼——窗笼者，耳中也；足太阴根于隐白，结于太仓；足少阴根于涌泉，结于廉泉；足厥阴根于大敦，结于玉英，络于膻中。

"命门"指目部，"颡大"指鼻咽部，"窗笼"指耳部，这三者都在头部；"太仓"指胃，在腹部；"廉泉、玉英者，津液之道也"，在喉舌部；"膻中者，心主之宫城也"，在胸部。后人因此概括称为头、胸、腹"三结"。阳经会集于头部，太阳经结于目，阳明经结于口鼻，少阳经结于耳，其气都通于脑。

阴经汇集于胸腹部，手阴经归属于胸脏，应于肺俞、心俞，足阴经归属于腹脏，应于肝俞、脾俞、肾俞，其经脉循行都到达胸部及喉舌部。《素问·刺疟》云："舌下两脉者，廉泉也"，此为足少阴所结；《灵枢·胀论》载："廉泉、玉英者，津液之道也"；"膻中者，心主之官城也"，此为足厥阴所结，皆在喉、胸部。"胃者太仓也"，居于腹部，为足太阴所结。冲脉起于肾下、胞中，是十二经之海，与足三阴关系尤为密切。

表 2 - 10　足六经的根、结表

类别 经名	根	结
足太阳	至阴	命门（目）
足阳明	厉兑	颡颃（鼻咽）
足少阳	窍阴	窗笼（耳）
足太阴	隐白	太仓（胃）
足少阴	涌泉	廉泉（舌下）
足厥阴	大敦	玉英（玉堂）络膻中

6. 根、溜、注、入

《灵枢·经脉》篇论及手足三阳经的根、溜、注、入部位。

"根"即井穴，"溜"指原穴，"注"指经穴，上部的"入"穴都在颈部，下部的"入"穴即络穴。从"根"穴的记载可知，十二经脉以四肢末端的井穴为根，"结"的部位则不指具体穴位。《灵枢·卫气》篇论十二经的标本部位，大体上"本"在四肢，"标"

在头面躯干，其范围较"根""结"为广。从标与本的关系，说明人体上（标）下（本）是互相呼应的，证候虚实表现为"下虚则厥，下盛则热；上虚则眩，上盛则热痛"；针灸治疗可采用上病取下，下病取上的"绝而止之""引而起之"等法。

表2－11　手足三阳经根、溜、注、入表

经名 穴名 类别	根	溜	注	入	
				下（络）	上（颈）
足太阳	至阴（井）	京骨（原）	昆仑（经）	飞扬	天柱
足少阳	足窍阴（井）	丘墟（原）	阳辅（经）	光明	天容
足阳明	厉兑（井）	冲阳（原）	足三里（合）	丰隆	人迎
手太阳	少泽（井）	阳谷（经）	小海（合）	支正	天窗
手少阳	关冲（井）	阳池（原）	支沟（经）	外关	天牖
手阳明	商阳（井）	合谷（原）	阳溪（经）	偏历	扶突

7. 气街

气街是指经气通行的路径，分四气街。《灵枢·卫气》云："头气有街，胸气有街，腹气有街，胫气有街"，意指头、胸、腹、胫各部都有气的路径。经气到头部联系脑；经气在胸部联系膺和背俞；经气到腹部联系背俞和腹部的冲脉；经气到下肢部联系气冲部等。

表2－12　四气街"结""标"表

部位	气街	"结"	"标"
头	脑	目（命门） 耳（窗笼） 口鼻（颃颡）	目（命门）上 耳（窗笼）前 耳后上角、目外眦颊、颃颡
胸	膺、背俞（心、肺）	胸喉（玉英、膻中） 舌（廉泉）	背俞（心俞） 腋内动脉（肺） 腋下三寸（心）
腹	冲脉 背俞（肝、脾、肾）	胃（太仓）	背俞（肝、脾、肾俞） 舌本（脾） 舌下两脉（肾）
胫	气街（气冲）、承山、踝上下		

8. 四海

海在经络学说中是一个大的概念。《灵枢·海论》提出人身有四海：脑为髓海，膻中为气海，胃为水谷之海，冲脉为十二经之海，又称血海。四海的部位与气街的划分相似类：髓海位于头部，气海位于胸部，水谷之海位于上腹部，血海位于下腹部。它们所指又不仅是局限于此，而是各部互相联系。四海主持全身的气血、营卫、津液。其中，胃为水谷之海是气血化生的基础；气积于胸中，贯心肺而行呼吸，是为宗气，即膻中为气海；冲脉起于肾下、胞中，动而上下贯通，渗灌气血于全身，故称五脏六腑之海和十二经之海；气血津液的精华主补益脑髓而濡空窍，髓者以脑为主，故称脑为髓海。

四海分部，结合三焦气化和《难经》所阐发的原气说，其意义是相通的，胸部为上焦，称气海，即宗气所聚，推动气血的运行；上腹部为中焦，称为水谷之海，化生水谷之气，变化为营气和卫气。营气流溢脉中，卫气又散布脉外，行于周身；下腹部为下焦，称血海和十二经之海，脐下、肾间动气为十二经之根本，是原气，原气通过三焦而分布到各处。

上焦宗气，中焦水谷之气，下焦原气，共同构成人身的真气。真气行于经络则称作"经气"或"脉气"，各经的穴位即为脉气所发的特殊部位，而神气的本源在头脑，也属于脉气。这样，水谷之气、宗气、原气、神气各有重点所在，又漫布于全身。

表2－13　四海分布及输注腧穴表

四海	部位	所输注腧穴	
		上腧穴	下腧穴
脑为髓海	头部	百会	风府
膻中为气海	胸部	大椎	人迎
胃为水谷之海	上腹部	气冲	足三里
冲脉为血海	下腹部	大杼	上、下巨虚

综上所述，经脉体系见下表：

表2－14　经脉体系表

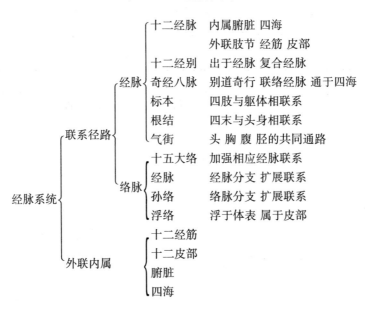

二、是动病与所生病

古人在总结经筋与经脉联系路径和规律的同时，进行疾病归类。从各脉主病病候的数目来分析：《足臂十一脉灸经》一书中所记的病候最少，虽把经筋与经脉病症相混淆，但以经筋痹症为主。《阴阳十一脉灸经》不仅有不少新的病候增加，且有是动病与所产病区别，试图把由劳作运动引起的经筋病与由内脏失调、气血虚损所产生的病症加以区分，只是尚不准确，也较混乱。到《黄帝内经》时代，可以看到被保存的经筋文献，而且是已发展到极高水平的文献，这就是《灵枢·经筋》。本篇中病候更明确为循经筋的支痛、转筋、痹痛类疾病，也保留了少数筋性经络、内脏病。对比《灵枢·经脉》来分析，大部分筋性经络、内脏病内容被错误地移入《灵枢·经脉》中。也就是说，在《灵枢·经脉》

篇中包含了《足臂十一脉灸经》《阴阳十一脉灸经》所记叙的病候，也包括了大量经筋损伤所引起的病候，其中对经筋病与内脏、经络病分别冠以是动病和所生病，并进行了总结。

1. 是动病

是动病的命名关键在"动"字。《说文解字》云："动，作也，从力，重声"。显然是指劳作、运动之类，是经筋"束骨而利机关"来主持的功能。不合生理的运动、劳作都会引起经筋的损伤，长期反复的损伤会形成"横络"，卡压伏行于分肉（经筋）中的经脉。卡压加重，最终使经脉气血严重不通时，就会出现厥闭，厥乃气血不通，不通则痛。故是动病中，列举诸厥病候和症状，如手太阴经之"臂厥"，足阳明经之"厥"，手少阴经之"臂厥"，足太阳经之"踝厥"；足少阴经之"骨厥"，足少阳经之"阳厥"。其余六经虽未直言厥证，但从分类和疾病发展规律来分析，它们也可发展并出现相应"厥"证。

张介宾注释《灵枢·经脉》时称"然细察本篇之义，凡在五脏，则各言脏所生病，凡在六腑，则或言气，或言血，或脉，或筋，或骨，或津液，其所生病本各有所主"。从脏象理论出发，从经脉与所系脏腑关系进行推论，总的结论是病由脏腑而出。其实，这里面也混入大量经筋疾病，这里或言气，或言血，或脉，或筋，或骨，或津液，是排比句，是对疾病归类后的冠名而已，并非指气血、脉、筋、骨、津液所引发的病。细心推敲，唯有是动病和所生病是较科学的分类。一是循脉（筋）劳损而发生发展的痹痛疾病归类；一是其他原因导致的散在的痛证和经络、内脏疾病。因此，在我们进行经筋痹痛证候辨证时，不能仅从经筋篇主病范围分析，而且要参照经脉篇是动病证候（其中部分被错误的归于所生病中）进行全面辨证。《脉书·十一脉阴阳本》依然维持足臂本的循行，只是从总体上以阴阳为纲，先阳后阴，将手三阳提至足三阳后，三阴仍排在足三阴后，并提出"是动病""所产病"的概念，显然作者根据某种原则作过重新厘定和整理。在一些脉中，同一病症在是动病和所产病同时出现，这说明一定有一个分列的根据和理由，绝不是误抄和篡改。这一分类说明同一病症可有不同原因和不同病机，也就是说，不能简单地予以同症同治。如钜（太）阳脉："是动则病：冲头痛，目似脱，项似拔，脊痛，腰似折，髀不可以运，腘（郄）如结，腨如裂，此为踝蹶（厥）。是巨阳脉主治其产病：头痛……项痛……背痛，腰痛，尻痛……腘（郄）痛，腨痛，足小指痹等"。从表面看是症状的重复，但仔细分析可见，是动病是循经筋连续描述痛症；而所生病是一个个分别记录痛症，中间穿插着其他内脏经络疾病。这说明：前者是经筋病的翻版，是劳作运动引起并加重的痹痛；而后者是气血逆乱、虚损而导致经气虚实不调引起疾病（其中也有气血逆乱、虚损而导致的痛症）。只是在医学发展过程中，古医家逐渐发现经脉，更重视并倾向于新生的经脉时，对这个分类原则和归属也倾向用"脉"来归类。在忽视经筋的氛围下，是动病与所生病的界限被模糊，甚至混淆、颠倒，这就造成循脉（筋）疼痛（是动病）又被误归于所生病中。但是，仔细分析各证候和综合征，其有显著区别：一是循脉（筋）劳损而发生发展的痹痛和因痹痛而导致经络、内脏疾病归类；一是其他原因导致的散在的痛证和经络、内脏疾病。把握这个原则，就不难分析《灵枢·经脉》篇是动和所生病分类的原则，也是矫正其分类混乱的依据。

最晚出现的《黄帝内经》仍保留原始中医学对筋的认识和对筋病规律的总结，并加以升华。《灵枢·经筋》与《灵枢·经脉》对举并论，旗帜鲜明的对"筋"和筋的分布循行、发病、传变扩延规律、治则、治法进行了集中总结。从《灵枢·经筋》可见：经筋主要以总结循筋疼痛、支挛转筋为主，其次也涉及筋性内脏病，而《灵枢·经脉》则有些混乱。

2. 四部古文献主病病候的数目分析

《足臂十一脉灸经》一书中所记的病候最少，且主治仅痹痛一症，这与《灵枢·经筋》极其相似。

《阴阳十一脉灸经》不仅增加了不少新的经脉病候，同时有目的地把增加的病症分成是动病与所产病，试图把由劳作运动引起的经筋病与由内脏失调、气血虚损所产生的病症加以区分，只是因种种原因分类比较混乱。

另外，《阴阳十一脉灸经》的循行虽然依然是向心描述的，但是，记述症状却是按离心描述的，从而看出经脉循行方向已酝酿着调理。

到《黄帝内经》时代，《灵枢·经筋》中病候更多地明确为循经筋的支痛、转筋、痹痛类疾病，仅保留少数筋性经络、内脏病。大部分筋性经络、内脏病内容被错误地移入《灵枢·经脉》篇中。所以，在《灵枢·经脉》篇中包含了《足臂十一脉灸经》《阴阳十一脉灸经》所记叙的病候，也包括了大量经筋损伤所引起的病候。

表 2－15　四部古文献中十二经筋循行表

	灵枢·经筋	足臂十一脉灸经	阴阳十一脉灸经	灵枢·经脉
足太阳	足太阳之筋：其病小指支，跟肿痛，腘挛，脊反折，项筋急，肩不举，腋支，缺盆中纽痛，不可左右摇。治在燔针劫刺，以知为数，以痛为腧，名曰仲春痹也。（《灵枢·经筋》）	足泰阳脉：其病病足小指废，痛，腘（郄）挛，睢（臀）痛，产（生）痔，腰痛，夹脊痛，□痛、项痛、手痛、颜寒，产（生）聋，目痛，鼽衄，数癫疾。诸病此物者，皆灸泰阳脉。	钜阳脉：是动则病冲头痛，目似脱，项似拔，脊痛，腰似折，髀不可以运，腘（郄）如结，肤（郄）如裂，此为踝蹶（厥）。是巨阳脉主治其产病：头痛、耳聋、项痛、耳疆、疟、背痛、腰痛、尻痛、痔、腘（郄）痛、肤痛、足小指痹，为十二病。	膀胱足太阳之脉：是动则病冲头痛⑧，目似脱，项如拔，脊痛，腰似折，髀不可以曲，腘如结，踹如裂，是为踝厥⑨。是主筋所生病者⑩，痔、疟、狂、癫疾，头囟项痛，目黄、泪出，鼽衄，项、背、腰、尻、腘、踹（腨）、脚皆痛，小指不用。（《灵枢·经脉》）
足少阳	足少阳之筋：其病小指次指支转筋，引膝外转筋，膝不可屈伸，腘筋急，前引髀，后引尻，即上乘䏚季胁痛，上引缺盆膺乳颈，维筋急，从左之右，右目不开，上过右角，并跷脉而行。左络于右，故伤左角，右足不用，命曰维筋相交。治在燔针劫刺，以知为数、以痛为腧，名曰孟春痹也。（《灵枢·经筋》）	足少阳脉其病：病足小指次指废，胻外廉痛，胻寒，膝外廉痛，股外廉痛，髀外廉痛，胁痛，□痛产（生）马，缺盆痛，瘘聋，痛，耳前痛，目外眦痛，胁外肿。诸病此物者，皆灸少阳脉。	少阳脉：是动则病，心与胁痛，不可以反稷（侧），甚则无膏，足外反，此为阳厥。是足少阳脉主治其所产病：□□痛，头颈痛，胁痛，疟，汗出，节尽痛，髀外廉痛，□痛，鱼股痛，膝外廉病，振寒，足中指痹，为十二病。	胆足少阳之脉：是动则病口苦⑩，善太息，心胁痛，不能转侧，甚则面微有尘，体无膏泽，足外反热，是为阳厥，是主骨所生病者，头痛，颔痛，目锐眦痛，缺盆中肿痛，腋下肿，马刀侠瘿，汗出振寒，疟，胸、胁、肋、髀、膝外至胫、绝骨、外踝前及诸节皆痛，小指次指不用。（《灵枢·经脉》）

	灵枢·经筋	足臂十一脉灸经	阴阳十一脉灸经	灵枢·经脉
足阳明	足阳明之筋:其病足中指支,胫转筋,脚跳坚,伏兔转筋,髀前肿,溃疝,腹筋急,引缺盆及颊,卒口僻,急者目不合,热则筋纵,目不开。颊筋有寒,则急引颊移口;有热则筋弛纵缓,不胜收故僻。泊之以马膏,膏其急者,以白酒和桂,以涂其缓者,以桑钩钩之,即以生桑灰置之坎中,高下以坐等,以膏熨急颊。且引美酒,口敢美炙肉,不饮酒者,自强也,为之三拊而已。治在燔针劫刺,以知为数,以痛为腧,名曰季春痹也。(《灵枢·经筋》)	足阳明脉:其病:病足中指废,胕痛,膝中肿,腹肿,乳内廉痛,腹外肿,颊(颧)痛,鼽衄,数欠,热汗出,瘦,颜寒。诸病此物者,皆灸阳明脉。	足阳明脉:是动则病洒洒振寒。喜信(伸)数欠,颜黑,病肿,病至则恶人与火,闻木音则惕然惊,心惕,欲独闭户牖而处,病甚则欲登高而歌,弃衣而走,此为骭蹶(厥)。是阳明脉主治其所产病:颜痛,鼽衄,颔颈痛,乳痛,肩痛,心与肤痛,腹外肿,肠痛,膝跳,跗上痹,为十二病。	胃足阳明之脉:是动则病洒洒振寒,善呻,数欠,颜黑,病至则恶人与火,闻木声则惕然而惊,心欲动,独闭户塞牖而处。甚则欲上高而歌,弃衣而走,贲响腹胀,是为骭厥,是主血所生病者,狂疟温淫,汗出,鼽衄,口㖞,唇胗,颈肿,喉痹,大腹水肿,膝膑肿痛,循膺乳、气街、股伏兔、外廉,足跗上皆痛,中指不用,气盛则身以前皆热,其有余于胃,则消谷善饥,溺色黄,气不足则身以前皆寒栗,胃中寒则胀满。(《灵枢·经脉》)
足太阴	足太阴之筋:其病足大指支,内踝痛,转筋痛,膝内辅骨痛,阴股引髀而痛,阴器纽痛,上引脐两胁痛、引膺中脊内痛。治在燔针劫刺,以知为数,以痛为腧,命曰仲秋痹也。(《灵枢·经筋》)	足泰阴脉:其病:病足大指废,胕内廉痛,股内痛,腹痛,腹胀,复□,不嗜食,善噫,心□,善疛。诸病此物者,皆灸足泰阴脉。	大(太)阴脉:是动刚病:上当走心,使腹胀,善噫,食欲欧(呕),得后与气则快(乙本作"逢")然衰。是钜阴脉主治其所产病:独心烦,死;心痛与腹胀,死;不能食,不能卧,强吹(欠),三者同则死;溏泄,死;水与闭同则死,为十病。	脾足太阴之脉:是动则病舌本强,食则呕,胃脘痛,腹胀,善噫,得后与气⑥,则快然如衰,身体皆重。是主脾所生病者,舌本痛,体不能动摇,食不下,烦心,心下急痛,溏瘕泄,水闭,黄疸,不能卧⑦,强立⑧,股膝内肿厥,足大趾不用。(《灵枢·经脉》)
足少阴	足少阴之筋:其病足下转筋,及所过而结者皆痛及转筋。痛在此者主痫瘛及痉,在外者不能俯,在内者不能仰。故阳病者腰反折不能俯,阴病者不能仰。治在燔针劫刺,以知为数,以痛为腧,在内者熨引饮药。此筋折纽,纽发数甚者,死不治,名曰孟秋痹也。(《灵枢·经筋》)	足少阴脉:其病:病足热,腨(腨)内痛,股内痛,腹街、脊内廉痛,肝痛、心痛,烦心,咽肿□□□舌干,□旦尚□□□数喝,牧牧嗜卧以咳。诸病此物者,皆灸足少阴脉。	少阴脉:是动则病:喝喝如喘,坐而起则目䀮(眺)如无见,心如悬,病饥,气不足,善怒,心惕,恐人将捕之,不饮食,面黵若炱色,咳则有血,此为骨蹶(厥)。	肾足少阴之脉:是动则病饥不欲食③,面如漆柴④,咳唾则有血,喝喝而喘⑤,坐而欲起⑥,目如无所见⑦,心如悬若饥状⑧。气不足则善恐,心惕惕如人将捕之⑨,是为骨厥⑩。是主肾所生病者,口热,舌干,咽肿,上气,嗌干及痛,烦心,心痛,黄疸,肠澼,脊股内后廉痛,痿厥,嗜卧,足下热而痛。(《灵枢·经脉》)

	灵枢·经筋	足臂十一脉灸经	阴阳十一脉灸经	灵枢·经脉
足厥阴	足厥阴之筋：伤于内则不起，伤于寒则阴缩入，伤于热则纵挺不收。治在行水清阴气。其病转筋者，治在燔针劫刺，以知为数，以痛为腧，命曰季秋痹也。（《灵枢·经筋》）	足厥阴脉：其病：病脞瘦，多溺，嗜饮，足跗肿疾，痹。诸病此物者。灸厥阴脉。	足厥阴脉：是动则病：丈夫㿗疝，妇人则少腹肿，腰痛不可以仰，甚则嗌干，面疵。是厥阴脉主治其所产病；热中，癃，颓，偏疝，为五病。	肝足厥阴之脉：是动则病腰痛不可以仰③，丈夫疝④，妇人少腹肿，甚则嗌干，面尘，脱色。是主肝所生病者，胸满，呕逆，飧泄，狐疝⑤，遗溺，闭癃。（《灵枢·经脉》）
手太阳	手太阳之筋：其病小指支，肘内锐骨后廉痛，循臂阴入腋下，腋下痛，腋后廉痛，绕肩胛引颈而痛，应耳中鸣痛引颔，目瞑，良久乃得视，颈筋急则为筋瘘颈肿。寒热在颈者，治在燔引劫刺，以知为数，以痛为腧，其为肿者，复而锐之，名曰仲夏痹也。（《灵枢·经筋》）	臂泰阳脉：其病：臂外廉痛。诸病此物者。皆灸臂泰阳脉。	肩脉：是动则病嗌痛，颔肿，不可以顾，肩似脱，臑似折，是肩脉主治其所产病：颔痛，喉痹，肩痛，肘外痛，为四病。	小肠手太阳之脉：是动则病嗌痛，颔肿⑨，不可以顾，肩似拔，臑似折。是主液所生病者⑩，耳聋、目黄、颊肿，颈、颔、肩、臑、肘、臂外后廉痛。（《灵枢·经脉》）
手少阳	手少阳之筋：其病当所过者即支转筋，舌卷。治在燔针劫刺，以知为数，以痛为腧，名曰季夏痹也。（《灵枢·经筋》）	臂少阴（阳）脉：其病：病产（生）聋，□痛。诸病此物者，皆灸臂少阳之脉。	耳脉：是动则病：耳聋，浑浑焞焞，嗌肿。是耳脉主治其所产病：目外眦痛，颊痛，耳聋，为三病。	三焦手少阳之脉：是动则病耳聋浑浑⑤，嗌肿，喉痹，是主气所生病者⑥。汗出，目锐眦痛，颊痛，耳后、肩、臑、肘、臂外皆痛，小指次指不用。（《灵枢·经脉》）
手阳明	手阳明之筋：其病当所过者支痛及转筋，肩不举，颈不可左右视。治在燔针劫刺，以知为数，以痛为腧，名曰孟夏痹也。（《灵枢·经筋》）	臂阳明脉：其病：病齿痛，□□□□。诸病此物者，皆灸臂阳明脉。	齿脉：是动则病：齿痛，脞肿。是齿脉主治其所产病：齿痛，脞肿，目黄，口干，臑痛，为五病。	大肠手阳明之脉：是动则病齿痛，颈肿，是主津液所生病者⑦，目黄，口干，鼽衄⑧，喉痹⑨，肩前臑痛，大指次指痛不用，气有余则当脉所过者热肿；虚则寒栗不复。（《灵枢·经脉》）
手太阴	手太阴之筋：其病当所过者支转筋痛，甚成息贲，胁急吐血。治在燔针劫刺，以知为数，以痛为腧，名曰仲冬痹也。（《灵枢·经筋》）	臂泰阴脉：其病：心痛，心烦而噫。诸病此物者，皆灸臂泰阴脉。	臂钜阴脉：是动则病：心滂滂如痛。缺盆痛，甚则交两手而战，此为臂蹶（厥）。是臂钜阴脉主治其所产病：胸痛，肩痛，心痛，四末痛，瘕，为五病。	肺手太阴之脉：是动则病肺满，膨膨而喘咳，缺盆中痛，甚则交两手而瞀，此为臂厥。是主肺所生病者，咳上气，喘渴，烦心，胸满，臑臂内前廉痛厥，掌中热。气盛有余，则肩背痛，风寒汗出中风，小便数而欠，气虚则肩背痛，寒，少气不足以息，溺色变。（《灵枢·经脉》）

灵枢·经筋	足臂十一脉灸经	阴阳十一脉灸经	灵枢·经脉
手厥阴 手心主之筋:其病当所过者支转筋,及胸痛息贲。治在燔针劫刺,以知为数,以痛为腧,名曰孟冬痹也。(《灵枢·经筋》)			心主手厥阴心包络之脉:是动则病手心热,臂肘挛急,腋肿,甚则胸胁支满,心中大动⑤,面赤,目黄⑥,喜笑不休⑦。是主脉所生病者⑧,烦心,心痛,掌中热。(《灵枢·经脉》)
手少阴 手少阴之筋:其病当所过者支转筋,筋痛。治在燔针劫刺,以知为数,以痛为腧。其成伏梁唾血脓者,死不治,名曰季冬痹也。(《灵枢·经筋》)	臂少阴脉:其病。病胁痛。诸病此物者,皆灸臂少阴脉。	臂少阴脉是动则病:心痛,嗌渴欲饮,此为臂蹶(厥),是臂少阴脉主治其所产病:胁痛,为一病。	心手少阴之脉:是动则病嗌干⑤,心痛,渴而欲饮,是为臂厥。是主心所生病者,目黄,胁痛,臑臂内后廉痛厥,掌中热痛。(《灵枢·经脉》)

三、经络学说

1. 经络的功能

经络的功能主要是阐述人体生理、病理的规律性。这些规律不仅体现在经脉与络脉按规律分布上,经筋也在控制并反映着疼痛转移等相关规律。经筋系统与经脉系统是相辅相成的,构成对病理规律全面概括。

经络学说除了一般的说明人体内存在普遍联系和阐述整体观点之外,主要是论证了人体内特殊联系的规律,它表现在三个方面:一是体表方面的特殊联系,说明周身体表的上下、左右、前后、正中及身侧各部之间拥有特定的联系;二是体内脏腑的特殊联系,说明某些内脏和另一些内脏之间有着特殊的影响;三是周身体表和体内脏腑的特殊联系,是体表的一定部位和体内的不同脏器之间的内外统一关系。

这些特殊联系的规律在诊断治疗方面有重要的应用价值。这就是在出现局部病痛时,要首先辨析清楚它的部位、性质和所在经筋或经脉,再根据所在经筋、经脉,循经检查出远隔部位的病灶。根据出现的异常反应或其他特殊的综合征,进而推断某个脏器发生病变。同样,当出现某个脏腑病变证候时,也可根据其所属经脉、经筋及其病灶所在,确定脏腑疾病。经筋侧重反映躯体疼痛性痹症病灶的传播规律;经脉侧重疾病刺激的感知传播和效应器反映的规律。

2. 广义经络学说

早期经脉和十二经脉的其他内容,如经别、大络、标本、根结、根溜注入都不属于脏腑的特征,都具有“向心性”,甚至十二经脉经气由小至大的井、荥、输、经、合也是“向心性”描述的。在《内经》原著中,常见到某些与“离心”性经脉相反的“向心性”描述。许多以经脉为主体的现行理论难以理解的现象,在经筋中常可找到端倪,这都说明经筋和经脉体系关系密切。

经筋与经脉的原始起源是在对人体分布的劳损疼痛点与刺灸治疗点记录和总结中形成

的，它的规律性分布又对人们寻找治疗点起到指导作用，这就是经筋辨证和经脉辨证，对临床脏腑—经脉辨证有重要的指导作用。特别应注意经络病变是经脉自病，还是经筋病变卡压经脉所致。前者调脉，后者治筋，这是当前针灸界常忽略的重大原则性问题。

经络学说从研究疼痛开端。从中医理论分析，疼痛是由"神"感知的，是在病理状态下，对生理失调的警觉。神又是统一协调人体生理的君主之官，是人体自我调控的统帅。从这个意义上分析，经络就是神经系统（包括周围神经、低级中枢、高级中枢）对人体生理功能的调整和对病理状态的反应。其中经筋是在神的调节下，对运动系统的生理调控和病理传播规律的总结；经脉是在神的调节下，对人体经络、脏象生理调控和病理传播规律的总结。两者的结合，即原始经络学说的本来面目，或称广义经络学说（经脉体系）。

至《内经》时代，经络被赋予更广泛的生理内涵，它们以抽象的物质（气、血）基础阐述人体内各部分之间的相互联系及其相互影响，经络也就从一般具象规律向无所不包的生理、病理释解工具转换，其中不免包含了主观寄托的成分。

综上所述，广义经络学说应包含经筋体系和经脉体系，具体见下表：

表 2 - 16　经络体系表

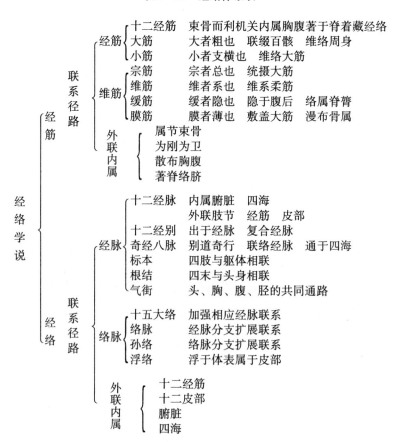

第三章 十二经筋循行分布和结筋病灶点

第一节 概 述

经筋与结筋病灶点，经脉与腧穴是针灸治疗的基础。本篇拟对经筋、结筋病灶点的位置、主治效能等做一概括介绍。

一、经筋、筋结点、结筋点、结筋病灶点

《说文》曰："筋者，肉之力也。"作为会意字的"筋"字不仅体现了它的解剖意义，更通过会意偏旁描述了它的生理意义和病理机制。在人体中，筋可随人的意志伸缩变形并产生力量，是牵拉肢体产生相应活动的组织，当肌组织中，受到主动收缩力或被动牵拉力时，其应力点基本在肌的起止点（即肌在骨骼的附着点，《灵枢》经称"尽筋"即筋结点）处。

《素问·玉机真藏》："身热脱肉破䐃"，王冰注："䐃者，肉之标，"讲的是突起的肌腹。王冰又说："䐃，谓肘膝后肉如块者"，这就是说："䐃"，或者"䐃肉"，就是筋膜包裹的块状肌肉。这个䐃字，不仅代表圆形肌肉，也必然包含着肌筋膜及鞘膜。

《灵枢·经脉》："经脉十二者，伏行分肉之间，深不可见……"。《类经》注"大肉深处，各有分理，是谓分肉间也"。可见"分肉之间"就是基于多块䐃肉并存而出现的词汇。数块被筋膜包裹的䐃肉之间的肌间隙，就叫分肉之间。䐃肉及筋膜和分肉间隙都是痹痛（结筋点）好发部位，反复发作形成粘连、瘢痕，铸成顽固痹痛病灶，又称结筋病灶点。

肌肉都是跨关节分布的，这意味着一块肌肉受伤，会先后或同时在这块肌肉两端出现痹痛。当与损伤性动作相关的多块肌肉受伤时，分别在它们关节起点、止点的周围同时出现疼痛。古人创造"肌""䐃""䐃肉""分肉""筋"字阐述了筋肉的解剖知识以及与痹痛的特殊关系，从不同角度提示不同特征的好发病理和机制，为循经筋辨证提供了解剖学依据。当关节周围出现疼痛时，一处疼痛迁延引起另一处先后发生疼痛，这就展现出两点甚至多点相关的现象，其形成的规律，即经筋。以十二经筋（或十一经筋）循行总结疼痛点和并发疾病的规律就是这些观察的辉煌成果。这在《黄帝内经》中有较系统记载，其中"经筋"篇（虽然在这之前的早期文献尚待考古发掘）最突出。

二、诊查方法

在临床上寻找经筋和结筋病灶点，除循十二经筋按图索骥外，还应注意医者手下的感觉。《灵枢·刺节真邪》云："用针者……切而循之，按而弹之，视其应动者，乃后取之……"在《素问·离合真邪论》写道："必先扪而循之，切而散之，推而按之，弹而怒之，抓而下之，通而取之"，是要"揣""摸"的。所以循、扪、切、按之法是临床常用

的寻找经筋和结筋病灶点的方法。

（一）切诊的手法

切诊时手法轻重要注意均匀。一般多应用拇指或食指的指腹或侧面，进行按压、点压、推移诊查。操作时，医者左手拇指轻轻点在所要点压部位的一侧，以扶持或固定部位，然后用右手拇指或食指的指腹或侧腹，点压、推挤、循按、提寻、并按自上而下，或自下而上，先点后线，由线至面，再至拮抗面整体的顺序沿经筋或经脉进行逐一寻查。

（二）阳性反应类型和临床意义

结筋病灶切诊主要包括两个部分的内容：

一是结筋病灶的改变，即阳性反应物，包括各种筋性结节等。

二是切诊时，结筋病灶的异常感觉，即结筋病灶敏感度。一般包括痛、酸、麻、胀、沉、灼热、针刺样、触电样传导等。胀痛、灼热、针刺样、触电样感觉常常为急性或炎性病变。酸、麻感多属慢性病变；麻木感则多为顽固性疾病。结筋病灶处的特殊感觉一般通过询问患者而知，因此切诊时应主动询问患者对切诊的反应，以便于全面诊断。因为在临床上，用结筋病灶压痛辨病是结筋病灶诊法最基本方法，以众多特殊感觉中，只有结筋病灶压痛对诊断意义较大。因此切诊时应特别注意对触诊的敏感度。一般评级标准是：一般压痛"＋"、明显压痛为"＋＋"，受检者皱眉呼痛为"＋＋＋"，受检者疼痛拒按为"＋＋＋＋"。

结筋病灶点阳性反应物是依靠指腹的触觉，可循经摸到一种实质物质、它的形态、大小、硬度不同，常见到以下几种：

1. 圆形结节　圆滑如珠，软硬不一，一般如黄豆大小，大者似蚕豆，移动性较小。
2. 扁平结节　表面平滑以圆饼，质软不移，位于浅表部位。
3. 棱形结节　两头尖中间大，表面光滑，质稍硬，在常可移动。
4. 椭圆形结节　形态卵圆，质软或硬，光滑而易移动。
5. 条索状结节　形如条索，粗细不一，质软而富弹性，可移动。
6. 链球状结节　几个圆形结节相连如串珠。
7. 气泡样结节　囊泡样穴洞感，大小不一，表面不光滑。

第二节　十二经筋与结筋病灶点

一、足太阳经筋

（一）足太阳经筋的循行

【原文】

足太阳之筋起于足小指[①]，上结于踝，邪[②]上结于膝。其下循足外踝，结于踵[③]，上循根，结于腘[④]。其别者，结于踹[⑤]外，上腘中内廉，与腘中并，上结于臀。上挟脊上项。

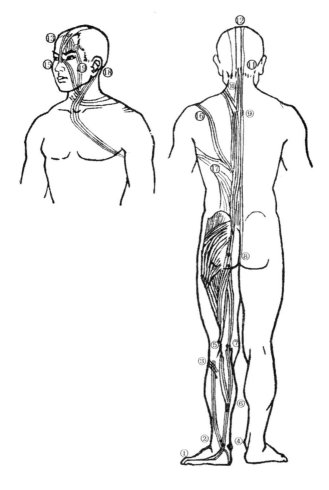

图 3 - 1　足太阳经筋

足太阳之筋，起于足小指上[①]，结于踝，邪[②]上结于膝，其下循足外踝，结于踵[③]，上循跟，结于
腘[④]；其别者，结于踹[⑤]外，上腘中内廉，与腘中并，上结于臀。上挟脊上项；其支者，别入结于舌
本；其直者，结于枕骨[⑥]，上头下颜[⑦]，结于鼻；其支者，为目上网[⑧]，下结于頄[⑨]；其支者，从腋后
外廉，结于肩髃；其支者，入腋下，上出缺盆，上结于完骨[[10]]；其支者，出缺盆，邪上出于頄。

其支者，别入结于舌本。其直者，结于枕骨[⑥]，上头下颜[⑦]，结于鼻。其支者，为目上
网[⑧]，下结于頄[⑨]；其支者，从腋后外廉，结于肩髃。其支者，入腋下，上出缺盆，上结
于完骨。其支者，出缺盆，邪上出于頄（图 3 - 1）。（《灵枢·经筋》）

【注释】

①小指：足小趾。

②邪：同斜。

③踵：足跟的突出部位。

④腘：腘窝。腿弯曲时腘部形成的一个窝。

⑤踹：俗称小腿肚，即腓肠肌隆起处。

⑥枕骨：同解剖学上的枕骨，位于头颅骨的后下方。

⑦颜：指额部的中央部位。

⑧目上网：网有约束的意思，即约束目上睑以司开合。

⑨頄：即颧骨处。

⑩完骨：指耳郭后面隆起的骨。

（二）足太阳经筋的古医家注释

《甲乙经·经筋·卷二》，其本同《灵枢》。"其下循足外踝"，作"其下者，从足外侧"。"上头下颜"，作"上头下额"（一作颜）。"为目上网"作"为目止网"。从腋后至胸前之"其支者"作"其下支者"。"入腋下，上出缺盆"作"入腋下，出缺盆"。"出于"作"入于頄"。

《太素·经筋·卷十三》，原文基本同《灵枢》。"足小指上"作"小指之上"。"其下"作"其下者"。"循足外踝"作"循足外侧"。"其支者"作"其下支者"。杨上善注：小指上，谓足指表上也。结，曲也。筋行回曲之处谓之结……经脉有却，筋有结也。颜，眉上也。下结于鼻，中出气之孔谓之鼻也，鼻形谓之也。

《圣济总录·足太阳膀胱经·卷一百九十一》《针灸节要·经筋·卷三十二》，同《灵枢》。

《医学纲目·筋·卷十四》：足太阳之筋，起于足小指，上结于踝，邪上结于膝。

《灵枢注诠发微·经筋·卷二》，同《灵枢》。"循足外踝"作"循足外侧"。马莳注：此详言膀胱经之筋，其病为仲春痹，而刺之有法也。足太阳之筋，起于足小指外侧之至阴穴，由通谷、束骨、京骨、金门、申脉，结于踵跟之仆参、昆仑，又上循跟出于外踝，由附阳、飞阳、承山、承筋、合阳、合于腘中央之委中穴；其别者，从飞扬络穴，与腘中相并而行委阳、浮郄、殷门等穴；以上结臀上会阳、下中次上四髎、白环俞，直至大椎计二十一穴，开中行一寸五分，挟脊上于项之天柱、玉枕等穴；其直者，则结于玉枕之下枕骨上，由是而上至于头以前，下于颜结于鼻；又其支者，自睛明为目上纲，下结于目下之；又其支者，从腋后外廉，结于手阳明经之肩髃；又其支者，入于腋下，上出于缺盆，上结于完骨；又其支者，出于缺盆，斜上出于目下。

《针灸大成·十二经筋·卷七》，基本同《灵枢》。"足外踝"作"足外侧"。

《类经·经络类·卷七》，张介宾注："足太阳之筋，起于足小指，上结于踝，邪上结膝。"足太阳之筋，起于足小指爪甲之侧，即足太阳经脉所止之处，至阴穴次也，循足跗外侧上结于外踝之分，乃邪上附阳而结于膝腘之分。结，聚也。凡后十二经筋所起所行之次，与十二经脉多相合；其中有小异者，乃其支别，亦互相发明耳。独足之三阴，则始同而终不同也，所当并考。愚按：十二经脉之外，而复有所谓经筋者何也？盖经脉荣行表里，故出入藏府，以次相传；经筋联缀百骸，故维络周身，各有定位，虽经筋所行之部，多与经脉相同，然其所结所盛大之处，是惟四肢溪谷之间为最，以筋会于节也。筋属木，其华在爪，故十二经筋皆起于四肢爪甲之间，而后盛于辅骨，结于肘腕，系于膝关，联于肌肉，上于颈项，终于头面，此人身经筋之大略也。筋有刚柔，刚者所以束骨，柔者所以相难，亦犹经之有络，纲之有纪，故手足项背直行附骨之筋皆坚大，而胸腹头面支别横络之筋皆柔细也。但手足十二经之筋又各有不同者，如手足三阳行于外，其筋多刚，手足三阴行于内，其筋多柔；而足三阴、阳明之筋皆聚于阴器，故曰前阴者，宗筋之所聚，此又筋之大会也。然一身之筋，又皆肝之所生，故惟足厥阴之筋络诸筋，而肝曰罢极之本，此经脉经筋之所以异也。"其下循足外踝，结于踵，上循跟，结于腘。"其下，足跗之下也。踵即足跟之突出者，跟即踵上之筋处，乃仆参、申脉之分。结于腘，委中也。腘，音国；硬同。"其别者结于踹外，上膝内廉，与腘中并。"此即大筋之傍出者，别为柔软短筋，亦犹木之有枝也。后凡言别者、支者皆仿此。此支自外踝别行，由足踝之下尖处，行少阳之后，结于踝之外侧络穴飞阳之分，与腘内廉，合大筋于委中而一之也。"上结于臀。"尾骶骨傍，会阳之分也。臀音屯。"上挟脊上项。"夹脊背，分左右上项，会于督脉之陶道、大椎，此皆附脊之刚筋也。"其支者，别入结于舌本。"其支者，自项别入。内行，与手少阳之筋结于舌本，散于舌下，自此以上，皆柔软之筋而于头面。"其直者，结于枕骨，上头下颜，结于鼻。"其直者，自项而上，与足少阴之筋，合于脑后枕骨间，由是而上过于头，前下于颜，此结于鼻下之两傍也。额上曰颜。"其支者，为目上网，下结于頄。"网，网维也，所以约束目睫，司开合者也。目下曰頄，即颧也。此支自通顶入脑者下属目本，散于目上，为目上纲，下行者结于与足少阳之筋合，音求。"其支者，从腋后外廉，结于肩髃。"又其支者，从挟脊，循腋后外廉，行足少阳之后，上至肩，会手阳明之筋，结于肩髃。"其支者，入腋下，上出缺盆，上结于完骨。"此支后行者，从腋后走腋下，向前邪出阳明之缺盆，乃从耳后直上，会手太阳之筋，结于完骨。完骨，耳后高骨也。"其支者，出缺盆，邪上出于頄。"此支前行者，同前缺盆之筋歧出，别上颐额，邪行出于，与前之下结于者相合也。

《灵枢经集注·经筋·卷二》，基本同《灵枢》。"循足外踝"作"循足外侧"。张志聪注：此篇论手足之筋，亦如经脉之起于指井，而经络于形身之上下以应天之四时六气十二辰十二月，盖亦秉三阴三阳之气所生也。足太阳筋，起于足小指之至阴穴间，循踝膝腘以上臀至项，结于脑后枕骨而上头至前，后下于颜，结于鼻而为目上之纲维，此皆循脉而上经于头，其支者亦如经脉之支别，从经筋而旁络也。

《周氏经络大全·诸经经筋》载：其足太阳膀胱之筋，起于足小指，上结于踝，一结也。邪上结于膝，二结也。其下循足外结于踵，三结也。上循跟结于腘，四结也。其别者结于外，五结也。上腘中内廉与腘中并，上结于臀，六结也。上夹脊上项，其支者别入结于舌本，七结也。其直者，结于枕骨，八结也。上头下颜结于鼻，九结也。其支者为目上纲，下结于頄，十结也。其支者从腋后外廉结于肩髃，十一结也。其支者入腋下，上出缺盆，上结于完骨，十二结也。其支者出缺盆，邪上出于頄。

（三）足太阳经筋的解剖分析

1. "起于足小趾，上结于踝，斜上结于膝。其下循足外踝，结于踵。"

（1）趾5背侧滑液囊（图3－2）

在趾间关节背侧，足趾部过度摩擦，可挤压该滑液囊，并出现结筋病灶点。

（2）小趾展肌（图3－2）

小趾展肌位于足外缘皮下，起自跟骨结节侧。肌腱分两部，一支止于第五跖骨基底粗隆，另一支止于第五跖骨趾骨底。该肌起点和止点，尤其是止点，即第五趾骨基底粗隆，因受本肌、第三腓骨肌、腓骨短肌等不同方向的牵拉，易造成劳损而出现结筋病灶点。

（3）腓骨长肌（图3－2，3－3）

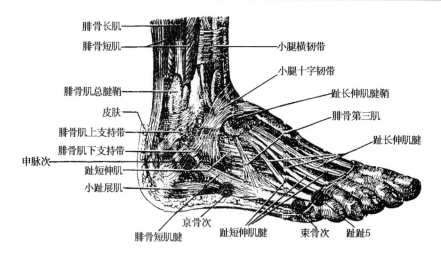

腓骨长肌　　　　　　　　　　　　　　　　　　小腿横韧带

腓骨短肌　　　　　　　　　　　　　　　　　　小腿十字韧带

腓骨肌总腱鞘　　　　　　　　　　　　　　　趾长伸肌腱鞘

皮肤　　　　　　　　　　　　　　　　　　　　腓骨第三肌

腓骨肌上支持带　　　　　　　　　　　　　　趾长伸肌腱

腓骨肌下支持带

申脉次　　　　　　　　　　　　　　　　　　　趾短伸肌

小趾展肌

京骨次　　腓骨短肌腱　　趾短伸肌腱　　束骨次　趾趾5

图 3 - 2　足太阳经筋

足太阳之筋，起于足小指上，结于踝……

腓骨长肌位于小腿外侧区的浅层。起点：腓骨头的外侧面、腓骨体外侧面的上 2/3、小腿深筋膜的深面及小腿肌间隔。腓骨头起始部与腓骨体的起始部并不连续，在近腓骨颈部形成一腱弓，腓总神经从中通过。该肌在小腿下 1/3 逐渐移行为一扁腱，覆盖在腓骨短肌的表面，在近踝关节处变圆，该肌腱通过腓骨肌支持韧带的深面，绕过外踝后方进入足底，止于第一楔骨的内侧面和第一跖骨底。腓骨长肌为足的主要外翻肌，还有使足跖屈的作用，因为该肌的止点位于足的前部，故还有使足外展的作用。腓骨长肌的腱在功能上与胫骨前肌肌腱共同形成一环形腱弓，对维持足的横弓及调节足内翻和外翻运动有重要意义。本肌受腓神经支配。

该肌腓骨头起始部腱弓是腓总神经通过并转折之点，肌腱通过腓骨肌支持带深面及肌腱绕踝后受力点，均因劳损卡压等原因可出现结筋病灶点。

（4）腓骨短肌（图 3 - 2，3 - 3）

腓骨短肌位于小腿外侧区的深部。起点：腓骨下 2/3 外侧面及腓骨前、后肌间隔，上部肌束被腓骨长肌遮盖，其肌腱与腓骨长肌腱一同下降，先居其内，后居其前，然后行至外踝后方，经腓骨肌上支持韧带的深面，沿跟骨外侧面向前行，止于第五跖骨粗隆。腓骨短肌的血供来自胫前和腓浅动脉。神经支配为腓浅神经。有使足外翻、跖屈和外展的作用，其外展作用大于腓骨长肌。

该肌在踝后与腓骨长肌肌腱交错处，通过腓骨肌支持带深面处及第五跖骨粗隆，常因摩擦劳损而出现结筋病灶。

（5）腓骨肌上支持带（图 3 - 4）

位于踝关节的外侧面，起自外踝后缘，止于跟骨外侧面，固定腓骨长、短肌的肌腱，该韧带向上与小腿外侧筋膜相续，向下移行于腓骨肌下支持带。

（6）腓骨肌下支持带（图 3 - 4）

位于跟骨外侧面，前上方续于伸肌上支持带的外侧束，后下方附着于跟骨前部的外侧面，自其深面向跟骨发一纤维隔，分隔腓骨长短肌的肌腱。

在腓骨上、下支持带的深面，有包绕腓骨长肌肌腱和腓骨短肌肌腱周围的腱滑液鞘。

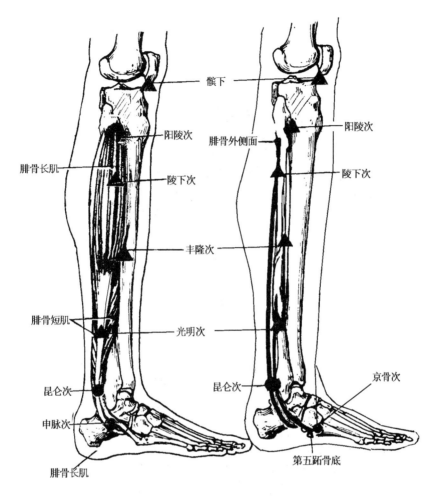

图 3 - 3 足太阳经筋

……邪上结于膝……

鞘的上端为一个单独的滑液鞘，把腓骨长、短肌的肌腱包裹在一起；下端分为两个单独的鞘，分别包绕着腓骨长、短肌的肌腱。鞘的上端达外踝尖上方 4 厘米左右，下方至外踝尖下方 4 厘米左右。

腓骨长、短肌滑液鞘在腓骨肌上下支持带与腓骨长、短肌肌腱的摩擦下常出现筋病灶。

（7）踝后诸关节韧带（图 3 -5）

①外踝后韧带较外踝前韧带强韧，连结胫骨、腓骨下端的后面。前部与骨间韧带相连；下部愈合于胫腓横韧带。

②踝后骨间韧带由许多强韧的短纤维构成，连结胫骨、腓骨下端的相接面之间，向上移行于小腿骨间膜。

③胫腓后韧带为一强韧的索状韧带，起自胫骨后面的下缘，斜向前外下方，止于外踝的内侧面。此韧带对保持踝关节的稳固性，防止胫腓骨沿距骨上面向前脱位，有重要的作用。

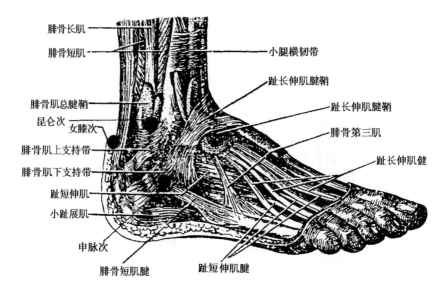

图 3 - 4　足太阳经筋

……其上循足外踝，结于踵，上循跟……

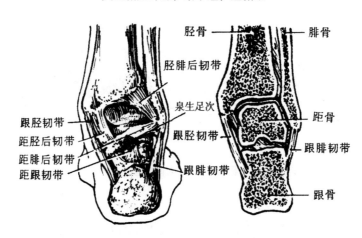

图 3 - 5　足太阳经筋

……其下循足外踝，结于踵，上循跟……

④距腓后韧带很强韧，位置较深，起自外踝后缘，水平向后内方，止于距骨后突。此韧带有防止胫骨、腓骨向前脱位的作用。

⑤跟腓韧带为一强韧的圆形纤维束，起自外踝尖部的前方，向后下方，止于跟骨外侧面中部的小结节。当足内翻时，容易损伤此韧带。

距骨小腿关节为屈戌关节，距骨连同全足沿横贯距骨体的横轴上，作背屈与跖屈的运动。足与小腿之间，在正常位置时成直角，当足背向上方运动，小腿前部与足背之间的角度减少时，称为背屈；跖屈时则相反。足背屈的运动范围为 26～27 度，主要受三角韧带（前部的纤维除外）、踝关节外侧部的韧带（中部与后部）和关节囊后壁等限制；足跖屈的运动范围为 41～43 度，主要受三角韧带前部、踝关节外侧部的韧带（前部与后部）及关节囊的前壁和内侧壁的限制。

除上述运动外，于足跖屈时，踝关节还可做轻度的旋转、内收、外展及侧方运动。

距骨体前宽后窄，于足背屈时，距骨体的前部进入踝穴，关节稳固，但不能内收与外展；相反，当足跖屈时，距骨体后部进入踝穴，踝关节松动而出现侧方运动，因此，踝关节容易发生损伤，其中以内翻损伤最多见。故各关节韧带因牵拉损伤可出现结筋病灶点。

2."上循跟，结于腘。其别者，结于腨外，上腘中内廉。"

足太阳经筋的小腿后诸肌肉由小腿深横筋膜分隔成两区，将诸肌肉分成浅层与深层肌。腓肠肌、比目鱼肌和跖肌位于浅间区。腘肌、拇长屈肌、趾长屈肌和胫骨后肌占据深间区。神经和血管开始在浅区，很快即穿过深横筋膜而进入深区。

浅区的腓肠肌和比目鱼肌融合成一共同的腱止于跟骨，又通称为小腿三头肌。

（1）腓肠肌（图3-6）

腓肠肌为小腿三头肌的浅部，当以足尖站立时可在小腿后面看到其隆起的肌腹轮廓。有内、外两个起头：内侧头起自股骨内侧髁腘面的上方；外侧头在腘肌腱及膝关节腓侧副韧带附着点上方的股骨外侧髁。在两个起头的深面各有一滑液囊。内侧头深面的滑液囊常与膝关节滑液囊相交通（约占42.4%），外侧头内常发现一籽骨（内侧头较少见）。腓肠肌内侧头肌腹略大于外侧头，两头纤维在小腿中线腓骨头平面下20～30厘米处靠近，向下则聚合，继而移行为肌腱，该肌腱再与比目鱼肌腱共同构成一粗大的跟腱，抵止在跟骨结节。跟腱的浅面和皮肤之间，跟腱与胫骨间各有一滑液囊。

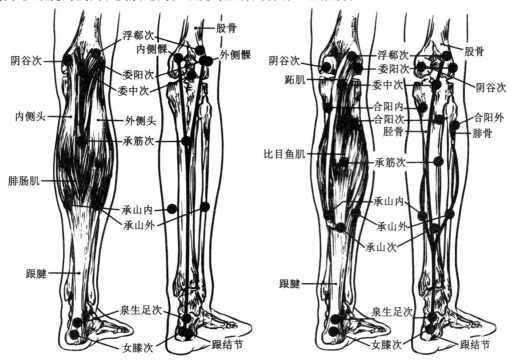

图3-6　足太阳经筋

足太阳之筋，起于足小指上，结于踝，邪上结于膝，其下循足外踝，结于踵，上循跟，结于腘；其别者，结于腨外，上腘中内廉，与腘中并……腓肠肌起止点及其下的滑液囊是常见的结筋病灶点。其肌束抵止于跟腱处，受损肌束的牵拉亦可出现结筋病灶点。

支配腓肠肌的神经与动脉伴行，在接近腓神经血管门时为筋膜包绕成束，其位置以神经最浅、动脉和静脉行其深面。腓肠肌内侧头神经多数来自胫神经，少数与比目鱼肌支共干或与腓肠肌外侧头神经共干。其入肌点在腓骨小头上下。

腓肠肌是重要的足跖屈肌，因其起自股骨，具有较好的牵引角度，足跖屈力增强，但也正因此，亦使其起止点尤其是各滑囊处、神经入肌点、受损（多在肌腹两侧）而出现结筋病灶点。

（2）比目鱼肌（图 3－6）

比目鱼肌位于腓肠肌深面，在腓肠肌下部两侧可见到该肌的两个侧缘。起点有内、外侧两个头，两头之间有腱弓相连，外侧头起自腓骨头和腓骨体的上 1/3；内侧头起自胫骨的比目鱼肌线和内侧缘的上部。腘血管和胫神经经内、外侧头之间腱弓的深面进入小腿后区的深部。比目鱼肌向下逐渐移行为一宽腱，腱位于肌的后面，并与腓肠肌的腱靠近，两者平行的一段约 11.1 厘米，再向下则合并成跟腱，止于跟骨结节，在止点深面有一滑液囊。比目鱼肌的神经均来自胫神经，从肌的上缘入肌。

比目鱼肌协助腓肠肌，使足跖屈。其两起点及两头间腱弓，三头肌止点及跟腱皮下、腱下滑囊是常见的结筋病灶点。

（3）跖肌（图 3－6）

跖肌位于腓肠肌外侧头与比目鱼肌之间，肌腹呈细小的梭形，向下移行为细长的肌腱。起点在腓肠肌外侧头的上方，股骨外上髁及膝关节囊，肌腹一般为 7～10 厘米。跖肌在人类为一退化肌，常有缺如、融合及无腱等变异。跖肌腱在跟腱内侧缘抵止于跟骨的最多。跖肌的血供来自胫后动脉的分支，神经支来自胫神经，神经纤维来自腰 4、5 和骶 1 脊髓节段。跖肌的作用在于协助小腿三头肌，因其肌力有限，故不起大作用，但其细长的腱常因足跖屈活动不协调而损伤，成为小腿疼痛的病因，故其起点及细腱处常有结筋病灶。

（4）腘肌（图 3－7）

腘肌为一扁三角形肌，形成腘窝底的下部。该肌以一强劲的肌腱起自股骨外侧髁的外侧面，肌纤维斜向内下方，经腓侧副韧带和外侧半月板之间达到胫骨上端的后面，止于胫骨腘线以上的骨面。在肌起始处与膝关节囊之间，有一恒定的腘肌囊，此囊常与膝关节滑液交通。

腘肌对小腿的作用是屈和内旋小腿，当肢体负重时作用于股骨，其屈曲先使股骨和外侧半月板外旋，当屈膝站起时，还可防止股骨和半月板向前脱位。腘肌起点、腘肌滑囊，尤其腘肌下缘的小腿腘管上口，是胫神经、血管穿过处，是常见的结筋病灶点。

（5）拇长屈肌（图 3－7）

拇长屈肌位于小腿后面深层的外侧，小腿三头肌的深面，其内侧为胫骨后肌，外侧为腓骨肌，为深层最大的一块羽状肌，肌腹遮盖胫骨后肌的大部。起点：腓骨后面下 2/3，达腓骨下端上方 2.5 厘米处，邻近的小腿骨间膜及腓骨后肌间隔。肌纤维向下斜行，沿足少阴经筋走行，在肌的中间形成一条贯穿肌腹后面全长的肌腱，到屈肌支持带平面完全形成肌腱，该肌腱的胫骨下端的后面行于一浅沟，在踝管的四个骨纤维管中行于最后一管道，其前方为胫后血管神经管。肌腱在内、外侧小结节间沟越过距骨后，穿向前下方，行于载距突下面根部的沟内。进入足底后从浅面（下面）与趾长屈肌腱交叉，再向前行于

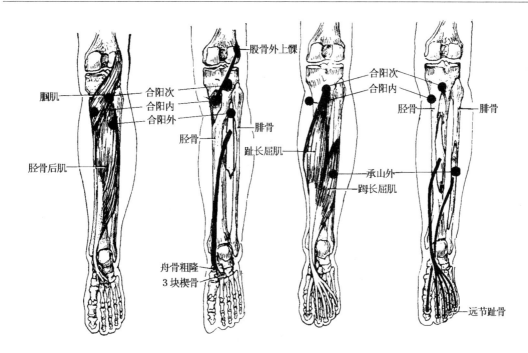

图3-7 足太阳经筋

足太阳之筋，起于足小指上，结于踝，邪上结于膝，其下循足外踝，结于踵，上循跟，结于腘；其别者，结于腨外，上腘中内廉，与腘中并……

短屈肌浅面（下面）；进而入趾腱鞘，向前在短屈肌两头之间止于趾末节趾骨底。长屈肌的血供和神经分别来自胫后动脉和胫神经的一个或多个分支，神经血管伴行进入肌肉。神经纤维来自腰5和骶1脊髓节段。该肌的主要作用是屈趾并使足跖屈，且兼使足内翻。足内侧纵弓较高也与该肌的牵拉有关。

该肌起点为踝管及踝下肌腱转折处，趾腱鞘常出现结筋病灶。

（6）趾长屈肌（图3-7）

趾长屈肌位于胫骨后面，胫骨后肌和长屈肌的内侧，小腿三头肌的深面，呈羽状。起自腘肌线至胫骨后肌起点内侧之间的胫骨后面。肌束向下移行为肌腱，沿足少阴经筋走行。在胫骨下端的后面从浅面与胫骨后肌腱相交叉，即从胫骨后肌腱的内侧行至其后外侧，在分裂韧带深面行于其单独的骨纤维鞘，与前方的胫骨后肌与后方的血管神经间隔相邻。肌腱进入足底后绕过跟骨载距突的内侧行向前并与长屈肌腱相交，位于长屈肌腱的浅面（或下面），但趾短屈肌则在其浅面，交叉后肌腱分成四条肌腱，止于外侧四趾的末节趾骨基部。趾长屈肌在足底与长屈肌腱交叉后，其后外侧有跖方肌抵止，跖方肌起到校正屈趾长肌腱牵引角度的作用。趾长屈肌的血供和神经来自胫后动脉和胫神经，神经纤维来自腰5和骶1脊髓节段。该肌的主要作用是屈外侧四趾，同时使足内翻，内收及跖屈。

该肌起点，分裂韧带深面、骨纤维管常出现结筋病灶点。

（7）胫骨后肌（图3-7）

胫骨后肌是小腿后群深层肌位置最深的一块。其部分肌腹被浅面的长屈肌和趾长屈肌所覆盖，为深层三块肌中最长的羽状肌。起点为腓骨内侧嵴与骨间缘之间的后面，胫骨后面比目鱼肌线以下的外侧部以及除最下部以外的全部小腿骨间膜的后面，沿足少阴经筋走行，经分裂韧带的深面行于前方第 1 个骨纤维鞘。进入足后止于舟骨前，止点前有一滑液囊，肌腱在跟舟韧带下处常含有一籽骨。胫骨后肌的血供和神经主要来自胫后动脉和胫神经，神经纤维来自腰 5 和骶 1 脊髓节段。胫骨后肌是后群肌中最强大的内翻肌，对足的前半部来说又是最强大的内收肌，此外还有维持足纵弓及使足跖屈的作用。

该肌在起点、分裂韧带深面骨纤维管，舟骨粗隆及其滑囊，跟舟韧带下籽骨等处常见结筋病灶点。

（8）腘筋膜

腘筋膜位于膝关节的后面，分深浅两层。浅层遮盖腘窝的浅面，其深面有腘血管及神经通过，腘筋膜被小隐静脉和其他皮下静脉、淋巴管以及神经穿过。该层筋膜纤维多为横行，深层遮盖腘肌。该层筋膜的外侧较薄弱，内侧特别坚强，并多属垂直纤维，这是由于半腱肌的肌腱借此筋膜抵止于胫骨腘线的缘故。

腘筋膜外侧缘下面有腓总神经通过，腘筋膜损伤、肥厚、瘢痕形成常卡压腓总神经而出现结筋病灶点。

（9）小腿筋膜

小腿筋膜上方续于阔筋膜和腘筋膜，附着于膝关节周围的骨突和韧带（即膝内外侧、髌韧带）、胫骨粗隆、胫骨内外髁和腓骨小头；筋膜的下方于踝关节周围增厚，形成踝关节周围的肌腱支持带。筋膜的上部较厚，股二头肌、半腱肌、半膜肌和股薄肌的肌腱纤维增强，并且有胫骨前肌和趾长伸肌起始于其深面。筋膜的前内侧面与胫骨内面的骨膜相合。筋膜的前外面和后面均包绕小腿的肌肉。在小腿的外侧面，由筋膜深面向腓骨的前缘和后缘发出两个肌间隔，前方的叫胫骨前肌间隔，界于趾长伸肌与腓骨长短肌之间，后方的叫腓骨后肌间隔，分隔腓骨长短肌和长屈肌。小腿筋膜的外侧部分与前、后侧肌间隔和腓骨外侧面的骨膜共同形成一骨性纤维鞘，即外侧鞘，鞘内含有腓骨长、短肌。小腿前面的肌群与后面的肌群借小腿骨间膜隔开，骨间膜的前面，胫骨前外侧面的骨膜，小腿筋膜的前部和前肌间隔，共同围成一骨性纤维鞘，即前鞘，其内含有小腿的伸肌群。骨间膜的后面，胫腓骨后面的骨膜，后侧肌间隔和小腿筋膜的后面所形成的骨性纤维鞘，为后鞘，鞘内含有小腿屈肌群。小腿后面的屈肌分为两层，所以小腿筋膜的后面也分为两层，浅层位于腓肠肌浅面，称腓肠肌筋膜。深层位于比目鱼肌和小腿深层屈肌之间，这层筋膜的两侧与胫、腓骨的骨膜以及小腿后面的筋膜浅层相合，因此，后鞘被小腿筋膜深层分为两个鞘，位于浅面的鞘系单纯的纤维性鞘，其内包含小腿三头肌。该鞘向下逐渐窄小，包含跟腱及多量脂肪组织。位于深面的鞘为骨性纤维鞘，含有趾长屈肌、胫骨后骨和拇长屈肌。小腿筋膜深层又称小腿深横筋膜，上方与比目鱼肌腱弓相连，向下逐渐坚韧，尤其在跟骨与内踝之间的部分更坚韧。

足太阳经筋主要走行腓骨后侧肌间隔中，其浅鞘与三头肌摩擦可出现浅层结筋点；深鞘与深层诸肌摩擦亦可出现深在的结筋病灶点。小腿筋膜与膝内外侧韧带及髌副支持带相连续，其起止点是常见的结筋病灶点。

（10）胫神经（图 3-8）

胫神经自坐骨神经分出后，经腘窝中线垂直下降，初位于腘动脉外侧；至腘窝中点跨过胫动脉后方至其内侧；在腘肌下缘与腘动脉共同穿过比目鱼肌腱弓至小腿深层。胫神经

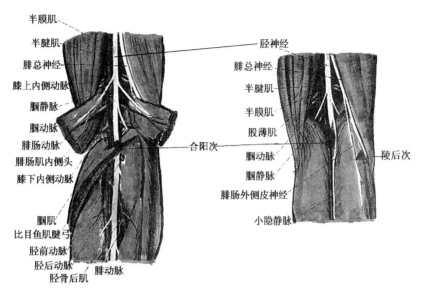

图 3 - 8　足太阳经筋

……上结于臀，上挟脊上项……

在小腿上部位于深层肌与小腿深横筋膜之间，在小腿下 1/3，该神经仅被皮肤及深筋膜覆盖，小腿三头肌腱在其后外侧。在内踝后方胫神经与胫后动脉一同通过分裂韧带深面进入足底。

胫神经受卡压而出现结筋点，其常在腘窝中点及腘肌下缘小腿腘管上口处出现。

（11）腓总神经（图 3 - 8）

腓总神经含腰 4、腰 5 及骶 1、骶 2 脊髓节段的纤维，在腘窝上角分出后向外下方斜行，沿腘窝上外侧缘，股二头肌的内侧下降，达股二头肌腱与腓肠肌外侧头之间，经腓骨长肌深面绕腓骨颈。在进入腓骨长肌深面以前的一段，直接位于皮下，是该神经易损伤的部位。腓总神经在腓骨长肌深面分为腓深神经和腓浅神经两支。

腓总神经行于腘筋膜下，在腓骨颈前一段，易受损伤，常有结筋病灶点。

3."与腘中并，上结于臀。"

（1）股二头肌（图 3 - 9）

该肌肉是一块长梭形肌，有长、短两头。长头与半腱肌腱融合，起自坐骨结节和骶结节韧带下方，止于腓骨小头及胫骨上方。在止点前及股二头肌腱与膝外侧副韧带间常有滑囊相隔。支配股二头肌的神经来自坐骨神经，至股二头肌长头的神经可分为上支神经与下支神经，均起自坐骨神经的胫侧，两支同时存在的占 44%，仅有其中一支的占 56%。上支神经绝大多数与半腱肌上支神经共干，其入肌点有 84% 在第 1/4 区，少数在第 2/4 区。下支神经发出后，斜向外下方，与血管束靠近，在接近入肌点时总是与一组血管束伴行，入肌点主要集中在肌的第 2/4 区下方和第 3/4 区上方。至股二头肌短头的神经，发自坐骨神经腓骨侧端，入肌点在肌的上方后内侧面。

股二头肌的作用为屈小腿，在半屈状态下使小腿外旋，长头还有伸和外旋大腿的功能。

股二头肌起止点，滑液囊及神经入肌点可出现结筋病灶点。

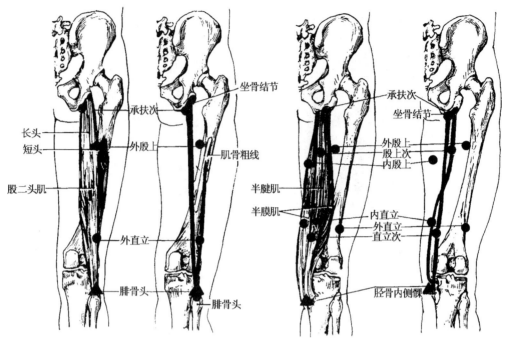

图 3 - 9　足太阳经筋

……与腘中并，上结于臀……

（2）半腱肌（图 3 - 9）

半腱肌是一块长梭形肌，位于股二头肌与半膜肌之间。其起腱与股二头肌长头的起腱相合，起于坐骨结节和骶结节韧带下部，肌腹扁平稍呈梭形，上端稍粗，向下逐渐变细，移行为止腱，止于胫骨内侧面上方。支配半腱肌的神经有上、下两支。两支同时存在的是多数，占 82.3%。上支神经在坐骨结节下方，发自坐骨神经的内侧，常与至股二头肌的神经共干，与至半腱肌第 1/4 区的血管伴行，在半腱肌与股二头肌间下降，入肌点多在该区的中方，下支神经是肌的主要神经，斜向内下方，沿肌外侧和前缘下行，与肌的主管血管束伴行，经肌的前缘入肌，入肌点多在第 3/4 区的上方。

半腱肌具有屈小腿和伸大腿的作用，在膝屈曲时还可以内旋小腿。

半腱肌起止点、神经入肌点、胫骨内上方肌腱沟转折处可出现结筋病灶点。

（3）半膜肌（图 3 - 9）

半膜肌位于股后肌群的最内侧，与大收肌和半腱肌邻接，肌块大，起腱为较长的腱膜，上端较窄，附着于坐骨结节，向下逐渐增宽，与肌腹的外上缘呈斜行交接。腱膜外缘呈索状，厚平均为 2.1 毫米，向下延续至肌的止腱。肌腹呈梭形，后面凹陷，和腱膜一起形成一凹槽，容纳半腱肌。腱分三支，分别止于腘斜韧带、胫骨髁下缘和腘肌筋膜。胫骨髁后下缘有一固有滑囊，半膜肌与半腱肌在股骨髁后亦有一滑囊。支配半膜肌的神经也分上、下两支，上支短，在第 2/4 区入肌，其中从此区上方的居多；下支神经较长，发出后斜向外下方，与肌的血管束伴行，在第 3/4 区入肌，其中从此区上方的居多。

半膜肌的功能和半腱肌相同，半膜肌起止点，胫骨髁下缘纤维管及半膜肌固有滑囊，半膜半腱肌腱间滑囊常出现结筋病灶点。

（4）臀大肌（图3－10）

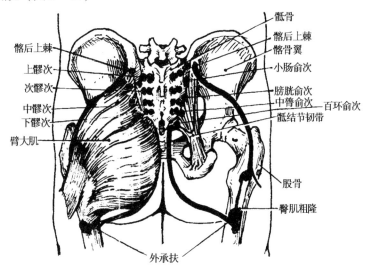

髂后上棘
上髎次
次髎次
中髎次
下髎次
臀大肌

骶骨
髂后上棘
髂骨翼
小肠俞次
膀胱俞次
中膂俞次　百环俞次
骶结节韧带

股骨
臀肌粗隆

外承扶

图3－10　足太阳经筋

……上结于臀，上挟脊上项……

臀大肌是臀部最大、最浅的一块肌肉，略呈方形，是维持人体直立和后伸髋关节的重要肌肉。此肌有广泛的起始，自上而下为髂骨背面（臀后线以后的部分）、骶骨和尾骨背面、胸腰筋膜和骶结节韧带，止于髂胫束和股骨臀肌粗隆。其上缘长约10.9厘米，上缘中点厚约1.2厘米，下缘长约12.6厘米，下缘中点厚约2.4厘米，臀大肌的止腱为膜板状，长约3.9厘米，上3/4斜过股骨大转子，连于髂胫束，致使此处的髂胫束明显增厚，下1/4经股二头肌与股外侧肌之间止于臀肌粗隆和股外侧肌间隔，其间有多个滑囊与股骨面相隔。臀大肌受臀下神经支配，臀下神经至梨状肌下孔时有1~3支，1支者占25.2%，2支者占55.1%，3支者占19.7%。神经的入肌点多在肌的中、下部。

臀大肌起始缘、止点间滑液囊常出现结筋病灶点。

（5）股方肌（图3－11）

股方肌起自坐骨结节外面，止于股骨转子间嵴，其起止点可出现结筋病灶点。

（6）梨状肌（图3－12）

梨状肌位于小骨盆后壁，呈三角形，起自骶骨盆面，肌纤维向外出坐骨大孔，横过髋关节的后面，止于股骨大转子尖。约5%的个体有盆外起点，以小肌束起自髂骨翼，在坐骨大孔处与盆内起始的肌腹融合，梨状肌的肌腹或肌腱与邻近的肌互有移行，除与臀中肌有融合或移行外，还与上孖肌有肌束移行（6%）、腱性移行（47%）；与臀小肌间有腱性移行（14%）；与闭孔内肌或上孖肌、闭孔内肌双移行（4%）。梨状肌止点前有滑囊与臀中肌、臀小肌相隔、与闭孔内肌和闭孔外肌共同止于股骨转子窝。

梨状肌的作用主要为外旋髋关节，有人通过模拟实验认为还有助伸髋关节的作用。在髋关节屈曲时，梨状肌受到牵拉和扭转，故在髋关节屈曲位时，遇不协调动作或暴力，可

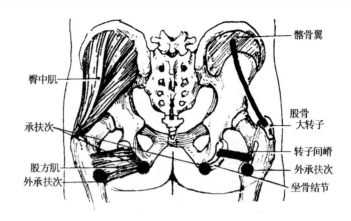

图 3 - 11　足太阳经筋

……与腘中并，上结于臀，上挟脊……

使梨状肌损伤。

梨状肌的血供属多源性，臀上、下动脉在穿梨状肌上、下孔时，发支至该肌。梨状肌的神经支配，来自骶2～骶4神经的肌支。

梨状肌上孔、下孔、肌腹及止点附近的滑囊常出现结筋病灶点。

（7）臀肌间隙（图3-12）

臀肌之间由于血管神经穿行其中或疏松组织的充填，形成臀大肌深面的间隙、梨状肌上孔和梨状肌下孔等间隙。这些间隙沿血管神经通道或疏松组织互相连通，是炎症互相蔓延的解剖学基础。

①臀大肌深面的间隙为臀大肌与深部肌之间的潜在间隙，此间隙的范围与臀大肌的中、外侧部相当，其中充以脂肪、结缔组织和血管神经。此间隙可沿神经血管经梨状肌上、下孔与盆内相通，下部内侧与坐骨直肠窝的脂肪组织相连，向下可沿坐骨神经至大腿后面。

②梨状肌上孔为梨状肌穿坐骨大孔时，其上缘与坐骨大孔上缘间的间隙，间隙的上缘为骨性，下缘为肌性，隙中有臀上动脉、静脉和臀上神经通过，是常见的结筋点。

③梨状肌下孔为梨状肌下缘与坐骨大孔下缘间的间隙，孔的上缘为肌性，下缘外侧为骨性，内侧为韧带。梨状肌下孔中自外向内有坐骨神经、股后皮神经、臀下神经、臀下动脉和静脉、阴部内动脉和静脉、阴部神经等。

坐骨大孔由骨和韧带围成，伸展性很小，其中通过肌肉、血管和神经，是盆腔和臀部间的通道。通道中的结构可分三层：前层上部为尾骨肌，下方大部为坐骨；后层为梨状肌；中间层为血管神经束。血管神经束被夹持在中间，其中血管的形态变化较大，特别是静脉部分，往往重叠交错，盘曲缠绕，并与周围结缔组织粘连，其管径变化幅度很大，是影响坐骨大孔容积的结构之一。梨状肌的病变，如肿胀、肥厚、瘢痕化等也是影响坐骨大孔间隙的结构。此通道内的结构病变，可导致通道内间隙变窄，因而使血管神经受嵌压，其中常卡压坐骨神经而出现结筋病灶点。

（8）坐骨神经（图3-12）

为全身最大的神经，起自腰骶神经丛，经坐骨神经通道穿至臀部，位于臀大肌和梨状

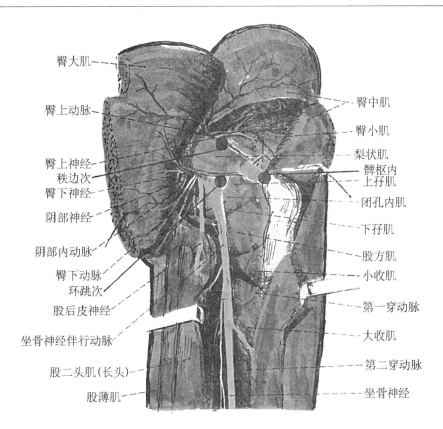

图 3 - 12　足太阳经筋

……与腘中并，上结于臀，上挟脊……

肌的前面，上孖肌、闭孔内肌、下孖肌和股方肌的后面，向下至大腿。在臀部与梨状肌关系密切，二者间关系常有变异，据综合文献 1152 例报道，坐骨神经与梨状肌的关系可分为 9 型。Ⅰ型为坐骨神经总干穿梨状肌下孔至臀部，此型为常见型，占 61.19%（705例）；Ⅱ型为胫神经穿梨状肌下孔，腓总神经穿梨状肌肌腹，此型为常见变异型，占32.89%（379 例）；Ⅲ型为坐骨神经总干穿梨状肌肌腹，占 0.61%（7 例）；Ⅳ型为坐骨神经在盆内已分为两大终支，即胫神经和腓总神经，两支同穿梨状肌下孔，占 1.99%（23 例）；Ⅴ型为腓总神经穿梨状肌下孔，胫神经穿梨状肌肌腹，占 0.26%（3 例）；Ⅵ型为坐骨神经总干穿梨状肌上孔至臀部，占 0.08%（1 例）；Ⅶ型为胫神经穿梨状肌下孔，腓总神经穿梨状肌上孔，占 2.6%（30 例）；Ⅷ型为腓总神经在盆内分为二支，一支穿梨状肌上孔，一支与胫神经同经梨状肌下孔出盆，占 0.17%（2 例）；Ⅸ型为骶丛穿梨状肌肌腹至臀部后，再分出坐骨神经，占 0.17%（2 例）。

坐骨神经行程变异型则更易在梨状肌肌腹出现结筋病灶点。

（9）臀下皮神经（图 3 - 13）

自第 5 腰神经和第 1、2 骶神经前股发出，经梨状肌下孔至臀部，有 2% 的个体臀下神经穿过梨状肌肌腹至臀部，如遇梨状肌损伤、肿胀或痉挛时可影响该神经。神经在臀部分为 1 ~ 3 支（1 支者 25.0%，2 支者 55.1%，3 支者 19.6%），在臀大肌深面进入臀大肌，并发皮肤支，支配臀下部和股后上部皮肤。

臀下皮神经穿深筋膜点，故在臀大肌下方、梨状肌下孔处可出现结筋点。

（10）臀内侧皮神经（图 3 – 13）

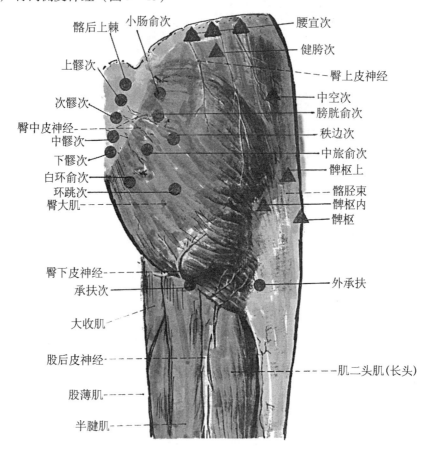

图 3 – 13　足太阳经筋

······与腘中并上结于臀······

为数个小支，来自第 1 ~ 3 骶神经后支，布于臀内侧中部和骶骨后面的皮肤。臀内侧皮神经骶骨孔处常有结筋点出现。

（11）臀部深筋膜

又名臀筋膜，上与髂嵴紧密相连，在臀大肌上缘分为两层，包绕臀大肌，由筋膜的深面向臀大肌的肌束间发出许多小的纤维隔，分隔各个肌束，因而筋膜与肌肉结合非常牢固。其内侧附于骶骨的背面，外侧移行于大腿阔筋膜并参与髂胫束的形成。臀筋膜损伤时，可引起腰腿痛。

其结筋病灶点多分布在各肌起点及臀筋膜与腰背筋膜交织处。

4. "上挟脊，上项。"

足太阳经筋在腰背部的分布中，主要涉及胸腰筋膜、脊柱与腰骶诸韧带、脊柱旁各层肌肉。

（1）胸腰筋膜（图 3 – 14）

胸腰筋膜甚长，向上在后上锯肌之前与项部筋膜相续，在胸部，筋膜较薄，包裹竖脊肌，向内至胸椎棘突，向外至肋角。此筋膜可将背肌与肩带肌分开。

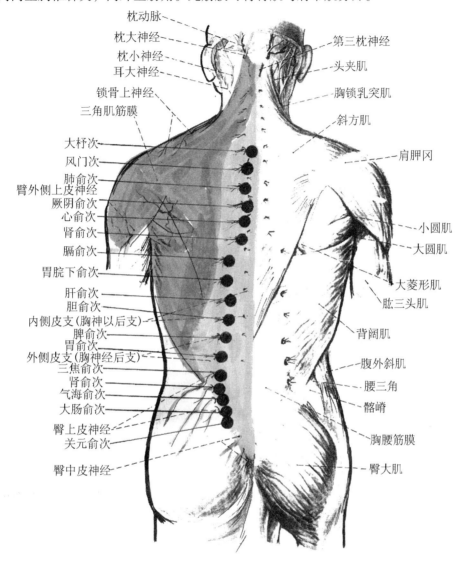

枕动脉
枕大神经
枕小神经
耳大神经
锁骨上神经
三角肌筋膜
大杼次
风门次
肺俞次
臂外侧上皮神经
厥阴俞次
心俞次
肾俞次
膈俞次
胃脘下俞次
肝俞次
胆俞次
内侧皮支(胸神以后支)
脾俞次
胃俞次
外侧皮支(胸神经后支)
三焦俞次
肾俞次
气海俞次
大肠俞次
臀上皮神经
关元俞次
臀中皮神经

第三枕神经
头夹肌
胸锁乳突肌
斜方肌
肩胛冈
小圆肌
大圆肌
大菱形肌
肱三头肌
背阔肌
腹外斜肌
腰三角
髂嵴
胸腰筋膜
臀大肌

图 3 - 14　足太阳经筋

······上挟脊，上项······

胸腰筋膜在腰部增厚，分为深、浅两层，分别包裹竖脊肌的前后两面，形成肌鞘。后层附着于腰椎棘突及棘上韧带，前层附着于横突及横突间韧带，向上附着于第 12 肋骨下缘及腰肋韧带，向下附着于髂嵴及髂腰韧带。深、浅二层在骶棘肌外侧缘会合，成为腹横肌和腹内斜肌的起始腱膜。胸腰筋膜的浅层也是背阔肌的起始腱膜，后下锯肌的起始部和它紧密接合。

胸腰筋膜为坚韧的纤维膜，可保持腰背伸肌群的位置和体积，以利于肌群收缩。但是，由于背肌活动频繁，胸腰筋膜常被牵拉损伤，从而常出现链锁样多处结筋病灶点。背部皮神经均通过固有神经孔穿过胸腰筋膜，这些神经孔成为薄弱区，筋膜下组织若从此处膨出挤压，可出现结筋病灶点。

（2）脊柱周围韧带

脊柱周围韧带对维持脊柱的稳定性有重要作用。韧带很多，为便于应用仅介绍以下几条。

①棘上韧带（图3-15）

棘上韧带呈连续的细索状突起，是一条连接棘突的坚强韧带。上端起于颈椎棘突，下端至骶中嵴，为纵行胶原纤维组成。深部纤维连接相邻棘突，浅部纤维越过3~4节。腰椎的棘上韧带较发达，于中线相接而附着于棘突末端的后方及两侧，能控制脊柱过度前屈。在腰部，起自棘突的竖脊肌腱性起始，易被误认为棘上韧带。它与棘上韧带的区别在于构成竖脊肌腱性起始的腱束密切相接，借坚强的横行纤维束相连，靠近棘突的弹性纤维发育良好，但并不连接相邻棘突，而是连接两个相邻腱束，或者连接一个腱束及一个束突。胸部棘上韧带可视为此部竖脊肌棘突处起始的遗留物，肌肉发生退行性变，成为韧带。

有人认为棘上韧带与一般所述相反，不延伸至胸腰椎全长，仅止于腰3或腰4，随年龄增加，自深层开始，有纤维软骨化，以后逐渐发展至骨化。

棘上韧带在限制脊柱前屈活动中，因其力矩最长，所以受力也较大，易于损伤。加之多块背肌附着于棘突，故各棘突尤其是胸椎、胸腰段、腰椎棘突常出现结筋病灶点。

②项韧带（图3-15）

由第7颈椎棘突向上，棘上韧带移行为项韧带。项韧带呈三角形。底部向上，附着于枕外隆凸和枕外嵴；尖向下，附着于寰椎后结节及颈2~7棘突的尖部；后缘游离而肥厚，斜方肌附着于其上，作为两侧项肌的纤维隔，人类项韧带的弹性远较四足动物为小，属于退化结构，支持项部肌肉的作用也较小。项韧带主要由弹性纤维组成，可含纤维软骨，X线片显示项韧带内有致密体，女性占3.5%，男性占11.3%，年龄越大越多。项韧带内钙化纤维软骨，可为籽骨、骨化性肌炎或小骨，一般不引起症状，有时感不适。项韧带钙化可呈分节、棒状、条状或小斑点状，其粗细长短不等，最长可达3~4厘米，多发生于退变椎间盘后方1~2厘米处，且常在颈5~6棘突后方。项韧带钙化与颈椎病有一定关系，显然与其慢性劳损有关。

因颈部活动多而易损伤，尤其是项韧带内已有钙化时，则更易出现结筋病灶点。

③棘间韧带（图3-15）

棘间韧带薄而无力，不如棘上韧带坚韧，附着于二棘突间的较深处，主要由致密排列的胶原纤维构成，杂以少数弹性纤维，附着于下一椎弓板之上缘及椎骨棘突的基底，朝上后至上一椎骨的棘突，前与黄韧带融合。

棘间韧带的纤维分三层排列，两侧浅层纤维由前上向下，中层纤维由后上向前下。这种交叉结构虽然可以防止腰屈曲时椎骨前移和腰伸直时椎骨后移，但本身却要受到挤压和牵拉。腰部旋转时，棘间和棘上韧带离旋转轴最远，受到的拉力也最大。如竖脊肌和多裂肌软弱或萎缩，则这些韧带承受的应力特别在腰骶部将更大，容易损伤变性。

腰棘间韧带造影显示正常棘间韧带边缘整齐锐利，损伤后可表现为松弛、破裂，或发生囊腔、穿孔，以腰4~5和腰5~骶1最多。

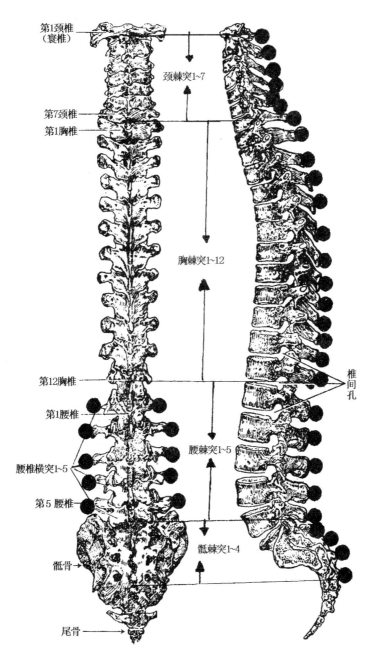

第1颈椎
（寰椎）

颈棘突1~7

第7颈椎
第1胸椎

胸棘突1~12

第12胸椎
第1腰椎

椎间孔

腰椎横突1~5

腰棘突1~5

第5腰椎

骶棘突1~4

骶骨

尾骨

图3-15　足太阳经筋

……上挟脊，上项……

　　Rissanen 认为棘间韧带与棘突同时发生，在上三个腰椎间隙，韧带自前向后可明显分为四层，而在下二个间隙，仅可看到三层，纤维的方向及强度变化甚大。棘间韧带的厚度由下胸部至下腰部逐渐增加，在腰部发育最好，其纤维方向可与直立时肌肉过度收缩相对抗，在下腰部，棘间韧带有稳定腰椎的作用。20 岁以后，韧带的腱性组织发生退变，出现空腔。Rissanen 发现，20 岁以后，棘间韧带有 21% 发生破裂，绝大部分位于最下间隙，此处亦系椎间盘最易突出处。

④横突间韧带

横突间韧带分内、外两部，内侧部作腱弓排列，保护脊神经后支及血管，其厚度由上向下逐渐增厚。在上腰椎横突间隙，外侧部发育不良，仅为薄的筋膜层，在下面两个腰椎横突间隙，参与构成髂腰韧带，在腰5和骶1间，横突间韧带即髂腰韧带的腰骶部。

棘间与横突间韧带在限制脊柱过度前屈、侧弯时亦可引起损伤。其起止点、髂腰韧带的附着点常出现结筋病灶点。

（3）腰骶背侧诸韧带（图3－16）

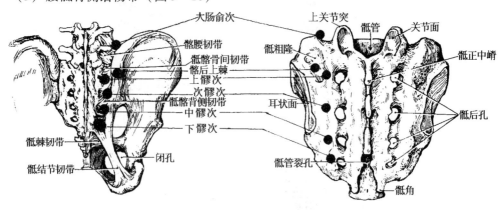

图3－16　足太阳经筋

……上结于臀……

①骶髂后短韧带

骶髂后短韧带起自髂粗隆、髂骨耳状面后部和髂后下棘，斜向内下方，止于骶外侧嵴和骶关节嵴；浅层的称为骶髂后长韧带，自髂后上棘，达第2至第4骶椎的关节突，外侧与骶结节韧带相连，内侧接腰背筋膜。

②骶髂骨间韧带

骶髂骨间韧带：很坚韧，被骶髂后韧带覆盖，在髂骨粗隆与骶骨粗隆之间，由纵横交错的短纤维构成，填充于关节囊的上方与后方。

③骶结节韧带

骶结节韧带：为强韧的扇状韧带，位于骨盆的后下部。起自髂后下棘、骶骨下部的外侧缘和尾骨的上部，斜向外下方，经骶棘韧带的后方，止于坐骨结节的内侧缘，有一部分纤维则呈钩状，继续延伸至坐骨下支，称为镰突。

④骶棘韧带

骶棘韧带位于骶结节韧带的前方，较薄，呈三角形。起自骶骨和尾骨的外侧缘，向外方与骶结节韧带交叉后，止于坐骨棘。

上述两条韧带与坐骨大、小切迹之间，围成坐骨大孔和坐骨小孔。坐骨大孔的上界和前界为坐骨大切迹；后界和内侧界为骶结节韧带；骶棘韧带和坐骨棘则构成其下界。坐骨大孔有梨状肌、臀上动脉和静脉、臀上神经、坐骨神经、股后皮神经、臀下动脉和静脉及臀下神经等通过。坐骨小孔的前界为坐骨体；上界为坐骨棘和骶棘韧带；骶结节韧带则构成其下界。此孔通过闭孔内肌腱、阴部内动脉和静脉及阴部神经等。

⑤髂腰韧带

髂腰韧带为肥厚而强韧的三角形韧带。起自第5腰椎横突面前、横突尖部的后面及第4腰椎横突的前面和下缘，呈放射状止于髂嵴的内唇。

以上诸韧带维持骶、髂、髋、脊柱间的稳定，亦常因运动损伤而出现结筋病灶点。

（4）脊柱周围肌肉

脊柱周围肌肉可发动和控制脊柱运动，增强脊柱的稳定性和承受作用于躯干的外力。

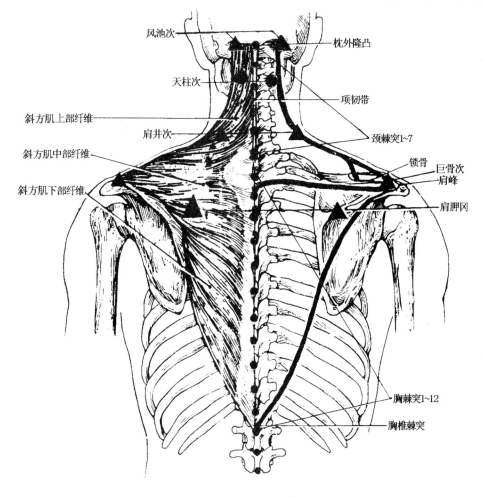

图 3 - 17　足太阳经筋

……其支者，从腋后外廉，结于肩髃……

①腰背部浅层肌：躯干背面浅层肌肉包括斜方肌、背阔肌、肩胛提肌、菱形肌、上后锯肌和下后锯肌等，这些肌肉均起自脊柱的棘突，除上、下后锯肌止于肋骨外，均止于上肢带或肱骨，故也属于手三阳经筋范围。这组肌肉又可分为三层，第一层有斜方肌和背阔肌，第二层有肩胛提肌和菱形肌，第三层有上、下后锯肌。

斜方肌（图3-17）：为三角形阔肌，两侧相合呈斜方形。此肌肉起自上项线、枕外隆凸、项韧带、第7颈椎和第1~12胸椎的棘突。斜方肌上部纤维向下外，止于锁骨外侧端；中部纤维横行向外，止于肩峰和肩胛冈上缘；下部纤维斜向上外，止于肩胛冈下缘的内侧部。肩胛冈中、内方各有滑液囊与之相隔。斜方肌收缩可使肩胛骨靠拢脊柱。上部纤维收缩可上提肩胛骨的外侧角，使肩胛骨下角向外旋转，下部纤维收缩则下拉肩胛骨。当肩胛骨固定两侧斜方肌一同收缩时，可使头后伸。一侧斜方肌收缩可使颈屈向同侧，头部向对侧旋转（虽然肩胛提肌在同样情况下亦可使颈部向同侧屈曲，但因头部向同侧旋转，借此可互相区别）。斜方肌受副神经支配。损伤副神经，可引起斜方肌瘫痪而发生"塌肩"。

　　斜方肌损伤，可在上项线，枕外粗隆、肩胛冈、锁骨肩峰部及颈胸各棘突出现结筋病灶点。

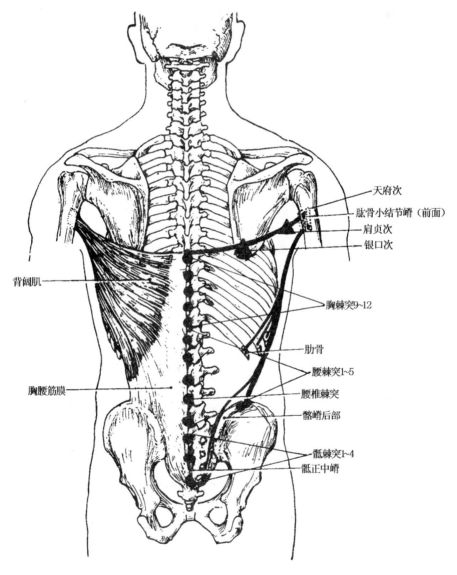

图 3 - 18　足太阳经筋

……上挟脊上项……其支者，入腋下……

背阔肌（图 3 - 18）：背阔肌呈扁平三角形，位于背部下半和侧胸部。背阔肌以腱膜起自髂嵴外缘后三分之一，下6个胸椎和全部腰椎棘突、骶中嵴以及腰背筋膜后层，纤维向上外聚合为一扁平腱，止于肱骨小结节嵴。背阔肌与大圆肌腱间有滑液囊相隔。背阔肌受胸背神经支配，从肌的近止腱处上缘潜入肌深面下行，一般在起腱前上缘平面上下1厘米以内与胸背血管交叉后进入肌的上、下二部。背阔肌能使肱骨内收、内旋和后伸，起止点易位时，可上提躯干如引体向上。背阔肌前缘在跨过腹外斜肌处，下方与腹外斜肌后缘分离，形成一个小的三角形间隙，即腰三角（Petit三角），亦称腰间隙，此三角的下缘为髂嵴的一部，底面为腹内斜肌。在腰三角之上内侧另有一个十二肋下三角，其后覆以背阔肌，上方为下后锯肌下缘，内侧缘为竖脊肌，外下缘为腹内斜肌，外上缘为第12肋骨，间隙的底面为胸腰筋膜三层相融合的腹横肌腱膜，此菱形间隙为薄弱区，易受损伤。

　　背阔肌可在广泛的起始缘，肱骨小结节嵴止点、背阔肌与大圆肌肌间滑囊、肩胛下角、腰三角、十二肋间三角间隙可出现结筋病灶点。

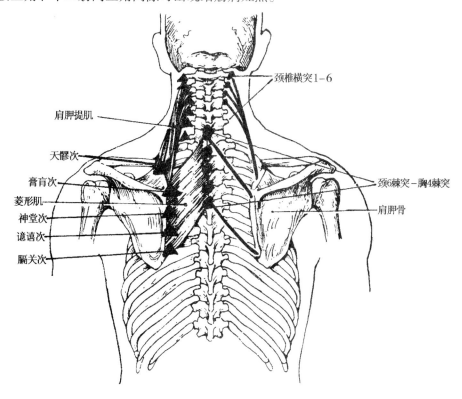

图3－19　足太阳经筋

……上挟脊上项……

　　菱形肌（图3－19）：菱形肌位于斜方肌深面，起自第6、7颈椎及上4个胸椎棘突，纤维向下外，止于肩胛骨的脊柱缘。此肌肉收缩时能拉肩胛骨向上内，与肩胛提肌共同作用可使肩胛骨旋转。此肌受肩胛背神经支配。

　　菱形肌肩胛脊柱缘与颈胸椎棘突起点常有结筋病灶点。

　　上后锯肌和下后锯肌（图3－20）：后锯肌在发生上原为一整层，以后分为上、下二肌，均起自脊柱而止于肋骨，但方向相反。每条肌肉均有4条肌束，起点为筋膜，止点为肌性。上后锯肌起自项韧带、第7颈椎棘突和第1、2胸椎棘上韧带，向下外止于第2～5肋骨肋角之外的上缘和外侧面，为菱形肌所覆盖，切断菱形肌时常一同被切断，能上提肋骨。下后锯肌起自第11、12胸椎、第1、2腰椎的棘突、背阔肌和腰背筋膜，向上外止于最下4个肋骨肋角以外的下缘和外侧面，作用能下降肋骨。上、下后锯肌无论上提肋骨或下降肋骨，均能使胸腔纵径加大，在吸气时起一定作用。

上、下后锯肌起点，与肋骨浅面止点可出现结筋病灶点。

②腰背部深层肌：腰背部深层肌分为三层，第一层为夹肌和竖脊肌，第二层为横突棘肌，包括半棘肌、多裂肌和回旋肌，第三层为节段性小肌，有横突间肌和棘间肌夹肌（图3-21）：夹肌分为头夹肌和颈夹肌，起自项韧带的下半、第7颈椎棘突、上部胸椎棘突及棘上韧带，纤维向上向外，头夹肌止于颞骨乳突后缘及枕骨上项线；颈夹肌止于上3个颈椎横突后结节。前者在胸锁乳突肌的深面。后者在肩胛提肌的深面。

夹肌主要有侧屈、旋颈功能。夹肌起点即各棘突点、止点即乳突、枕骨项线、夹肌与胸锁乳突肌、肩胛提肌交会点常出现结筋病灶点。

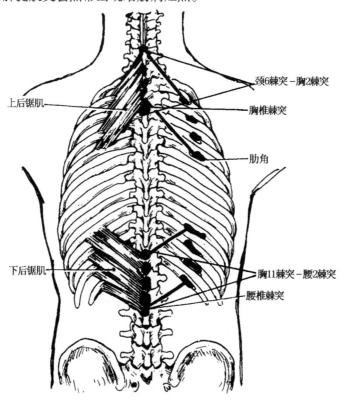

图3-20　足太阳经筋

……上挟脊上项……

竖脊肌（骶棘肌）（图3-23）：竖脊肌是一纵行肌群，位于脊椎棘突和肋角之间的沟内，起点由筋膜和肌性两部分组成，筋膜部分实际上和腰背筋膜后层相融合，肌性部分起自骶髂骨间韧带和髂嵴上部，纤维向上，至肋下缘稍上，延展成为内、中、外三个肌柱，其中只有最长肌上升止于头部。外侧柱为髂肋肌，又可分为腰髂肋肌、胸髂肋肌、颈

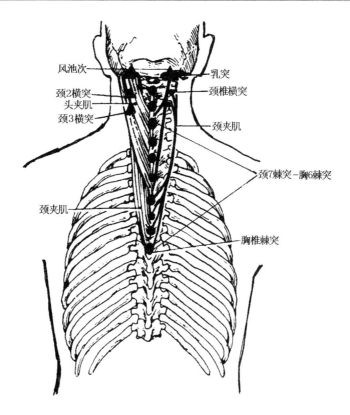

图 3 - 21 足太阳经筋

……上挟脊上项……

髂肋肌三部。腰髂肋肌由竖脊肌的总腱向上止于下数肋角；胸髂肋肌起自下数肋角止于上数肋角；颈髂肋肌起自上数肋角止于下数颈椎横突后结节，肌纤维彼此重叠，止点使肋角变得粗糙。中间柱为最长肌，为三柱中最宽最厚者，分为胸最长肌、颈最长肌和头最长肌三部，胸最长肌止于腰椎的副突和横突；胸椎的横突尖及其附近的肋骨；颈最长肌由上6个胸椎止于第2～6颈椎横突后结节；头最长肌自上数胸椎横突与下数颈椎关节突成一宽条，在头夹肌和胸锁乳突肌的深面，上行止于颞骨乳突的后部和下部。最长肌将肋结节与胸椎横突间的区域遮盖。下胸神经后支的外侧支即在髂肋与胸最长肌的缝隙中穿过。内侧柱为棘肌，是三柱中最短者，约宽1cm，扁平，紧附于棘突的两侧，主要由筋膜部分构成。小的肌束起于下数棘突，止于上数棘突，自上腰部一直延展至下颈部。髂肋肌管理腰部的侧屈，最长肌是伸肌，腰部扭伤后，竖脊肌起保护作用而痉挛。

竖脊肌各起点、止点即各肋角、椎体横突、骶髂间韧带、髂嵴及枕骨项线等可出现深在的结筋病灶点。

半棘肌（图3-22）：起自横突尖，跨越4～6节脊椎骨上行止于棘突尖，按位置可分为胸半棘肌，颈半棘肌和头半棘肌。胸半棘肌起于下数胸椎横突、止于上数胸椎和下数颈椎棘突，是脊椎骨的旋转肌。颈半棘肌起于上数胸椎横突，止于上数颈椎棘突。头半棘肌起于上数胸椎横突和下数颈椎关节突，向上止于枕骨上、下项线间的骨面。肌纤维完全直线上升，项半棘肌和头半棘突肌可以牵引颈部向后，加深颈段脊柱前凸。

多裂肌（图3－22）：为多数小的肌性腱性束，从骶4到颈2均有，起止点跨越1~4节椎骨。在骶部，起自骶骨后面、髂后上棘及骶髂后韧带；在腰部，起自横突；在胸部，起自横突；在颈部，起自下位4个颈椎的关节突。各条肌束向上内止于上位棘突。肌束长短不一，浅层者最长，止于上3~4个棘突，中层者止于2~3个棘突，深层者止于上1个棘突。

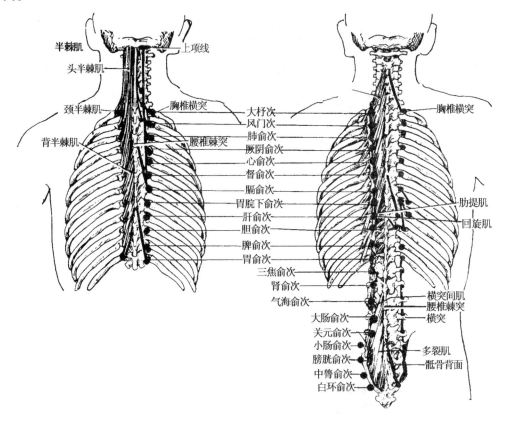

图3－22　足太阳经筋

……上挟脊上项……

回旋肌（图3－22）：为节段性小方形肌，起自各椎骨横突上后部，止于上一椎骨椎弓板下缘及外侧面，直至棘突根部。胸段脊柱的回旋肌每侧有11个，但数目可有变，横突间肌和棘间肌（图3－22）：横突间肌见于颈部及腰部，起止于相邻的横突棘间肌，起止于相邻棘突。

背部肌肉受颈、胸、腰部脊神经后支支配，腰神经后支较细，出椎间孔（管），向后行经骨纤维孔，在下位上关节突与横突根部的上缘之间，至横突间肌内侧缘分为后内侧支和后外侧支。两者均发支支配横突间肌、多裂肌和棘突间肌。

脊柱两侧深层肌肉的作用在于稳定各椎骨节段，以使得整个脊柱自下而上有顺序而又协调地作链状运动，多裂肌能够加强其作用。一侧肌肉收缩使脊柱转向对侧，两侧共同收缩则能伸直脊柱。背深部的长、短肌对维持人体直立姿势有重要作用。长肌收缩使脊柱伸直后即不再活动。脊柱前屈由竖脊肌控制，一旦充分屈曲后，长肌也不再收缩，此时身体

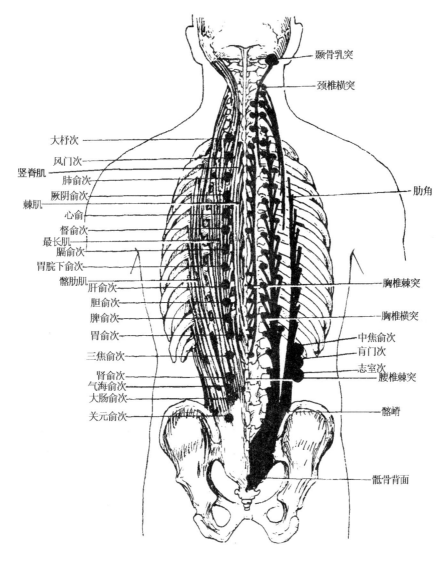

图 3-23 足太阳经筋

······上挟脊上项······

的姿势主要靠脊柱的韧带和椎间盘来维持。短肌作为姿势肌和固定肌，在直立姿势中，与腹直肌一同保持间断的收缩活动。短肌与脊柱的韧带共同保持椎骨稳定，以保证长肌的作用。

以上诸肌肉均为短肌，起始附着点均在相近的横突、关节囊、棘突上，也是结筋病灶点常发生的部位，仅是因为其位置极深，难于触及，深部即有重要器官，故治疗时应采用稳妥手段。

腰方肌（图 3-24）：腰方肌呈不规则四边形，下方较宽。肌始为腱膜纤维，附于髂腰韧带和邻近约 5 厘米长的髂嵴。起始后，肌纤维行向上方，宽度渐窄，止于第 12 肋内侧半的下缘和第 1~4 腰椎横突尖，有时还止于第 12 胸椎棘突或胸椎体。偶尔，在上述肌纤维的前方还能见到第二层腰方肌伸张于下位 3~4 个腰椎横突的上缘和第 12 肋下缘及第

图中标注（从上到下，右侧）：颞骨乳突、颈椎横突、肋角、胸椎棘突、胸椎横突、中焦俞次、肓门次、志室次、腰椎棘突、髂嵴、骶骨背面

图中标注（左侧）：大杼次、风门次、竖脊肌、肺俞次、棘肌、厥阴俞次、心俞、督俞次、最长肌、膈俞次、胃脘下俞次、髂肋肌、肝俞次、胆俞次、脾俞次、胃俞次、三焦俞次、肾俞次、气海俞次、大肠俞次、关元俞次

12 肋前面下方之间。腰方肌容于胸腰筋膜中层、深层所构成的筋膜隔室中，后邻竖脊肌，前方借胸腰筋膜前层与腹横筋膜相隔，更向前方为肾、结肠、腰大肌、腰小肌和膈；在胸腰筋膜前层的表面分布肋下神经、髂腹下神经和髂腹股沟神经。腰方肌的支配神经是第12 胸神经和第 1~3（4）腰神经的前支。此肌的作用是固定第 12 肋，从而可稳定膈肌以助吸气。在骨盆固定的情形下，腰方肌可侧屈脊柱。双侧肌同时收缩可协助伸脊柱腰段。

　　该肌起止点，即髂嵴内方、12 肋下缘、腰椎横突尖可出现结筋病灶点。更因腰方肌与腰大肌间隙有诸多神经穿过，该肌的痉挛可诱发腰腹疼痛和腰腹腿痛。

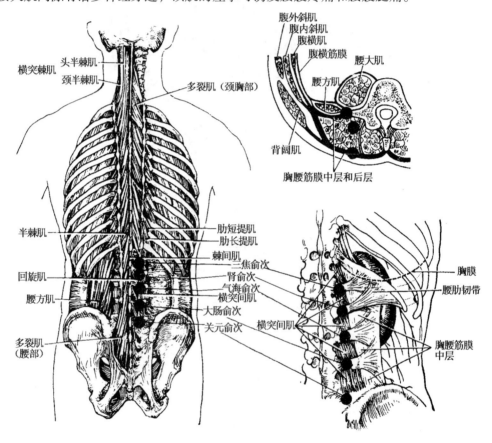

图 3 - 24　足太阳经筋

……上挟脊上项……

5. "其支者，别入结于舌本。"

（1）肩胛舌骨肌（图 3 - 25）

　　肩胛舌骨肌：肌下腹起自肩胛骨上缘和肩胛横韧带，肌纤维斜向内上方，于胸锁乳突肌的深面，在环状软骨平面以下移行于中间腱。其借颈固有筋膜中层，向下连于锁骨。上腹自中间腱斜向内上，与胸骨舌骨肌并列，止于舌骨体外侧部下缘。其受舌下神经分支支配。

（2）茎突舌骨肌（图 3 - 26）

　　茎突舌骨肌：其属二腹肌后腹的一部。在二腹肌后腹深面，起自颞骨茎突，肌纤维斜

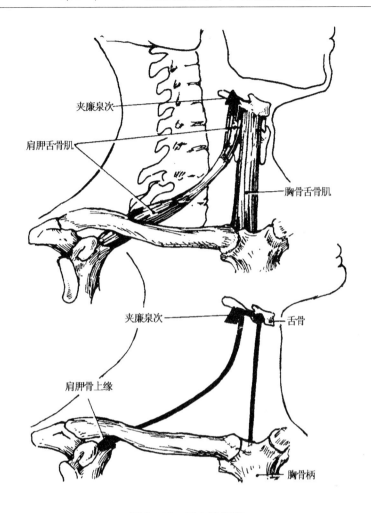

图 3 - 25　足太阳经筋

……其支者，别入结于舌本……其支者，入腋下，上出缺盆，上结于完骨……

向前下，移行为肌腱，止于舌骨大角与体的结合部。其可牵引舌骨向后上方，受面神经的二腹肌支支配。

两肌在起止点，即肩胛横韧带、肩胛上韧带、舌骨体缘、乳突等处可出现结筋病灶点。

6. "其直者，结于枕骨，上头下颜，结于鼻。其支者，为目上网，下结于頄。"

（1）椎枕肌（图 3 - 28）

椎枕肌包括 4 对肌肉：

头后大直肌：呈三角形，起于第 2 颈椎棘突，肌纤维斜向外上，止于枕骨下项线外侧部。一侧收缩时，使头向同侧旋转；两侧同时收缩时，使头后仰。

头后小直肌：呈三角形，起于寰椎后结节，肌纤维向上，止于下项线的内侧。其作用使头后仰。

头上斜肌：呈粗柱状，起自寰椎横突，肌纤维向内上方，止于下项线上外方，一侧收缩时，使头向对侧旋转，环枕关节侧屈；两侧同时收缩时，使头后仰。

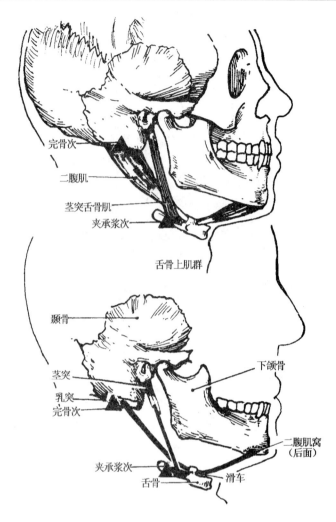

图 3 – 26　足太阳经筋

……其支者，别入结于舌本……

头下斜肌：呈粗柱状，起自第二颈椎棘突，肌纤维向外上方，止于寰椎横突。其作用使头向对侧旋转，并向同侧屈曲。

椎枕肌起止点，即颈椎横突、枕骨下项线等处常出现结筋病灶点。当结筋病灶点引起椎枕肌痉挛刺激枕动脉时，可引起头痛、头晕等症状。

（2）颅顶肌（图 3 – 27、3 – 28）

颅顶肌：位于颅顶皮下，与皮肤皮下组织共同组成头皮。其为阔肌，肌腹分两部分，后部叫枕肌，可使头皮移动。前部叫额肌，止于眉部皮肤及眼轮匝肌，可使头皮前移并使额部皮肤产生横纹，上提眉部及眼睑，是眼轮匝肌的拮抗肌，受面神经颞支支配。

（3）皱眉肌、降眉肌（图 3 – 27，3 – 29）

皱眉肌：位于眼轮匝肌眶部及额肌深面，两侧眉弓之间，起自额骨鼻部，纤维斜向外上，终于眉部皮肤。其可牵眉向内下，使鼻根部皮肤产生纵沟，受面神经颞支支配。

降眉间肌：为额肌的延续部分，起自鼻根部，向上终于眉间部皮肤，牵引眉间部皮肤向

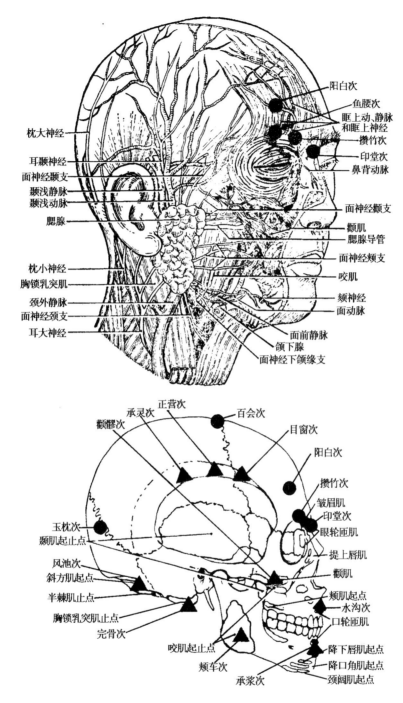

图 3 - 27　足太阳经筋

……上挟脊上项……

下，使鼻根皮肤产生横纹。

　　两肌在眼眶内上缘、鼻侧等可出现结筋病灶点。

　　（4）眼轮匝肌（图 3 - 27，3 - 29）

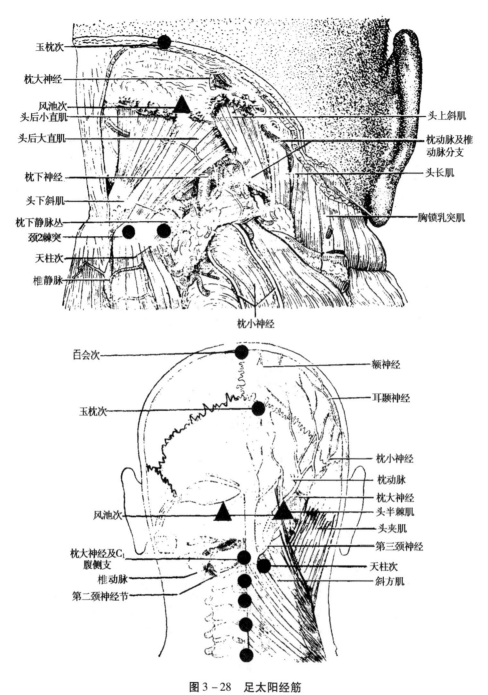

图 3-28　足太阳经筋

……其直者，结于枕骨，上头下额，结于鼻；其支者，为目上网……

　　眼轮匝肌：其围绕眼裂周围皮下，为椭圆形扁肌，深面紧贴眶部骨膜及睑筋膜浅面。肌束呈弧形，在外眦处上下部纤维相互交错并止于皮肤，部分纤维移行邻近诸肌，如额肌、上唇方肌、睑提肌、睑外侧韧带等。有闭目、降眉、提颊、眨眼、扩张泪囊等作用。眼轮匝肌受面神经颞支和颧支支配。该肌眶内上缘、眶上缘中点、外眦、眶上孔、眶下孔处可有结筋病灶点。

7. "其支者，从腋后外廉，结于肩髃。"

本支涉及斜方肌（见本经筋背部浅层肌）。

8. "其支者，从腋下，上出缺盆，上结于完骨。"

（1）背阔肌，见本经筋背部浅层肌。

（2）胸大肌，见手太阴经筋。

（3）锁骨下肌，见手太阴经筋。

（4）胸锁乳突肌，见足少阳经筋。

9. "其支者，出缺盆，邪上出于烦。"

本支涉及咬肌，咬肌位于下颌支外侧皮下，其浅层纤维借肌腱起自颧弓前2/3及内侧面。浅层纤维斜向后下方，深层纤维垂直下降，两层会合，止于下颌支外面的咬肌粗隆。其作用为上提下颌骨，同时可向前牵引下颌骨。咬肌受下颌神经支配。

该肌在起点颧弓下缘及止点下颌支外侧面，可出现结筋病灶点。（参见图3－27）

（四）足太阳经筋的筋结点与结筋病灶点

1. **趾趾5**（图3－2）

位置：在足小趾背侧面，正当趾间关节伸面。

局部解剖：皮肤—皮下组织—（皮下滑液囊）—小趾伸肌腱—趾间关节韧带—趾间关节囊。布有足背外侧皮神经。

主治：足小趾疼痛，足外侧缘疼痛，外踝疼痛，小腿外侧、后侧疼痛。

参考：至阴穴（足太阳膀胱经），在足小趾外侧，距趾甲角0.1寸，主治风寒从足小趾起，脉痹上下带胸胁，痛无常处，头重鼻衄，汗不出，烦心，足下热，不欲近衣，项痛，目翳，鼻及小便皆不利，疝，四肢淫泺，身闷（《甲乙》）。目翳（《千金》）。疟寒热（《外台》）。小便淋，失精；张文仲救妇人横产，先手出，诸般符药不捷，灸妇人右脚小趾尖头三壮，炷如小麦大，下火立产（《圣惠》）。转筋（铜人）。头风，目昏晕，腹胀，胸痛，小便难（《玉龙》）。鼻衄，清涕出，耳聋鸣，胸胁痛无常处，腰胁相引，急痛，鼻塞（《西方》）。临床用于胎位不正、难产、胎盘滞留、头痛、眩晕、球结膜出血、角膜白斑、鼻塞、尿闭、遗精、肠套叠、中风瘫痪的治疗。针0.1～0.2寸。

治疗方法：毫针法，灸法，推拿法，火针法，物理疗法，水针疗法，长圆针疗法。

注意事项：

（1）结筋点在皮下滑囊处。

（2）行长圆针法恢刺时，应沿趾伸肌腱方向，向前或后举针。

（3）针刺法均不宜深入关节腔内。

2. **束骨次**（图3－2）

位置：在足外侧面，正当第5跖趾关节侧面。

局部解剖：皮肤—皮下组织—小趾展肌腱、第三腓骨肌肌腱—第五趾跖关节韧带—第五趾跖关节囊。布有足背外侧皮神经。

主治：足小趾疼痛，足外侧缘疼痛，足外踝疼痛。

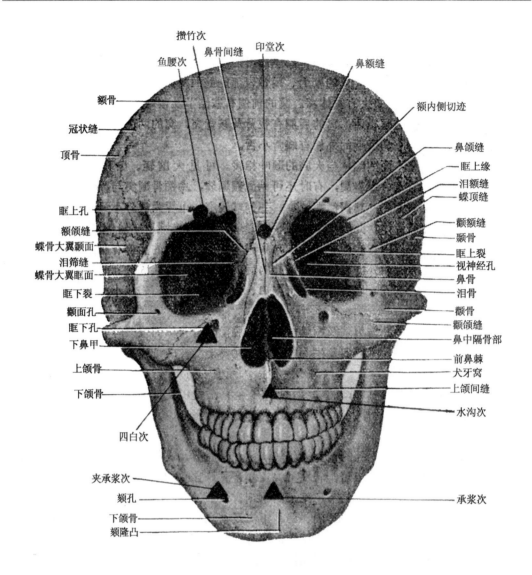

图 3 - 29　足太阳经筋

……其直者，结于枕骨，上头下颜，结于鼻；其支者，为目上网……

参考：束骨穴（足太阳膀胱经）在足外侧，足小趾本节（第 5 跖趾关节）的后方，赤白肉际处。主治：暴病，头痛，身热痛，肌肉动，耳聋，恶风，目眦烂赤，项不可以顾，髀枢痛，泄，肠，窒，惊，互引，脚如结，踹如裂，疟从起，疟寒热，腰痛如折，身痛，狂，善行，癫疾（《甲乙》）。目眩，肌肉动，惊痫，身寒热（《圣惠》）。癫疾互引，善惊，羊鸣（《资生》）。头痛，项急，目昏烂，眩，小儿诸痫（《玉龙》）。癫，大瘦，头痛，狂易，多言不休（《西方》）。腰痛不得屈伸，脚气虚肿（《琼瑶》）。腰脊痛如折，髀不可以曲，恶风寒，头囟项痛，目眩身热，目黄泪出，痔，发背痈疽，背生疔疮（《聚英》）。临床用于高血压、头痛、眩晕、耳鸣、耳聋、睑缘炎、泪管狭窄、腰背痛、腓肠肌痉挛的治疗。针 0.3~0.5 寸。

治疗方法：毫针法，灸法，推拿法，物理疗法，水针疗法，火针法，长圆针疗法。

注意事项：

（1）结筋点在趾跖关节韧带与小趾展肌腱层。

（2）行长圆针法恢刺时，应沿小趾展肌的方向，向前或向后举针。

（3）各种针法均不应深入关节腔内。

3. 京骨次 （图3-2）

位置：在足外侧，第5跖骨基底部。

局部解剖：皮肤—皮下组织—足小趾展肌肌腱、第3腓骨肌肌腱、腓骨短肌肌腱—跗跖韧带、踝外侧副韧带。布有足外侧皮神经。

主治：足外侧缘疼痛，外踝疼痛，小腿外侧、后侧疼痛，膝外侧疼痛、足心疼痛。

参考：京骨穴（足太阳膀胱经），在足外侧，第5跖骨粗隆下方，赤白肉际处。主治：腹满，颈项强，腰脊不可仰，眩，心痛，肩背相引如从后触之状，身寒从胫起，痉，目反白多，鼻不通利，涕黄，更衣（一本作便去血），寒热，善嚏，头重，足寒，不欲饮食，脚挛；善自契颓，偏枯，腰髀枢痛，善摇头，癫疾，狂，妄行，振寒（《甲乙》）。目反白，白翳从内眦始（《千金》）。疟，鼽衄，头痛，跟尻、头肿痛，泄注，上抢心，目赤皆烂无所见，痛从眦始，痿厥（《外台》）。喘（《医心》）。善惊悸，腿膝胫痿，膝胫寒（《圣惠》）。膝痛不得屈伸，目眩（《铜人》）。头痛如破，腰痛不可屈伸，身后痛，身侧痛，伛偻（《聚英》）。临床用于感冒、鼻出血、心肌炎的治疗。针0.3~0.5寸。

治疗方法：毫针法，灸法，火针法，推拿法，水针疗法，物理疗法，长圆针疗法。

注意事项：

（1）结筋点在第五趾骨基底部诸肌腱附着点处。

（2）行长圆针法恢刺时，应沿腓骨短肌与足小趾展肌肌纤维方向，向前或向后举针。外踝副韧带损伤时，应向后上方举针。

附注：足太阳、少阳经筋交会。

4. 申脉次 （图3-2，3-3，3-4）

位置：在踝外侧，外踝下，外踝尖与跟骨结节连线中上1/3交点处。

局部解剖：皮肤—皮下组织—腓骨肌上支持带、下支持带—腓骨长、短肌总腱鞘—腓骨长肌、短肌肌腱—跟腓韧带。布有足外侧皮神经。

主治：踝外侧疼痛，足外侧疼痛，小腿外侧疼痛，膝部疼痛。

参考：申脉穴（足太阳膀胱经）在足外侧部，外踝直下方凹陷中。主治：目痛从内眦始（《素问》）。寒热，颈腋下肿，腰痛，不能举足，少坐，若下车踬地，胫中矫矫然（《甲乙》）。劳冷气逆，腰髋冷痹，脚屈伸难，目反上视（《千金》）。癫疾，互引僵仆（《外台》）。脚气肾气，妇人血气（《圣惠》）。腰痛不能举体，足寒不能久立，坐若下舟车中，痛疾（《铜人》）。一身四肢拘挛，痛肿，麻痹，历节风，头风，眉棱疼痛，目赤，鼻衄，耳聋，女人吃乳（《玉龙》）。临床用于下肢痿痹、关节炎、踝扭伤、眩晕、失眠、落枕、泄泻的治疗。针0.2~0.3寸。

治疗方法：毫针法，灸法，火针法，推拿法，水针疗法，物理疗法，长圆针疗法。

注意事项：

（1）结筋点常在腓骨长肌腱鞘或腓骨短肌腱鞘层。

（2）行长圆针法恢刺时，应沿腓骨长、短肌腱鞘方向，向前下方举针。

（3）行水针疗法时，应将药液注入腱鞘内。

（4）行火针法时，不应刺中肌腱。

附注：足太阳、少阳经筋交会。

5. 昆仑次（图3-4）

位置：在足踝外侧，跟腱前，腓骨长肌、腓骨短肌腱鞘部。

局部解剖：皮肤—皮下组织—腓骨长肌腱鞘、腓骨短肌腱鞘—腓骨长肌肌腱、腓骨短肌腱，布有腓肠神经。深层近跟腱胫骨面有胫神经及动静脉通过。

主治：足踝疼痛，足外侧疼痛，小腿外侧疼痛，足背麻痛，膝关节疼痛，腰痛。

参考：昆仑穴（足太阳膀胱经）在足部外踝后方，当外踝尖与跟腱之间的凹陷处。主治：痉，脊强，项眩痛，脚如结，踹如裂；疟，多汗，腰痛不能仰，目如脱，项如拔；疟，不渴，间日作；大风，头多汗，腰尻腹痛，踹跟肿，上齿痛，脊背尻重，不欲起，不闻香臭，恶闻人音，泄，风从头至足；癫疾，目茫茫，鼽衄；女子孕难，若胞不出；风从头至足，痛，口闭不能开，每大便腹暴满，按之不下，嚏，悲，喘（《甲乙》）。腹痛喘暴满；不得大便（《千金》）。脚气；厥心痛，与背相引，善瘛如从后触其心，伛偻者，肾心痛也；寒热，狂易（《外台》）。恶血，风气肿痛，脚肿水（《圣惠》）。腰尻痛，足踹肿，不得履地，鼽衄，脚如结，踝如裂，头痛，肩背拘急，咳喘，腹暴满，阴肿痛，小儿发痫（《铜人》）。泻热厥痛（《云歧》）。腰尻膝足风寒湿痹，肿痛，暴喘，上气，诸痫，便毒（《玉龙》）。临床用于坐骨神经痛、腰痛、下肢瘫痪、踝扭伤、头痛、眩晕、鼻出血的治疗。针0.3~0.5寸。

治疗方法：毫针法，灸法，推拿法，火针法，物理疗法，水针疗法，长圆针疗法。

注意事项：

（1）结筋点常在腓骨长、短肌腱腱鞘层。

（2）行长圆针法恢刺时，应沿腓骨长短肌腱鞘及肌腱方向，向上或向下举针。

（3）行水针疗法时，应将药液注入腱鞘内。

（4）各种针法均不应针刺肌腱。不能深刺，防止损伤深层的胫动脉、胫静脉与胫神经。

附注：足太阳、少阳经筋交会。

6. 女膝次（图3-4，3-6）

位置：在足跟后部，跟骨结节处。

局部解剖：皮肤—皮下组织—皮下滑液囊—跟腱止点。布有腓肠神经跟支。

主治：足踝疼痛，足跟疼痛，小腿后侧疼痛，腘窝疼痛，腰痛。

参考：女膝（奇穴），在足后跟部，跟骨中央。主治齿龈炎、精神病。针直刺0.2~0.3寸。

治疗方法：毫针法，灸法，推拿法，火针法，物理疗法，水针疗法，长圆针疗法。

注意事项：

（1）浅层结筋点在跟骨结节处皮下滑液囊处，深层结筋点在跟腱腱抵止处。

（2）行长圆针法恢刺时，应沿跟腱纤维方向，向上举针。

（3）诸针法均不宜针入跟腱中。

（4）不宜穿紧鞋，慎防加重皮下滑液囊的摩擦与损伤。

7. 泉生足次 （图 3 – 5，3 – 6）

位置：在足跟后部，跟腱抵止点前方。

局部解剖：皮肤—皮下组织—跟腱—跟腱下滑液囊—胫骨、距骨。布有腓肠神经跟支，跟腱深面有胫动脉、静脉和神经通过。

主治：足跟疼痛，足踝疼痛，小腿后侧疼痛，腘窝疼痛，膝关节疼痛，腰痛。

参考：泉生足穴（奇穴），在足后跟部，跟骨上缘正中，大筋上。主治食道痉挛、脑疾患、腰痛。针直刺 0.2~0.3 寸。

治疗方法：毫针法、灸法、推拿法、火针法、物理疗法、水针疗法、长圆针疗法。

注意事项：

（1）结筋点在跟腱深面腱下滑液囊处。

（2）行长圆针法恢刺时，应从跟腱两旁进针，沿跟腱纤维方向，向上或向下举针，举针幅度宜小，注意不能损伤跟腱深面通过的胫动脉、胫静脉及胫神经。

（3）各种针法均注意不能刺中跟腱，避免造成损伤。

8. 承山次 （图 3 – 6）

位置：在小腿后侧，小腿三头肌肌束与跟腱连接处。

局部解剖：皮肤—皮下组织—小腿筋膜—腓肠肌、比目鱼肌、跟腱。布有胫神经肌支，深层有胫神经、胫动脉、胫静脉。

主治：小腿疼痛，足跟疼痛，腘窝疼痛，膝关节疼痛，腰痛，小腿无力。

参考：承山穴（足太阳膀胱经），在小腿后面正中，委中与昆仑之间，当伸直小腿或足跟上提时，腓肠肌肌腹下出现尖角凹陷处。主治：阳维之脉令人腰痛，痛上怫然肿。刺阳维之脉，脉与太阳合踹之间，去地一尺所（《素问》）。䯎疝，腰脊脚踹酸重，战栗不能久立，踹如裂，脚跟急痛，足挛引少腹痛，喉咽痛，大便难，胀；寒热，篡反出（《甲乙》）。脚气，癫疾，腰背痛，脚急肿痛，少腹痛，引喉咽，腹痛（《外台》）。痔，胫不仁（《医心》）。脚弱无力，脚重，偏枯不遂；腰膝重，起坐难，筋挛急不可屈伸（《圣惠》）。霍乱转筋（《铜人》）。肠风脏毒，便痛（《玉龙》）。临床用于胃痉挛、痛经、腰痛、坐骨神经痛、腓肠肌痉挛、下肢瘫痪、便秘、痔疮、脱肛的治疗。针 1~2 寸。

治疗方法：毫针法、灸法、推拿法、火针法、物理疗法、水针疗法、长圆针疗法。

注意事项：

（1）结筋点多布于小腿筋膜层，或腓肠肌、比目鱼肌与跟腱连结处。

（2）针刺不宜超越比目鱼肌深面，防止损伤胫神经与血管。

（3）行长圆针法恢刺时，应沿腓肠肌与比目鱼肌肌纤维方向，向上举针。

9. 承山内 （图 3 – 6）

位置：在小腿后侧，腓肠肌内侧肌腹与跟腱连结处。

局部解剖：皮肤—皮下组织—小腿筋膜—腓肠肌、跟腱。其下为比目鱼肌、小腿腘管下口，布有胫神经肌支。

主治：小腿后内侧疼痛，伸膝疼痛，踝关节疼痛，足跟疼痛。

参考：同承山次。

治疗方法：毫针法、灸法、推拿法、火针法、物理疗法、水针疗法、长圆针疗法。

注意事项：

（1）结筋点多在小腿筋膜层，腓肠肌肌纤维与跟腱联结处。

（2）行长圆针法恢刺时，应沿腓肠肌肌纤维方向，向上举针。

附注：足太阳、三阴经筋交会。

10. 承山外（图 3 – 6，3 – 7）

位置：在小腿后侧，腓肠肌外侧肌腹与跟腱联结处。

局部解剖：皮肤—皮下组织—小腿筋膜—腓肠肌—比目鱼肌—拇长屈肌—肌腓骨下管。布有胫神经肌支。其下为腓骨。

主治：小腿后外侧疼痛，伸膝疼痛，腰胯痛，踝关节疼痛，足跟疼痛。

参考：同承山次。

治疗方法：毫针法、灸法、推拿法、火针法、物理疗法、水针疗法、长圆针疗法。

注意事项：同承山内。

附注：足太阳、少阳结筋交会。

11. 承筋次（图 3 – 6）

位置：在小腿后侧，腓肠肌肌腹中央凹陷中。

局部解剖：皮肤—皮下组织—小腿筋膜—腓肠肌内外肌腹联合。布有腓肠神经。其下为比目鱼肌—胫神经、胫后动脉与静脉。

主治：小腿后侧疼痛，膝关节疼痛，踝关节疼痛，足跟疼痛，小腿无力。

参考：承筋穴（足太阳膀胱经）在小腿后面，当委中与承山连线上，腓肠肌肌腹中央，委中下 5 寸。主治：霍乱，胫痹不仁，寒热，篡后出，脚踹酸重，战栗不能久立，脚急肿，跗痛，筋足挛，少腹引喉嗌；大肠实则腰背痛，痹寒，转筋，头眩痛，虚则鼻衄，癫疾，腰痛，然汗出，令人欲食而走；痔篡痛（《甲乙》）。大便难，腰背相引（《外台》）。大腹（《医心》）。风劳，身瘾疹，大小便不止（《圣惠》）。临床用于腓肠肌麻痹、痉挛、脱肛、痔疮的治疗。针 1 ~ 1.5 寸。

治疗方法：毫针法、灸法、推拿法、火针法、物理疗法、水针疗法、长圆针疗法。

注意事项：

（1）结筋点多在小腿筋膜层，腓肠肌肌腹联合处。

（2）诸针法不宜超越比目鱼肌，避免损伤胫神经与血管。

（3）行长圆针法恢刺时，应沿腓肠肌肌纤维方向，向上或向下举针。

12. 合阳次（图 3 – 6，3 – 7，3 – 8）

位置：在小腿后侧，腘窝下缘中点下，平腓骨小头下缘水平处。

局部解剖：皮肤—皮下组织—小腿筋膜—腓肠肌内外肌腹联合—腘肌、腘肌滑液囊—比目鱼肌内、外侧头联合腱弓—小腿腘管—胫骨后肌—胫骨。布有股后皮神经和腓肠内侧皮神经。深层有胫神经及胫后动脉和静脉。

主治：膝关节疼痛，小腿短缩感，小腿后侧疼痛，小腿及足趾麻木，灼痛，发凉，异样感，无力，出汗异常，皮肤干燥，皲裂，腰痛。

参考：合阳穴（足太阳膀胱经）位于委中直下2寸。主治：跟厥膝急，腰脊痛引腹，篡阴股热，阴暴痛，寒热，膝酸重（《甲乙》）。膝股重（《千金》）。痹厥，癫疾不呕沫，拘急（《外台》）。踝厥（《医心》）。腰脊强引腹痛，阴股热，膝酸重，履步难，寒疝，阴偏痛，女子崩中（《铜人》）。腹上下痛，肠，阴偏暴败痛（《西方》）。女子崩中带下（《聚英》）。临床用于中风偏瘫、腓肠肌痉挛、月经不调、前列腺炎的治疗。针1~2寸。

治疗方法：毫针法、灸法、推拿法、火针法、物理疗法、水针疗法、长圆针疗法。

注意事项：

（1）浅层结筋点，在小腿筋膜层。深层结筋点在腓肠肌内外肌腹联合处或比目鱼肌腱弓处（腘管）。

（2）其深层为胫神经及动静脉，不宜深刺，防止损伤上述组织。

（3）行长圆针法恢刺时，应沿胫神经走行方向，向上或向下举针，避免损伤胫神经与动静脉。

13. **合阳内**（图3-6，3-7）

位置：在小腿后侧，合阳次内上方，腘窝下缘处。

局部解剖：皮肤—皮下组织—小腿筋膜—半膜肌肌腱与固有滑液囊—腓肠肌内侧头—比目鱼肌内侧头，布有腓肠内侧皮神经。

主治：膝关节疼痛，小腿疼痛，踝关节疼痛，腿无力，股后侧疼痛，髋部疼痛，腰痛。

参考：同合阳次。

治疗方法：毫针法、灸法、火针法、推拿法、物理疗法、水针疗法、长圆针疗法。

注意事项：

（1）浅层结筋点可在小腿筋膜层，深层结筋点半膜肌滑囊，腓肠肌内侧肌腹，比目鱼肌内侧头起点处。

（2）行长圆针法恢刺时，应沿腓肠肌肌纤维方向，向内上方举针。

附注：足太阳、少阴经筋交会。

14. **合阳外**（图3-6，3-7）

位置：在小腿后侧，腘窝下缘，腓骨小头内侧。

局部解剖：皮肤—皮下组织—小腿筋膜—腓肠肌外侧头—腘肌及其固有滑液囊—比目鱼肌外侧头起点。布有腓肠外侧皮神经。腓骨侧有腓总神经通过。

主治：膝关节疼痛，小腿后外侧疼痛，小腿无力，踝关节疼痛，足下垂，足背足趾异常感。

参考：同合阳次。

治疗方法：毫针法、灸法、推拿法、火针法、物理疗法、水针疗法、长圆针疗法。

注意事项：

（1）浅层结筋点在小腿筋膜层，深层结筋点在腓肠肌下层，腘肌滑液囊处或比目鱼肌外侧头起始部。

（2）行长圆针法恢刺时，应沿腓肠肌肌纤维方向，向外上举针。不宜向腓骨头后外侧举针，防止损伤腓总神经。

附注：足太阳、少阳经筋交会。

15. **委中次**（图3-6）

位置：腘窝横纹中央。

局部解剖：皮肤—皮下组织—腘筋膜。其下为腘动脉、腘静脉和胫神经。最深层为膝关节囊。布有股后皮神经。

主治：膝关节疼痛，小腿疼痛，小腿无力，小腿及足趾异样感，下肢瘫痪，腓肠肌痉挛，腰痛。

参考：委中穴（足太阳膀胱经）在腘窝横纹中点，当股二头肌与半腱肌肌腱之间。主治：膀胱病者，小腹偏肿而痛，以手按之，即欲小便而不得，肩上热，若脉陷及足小指外廉及胫踝后皆热，若脉陷，取委中央（《灵枢》）。膝痛，痛及趾；泻四肢之热（《素问》）。热病，侠脊痛，疟，头重，寒背起，先寒后热，渴不止，汗乃出，腰痛侠脊至头，几几然，目茫茫，癫疾反折（《甲乙》）。少腹坚肿（《千金》）。脚气；痔，篡痛，遗溺；筋急，身热，少腹坚肿，少腹时热，小便难；尻骨寒，髀枢痛，外引季胁，内控入骨；衄血不止（《外台》）。脚弱无力，风湿痹，筋急，半身不遂；腰尻重，曲中筋急（《圣惠》）。瘑疹；热病汗不出，足热，厥逆满，膝不得屈伸（《铜人》）。临床用于中暑、急性胃肠炎、腰背痛、坐骨神经痛、膝痛、下肢瘫痪、腓肠肌痉挛、荨麻疹、风疹、牛皮癣、疖肿、遗尿、尿潴留、鼻出血的治疗。针0.5~1寸。

治疗方法：毫针法、灸法、推拿法、火针法、物理疗法、水针疗法、长圆针疗法。

注意事项：

（1）结筋点在腘筋膜层处。

（2）行长圆针法恢刺时，应沿胫神经与血管方向，向上或向下举针。不宜深刺，以免误伤胫神经与血管。

（3）诸针法均不宜深刺进入关节腔，水针疗法时，药液不宜注入关节腔。

16. **委阳次**（图3-6）

位置：在腘横纹外侧端，当股二头肌内侧缘。

局部解剖：皮肤—皮下组织—腘筋膜—腓肠肌外侧头—腓肠肌腱下滑液囊及囊内籽骨—股骨外上髁。布有股外侧皮神经。

主治：膝关节疼痛，小腿短缩感，小腿肌痉挛，小腿无力，足下垂，小腿与足趾异常感，臀后疼痛，腰骶疼痛。

参考：委阳穴（足太阳膀胱经）在腘横纹外侧端，当股二头肌内侧缘。主治：三焦病者，腹气满，小腹尤坚，不得小便，窘急，溢则水留，即为胀。候在足太阳之外大络，大络在太阳少阳之间，亦见于脉，取委阳（《灵枢》）。胸满膨膨然，实则癃闭，腋下肿，虚则遗溺，脚急，兢兢然筋急痛，不得大小便，腰痛引腹，不得俯仰（《甲乙》）。腋下肿痛，胸满膨膨，筋急，身热，飞尸循注，痿厥不仁，小便淋沥（《铜人》）。阴跳（《西方》）。腰脊痛不可俯仰，引阴中不得小便，小腹坚，伤寒热甚（《聚英》）。肠风，痔漏尤效（《痛疽》）。风痹（《六集》）。临床用于臌胀、膝痛的治疗。针0.5~1寸。

治疗方法：毫针法，灸法，火针法，推拿法，物理疗法，水针疗法，长圆针疗法。

注意事项：

（1）结筋点在腘筋膜层或腓肠肌外侧头起点及滑液囊处。

（2）筋结点内侧有腓总神经干通过，行长圆针法恢刺时，应沿内上、外下方向举针，防止损伤神经。如遇出现触电感，应提针并改变方向，重新调整进针和操作。

（3）针前行局部麻醉时，用药不宜过多，防止出现腓总神经阻滞麻醉。

附注：足太阳、少阳经筋交会。

17. 浮郄次（图 3 - 6）

位置：在腘窝部，当股骨外上髁后上方，跖肌起始部。

局部解剖：皮肤—皮下组织—股二头肌肌腱、跖肌及其滑液囊。

主治：膝关节疼痛，屈膝疼痛，小腿疼痛，小腿无力，小腿异常感，臀后疼痛，腰痛。

参考：浮郄穴（足太阳膀胱经）在腘横纹外侧端，委阳上 1 寸，股二头肌腱内侧。主治：不得卧（《甲乙》）。出汗不得，大便坚不出（《医心》）。小肠热，大肠结，股外经筋急，髀枢不仁（《铜人》）。小腹热，大便坚，太阳膀胱经热（《西方》）。不得卧立（《普济》）。霍乱转筋（《聚英》）。股内贴骨痛毒（《循经》）。临床用于髌骨软化症、腓肠肌痉挛、便秘的治疗。针 0.5～1 寸。

注意事项：同委阳次。

附注：足太阳、少阳经筋交会。

18. 阴谷次（图 3 - 6）

位置：在腘横纹内侧端，当半膜肌、半腱肌肌腱间。

局部解剖：皮肤—皮下组织—腘筋膜—半膜肌肌腱、半腱肌肌腱及腱鞘—腓肠肌内侧头及滑液囊。布有股后侧皮神经。

主治：膝关节疼痛，伸膝痛，小腿疼痛，小腿无力，腰痛，股阴痛。

参考：阴谷穴（足少阴肾经）在腘窝内侧，屈膝时，在半腱肌腱、半膜肌腱之间。主治：肾病，其色黑，其气虚弱，呼吸少气，两耳若聋，腰痛，时时失精，食欲减少，膝以下清，其脉沉滑而迟（《脉经》）。男子如蛊，女子如阻，寒热，少腹偏肿；狂癫，脊内廉痛，溺难，阴痿不用，少腹急引阴及脚内廉，妇人漏血，腹胀满，不得息，小便黄（《甲乙》）。舌下肿难言，舌纵涎出；胃管暴痛，腹积聚，肌肉痛（《千金》）。膝痛如离，不得屈伸（《铜人》）。痰涎下（《西方》）。妇人胞胎之证（《琼瑶》）。阴部湿痒（《六集》）。临床用于泌尿生殖系统疾病及胃炎，肠炎，膝关节炎，癫痫，精神病的治疗。针 0.5～1 寸。

治疗方法：毫针法，灸法，火针法，推拿法，物理疗法，水针疗法，长圆针疗法。

注意事项：

（1）结筋点在腘筋膜层或半腱半膜肌腱间滑液囊与腱鞘层，或在腓肠肌起点及腱下滑液囊处。

（2）行长圆针法恢刺时，应沿半腱肌腱、半膜肌腱方向，向上或向下举针，防止损伤肌腱。

附注：足太阳、少阴经筋交会。

19. 直立次（图 3 - 9）

位置：在股后侧，后正中线，半腱肌第 3/4 区上方。

局部解剖：皮肤—皮下组织—股筋膜—半腱肌神经入肌点—半腱肌。布有股后侧皮神经。深层有坐骨神经干、股动脉和静脉。

主治：大腿后侧疼痛，膝关节疼痛，臀后痛，腰痛，下肢麻痹，无力。

参考：直立穴（新穴）在委中穴直上 4.5 寸，偏内 0.5 寸。主治小儿麻痹后遗症。针 1~3 寸。

治疗方法：毫针法、灸法、火针法、推拿法、物理疗法、水针疗法、长圆针疗法。

注意事项：

（1）结筋点在股筋膜层，或半腱肌神经入肌点处。

（2）深部有股动静脉与坐骨神经干，不宜深刺。行长圆针法恢刺时，应沿肌纤维方向，向上或向下举针。

20. 内直立（图 3-9）

位置：在股后内侧方，半膜肌第 3/4 区。

局部解剖：皮肤—皮下组织—股筋膜—半膜肌神经入肌点—半膜肌。布有股后皮神经。

主治：大腿后侧疼痛，膝关节疼痛，臀后疼痛，腰痛，腿麻痹无力。

参考：同直立次。

治疗方法：毫针法、灸法、火针法、推拿法、物理疗法、水针疗法、长圆针疗法。

注意事项：

（1）结筋点在股筋膜层，或半膜肌神经入肌点处。

（2）行长圆针法恢刺时，应沿半腹肌肌纤维方向，向上下举针。

21. 外直立（图 3-9）

位置：在股后外侧方，股二头肌第 3/4 区上方。

局部解剖：皮肤—皮下组织—股筋膜—股二头肌神经入肌点—股二头肌。布有股后侧皮神经。

主治：大腿后侧疼痛，膝关节疼痛，臀后疼痛，下肢麻痹，无力，腰痛。

参考：同直立次。

治疗方法：毫针法、灸法、火针法、推拿法、物理疗法、水针疗法、长圆针疗法。

注意事项：

（1）结筋点在股筋膜层，或股二头肌神经入肌点处。

（2）行长圆针法恢刺时，应沿股二头肌肌纤维方向，向上下举针。

22. 殷上次（图 3-9）

位置：在股后侧，后正中线，半腱肌第 1/4 区。

局部解剖：皮肤—皮下组织—股筋膜—半腱肌神经入肌点—半腱肌。布有股后侧皮神经。深层有坐骨神经干、股动脉和静脉。

主治：大腿后侧疼痛，臀后疼痛，腰痛，下肢麻痹，无力，膝关节疼痛。

参考：殷上穴（新穴）在殷门穴上 2 寸，主治头痛，腰腿痛，坐骨神经痛。针 1~3 寸。

治疗方法：毫针法、灸法、火针法、推拿法、物理疗法、水针疗法、长圆针疗法。

注意事项：

（1）结筋点在股筋膜层，或半腱肌神经入股点处。

（2）深层有坐骨神经干，股动静脉，故不宜深刺。

（3）行长圆针法恢刺时，应沿半腱肌肌纤维方向，向上下举针。

23. 内殷上（图3-9）

位置：在股后侧，股内侧方，半膜肌第2/4区上方。

局部解剖：皮肤—皮下组织—股筋膜—半膜肌神经入肌点—半膜肌。布有股外侧皮神经。

主治：大腿后侧疼痛，臀后疼痛，腰痛，下肢麻痹，无力。

参考：同殷上穴。

治疗方法：毫针法、灸法、火针法、推拿法、物理疗法、水针疗法、长圆针疗法。

注意事项：

（1）结筋点在股筋膜层，或在半腱肌神经入肌点处。

（2）行长圆针法恢刺时，应沿半膜肌肌纤维方向，向上下举针。

24. 外殷上（图3-9）

位置：在股后侧，股外侧方，股二头肌第2/4区下方。

局部解剖：皮肤—皮下组织—股筋膜—股二头肌神经入肌点—股二头肌。布有股后侧皮神经。

主治：大腿后侧疼痛，臀后疼痛，腰痛，膝关节疼痛，下肢麻痹，无力。

参考：同殷上次。

治疗方法：毫针法、灸法、火针法、推拿法、物理疗法、水针疗法、长圆针疗法。

注意事项：

（1）结筋点在股筋膜层，或股二头肌神经入肌点处。

（2）行长圆针法恢刺时，应沿股二头肌肌纤维方向，向上下举针。

25. 承扶次（图3-9，3-11，3-13）

位置：在臀后侧，臀横纹中点内上方，坐骨结节处。

局部解剖：皮肤—皮下组织—皮下脂肪垫—臀大肌及滑囊—半膜肌、半腱肌、股二头肌长头、股方肌—坐骨滑液囊—坐骨结节。布有臀下皮神经。

主治：臀后疼痛，腰痛，股后侧疼痛，膝关节疼痛，下肢麻痹，无力。

参考：承扶穴（足太阳膀胱经）在大腿后面，臀下横纹中点。主治：腰脊痛，尻脊股臀阴寒大痛，虚则血动，实则并热痛，痔痛，尻椎中肿，大便直出；阴胞有寒，小便不利（《甲乙》）。五种痔疾，泻鲜血，大便难（《圣惠》）。失精，腰脊尻臀股阴寒痛痒，腋下肿，腰脊相引如解，尻腋肿（《西方》）。小便不禁（《入门》）。臀疽疮毒（《循经》）。临床用于坐骨神经痛、腰骶神经根炎、中风后遗症、痔疮、便秘、臀部疖肿的治疗。针1~2寸。

治疗方法：毫针法、灸法、火针法、推拿法、物理疗法、水针疗法、长圆针疗法。

注意事项：

（1）应仰卧，屈髋位，使臀大肌内侧缘外移，可充分暴露结筋点。

（2）浅层结筋点在皮下滑囊处；中层结筋点在臀大肌及滑液囊、半膜肌、股二头肌长头腱下滑囊处；深层结筋点在坐骨结节腱抵止点处。

（3）行长圆针法恢刺时，应沿臀大肌肌纤维方向，向内上或外下举针。

附注：足太阳、厥阴经筋交会。

26. 外承扶（图3－10，3－11，3－13）

位置：在股后侧，大转子后下方，臀大肌线上。

局部解剖：皮肤—皮下组织—臀筋膜—臀大肌、臀大肌腱下囊、股方肌—股骨臀肌线。布有股外侧皮神经。

主治：腰臀疼痛，腰痛向下肢外侧放散痛，下肢麻痹，无力。

参考：同承扶次。

治疗方法：毫针法、灸法、火针法、推拿法、物理疗法、水针疗法、长圆针疗法。

注意事项：

（1）浅层结筋点在臀筋膜层，深层在臀大肌肌腱止点和滑液囊处。

（2）行长圆针法恢刺时，应沿臀大肌肌纤维方向，向内上或外下举针。

附注：足太阳、少阳经筋交会。

27. 环跳次（图3－12，3－13）

位置：在臀部，由大转子最高点与髂后上棘连线中点作一垂直线，此垂线交于大转子最高点、髂后上棘和尾骨尖连线中点的连线上。

局部解剖：皮肤—皮下组织—臀筋膜—臀大肌—梨状肌及其下孔—坐骨神经干、臀下神经及动静脉。布有臀上皮神经。

主治：臀后疼痛，腰腿疼痛，下肢麻痹，无力，膝关节肿痛，踝关节肿痛。

参考：环跳穴（足少阳胆经）在股外侧部，侧卧屈股，当股骨大转子最凸点与骶管裂孔连线的外1/3与中1/3交点处。主治：邪客于足少阳之络，令人留于枢中痛，髀不可以举（《素问》）。腰胁相引痛急，髀筋瘈，胫痛不可屈伸，痹不仁（《甲乙》）。冷痹，风湿，偏风，半身不遂，腰胯疼痛（《圣惠》）。风疹（《铜人》）。中风身体不遂，血凝气滞，浑身腰腿风寒湿痹，生疮，肿癞（《神应》）。胸胁痛无常处（《西方》）。中风，风痰（《太乙》）。临床用于髋关节及周围软组织疾病，坐骨神经痛，腰痛，中风偏瘫，下肢痿痹，膝踝肿痛，风疹的治疗。针1.5~3寸。

治疗方法：毫针法、灸法、火针法、推拿法、物理疗法、长圆针疗法。

注意事项：

（1）浅层结筋点在臀筋膜层，深层在臀大肌下，梨状肌下孔处。

（2）浅层结筋点行长圆针法恢刺时，应沿臀大肌肌纤维方向，向内上或外下举针。

（3）深层结筋点行长圆针恢刺时，应沿坐骨神经干，向下举针，如出现触电样针感时，应提针稍改变方向，再做举针操作。

（4）行长圆针法恢刺时，针锋不可过利，不可在有触电感（即刺中坐骨神经干）的情况下做任何操作，防止损伤神经干。

（5）深层结筋点不宜行水针疗法。

附注：足太阳、少阳经筋交会。

28. 秩边次（图 3 - 12，3 - 13）

位置：在臀部，当股骨大转子最高点与髂后上棘连线中上 1/3 交点外侧，即梨状肌上孔处。

局部解剖：皮肤—皮下组织—臀筋膜—臀大肌—梨状肌上孔—臀上神经及动静脉。布有臀上皮神经。

主治：臀部疼痛，腰骶部疼痛，腰腿痛，下肢麻痹，无力，膝关节疼痛，踝关节疼痛，髋外展疼痛。

参考：秩边穴（足太阳膀胱经）在臀部，平第四骶后孔，骶正中嵴旁开 3 寸。主治：腰痛骶寒，俯仰急难，阴痛下重，不得小便(《甲乙》)。五痔发肿(《铜人》)。小便淋沥(《六集》)。腿叉风疼，肾虚腰痛，遗精带浊(《循经》)。临床用于中风偏瘫，坐骨神经痛，腰扭伤，梨状肌综合征，进行性肌营养不良，膀胱炎，尿道炎的治疗。针 0.5 ~ 1.5 寸。

治疗方法：毫针法、灸法、火针法、推拿法、物理疗法、水针疗法、长圆针疗法。

注意事项：

（1）浅层结筋点在臀筋膜层，深层结筋点在臀大肌下，梨状肌上孔处。

（2）行长圆针法恢刺时，应沿臀大肌肌纤维方向，向内上或外下方举针。

附注：足太阳、少阳经筋交会。

29. 志室次（图 3 - 22）

位置：在腰部，当竖脊肌外缘，平第 2 腰椎棘突水平处。

局部解剖：皮肤—皮下组织—胸腰筋膜—竖脊肌腱膜、腹内斜肌腱膜、腹外斜肌腱膜、腹横肌腱膜。布有腰 1 ~ 2 脊神经后支。深部为肾脏、腹腔。

主治：腰痛，腹痛。

参考：志室穴（足太阳膀胱经）在腰部，当第二腰椎棘突下，旁开 3 寸。主治：腰背脊急，胁中满，小腹坚急(《甲乙》)。霍乱(《素注》)。腰脊痛，急食不消，腹中坚急，阴痛下肿；腰痛脊急，两胁胀满，大便难，食饮不下，背急俯仰不得(《圣惠》)。失精，小便淋沥(《铜人》)。肿阴，阴痛，背痛，腰脊强直，俯仰不得，饮食不消，腹强直，梦遗，失精，小便淋沥，吐泻，两胁急痛，霍乱(《聚英》)。临床用于腰背痛，膀胱炎，尿道炎，遗精等泌尿生殖系统疾病的治疗。针 0.5 ~ 1 寸。

治疗方法：毫针法、灸法、推拿法、拔罐法、火针法、物理疗法、水针疗法、长圆针疗法。

注意事项：

（1）浅层结筋点胸腰筋膜层，深层结筋点在竖脊肌、腹外斜肌、腹内斜肌、腹横肌腱膜联合处。

（2）行长圆针法恢刺时，应沿竖脊肌肌纤维方向，向上或向下举针。不宜深刺，防止损伤肾脏或误入腹腔。

附注：足太阳、少阳、阳明、少阴经筋交会。

30. 肓门次（图 3 - 22）

位置：在腰部，当竖脊肌外侧缘，平第 1 腰椎棘突处。

局部解剖：皮肤—皮下组织—胸腰筋膜—竖脊肌腱膜、腹外斜肌腱膜、腹内斜肌腱膜、腹横肌腱膜。布有胸12、腰1脊神经后支。深部为肾脏、腹腔。

主治：腰痛，胁肋痛，腹痛。

参考：肓门穴（足太阳膀胱经）在腰部，当第1腰椎棘突下，旁开3寸。主治妇人乳疾（《甲乙》）。心下大坚（《千金》）。心下痛，气攻腰胁，便艰，妇人乳疾（《循经》）。临床用于胃炎、溃疡病，习惯性便秘，乳腺炎的治疗。针0.6~1寸。

治疗方法：毫针法、灸法、推拿法、拔罐法、火针法、物理疗法、水针疗法、长圆针疗法。

注意事项：

（1）浅层结筋点在胸腰筋膜层，深层结筋点在竖脊肌外缘处。

（2）行长圆针法恢刺时，应沿竖脊肌肌纤维方向，向上或向下举针。

（3）各针法均不宜深刺，防止损伤肾脏和误入腹腔。

附注：足太阳、少阳、阳明、少阴经筋交会。

31. 中焦俞次（图3－22）

位置：在腰部，当第12肋骨下缘中点处。

局部解剖：皮肤—皮下组织—胸腰筋膜—竖脊肌、腰方肌—12肋骨。布有腰神经后支。深层为腹腔，正对肾脏。

主治：腰痛，腰腿疼痛，腰腹疼痛，胸闷，胸胁痛。

参考：中焦俞（新穴）在第12胸椎棘突旁开2寸处。主治慢性血吸虫病。斜向内上浅刺2~2.5寸。胃仓穴（足太阳膀胱经）在背部，当第12胸椎棘突下，旁开3寸。主治：胪胀，水肿，饮食不多，多寒，不能俯仰（《甲乙》）。腹内虚胀，水食不消，恶寒（《圣惠》）。背脊不得俯仰（《铜人》）。背脊痛，不得俯仰（《医统》）。脊痛，气攻腰胁（《循经》）。临床用于胃炎，溃疡病，肠炎的治疗。针0.6~1寸。

治疗方法：毫针法、灸法、火针法、推拿法、物理疗法、水针疗法、长圆针疗法。

注意事项：

（1）结筋点可分布在皮下脂肪层，腰背筋膜固有神经孔处，竖脊肌各层，腰方肌在十二肋缘起点处。

（2）行长圆针法恢刺时，应沿肌束方向上下举针。

（3）深层为腹腔，正对肾脏，故不可深刺。

附注：足太阳、少阳、阳明、少阴经筋交会。

32. 腰椎横突1~5（图3－15）

位置：在腰部，正当腰椎横突1~5顶端。

局部解剖：皮肤—皮下组织—胸腰筋膜—竖脊肌、腰方肌—腰椎横突—腰大肌—腹腔。布有腰神经后支。深层为腹腔，布有肾脏、输尿管、肠管。

主治：腰痛，腰腹疼痛，腰痛向大腿前、内侧放散，尿频、尿急，月经不调，性功能障碍，消化功能异常。

参考：同志室次。

治疗方法：毫针法、灸法、火针法、推拿法、物理疗法、水针疗法、长圆针疗法。

注意事项：

（1）结筋点可分布在皮下脂肪层，竖脊肌各肌层，竖脊肌、腰方肌的腰椎横突面，腰大肌在腰椎横突起点处。

（2）行长圆针法恢刺时，应根据结筋点所在的不同层次，沿相应肌肉纤维走行方向举针。

（3）行毫针法时，可向脊柱侧深刺至横突下，当触及腰丛时，会有放电感传至下肢，对腰腿痛，下肢冷痛有效。但应掌握深度，不可刺入腹腔。尤其腰椎横突 1~3，不可深刺，以防损伤肾脏。

附注：足太阳、少阳、少阴、太阴、阳明经筋交会。

33. 白环俞次 （图 3 - 10，3 - 13，3 - 16）

位置：在臀部，当骶角水平，骶骨外侧缘处。

局部解剖：皮肤—皮下组织—臀筋膜—臀大肌—骶结节韧带—滑液囊。布有臀内侧皮神经。

主治：腰骶疼痛，腰痛向下肢放散痛，臀及股后麻痹。

参考：白环俞（足太阳膀胱经）在骶部，当骶正中嵴旁开 1.5 寸，平第 4 骶后孔。主治：腰背不便，筋挛，痹缩，虚热闭塞（《千金》）。腰脊以下至足不仁，小便黄（《外台》）。腰脊痛不得俯仰，小便赤黄，尻重不能举（《医心》）。脊挛急痛，大小便不利，百病，腰髋疼不遂，温疟，腰中冷，不识眠睡，劳损，风疟；起坐难，手足不仁（《圣惠》）。脚膝不遂，腰脊冷痛，不得安卧，劳损风虚（《铜人》）。夜梦鬼交，妇人白带（《玉龙》）。疝痛（《聚英》）。临床用于腰痛，坐骨神经痛，男女生殖系统疾病的治疗。针 0.7~1 寸。

治疗方法：毫针法、灸法、火针法、推拿法、物理疗法、水针疗法、长圆针疗法。

注意事项：

（1）结筋点在臀大肌起点及骶结节韧带下滑液囊处。

（2）行长圆针法恢刺时，应沿臀大肌肌纤维方向，向内或向外下举针。

附注：足太阳、少阳经筋交会。

34. 中髎俞次 （图 3 - 10，3 - 13，3 - 16）

位置：在骶部，当骶髂关节面下方骶骨下缘处。

局部解剖：皮肤—皮下组织—臀筋膜—臀大肌—骶髂背侧韧带。布有臀内侧皮神经。

主治：腰骶疼痛，腰痛向下肢放散痛，臀部麻木。

参考：中髎俞穴（足太阳膀胱经）在骶部，当骶正中嵴旁开 1.5 寸，平第 3 骶骨裂孔。主治：腰痛不可以俯仰（《甲乙》）。寒热，痉，反折互引，腹胀，腑挛，背中快快引胁痛，内引心，从项始，数脊椎夹脊如痛（《外台》）。肠冷，赤白痢，肾虚，消渴，汗不出（《铜人》）。疝痛（《聚英》）。临床用于腰肌劳损，腰骶神经根炎，痢疾，肠疝痛的治疗。针 0.5~1 寸。

治疗方法：毫针法、灸法、火针法、推拿法、物理疗法、水针疗法、长圆针疗法。

注意事项：

（1）结筋点在骶骨外缘，臀大肌起点处。

（2）行长圆针法恢刺时，应沿臀大肌肌纤维方向，向内或向外下举针。

附注：足太阳、少阳经筋交会。

35. 膀胱俞次（图 3 - 10，3 - 13，3 - 16）

位置：在骶部，当骶髂关节面中份下缘处。

局部解剖：

皮肤—皮下组织—臀筋膜—臀大肌—骶髂背侧韧带。布有臀内侧皮神经，骶神经后支。

主治：腰臀疼痛，腰痛向下肢放散痛，臀股部麻木。

参考：

膀胱俞（足太阳膀胱经）在骶部，当骶正中嵴旁开 1.5 寸，平第二骶后孔。主治：热痉互引，汗不出，反折，尻臀内痛，风痹疟状；腰脊痛强引背、少腹、俯仰难，不得仰息，脚痿重，尻不举，溺赤，腰以下至足清不仁，不可以坐起（《甲乙》）。坚结积聚（《千金》）。风劳腰痛，泄痢肠痛，大小便难，阴生疮，少气，足胫冷拘急，不得屈伸，女人瘕聚（《圣惠》），脚膝无力（《铜人》）。月事不调（《六集》）。小便赤涩，淋遗，疝疾，偏坠，木肾，风劳脊强，腰腿疼痛，男子阴茎虚肿（《循经》）。临床用于泌尿生殖系统疾病，腰骶神经痛的治疗。针 0.5 ~ 1 寸。

治疗方法：毫针法、灸法、火针法、推拿法、物理疗法、水针疗法、长圆针疗法。

注意事项：

（1）结筋点在骶骨外缘，皮下脂肪层或臀大肌起点处。

（2）行长圆针法恢刺时，应沿臀大肌肌纤维方向，向内或向外下方举针。

附注：足太阳、少阳经筋交会

36. 小肠俞次（图 3 - 10，3 - 13，3 - 16）

位置：在骶部，当骶髂关节背侧面上缘处。

局部解剖：

皮肤—皮下组织—臀筋膜、腰背筋膜—臀大肌—骶髂背侧韧带。布有臀内侧皮神经、臀上皮神经—骶神经后支。

主治：腰臀疼痛，腰臀痛向下肢放散，腰臀及股部麻木。

参考：

小肠俞（足太阳膀胱经）在骶部，当骶中嵴旁开 1.5 寸，平第一骶骨裂孔处。主治：小腹痛，控睾，引腰脊，疝痛，上冲心，腰脊强，溺黄赤，口干（《甲乙》）。小便不利，小腹胀满，虚乏，三焦寒热，消渴，泄痢，脓血五色，重下，肿痛（《千金》）。泄注五痢，便脓血，重下腹痛，膀胱三焦津液下，大小肠寒热，赤白泄洞痢，腰脊痛；妇人带下（《千金翼》）。脚肿，短气，不食，烦热，挛痛，大便脓血出，血痔疼痛（《圣惠》）。小便赤涩，淋沥，少腹挛痛（《铜人》）。头痛（《聚英》）。遗精，遗溺，尿血，便血（《循经》）。临床用于肠炎，痢疾，腹泻，盆腔炎，膀胱炎的治疗。针 0.5 ~ 1 寸。

治疗方法：毫针法、灸法、火针法、推拿法、物理疗法、水针疗法、长圆针疗法。

注意事项：

（1）浅层结筋点在胸腰筋膜与臀筋膜交织处或皮下脂肪层，深层结筋点在臀大肌起点处。

（2）行长圆针法恢刺时，浅层结筋点应沿胸腰筋膜方向，向上或向下举针。深层结筋点应沿臀大肌肌纤维方向，向内或向外下举针。

附注：足太阳、少阳经筋交会。

37. 关元俞次（图3-14，3-22，3-23，3-24）

位置：在腰部，当髂嵴内方，平第5腰椎横突处。

局部解剖：皮肤—皮下组织—胸腰筋膜、第五固有神经孔—竖脊肌—髂腰韧带。布有第五腰神经和第一骶神经后支。深层有腰神经丛。

主治：腰痛，腰骶疼痛，下肢冷痛、无力，腹痛。

参考：关元俞（足太阳膀胱经）在腰部，当第五腰椎脊突下，旁开1.5寸。主治：风劳，腰痛，泄痢，虚胀，小便难，妇人瘕聚诸疾（《圣惠》）。临床用于腹泻，肠炎，痢疾，痛经，阳痿，遗尿，腰肌劳损的治疗。针0.5~1寸。

治疗方法：毫针法、灸法、火针法、推拿法、物理疗法、水针疗法、长圆针疗法。

注意事项：

（1）浅层结筋点在胸腰筋膜或皮下脂肪层。深层结筋点在髂嵴内侧缘，髂腰韧带外侧面。

（2）行长圆针法恢刺时，深层应沿胸腰筋膜方向，向上下举针。深层应沿髂腰韧带方向，向内举针。

附注：足太阳、少阳、阳明、少阴经筋交会。

38. 大肠俞次（图3-14，3-22，3-23，3-24）

位置：在腰骶部，在第4腰椎棘突下旁开，当竖脊肌隆起处。

局部解剖：皮肤—皮下组织—胸腰筋膜—背阔肌筋膜—竖脊肌—下后锯肌、多裂肌、回旋肌。布有腰4、5脊神经后皮支及肌支。深部为腰椎横突与腹腔。

主治：腰痛，腰骶疼痛，腰痛向臀股放散痛，腹痛。

参考：大肠俞穴（足太阳膀胱经）在腰部，当第4腰椎棘突下，旁开1.5寸。主治：大肠中风者，卧而肠鸣不止；风，腹中雷鸣，肠泄利，食不消化，小腹绞痛，腰脊疼僵，大小便难，不能饮食，肠中臌胀不消，肠鸣，腹䐜肿，暴泄（《千金》）。大肠转气，按之如覆杯，食饮不下，善噎，腰痛，是主津液所生病者，目黄，口干，衄，喉痹，肩前臑痛，大指次指痛不用，气盛有余则热肿，虚则寒栗（《外台》）。面肿（《医心》）。临床用于消化不良，腹泻，痢疾，肠梗阻，痔疮，脱肛，肛裂，腰痛的治疗。针0.7~1寸。

治疗方法：毫针法、灸法、火针法、推拿法、物理疗法、水针疗法、长圆针疗法。

注意事项：

（1）浅层结筋点在皮下脂肪层或胸腰筋膜层固有神经孔处。深层结筋点在竖脊肌、下后锯肌各层。

（2）行长圆针法恢刺时，应沿竖脊肌肌纤维方向，向上或向下举针。

附注：足太阳、少阳、阳明、少阴经筋交会。

39. 气海俞次（图3-14，3-22，3-23，3-24）

位置：在腰骶部，在第3腰椎棘突下旁开，当竖脊肌隆起处。

局部解剖：皮肤—皮下组织—胸腰筋膜—背阔肌筋膜—竖棘肌、下后锯肌、多裂肌、回旋肌。布有腰 3、4 脊神经后皮支及肌支。深部为腰椎横突与腹腔。

主治：腰痛，腰臀疼痛，腹痛。

参考：气海俞穴（足太阳膀胱经）在腰部，当第三腰椎棘突下，旁开 1.5 寸。主治：腰痛，痔痛，泻血（《圣惠》）。痔病（《西方》）。痔漏（《大成》）。子宫寒冷，久不受妊，赤白带下，男子睾丸抽搐，精冷，脏腑积聚，腹积气满胀，身瘦不能食饮，伤寒头痛，饮痰吐逆，腹背急痛（《会元》）。临床用于腰肌劳损，坐骨神经痛，中风后遗症，截瘫，小儿麻痹后遗症，末梢神经炎，重症肌无力，痔疮，月经不调，痛经，遗精，阳痿的治疗。针 0.5~1 寸。

治疗方法：毫针法、灸法、火针法、推拿法、物理疗法、水针疗法、长圆针疗法。

注意事项：

（1）浅层结筋点在皮下脂肪层、胸腰筋膜层及固有神经孔处。深层结筋点在背阔肌及竖脊肌、下后锯肌各层。

（2）行长圆针法恢刺时，应沿竖脊肌肌纤维方向，向上或向下举针。

附注：足太阳、少阳、阳明、少阴经筋交会。

40. 肾俞次（图 3-14，3-22，3-23，3-24）

位置：在腰部，在第 2 腰椎棘突下旁开，当竖脊肌隆起处。

局部解剖：皮肤—皮下组织—胸腰筋膜—背阔肌筋膜—竖脊肌、下后锯肌、多裂肌、回旋肌。布有腰 2、3 脊神经后皮支及肌支。深部为腰椎横突与腹腔。

主治：腰腿痛，腹痛。

参考：肾俞穴（足太阳膀胱经）在腰部，当第 2 腰椎棘突下，旁开 1.5 寸。主治：寒热，食多，身羸瘦，两胁引痛，心下贲痛，心如悬，下引脐，少腹急痛，热，面黑，目茫茫，久喘咳，少气，溺浊赤；骨寒热，溲难（《甲乙》）。肾中风者，其人踞坐而腰痛，视胁左右末有黄色如饼粢大者，尚可治，急灸肾俞百壮，服续命汤，若齿黄、赤鬓、发直、面土色者，不可复治；头痛身热赤，振栗，腰中四肢淫泺，欲呕（《千金》）。肾间风虚，丈夫梦失精，小便浊难；五脏虚劳，少腹弦急，胀热，老小损之，虚冷，腰痛不得动，丈夫痔下血，脱肛，不食，长泄痢，妇人崩中去血，带下淋露去赤白杂汁（《千金翼》）。小便出血；腰痛不可俯仰反侧。……风头痛如破，足寒如冰，头重，身热，腹鼓大，寒中，洞泄，食不化，骨寒热，引背不得息（《外台》）。耳聋，肾虚，水脏胀，挛急腰痛，小便浊，阴中疼，血精出，五劳七伤，冷呕，脚膝拘急，好独卧，身肿如水（《圣惠》）。女人积冷气，成劳，乘经交接，羸瘦，寒热往来（《聚英》）。耳鸣，目昏，足胫酸疼，膝胫中寒，消渴（《六集》）。临床用于泌尿生殖疾病，耳鸣，耳聋，眩晕，失眠，腰肌劳损，小儿腹泻的治疗。针 0.5~1 寸。

治疗方法：毫针法、灸法、火针法、推拿法、物理疗法、水针疗法、长圆针疗法。

注意事项：

（1）浅层结筋点在皮下脂肪层、胸腰筋膜层、固有神经孔处。深层结筋点在背阔肌及竖脊肌、下后锯肌各层。

（2）行长圆针法恢刺时，应沿竖脊肌肌纤维方向，向上或向下举针。

附注：足太阳、少阳、阳明、少阴经筋交会。

41. **三焦俞次**（图3-14，3-22，3-23，3-24）

位置：在腰部，在第1腰椎棘突下旁开，当竖脊肌隆起处。

局部解剖：皮肤—皮下组织—胸腰筋膜—背阔肌腱膜—竖脊肌、多裂肌、回旋肌。布有胸12、腰1脊神经后皮支及肌支，深部为腰椎横突及腹腔。

主治：胸背部疼痛，腰痛，胁肋疼痛，腹痛。

参考：三焦俞穴（足太阳膀胱经）在腰部。当第1腰椎棘突下，旁开1.5寸。主治：头痛，食不下，肠鸣，腹胀，欲呕，时泄（《甲乙》）。五脏六腑心腹满，腰背疼，饮食吐逆，寒热往来，小便不利，羸瘦，少气，头痛，食不下（《千金》）。少腹坚大如盘，胸腹中胀满，饮食不消，妇人瘕，瘦瘠（《千金翼》）。水谷不消；背痛身热，腰脊急强（《圣惠》）。伤寒头痛，目眩头痛（《聚英》）。疟疾（《入门》）。此穴能生津液，若三焦热壅，气不升降，口苦，唇裂，消渴等症，宜单泻之，三焦受冷，口吐清涎，可灸七壮（《循经》）。临床用于胃炎，肠炎，痢疾，便秘，肾炎，遗尿，遗精，浮肿，眩晕，失眠的治疗。针0.3~0.5寸。

治疗方法：毫针法、灸法、火针法、推拿法、物理疗法、水针疗法、长圆针疗法。

注意事项：

（1）浅层结筋点在皮下脂肪层、胸腰筋膜层及固有神经孔处。深层结筋点在背阔肌及竖脊肌、下后锯肌各层。

（2）行长圆针法恢刺时，应沿竖脊肌肌纤维方向，向上或向下举针。

附注：足太阳、少阳、阳明、少阴经筋交会。

42. **胃俞次**（图3-14，3-22，3-23）

位置：在背部，在第12胸椎棘突下旁开，当竖脊肌隆起处。

局部解剖：皮肤—皮下组织—胸腰筋膜—背阔肌腱膜—竖脊肌、多裂肌、回旋肌。布有胸12、腰1脊神经后皮支及肌支，深部为腰椎横突及腹腔。

主治：腰背部疼痛，胸痛，胁肋疼痛，腹痛。

参考：胃俞穴（足太阳膀胱经）在背部。当第十二胸椎棘突下，旁开1.5寸。主治：胃中寒胀，食多身体羸瘦，腹中满而鸣，腹胀风厥，胸胁支满，呕吐，脊急痛，筋挛，食不下（《甲乙》）。霍乱，胃寒腹胀而鸣，翻胃，呕吐，不嗜食，目不明，腹痛，小儿羸瘦，不生肌肤（《聚英》）。黄疸，食疸，食毕头眩，疟疾，喜饥不能食（《入门》）。胃弱胃寒，口吐清水（《循径》）。小儿痢下赤白，秋末脱肛，肚疼不可忍（《图翼》）。临床用于胃炎，胃溃疡，消化不良，进行性营养不良，肠炎，痢疾，肝炎，糖尿病的治疗。针0.2~0.3寸。

治疗方法：毫针法、灸法、火针法、推拿法、物理疗法、水针疗法、长圆针疗法。

注意事项：

（1）浅层结筋点在皮下脂肪层、胸腰筋膜层及固有神经孔处。深层结筋点在背阔肌及竖脊肌、下后锯肌各层。

（2）行长圆针法恢刺时，应沿竖脊肌肌纤维方向，向上或向下举针。

附注：足太阳、少阳、阳明、少阴经筋交会。

43. 脾俞次（图 3 - 14，3 - 22，3 - 23）

位置：在背部，在第 11 胸椎棘突旁开，当竖脊肌隆起处。

局部解剖：皮肤—皮下组织—胸腰筋膜—斜方肌腱膜、背阔肌腱膜—竖脊肌。胸椎横突及十二肋。布有胸 11、12 脊神经后皮支及肌支，深部为胸腔。

主治：胸背部疼痛，胸胁疼痛，腰痛，腹痛。

参考：脾俞穴（足太阳膀胱经）在背部。当第 11 胸椎棘突下，旁开 1.5 寸。主治：咳而呕，膈寒，食不下，寒热，皮肉肤痛，少气不得卧，胸满支两胁，膈上兢兢胁痛，腹胸脘暴痛，上气，肩背寒痛，汗不出，喉痹，腹中痛，积聚，默然嗜卧，怠惰不欲动，身常湿湿，心痛无可摇，脾胀，大肠转气，按之如覆杯，热引胃痛，脾气寒四肢，不嗜食；黄疸善欠，胁下满欲吐（《甲乙》）。脾中风者，其人但踞坐而腹满，身通黄，吐咸汁出者，尚可治，急灸脾俞百壮，服续命汤；脾风，泄痢不食，食不生肌肤，黄疸喜欠，不下食，胁下满欲吐，身重不欲动（《千金》）。腹满水肿；虚劳尿血，白浊（《千金翼》）。腹中气胀引脊痛，食饮多，身瘦，肢急烦（《医心》）。疝癖积聚，痰疟（《铜人》）。热痉引胃痛（《西方》）。内伤脾胃，喘急，黄疸，食症，吐血，小儿慢脾风（《入门》）。临床用于胃炎，溃疡病，胃下垂，消化不良，进行性肌营养不良，贫血，肠炎，痢疾，便血，月经不调，功能性子宫出血的治疗。针 0.3~0.5 寸。

治疗方法：毫针法、灸法、火针法、推拿法、物理疗法、水针疗法、长圆针疗法。

注意事项：

（1）浅层结筋点在皮下脂肪层、胸腰筋膜层及固有神经孔处。深层结筋点在背阔肌、斜方肌、竖脊肌各层。

（2）行长圆针法恢刺时，应沿竖脊肌肌纤维方向，向上或向下举针。

附注：足太阳、少阳、阳明、少阴经筋交会。

44. 胆俞次（图 3 - 14，3 - 22，3 - 23）

位置：在背部，在第 10 胸椎棘突旁开，当竖脊肌隆起处。

局部解剖：皮肤—皮下组织—胸腰筋膜—斜方肌腱膜—竖脊肌。布有胸 10、11 脊神经后皮支及肌支，深部为胸椎横突及第十肋和胸腔。

主治：胸背部疼痛，胸胁疼痛，腹痛。

参考：胆俞穴（足太阳膀胱经）在背部。当第 10 胸椎棘突下，旁开 1.5 寸。主治：胸满，呕无所出，口苦舌干，饮食不下（《甲乙》）。心胀满，吐逆短气，痰闷，食难下不消（《圣惠》）。咽中痛，目黄，胸胁不能转侧，头痛，振寒，汗不出，腋下肿（《铜人》）。骨蒸劳热（《聚英》）。惊怕，睡卧不安，酒疸目黄，目发赤斑（《入门》）。胆热多睡，胆寒不寝，眠中涕泪交流（《六集》）。胆家一切疟，黄疸（《循经》）。临床用于胆囊炎，胆石症，胆道蛔虫症，肝炎，肝硬化，胃炎，溃疡病，失眠，癔症的治疗。针 0.3~0.5 寸。

治疗方法：毫针法、灸法、火针法、推拿法、物理疗法、水针疗法、长圆针疗法。

注意事项：

（1）浅层结筋点在皮下脂肪层、胸腰筋膜层及固有神经孔处。深层结筋点在斜方肌及竖脊肌各层。

（2）行长圆针法恢刺时，应沿竖脊肌肌纤维方向，向上或向下举针。

附注：足太阳、少阳、少阴经筋交会。

45. **肝俞次**（图3-14，3-22，3-23）

位置：在背部，在第9胸椎棘突旁开，当竖脊肌隆起处。

局部解剖：皮肤—皮下组织—胸腰筋膜—斜方肌腱膜—竖脊肌—第九肋。布有胸8、9脊神经后皮支及肌支，深部为胸腔。

主治：胸背部疼痛，胸胁疼痛。

参考：肝俞穴（足太阳膀胱经）在背部。当第9胸椎棘突下，旁开1.5寸。主治：痉，筋痛急互引，咳而胁满急，不得息，不复反侧，腋胁下与脐相引，筋急而痛，反折，目上视，眩，目中循循然，肩项痛，惊狂，衄，少腹满，目茫茫生白翳，咳引胸痛，筋寒热，唾血，短气，鼻酸（《甲乙》）。肝中风者，其人但踞坐不得低头，绕两目连额上，色微有青者，肝风之证也。若唇色青，面黄尚可治，急灸肝俞百壮，服续命汤；肝虚目不明；热病瘥后食五辛多，患眼暗如雀目（《千金》）。肝风，腹胀，食不消化，吐血酸削，四肢羸瘦不欲食；胸满，心腹积聚痞，疼痛（《千金翼》）。口干，中风支满，腰痛肩疼，寒疝（《圣惠》）。黄疸（《医统》）。肝家一切目疾，或青盲昏翳，或红肿努肉，及多怒不解（《循经》）。此穴主泻五脏之热，与五脏俞治同（《图翼》）。临床用于眼睑下垂，结膜炎，沙眼，青光眼，夜盲症，视网膜炎，偏头痛，淋巴结结核，肋间神经痛，肝炎，肝硬化，胆石症，胆囊炎，胃炎，眩晕，癔症，精神分裂症的治疗。针0.3~0.5寸。

治疗方法：毫针法、灸法、火针法、推拿法、物理疗法、水针疗法、长圆针疗法。

注意事项：

（1）浅层结筋点在皮下脂肪层、胸腰筋膜层及固有神经孔处。深层结筋点在斜方肌及竖脊肌各层。

（2）行长圆针法恢刺时，应沿竖脊肌肌纤维方向，向上或向下举针。

附注：足太阳、少阳、少阴经筋交会。

46. **胃脘下俞次**（图3-14，3-22，3-23）

位置：在背部，在第8胸椎棘突旁开，当竖脊肌隆起处。

局部解剖：皮肤—皮下组织—胸腰筋膜—斜方肌腱膜—竖脊肌—第八肋。布有胸7、8脊神经后皮支及肌支。深部为胸腔。

主治：胸背部疼痛，胸胁疼痛，胸闷，胃痛。

参考：胃脘下俞穴（奇穴）在背部，当第八胸椎棘突下，旁开1.5寸。主治消渴、咽喉干（《千金》）。临床用于胃炎、胰腺炎、胸胁痛，支气管炎的治疗。针0.3~0.5寸。

治疗方法：毫针法、灸法、火针法、推拿法、物理疗法、水针疗法、长圆针疗法。

注意事项：

（1）浅层结筋点在皮下脂肪层、胸腰筋膜层及固有神经孔处。深层结筋点在斜方肌及竖脊肌各层。

（2）行长圆针法恢刺时，应沿竖脊肌肌纤维方向，向上或向下举针。

附注：足太阳、少阳、少阴经筋交会。

47. **膈俞次**（图3-14，3-22，3-23）

位置：在背部，当第7胸椎棘突旁开，竖脊肌隆起处。

局部解剖：皮肤—皮下组织—胸背筋膜—脊神经后支—竖脊肌—肋骨。布有胸脊神经后支、肌支。深部为胸腔。

主治：胸背疼痛、膈肌痉挛、胸闷、胸胁疼痛。

参考：膈俞穴（足太阳膀胱经）在背部，当第 7 胸椎棘突下，旁开 1.5 寸。主治：背痛，恶寒，脊强，俯仰难，食不下，呕吐多涎；凄凄振寒，数欠伸（《甲乙》）。心痛如锥刀刺，气结（《千金》）。腹胀，胁腹满（《千金翼》）。汗不出，喉痹，腹中痛，积聚，嘿嘿然，周痹，身皆痛，痉，大风汗出，癫狂（《外台》）。劳噎（《圣惠》）。咽肿不得消（《西方》）。吐食翻胃，骨蒸，自汗，盗汗（《聚英》）。一切血疾（《入门》）。临床用于膈肌痉挛，胃炎，溃疡病，食道癌，胃癌，肝炎，贫血，头痛，偏头痛，吐血，鼻出血，尿血，便血、功能性子宫出血，扭伤的治疗。针 0.2～0.3 寸。

治疗方法：毫针法、灸法、火针法、推拿法、物理疗法、水针疗法、长圆针疗法。

注意事项：

（1）浅层结筋点在皮下脂肪层、胸腰筋膜层及固有神经孔处。深层结筋点在斜方肌及竖脊肌各层。

（2）行长圆针法恢刺时，应沿竖脊肌肌纤维方向，向上或向下举针。

附注：足太阳、少阳、少阴、手太阳经筋交会。

48. 督俞次（图 3－14，3－22，3－23）

位置：在背部，当第 6 胸椎棘突旁开，竖脊肌隆起处。

局部解剖：皮肤—皮下组织—胸腰筋膜、胸 6 脊神经固有神经孔—菱形肌—竖脊肌—肋骨。布有胸 5、6 脊神经后支、肌支。深层为胸腔。

主治：胸背疼痛，胸闷，心悸，胸胁疼痛。

参考：督俞穴（足太阳膀胱经）在背部，当第 6 胸椎棘突下，旁开 1.5 寸。主治：寒热，腹中痛，雷鸣，气逆心痛（《圣惠》）。湿郁皮肤、风痹、水肿、水不化等症（《会元》）。临床用于心绞痛，心动过速，心肌炎，胃炎的治疗。针 0.2～0.3 寸。

治疗方法：毫针法、灸法、火针法、推拿法、物理疗法、水针疗法、长圆针疗法。

注意事项：

（1）浅层结筋点在皮下脂肪层、胸腰筋膜层及固有神经孔处。深层结筋点在斜方肌、菱形肌、竖脊肌各层。

（2）行长圆针法恢刺时，应沿相应肌纤维方向，向内上方举针。

附注：足太阳、少阴、手太阳经筋交会。

49. 心俞次（图 3－14，3－22，3－23）

位置：在背部，当第 5 胸椎棘突旁开，竖脊肌隆起处。

局部解剖：皮肤—皮下组织—胸腰筋膜、胸 5 脊神经后支固有神经孔—斜方肌—菱形肌—竖脊肌—肋骨。布有胸 4、5 脊神经后支。深部为胸腔。

主治：胸背疼痛，胸闷，胸痛，心悸，心前区疼痛。

参考：心俞穴（足太阳膀胱经）在背部，当第 5 胸椎棘突下，旁开 1.5 寸。主治：寒热，心痛循循然，与背相引而痛，胸中悒悒不得息，咳唾血，多涎，烦中，善噎，食不下，咳逆，汗不出如疟状，目茫茫，泪出悲伤（《甲乙》）。狂痫，心气乱语，悲泣，心腹烦满，结积寒疹，呕逆不食，食即吐血，胃中热，小儿五六岁不语者，心气不足，舌本无力，发音难（《圣惠》）。偏风，半身不遂，心气乱，恍惚，黄疸，目昏，丹毒，白浊，健忘（《聚英》）。喉毒，悬痈；发疽生于当背脊外两旁，坚赤而肿（《痈疽》）。夜梦失精，盗汗（《六集》）。心家一切邪热，唇口破裂，心血不能入肝，在上妄行，在下便血（《循经》）。此穴主泄五脏之热，与五脏俞同（《图翼》）。临床用于心动过速，心房纤颤，心绞痛，肋间神经痛，失眠，健忘，背部软组织损伤的治疗。针刺0.2~0.5寸。

治疗方法：毫针法、灸法、火针法、推拿法、物理疗法、水针疗法、长圆针疗法。

注意事项：

（1）浅层结筋点在皮下脂肪层、胸腰筋膜层及固有神经孔处。深层结筋点在菱形肌、竖脊肌、上后锯肌各层。

（2）行长圆针法恢刺时，应沿相应肌纤维方向举针。

附注：足太阳、少阴、手太阳经筋交会。

50. 厥阴俞次（图3-14，3-22，3-23）

位置：在背部，当第4胸椎棘突旁开，竖脊肌隆起处。

局部解剖：皮肤—皮下组织—胸腰筋膜、胸4脊神经后支固有神经孔—斜方肌—菱形肌、上后锯肌—竖脊肌—肋骨。布有胸3、4脊神经后支、肌支。深部为胸腔。

主治：胸背疼痛、胸闷、胸痛、心悸、胸胁疼痛、心前区疼痛、哮喘。

参考：厥阴俞穴（足太阳膀胱经）在背部，当第4胸椎棘突下，旁开1.5寸。主治：胸中膈气，聚痛，好吐（《千金》）。逆气，呕，牙痛，留结胸闷（《圣惠》）。逆气，呕逆，心痛，留结胸中烦闷（《铜人》）。两胛痛楚（《循经》）。临床用于心绞痛，心肌炎，心包炎，神经性呕吐，胃炎的治疗。针0.2~0.3寸。

治疗方法：毫针法、灸法、火针法、推拿法、物理疗法、水针疗法、长圆针疗法。

注意事项：

（1）浅层结筋点在皮下脂肪层、胸腰筋膜层及固有神经孔处。深层结筋点在菱形肌、竖脊肌、上后锯肌各层。

（2）行长圆针法恢刺时，应沿各肌纤维方向举针。

附注：足太阳、少阴、手太阳经筋交会。

51. 肺俞次（图3-14，3-22，3-23）

位置：在背部，当第3胸椎旁开，竖脊肌隆起处。

局部解剖：皮肤—皮下组织—胸腰筋膜、胸3脊神经后支固有神经孔—斜方肌、菱形肌、上后锯肌、竖脊肌—肋骨。布有胸2、3脊神经后支、肌支，深层为胸腔。

主治：胸背疼痛，胸闷，哮喘，心前区疼痛。

参考：肺俞穴（足太阳膀胱经）在背部，当第3胸椎棘突下，旁开1.5寸。主治：痉，反折互引，腹胀腋挛，背中快快，引胁痛，内引心中膂内；肺气热，呼吸不得卧，上气呕沫，喘，气相追逐，胸满胁膺急，息难振栗，脉鼓，气膈，胸中有热，支满不嗜食，汗不出，腰脊痛；癫疾憎风，时振寒不得言，得寒益甚，身热狂走，欲自杀，目反妄见，瘈疭泣出，死不知人（《甲乙》）。灸主黄疸，通治百毒病瘿，上气，短气（《千金》）。心烦上气，吐血，唾血，咳逆，喉痹气逆，咳嗽，口中涎唾；肺风气痿绝，四肢胀满，喘逆胸满，胸满多唾，唾血冷痰，盗汗，寒热恶寒(《千金翼》)。肺胀(《外台》)。脊强，肉痛皮痒，传尸骨蒸，肺嗽，肺寒热，肺痿上喘，胸胁气满(《圣惠》)。虚烦口干，胸中气满，背偻如龟，腰强头目眩，令人失颜色(《铜人》)。劳瘵，口舌干，劳热，肺中风，偃卧，瞀闷，汗出，食后吐水(《聚英》)。临床用于感冒，支气管炎，支气管哮喘，百日咳，肺炎，肺气肿，肺结核，颈淋巴结结核，胸膜炎，肾炎，风湿性关节炎的治疗。针 0.3 ~ 0.5 寸。

治疗方法：毫针法、灸法、火针法、推拿法、物理疗法、水针疗法、长圆针疗法。

注意事项：

(1) 浅层结筋点在皮下脂肪层、胸腰筋膜层及固有神经孔处。深层结筋点在菱形肌、上后锯肌、竖脊肌各层。

(2) 行长圆针法恢刺时，应沿各肌纤维方向举针。

附注：足太阳、少阴、手太阳、阳明经筋交会。

52. 风门次 (图 3 - 14，3 - 22，3 - 23)

位置：在背部，当第 2 胸椎棘突旁开，竖脊肌隆起处。

局部解剖：皮肤—皮下组织—胸腰筋膜、胸 2 脊神经固有神经孔—斜方肌、菱形肌、后上锯肌、竖脊肌—肋骨。布有胸 1、2 脊神经后支、肌支。深部为胸腔。

主治：胸背疼痛，胸闷，心悸，哮喘，心前区疼痛。

参考：风门穴（足太阳膀胱经）在背部，当第 2 胸椎棘突下，旁开 1.5 寸。主治：风眩头痛，鼻不利，时嚏，清涕自出(《甲乙》)。马黄黄疸(《千金》)。上气短气，咳逆，胸背彻痛(《千金翼》)。伤寒项强，目瞑，鼻塞，风劳，呕逆上气，气短不安；鼻衄不止(《圣惠》)。鼻鼽，若频刺泄诸阳热气，背永不发痈疽(《铜人》)。发背痈疽，身热上气，风，呕吐，目瞑，胸中热(《聚英》)。易感风寒，咳嗽，痰血，鼻衄，一切鼻病(《入门》)。临床用于感冒，鼻炎，支气管哮喘，背部痈肿，遗尿的治疗。针 0.3 ~ 0.5 寸。

治疗方法：毫针法、灸法、火针法、推拿法、物理疗法、水针疗法、长圆针疗法。

注意事项：

(1) 浅层结筋点在皮下脂肪层、胸腰筋膜层及固有神经孔处。深层结筋点在菱形肌、后上锯肌、竖脊肌各层。

(2) 行长圆针法恢刺时，应沿各肌纤维方向举针。

附注：足太阳、少阴、手太阳、阳明经筋交会。

53. 大杼次 (图 3 - 14，3 - 22，3 - 23)

位置：在背部，当第 1 胸椎棘突旁开，当竖脊肌隆起处。

局部解剖：皮肤—皮下组织—胸背筋膜、胸神经后支固有神经孔—斜方肌、菱形肌、上后锯肌、竖脊肌—肋骨。布有胸 1 脊神经后支、肌支。深层为胸腔。

主治：胸背疼痛，颈项疼痛，胸闷，哮喘，心悸。

参考：大杼穴（足太阳膀胱经）在背部，当第 1 胸椎棘突下，旁开 1.5 寸。主治：筋癫疾者，身倦挛急，呕多沃沫，气下泄，不治(《灵枢》)。膝痛不可屈伸(《素问》)。颈项痛不可以俯仰，头痛，振寒，瘈疭，气实则胁满，侠脊有并气，热，汗不出，腰背痛(《甲乙》)。僵仆不能久立，烦满，里急，身不安席(《千金》)。癫疾不呕沫，疟，伤寒，痉，脊强，喉痹，大气满喘，胸中郁郁，身热，眩，目茫茫，项强急，寒热（《外台》）。腹痛（《圣惠》）。五劳七伤（《入门》）。咳嗽多痰（《金鉴》）。临床用于感冒，咽炎，支气管炎，支气管哮喘，增生性脊柱炎，风湿性关节炎，落枕，颈椎病，睑腺炎的治疗。针0.3~0.5寸。

治疗方法：毫针法、灸法、火针法、推拿法、物理疗法、水针疗法、长圆针疗法。

注意事项：

（1）浅层结筋点在皮下脂肪层、胸腰筋膜层。深层结筋点在菱形肌及竖脊肌等各层。

（2）行长圆针法恢刺时，应沿各肌纤维方向，向上或下举针。

附注：足太阳、少阴、手太阳、少阳经筋交会。

54. 下髎次（图 3 - 10，3 - 13，3 - 16）

位置：在骶部，当第 4 骶骨后孔缘处。

局部解剖：皮肤—皮下组织—胸腰筋膜、骶结节韧带、骶髂背侧韧带—臀内侧皮神经。

主治：腰骶疼痛，腰痛向下肢放散痛，腰痛牵引小腹疼痛。

参考：下髎穴（足太阳膀胱经）在骶部当中骨下内方，适对第四骶后孔处。主治：腰痛，少腹痛，肠鸣，飱泄；肠鸣，泄注（《甲乙》）。腰痛引少腹痛，女子下苍汁不禁，赤淫，阴中痒痛引少腹，不可以仰，腹肠鸣，飱泄（《外台》）。阴中痛引少腹急痛，大便下血，寒湿内伤（《铜人》）。大小便不利，腰不得转，痛引卵，女子下苍汁不禁，中痛引小肠急痛（《聚英》）。临床用于腰肌劳损，肠炎，痢疾，及泌尿生殖系统疾病的治疗。针0.5~1寸。

治疗方法：毫针法、灸法、火针法、推拿法、物理疗法、水针疗法、长圆针疗法。

注意事项：

（1）结筋点在皮下脂肪及骶髂背侧韧带层。

（2）行长圆针法恢刺时，应沿臀内侧皮神经走行，向外下举针。

附注：足太阳、少阳、少阴经筋交会。

55. 中髎次（图 3 - 10，3 - 13，3 - 16）

位置：在骶部，当第 3 骶后孔外缘处。

局部解剖：皮肤—皮下组织—胸腰筋膜、骶髂背侧韧带、臀内侧皮神经。

主治：腰骶疼痛，腰骶痛向下肢放散，腰骶痛引小腹疼痛。

参考：中髎穴（足太阳膀胱经）在骶部，当中骨下内方，正当第三骶后孔处。主治：小肠胀，腰痛，大便难，飱泄，腰尻中寒；癃；女子赤淫时白，气癃，月事少（《聚英》）。腹胀疹泄（《千金》）。厥阴所结腰痛（《外台》）。丈夫五劳七伤六极，下利，小便淋涩，妇人绝子，带下，月事不调（《铜人》）。临床用于腰肌劳损，坐骨神经痛，及生殖系统疾病的治疗。针0.5~1寸。

治疗方法：毫针法、灸法、火针法、推拿法、物理疗法、水针疗法、长圆针疗法。

注意事项：

（1）结筋点在皮下脂肪层、骶髂背侧韧带层。

（2）行长圆针法恢刺时，应沿臀内皮神经方向，向外下举针。

附注：足太阳、少阳、少阴经筋交会。

56. 次髎次（图 3 - 10，3 - 13，3 - 16）

位置：在骶部，当第 2 骶后孔外侧缘处。

局部解剖：皮肤—皮下组织—胸腰筋膜、骶骨背侧韧带—臀内侧皮神经—骶骨。

主治：腰骶疼痛，腰骶疼痛向下肢放散，腰骶痛引小腹疼痛。

参考：次髎穴（足太阳膀胱经）在骶部，当髂后上棘内下方，正当第 2 骶后孔处。主治：腰痛怏怏，不可以俯仰，腰以下至足不仁，入脊腰背寒，筋急身热，少腹坚肿，时满，小便难。尻骨寒，髀枢痛引季胁内控；女子赤白沥，心下积胀（《甲乙》）。疝气下坠，腰脊痛不得轻摇，急引阴器，痛不可忍，背膝寒，小便赤淋，心下坚胀（《铜人》）。大小便不利，肠鸣，注泄，偏风（《聚英》）。临床用于腰骶神经痛，泌尿生殖系统疾病的治疗。针 0.5 ~ 1 寸。

治疗方法：毫针法、灸法、火针法、推拿法、物理疗法、水针疗法、长圆针疗法。

注意事项：

（1）结筋点在腰背筋膜、骶髂背侧韧带层，亦可出现在皮下脂肪层。

（2）行长圆针法恢刺时，应沿臀内侧皮神经方向，向外举针。

附注：足太阳、少阳、少阴经筋交会。

57. 上髎次（图 3 - 10，3 - 13，3 - 16）

位置：在骶部，当第 1 骶骨后孔外侧缘处。

局部解剖：皮肤—皮下组织—胸腰筋膜—骶髂背侧韧带—臀内侧皮神经。

主治：腰骶疼痛，腰骶疼痛向下肢放散痛，腰骶痛引小腹疼痛。

参考：上髎穴（足太阳膀胱经）在骶部，当髂后上棘内侧方，当第一骶后孔处。主治：腰足痛而清，善偃，睾跳蹇；女子绝子，阴挺出，不禁白沥（《甲乙》）。疟寒热，痉脊反折（《千金》）。腰脊痛而清，善偃，睾跳蹇，寒热，热病汗不出（《外台》）。腰膝冷痛，呕逆，鼻衄（《铜人》）。大小便不利（《聚英》）。阴中痒痛，赤白带下（《图翼》）。临床用于遗尿，尿潴留，痔疮，外阴湿疹，生殖系统疾病的治疗。针 0.5 ~ 1 寸。

治疗方法：毫针法、灸法、火针法、推拿法、物理疗法、水针疗法、长圆针疗法。

注意事项：

（1）结筋点在腰背筋膜、骶髂背侧韧带层，亦可出现在皮下脂肪层。

（2）行长圆针法恢刺时，应沿臀内皮神经走行方向，向外举针。

附注：足太阳、少阳、少阴经筋交会。

58. 髂后上棘（图 3 - 10，3 - 13，3 - 16）

位置：在骶部，正当髂后上棘处。

局部解剖：皮肤—皮下组织—胸腰筋膜—髂后上棘。布有臀内皮神经。

主治：腰骶痛、腰腿痛。

参考：同上髎次。

治疗方法：毫针法、灸法、火针法、推拿法、物理疗法、水针疗法、长圆针疗法。

注意事项：

（1）结筋点在腰背筋膜层，亦可出现在皮下脂肪层。

（2）行长圆针法恢刺时，应沿腰背筋膜方向，向上或下举针。

59. 骶 5 棘突（图 3 - 15，3 - 18）

位置：在骶部，正当第 5 骶骨棘突处。

局部解剖：皮肤—皮下组织—骶髂皮下滑液囊—骶尾背侧韧带—骶骨裂孔。布有臀内侧皮神经。深层为硬脊膜外腔。

主治：骶尾部疼痛，腰痛，下肢疼痛。

参考腰奇穴（新穴）在骶部，当尾骨端直上 2 寸，骶角之间凹陷中。主治癫痫。临床用于癫痫，头痛，失眠，便秘的治疗。针 0.3 寸，沿皮刺 2~2.5 寸。

治疗方法：毫针法、灸法、火针法、推拿法、物理疗法、水针疗法、长圆针疗法。

注意事项：

（1）浅层结筋点在皮下组织层或骶骨皮下滑液囊处，深则在骶尾背侧韧带层。

（2）行各种针法时，不宜深刺进入硬膜外腔，以免损伤马尾神经。

（3）行长圆针法恢刺时，应沿马尾神经方向，向上下举针。

（4）韧带层行针时，宜用细针。举针幅度应小。

（5）行水针疗法时，可将药液注入硬膜外腔。但不宜捣刺，避免马尾神经损伤。注药前，应回吸，注意有无脑脊液，有脑脊液者，不可注入药物。

60. 骶 4 棘突（图 3 - 15，3 - 18）

位置：在骶部，正当第 4 骶骨棘突处。

局部解剖：皮肤—皮下组织—骶结节韧带—骶 4 棘突。布有臀内皮神经。

主治：腰骶疼痛，腰疼痛，腰腿疼痛。

参考：同骶 5 棘突。

治疗方法：毫针法、灸法、火针法、推拿法、物理疗法、水针疗法、长圆针疗法。

注意事项：

（1）结筋点在皮下组织层，深层则在骶结节韧带层。

（2）行长圆针法恢刺时，应沿骶结节韧带方向，向外下举针。

（3）在韧带层行长圆针时，宜用细针。

61. 骶 3 棘突（图 3 - 15，3 - 18）

位置：在骶部，正当第 3 骶骨棘突。

局部解剖：皮肤—皮下组织—骶结节韧带—骶 3 棘突。布有臀内皮神经。

主治：腰骶疼痛，腰疼痛，腰腿疼痛。

参考：同骶 5 棘突。

治疗方法：毫针法、灸法、火针法、推拿法、物理疗法、水针疗法、长圆针疗法。

注意事项：

（1）结筋点在皮下组织层，深层在骶结节韧带层。

（2）行长圆针法恢刺时，宜用细针向上下举针。

62. 骶 2 棘突（图 3 - 15，3 - 18）

位置：在骶部，正当第 2 骶骨棘突处。

局部解剖：皮肤—皮下组织—骶结节韧带—骶 2 棘突。布有臀内皮神经。

主治：腰骶疼痛，腰痛，腰腿痛。

参考：同骶5棘突。

治疗方法：毫针法、灸法、火针法、推拿法、物理疗法、水针疗法、长圆针疗法。

注意事项：

（1）结筋点在皮下组织层，深则在骶棘韧带层。

（2）行长圆针法恢刺时，宜用细针上下举针。

63. 骶1棘突 （图3-15, 3-18）

位置：在骶部，正当第1骶骨棘突处。

局部解剖：皮肤—皮下组织—第1骶骨棘突—棘间韧带。布有腰5脊神经后支。

主治：腰痛，腰骶疼痛，腰腿痛。

参考：十七椎穴（奇穴）在腰部，当后正中线上，第五腰椎棘突下。主治腰痛，小便不利若转胞（《千金翼》）。临床用于腰肌劳损，泌尿生殖系统疾病的治疗。针0.5~1寸。

治疗方法：毫针法、灸法、火针法、推拿法、物理疗法、水针疗法、长圆针疗法。

注意事项：

（1）结筋点在皮下组织层，深层在骶棘韧带层。

（2）行长圆针法恢刺时，应沿上下举针。

64. 腰5棘突 （图3-15, 3-18）

位置：在腰部，当第5腰椎棘突顶端。

局部解剖：皮肤—皮下组织—背阔肌腱膜、棘上韧带、棘间韧带。布有腰5脊神经后支。深部为椎管。

主治：腰痛疼痛，腰腿痛。

参考：同骶1棘突。

治疗方法：毫针法、灸法、火针法、推拿法、物理疗法、水针疗法、长圆针疗法。

注意事项：

（1）结筋点在棘突顶端、上下缘及外缘处。

（2）行长圆针法恢刺时，中线上结筋点宜用细针，并沿棘上韧带向上或向下举针。举针幅度宜小。外缘结筋点应沿背阔肌肌纤维方向，向外上方举针。

65. 腰4棘突 （图3-15, 3-18）

位置：在腰部，当第4腰椎棘突顶端处。

局部解剖：皮肤—皮下组织—背阔肌腱膜、棘上韧带、棘间韧带。布有腰4脊神经后支。深部为椎管。

主治：腰背疼痛，腰腿痛。

参考：阳关穴（督脉）在腰部，当后正中线上，第四腰椎棘突下凹陷中。主治：劳损腰胯痛，遗精白浊，妇人月经病带下（《循经》）。临床用于腰骶部疼痛，下肢瘫痪，月经不调，遗精，阳痿的治疗。针1~2寸。

治疗方法：毫针法、灸法、火针法、推拿法、物理疗法、水针疗法、长圆针疗法。

注意事项：

（1）结筋点在棘突顶端，上下缘及外缘处。

（2）行长圆针法恢刺时，中线上结筋点宜用细针，并沿棘上韧带向上或向下举针，举针幅度宜小。外缘结筋点应沿背阔肌肌纤维方向，向外上方举针。

66. 腰 3 棘突（图 3 - 15，3 - 18）

位置：在腰部，当第 3 腰椎棘突顶端处。

局部解剖：皮肤—皮下组织—背阔肌腱膜、棘上韧带、棘间韧带。布有腰 3 脊神经后支。深部为椎管。

主治：腰背疼痛，腰腿痛。

参考：同腰 4 棘突。

治疗方法：毫针法、灸法、火针法、推拿法、物理疗法、水针疗法、长圆针疗法。

注意事项：

（1）结筋点在棘突顶端、上下缘及外缘处。

（2）行长圆针法恢刺时，中线上结筋点宜用细针，并沿棘上韧带向上或向下举针，举针幅度宜小。外缘结筋点应沿背阔肌肌纤维方向，向外上方举针。

67. 腰 2 棘突（图 3 - 15，3 - 18，3 - 20）

位置：在腰部，当第 2 腰椎棘突顶端处。

局部解剖：皮肤—皮下组织—背阔肌腱膜、棘上韧带、棘间韧带。布有腰 2 脊神经后支。深部为椎管。

主治：腰背疼痛，腰腿痛。

参考：命门穴（督脉）在腰部，当后正中线上，第二腰椎棘突下凹陷中。主治：头痛如破，身热如水，汗不出，里急，寒热汗不出，恶寒里急，腰腹相引痛(《甲乙》)。头痛寒热，汗出，不恶寒；瘈疭里急，腰腹相引；丈夫痔漏下血，脱肛，不食，泄痢，妇人崩中出血，带下淋浊赤白；烦满(《千金》)。寒热如疟(《圣惠》)。骨蒸，五脏热，小儿发痫，张口摇头，身反折角弓(《聚英》)。老人肾虚腰痛(《入门》)。目眩不明，男子遗精(《六集》)。耳鸣，手足冷痹挛疝，惊恐头眩(《图翼》)。临床用于腰痛，腰扭伤，遗尿，遗精，阳痿，月经不调，白带，子宫内膜炎，盆腔炎，脊柱炎，坐骨神经痛，小儿麻痹后遗症，肾炎的治疗。针 0.5～1 寸。

治疗方法：毫针法、灸法、火针法、推拿法、物理疗法、水针疗法、长圆针疗法。

注意事项：

（1）结筋点在棘突顶端、上下缘及外缘处。

（2）行长圆针法恢刺时，中线上结筋点宜用细针，并沿棘上韧带向上或向下举针，举针幅度宜小。外缘结筋点应沿背阔肌肌纤维方向，向外上方举针。

68. 腰 1 棘突（图 3 - 15，3 - 18，3 - 20）

位置：在腰部，当第 1 腰椎棘突顶端处。

局部解剖：皮肤—皮下组织—背阔肌腱膜、棘上韧带、棘间韧带。布有腰 1 脊神经后支。深部为椎管。

主治：腰背部疼痛，腰腿痛。

参考：悬枢穴（督脉）在腰部，当后正中线上，第 1 腰椎棘突上凹陷中。主治：腹中积，上下行(《甲乙》)。水谷不化，下利，腰脊强(《外台》)。腹中尽痛(《黄明堂》)。

腹中留疾(《聚英》)。主一切聚气上下，腹中留疾及贲豚，疝气囊缩，腰脊强痛，不得俯仰(《循经》)。三焦气病，水谷不化(《采艾》)。临床用于腰肌劳损，脊柱炎，肠炎，消化不良的治疗。针0.5~1寸。

治疗方法：毫针法、灸法、火针法、推拿法、物理疗法、水针疗法、长圆针疗法。

注意事项：

(1) 结筋点在棘突顶端、上下缘与外缘处。

(2) 行长圆针法恢刺时，中线上结筋点应沿棘上韧带方向，向上或向下举外。外侧缘结筋点，应沿背阔肌肌纤维方向，向外上方举针。

69. 胸12棘突（图3-15，3-17，3-18，3-20）

位置：在背部，当第12胸椎棘突顶端处。

局部解剖：皮肤—皮下组织—斜方肌、背阔肌腱膜、棘上韧带、棘间韧带。布有胸12脊神经后支。深部为椎管。

主治：腰背疼痛。

参考：同腰1棘突。

治疗方法：毫针法、灸法、火针法、推拿法、物理疗法、水针疗法、长圆针疗法。

注意事项：

(1) 结筋点在棘突顶端、上下缘与外侧缘。

(2) 行长圆针法恢刺时，中线结筋点应沿棘上韧带方向，向上或向下举针。外侧缘结筋点，应沿斜方肌方向，向外上方举针。

70. 胸11棘突（图3-15，3-17，3-18，3-20）

位置：在背部，当第11胸椎棘突顶端处。

局部解剖：皮肤—皮下组织—斜方肌、背阔肌腱膜、棘上韧带、棘间韧带。布有胸11脊神经后支。深部为椎管。

主治：腰背疼痛。

参考：脊中穴（督脉）在背部，当后正中线上，第11腰椎棘突上凹陷中。主治：腰脊强，不得俯仰(《甲乙》)。灸冷，五痔便血；黄疸，腹满不得食(《千金》)。风痫癫邪，温病积聚，下痢(《圣惠》)。小儿脱肛(《聚英》)。小儿痢，下赤白，秋末脱肛，每厕则肛痛不可忍者，灸之亦无妨(《图翼》)。临床用于肝炎，肠炎，痔疮，癫痫的治疗。针0.3~0.5寸。

治疗方法：毫针法、灸法、火针法、推拿法、物理疗法、水针疗法、长圆针疗法。

注意事项：

(1) 结筋点在棘突顶端、上下缘与外侧缘。

(2) 行长圆针法恢刺时，中线结筋点应沿棘上韧带方向，向上或向下举针。外侧缘结筋点，应沿斜方肌方向，向外上方举针。

71. 胸10棘突（图3-15，3-17，3-18）

位置：在背部，当第10胸椎棘突顶端处。

局部解剖：皮肤—皮下组织—斜方肌腱膜、棘上韧带、棘间韧带。布有胸10脊神经后支。深部为椎管。

主治：胸背疼痛。

参考：中枢穴（督脉）在背部，当后正中线上，第10胸椎棘突上凹陷中。主治：眼暗，灸二百壮，惟多为佳，至验（《千金》）。此穴能退热进饮食（《图翼》）。临床用于腰背肌劳损，慢性胃炎的治疗。针0.5~1寸。

治疗方法：毫针法、灸法、火针法、推拿法、物理疗法、水针疗法、长圆针疗法。

注意事项：

（1）结筋点在棘突顶端，上下缘与外侧缘。

（2）行长圆针法恢刺时，中线结筋点应沿棘上韧带方向，向上或向下举针。外侧缘结筋点，应沿斜方肌方向，向外上方举针。

72. 胸9棘突（图3-15, 3-17, 3-18）

位置：在背部，当第9胸椎棘突顶端处。

局部解剖：皮肤—皮下组织—斜方肌腱膜、棘上韧带、棘间韧带。布有胸9脊神经后支。深部为椎管。

主治：胸背疼痛。

参考：筋缩穴（督脉）在背部，当后正中线上，第九胸椎棘突下，凹陷中。主治：狂走癫疾，脊急强，目转上插，小儿惊痫，脊急强，目上转（《甲乙》）。惊痫狂走，癫病多言，脊急强，两目转上及目瞪，小儿羊痫，目瞪吐舌及羊鸣（《圣惠》）。心痛（《聚英》）。寒热进退，四肢拘挛（《六集》）。手足不收，或卷挛不举，怒气伤肝，皮黄气闭（《循经》）。临床用于腰背肌劳损，胃炎，瘜症的治疗。有提高免疫功能的作用。针0.5~0.8寸。

治疗方法：毫针法、灸法、火针法、推拿法、物理疗法、水针疗法、长圆针疗法。

注意事项：

（1）结筋点在棘突顶端，上下缘与外侧缘处。

（2）行长圆针法恢刺时，中线结筋点应沿棘上韧带方向，向上或向下举针。外侧缘结筋点，应沿斜方肌肌纤维方向，横向举针。

73. 胸8棘突（图3-15, 3-17, 3-18）

位置：在背部，当第8胸椎棘突顶端处。

局部解剖：皮肤—皮下组织—斜方肌腱膜、棘上韧带、棘间韧带。布有胸8脊神经后支。深部为椎管。

主治：胸背疼痛。

参考：同胸9棘突。

治疗方法：毫针法、灸法、火针法、推拿法、物理疗法、水针疗法、长圆针疗法。

注意事项：

（1）结筋点在棘突顶端，上下缘与外侧缘处。

（2）行长圆针法恢刺时，中线结筋点应沿棘上韧带方向，向上或向下举针。外侧缘结筋点，应沿斜方肌肌纤维方向，横向举针。

74. 胸7棘突（图3-15, 3-17）

位置：在背部，当第7胸椎棘突顶端处。

局部解剖：皮肤—皮下组织—斜方肌腱膜、棘上韧带、棘间韧带。布有胸7脊神经后支。深部为椎管。

主治：胸背疼痛。

参考：至阳穴（督脉）在背部，当后正中线上，第七胸椎棘突下，凹陷中。主治：肾热（《素问》）。寒热懈烂（一本作"懒"），淫泺胫酸，少气难言（《甲乙》）。卒疰忤攻心胸（《千金》）。脊急强（《圣惠》）。胃中寒气不能食，胸胁支满，身羸瘦，背中气上下行，腰脊痛，腹中鸣（《明堂》）。怒气难言，五疸痞满（《入门》）。临床用于支气管炎，支气管哮喘，肋间神经痛，肝炎，胆囊炎的治疗。针0.5~0.8寸。

治疗方法：毫针法、灸法、火针法、推拿法、物理疗法、水针疗法、长圆针疗法。

注意事项：

（1）结筋点在棘突顶端，上下缘与外侧缘处。

（2）行长圆针法恢刺时，中线结筋点应沿棘上韧带方向，向上或向下举针。外侧缘结筋点，应沿斜方肌肌纤维方向，横向举针。

75. 胸6棘突（图3-15，3-17）

位置：在背部，当第6胸椎棘突顶端处。

局部解剖：皮肤—皮下组织—斜方肌腱膜、棘上韧带、棘间韧带。布有胸6脊神经后支。深部为椎管。

主治：胸背疼痛，颈项痛，胸闷，心悸。

参考：灵台穴（督脉）在背部，当后正中线上，第6胸椎棘突下凹陷中。主治：脾热（《素问》）。热病脾热，温疟汗不出（《西方》）。气喘不能卧，火到病愈（《医统》）。哮喘喘嗽，背痛项强，骨蒸劳瘵（《循经》）。忧郁不食，日久成劳等症（《会元》）。临床用于支气管炎，支气管哮喘，丹毒，蜂窝组织炎的治疗。针0.5~0.8寸。

治疗方法：毫针法、灸法、火针法、推拿法、物理疗法、水针疗法、长圆针疗法。

注意事项：

（1）结筋点在棘突顶端，上下缘与外侧缘处。

（2）行长圆针法恢刺时，中线结筋点应沿棘上韧带方向，向上或向下举针。外侧缘结筋点应沿斜方肌肌纤维方向，横向举针。

76. 胸5棘突（图3-15，3-17）

位置：在背部，当第5胸椎棘突顶端处。

局部解剖：皮肤—皮下组织—斜方肌腱膜、菱形肌腱膜、上后锯肌腱膜、棘上韧带、棘间韧带。布有胸5脊神经后支。深部为椎管。

主治：胸背疼痛，颈项痛，胸闷，心悸。

参考：神道穴（督脉）在背部，当后正中线上，第5胸椎棘突下凹陷中。主治：肝热（《素问》）。身热头痛，进退往来（《西方》）。卒得咳嗽，上气（《肘后》）。卒病恶风欲死不能语，及风痹不知人（《千金》）。疟疾，恍惚，悲愁（《会元》）。健忘惊悸，小儿风痫瘛疭（《铜人》）。腰脊急强，寒疟，热喘，目痛，视物无明（《西方》）。临床用于小儿惊厥，脑血管意外，心绞痛，神经官能症的治疗。针0.5~0.8寸。

治疗方法：毫针法、灸法、火针法、推拿法、物理疗法、水针疗法、长圆针疗法。

注意事项：

（1）结筋点在棘突顶端，上下缘与外侧缘处。

（2）行长圆针法恢刺时，中线结筋点应沿棘上韧带方向，向上或向下举针。外侧缘结筋点应沿斜方肌肌纤维方向，横向举针。

77. 胸 4 棘突（图 3 - 15，3 - 17，3 - 19）

位置：在背部，当第 4 胸椎棘突顶端处。

局部解剖：皮肤—皮下组织—斜方肌腱膜、菱形肌腱膜、上后锯肌腱膜、棘上韧带、棘间韧带。布有胸 4 脊神经后支，深层为椎管。

主治：胸背疼痛，颈项痛，胸闷，心悸。

参考：同胸 5 棘突。

治疗方法：毫针法、灸法、火针法、推拿法、物理疗法、水针疗法、长圆针疗法。

注意事项：

（1）结筋点在棘突顶端、上下缘与外侧缘处。

（2）行长圆针法恢刺时，中线结筋点应沿棘上韧带方向，向上或向下举针。外侧缘结筋点应沿斜方肌肌纤维方向，横向举针。

78. 胸 3 棘突（图 3 - 15，3 - 17）

位置：在背部，当第 3 胸椎棘突顶端处。

局部解剖：皮肤—皮下组织—斜方肌腱膜、菱形肌腱膜、上后锯肌腱膜、棘上韧带、棘间韧带。布有胸 3 脊神经后支。深部为椎管。

主治：胸背疼痛，颈项痛，胸痛，胸闷，气短。

参考：身柱（督脉）在背部，当后正中线上，第 3 胸椎棘突下凹陷中。主治：胸中热(《素问》)。身热狂走，谵语见鬼，怒欲杀人(《甲乙》)。小儿惊痫(《圣惠》)。恍惚不乐，背热口干，烦渴喘喝，头痛汗而不出(《西方》)。腰脊痛(《聚英》)。脊膂强痛，咳吐不止(《太乙》)。临床用于支气管炎，支气管哮喘，肺炎，肺结核，百日咳，精神分裂症的治疗。针 0.5 ~ 1 寸。

治疗方法：毫针法、灸法、火针法、推拿法、物理疗法、水针疗法、长圆针疗法。

注意事项：

（1）结筋点在棘突顶端、上下缘与外侧缘处。

（2）行长圆针法恢刺时，中线结筋点应沿棘上韧带方向，向上或向下举针。外侧缘结筋点应沿斜方肌肌纤维方向，横向举针。

79. 胸 2 棘突（图 3 - 15，3 - 17）

位置：在背部，当第 2 胸椎棘突顶端处。

局部解剖：皮肤—皮下组织—斜方肌腱膜、菱形肌腱膜、上后锯肌腱膜、棘上韧带、棘间韧带。布有胸 2 脊神经后支。深部为椎管。

主治：胸背疼痛，颈项痛，胸痛，胸闷，气短。

参考：同胸 3 棘突。

治疗方法：毫针法、灸法、火针法、推拿法、物理疗法、水针疗法、长圆针疗法。

注意事项:

(1) 结筋点在棘突顶端、上下缘与外侧缘处。

(2) 行长圆针法恢刺时,中线结筋点应沿棘上韧带方向,向上或向下举针。外侧缘结筋点应沿斜方肌肌纤维方向,横向举针。

80. 胸 1 棘突 (图 3 – 15)

位置:在背部,当第 1 胸椎棘突顶端处。

局部解剖:皮肤—皮下组织—斜方肌腱膜、菱形肌腱膜、上后锯肌腱膜、棘上韧带、棘间韧带。布有胸 1 脊神经后支。深部为椎管。

主治:胸背部疼痛,颈项痛,胸痛,胸闷,气短。

参考:陶道穴(督脉)在背部,当后正中线上,第一胸椎棘突下凹陷中。主治:头重目瞑凄厥,寒热汗不出(《甲乙》)。不能语(《肘后》)。寒热项强,难以反顾,汗出(《外台》)。洒淅寒热,脊强,头汗不出,疟(《圣惠》)。头痛项如拔,不可左右顾,目不明如脱(《西方》)。恍惚不乐(《聚英》)。临床用于发热,疟疾,头痛,眩晕,癫痫,精神病,肩背痛的治疗。针 0.5 ~ 1 寸。

治疗方法:毫针法、灸法、火针法、推拿法、物理疗法、水针疗法、长圆针疗法。

注意事项:

(1) 结筋点在棘突顶端、上下缘与外侧缘处。

(2) 行长圆针法恢刺时,中线结筋点应沿棘上韧带方向,向上或向下举针。外侧缘结筋点应沿斜方肌肌纤维方向,横向举针。

81. 天柱次 (图 3 – 17,3 – 26)

位置:在颈部,当寰枢椎旁,斜方肌、颈夹肌隆起处。

局部解剖:皮肤—皮下组织—项筋膜—斜方肌、头夹肌、半棘肌、椎枕肌——颈椎横突。布有第三颈神经后支、枕大神经。

主治:颈项疼痛,头痛,头晕,心悸,颈肩疼痛。

参考:天柱穴(足太阳膀胱经)在项部,大筋(斜方肌)外缘之后发际凹陷中,约当后发际正中旁开 1.3 寸。主治:暴挛痫眩,足不任身(《灵枢》)。癫疾互引,咽肿难言,目茫茫赤痛(《甲乙》)。不知香臭,风眩,卒暴痫眩(《千金》)。寒热暴拘挛,痉,厥头痛,项先痛,腰脊为应,眩,头痛重,目如脱,项如拔,狂见目上及项直不可以顾,身痛欲折,小儿惊痫(《外台》)。热病汗不出,目瞑(《医心》)。头风,顶痛,急重,脑重(《圣惠》)。目不明,目泪出,狂言不休,项痛急,烦满,肩背痛欲折,头旋脑痛(《西方》)。临床用于感冒,咽炎,扁桃体炎,鼻炎,鼻出血,视网膜出血,青光眼,落枕,颈椎病,腰扭伤,腰肌劳损,失眠,健忘的治疗。针 0.3 ~ 0.5 寸。

治疗方法:毫针法、灸法、火针法、推拿法、物理疗法、水针疗法、长圆针疗法。

注意事项:

(1) 浅层结筋点在项筋膜层,深部结筋点在头夹肌、半棘肌、颈夹肌各层。

(2) 行长圆针法恢刺时,应沿枕大神经走行方向,向上或向下举针。

(3) 结筋点表面常布有毛发,消毒前应剪除。

附注：足太阳、少阳、手太阳、少阳经筋交会。

82. 玉枕次（图 3 - 26）

局部解剖：头皮—皮下组织—枕额肌、第 3 颈神经、枕大神经—深层为颅骨。

主治：头痛、头眩晕。

参考：玉枕穴（足太阳膀胱经）在后头部，当后发际正中直上 2.5 寸，旁开 1.3 寸，平枕外隆凸上缘的凹陷处。主治：头项恶风，汗不出，凄厥寒热，呕吐，目系急痛引额，头重，项痛；寒热骨痛；头眩，目痛，头半寒（《甲乙》）。头半寒痛（《千金》）。头风摇动，多汗寒热（《千金翼》）。目痛不能视，项似拔不可左右顾（《外台》）。癫疾后仆（《医心》）。失枕头重头痛，风眩目痛，头寒多汗，耳聋鼻塞；头重如石，目痛如脱，不能远视（《圣惠》）。脑风疼痛不可忍（《铜人》）。临床用于枕神经痛，视神经炎，青光眼，鼻炎，口疮，足癣的治疗。针 0.2 ~ 0.3 寸。

治疗方法：毫针法、灸法、推拿法、拔罐法、火针法、物理疗法、水针疗法、长圆针疗法。

注意事项：

（1）结筋点在皮下筋膜层、肌层与颅骨人字缝覆盖磨损处。

（2）行长圆针法恢刺时，应沿枕大神经走行方向，向上或向下举针。

（3）消毒前应剪除毛发。

83. 颈 7 棘突（图 3 - 15，3 - 17）

位置：在颈部，当第 7 颈椎棘突顶端处。

局部解剖：皮肤—皮下组织及脂肪垫—斜方肌腱膜、菱形肌腱膜、上后锯肌腱膜、项韧带。布有颈 7 脊神经后支。深部为椎管。

主治：颈背疼痛，头痛，头晕。

参考：大椎穴（督脉）在颈部，当后正中线上，第 7 颈椎棘突下凹陷中。主治：太阳与少阳并病，头项强痛或眩冒，时如结胸，心下痞硬；太阳少阳并病，心下硬，颈项强而眩（《伤寒》）。伤寒热盛，烦呕；脊强，互引恶风，时振栗，喉痹大气满，喘，胸中郁郁气热，茫茫项强，寒热僵仆，不能久立，烦满里急，身不安席（《甲乙》）。羊痫之为病，喜扬目吐血；脊强反张，疟（《千金》）。烦热，时气温病，气短不语，冷痹，胫膝疼（《千金翼》）。五劳七伤，温疟疟，背膊闷，项强不得回顾（《圣惠》）。骨蒸发热，盗汗，咳嗽瘰疬，诸虚潮热（《六集》）。百节酸疼，吐血失力（《循经》）。临床用于发热，中暑，疟疾，精神病、癫痫，支气管炎，哮喘，肺结核，肺气肿，肝炎，血液病，湿疹，瘫痪，肩背痛的治疗。针 0.5 ~ 1 寸。

治疗方法：毫针法、灸法、火针法、推拿法、物理疗法、水针疗法、长圆针疗法。

注意事项：

（1）结筋点在棘突顶端、上下缘与外缘处。

（2）行长圆针法恢刺时，应选细针，中线结筋点向上或向下举针，外缘结筋点应向外横向举针。

（3）不可深刺，防止损伤脊髓。

84. 颈 6 棘突（图 3 – 15，3 – 17，3 – 19，3 – 20）

位置：在颈部，当第 6 颈椎棘突顶端处。

局部解剖：皮肤—皮下组织—斜方肌腱膜、菱形肌腱膜、项韧带。布有颈 6 脊神经后支。深部为椎管。

主治：颈项及肩背疼痛，头痛，头晕。

参考：同颈 7 棘突。

治疗方法：毫针法、灸法、火针法、推拿法、物理疗法、水针疗法、长圆针疗法。

注意事项：

（1）结筋点在棘突顶端、上下缘与外缘处。

（2）行长圆针法恢刺时，应选细针，中线结筋点向上或向下举针，外缘结筋点应向外横向举针。

（3）不可深刺，防止损伤脊髓。

85. 颈 5 棘突（图 3 – 15，3 – 17）

位置：在颈部，当第 5 颈椎棘突顶端处。

局部解剖：皮肤—皮下组织—斜方肌腱膜、菱形肌腱膜、项韧带。布有颈 5 脊神经后支。深部为椎管。

主治：颈肩疼痛，头痛，头晕。

参考：同颈 7 棘突主治参考。

治疗方法：毫针法、灸法、火针法、推拿法、物理疗法、水针疗法、长圆针疗法。

注意事项：

（1）结筋点在棘突顶端，上下缘与外缘处。

（2）行长圆针法恢刺时，应选细针，中线结筋点向上或向下举针，外缘结筋点应向外横向举针。

（3）不可深刺，防止损伤脊髓。

86. 颈 4 棘突（图 3 – 15，3 – 17）

位置：在背部，当第 4 颈椎棘突顶端处。

局部解剖：皮肤—皮下组织—斜方肌腱膜、菱形肌腱膜、项韧带。布有颈 4 脊神经后支。深部为椎管。

主治：颈肩疼痛，头痛，头晕。

参考：同颈 7 棘突。

治疗方法：毫针法、灸法、火针法、推拿法、物理疗法、水针疗法、长圆针疗法。

注意事项：

（1）结筋点在棘突顶端、上下缘与外缘处。

（2）行长圆针法恢刺时，应选细针，中线结筋点向上或向下举针，外缘结筋点应向外横向举针。

（3）不可深刺，防止损伤脊髓。

87. 颈 3 棘突（图 3 – 15，3 – 17）

位置：在背部，当第 3 椎棘突顶端处。

局部解剖：皮肤—皮下组织—斜方肌腱膜、项韧带。布有颈 3 脊神经后支。深部为椎管。

主治：颈肩疼痛，头痛，头晕。

参考：同颈 7 棘突。

治疗方法：毫针法、灸法、火针法、推拿法、物理疗法、水针疗法、长圆针疗法。

注意事项：

（1）结筋点在棘突顶端、上下缘与外缘处。

（2）行长圆针法恢刺时，应选细针。中线结筋点向上或向下举针，外缘结筋点应向外横向举针。

（3）不可深刺，防止损伤脊髓。

88. 颈 2 棘突（图 3 - 15，3 - 17，3 - 26）

位置：在颈部，当第 2 颈椎棘突顶端处。

局部解剖：皮肤—皮下组织—斜方肌腱膜、项韧带。布有颈 2 脊神经后支。深部为椎管。

主治：颈肩疼痛，头痛，头晕。

参考：同颈 7 棘突。

治疗方法：毫针法、灸法、火针法、推拿法、物理疗法、水针疗法、长圆针疗法。

注意事项：

（1）结筋点在棘突顶端、上下缘与外缘处。

（2）行长圆针法恢刺时，应选细针。中线结筋点向上或向下举针，外缘结筋点应向外横向举针。

（3）不可深刺，防止损伤脊髓。

89. 颈 1 棘突（图 3 - 15，3 - 17）

位置：在颈部，当第 1 颈椎棘突顶端处。

局部解剖：皮肤—皮下组织—斜方肌腱膜、项韧带。布有颈 1 脊神经后支。深部为椎管，布有椎动脉，上方为枕骨大孔。

主治：颈肩疼痛，头痛，头晕。

参考：哑门穴（督脉）在项部，当后发际正中直上 0.5 寸，第 1 颈椎下。主治：项强；舌缓，不能言（《甲乙》）。泻诸阳气，热衄，善噫，风头痛，汗不出，寒热，脊强反折，头重（《外台》）。临床用于脑血管意外，癔症，癫痫，精神分裂症，大脑发育不全，聋哑，神经性头痛，声音嘶哑，舌强不语，鼻出血，颈部软组织损伤，颈椎病的治疗。针 0.5~1 寸。

治疗方法：毫针法、灸法、火针法、推拿法、物理疗法、水针疗法、长圆针疗法。

注意事项：

（1）结筋点在棘突顶端、上下缘与外缘处。

（2）行长圆针法恢刺时，应选细针。中线结筋点向上或向下举针，外缘结筋点应向外横向举针。

（3）不可深刺，防止损伤脊髓。

90. 百会次（图 3 - 26，3 - 27，3 - 29）

位置：在头顶部，当头顶冠矢点处。

局部解剖：皮肤—皮下组织—帽状筋膜—枕大神经、额神经支。深部为颅骨矢状缝或冠矢点。

主治：头痛，头晕。

参考：百会穴（督脉）在头部，当前发际正中直上 0.5 寸或两耳尖连线的中点处。主治：顶上痛，风头重，目如脱，不可左右顾（《甲乙》）。大风，猥退风，半身不遂，失音不语，卒起僵仆，恶见风寒，汗出而呕（《千金》）。尸厥如死，动脉如故，久风卒风缓急，诸风发动不自知，或心腹胀满，或口噤不言，涎唾自出，目闭耳聋，或举身冷直，或烦闷恍惚，喜怒无常，凡有风皆灸之，神验（《千金翼》）。脱肛风痫，青风心风，角弓反张，耳鸣多哭，言语不择，发时即死，吐沫，心中热闷，头风，多睡心烦，惊悸无心力，忘前失后，食无味，头重，饮酒面赤鼻塞；小儿脱肛泻血，每厕脏腑撮痛不可忍（《圣惠》）。小儿急慢惊风，夜啼（《入门》）。女人血风，胎前产后风疾（《图翼》）。鼻衄（《重楼》）。临床用于治疗头痛，眩晕，脱肛，子宫脱垂，精神病，癫痫，脑血管意外的治疗。针 0.2～0.3 寸。

治疗方法：毫针法、灸法、火针法、推拿法、物理疗法、水针疗法、长圆针疗法。

注意事项：

（1）结筋点在皮下筋膜层。

（2）行长圆针法恢刺时，应沿枕额肌纤维方向，向前或向后举针。

（3）消毒前应剪除毛发。

附注：足太阳、少阳经筋交汇。

91. 阳白次（图 3 - 27）

位置：在额部，当额肌肌腹处。

局部解剖：皮肤—额枕肌、眶上神经—颅骨。布有三叉神经第一支。

主治：头痛

参考：阳白穴（足少阳胆经）在前额部，当瞳孔直上，眉上 1 寸。主治：头目瞳子痛，不可以视，挟项强急，不可以顾（《甲乙》）。目瞳子痛痒，远视茫茫，昏夜无所见（《千金》）。目眵，背膝寒栗，重衣不得温（《铜人》）。目系急，目上转（《西方》）。目内红肿，胬肉热泪，湿烂冷眼，头痛，呕吐痰沫（《六集》）。赤脉贯睛，胬肉攀珠，或赤肿，或冷眵，风寒头痛（《循经》）。临床用于眼科疾病，眶上神经痛，面神经麻痹的治疗。针 0.2～0.3 寸。

治疗方法：毫针法、灸法、推拿法、物理疗法、水针疗法、长圆针疗法。

注意事项：

（1）结筋点在筋膜与额肌层。

（2）行长圆针法恢刺时，应选细针，沿额肌肌纤维方向举针。

（3）不宜用火针法，瘢痕灸法。

92. 鱼腰次（图 3 - 27，3 - 29）

位置：在额部，当眶上缘，眶上孔处。

局部解剖：皮肤—皮下组织—眼轮匝肌—眶上孔、眶上神经。布眶上神经及面神经支。

主治：头痛，视物不清，心悸。

参考：鱼腰穴（奇穴）在额部，瞳孔直上，眉毛中。主治：眼睑垂帘，翳膜（《奇效》）。主治眼疾（《集成》）。眼红肿疼痛，青少年假性近视，面神经麻痹，前额痛等（《针灸学简编》）。临床用于屈光不正。眶上神经痛，急性结膜炎、眼肌麻痹的治疗。针0.1～0.2寸。

治疗方法：毫针法、推拿法、物理疗法、水针疗法、长圆针疗法。

注意事项：

（1）结筋点在眶上孔上缘处。

（2）行长圆针法恢刺时，应沿眶上神经走行方向，向上举针。注意：非必要时，不可刺入眶上孔，以防神经损伤和出血。

（3）不宜用火针法，瘢痕灸法。

93. 攒竹次（图3-27，3-29）

位置：在额部，当眉头下，眶上缘处。

局部解剖：皮肤—皮下组织、滑车上神经—皱眉肌—眶上缘。

主治：头痛，视物不清。

参考：攒竹穴（足太阳膀胱经）在面部，当眉头陷中，眶上切迹处。主治：头风憎风（《素问》）。头风痛，鼻衄衊，眉头痛，善嚏，目如欲脱，汗出寒热，面赤颊中痛，项椎不可左右顾，目系急，痔痛，小儿痫发，目上转（《甲乙》）。目视不明，茫茫，目中热痛及润（《千金翼》）。癫疾互引反折戴眼，眩狂不得卧（《外台》）。尸厥，癫狂病，神邪鬼魅（《圣惠》）。眼中赤痛，睑睶动（《铜人》）。主火邪乘目失明，睛昏，目赤胀痛者，宜三棱针出血三次，泄去火气则目复明（《六集》）。临床用于头痛、近视眼，泪囊炎，鼻炎，面肌痉挛，呃逆，腰背肌扭伤的治疗。针0.2～0.3寸。

治疗方法：毫针法、推拿法、物理疗法、水针疗法、长圆针疗法。

注意事项：

（1）结筋点在皱眉肌肌层。

（2）行长圆针法恢刺时，应沿滑车神经走行方向，向上举针。不可向下，防止损伤内眦动静脉和眼球。

（3）针后注意压迫止血。

（4）不宜用火针法，瘢痕灸法。

附注：足太阳、阳明经筋交会。

94. 印堂次（图3-27，3-29）

位置：在鼻根部，当鼻根凹陷处。

局部解剖：皮肤—皮下组织—降眉肌。布有滑车上神经，深部为鼻额点。

主治：头痛，视物不清。

参考：印堂穴（奇穴）在额部，当两眉头之中间。主治：小儿惊风（《玉龙经》）。善治惊搐（《玉龙赋》）。小儿急慢惊风，头痛，眩晕，眼病，鼻渊，鼻塞，产后血晕，子痫，三叉神经痛，高血压，失眠等(《针灸学简编》)。临床用于感冒，鼻炎，高血压病，低血压，神经官能症的治疗。针0.3~0.5寸。

治疗方法：毫针法、推拿法、物理疗法、水针疗法、长圆针疗法。

注意事项：

（1）结筋点在降眉肌与鼻额点间。

（2）行长圆针法恢刺时，应沿降眉肌肌纤维方向，向下举针。用针宜细。

（3）不宜用火针法，瘢痕灸法。

附注：足太阳、阳明经筋交会。

二、足少阳经筋

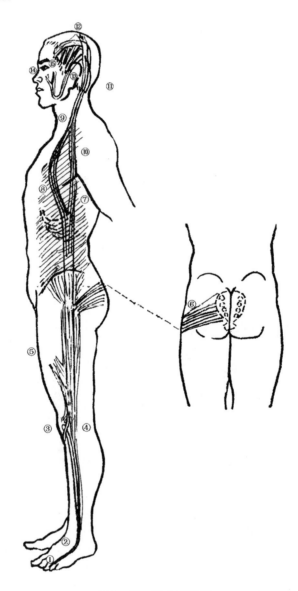

图3-30　足少阳经筋

足少阳之筋，起于小指次指①，上结外踝②，上循胫外廉③，结于膝外廉④；其支者，别起外辅骨，上走髀，前者结于伏兔之上⑤，后者结于尻⑥；其直者，上乘䏚季胁，上走腋前廉⑦，系于膺乳⑧，结于缺盆⑨；直者，上出腋，贯缺盆，出太阳之前，循耳后，上额角，交巅上，下走颔，上结于頄；支者，结于目眦为外维（图3-30）。

（一）足少阳经筋的循行与分布

［原文］

足少阳之筋起于小指次指①，上结外踝，上循胫外廉，结于膝外廉。其支者别起于外辅骨②，上走髀，前者结于伏兔③之上，后者结于尻④。其直者上乘䏚⑤季胁，上走腋前廉系于膺乳，结于缺盆。直者上出腋，贯缺盆，出太阳之前，循耳后，上额角，交巅上，下走颔⑥，上结于頄。支者结于目眦，为外维⑦（图3-30）。（《灵枢·经筋》）

［注释］

①小指次指：第四趾端。

②辅骨：即腓骨。

③伏兔：伸腿时大腿前部肌肉最高隆起部。

④尻：尾骶骨部。

⑤䏚：季胁下两旁之空软处。

⑥颔：颏部下颈上之软肉处。

⑦外维：维系目外眦之筋，使目能左右盼视。

（二）足少阳经筋的古医家注释

《甲乙经·经筋·卷二》：足少阳经筋，起于小指次指之上，结于外踝，上循外廉，结于膝外廉；其支者，别起于外辅骨，上走髀，前者结于伏菟；其直者，上乘䏚季胁，上走腋前廉，系于膺乳，结于缺盆；直者上出腋贯缺盆，出太阳之前，循耳后，上额角，交巅上，下走颔，上结于頄；其支者，结于目外眦为外维。

《太素·经筋·卷十三》，杨上善注："足少阳之筋，起于小指次指之上，上结外踝，上循外廉，结于膝外廉，其支者，起于外辅骨，上走髀，前者结于伏菟之上，后者结于尻。"其支者，起外辅骨，凡有二支也。故前支上结伏菟，后支上走髀，结于尻前也。"其直者，上乘䏚季脊，上走腋前廉，系于膺乳，结于缺盆。"䏚，季胁下也，以沼反。"其直者，上出腋……其支者，结目外眦为外维……"。外维，太阳为目上纲，阳明为目下纲，少阳为目外维。

《千金要方·肝藏·卷十一》：其筋起于小指次指之上，结外踝，上循外廉，结于膝外廉；其支者，别起于外辅骨，上走髀，前者结伏菟之上，后者结于尻；其直者，上乘䏚季胁，上走腋前廉，侠于膺乳，结于缺盆；直者上出腋，贯缺盆，出太阳之前，循耳后，上额角交巅上，下走颔，上结于頄；其支者，结于目外眦，为外维。

《圣济总录·足少阳胆经·卷一百九十一》：足少阳之筋，起于小指次指，上结外踝，上循外廉，结于膝外廉；其支者，别起于外辅骨，上走髀，前者结于伏菟之上，后者结于尻；其直者，上乘䏚季胁，上走腋前廉，侠于膺乳，结于缺盆；直者，上出腋，贯缺盆，出太阳之前，循耳后，上额角，交巅上，下走颔，上结于頄；其支者，结于目外眦为外维。

《针灸节要·经筋·卷三十二》《医学纲目·筋·卷十四》，同《灵枢》。

《灵枢注证发微·经筋·卷二》，马莳注：此言胆经之筋，其病为孟春痹，而刺之有法也。足少阳之筋，起于足少指之次指，即第四指之窍阴穴，由侠溪、地五会、临泣，结于外踝下之丘墟，上循胫外廉之悬钟、阳辅、光明、外丘、阳交，结于膝外廉之阳陵泉。其支者，别起外辅骨，上走于髀，其在前则结于足阳明胃经伏菟之上，其在后则结于督脉经之尻尾上。其直者，上乘䏚之季胁，上走于腋之前廉，系于膺乳间，上结于缺盆中。又其直者，上出于腋，贯于缺盆，出太阳之前，循耳后，上额角，交巅上，下走于颔，上结于颃。又其支者，结于目眦为外维。

《针灸大成·十二经筋·卷七》，同《灵枢》。

《类经·经络类·卷七》，张介宾注："足少阳经筋，起于小指次指，上结外踝，上循胫外廉，结于膝外廉。"小指次指，即第四指窍阴之次也。外踝，丘墟之次。胫外廉，外丘、阳交之次。膝外廉，阳陵泉、阳关之次。此皆刚筋也。胫，奚敬切。"其支者，别起外辅骨，上走髀，前者结于伏菟之上，后者结于尻。"膝下两旁突出之骨曰辅骨。膝上六寸起肉曰伏菟，尾骶骨曰尻。此支自外辅骨上走于髀，分为二歧，前结于阳明之伏菟，后结于督脉之尻，至此刚柔相制，所以联臀膝而连枢机也。髀，并米切，又音比。尻，开高切。"其直者，上乘䏚季胁，上走腋前廉，系于膺乳，结于缺盆。"季胁下两旁软处曰䏚。胸上两旁高处曰膺。此直者，自外辅骨走髀，由髀枢上行乘䏚，循季胁上走腋，当手太阴之下，出腋前廉，横系于胸乳之分，上结于缺盆，与手太阴之筋相合，皆刚筋也。䏚音秒，一作眇，《五音》篇曰少也。盖其处少骨之义。"直者，上出腋，贯缺盆，出太阳之前，循耳后，上额角，交巅上，下走额，上结于颃。"此直者，自上走腋处直上出腋，贯于缺盆，与上之结于缺盆者相合，乃行足太阳经筋之前，循耳上额角，交太阳之筋于巅上，复从足阳明头维之分走耳前，下囟额，后上结于颃。颃，何敢切，颈下也，云燕颔者即此。"支者，结于目眦外维。"此支者，从额上斜走结于目外眦，而为目之外维，凡人能左右盼视者，正以此筋为之伸缩也。按本篇有曰从左之右，右目不开，上过右角，并蹻脉而行，左络于右等义，详疾病类六十九。

《灵枢集注·经筋·卷二》，张志聪注：足少阳经筋，起于小指次指相交之窍阴井穴，而上循于头目，皆并脉而经于骨也。

《周氏经络大全·绪经经筋第七》周孔四注：其足少阳经筋，起于小指次指，上结外踝，一结也；上循胫外廉，结于膝外廉，二结也；其支者，别起外辅骨，上走髀前者结于伏菟之上，三结也；后者结于尻，四结也；其直者，上乘颃[1]季胁，上支[2]腋前廉，系于膺乳，结于缺盆，五结也；直者，上出腋，贯缺盆，出太阳之前，从耳后上[3]角，交巅上，下走额，上结于，六结也；其支者，结于目外眦，为外维，七结也。

①颃：指腋下脊上的部位。《灵枢》作"䏚"，指季脊下空软的地方。

②支：据《灵枢》，当作"走"。

③上：据《灵枢》，为"额"之误。

（三）足少阳经筋的解剖分析

1. "起于小趾次趾，上结外踝，循胫外廉，结于膝外廉。"

（1）第四趾背滑液囊（图3-31）

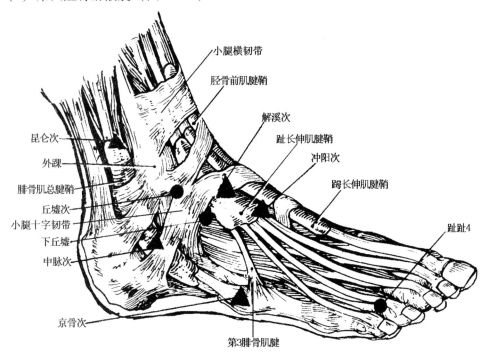

图3-31　足少阳经筋

……起于小指次指，上结外踝，上循胫外廉，结于膝外廉……

在第四趾间关节背侧，当被磨损时，可在趾背出现结筋病灶点。

（2）踝前筋膜与支持带（图3-31，3-33）

踝关节周围的筋膜向上续于小腿筋膜，向下移行于足筋膜，由于小腿诸肌的肌腱经过踝关节周围而抵止于足部，故踝关节周围的筋膜有限制各肌腱的作用，因此筋膜增厚，形成各条支持带，即：

①小腿横韧带位于踝关节稍上方，为小腿筋膜的横行纤维增强而成，其外侧附着于腓骨前嵴，内侧附着于胫骨前嵴。

②小腿十字韧带位于踝关节的前方及足背，呈丁字形，由三束（或脚）构成。外侧束即丁字形的基部，前者向内上方，附着于内踝的前缘；后者向内下方与足底跖腱膜相续。

伸肌上、下支持带将小腿伸肌群各肌固定于一定的位置，防止由于足的背屈而造成肌腱翘起，但也因此造成伸肌腱与支持带的磨损而出现结筋病灶点。

（3）足背诸关节韧带（图3-32）

①距跟外侧韧带扁而短，位于跟腓韧带的前上方。起自距骨外突，向后下方，止于跟骨的外侧面。此韧带有防止足向后脱位的作用。

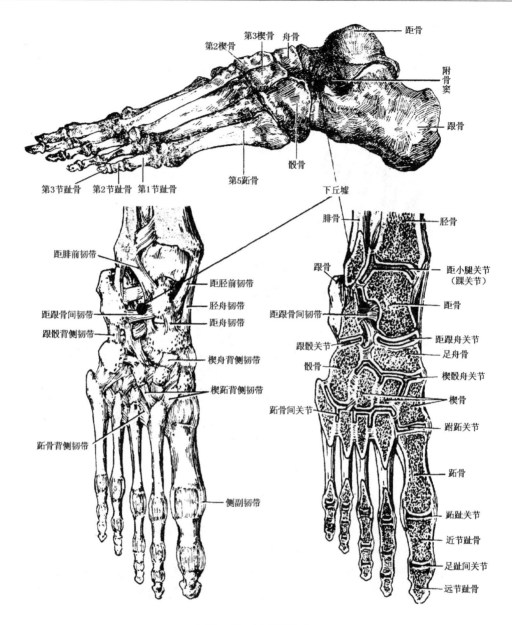

图 3 - 32　足少阳经筋

……起于小指次指，上结外踝，上循胫外廉，结于膝外廉……

②距跟骨间韧带是由许多坚韧的纤维束构成，位于跗骨窦内。起自跗骨窦的顶部，斜向外下方，止于跟骨后关节面的前方，与距跟关节囊的前壁相移行，此韧带可防止足向后脱位。

③距舟（背侧）韧带宽而薄，起自距骨颈上面和外侧面，止于舟骨的上面。

④跗跖背侧面韧带由一些扁宽的纤维束组成，分别连结第 1 楔骨的外侧缘与第 2 跖骨底的内侧缘之间；第 2 楔骨与第 2 跖骨底之间；第 3 楔骨与第 2 至第 4 跖骨之间及股骨与第 4、第 5 跖骨底之间。

足背诸关节韧带在足关节活动中受过度牵拉会出现结筋病灶点。其中跗骨窦内韧带损伤常形成顽固性结筋病灶，引起慢性踝部疼痛。

（4）腓骨长肌与腓骨短肌（见足太阳经筋，见图3 - 3）（图3 - 33）。

（5）趾长伸肌（图3 - 31，3 - 33，3 - 34）

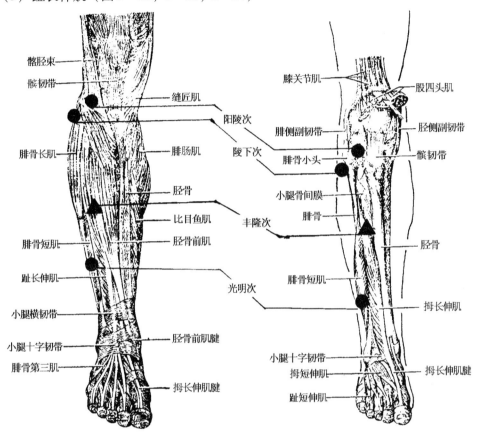

图3 - 33　足少阳经筋

……起于小指次指，上结外踝，上循胫外廉，结于膝外廉……

趾长伸肌位于胫前区的外侧部。起点：胫骨外侧髁的外侧，腓骨前面上2/3，小腿深筋膜的深面及腓骨起点附近的小腿骨膜。该肌为典型的长肌，肌腹位于小腿的上2/3，在肌内侧缘小腿中下1/3交界处移行为肌腱。肌的下外侧部纤维移行为腱膜时形成一分离的腱，这一部分肌质和腱称为腓骨第三肌。趾长伸肌和腓骨第三肌的肌腱穿过小腿横韧带和十字韧带最外侧的滑液鞘进入足背，趾长伸肌分成四条肌腱，分别止于2～5趾的趾背腱膜，第三腓骨肌肌腱止于第五跖骨底背面。趾长伸肌的血供主要来自胫前动脉的分支，除营养肌肉外，还分布到腓骨内侧面上部的背膜，此外肌肉下部尚有胫后动脉的穿支供给。趾长伸肌的神经支配来自腓深神经，通常有1～3支从肌的上部进入肌肉。神经纤维来自腰4、5及骶1脊髓节段。

趾长伸肌的作用为伸2～5趾。由于通过踝关节的前面，还有使足背屈的作用。该肌抵止到外侧三趾的肌腱，与腓骨第三肌共同使足外翻及外展。一般认为其背屈作用小于胫骨前肌；外翻和外展作用大于胫骨前肌的内翻、内收作用。

该肌起点与肌腱穿过小腿横韧带、十字韧带处的滑液鞘及第五跖骨基底常出现结筋病灶点。

（6）小腿筋膜（见足太阳经筋）

（7）腓浅神经

腓浅神经由腓总神经经过腓骨外侧时发出，向下行于腓骨长、短肌之间，并发出分支支配二肌；其终末支穿腓骨前肌间隔，于小腿中点的外侧穿出深筋膜，成为皮支，分布到小腿下外侧及足背皮肤。

腓总神经在腓骨颈后方和下方，腓浅神经小腿中下 1/3 外侧穿筋膜处可出现结筋病灶点。

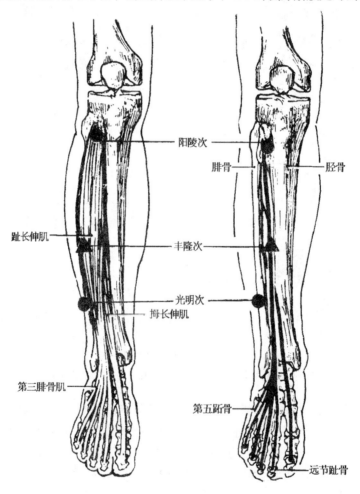

图 3 - 34　足少阳经筋

……起于小指次指，上结外踝，上循胫外廉，结于膝外廉……

2. "其支者，别走外辅骨，上走髀，前者结于伏兔之上，后者结于尻。"

（1）膝外侧副韧带（图 3 - 35）

又称作腓侧副韧带：为索状坚韧的纤维束，位于关节的外侧。上方起自股骨外上髁，

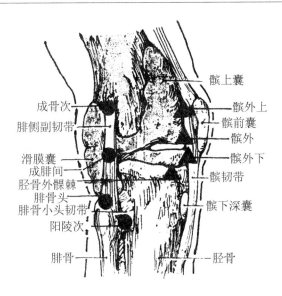

髌上囊
成骨次
髌外上
腓侧副韧带
髌前囊
髌外
滑膜囊
髌外下
成腓间
髌韧带
胫骨外髁棘
腓骨头
髌下深囊
腓骨小头韧带
阳陵次
腓骨
胫骨

图 3 - 35 足少阳经筋

……其支者，别起外辅骨，上走髀，前者结于伏兔之上，后者结于尻……

向下止于腓骨小头外侧面的中部。此韧带与关节囊之间有疏松结缔组织和滑囊与半月板腘肌腱相隔，二者不直接相连。当屈膝及小腿内旋时，胫侧与腓侧副韧带松弛；相反，伸膝及小腿外旋时则紧张，因此，有限制膝关节过度后伸及旋外的作用。

当两侧副韧带松弛时，膝部过度外展和内收均可导致相应韧带和滑液囊的损伤。（膝关节一般有轻度的外翻，故易于损伤胫侧副韧带。）在外侧，尤其是外侧副韧带中段及起止点常出现结筋病灶点。

（2）大腿筋膜与筋膜鞘

①浅筋膜又称大腿浅筋膜，一般含脂肪组织较多，向上续于腹壁的浅筋膜，向下续于小腿的浅筋膜，在腹股沟韧带稍下方，浅筋膜分为深、浅两层。深层为腹浅筋深层的延续，该层筋膜在此和大腿阔筋膜相愈合，向内侧沿精索的外侧斜外侧，附着于耻骨结节、耻骨节，最后与会阴浅筋膜（深筋膜浅层，又称科列斯筋膜）相续。在大腿筋膜与深筋膜之间，含有皮静脉、皮神经和淋巴结等。

②深筋膜或称大腿固有筋膜，阔筋膜为全身最厚的筋膜，与全身其他处的深筋膜一样，附着于下肢的骨性部分及韧带，例如，上端附着于髂前上棘、腹股沟韧带、耻骨结节、耻骨联合、耻骨弓、坐骨结节、骶结节韧带、骶中棘、髂嵴外唇，并延续于臀筋膜；下端附着于胫骨内、外侧髁，胫骨粗隆和膝关节周围的其他韧带和肌腱，并有一部分移行于小腿深筋膜和腘筋膜。阔筋膜在大腿内侧比较薄弱，而在大腿外侧甚为发达，外侧部由两层较薄的环形纤维组成，当中夹以坚韧的纵行纤维而成为一纵行的带状腱膜，叫髂胫束或髂胫韧带。其上方起自髂嵴外唇，下方止于胫骨外侧髁。此束前方纤维为阔筋膜张肌的腱膜，后部纤维为臀大肌肌腱的延续部分。实际上，髂胫束为阔筋膜张肌与臀大肌的结合腱。其下行过程中，与股骨，股外侧肌接触，故在股骨中段、下段及胫骨外侧髁处可出现结筋病灶点。

③大腿的筋膜鞘：自阔筋膜的深面向肌肉深部发出三个肌间隔，分隔大腿的各群肌

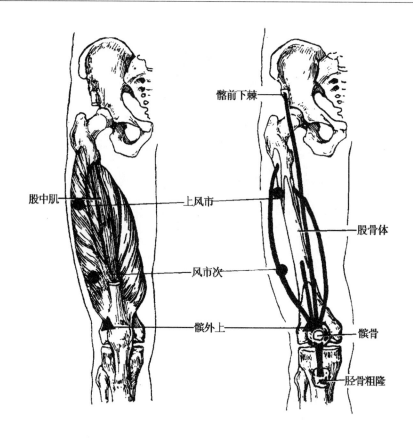

图 3 - 36　足少阳经筋

……上循胫外廉，结于膝外廉；其支者，别起外辅骨，上走髀，前者结于伏兔之上，

后者结于尻；其直者，上乘䏚季胁……

肉，形成数个筋膜鞘。自大腿外侧的筋膜沿股外侧肌与股二头肌之间向深部发出一层厚的筋膜突，称为外侧间隔，分隔大腿肌前肌群（屈髋肌）和股后肌群（伸髋肌），该肌间隔比较发达，抵止于股骨粗线的外侧唇。在大腿内侧，自阔筋膜向深部发出一筋膜突，称为内侧肌间隔，界于股内侧肌与内收肌群之间，较薄弱，抵止于股骨粗线的内唇。在大腿后面还有一后肌间隔，此隔不显著，界于大收肌与半膜肌之间，分隔髋收肌和髋伸肌群。因而包绕大腿周围的阔筋膜，被这三个肌间隔分隔成三个筋膜鞘，前鞘内有屈髋肌，后鞘内有伸髋肌，内侧鞘内有收肌群。这些鞘分别由阔筋膜、肌间隔和股骨骨膜形成，其性质属于骨性纤维鞘，各鞘之间不完全独立，而是互相交通，故某一鞘内的炎性渗出物可流入其他鞘中。

　　大腿筋膜在髂前上棘附近的股外侧皮神经穿出点、髂嵴外侧缘、各韧带附着点等处可出现结筋病灶点。

　　（3）阔筋膜张肌与髂胫束（图 3 - 37）

　　位于髋部和大腿的外侧，臀中肌与缝匠肌之间，起自髂嵴外唇前部和髂前上棘外面，肌腹包在两层阔筋膜之间，呈扁平带状，上端稍厚，向下逐渐变薄移行于髂胫束。髂胫束向下止于胫骨外侧髁。在大转子顶端有深部滑囊使之与肌相隔，大转子皮下可出现滑囊。

支配阔筋膜张肌的神经为来自骶丛的臀上神经。阔筋膜张肌的作用为紧张髂胫束，协助外旋和外展大腿。

该肌起点，大转子尖部滑囊、大转子皮下滑囊、髂胫束中段、下段及起止点均可有结筋病灶点。

（4）股外侧肌（图3-37）

是一扁平而强大的肌肉，位于大腿之外侧，构成股外侧部肌肉的最主要部分，起自股骨大转子根部、股骨粗线的外侧唇，行向下内，与股中间肌结合而且一部分遮盖着股中间肌，下端借股四头肌腱抵止于髌的上缘与外侧唇，并发一扩张部至膝关节囊之外侧。支配股外侧肌的神经由该肌下部入肌。

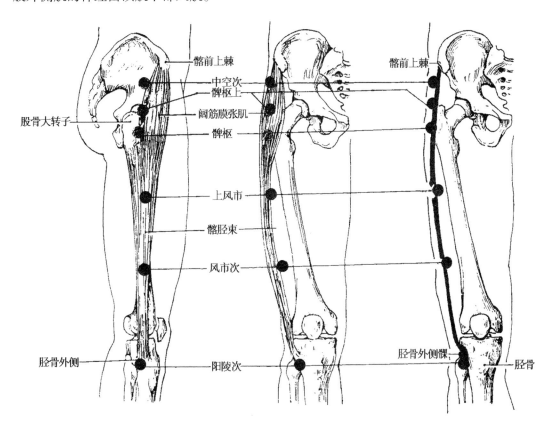

图3-37 足少阳经筋

……其支者，别起外辅骨，上走髀，前者结于伏兔之上，后者结于尻……

该肌起点即大转子根部，止点髌骨外缘、外上缘及神经入肌点可出现结筋病灶点。

（5）梨状肌（见足太阳经筋，见图3-12）

（6）臀中、小肌（图3-38）

臀中肌居浅层，臀小肌居深层，两者形态功能、起止点基本相同，可视为一块肌肉。其起自髂骨翼后方，止于股骨大转子内上缘，并有滑囊相隔。其受臀上神经支配，为髋关节的外展肌，单足持重时，对固定骨盆起重要作用。另外，在髋关节后伸和旋前动作中起作用。

臀中小肌起点、肌腹及止点滑囊处常出现结筋病灶点。

（7）臀上神经（图 3 - 12）

自第 4、5 腰神经和第 1 骶神经后股发出。经梨状肌上孔至臀部，与臀上动脉伴行，在臀部分为上、下两支。上支较小，与臀上动脉深上支伴行，神经位于动脉下方，布于臀中肌，有时亦发小支至臀小肌；下支较大，与臀上动脉深上支伴行，横过臀小肌中部，发支至臀中肌和臀小肌，终支向前外，至阔筋膜张肌的后内侧部，在该肌深面弯向前下，距髂前上棘后下方约 5 厘米处，呈爪状分支进入该肌。梨状肌上孔，阔筋膜张肌入肌点常出现结筋病灶点。

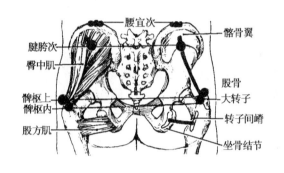
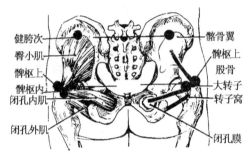

图 3 - 38　足少阳经筋

……其支者，别起外辅骨，上走髀，前者结于伏兔之上，后者结于尻……

3. "其直者，上乘䏚季胁。"

（1）腹外斜肌（图 3 - 39）

腹外斜肌在三层扁肌中最为浅表，也最宽阔，由肌性和腱膜性两部分构成。

肌性部：以 8 个肌齿起始于第 5～12 肋的外表面和下缘，上位 4～5 个肌齿位置居前，附着处接近肋软骨，与前锯肌肌齿交错；下位肌齿的肋附着部位逐渐后移，同背阔肌的肌齿交错；最下位肌齿附着在第 12 肋骨尖。对于肌发育良好者而言，这些肌齿易于显示，并在体表见到。

各肌齿发起后，肌纤维束立即联合，构成薄板状的腹外斜肌。腹外斜肌的肌纤维绝大部分斜行向前下方，约在半月线和脐 - 髂前上棘线处，或髂前上棘平面处移行为腱膜，移行线低于脐 - 髂前上棘线者少见。起始于第 11、12 肋的下方腹外斜肌较厚，肌纤维几乎垂直下行，形成肌的游离后缘，向下止于髂嵴外唇的前 1/2～2/3 段；下方纤维的上部为背阔肌所覆盖。

据此：①腹外斜肌的肌性部只见于左、右季肋区和左、右腰区；②髂前上棘上方 1 横指平面以下无腹外斜肌肌纤维；③腹外斜肌的游离后缘即 petit 下腰三角的外侧界。

腱膜部：约自半月线和脐 - 髂前上棘线起始，腱膜纤维行向下内侧方，达腹白线和髂前上棘与耻骨结节之间。在腹前壁（左、右半月线之间），左、右侧腹外斜肌腱膜经过腹直肌的前方，其脐平面以上的部分与腹内斜肌腱膜前叶合并，构成腹直肌鞘前壁（或称前鞘），脐平面以下的腹外斜肌腱膜，则大部分与腹内斜肌腱前叶之间有疏松结缔组织分隔，只是当接近腹白线时两者才开始融合。然而，无论脐平面以上或以下的腹外斜肌腱膜纤维，最后都编织入腹白线，并同对侧的腱膜纤维连续。

（2）腹内斜肌（图3－39）

肌性部：腹内斜肌肌性部起自胸腰筋膜和髂嵴约前2/3段的中间唇。传统叙述中，认为它也起自腹股沟韧带凹槽上面的外侧2/3或1/2段，与腹股沟韧带相附着的髂筋膜，即腹内斜肌下方纤维自髂筋膜发起。腹内斜肌由胸腰筋膜起始，肌纤维发起后，向前上方、前方和前下方作扇形展开，其最上方纤维附至第7～10肋软骨的下缘，与肋间内肌连续。自髂筋膜（或腹股沟韧带）起始的下方纤维具有弯弓状的游离下缘（弓状下缘），桥跨精索及其内层被膜（精索内筋膜），移行为腱膜，和腹横肌的相应部分合并成腹股沟镰（联合腱向下附着于耻骨嵴和耻骨梳的内侧方，故腹股沟镰的游离外侧缘即腹内斜肌下缘的延续）。

腱膜部：腹内斜肌腱膜自半月线向腹白线方面展开；大约在髂前上棘间平面以上、腹直肌外侧缘处分成前叶和后叶，前叶同腹外斜肌腱膜融合，构成腹直肌鞘前壁，后叶与腹横肌腱膜融合，构成腹直肌后壁。

（3）腹横肌（图3－39）

起自第7～12肋软骨的内侧面、胸腰筋膜、髂嵴前部内唇和腹股沟韧带外侧方。肌纤维向内横行并渐成腱膜，参加腹直肌后叶的构成，并止于腹白线。

以上三个腹部阔肌协同收缩，成为背肌的拮抗肌，可使躯体前屈、旋转；可向下牵拉肋骨帮助呼吸；可以维持腹压，保持脊柱、内脏的正常位置。三肌的起止点，腰三角、半月线、腹股沟韧带等处，第11、12肋游离端、肋骨联合下缘等均可出现结筋病灶点。

4. **"上走腋前廉，系于膺乳，结于缺盆。"**

（1）胸大肌（见手太阴经筋）

（2）锁骨下肌

锁骨下肌位于锁骨下面，是一块退化的小肌。锁骨下肌起自第1肋软骨和肋骨的交界，向外上止于锁骨近肩峰端的下面，止点在喙锁韧带与肋锁韧带之间。锁骨下肌可牵引锁骨向内下方以固定胸锁关节，若上肢带固定，则上提第1肋骨，因而对呼吸也有辅助作用。锁骨下肌位于锁骨与上肢的大血管和神经干之间，锁骨骨折时有保护这些结构的作用。锁骨下肌受锁骨下神经支配。

该肌在锁骨肩峰下缘可出现结筋病灶点。

（3）肋间肌

位于肋间隙内，分内外两层。肋间外肌肌束从上斜向前下，肋间内肌肌束自下斜向前上。两肌可协助呼吸。

（4）前锯肌（图3－40）

位于胸廓外侧，以肌齿起自上8～9个肋骨外侧面，下部4～5个肌齿与腹外斜肌的肌齿相交错，肌纤维斜向后上内方，止于肩胛骨脊柱缘及其下角内面。该肌可使肩胛骨紧贴胸壁，下部纤维可使肩胛骨下部上旋，协助臂上举。

该肌于肋骨面的起止点可出现结筋病灶。

（5）胸小肌（见手厥阴经筋）

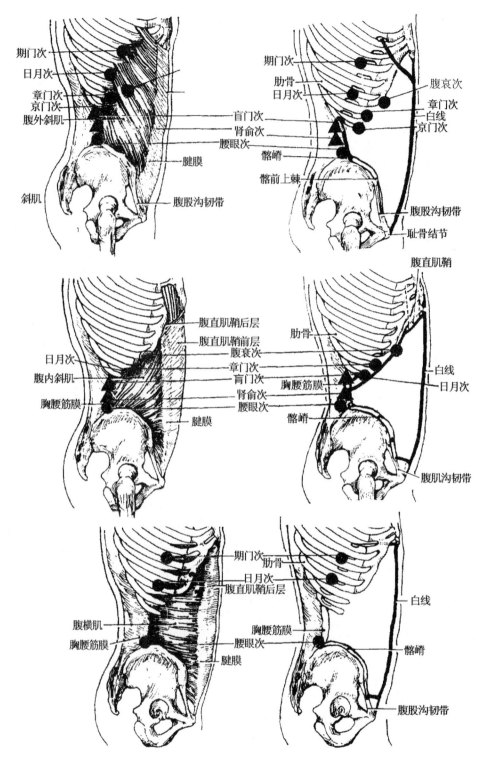

图 3 - 39 足少阳经筋

……其直者，上乘眇季胁，上走腋前廉……

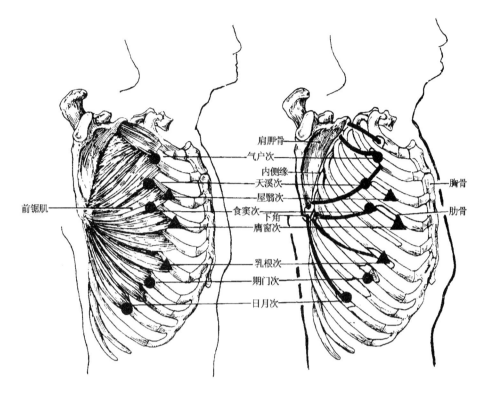

图 3 - 40　足少阳经筋

……上走腋前廉，系于膺乳，结于缺盆……

5.**"直者上出腋，贯缺盆，出太阳之前，循耳后，上额角，交巅上，下走颔，上结于䪼。支者，结于目眦为外维。"**

（1）胸锁乳突肌（图 3 - 41）

胸锁乳突肌位于颈两侧皮下，起于胸骨柄前面和锁骨的胸骨端。两头汇合，肌纤维向后上，止于乳突外侧面及上项线外侧部。此肌主要维持头的端正位置，其收缩可使头侧倾、旋仰、后伸。本肌受副神经支配。

该肌起点即胸骨柄前外侧，锁骨胸骨端及止点乳突部、肌腹常出现结筋病灶点。

（2）颈前诸肌（图 3 - 42）

①胸骨甲状肌：在胸骨舌骨肌深面，下端起于胸骨柄的后面及第一肋软骨，斜向外上，止于甲状软骨斜线，受舌下神经分支支配。

②甲状舌骨肌：是短小方肌，为胸骨甲状肌向上的延续部分。在胸骨舌骨肌深面，起自甲状软骨斜线，肌纤维向外上，止于舌骨体外侧及舌骨大角，其受舌下神经分支支配。以上诸肌可使舌骨喉下降。

③二腹肌：前腹起自下颌骨二腹肌窝，肌向后下方移行于中间腱。后腹止于颞骨乳突内面。可上提舌骨或下牵下颌骨，协助咀嚼，其受下颌舌骨神经和面神经下颌二腹肌支支配。

④下颌舌骨肌：起于下颌骨下颌舌骨线，肌向后内下方，前方纤维在正中线借一细纤维索与对侧同名肌相结合，其后部肌束向后止于舌骨体的前面。其可上提舌骨，或下拉下颌骨。受下颌神经的下颌舌骨神经支配。

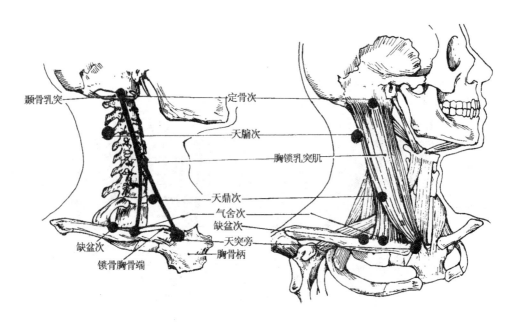

图 3 - 41　足少阳经筋

······直者，上出腋，贯缺盆，出太阳之前，循耳后，上额角······

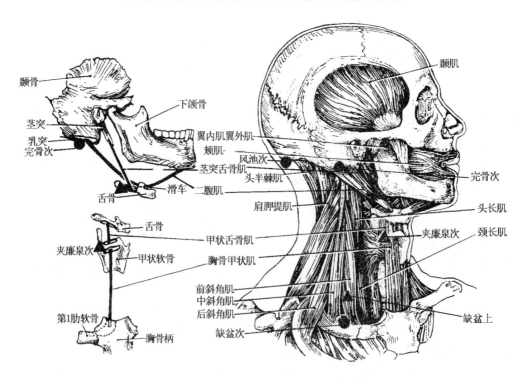

图 3 - 42　足少阳经筋

······直者，上出腋，贯缺盆，出太阳之前，循耳后，上额角······

⑤颏舌骨肌：以短腱自下颌骨从颏棘起始，肌腹向后逐渐增宽，止于舌骨体前面，有

牵舌骨或下牵下颌作用，受上二颈神经前支支配。

以上诸肌协同，使舌骨和喉上提或下降，故其结筋病灶点多分布在喉及舌骨旁，各肌起止点。

（3）斜角肌（见手少阳经筋）

（4）外耳诸肌

外耳诸肌包括耳前肌、耳上肌、耳后肌。

①耳前肌：起自帽状腱膜，止于耳郭软骨前部，有牵引耳郭向前的作用。

②耳上肌：起自帽状腱膜，抵止耳郭软骨，有上提耳郭的作用。

③耳后肌：起自乳突外面，止于耳郭软骨后面，有牵引耳郭向后的作用。

外耳诸肌虽属退化肌肉，但其周布有耳颞神经等，诸肌的刺激性痉挛团块，可影响诸神经支，出现临床症状，故其起止点与肌腹可见结筋病灶点。

（5）枕肌（见足太阳经筋）

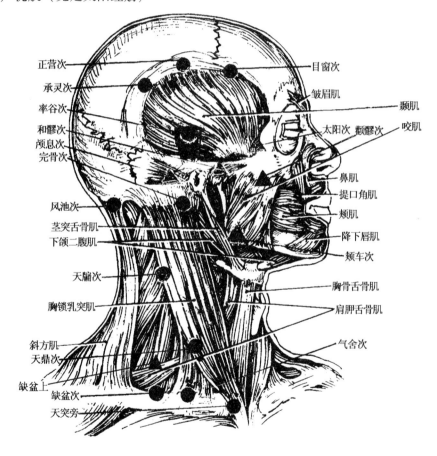

图 3 - 43 足少阳经筋

……直者，上出腋，贯缺盆，出太阳之前，循耳后，上额角，交巅上，下走颌，上结于；支者，结于目眦为外维……

（6）颞肌与颞筋膜（图 3 - 43）

颞肌位于颞窝部的皮下，颞筋膜的深面，为呈扇形的扁肌。在咀嚼时可以在体表观察到该肌的活动，起自颞窝的全部（上自颞下线，下至颞下嵴）及颞筋膜的深面。前部肌纤维向下，后部肌纤维向前，逐渐集中，通过颧弓的深面，移行于强大的肌腱，止于下颌骨冠突的尖端及内侧面。此肌收缩时，前部肌纤维上提下颌骨，后部肌纤维向后拉下颌骨，使下颌关节作前移及后退运动。后部肌纤维是翼外肌的对抗肌。颞肌受下颌神经的颞深神经支配。

颞筋膜位于颞部皮下，覆盖颞肌表面，呈坚韧的纤维板状，沿颞上线起自骨膜，其深层起自颞下线，向前下，附着于颧弓的内、外侧缘。

该肌与筋膜的起止点及颅骨蝶顶缝、蝶鳞缝、鳞缝、蝶额缝、冠状缝覆盖处及耳颞神经分布处常有结筋病灶点。

（7）咬肌（见足太阳经筋）

（8）眼轮匝肌（见足太阳经筋）

（四）足少阳经筋的筋结点与结筋病灶点

1. 趾趾4（图3-31）

位置：在足背部，当第4趾，趾间关节背侧面。

局部解剖：皮肤—皮下组织—皮下滑液囊—趾间关节囊—趾间关节。布有趾背神经。

主治：足趾疼痛，踝关节疼痛。

参考：足窍阴穴（足少阳胆经）在足第4趾末节外侧，距趾甲角0.1寸。主治：胁痛，咳逆不得息，手足清，烦热，汗不出，手肢转筋，头痛如锥刺之，循然不可以动，动益烦心，喉痹，舌卷干。臂内痛不可及头，耳鸣聋（《甲乙》）。四肢转筋（《千金》）。舌卷，口干，耳鸣（《医心》）。痛疽，舌强，肘不可以举，卒聋不闻人语（《铜人》）。头昏，项疼，目赤（《神应》）。四肢厥冷，肚腹疼痛不仁（《琼瑶》）。手足烦热，恶梦，目痛，小眦痛（《聚英》）。临床用于头痛，眩晕，结膜炎，耳聋，耳鸣，咽炎，发热，足踝肿痛，多梦的治疗。针0.1寸。

治疗方法：毫针法、灸法、推拿法、拔罐法、火针法、物理疗法、水针疗法、长圆针疗法。

注意事项：

（1）结筋点在趾背皮下滑囊处。

（2）行长圆针法恢刺时，以刺中滑囊即止，不可深入趾间关节。

2. 下丘墟（图3-31）

位置：在足背部，当足跟、距、骰骨交界处。

局部解剖：皮肤—皮下组织—腓骨肌下支持带—跗骨窦。布有足背中间皮神经。

主治：足踝疼痛，膝关节疼痛，腰髋疼痛。

参考：足临泣穴（足少阳胆经）在足背外侧，当足4趾本节的后方，小趾伸肌腱的外侧凹陷处。主治：厥，四逆，喘，气满，风，身汗出而清，髀枢中痛不可得行，足外皮痛，疟日二发，胸中满，腋下肿，马刀瘘，善自舌颊，天牖中肿，淫泺，胫酸，头眩，枕骨颔腮肿，目涩，身痹，洒淅振寒，季胁支满，寒热，胁腰腹膝外廉痛，胸痹，心痛不得息，痛无常处，大风，目外眦痛，身热，痱，缺盆中痛，月水不利，见血而有身则败，浮肿(《甲乙》)。乳晃(《铜人》)。癫痫，中风手足不遂，腰腿难，寒湿脚气，手足顽麻，偏正头风，面痒，目赤，眵泪，耳聋，喉痹，牙痛，失饥伤饱，四肢浮肿，面黄肌瘦，气血不和，伤寒解利后多汗(《神应》)。小儿惊痫，反视(《西方》)。主诸般足疾，跗湿肿，浑身水气。此穴泄水，元水不损，能使五脏通利(《循经》)。临床用于头痛，眩晕，中风瘫痪，足跟痛，间歇热，呼吸困难，月经不调，胎位不正，乳腺炎的治疗，并有退乳作用。针1~1.5寸。

治疗方法：毫针法、灸法、推拿法、拔罐法、火针法、物理疗法、水针疗法、长圆针疗法。

注意事项：

（1）浅层结筋点在腓骨肌下支持带层，深层结筋点在跗骨窦内。

（2）深层结筋点行长圆针法恢刺时，应松解跗骨窦内滑液囊及韧带。

附注：足少阳、太阳经筋交会。

3. 丘墟次 （图3-31）

位置：在足背部，当足外踝前下凹陷中。

局部解剖：皮肤—皮下组织—腓骨肌上支持带—距腓前韧带—踝关节。布有足外侧皮神经。

主治：踝关节疼痛，膝关节疼痛，腰腿疼痛。

参考：丘墟穴（足少阳胆经）在足外踝前下方，当趾长伸肌腱的外侧凹陷处。主治：目视不明，振寒，目翳，瞳子不见，腰两胁痛，脚酸，转筋；寒热颈肿，疝腹坚，胸满善太息，胸中膨膨然，痿厥，寒，足腕不收，坐不能起，髀枢脚痛(《甲乙》)。脚急肿痛，战掉不能久立，跗筋足挛，疟振寒(《千金》)。腋下肿，狂疾(《外台》)。足胫偏细(《圣惠》)。腰胯疼痛不得转侧(《针经》)。麻木补之，如脚背红肿，出血甚妙(《神应》)。头项强，胸满腹胀，上气喘促，霍乱转筋，草鞋风(《神应》)。临床用于踝关节及周围软组织疾病，坐骨神经痛，肋间神经痛，胆囊炎，胆绞痛，腋淋巴结炎的治疗。针1~1.5寸。

治疗方法：毫针法、灸法、推拿法、拔罐法、火针法、物理疗法、水针疗法、长圆针疗法。

注意事项：

（1）浅层结筋点在腓骨肌上支持带层，深层结筋点在距腓前韧带层。

（2）行长圆针法恢刺时，应沿伸趾肌腱方向，向前下举针。

附注：足少阳、太阳经筋交会。

4. 光明次 （图3-33，3-34）

位置：在小腿外侧，当腓骨中下1/3交界，腓骨前缘处。

局部解剖：皮肤—皮下组织—小腿筋膜—腓骨短肌、趾长伸肌、拇长伸肌、胫骨前肌—小腿骨间膜。布有腓浅神经，腓肠外侧皮神经。深层有腓深神经、胫前动静脉。

主治：腿痛，踝痛，膝部疼痛，腰髋疼痛，足趾发凉、麻木。

参考：光明穴（足少阳胆经）在小腿外侧，当外踝尖上5寸，腓骨前缘。主治：实则厥，虚则痿，坐不能起(《灵枢》)。实则厥，胫热肘痛，身体不仁，手足偏小，善啮颊(《甲乙》)。膝痛，腹足清，寒热汗不出(《千金》)。身体寒少热甚，恶心惕然，淋沥，胫酸，热病汗不出，狂病，不能俯仰，痉（《外台》）。身体解㑊，淋，泺（《医心》）。身解寒，淫泺，酸不能久立，卒狂，实则足骨行热（《铜人》）。眼痒（《神应》）。临床用于睑缘炎，夜盲，屈光不正，膝关节炎，腰扭伤的治疗。针 0.8 寸。

治疗方法：毫针法、灸法、推拿法、拔罐法、火针法、物理疗法、水针疗法、长圆针疗法。

注意事项：

（1）浅层结筋点在小腿筋膜层，腓浅神经穿出点。深层结筋点在腓骨短肌与腓骨长肌、趾长伸肌间。

（2）行长圆针法恢刺时，应沿腓浅神经、腓骨短肌循行方向，向上或向下举针。

（3）不宜深刺，避免损伤胫前血管。

附注：足少阳、太阳、阳明经筋交会。

5. 陵下次（图 3 - 33）

位置：在小腿外侧，当腓骨颈后下缘处。

局部解剖：皮肤—皮下组织—小腿筋膜—腓骨长肌腱弓—腓总神经—腓骨。布有腓肠外侧皮神经。

主治：小腿疼痛，踝关节疼痛，膝关节疼痛，腰痛，下肢麻痹、无力。

参考：陵下（奇穴）在阳陵泉穴下 2 寸，主治：耳聋，胆囊炎，胆道蛔虫症。直刺 1～2 寸。

治疗方法：毫针法、灸法、推拿法、拔罐法、火针法、物理疗法、水针疗法、长圆针疗法。

注意事项：

（1）结筋点在腓骨长肌腱弓层。

（2）行长圆针法恢刺时，应沿腓总神经走行方向，向后上、前下举针。操作过程中，有触电样感觉时，应提针，改变方向，防止损伤腓总神经干。

（3）腓骨长肌在腓骨后缘上方起点，可出现数个结筋点，应分别处理。

附注：足少阳、太阳经筋交会。

6. 阳陵次（图 3 - 33，3 - 35）

位置：在小腿外侧，当腓骨小头前缘。

局部解剖：皮肤—皮下组织—小腿筋膜—髂胫束、趾长伸肌、胫骨前肌。布有腓肠外侧皮神经。

主治：小腿疼痛，膝关节疼痛，腰痛，下肢麻痹、无力。

参考：阳陵泉穴（足少阳胆经）在小腿外侧，当腓骨小头前下方凹陷处。主治：胆病者，善太息，口苦，呕宿汁，心下憺憺恐人将捕之，嗌中介介然，数唾，在足少阳之本末，亦视其脉之陷下者，灸之。其寒热者，取阳陵泉（《灵枢》）。胆胀，胁下支满，呕吐逆，髀痛引膝股外廉痛不仁，筋急（《甲乙》）。头面肿（《千金》）。胆咳（《千金翼》）。喉中鸣（《圣惠》）。膝伸不得屈，冷痹脚不仁，偏风半身不遂，脚冷无血色（《铜人》）。筋病治此（《资生》）。临床用于膝关节及周围软组织疾病，下肢瘫痪，踝扭伤，肩周炎，落枕，肋间神经痛，腰扭伤，臀部肌肉注射后疼痛，高血压病，肝炎，胆囊炎，胆结石，胆绞痛，胆道蛔虫症，习惯性便秘症的治疗。针0.6~1寸。

治疗方法：毫针法、灸法、推拿法、拔罐法、火针法、物理疗法、水针疗法、长圆针疗法。

注意事项：

（1）浅层结筋点在小腿筋膜层，深层在髂胫束止点、趾长伸肌、胫骨前肌起点处。

（2）行长圆针法恢刺时，应沿胫骨前肌纤维方向，向上下举针。

附注：足少阳、太阳、阳明经筋交会。

7. 陵后次（图3-8）

位置：在小腿外侧，当腓骨小头后侧缘。

局部解剖：皮肤—皮下组织—小腿筋膜—股二头肌肌腱、腓总神经干。布有腓肠外侧皮神经。

主治：小腿疼痛，膝关节疼痛，腰痛，下肢麻痹、无力。

参考：陵后穴（奇穴）在腓骨小头后侧，股二头肌肌腱内侧缘。主治：下肢瘫痪、麻痹。针0.3~0.5寸。

治疗方法：毫针法、灸法、推拿法、拔罐法、火针法、物理疗法、水针疗法、长圆针疗法。

注意事项：

（1）结筋点在小腿筋膜层。

（2）行长圆针法恢刺时，应沿腓总神经走行方向，向上或向下举针。

（3）出现触电样感觉时，应提针并改变针刺方向，防止损伤腓总神经干。

（4）局麻时，不宜用药过多，防止腓总神经干阻滞。

附注：足少阳、太阳经筋交会。

8. 腓骨小头（图3-35）

位置：正当腓骨小头上缘。

局部解剖：皮肤—皮下组织—小腿筋膜—膝外侧副韧带—滑液囊—腓骨。布有腓肠外侧皮神经。

主治：膝关节疼痛。

参考：同阳陵泉。

治疗方法：毫针法、灸法、推拿法、拔罐法、火针法、物理疗法、水针疗法、长圆针疗法。

注意事项：

（1）浅层结筋点在小腿筋膜层，深层结筋点在膝外侧副韧带下滑液囊处。

（2）行长圆针法恢刺时，应沿膝外侧副韧带方向，向上举针。

附注：足少阳、太阳经筋交会。

9. 成腓间（图3-35）

位置：在膝外侧，正当膝关节间隙处。

局部解剖：皮肤—皮下组织—膝筋膜—膝外侧副韧带—滑液囊—膝关节囊。布有股外侧皮神经。

主治：膝关节疼痛，腰腿痛。

参考：膝阳关穴（足少阳胆经）在膝外侧，当阳陵泉上 3 寸，股骨外上髁上方的凹陷处。主治鼠瘘寒热（《素问》）。膝外廉痛，不可屈伸，胫痹不仁（《甲乙》）。风痹不仁，膝痛不可屈伸（《聚英》）。膝头红肿，不能屈伸，鹤膝风毒（《循经》）。股膝冷痛不可屈伸（《图翼》）。临床用于风湿性关节炎，坐骨神经痛的治疗。针 0.3~0.8 寸。

治疗方法：毫针法、灸法、推拿法、拔罐法、火针法、物理疗法、水针疗法、长圆针疗法。

注意事项：

（1）浅层结筋点在膝筋膜与膝外侧副韧带层，深层结筋点在膝外侧副韧带下滑液囊处。

（2）行长圆针法恢刺时，应沿膝外侧副韧带方向，向上下举针。

（3）不可深刺至膝关节囊中，以防半月板损伤及感染。

（4）水针注射时，不宜注入关节腔内。

附注：足少阳、太阳经筋交会。

10. 成骨次 （图 3 - 35）

位置：在股外侧，正当股骨外侧髁处。

局部解剖：皮肤—皮下组织—大腿筋膜—膝外侧副韧带—滑液囊—股骨外上髁。布有股外侧皮神经。

主治：膝关节疼痛，腰腿痛。

参考：成骨穴（奇穴）在膝外侧，股骨外上髁之高点。主治：腰痛，膝关节炎，浅刺出血。

治疗方法：毫针法、灸法、推拿法、拔罐法、火针法、物理疗法、水针疗法、长圆针疗法。

注意事项：

（1）浅层结筋点在大腿筋膜层，深层结筋点在膝外侧副韧带下滑液囊处。

（2）行长圆针法恢刺时，应沿膝外侧副韧带方向，向下举针。

附注：足少阳、太阳经筋交会。

11. 风市次 （图 3 - 36，3 - 37）

位置：在股外侧，股骨中点外凸处。

局部解剖：皮肤—皮下组织—腿筋膜—髂胫束、股外侧肌—股骨。布有股外侧皮神经。

主治：股外侧疼痛，膝关节疼痛，下肢麻痹，无力。

参考：风市穴（足少阳胆经）在大腿外侧部的中线上，当腘横纹上七寸。主治两膝挛痛，引胁拘急，或青或焦或枯或黧如腐木；缓纵痿痹，踹肠疼痛不仁（《千金》）。冷痹，脚胫麻，腿膝酸痛，腰尻重，起坐难（《圣惠》）。疬风疮，中风，腿膝无力，浑身瘙痒，麻痹（《入门》）。中风瘫痪，顽麻冷痹，一切股膝足酸疼肿重，动履艰难之疾（《循经》）。眼红肿，头痛（《学古》）。临床用于头痛，眩晕，耳鸣，耳聋，胁肋疼痛，腰腿痛，下肢瘫痪，股外侧皮神经炎，荨麻疹的治疗。针 1~1.5 寸。

治疗方法：毫针法、灸法、推拿法、拔罐法、火针法、物理疗法、水针疗法、长圆针

疗法。

注意事项：

（1）浅层结筋点在大腿筋膜层，深层结筋点在髂胫束与股外侧肌之间，或在其与骨面摩擦处。

（2）行长圆针法恢刺时，应沿髂胫束方向，向上或向下举针。与骨面粘连者，可用平刃长圆针，沿骨面铲剥。

附注：足少阳、阳明经筋交会。

12. 上风市（图3－36，3－37）

位置：在股外侧，股骨大转子直下，股骨中下1/3交点。

局部解剖：皮肤—皮下组织—大腿筋膜—髂胫束—股外侧肌、股二头肌肌间隔—股骨。布有股外侧皮神经。

主治：股外侧疼痛，疼痛向小腿、足踝放散，膝关节疼痛，髋关节疼痛。

治疗方法：毫针法、灸法、推拿法、拔罐法、火针法、物理疗法、水针疗法、长圆针疗法。

注意事项：

（1）结筋点在髂胫束深面与股骨间。

（2）行长圆针法恢刺时，应沿髂胫束纤维方向，向上下举针。

附注：足少阳、太阳、阳明经筋交会。

13. 髀枢（图3－37）

位置：在臀部，正当股骨大转子隆凸处。

局部解剖：皮肤—皮下组织、皮下滑囊—臀筋膜—臀大肌腱膜—髂胫束—大转子滑液囊—大转子。布有股外侧皮神经。

主治：髋股疼痛，髋部弹响，腰臀疼痛，下肢麻痹、无力。

治疗方法：毫针法、灸法、推拿法、拔罐法、火针法、物理疗法、水针疗法、长圆针疗法。

注意事项：

（1）结筋点在臀大肌筋膜及大转子滑液囊处。

（2）行长圆针法恢刺时，应沿髂胫束纤维方向，向上或向下举针。

附注：足少阳、太阳、阳明经筋交会。

14. 髀枢上（图3－37）

位置：在臀部，当大转子上缘处。

局部解剖：皮肤—皮下组织—臀筋膜—阔筋膜张肌—阔筋膜张肌腱下滑囊—臀中肌—股骨转子窝。布有臀上皮神经、臀上神经。

主治：髋部疼痛，股膝疼痛，下腹部疼痛，腰痛向小腿放散。

治疗方法：毫针法、灸法、推拿法、拔罐法、火针法、物理疗法、水针疗法、长圆针疗法。

注意事项：

（1）浅层结筋点在臀筋膜层，深层结筋点在阔筋膜张肌腱下滑液囊处。

（2）行长圆针法恢刺时，应沿阔肌膜张肌肌纤维方向，向上举针。

附注：足少阳、太阳、阳明经筋交会。

15. 髀枢内（图3-38）

位置：在髋部，当股骨大转子尖内侧缘处。

局部解剖：皮肤—皮下组织—臀筋膜—臀中肌、臀小肌、梨状肌及腱间滑液囊。布有臀上皮神经、臀上神经。深层内前方有髋关节囊。

主治：髋部疼痛，腰臀疼痛向小腿放散疼痛，下肢麻痹、无力。

治疗方法：毫针法、灸法、推拿法、拔罐法、火针法、物理疗法、水针疗法、长圆针疗法。

注意事项：

（1）浅层结筋点在臀筋膜下层，深层结筋点在臀中肌、臀小肌与梨状肌在大转子内上缘的共同止点及滑液囊处。

（2）行长圆针法恢刺时，应沿臀中肌肌纤维方向，向内上方举针。

附注：足少阳、太阳、阳明经筋交会。

16. 中空次（图3-37）

位置：在髋部，当大转子后缘直上，在扩筋膜张肌后缘中点处。

局部解剖：皮肤—皮下组织—臀筋膜—阔筋膜张肌、臀上神经。布有臀上皮神经。

主治：髋部疼痛，腰臀疼痛向下肢放散痛，下肢麻痹、无力。

参考：中空穴（奇穴）在第5腰椎棘突下，距前正中线旁开3.5寸，主治腰部软组织损伤，直刺1.5~2寸。

治疗方法：毫针法、灸法、推拿法、拔罐法、火针法、物理疗法、水针疗法、长圆针疗法。

注意事项：

（1）浅层结筋点在臀筋膜层，深层结筋点在阔膜张肌后侧缘中点，臀上神经入肌点处。

（2）行长圆针法恢刺时，浅层沿阔筋膜张肌肌纤维方向，向上或向下举针。深层结筋点，应沿臀上神经走行方向，向内举针。

附注：足少阳、太阳、阳明经筋交会。

17. 健胯次（图3-38）

位置：在髋部，当髂骨翼外侧方，臀中肌肌腹处。

局部解剖：皮肤—皮下组织—臀筋膜—臀中肌、臀小肌—髂骨翼。布有臀上皮神经。

主治：腰痛，髋部疼痛，腰臀疼痛向下肢放散痛，膝关节疼痛，踝关节疼痛。

参考：健胯穴（奇穴）在髂嵴最高点与大转子连线中点。主治截瘫，偏瘫，直刺2~3寸。

治疗方法：毫针法、灸法、推拿法、拔罐法、火针法、物理疗法、水针疗法、长圆针疗法。

注意事项：

（1）浅层结筋点在臀筋膜层，深层结筋点在臀中肌、臀小肌层。

（2）行长圆针法恢刺时，应沿臀中肌肌纤维方向，向上或下举针。

附注：足少阳、太阳、阳明经筋交会。

18. 腰宜次（图 3 - 13，3 - 38）

位置：在臀部，当髂嵴后缘，骶棘肌外缘与髂嵴最高点之间 2~5 点，即臀上皮神经骨纤维管处。

局部解剖：皮肤—皮下组织—臀筋膜、腰背筋膜—臀上皮神经骨性纤维管 2~5 个—臀上皮神经。布有臀上皮神经、第 4 腰神经后支。

主治：腰痛，腰痛向臀或下肢放射痛，膝关节疼痛，小腿外侧疼痛，下肢无力。

参考：腰宜穴（奇穴）在腰部，当第 4 腰椎棘突下，距前正中线旁开 3 寸。主治妇女血崩，腰神经痛，脊柱肌痉挛(《便览》)。针 0.5~1 寸。

治疗方法：毫针法、灸法、推拿法、拔罐法、火针法、物理疗法、水针疗法、长圆针疗法。

注意事项：

（1）结筋点在臀筋膜或骨纤维管处，常伴有臀中肌痉挛团块和压痛。

（2）行长圆针法恢刺时，应沿神经纤维管走行方向，向上或向下举针。

附注：足少阳、太阳、阳明经筋交会。

19. 腰眼次（图 3 - 39）

位置：在髂嵴上方，骶棘肌外缘处。

局部解剖：皮肤—皮下组织—胸腰筋膜—背阔肌、竖脊肌、腹外斜肌—腰方肌—腰神经丛、腰 5 横突。布有臀上皮神经、腰 5 神经后皮支。深部为腹腔。

主治：腰痛，腰腿疼痛。

参考：腰眼穴（奇穴）在腰部。当第 4 腰椎棘突下，距前正中线旁开约 3.5 寸凹陷中。主治腰痛(《肘后》)。传尸(《寿世保元》)。诸劳瘵已深入难治者(《图翼》)。

治疗方法：毫针法、灸法、推拿法、拔罐法、火针法、物理疗法、水针疗法、长圆针疗法。

注意事项：

（1）结筋点在腰三角区及髂骨翼与竖脊肌抵止处。

（2）行长圆针法恢刺时，应沿腹外斜肌肌纤维方向，向外下方举针。腹肌于髂骨翼抵止点处结筋点宜向外上举针。

（3）注意腰三角处腰疝的鉴别，切勿针刺。宜用推拿还纳法治疗。

附注：足少阳、太阳、阳明经筋交会。

20. 京门次（图 3 - 39）

位置：在胁部，正当第 12 肋游离端。

局部解剖：皮肤—皮下组织—腹筋膜—腹外斜肌—腹内斜肌—腹横肌—12 肋。布有第 11、12 胸神经皮支与肌支。深层为腹腔。

主治：胸胁痛，腰痛，腹痛。

参考：京门穴（足少阳胆经）在侧腰部，章门后 1.8 寸，当第 12 肋游离端下方。主治：痉，脊强反折，寒热，腹胀膜，怏怏然不得息，腰痛不可以久立俯仰，溢饮，水道不通，溺黄，小腹痛，里急，肿，洞泄，体痛引骨（《甲乙》）。髀痛引背（《外台》）。少腹急肿，肠鸣洞泄，髀枢引痛（《铜人》）。腰痛不得俯仰，寒热膜胀，引背不得息，肩背寒，肩胛内廉痛，脊痉反折，体痛（《西方》）。临床用于腰背肌劳损，肾绞痛，肠炎，膀胱炎的治疗。针 0.3~0.5 寸。

治疗方法：毫针法、灸法、推拿法、拔罐法、火针法、物理疗法、水针疗法、长圆针疗法。

注意事项：

（1）经筋点在腹外斜肌、腹内斜肌、腹横肌与肋骨游离端摩擦面处。

（2）行长圆针法恢刺时，应沿腹外斜肌肌纤维方向，向下举针。

（3）各种针法均不可超越肋骨端，不可深刺进入腹腔。

附注：足少阳、阳明、手三阴经筋交会。

21. 章门次（图 3 - 39）

位置：在胁部，正当第 11 肋游离端。

局部解剖：皮肤—皮下组织—胸腹筋膜—腹外斜肌—腹内斜肌、腹横肌—第十一肋骨。布有第十胸神经皮支及肌支，深层为腹腔。

主治：胸胁痛，腰痛，腹痛，胸闷，纳呆。

参考：章门穴（足厥阴肝经）在侧腹部，当第十一肋游离端的下方。主治：伤寒，腹满，谵语，寸口脉浮而紧，此肝乘脾也，名曰纵，刺期门；伤寒发热，啬啬恶寒，大渴，欲饮水，其腹心满，自汗出，小便利，其病欲解，此肝乘脾也，名曰横，刺期门；妇人中风。发热恶寒，经水适来，得之七八日，热除而脉迟，身凉，胁下满，如结胸状，谵语者，此为热入血室也。当刺期门，随其实而泻之，然汗出则愈（《伤寒论》）。痉，腹大坚，不得息，咳，胁下积聚，喘逆，卧不安席，时寒热，奔豚上下，伤食，胁下满，不能转展反侧，目青而呕，癫，遗尿，鼠鼷痛，小便难而白，霍乱泄注，瘖不能言，妇人产余疾，食饮不下，胸胁支满，眩目，足寒，心切痛，善噫，闻酸臭，胀痹，少腹尤大（《甲乙》）。临床用于肋间神经痛，肝炎，肝大，胆囊炎，胸膜炎，胃神经官能症，痛经，乳腺炎的治疗。针 0.3~0.5 寸。

治疗方法：毫针法、灸法、推拿法、拔罐法、火针法、物理疗法、水针疗法、长圆针疗法。

注意事项：

（1）结筋点在腹外斜肌肋端浅面处。

（2）行长圆针法恢刺时，应沿腹外斜肌肌纤维方向，向外上或内下举针。

（3）针刺深度不可超越肋骨浅侧面。各种针法均不可深刺，不能进入腹腔。

附注：足少阳、阳明、手三阴经筋交会。

22. 腹哀次（图 3 - 39）

位置：在胁部，当肋骨联合中外 1/3 交点处。

局部解剖：皮肤—皮下组织—腹筋膜—腹外、腹内斜肌—肋骨联合。布有第六胸神经皮支，深层为腹腔。

主治：胸胁疼痛，腹痛，胃脘痛，胸闷，腹胀，呕恶。

参考：腹哀穴（足太阴脾经）在上腹部，当脐中上3寸，前正中线旁开4寸。主治：便脓血，寒中，食不化，腹中痛，绕脐痛，抢心，膝寒，注利（《甲乙》）。腹寒痛，食不化，便结或下脓血（《循经》）。临床用于胃炎，溃疡病，肠炎，痢疾，便秘的治疗。针0.5~0.8寸。

治疗方法：毫针法、灸法、推拿法、拔罐法、火针法、物理疗法、水针疗法、长圆针疗法。

注意事项：

（1）结筋点在腹外斜肌腱膜与肋骨联合接触面上。

（2）行长圆针恢刺法时，可沿肋缘向下举针。

（3）不可深刺进入腹腔。

附注：足少阳、阳明、手三阴经筋交会。

23. **日月次**（图3－39，3－40）

位置：在胸部，当第9肋，肋骨及肋软骨联合处。

局部解剖：皮肤—皮下组织—胸筋膜—腹外斜肌、腹内斜肌、腹横肌—肋骨。布有第九胸神经皮支及肌支，深部为腹腔。

主治：胸胁痛，腹痛，腹胀，呕恶，纳呆。

参考：日月穴（足少阳胆经）在上腹部，当乳头直下，第7肋间隙，前正中线旁开4寸。主治：太息，善悲，少腹有热，欲走（《甲乙》）。呕吐宿汗，吞酸（《千金翼》）。多唾，言语不正，四肢不收（《外台》）。善悲不乐（《圣惠》）。喜怒不常，多言语，唾不止（《入门》）。胁肋疼痛，肾气冲心（《循经》）。临床用于胃炎，胆囊炎，肝炎，肋间神经痛的治疗。针0.3~0.5寸。

治疗方法：毫针法、灸法、推拿法、拔罐法、火针法、物理疗法、水针疗法、长圆针疗法。

注意事项：

（1）结筋点在腹内、外斜肌跨越肋骨联合面处。

（2）行长圆针法恢刺时，应沿斜方肌肌纤维方向，向内下方举针。

（3）各种针法均不可超越肋骨浅面，不可深刺进入胸腹腔。

附注：足少阳、阳明、手三阴经筋交会。

24. **期门次**（图3－39，3－40）

位置：在胁部，当第6肋，肋骨与肋软骨联结处。

局部解剖：皮肤—皮下组织—胸筋膜—腹内斜肌、腹外斜肌、胸大肌、胸小肌—第六肋。布有第六胸神经皮支及肌支，深部为胸腔。

主治：胸痛，胸闷，腹痛，纳呆，呕恶。

参考：期门穴（足厥阴肝经）在胸部，当乳头直下，第6肋间隙，前正中线旁开4寸。主治：奔豚，腹胀肿，腹中肠鸣盈盈然，食不化，胁痛不得卧，烦热，中不嗜食，胸胁支满，喘息而冲膈，呕，心痛及伤饱，身黄疾，骨羸瘦，腰痛不得转侧，腰清脊强，四肢懈堕，善怒，咳，少气郁然不得息，厥逆，肩不可举，马刀瘘，身润（《甲乙》）。男子腰脊冷痛，尿多白浊（《千金》）。积聚坚满痛（《千金翼》）。石水，胃胀（《外台》）。临床用于肝、脾肿大，肝炎，肠炎，呕吐，腹胀，胸肋痛，哮喘的治疗。针 0.3～0.5 寸。

治疗方法：毫针法、灸法、推拿法、拔罐法、火针法、物理疗法、水针疗法、长圆针疗法。

注意事项：

（1）结筋点在腹外斜肌、胸小肌于第6肋肋骨及肋软骨联合处。

（2）行长圆针法恢刺时，应沿腹外斜肌及胸小肌肌纤维方向，向外上或内下举针。

（3）各种针法均不可超越肋骨浅面，不可深刺进入胸腔。

附注：足少阳、阳明、手三阴经筋交会。

25. 食窦次 （图 3 - 40）

位置：在胸部，当第5肋肋骨与软骨结合部处。

局部解剖：皮肤—皮下组织—胸筋膜—胸大肌—前锯肌—肋骨。布有第5肋神经皮支及肌支，深层为胸腔。

主治：胸痛，胸闷，心悸，心前区痛，腹痛。

参考：食窦穴（足太阴脾经）在胸外侧部，当第5肋间隙，距前正中线6寸。主治：胸肋支满，膈中雷鸣，察察隐隐，常有水声（《千金》）。膈痛（《聚英》）。痰饮，食积，噎嗝，翻胃等症（《循经》）。咳唾，逆气，饮不下（《图翼》）。临床用于肋间神经痛，胸膜炎，气管炎，肝炎，胃炎的治疗。针 0.3～0.5 寸。

治疗方法：毫针法、灸法、推拿法、拔罐法、火针法、物理疗法、水针疗法、长圆针疗法。

注意事项：

（1）结筋点在前锯肌肋骨附着面层。

（2）行长圆针法恢刺时，应沿前锯肌肌纤维方向，向外或向内举针。

（3）任何针法均不可深刺超越肋骨浅面，不可深入胸腔。

附注：足少阳、手三阴经筋交会。

26. 天溪次 （图 3 - 40）

位置：在侧胸部，当前锯肌于第4肋浅面附着处。

局部解剖：皮肤—皮下组织—胸筋膜—胸大肌—前锯肌—第四肋骨。布有第4肋神经皮支和肌支，深层为胸腔。

主治：胸痛，胸闷，心悸，心前区痛。

参考：天溪穴（足太阴脾经）在侧胸部，当第4肋间隙，距前正中线6寸。主治：喉鸣，暴忤，气哽；乳肿痛溃（《千金》）。胸中满痛，乳肿，贲膺，咳逆，上气，喉鸣有声（《外台》）。临床用于支气管哮喘，肺炎，胸膜炎，肋间神经痛，乳腺炎的治疗。针 0.3～0.5 寸。

治疗方法：毫针法、灸法、推拿法、拔罐法、火针法、物理疗法、水针疗法、长圆针疗法。

注意事项：

（1）结筋点在前锯肌肋骨附着面处。

（2）行长圆针法恢刺时，应沿前锯肌肌纤维方向，向内或向外举针。

（3）任何针法均不可深刺超越肋骨浅面，不可刺入胸腔。

附注：足少阳、太阳、手三阴经筋交会。

27. 气户次（图 3 - 40）

位置：在胸部，当锁骨中外 1/3 交点，锁骨下缘处。

局部解剖：皮肤—皮下组织—胸筋膜—胸大肌—锁骨下肌、喙锁韧带、肋锁韧带。布有锁骨上神经。深层为锁骨下动脉，胸腔。

主治：胸痛，胸闷，气短，肩痛。

参考：气户穴（足阳明胃经）在胸部，当锁骨中线下缘，距前正中线 4 寸。主治：胸肋支满，喘满上气，呼吸肩息，不知食味（《甲乙》）。胸背急不得息（《铜人》）。胸背痛（《古今》）。胸胁胀满，喘气有声（《入门》）。乳晃（《六集》）。吐血（《循经》）。临床用于肋软骨炎，肋间神经痛，支气管炎，支气管哮喘，胸膜炎的治疗。针 0.2～0.3 寸。

治疗方法：毫针法、灸法、推拿法、拔罐法、火针法、物理疗法、水针疗法、长圆针疗法。

注意事项：

（1）结筋点在锁骨下肌肌腹层。

（2）行长圆针法恢刺时，应沿锁肌下肌肌腹方向，横行向内或向外举针。

（3）各种针法均不可超越锁骨下肌。以防损伤其下的锁骨下动脉，不可进入胸腔。

附注：足少阳、太阳、手太阴经筋交会。

28. 缺盆次（图 3 - 41，3 - 42）

位置：在颈部，锁骨上窝内，当第 1 肋斜角肌结节处。

局部解剖：皮肤—皮下组织—颈筋膜—前斜角肌、臂丛神经、第 1 肋。布有锁骨上神经。深部为胸腔。

主治：胸痛，颈肩痛，胸闷，上肢麻木、无力。

参考：缺盆穴（足阳明胃经）在锁骨上窝中央，距前正中线 4 寸。主治：肩背引项寒热，寒热疬瘰，适胸中满，有大气，缺盆中满痛者死，外溃不死，肩引项不举，缺盆中痛，汗不出，喉痹，咳嗽血（《甲乙》）。寒热瘰疬，缺盆中肿，外溃不死，胸中热，满，腹大水气，汗出，喉痹，咳嗽（《圣惠》）。哽噎，胃热，息贲，胁下气上冲（《西方》）。咳喘，瘿瘤，项强，咽肿，胸中热（《循经》）。临床用于扁桃体炎，气管炎，支气管哮喘，胸膜炎，胸水，膈肌痉挛，颈淋巴结结核，甲状腺肿大，肩部疼痛的治疗。禁针。

治疗方法：灸法、推拿法、拔罐法、物理疗法。

注意事项：

（1）结筋点在第一肋斜角肌结节处。

（2）禁用长圆针、毫针、火针、水针注射等法，防止刺入胸腔。

（3）宜采用推拿法，对结筋点行强力推拿和弹拨法。

附注：足三阳、手太阴经筋交会。

29. 气舍次（图 3 - 41，3 - 43）

位置：在颈部，当锁骨中内 1/3 交点，锁骨上缘，胸锁乳突肌锁骨头止点处。

局部解剖：皮肤—皮下组织—颈阔筋膜—胸锁乳突肌锁骨头、锁骨。布有锁骨上内侧神经、颈横神经、面神经颈支。深层为胸腔、星状神经节。

主治：颈项疼痛，项强，胸闷，头痛。

参考：气舍穴（足阳明胃经）在颈部，当锁骨内侧端的上缘，胸锁乳突肌的胸骨头与锁骨头之间。主治：肩肿不得顾；瘰疬（《甲乙》）。咳逆上气，咽肿，喉痹（《外台》）。哽咽，食不下（《西方》）。颈肿，项瘿，喘息，呕沫，齿噤（《六集》）。临床用于咽炎，扁桃体炎，喉炎，支气管炎，支气管哮喘，百日咳，消化不良，食道炎，甲状腺肿大，颈淋巴结结核，落枕，颈椎病的治疗。针 0.2～0.4 寸。

治疗方法：毫针法、灸法、推拿法、拔罐法、火针法、物理疗法、水针疗法、长圆针疗法。

注意事项：

（1）结筋点在胸锁乳突肌锁骨头上的止点处。

（2）行长圆针法恢刺时，应沿胸锁乳突肌肌纤维方向，向上举针。

（3）各种针法均不应超越锁骨上缘。不可深刺进入胸腔。

附注：足少阳、阳明经筋交会。

30. 天突旁（图 3 - 43）

位置：在颈根部，当胸骨切迹上缘锁骨端。

局部解剖：皮肤—皮下组织—颈阔筋膜—胸锁乳突肌胸骨头、胸骨体。布有锁骨上皮神经。深层为胸腔。

主治：颈项疼痛，胸闷，气短，梅核气。

参考：同气舍穴。

治疗方法：毫针法、灸法、推拿法、拔罐法、火针法、物理疗法、水针疗法、长圆针疗法。

注意事项：

（1）结筋点在胸锁乳突肌胸骨头于胸骨抵止点处。

（2）行长圆针法恢刺时，应沿胸骨头肌纤维方向，向外上举针。

（3）各种针法均不宜深刺，不可超越胸骨内缘。不可深入胸腔。

附注：足少阳、阳明经筋交会。

31. 天鼎次（图 3 - 41，3 - 43）

位置：在侧颈部，正当胸锁乳突肌胸骨头与锁骨头结合部。

局部解剖：皮肤—皮下组织—颈阔筋膜—胸锁乳突肌。布有锁骨上神经、颈横神经。深层为颈总动脉、静脉。

主治：颈项疼痛，头痛，斜颈。

参考：天鼎穴（手阳明大肠经）在颈外侧部，胸锁乳突肌后缘，当结喉旁，扶突穴与缺盆穴连线中点，主治：暴，气梗，喉痹，咽痛，不得息，食饮不下（《甲乙》）。咽肿，喉中鸣（《圣惠》）。喘息（《入门》）。项瘿（《六集》）。临床用于失音，咽炎，支气管哮喘，单纯性甲状腺肿大，呃逆的治疗。针 0.3～0.5 寸。

治疗方法：毫针法、灸法、推拿法、拔罐法、火针法、物理疗法、水针疗法、长圆针疗法。

注意事项：

（1）结筋点在胸锁乳突肌胸骨头与锁骨头联合处。

（2）行长圆针法恢刺时，应沿胸锁乳突肌肌纤维方向，向上或下举针。

（3）任何针法不宜深刺超越胸锁乳突肌，不可损伤深面的颈总动静脉。

附注：足少阳、阳明经筋交会。

32. 天牖次（图 3 – 41，3 – 43）

位置：在颈部，当胸锁乳突肌后缘中上 1/3 交点处。

局部解剖：皮肤—皮下组织—枕小神经、颈横神经、耳大神经、颈前皮神经—胸锁乳突肌、副神经—颈丛（颈丛皮神经、膈神经支）—中斜角肌、肩胛提肌—颈绊（颈神经、舌下神经）。深部为颈动、静脉，交感神经颈段。

主治：颈肩痛，咽异物感，上肢冷痛，面血管扩张，少汗，瞳孔缩小，上睑下垂，眼球内陷。

参考：天牖穴（足少阳胆经）在颈外侧部，当乳突后方直下，平下颌角，在胸锁乳突肌后缘处。主治：暴聋气蒙，耳目不明（《灵枢》）。肩背痛，寒热，瘰疬绕颈（《甲乙》）。乳肿（《千金》）。头风面肿，项强不得回转，夜梦颠倒，面青黄无颜色，头有积气，肩中痛，目眩鼻塞（《圣惠》）。目中痛（《聚英》）。

治疗方法：毫针法、灸法、推拿法、拔罐法、物理疗法、水针疗法、长圆针疗法。

注意事项：

（1）浅层结筋点在皮下胸锁乳突肌浅面；中层在胸锁乳突肌肌层；深层结筋点在斜角肌浅面。

（2）行长圆针恢刺法时，应沿胸锁乳突肌肌纤维方向，向上或向下举针。

（3）深层为颈总动脉、静脉，故不宜深刺，避免血管损伤。深层结筋点宜用理筋推拿法治疗。

附注：足少阳、足太阳、手少阳、手太阳经筋交会。

33. 完骨次（图 3 – 41，3 – 43）

位置：在头部，当耳后乳突下缘处。

局部解剖：皮肤—皮下组织—胸锁乳突肌、头夹肌、头最长肌—乳突。布有耳大神经、枕小神经。深层当茎乳突孔、面神经。

主治：颈项痛，头痛，口渴，斜颈。

参考：完骨穴（足少阳胆经）在头部，当耳后乳突的后下方凹陷处。主治：小便黄赤，项肿不可俯仰，颊肿引耳（《甲乙》）。头风，耳后痛，烦心；癫疾僵仆，狂，疟（《千金》）。足痛不收失履，口㖞僻，头项摇瘈，牙车急，头面虚肿，齿牙龋痛，喉痹，项肿不可仰（《外台》）。面有气（《医心》）。风眩，项痛，头强，寒热（《圣惠》）。肘肿（《西方》）。耳鸣，瘿疾（《医统》）。临床用于扁桃体炎，面神经麻痹，落枕的治疗。针 0.2～0.3 寸。

治疗方法：毫针法、灸法、推拿法、拔罐法、火针法、物理疗法、水针疗法、长圆针疗法。

注意事项：

（1）经筋点在枕骨乳突部，胸锁乳突肌抵止处。

（2）行长圆针法恢刺时，应沿胸锁乳突肌肌纤维方向，向内下举针。

（3）消毒时，应剪除毛发。

附注：手足少阳、太阳经筋交会。

34. 风池次（图 3 - 27，3 - 43）

位置：在枕部，当枕骨上、下项线斜方肌、椎枕肌抵止处。

局部解剖：皮肤—皮下组织—斜方肌、枕大神经、枕小神经—头夹肌、头最长肌、颈夹肌—头后大小直肌、头后上下斜肌、椎动脉—枕骨。

主治：头痛，项强痛，头晕，心悸，视物不清。

参考：风池穴（足少阳胆经）在项部，当枕骨之下，与风府相平，胸锁乳突肌与斜方肌上端之间的凹陷处。主治：颈痛，项不得顾，目泣出，多眵蔑，鼻鼽衄，目内眦赤痛，气厥，耳目不明，咽喉偻引项筋挛不收（《甲乙》）。寒热，癫疾僵仆，温热病汗不出，头眩痛，疟，欠气多，气发耳塞不明，喉痹，伛偻引项（《外台》）。狂（《医心》）。肺风，面赤，目神茫茫，面肿，皮软，脑底痛（《圣惠》）。鼽塞，喘息不通，口僻（《西方》）。伤寒温病汗不出，苦偏正头痛，腰背俱疼，大风中风，气塞，涎口不语，昏危，瘿气（《聚英》）。临床用于高血压病，中风后遗症，神经官能症，美尼尔氏综合征，感冒，耳鸣，耳聋，落枕的治疗。针 0.3 ~ 1 寸。

治疗方法：毫针法、灸法、推拿法、拔罐法、火针法、物理疗法、水针疗法、长圆针疗法。

注意事项：

（1）结筋点在斜方肌、椎枕诸肌、竖脊诸肌在枕骨的抵止点处。

（2）行长圆针法恢刺时，应沿枕大神经走行方向，沿骨面向上举针。

附注：手足少阳、太阳经筋交会。

35. 率谷次（图 3 - 43）

位置：在侧头部，耳尖直前、上一横指处。

局部解剖：皮肤—皮下组织—颞筋膜—耳上肌、颞肌。布有枕大神经、耳颞神经。深部为颅骨。

主治：偏头痛、咀嚼痛、颈项痛。

参考：率谷穴（足少阳胆经）在头部当耳尖直上入发际 1.5 寸，角孙直上方。主治：醉酒，风热发两角（一作两目）眩痛，不能饮满呕（《甲乙》）。醉后酒风发，头重，皮肤肿，两角眩痛，小儿风病（《圣惠》）。膈胃寒痰（《铜人》）。脑痛，两角头痛（《医统》）。偏头风（《六集》）。眼疾（《循经》）。小儿急慢惊风（《图考》）。临床用于头痛，三叉神经痛，面神经麻痹，结膜炎，角膜炎，胃炎，酒精中毒，小儿惊厥的治疗。针 0.2 ~ 0.3 寸。

治疗方法：毫针法、灸法、推拿法、拔罐法、火针法、物理疗法、水针疗法、长圆针疗法。

注意事项：

（1）结筋点在颞筋膜层，耳上肌、颞肌的颅缝隆起处。

（2）行长圆针法恢刺时，应沿耳颞神经、动脉、静脉的走行方向，向上举针。

（3）头部应剪除毛发消毒，用针宜细，出针前应按压一分钟，防止出血。

附注：手足少阳、太阳经筋交会。

36. 承灵次（图3－43）

位置：在侧头部，当耳后乳突直上，与上下颞线交点处。

局部解剖：皮肤—皮下组织—帽状筋膜—颞肌—颅骨上下颞线。布有枕大、耳颞神经。

主治：偏头痛、头晕。

参考：承灵穴（足少阳胆经）在头部，前发际上4寸，头正中线旁开2.25寸。主治：脑风头痛，恶见风寒，衄衃，鼻窒，喘息不通（《甲乙》）。鼻塞息不利（《铜人》）。喘急（《入门》）。临床用于头痛，感冒，鼻炎的治疗。针0.2～0.3寸。

治疗方法：毫针法、灸法、推拿法、拔罐法、火针法、物理疗法、水针疗法、长圆针疗法。

注意事项：

（1）结筋点在颞筋膜、颞肌于颅骨上下颞线起点处。

（2）行长圆针法恢刺时，应沿颞肌肌纤维方向，向下举针。

（3）宜用细针，出针应按压1分钟。

（4）应剪除头发消毒。

附注：手足少阳、太阳经筋交会。

37. 正营次（图3－43）

位置：在侧头部，正当耳尖直上，与上下颞线交点处。

局部解剖：皮肤—皮下组织—颞筋膜—颞肌—颅骨上下颞线。布有枕大神经、耳颞神经、眶上神经。

主治：偏头痛、头晕。

参考：正营穴（足少阳胆经）在头部，当前发际上2.5寸，头正中线旁开2.25寸。主治：头痛，身热，引两颔急（一作痛）；脑风目瞑，头痛，风眩目痛；癫疾，大瘦；鼻管疽，发为厉（《甲乙》）。身寒热引项强急，鼻衄不止，耳鸣耳聋（《圣惠》）。脑风头痛不可忍，目瞑，心悸，发即为癫风，引目眇，劳疾羸瘦，体热，颈项强不得回顾（《铜人》）。劳瘵身热，鼻痛（《医统》）。头风、目眩（《入门》）。目润，眩瞑（《六集》）。头面虚肿，气盛耳胀，颈强头重（《循经》）。临床用于头痛，感冒，鼻炎，耳鸣，耳聋，癫痫的治疗。针0.2～0.3寸。

治疗方法：毫针法、灸法、推拿法、拔罐法、火针法、物理疗法、水针疗法、长圆针疗法。

注意事项：

（1）结筋点在颞筋膜、颞肌的颅骨上下颞线起点处。

（2）行长圆针法恢刺时，应沿颞肌肌纤维方向，向下举针。用针宜细，出针应按压1分钟，防止出血。

（3）消毒时，应剪除毛发。

附注：手足少阳、太阳、阳明经筋交会。

38. **目窗次**（图 3 - 43）

位置：在侧头部，当耳前发际直上，交上下颞线处。

局部解剖：皮肤—皮下组织—颞筋膜—颞肌—上下颞线。布有眶上神经、耳颞神经。

主治：偏头痛、头晕。

参考：目窗穴（足少阳胆经）在头部，当前发际直上 1.5 寸，头正中线旁开 2.25 寸。主治：青盲无见，远视茫茫，目中淫肤，白膜覆瞳子；上齿龋肿（《甲乙》）。目瞑（《千金》）。头痛（《外台》）。头面浮肿，痛引目外眦赤痛，忽头旋，目茫茫，远视不明（《铜人》）。主诸阳之热，厥头痛，寒热，汗出不恶寒，目眩瞑，唇吻强（《西方》）。主一切目疾，青盲内障，宜先泻后补，暴赤肿疼，宜单泻之（《循经》）。临床用于头痛，鼻炎，青光眼的治疗。针 0.2～0.3 寸。

治疗方法：毫针法、灸法、推拿法、拔罐法、火针法、物理疗法、水针疗法、长圆针疗法。

注意事项：

（1）结筋点在颞筋膜、颞肌与颅骨上下颞线交点处。

（2）行长圆针法恢刺时，应沿颞肌肌纤维方向，向下举针。用针宜细，出针应按压 1 分钟，防止出血。

（3）消毒时，应剪除毛发。

附注：手足少阳、太阳、阳明经筋交会。

三、足阳明经筋

（一）足阳明经筋的循行与分布

[原文]

足阳明之筋，起于中三指，结于跗上，邪外上加于辅骨，上结于膝外廉，直上结于髀枢[①]，上循胁属脊。其直者，上循骭，结于膝[②]，其支者结于外辅骨，合少阳。其直者上循伏兔，上结于髀，聚于阴器，上腹而布，至缺盆而结。上颈，上挟口，合于頄，下结于鼻，上合于太阳。太阳为目上网，阳明为目下网。其支者从颊结于耳前（图 3 - 44）。（《灵枢·经筋》）

[注释]

①髀枢：俗称大转子；即股骨上端隆起之处。

②上循，结于膝：足胫骨。膝，原文本缺，今据《类经》补入。

（二）足阳明经筋的古医家注释

《甲乙经·经筋·卷二》，原文基本同《灵枢》。"挟"作"侠"；"网"作"纲"。

《太素·经筋·卷十三》，杨上善注："足阳明之筋，起于中三指，结于跗上，邪外上加于辅骨，上结于膝外廉，直上结于髀枢，上循胁属脊。"刺疟者，刺足阳明十指间，是知足阳明脉入于中指内间外间，脉气三指俱有，故筋起于中指，并中指左右二指，故曰中三指也。有本无三字。髋骨如臼，髀骨如枢，髀转于中，故曰髀枢也。"其直者，上循结于膝。其支者，结于外辅骨，合于少阳。直者上循伏菟，上结于髀，聚于阴器，上腹而

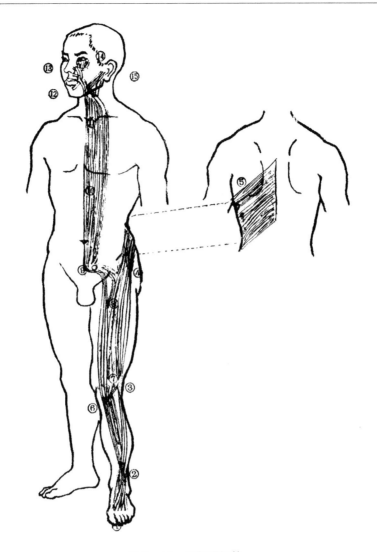

图 3-44 足阳明经筋

　　足阳明之筋，起于中三指[①]，结于跗上[②]，邪外上加于辅骨，上结于膝外廉[③]，直上结于髀枢[④]，上循胁，属脊[⑤]；其直者，上循骭，结于膝[⑥]；其支者，结于外辅骨，合少阳[⑦]；其直者，上循伏兔[⑧]，上结于髀，聚于阴器[⑨]，上腹而布，至缺盆而结，上颈，上挟口，合于頄，下结于鼻，上合于太阳，太阳为目上网，阳明为目下网；其支者，从颊结于耳前。

布，至缺盆而结。"布，谓分布也。"上颈，上侠口，合于頄，下结于鼻，合于太阳，太阳为目上网，阳明为目下网。其支者，从颊结于耳前。"大阳为目上网，故上眦动也；阳明为目下网，故下眦动也。

　　《圣济总录·足阳明胃经·卷一九一》，原文基本同《灵枢》。"上循膝"作"上循胁"，"上循"作"上循骭行"；"网"作"纲"，"兔"作"菟"。

　　《医学纲目·目疾门·卷十三》：足阳明之筋，为目下网。

　　《医学纲目·诸疝·卷十四》：足阳明之筋，聚于阴器。

　　《医学纲目·筋·卷十四》，原文同《灵枢》。

《灵枢注证发微·经筋·卷二》，原文基本同《灵枢》。"上循膝"作"上循胁"；"结于膝"作"结于（缺）"。马莳注：此言胃经之筋，其病为季春痹而治之有法也。足阳明之筋，起于足之中三指，盖厉兑穴起于次指，而其筋则自次指以连三指，结于足跗，上冲阳等穴，外而上加于辅骨下巨虚、条口、上巨虚、三里，上结于膝之外廉三里，以直上结于髀枢，上循胁，属于脊。其直行者，又上循，结于髀枢。其支行者，结于外辅骨，合于足之少阳。其直者，上循本经之伏兔，上结于本经之髀关，而聚于阴器，又上于腹中而布之，以上至于缺盆，复上结于上颈，挟于口，合于目下之，结下之鼻中，其上合足太阳经。故彼太阳为目之上网，此阳明为目之下网。又其支者，从颊结于耳前。

《针灸大成·卷七》，原文基本同《灵枢》。"上循膝"作"上循胁"。

《类经·经络类·卷七》，张介宾注："足阳明之筋……上循胁属脊。"中三指，即足之中指，厉兑之旁也。结于跗上冲阳之次，乃从足面邪行，出太阴、少阳两筋之间，上辅骨，结于膝之外廉，直上髀枢，行少阳之前，循胁向后，内属于脊。"其直者，上循，结于膝。其支者，结于外辅骨，合少阳。"足胫骨也。其直者，自跗循，结于膝下外廉三里之次，以上膝髌中。其支者、自前跗上邪外上行，结于外辅骨阳陵泉之分，与少阳相合。"其直者……聚于阴器，上腹而布。"此直者，由膝髌直上，循伏兔，髀关之分，结于髀中，乃上行聚于阴器，阴阳总筋之会，会于气街而阳明为之长也。乃自横骨之分，左右夹行，循天枢、关门等穴，而上布于腹，此上至颈，皆刚筋也。"至缺盆而结……阳明为目下网。"自缺盆上颈中人迎穴，乃循颊上挟口吻，与阳跷合于地仓，上合于颧骨，下结于鼻旁，后上晴明穴合于足太阳，太阳细筋，散于目下，故为目下网。"其支者，从颊结于耳前。"其支者，自颐颊间上结耳前，会于足少阳之上关、颔厌，上至头维而终也。

《灵枢集注·经筋·卷二》，原文基本同《灵枢》。"上循膝"作"上循胁"；"结于膝"作"结于（缺）"。张志聪注：足阳明之筋，起于中三指，乃厉兑之外间，循髀股而上结于颈，结于口鼻耳目之间。

《周氏经络大全·诸经经筋》周孔四注：其足阳明胃筋，起于足中三指，结于跗上，一结也。邪外上加于辅骨，上结于膝外廉，二结也。直上结于髀枢，三结也。上循胁，属脊。直者上循，结之于尻，四结也。其支者，合于外辅骨，合少阳，五结也。其直者，上循伏兔，上结于髀，六结也。聚于阴器，上腹而布，至缺盆而结，七结也。上颈上挟口合于下，结于鼻，八结也。上合于太阳，太阳为目上网，阳明为目下网。其支者，从颊结于耳前，九结也。

（三）足阳明经筋的解剖分析

1. "起于中三趾，结于跗上，邪（斜）外上，加于辅骨，上结于膝外廉。"

（1）趾2，3背侧滑液囊（图3-45）

足第二、三趾趾骨间关节囊，其表面布有皮下滑液囊，当长期磨损时，可出现结筋病灶。

（2）趾长伸肌（见足少阳经筋）

（3）长伸肌（图3-46）

拇长伸肌位于腓骨前肌和趾长伸肌之间。起自腓骨内侧面和小腿骨间膜，止于趾远节趾骨底。有使足背屈和伸趾功能。该肌起点劳损可出现结筋病灶点。

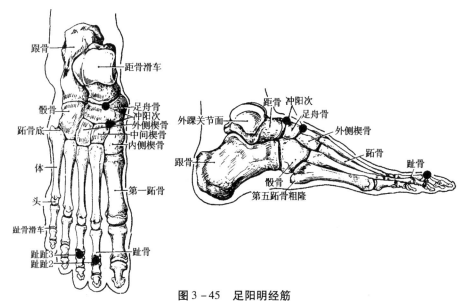

图 3 - 45 足阳明经筋

……足阳明之筋，起于中三指，结于跗上……

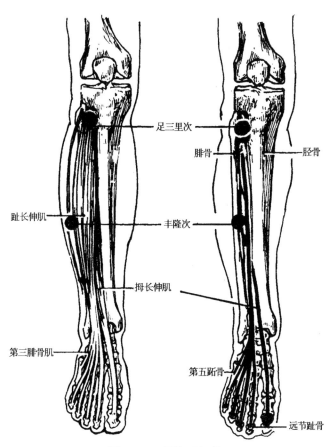

图 3 - 46 足阳明经筋

……邪外上加于辅骨，上结于膝外廉……

（4）胫骨前肌（图3-47）

胫骨前肌是前群最大的一块肌肉，位于前区内侧部。起点为：胫骨外侧髁的下面，胫骨外侧面的上1/3、小腿骨间膜的前面、深筋膜的深面。胫骨前肌的肌腹在小腿下1/3移行为肌腱，紧靠胫骨外侧面的前部下行，经小腿横韧带和十字韧带的深面最内侧的滑液鞘越过踝关节的前方和足背的内侧，绕过足内侧缘，止于足底的第一跖骨底和内侧楔骨的内下侧，在抵止处的深面常有一滑液囊，叫胫骨肌腱下囊。当足背屈时可在小腿下1/3的前面扪及肌腱隆起，可超越胫骨前缘，跖屈时则回缩。胫骨前肌在小腿上部覆盖胫前血管和腓神经，在肌的外侧缘向深面分离，即可暴露神经血管及其分支。支配胫骨前肌的神经纤维来自腰4、腰5和骶1脊髓节段。该肌为重要的足背伸肌，由于下端抵止于足的内侧缘，还有使足内翻及轻度内收的作用。

该肌起点、肌腹上中段、踝前横韧带穿行段、跖骨抵止部及滑液囊处可出现结筋病灶。

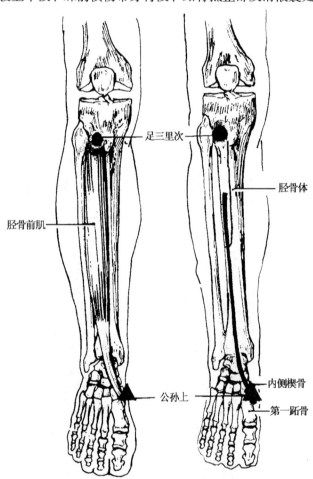

图3-47　足阳明经筋

……邪外上加于辅骨，上结于膝外廉……

（5）第三腓骨肌（图3-48）

第三腓骨肌位于趾长伸肌的下部，起部与趾长伸肌融合。起点：腓骨下1/3的前面、邻近的骨间膜和腓骨前肌间隔，在小腿横韧带上方移行为肌腱。该肌的大小可各不相同，止于第5跖骨底。第3腓骨肌的神经支配为腓深神经，纤维来自腰4、5和骶1脊髓节段。第三腓骨肌的作用是使足背屈、外翻和外展。该肌起止点十字韧带交错处、第五跖骨底可出现结筋病灶点。

（6）足背诸关节韧带（参见图3-32）

①距跟关节由距骨的跟骨后关节面与跟骨的后关节面构成。关节囊薄而松弛，附着于关节面的周缘，纤维层内面衬覆一层滑膜，有独立的关节腔，关节囊的周围有下列韧带。

距跟前韧带位于跗骨窦入口的后侧，连结距、跟二骨之间。

距跟后韧带起自距骨后突及长屈肌腱沟的下缘，止于跟骨后关节面的后侧。

距跟内侧韧带细而强韧，起自距骨后突的内侧（胫侧结节），斜向前下方，止于跟骨载距突的后部，此韧带与三角韧带相聚合。

②距跟舟关节：关节头为距骨头的舟骨关节面；关节窝由舟骨的后关节面、跟骨的前关节面和中关节面及跟舟跖侧韧带的上面构成。关节囊附着于关节软骨的周缘，后部较厚。关节周围有下列韧带相聚合。

跟舟跖侧韧带强韧而肥厚，由纤维软骨构成。起自跟骨载距突前缘，止于舟骨的下面和内侧面。其内侧缘与三角韧带的前部纤维相移行；外侧缘与分歧韧带跟舟部的前缘愈合；韧带上面有三角形的纤维软骨关节面，构成距跟舟关节窝的一部分，与距骨头相接（已如前述）；下面与胫骨后肌腱相接，该腱有支持韧带的作用。此韧带对距骨头有支持作用，若胫骨后肌瘫痪，由于韧带失去胫骨后肌腱的支持，又长期受距骨头的压迫，可引起平足症，因此，此韧带是维持足弓的重要结构。

分歧韧带为一强韧的韧带，后方起自跟骨前关节面的外侧，向前分为内外二部。内侧部称为跟舟部很强韧，起自跟骨上面，斜向前内方，止于舟骨的外侧面；此韧带的上、下方，分别与跟舟背侧韧带及跟舟跖侧韧带愈合。外侧部称为跟骰部，向前附着于骰骨的上面。

距跟关节与距跟舟关节均可作一定范围的滑动及旋转运动，但在运动时，两个关节共同形成联合关节，沿共同的运动轴（贯穿跟骨面中央与距骨颈上面和外侧面之间），跟骨与舟骨连同其他部位在距骨上作内翻与外翻运动。当足的内侧缘提起，足的外侧缘降下，足的跖侧面向内侧时，称为足的内翻；当足内侧缘降下，外侧缘提起，称为足的外翻。内翻的运动范围为35~40度，于足跖屈时，可增加其运动范围，内翻主要受距跟骨间韧带外侧部的限制。外翻的运动范围为22~25度，主要受三角韧带的限制。

③跟骰关节由跟骨的骰骨关节面与骰骨的后关节面构成。关节囊附着于关节软骨的边缘。关节腔有时与距跟舟关节相通。关节的周围有下列韧带。

分歧韧带的跟骰部（见前）。

跟骰背侧韧带连结跟、骰二骨。

跖长韧带强韧而肥厚，后部起自跟骨下面的跟结节内外侧突的前方，大部分纤维向前，附着于骰骨下面的锐嵴上；另一部纤维则向前内方，跨过骰骨的腓骨长肌腱沟，止于第二至第四跖骨底。此韧带对维持足的外侧纵弓有重要的作用。

跟骰跖侧韧带为短宽而强韧的纤维带，起自跟骨下面前端的圆形隆起，斜向前内方，止于骰骨下面，此韧带也有维持足外侧纵弓的作用。

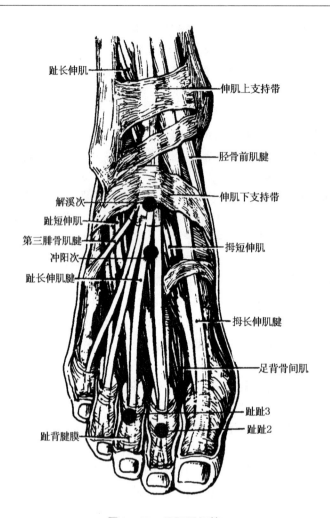

图 3-48　足阳明经筋

……足阳明之筋，起于中三指，结于跗上……

④跗横关节或称旭巴关节：由跟骰关节及距跟舟关节联合构成。关节线弯曲如横置的 "S" 形，内侧部凸向前方，外侧部则凸向后方。

⑤楔舟关节由舟骨的前关节面与三个楔骨的后关节面构成。关节囊附着于关节面的周缘。关节腔与第2、第3跗跖关节及第1、第2跖骨间关节相通。关节的周围有下列韧带。

舟楔前侧韧带为三条细而强韧的韧带，起自舟骨上面与骰舟背侧韧带之间，向前外方，止于三个楔骨的上面。

舟楔跖侧韧带位于足的跖侧，连结舟骨与三个楔骨。

⑥舟骰关节：通常为韧带联合，但形成关节者也并不少见，位于舟骨的外侧缘与骰骨的内侧缘之间关节囊与楔舟关节相移行，二者的关节腔也互相交通。关节周围有下列韧带。

骰舟背侧韧带起自舟骨的上面，斜向前外方，止于骰骨上面。

骰舟跖侧韧带为一强韧的韧带，起自舟骨的下面，向外方，止于骰骨的内侧面及下面。

骰舟骨间韧带为强韧的横行韧带，连结骰、舟二骨。其后部纤维可延伸至足跖下面，并斜向后外方，与跟骰跖侧韧带聚合。

⑦楔骰关节与楔间关节：前者位于第三楔骨的外侧面与骰骨的内侧面之间；后者介于三个楔骨之间。有共同的关节囊与关节腔，并与楔舟关节相通。关节周围有下列韧带。

楔骰背侧韧带连结骰骨与第 3 楔骨。

楔间背侧韧带有二条，连结楔骨的上面。

楔骰跖侧韧带连结第 3 楔骨的尖部与骰骨的内侧面，后方与骰舟跖侧韧带愈合。

楔间跖侧韧带很强韧，连结第 1 楔骨底部与第 2 楔骨尖部。

楔骰骨间韧带位于第 3 楔骨与骰骨之间，连结两骨的相对面，与楔骰背侧与跖侧韧带愈合。

楔骨间韧带为二条强韧的韧带，连结三个楔骨的相对面。

楔舟关节、舟骰关节、楔骰关节及楔间关节，只能在起跑或起跳时，做轻微地滑动。

跗跖关节或李斯弗朗关节：由三个部分组成，分别位于第 1 楔骨前面与第 1 跖骨底之间，第 2、第 3 楔骨前面与第 2、第 3 跖骨底及骰骨前面与第 4、第 5 跖骨底之间。

跗跖跖侧韧带为一强韧的纤维束，分别连结于第 1 楔骨外侧面与第 2、第 3 跖骨底及骰骨与第 4、第 5 跖骨底。

楔跖骨间韧带有三条，分别连结第 1 楔骨外侧面与第 2 跖骨底的内侧面，第 3 楔骨与第 2 跖骨底及第 3 楔骨与第 3、4 跖骨底。

跗跖关节为平面关节，可做轻微地滑动及屈伸运动，靠内侧及外侧的跗跖关节还可作轻微的内收与外展运动。

跖骨间关节有三个，位于第 2 至第 5 跖骨底之间。无独立的关节囊和关节腔，常与跗跖关节相通，关节周围有下列韧带。

底背韧带呈膜状，连结第 2 至第 5 跖骨底的上面。

底跖侧韧带很强韧，连结第 2 至第 5 跖骨的下面。

底骨间韧带由横行强韧的纤维束构成，连结第 2 至第 5 跖骨底相对面的粗糙部。

跖骨间关节只能做轻微地滑动。

以上诸关节韧带，尤其是距骨与诸跗骨间韧带在足运动中劳损受伤会出现结筋病灶点。

（7）踝关节周围筋膜（图 3 - 1，3 - 3，3 - 31）

①小腿横韧带（见足少阳经筋）。

②小腿十字韧带（见足少阳经筋）。

③腓骨肌上、下支持带（见足太阳经筋）。

④小腿屈肌支持带又称分裂韧带，位于踝关节内侧，起于内踝后下方，抵止于跟骨内侧面，其深面通过至足底的血管神经和肌腱，常出现结筋病灶点。

（8）小腿筋膜（见足太阳经筋）

（9）髌前诸韧带（图 3 - 49）

①髌韧带肥厚而坚韧，位于关节囊的前部，为股四头肌腱延续的部分。上方起自髌尖和髌关节面的下方，向下止于胫骨粗隆及胫骨前嵴的上部；其内外两缘分别移行于髌内侧支持带和髌外侧支持带。韧带与关节囊的滑膜之间有膝脂体，而与胫骨之间则以髌下深囊

相隔。伸膝时，此韧带松弛；屈膝时则紧张。

②髌内侧支持带，为股内肌肌腱的一部分。起自股内肌腱及髌底，沿髌韧带的内侧向下，止于胫骨上端的内侧面。

③髌外侧支持带为股外侧肌肌腱的一部分。起自股外侧肌腱及髌底，沿髌韧带的外侧向下，止于胫骨上端的外侧面。此韧带的外侧与髂胫束愈合。

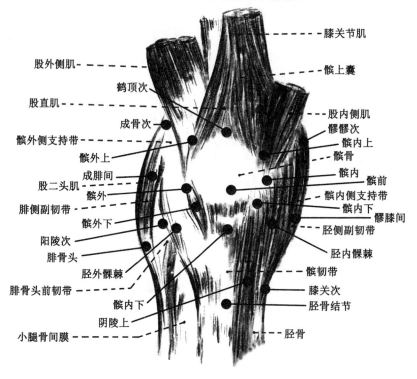

图 3-49　足阳明经筋

······邪外上加于辅骨，上结于膝外廉······

髌内、外侧支持带，可防止髌向外脱位，其中以髌内侧支持带的作用更为重要。

以上韧带起止点，髌上、髌前、髌韧带下膝脂体与滑液囊都是常见的结筋病灶点。

2. "直上，结于髀枢。"

（1）股中间肌（图 3-50）

股中间肌是一扁平肌肉，位于股直肌与股骨之间。其前面呈腱性并凹陷，以容纳股直肌，是股四头肌中的最弱者。起自股骨前面及外侧面的上 2/3，纤维由后向前下，与股内、外侧肌相融合，止于髌上缘，一些深部纤维向下止于膝关节囊，形成膝关节肌。

（2）股内侧肌（图 3-50）

股内侧肌是一大而扁平且肥厚的肌肉，位于大腿前内侧部，起自转子间线下部和股骨粗线内唇，纤维行向外下方与股中间肌相融合，止于髌上缘及内侧缘。

（3）股直肌（图 3-50）

股直肌：全肌呈梭形，长而厚，成人平均长度为 384（315～445）毫米，肌腹最宽处平均宽为 41（24～65）毫米，厚为 14（5～27）毫米。它以大而圆的直头起自髂前下棘，薄而扁的反折头起于髋臼上方的沟内和髋关节纤维囊。两头以锐角合并，其下布有股直肌滑液囊和髂耻囊，向下呈腱膜状延伸到肌质上部前面。起腱平耻骨结节水平处宽度平均为14（7～23）毫米。肌质的浅层为双羽状肌，深部纤维垂直下行，抵止于深面的腱板。腱板占肌后面远侧3/4，向下缩窄为一厚的腱索。腱索与股内、外侧肌的纤维有程度不同的愈合，最后形成一总腱，附着于髌上缘及两侧缘。它构成总腱的浅中央部。到股直肌的神经血管，主要集合成两组血管神经束，第1组血管神经束，出现率为90%，神经和血管集中于肌上1/4区的深面并入肌质内。第2组血管神经束是股直肌的主要血管神经束。神经束往往沿股直肌内侧缘下行一段，然后进入肌质，入肌点多在股直肌的第2/4区的上部（占76%）。神经在进入肌质前往往分为数条小支，动、静脉呈爪状与肌相连。因此，此部的血管神经入肌点实则为有一定距离（平均为17毫米）的线状区域。

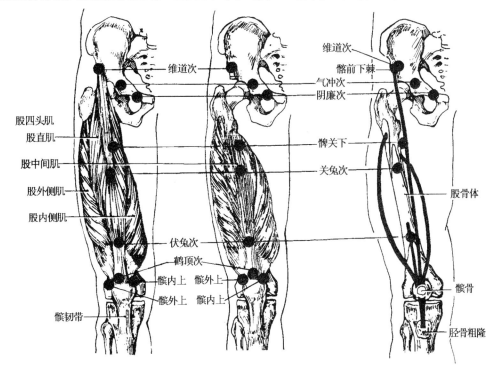

图3－50　足阳明经筋

……上结于膝外廉，直上结于髀枢……

股四头肌是强大的伸小腿肌，此外，股直肌还具有屈大腿的功能。在股四头肌的四个组成部分中，股内侧肌最为重要，它不但参与小腿整个伸直过程，特别在伸直最后10～15度时尤为重要。这最后几度包括拧紧动作，是全部伸直过程最重要阶段，因此股内侧肌对膝关节起稳定作用，保护关节免受损伤。

以上股四头肌各起点，髌骨上、侧缘，股四头肌肌纤维于腱板上抵止点、神经入肌点常出现结筋病灶点。

3. "上循胁，属脊。"

（1）阔筋膜张肌（见足少阳经筋）

（2）腹外斜肌（见足少阳经筋）

（3）腰方肌（见足太阳经筋）

（4）骶棘肌（见足太阳经筋）

4.**"其直者，上循，结于膝。其支者，结于外辅骨，合少阳。其直者，上循伏兔，上结于髀，聚于阴器。"**

（1）胫骨前肌（见前）

（2）膝外侧副支持带（见足少阳经筋）

（3）趾长伸肌（见足少阳经筋）

（4）髂胫束与阔筋膜张肌（见足少阳经筋）

（5）股四头肌（见前）

（6）耻骨肌（图 3 - 51）

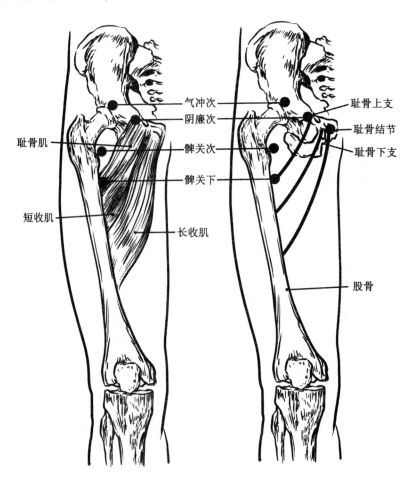

图 3 - 51　足阳明经筋

……其直者，上循伏兔，上结于髀，聚于阴器……

位于大腿前面皮下，髂腰肌内侧，长收肌外侧。起自耻骨上支和耻骨梳，肌束斜向后下外侧，绕过股骨颈，向后以扁腱止于股骨小转子下耻骨线上。其腱下有耻骨肌囊，受股神经或闭孔神经支配。

耻骨肌有屈、内收、外旋大腿的作用。

该肌起止点，即耻骨上支、耻骨梳、小转子下滑囊常出现结筋病灶点。

（7）髋关节前部韧带

①髂股韧带（图3－52）

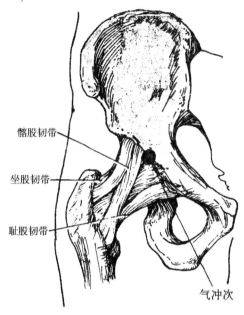

髂股韧带

坐股韧带

耻股韧带

气冲次

图3－52　足阳明经筋

……其直者，上循伏兔，上结于髀，聚于阴器……

髂股韧带长而坚韧，呈倒置的"V"形，位于关节囊的前面。上方起自髂前下棘的下方，向外下方呈扇形分散，止于股骨的转子间线。此韧带的内侧部和外侧部较厚，中间部则较薄，内侧部的纤维呈垂直方向，附着于转子间线的下部；外侧部的纤维斜行达转子间线的上部。此韧带限制大腿过度的后伸；其内侧部限制大腿的外展；外侧部则限制大腿的外展和外旋。

②耻骨囊韧带（图3－52）

耻骨囊韧带呈三角形，起自髂耻隆起、耻骨上支、闭孔嵴及闭孔膜，斜向外上方，移行于关节囊及髂股韧带的内侧部。此韧带限制大腿外展及外旋运动。

髋关节在屈、伸、内收、外展、旋转及环转运动时，均受到上述的韧带的调协和限制，因此，也可造成其损伤而出现结筋病灶点。

5. "上腹而布，至缺盆而结。"

（1）锥状肌（图3－53）

锥状肌是三角形扁肌，在脐与耻骨连线中点以下，居于腹直肌鞘内，腹直肌下端前面。其起自耻骨上支前面（耻骨结节与耻骨联合之间），肌纤维斜向内上方，止于白线，受肋下神经支配。

锥状肌起止点是受力点，且受腹直肌影响，容易出现结筋病灶点。

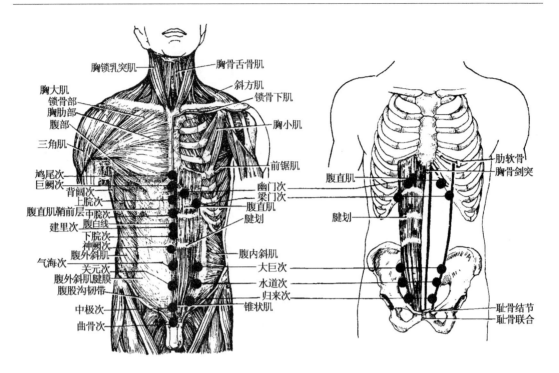

图 3 - 53　足阳明经筋

……上腹而布，至缺盆而结……

（2）腹直肌（图 3 - 53）

腹直肌是腹前外侧壁唯一的扁带纵肌，位于中线两旁，腹白线与半月线之间，它的大部分为腹直肌鞘所包蔽。

腹直肌以外侧腱和内侧腱起始。外侧腱较大，附着于耻骨嵴，可延伸至耻骨梳；内侧腱与耻骨联合前韧带相连，并同对侧腱纤维交织，小部分纤维也可起自腹白线下方。自两腱起始后，肌纤维纵行向上，终止在第 5、6、7 肋软骨和剑突前面。通常肌的外侧缘纤维附着在第 5 肋软骨的前端，内侧缘纤维则附着于肋剑突韧带及剑突侧缘。

腹直肌的起始段较窄而厚，向上逐渐加宽变薄，其上、下端的宽度，约成 3 与 1 之比，平脐处平均宽 5~8 厘米。左、右侧腹直肌的起始段较为接近，相距约 0.1~0.3 厘米，向上两肌渐趋分离，左、右腹直肌上部间距为 1~2 厘米。

在左、右侧腹直肌的前面，都能见到间断肌纤维的窄条腱组织，称为腱划，它们的位置同体表所见的横线一致。腱划是行迹曲折的横向或斜向条形结缔组织，主要存在于肌的浅层，并不深贯腹直肌全层。一般每侧腹直肌有腱划 3 条，最低位的腱划约平脐，最高位腱划在剑突尖面，另一条腱划居于上述两条腱划之间，有的腹直肌有 4~5 条腱划，此额外的腱划多呈现在脐平面以下；腹直肌只有两条腱划者，约占总数的 6%。

腹直肌边缘，起止点，两侧肌结合部等处是受力点或肌薄弱点，在耻骨嵴、腹白线、半月线、膀胱上窝白线、脐上、剑突下缘、第 5~7 肋软骨等处，常出现结筋病灶点。

（3）腹白线（图 3 - 53）

腹白线位于剑胸结合与耻骨联合之间，是腹前外侧壁三层扁肌腱膜纤维左右交错、穿插、编织而成。呈腱性条带，成为左右腹肌的中间腱。白线浅层与深层结构不同，内层常有某种缺陷（72.5%），如有孔、陷窝或裂隙，其常在脐的上下方。故腹白线上可出现结筋病灶点。

（4）半月线和弓形线（图3-53）

腹直肌外缘为腹内斜肌、腹外斜肌包绕，形如半月，称半月线。但腹内斜肌在平脐下3~5厘米处完全缺如，而形成弓状弧线，成为腹腔的薄弱区。故半月、弓形线处可出现结筋病灶点。

（5）耻骨韧带（图3-53）

耻骨韧带居于两侧耻骨结节之间，中间与耻骨间纤维软骨板愈合。它能加强耻骨联合上部，也是腹直肌的起始部。因受腹肌牵拉，此处常出现结筋病灶点。

（6）胸骨肋软骨韧带连结（图3-54）

肋软骨与胸骨的连结，由第1至第7肋的内侧端与胸骨的肋骨切迹构成。第1肋软骨直接与胸骨柄的肋骨切迹相连，形成第1胸骨肋软骨结合，第2至第7肋软骨与胸骨之间，则构成胸肋关节靠上方的胸肋关节，一般均有关节囊及关节腔，关节囊薄而松弛，附着于关节的周围；中部的关节腔常常不完整；下部的则无关节腔。老年后，关节腔一般都消失，只有第2胸肋关节的关节腔可保持终生。

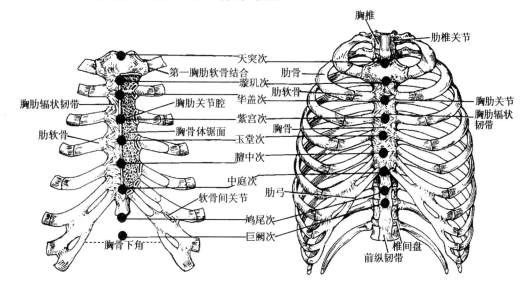

图3-54　足阳明经筋

……上腹而布，至缺盆而结……

①胸肋辐射韧带呈三角形，薄而宽阔，起自肋软骨内侧端的前面，放散于胸骨的前、后面。其浅层纤维与上、下方及对侧的同名韧带相交错。于胸骨的前面，此韧带与胸大肌的起始腱愈合，形成胸骨膜被覆在胸骨骨膜的表面。

②胸肋关节间韧带通常出现在第1胸肋关节，其余的胸肋关节则有无不定。由纤维软骨构成，自第2肋软骨的内侧端，横行向内，与第2肋骨切迹相连。此韧带往往把第1胸肋关节腔分为上下二部。

③肋剑突韧带连结第6或第7肋软骨前后面与胸骨剑突前后面，于肋软骨和胸骨前面的部分较明显。

胸肋关节可做轻微地滑动。

以上诸韧带在胸肋关节运动时可能受伤，从而出现结筋病灶点。

（7）胸大肌（见手太阴经筋）

（8）肋间肌（见足少阳经筋）

6. "上颈，上挟口，合于頄。下结于鼻，上合于太阳。太阳为目上网，阳明为目下网。其支者，从颊结于耳前。"

（1）胸骨舌骨肌（图3－55）

胸骨舌骨肌：颈前正中两侧，为窄带状肌，起于胸锁关节囊后面，胸骨柄和锁骨胸骨端后面，垂直向上，止于舌骨体内侧部的下缘，其受舌下神经分支支配。

（2）胸骨甲状肌（见足少阳经筋）

（3）下颌二腹肌（见足少阳经筋）

（4）胸锁前诸韧带（图3－54）

胸锁关节由锁骨的胸骨关节面，胸骨柄的锁骨切迹和第一肋软骨构成。关节面均覆盖一层纤维软骨，被覆于锁骨胸骨关节面的纤维软骨较厚。关节囊附着于关节的周围，前后壁较薄，上下壁则略厚。

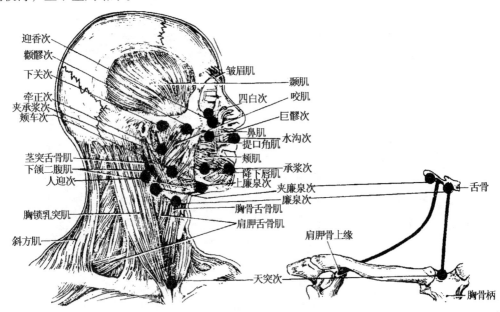

图3－55　足阳明经筋

……上颈、上挟口，合于。下结于鼻，上合于太阳。太阳为目上网，阳明为目下网。其支者，从颊结于耳前……

①胸锁前韧带宽阔，位于关节囊的前面。上方起自锁骨胸骨端的前上部，斜向内下方，止于胸骨柄的前上部。

②锁骨间韧带较强韧，横过胸骨柄的颈静脉切迹，连结两侧锁骨胸骨端的上缘。此韧

带向下发出一些纤维束，与胸骨柄的上缘相连；向上方移行于颈深筋膜。具有制止锁骨下降运动的作用。

③肋锁韧带为强韧的纤维带，上方起自锁骨内侧端的肋粗隆，向下止于第1肋骨和肋软骨。可分为前后两层，前层向外上方；后层向内上方，两层之间夹有黏液囊；两层于外侧相聚合，内侧则与胸锁关节囊相连。此韧带有制止锁骨内侧端上提和加强关节囊下部的作用。

④关节盘：由纤维软骨构成。近似圆形，中部较薄，往往穿孔；周缘肥厚，尤以上缘和后缘更为明显。关节盘上方与锁骨胸骨关节面的上缘和后缘相接；下方与第1肋软骨相连；周缘与关节囊聚合，因此，分关节腔为上下两部。它使关节面之间更为适合，并有防止锁骨向内上方脱位和缓冲震荡的作用。

胸骨舌骨肌起止点，胸锁关节诸韧带在运动中牵拉受伤而出现结筋病灶点。

（5）胸锁乳突肌（见足少阳经筋）

（6）咬肌（见足太阳经筋）

（7）眼轮匝肌（见足太阳经筋）

（8）口轮匝肌

位于口周，上至外鼻，下至颏结节，与颊肌、犬牙肌、颧肌、三角肌相延续。其收缩时可闭口、努嘴、吹哨。受面神经颊支支配。

（9）颧肌

位于上唇方肌外下，起于颧骨，肌束斜向内下，止于口角皮肤和颊黏膜，其收缩可表现笑容。

（10）上唇方肌

位于眶下部皮下，起自上颌、眶下缘、颧骨前面，部分由眼轮匝肌延续。其有上提上唇，开大鼻孔等作用，受面神经支配。

（11）颊肌（图3-55）

位于深面，起自下颌骨颊肌嵴，上颌骨牙槽突后及翼突下颌缝。肌束终于口角皮肤，部分移行上下唇，并混入口轮匝肌，该肌与口周诸肌协同完成吹奏、咀嚼等动作。受面神经支配。

以上诸肌常因中风瘫痪，长期废用后继发结筋病灶而使瘫痪难于恢复。

（四）足阳明经筋的筋结点与结筋病灶点

1. **趾趾2-3**（图3-45）

位置：在足趾部，当足第2、3趾近侧趾关节背侧面。

局部解剖：皮肤—皮下组织—皮下滑液囊—趾关节囊。

主治：趾关节疼痛，足踝疼痛。

参考：厉兑穴（足阳明胃经）在足第2趾末节外侧，距趾甲角0.1寸。主治邪客于足阳明之经，令人鼽衄，上齿寒，刺足中指次指爪甲上与肉交者各一，左刺右，右刺左（《素问》）。热病汗不出，鼽衄，眩，时仆，面浮肿，足胫寒，不得卧，振寒，恶人与木音，喉痹，龋齿，恶风，鼻不利，多卧善惊，疟，不嗜食，寒，腹胀满（《甲乙》）。尸厥，口噤，气绝，脉动如故，其形不知，如中恶状（《外台》）。涕黄、哽咽，吐舌，戾颈（《西方》）。小腹膨胀，寒热进退（《琼瑶》）。心腹胀满，水肿，狂欲登高而歌，弃衣而走，黄疸，口㖞，唇胗，颈肿，膝髌肿痛，循胸乳气街股伏兔外廉，足跗上痛，消谷善饥，溺黄（《聚英》）。临床用于休克，虚脱，嗜睡，癫痫，癔症，面神经麻痹，鼻出血，鼻炎，牙痛，扁桃体炎，喉炎，胃炎，肝炎，消化不良，下肢麻痹的治疗。针0.1~0.3寸。

治疗方法：毫针法、灸法、推拿法、拔罐法、火针法、物理疗法、水针疗法、长圆针疗法。

注意事项：

（1）结筋点在皮下滑液囊处。

（2）行长圆针法恢刺时，不宜深入关节腔内。

2. 冲阳次 （图3-45）

位置：在足背部，当足背距舟和舟楔关节处。

局部解剖：皮肤—皮下组织—趾伸肌腱、距舟韧带、舟楔韧带—跗骨关节。布有足背皮神经。

主治：足踝疼痛，足趾疼痛。

参考：冲阳穴（足阳明胃经）在足背最高处，当拇长、趾长伸肌腱之间，动脉搏动处。主治：善啮夹唇，热病汗不出，口中热痛，胃脘痛，时寒热；风水面肿；腹大，不嗜食足下缓失履（《甲乙》）。瘿，劳气；疟，先寒洒淅，甚久而热，热去汗出（《千金》）。皮先寒，齿龋痛，振寒而欠，狂妄而行，登高而歌，弃衣而走（《外台》）。偏风，口眼㖞斜，肘肿（《铜人》）。肢背红肿，久聚不散（《琼瑶》）。伤寒病，身前痛（《聚英》）。足痿（《入门》）。临床用于牙痛，面神经麻痹，胃炎，消化不良，眩晕，风湿性关节炎，足扭伤的治疗。针0.2~0.3寸。

治疗方法：毫针法、灸法、推拿法、拔罐法、火针法、物理疗法、水针疗法、长圆针疗法。

注意事项：

（1）结筋点灶点在距舟、距楔韧带层或趾伸肌腱鞘层。

（2）行长圆针法恢刺时，应沿足背动脉方向，向上或向下举针。

（3）进针前，先触清足背动脉位置，避开进针。

3. 解溪次 （图3-48）

位置：在踝横纹上，正当拇长伸肌腱、趾长伸肌腱与踝前伸肌支持带交错处。

局部解剖：皮肤—皮下组织—伸肌上下支持带—拇长伸肌腱鞘、趾长伸肌腱鞘—拇长伸肌肌腱、趾长伸肌肌腱—胫骨、距骨。布有足背皮神经、腓深神经。

主治：踝关节疼痛，足趾疼痛，小腿疼痛，膝关节疼痛。

参考：解溪次（足阳明胃经）在足背与小腿交界处的横纹中央凹陷中，当长伸肌腱与趾长伸肌腱之间。主治：热病汗不出，善噫，腹胀满，胃热，谵语，疟，瘈，惊，股膝重，转筋，头眩痛；风水面肿，颜黑，足大指搏伤，下车地通背，指端伤为筋痹；风从头至足，面目赤，口痛，啮舌，癫疾，发寒热，欠，烦满，悲泣出，狂易，见鬼与火；白膜覆珠，瞳子无所见（《甲乙》）。腹大，下重，厥气上柱，膝重，脚转筋，湿痹（《千金》）。霍乱（《外台》）。上气，咳嗽，喘息急，腹中积气上下行（《圣惠》）。厥气上冲，腹胀，大便下重，目眩，头痛（《铜人》）。眉攒内疼痛不可忍（《摘英》）。脚腕无力补之，浑身生疮泻之（《循经》）。气逆发噎将死，灸之效（《图翼》）。惊悸怔忡（《金鉴》）。临床用于下肢瘫痪，踝关节扭伤，眩晕，腹胀，便秘的治疗。针 0.2~0.3 寸。

治疗方法：毫针法、灸法、推拿法、拔罐法、火针法、物理疗法、水针疗法、长圆针疗法。

注意事项：

（1）结筋点在伸肌支持带与拇长、趾总伸肌腱腱鞘层。

（2）行长圆针法恢刺时，应沿拇长、趾长肌腱方向，向上或向下举针。

附注：足阳明、少阳、太阴经筋交会。

4. 丰隆次（图 3-46）

位置：在小腿中份前面，当趾长伸肌下长伸肌起点处。

局部解剖：皮肤—皮下组织—小腿筋膜—腓骨长、短肌—长、趾长伸肌—腓骨。布有腓肠外侧皮神经、腓深神经。深层有胫神经及胫动、静脉。

主治：小腿疼痛，踝关节疼痛，趾痛，膝关节疼痛，下肢无力。

参考：丰隆次（足阳明胃经）在小腿前外侧，当外踝尖上8寸，条口外，距胫骨前缘二横指。主治：厥头痛，面浮肿，烦心，狂见鬼，善笑不休，发于外有所大喜，喉痹不能言（《甲乙》）。胸痛如刺，腹若刀切痛；大小便涩难，四肢肿，身湿，不能食，厥逆，足卒青痛如刺（《千金》）。四肢不收，身体怠坠，腿膝酸痛屈伸难（《圣惠》）。风痰头痛（《玉龙》）。寒热汗不出，不恶寒，登高而歌，弃衣而走（《西方》）。气逆则喉痹，卒瘖，实则癫狂泻之，虚则足不收，胫枯补之（《聚英》）。痰晕，呕吐，哮喘（《入门》）。临床用于支气管炎，支气管哮喘，胸部软组织损伤，胃炎，溃疡病，神经性呕吐，肠炎，肝炎，便秘，落枕，肩周炎，关节炎，高血压病，血脂异常，中风后遗症，内耳性眩晕，癔症，精神病，乙型脑炎，肥胖病，肾炎，膀胱炎，尿道炎，闭经，功能性子宫出血的治疗。针 0.6~1.2 寸。

治疗方法：毫针法、灸法、推拿法、拔罐法、火针法、物理疗法、水针疗法、长圆针疗法。

注意事项：

（1）结筋点在小腿筋膜与拇长、趾长伸肌间腱膜处。

（2）行长圆针法恢刺时，应沿肌纤维方向，向上或向下举针。

（3）长圆针不宜深刺，防止损伤深部胫神经及动静脉。

附注：足阳明、少阳、太阴经筋交会。

5. 足三里次（图 3-46，3-47）

位置：在小腿前面，胫骨外侧髁胫骨前肌起点及肌腹处。

局部解剖：皮肤—皮下组织—小腿筋膜—胫骨前肌—胫骨。布有腓肠外侧皮神经。深层胫前动静脉及其属支。

主治：小腿疼痛，膝关节疼痛，下肢无力。

参考：足三里穴（足阳明胃经）在小腿前外侧，当犊鼻下3寸，距胫骨前缘一横指。主治：胃病者，腹䐜胀，胃脘当心而痛，上支两胁，膈咽不通，食饮不下，肠中不便，著痹不去，久寒不已；邪在肝，则两胁中痛，寒中，恶血在内，行善掣节，时脚肿，补三里以温胃中；邪在脾胃，则病肌肉痛，阳气有余，阴气不足，则热中善饥，阳气不足，阴气有余，则寒中肠鸣腹痛，阴阳俱有余，若俱不足，则有寒有热，皆调于三里(《灵枢》)。阳厥凄凄而寒，少腹坚，头痛，胫骨腹痛，消中，小便不利，善呕，痉，中有寒，水肿胀，皮肿，霍乱，遗矢气(《甲乙》)。腹热，身烦，狂言，乳痈，喜噫，恶闻食臭，狂歌妄笑，恐怒大骂，头眩(《千金》)。骨热烦，胸满，气闷，胃中热病，人年三十以上，若灸头不灸三里穴，令人气上眼，所以三里穴下气也；一切病，皆灸三里三壮，每日常灸下气，气止，停也(《千金翼》)。胸中痰饮；心闷不已，卒心痛，男子脏气虚惫，真气不足，一切气疾久不差，不思饮食，全身无力，腹暴胀，按之不下，小腹痛不可忍，风痫，热病心风，惊悸，霍乱吐痢，伏梁气状如覆杯；小肠气(《摘英》)。男女百病，五劳七伤，脾胃诸气，诸积，诸虫，诸眼疾，诸风寒，诸疼痛(《玉龙》)。中风，中湿，诸虚耳聋，上牙疼，痹，风，水肿，心腹鼓胀，噎嗝，哮喘，寒湿脚气，上中下部疾，无所不治(《入门》)。食气，水气，叠胀，痃癖，四肢肿，膝酸(《六集》)。产妇血晕(《循经》)。临床用于多种疾病的治疗。消化系统：胃炎，胃痉挛，溃疡病，胃下垂，肠炎，痢疾，阑尾炎，肠梗阻，肝炎，蛔虫症，消化不良，小儿厌食，辅助纤维胃镜检查。循环系统：高血压病，血脂异常，冠心病，心绞痛，风湿热。呼吸系统：支气管炎，支气管哮喘。泌尿生殖系统：肾炎，肾绞痛，膀胱炎，遗尿，阳痿，遗精，月经不调，功能性子宫出血，盆腔炎。其他：颞颌关节功能有紊乱，面神经麻痹，近视，远视，耳鸣，耳聋，妊娠恶阻，乳腺炎，荨麻疹，类风湿关节炎，休克，失眠等。足三里穴是全身强壮要穴之一，能调节、改善机体免疫功能，有防病保健作用。

治疗方法：毫针法、灸法、推拿法、拔罐法、火针法、物理疗法、水针疗法、长圆针疗法。

注意事项：

(1) 结筋点在小腿筋膜层，或在胫骨前肌、趾长伸肌于胫骨起点处。

(2) 行长圆针法恢刺时，应沿胫骨前肌方向，向上或向下举针。

附注：足阳明、少阳经筋交会。

6. 胫骨结节 (图 3 - 49)

位置：在小腿前面，正当胫骨结节上缘。

局部解剖：皮肤—皮下组织—小腿筋膜—皮下滑液囊—髌韧带—髌韧带下滑液囊—胫骨。布有腓肠皮神经、隐神经。

主治：小腿疼痛，膝关节疼痛。

参考：同髌下。

治疗方法：毫针法、灸法、推拿法、拔罐法、火针法、物理疗法、水针疗法、长圆针疗法。

注意事项：

(1) 浅层结筋点在皮下滑囊处，深层结筋点在腱下滑液囊处，或在髌腱止点处。

(2) 行长圆针法恢刺时，应沿髌韧带旁进针，勿损伤髌韧带。应沿髌韧带纤维方向，向上举针。

附注：足阳明、少阳经筋交会。

7. **髌下** (图 3 – 49)

位置：在髌骨下缘，髌股关节面处。

局部解剖：皮肤—筋膜—皮下滑液囊—髌韧带—髌韧带下滑液囊—膝脂体。布有腓肠皮神经、股神经皮支、隐神经髌下支。深层为膝关节囊。

主治：膝关节疼痛，腘窝疼痛，小腿、踝部、足跟疼痛。

参考：犊鼻穴（足阳明胃经）在膝部，屈膝位，当髌骨与髌韧带外侧凹陷中。主治膝中痛(《灵枢》)。犊鼻肿(《甲乙》)。脚气(《肘后》)。膝不仁，难跪(《千金》)。膝髌痈肿，溃者不可治，不溃者可疗(《铜人》)。鹤膝风，膝头红肿(《六集》)。风邪湿肿(《逢源》)。临床用于风湿性关节炎，髌上滑囊炎，髌腱炎，下肢瘫痪，足跟痛，呕吐，黄疸，便秘的治疗。针 0.5 ~ 1 寸。

治疗方法：毫针法、灸法、推拿法、拔罐法、火针法、物理疗法、水针疗法、长圆针疗法。

注意事项：

（1）浅层结筋点在髌下缘皮下滑囊处。深层结筋点在髌韧带下滑囊下，膝脂体与髌股关节面连结处。

（2）行长圆针法恢刺时，皮下滑囊处结筋点可向上向下举针。深层结筋点应沿髌韧带外缘进针，不可损伤髌韧带。行膝脂体结筋点恢刺时，应向髌骨内下缘，并纵向举针。

（3）不可深刺而进入关节腔。

附注：足阳明、太阳、少阳经筋交会。

8. **髌上** (图 3 – 49)

位置：在膝部，正当髌骨前顶部。

局部解剖：皮肤—皮下组织—膝筋膜—髌上滑液囊—髌韧带。布有股神经皮支、隐神经支。深层为髌骨。

主治：膝关节疼痛。

参考：同髌下。

治疗方法：毫针法、灸法、推拿法、拔罐法、火针法、物理疗法、水针疗法、长圆针疗法。

注意事项：

（1）结筋点在髌上滑囊处。

（2）行长圆针法恢刺时，沿髌韧带方向，向上或向下举针。

附注：足阳明、太阳、少阳经筋交会。

9. **鹤顶次** (图 3 – 49，3 – 50)

位置：在膝部，正当髌骨上缘处。

局部解剖：皮肤—皮下组织—股筋膜—股直肌腱、股中间肌肌腱、腱下脂肪垫—股骨。布有股神经皮支、肌支。

主治：膝关节疼痛，髋关节疼痛，腰痛，下肢麻痹，无力。

参考：鹤顶穴（奇穴）在膝上部，髌底的中点上方凹陷处。主治：两足瘫痪，两腿无力(《纲目》)。鹤膝风(《外科大成》)。临床用于膝关节炎的治疗。针 0.5 ~ 1 寸。

治疗方法：毫针法、灸法、推拿法、拔罐法、火针法、物理疗法、水针疗法、长圆针疗法。

注意事项：

（1）结筋点在股直肌与股中间肌及腱下脂肪垫处。

（2）行长圆针法恢刺时，应沿股直肌、股中间肌纤维方向，向上举针。

附注：足三阳经筋交会。

10. 胫骨外侧髁棘（图 3 - 49）

位置：在膝部，当胫骨外前髁高凸处。

局部解剖：皮肤—皮下组织—膝筋膜—膝外侧副支持带止点—胫骨。布有股神经皮支。

主治：膝关节疼痛，下肢无力，足跟痛，髋关节疼痛。

治疗方法：毫针法、灸法、推拿法、拔罐法、火针法、物理疗法、水针疗法、长圆针疗法。

注意事项：

（1）结筋点在膝筋膜与膝外侧副支持带止点处。

（2）行长圆针法恢刺时，应沿膝外副支持带纤维方向，向内上或向外下举针。

附注：足三阳经筋交会。

11. 髌外下（图 3 - 49）

位置：在膝部，当髌骨外下缘处。

局部解剖：皮肤—筋膜—膝筋膜—膝外侧副支持带、膝关节囊皱襞。布有股神经皮支。深层内侧为膝关节囊。

主治：膝关节疼痛，小腿疼痛，踝关节疼痛，足跟疼痛。

治疗方法：毫针法、灸法、推拿法、拔罐法、火针法、物理疗法、水针疗法、长圆针疗法。

注意事项：

（1）结筋点在外侧副支持带起点处。

（2）行长圆针法恢刺时，应沿膝外侧副支持带纤维方向，向外下方举针。

（3）不宜向内针刺，防止损伤关节囊，或进入膝关节。

附注：足三阳经筋交会。

12. 髌外（图 3 - 49）

位置：在膝部，正当髌骨外缘中点。

局部解剖：皮肤—皮下组织—膝筋膜—股外侧肌腱膜—膝关节囊皱襞。布有股神经皮支，膝周血管。

主治：膝关节疼痛，踝关节疼痛，足跟疼痛。

治疗方法：毫针法、灸法、推拿法、拔罐法、火针法、物理疗法、水针疗法、长圆针疗法。

注意事项：

（1）结筋点在膝筋膜、股外侧肌腱膜的膝神经、血管丰富区。

（2）行长圆针法恢刺时，应沿神经、血管方向，向外举针。

附注：足三阳经筋交会。

13. 髌外上 （图 3－49）

位置：在膝部，正当髌骨外缘上份。

局部解剖：皮肤—皮下组织—膝筋膜—股外侧肌腱膜。布有股神经皮支。深层为股骨。内侧为膝关节囊。

主治：膝关节疼痛。

参考：同鹤顶次。

治疗方法：毫针法、灸法、推拿法、拔罐法、火针法、物理疗法、水针疗法、长圆针疗法。

注意事项：

（1）结筋点在膝筋膜、股外侧肌腱膜处。

（2）行长圆针法恢刺时，应沿股外侧肌肌纤维方向，向外上举针。不宜向内，防止损伤关节囊。

附注：足三阳经筋交会。

14. 胫骨内髁棘 （图 3－49）

位置：在膝部，当胫骨内上髁前内侧隆起处。

局部解剖：皮肤—皮下组织—小腿筋膜—膝内侧副支持带止点—胫骨内上髁。布有隐神经、小腿内侧皮神经。

主治：膝关节疼痛，鼠蹊部疼痛，小腿足踝疼痛，足跟疼痛。

参考：同髌下。

治疗方法：毫针法、灸法、推拿法、拔罐法、火针法、物理疗法、水针疗法、长圆针疗法。

注意事项：

（1）结筋点在膝内侧副支持带止点处。

（2）行长圆针法恢刺时，应沿膝内侧副支持带方向，向内下或外上举针。

附注：足阳明、太阴经筋交会。

15. 髌内下 （图 3－49）

位置：在膝部，当髌骨内下缘，髌内侧副支持带起始部。

局部解剖：皮肤—皮下组织—膝筋膜—髌内侧副支持带—膝关节囊。布有隐神经膝支。深层为膝关节。

主治：膝部疼痛，髋部疼痛，小腿及足踝疼痛，足跟疼痛。

参考：同髌下。

治疗方法：毫针法、灸法、推拿法、拔罐法、火针法、物理疗法、水针疗法、长圆针疗法。

注意事项：

（1）结筋点在髌内侧缘，髌副支持带起始部。

（2）行长圆针法恢刺时，应沿髌内侧副支持带纤维方向，向内下方举针。

（3）不宜外内深刺，以防进入关节腔。

附注：足阳明、太阴经筋交会。

16. 髌内 （图 3 - 49）

位置：在髌骨内侧缘中点处。

局部解剖：皮肤—皮下组织—膝筋膜—膝内侧血管区—膝关节囊。布有隐神经膝支。深层为膝关节。

主治：膝部疼痛，髋部疼痛，小腿及足踝疼痛，足跟疼痛。

参考：同髌下。

治疗方法：毫针法、灸法、推拿法、拔罐法、火针法、物理疗法、水针疗法、长圆针疗法。

注意事项：

（1）结筋点在髌内侧缘血管区处。

（2）行长圆针法恢刺时，应向内横向举针。

（3）不宜向外深刺，以防进入关节腔。

附注：足阳明、太阴经筋交会。

17. 髌内上 （图 3 - 49）

位置：在膝部，当髌骨内侧缘上份。

局部解剖：皮肤—皮下组织—膝筋膜—股内侧肌肌腱。布有隐神经膝支。深层为膝关节。

主治：膝部疼痛，髋部疼痛，小腿及踝疼痛，足跟疼痛。

参考：同鹤顶次。

治疗方法：毫针法、灸法、推拿法、拔罐法、火针法、物理疗法、水针疗法、长圆针疗法。

注意事项：

（1）结筋点在髌骨内上缘处。

（2）行长圆针法恢刺时，应沿股内侧肌肌纤维方向，向内上方举针。

（3）不宜向外下方深刺，避免进入膝关节腔。

附注：足阳明、太阴经筋交会。

18. 伏兔次 （图 3 - 50）

位置：在股前侧面，当股直肌腱起始部处。

局部解剖：皮肤—皮下组织—股筋膜—股直肌肌纤维与肌腱结合部—股中间肌—股骨。布有股神经皮支、肌支，股外侧皮神经。深部内侧有股神经、股动脉、股静脉通过。

主治：大腿疼痛，膝部疼痛，髋部疼痛，下腹痛。

参考：伏兔穴（足阳明胃经）在大腿前面，当髂前上棘与髌底外缘端连线上，髌底上 6 寸。主治：寒疝下至腹膝，膝腰痛，如清水，大腹诸疝，按之至膝上（《甲乙》）。脚气（《肘后》）。狂邪鬼语（《千金》）。气劳，痹逆，手节挛缩，瘾疹，腹胀，少气，妇人八部诸病（《圣惠》）。头重（《聚英》）。风湿（《六集》）。临床用于风湿性关节炎，股外侧皮神经炎，下肢瘫痪的治疗。针 0.5 ~ 1 寸。

治疗方法：毫针法、灸法、推拿法、拔罐法、火针法、物理疗法、水针疗法、长圆针疗法。

注意事项：

（1）结筋点在股筋膜与股直肌腱起始部处。

（2）行长圆针法恢刺时，应沿股直肌肌纤维方向，向上举针。

（3）不宜向内深刺，以防损伤股神经与血管。

附注：足阳明、太阴经筋交会。

19. **关兔次**（图3-50）

位置：在股前部中份，股直肌与股外侧肌之间。

局部解剖：皮肤—皮下组织—股筋膜—股直肌、股外侧肌及其间深筋膜。布有股外侧神经、股神经皮支、肌支。深部为股中间肌、股骨。

主治：腿痛，下肢无力，麻痹，膝部疼痛，髋部疼痛。

参考：关兔穴（奇穴）、髀关穴与伏兔穴连线中点。主治：胃痛，肠炎，小儿麻痹后遗症。针1.5~2寸。

治疗方法：毫针法、灸法、推拿法、拔罐法、火针法、物理疗法、水针疗法、长圆针疗法。

注意事项：

（1）结筋病灶点在股筋膜与股直肌、股外侧肌筋膜结合部。

（2）行长圆针法恢刺时，应沿股直肌、股外侧肌肌纤维方向，向上或向下举针。

附注：足阳明、太阴经筋交会。

20. **髀关下**（图3-50，3-51）

位置：在股前部上方，当股骨小转子下缘处。

局部解剖：皮肤—皮下组织—股筋膜—肌直肌、缝匠肌间隙—耻骨肌—耻骨肌腱下滑液囊—股骨耻骨肌线。布有股外侧皮神经、股神经肌支。

主治：腿痛，耻骨阴部疼痛，股外展疼痛，少腹疼痛。

参考：同髀关次（足太阴经筋）。

治疗方法：毫针法、灸法、推拿法、拔罐法、火针法、物理疗法、水针疗法、长圆针疗法。

注意事项：

（1）浅层结筋点在股筋膜层。深层结筋点在耻骨肌滑囊及耻骨肌止点处。

（2）行长圆针法恢刺时，浅层结筋点沿股直肌方向，向下举针。深层结筋点应沿耻骨肌方向，向内上方举针，但举针幅度宜小，不可刺入股直肌及缝匠肌层，不可横行向内，损伤股神经及股动静脉。

附注：足阳明、太阴经筋交会。

21. **维道次**（图3-50）

位置：在腹股沟部，正当髂前下棘处。

局部解剖：皮肤—皮下组织—股筋膜—腹股沟韧带—髂腰肌—股直肌起点—股直肌腱下滑液囊、髂耻囊—髂前下棘。布有髂腹股沟神经支，其内侧为股神经与股动静脉。

主治：大腿疼痛，下肢麻痹，无力，下肢冷痛，少腹疼痛。

参考：维道穴（足少阳胆经）在侧腹部，当髂前上棘的前下方，五枢前下 0.5 寸。主治：咳逆不止，三焦有水气不能食（《甲乙》）。三焦不调，水肿（《铜人》）。腰腿一切痛（《循经》）。呕逆（《逢源》）。临床用于水肿，腰痛，髋关节疼痛的治疗。针 0.5 ~ 0.8 寸。

治疗方法：毫针法、灸法、推拿法、拔罐法、火针法、物理疗法、水针疗法、长圆针疗法。

注意事项：

（1）浅层结筋点在股筋膜与腹股沟韧带下，髂腰肌肌束中；深层结筋点在髂前下棘上，股直肌腱下滑囊、髂耻囊处。

（2）行长圆针法恢刺时，浅层结筋点应沿髂腰肌方向，向下举针。深层结筋点应沿股直肌方向，向稍内下方向举针。

（3）不宜向上或向内举针。防止误入腹腔或损伤股神经及股动、静脉。

附注：足阳明、太阴经筋交会。

22. **气冲次**（图 3 - 50，3 - 62，3 - 63）

位置：在腹股沟部，当腹股沟韧带中点，股动脉外侧缘处。

局部解剖：皮肤—皮下组织—腹筋膜—腹股沟韧带—腰大肌、股神经、股动脉、股静脉—髂骨。布有髂腹股沟神经。

主治：下肢麻痹、无力，鼠蹊部疼痛，腰痛，腰腹痛，下肢疼痛，膝关节疼痛。股四头肌萎缩。

参考：气冲穴（足阳明胃经）在腹股沟稍上方，当脐下 5 寸，旁开 2 寸处。主治：石水，胸中有大热不安，腹有大气如相侠暴，腹胀满癥，淫泺，腹满痛不得息，腰痛控睾，小腹及股，卒俯不得仰，阴疝，痿，茎中痛，两丸骞卧，不可仰卧，脱肛，妇人无子及少腹痛（《甲乙》）。身热腹痛，腹中满热，淋闭不得尿，月水不利，或暴闭塞，乳难，子上抢心，胞不出，众气尽乱（《千金》）。临床用于泌尿系感染，前列腺炎，睾丸炎，痛经，月经不调，功能性子宫出血，不孕症，疝气的治疗。针 0.3 ~ 0.5 寸。

治疗方法：毫针法、灸法、推拿法、拔罐法、火针法、物理疗法、水针疗法、长圆针疗法。

注意事项：

（1）结筋点在腹股沟肌腔隙中。

（2）行长圆针法恢刺时，应沿股神经走行方向，向下举针。不可向内侧进针，避开股动脉，股静脉。不可深刺，不可向上刺入腹腔。

（3）不宜向外深刺，以防进入髋关节腔。

附注：足阳明、太阴经筋交会。

23. **阴廉次**（图 3 - 50，3 - 63）

位置：在股内侧，当耻骨上支的耻骨梳处。

局部解剖：皮肤—皮下组织—股筋膜—耻骨肌—耻骨上支、耻骨梳。布有髂腹股沟神经、闭孔神经。深层为闭孔及小腹腔。

主治：股阴部疼痛，大腿外展疼痛，少腹疼痛，痛经。

参考：阴廉穴（足厥阴肝经）在大腿内侧，当气冲直下二寸，大腿根部，耻骨结节的下方，长收肌外缘。主治：妇人绝产，若未曾生产，阴廉主之（《甲乙》）。主木肾便毒（《循经》）。临床用于月经不调，白带过多，小腹疼痛，腿股部牵引性疼痛，下肢挛急的治疗。针 0.5~1 寸。

治疗方法：毫针法、灸法、推拿法、拔罐法、火针法、物理疗法、水针疗法、长圆针疗法。

注意事项：

（1）结筋点在耻骨肌于耻骨上支的起点处。

（2）行长圆针法恢刺时，应沿耻骨肌肌纤维方向，向外下举针。

（3）针刺不宜过深，防止深入腹腔，损伤其中神经和小腹腔脏器。

附注：足阳明、太阴、厥阴、少阴经筋交会。

24. **曲骨次**（图 3 – 53）

位置：在下腹部，正当耻骨联合上缘中点。

局部解剖：皮肤—皮下组织—腹筋膜—腹白线、腹直肌腱膜。布有胸 12 神经皮支、髂腹下神经。深层为腹腔。

主治：下肢疼痛、下腹疼痛。

参考：曲骨穴（任脉）在下腹部，当前正中线上，耻骨联合上缘的中点处。主治：膀胱胀者，小腹满而气癃，小便难，水胀满出少，胞转不得溺，妇人下赤白，沃后，阴中干痛，恶合阴阳，少腹膜坚，小便闭（《甲乙》）。大便数注，失精，五脏虚竭（《千金》）。癫疾不呕沫（《外台》）。绝嗣（《医心》）。疝（《铜人》）。临床用于尿路感染，前列腺炎，尿潴留，遗精，痛经，月经不调，宫颈糜烂，盆腔炎的治疗。针 0.5~1 寸。

治疗方法：毫针法、灸法、推拿法、拔罐法、火针法、物理疗法、水针疗法、长圆针疗法。

注意事项：

（1）结筋点在腹直肌联合腱、腹白线在耻骨联合的起点处。

（2）行长圆针法恢刺时，当沿前正中线向上举针。

（3）不可深刺，以免深入腹腔损伤内脏。

附注：足阳明、太阴、厥阴、少阴经筋交会。

25. **中极次**（图 3 – 53）

位置：在下腹部正中线，当锥状肌止点处。

局部解剖：皮肤—皮下组织—腹白线、锥状肌。布有胸神经皮支、髂腹下神经分支。深层为腹腔。

主治：下腹疼痛。

参考：中极穴（任脉）在下腹部，前正中线上，脐下 4 寸。主治：脐下疝绕脐痛，冲胸不得息；奔豚上抢心，甚则不得急，忽少气，尸厥，心烦痛，饥不能食，善寒中腹胀，引膜而痛，小腹与脊相控暴痛，时窘之后，丈夫失精，女子禁中痒，腹热痛，乳余疾，绝不足，子门不端，少腹苦寒，阴痒及痛，经闭不通（《甲乙》）。拘挛，腹疝（《千金》）。崩中带下，因产寒露不止，妇人断绪，妊不成，数堕落；颓卵偏大（《千金翼》）。

临床用于肾炎，尿路感染，痛经，月经不调，盆腔炎，白带过多，功能性子宫出血，不孕症，胎盘滞留，遗尿，尿闭，遗精，阳痿，早泄的治疗。针 0.5～1 寸。

治疗方法：毫针法、灸法、推拿法、拔罐法、火针法、物理疗法、水针疗法、长圆针疗法。

注意事项：

（1）结筋点在腹白线上，锥状肌止点处。

（2）行长圆针法恢刺时，沿腹白线向上或下举针。

（3）不可深刺，避免深入腹腔造成内脏损伤。

附注：足阳明、太阴、厥阴、少阴经筋交会。

26. 关元次（图 3-53）

位置：在下腹部正中线上，当腹白线与弓状线交点处。

局部解剖：皮肤—皮下组织—腹白线、弓状线。布有胸神经皮支。深层为腹腔。

主治：下腹疼痛。

参考：关元穴（任脉）在下腹部，前正中线上，当脐中下 3 寸。主治：身有所伤，血出多及中风寒，若有所堕坠，四肢懈惰不收（《灵枢》）。关脉伏，中焦有水气，溏泄；关脉濡，若虚冷，重下病；尺脉伏，小腹痛，病疝，水谷不化；尺脉滑，血气实，妇人经脉不利，男子尿血，尺脉弱，阳气少，发热骨烦；尺脉濡，苦小便难；尺脉实，小腹痛，小便不禁（《脉经》）。奔豚寒气入小腹，时欲呕，伤中溺血，小便数，背脐痛，引阴腹中，后泄不止；石水引胁下胀，头眩痛，身尽热；胞转不得溺，少腹满，暴疝，少腹大热；女子绝子，血在内不下（《甲乙》）。绕脐痛急（《肘后》）。妇人绝嗣不生，胞门闭塞；男阴卵偏大，颓病，寒气不腹；胞闭寒，小便不通，劳热石淋，脐下三十六疾，不得小便，伤中尿血（《千金》）。断续产道冷（《千金翼》）。脐下绞痛，流入阴中，发作无时，气癃，尿黄（《外台》）。临床用于腹痛，腹泻，遗精，阳痿，肾炎，尿路感染，月经不调，痛经，闭经，盆腔炎，子宫内膜炎，功能性子宫出血，不孕症，胎盘滞留，恶露不止，虚脱，脑血管意外，及全身衰弱的治疗。针 0.5～1 寸。

治疗方法：毫针法、灸法、推拿法、拔罐法、火针法、物理疗法、水针疗法、长圆针疗法。

注意事项：

（1）结筋点在腹白线与弓形线交点之薄弱区处。

（2）行长圆针法恢刺时，应沿腹白线向上或向下举针。

（3）不可深刺，避免深入腹腔，损伤内脏。

附注：足阳明、太阴、厥阴、少阴经筋交会。

27. 气海次（图 3-53）

位置：在下腹部正中线上，当脐下腹横纹处。

局部解剖：皮肤—皮下组织—腹白线。布有胸 10 脊神经皮支。深层为腹腔。

主治：下腹疼痛。

参考：气海穴（任脉）在下腹部，当前正中线上，脐下 1.5 寸。主治：少腹疝，卧善惊（《甲乙》）。妇人泄痢，遗尿，小腹绞痛（《千金》）。奔豚上气，胀满，瘕聚滞下疼，血淋，小儿遗尿(《千金翼》)。冷病，面黑，肌体羸瘦，四肢力弱，小腹气积聚，贲豚腹坚，脱阳欲死，不知人，五脏气逆上攻(《圣惠》)。脐上冷气上冲，心上气结成块，状如覆杯，小便赤涩，妇人月事不调，带下崩中，因产恶露不止，绕脐痛。治脏虚惫，真气不足，一切气疾久不差(《铜人》)。男子遗精，白浊(《备急》)。小儿秋深冷痢不止(《黄帝明堂》)。临床用于虚脱，心绞痛，支气管哮喘，胃炎，便秘，尿频，尿闭，遗尿，遗精，阳痿，痛经，月经不调，经闭，盆腔炎，功能性子宫出血，恶露不止，腹痛，腹胀及全身衰弱的治疗。针 0.8～1.2 寸。

治疗方法：毫针法、灸法、推拿法、拔罐法、火针法、物理疗法、水针疗法、长圆针疗法。

注意事项：

（1）结筋点在皮下浅筋膜或腹白线层。

（2）行长圆针法恢刺时，应沿腹白线，向上或向下举针。

（3）不可深刺进入腹腔。

附注：足阳明、太阴、厥阴、少阴经筋交会。

28. **神阙次** （图 3-53）

位置：在腹部正中线上，当脐中处。

局部解剖：皮肤—皮下组织—结缔组织—腹膜。深层为腹腔。布有胸 10 脊神经皮支。

主治：腹痛。

参考：神阙穴（任脉）在腹中部脐中央。主治：水肿平脐，肠中常鸣，时上冲心；绝子灸脐中，令有子(《甲乙》)。霍乱(《肘后》)。妇人胞落颓，淋病，脱肛(《千金翼》)。小儿脱肛；脐疝，绕脐痛，冲胸不得息(《外台》)。泄利不止，小儿奶利不绝，腹大绕脐痛，水肿，鼓胀，肠中鸣，状如流水声，久冷伤惫(《铜人》)。转胞小便不通，溺水(《备急》)。中风不省(《普济》)。临床用于晕厥，虚脱，急性脑血管病，水肿，肠炎，痢疾，便秘，泌尿系感染的治疗。禁针。

治疗方法：灸法、推拿法、物理疗法、禁用针法。

注意事项：

（1）结筋点在脐窝内。

（2）不宜用各种针刺法。

（3）注意有脐疝出者，应用推拿法还纳。

附注：足阳明、太阴、厥阴、少阴、手少阴经筋交会。

29. **下脘次** （图 3-53）

位置：在腹部正中线，当腹直肌下腱划水平处。

局部解剖：皮肤—皮下组织—腹白线—腹膜。布有胸 9 脊神经皮支。深部为腹腔。

主治：腹痛。

参考：下脘穴（任脉）在上腹部，前正中线上，当脐中上 2 寸。主治：食饮不入，入腹还出(《甲乙》)。腹胃不调，腹内痛不能食，小便赤，腹坚硬癖块，脉厥厥动(《圣惠》)。腹痛，六腑之气寒，谷不转，不嗜食，脐上厥气动，日渐羸瘦(《铜人》)。翻胃(《聚英》)。呕逆鼓肿，胃胀腹痛，脐下动气块(《循经》)。临床用于贲门痉挛，胃炎，胃下垂,消化不良,肠炎的治疗。针 0.5~1 寸。

治疗方法:毫针法、灸法、推拿法、拔罐法、火针法、物理疗法、水针疗法、长圆针疗法。

注意事项:

(1) 结筋点在腹白线层或浅筋膜层。

(2) 行长圆针法恢刺时,应沿腹白线向上或向下举针。

(3) 不可针刺过深进入腹腔。

附注:足阳明、足三阴、手少阴经筋交会。

30. 建里次 (图 3 - 53)

位置:在中腹前正中线上,当腹直肌中腱划水平处。

局部解剖:皮肤—皮下组织—腹白线—腹膜。布有胸 8 脊神经皮支。深部为腹腔。

主治:腹痛。

参考:建里穴(任脉)在上腹部,前正中线上,脐上 3 寸。主治:心痛上抢心,不欲食,支痛引膈(《甲乙》)。肠中疼痛,呕逆上气,心痛,身肿(《圣惠》)。腹痛(《聚英》)。临床用于胃炎,神经性呕吐,消化不良,肠炎,肾炎的治疗。针 0.5~1 寸。

治疗方法:毫针法、灸法、推拿法、拔罐法、火针法、物理疗法、水针疗法、长圆针疗法。

注意事项:

(1) 结筋点在浅筋膜层或在腹白线层。

(2) 行长圆针法恢刺时,应沿腹白线方向,向上或向下举针。

(3) 不可深刺,禁止刺入腹腔。

附注:足阳明、足三阴、手少阴经筋交会。

31. 中脘次 (3 - 53)

位置:在上腹部正中线上,当腹直肌上腱划水平处。

局部解剖:皮肤—皮下组织—腹白线—腹膜。布有胸 8 脊神经皮支。深部为腹腔。

主治:腹痛。

参考:中脘穴(任脉)在上腹部,前正中线上,脐上 4 寸。主治:心痛有寒,难以仰,伤忧捐思气积,腹胀不通,寒中伤饱,食饮不化,小肠有热,溺赤黄,溢饮,胁下坚痛(《甲乙》)。卒得霍乱,先腹痛(《肘后》)。狂癫风痫吐舌,五毒症,不能饮食,百病,中恶,鼻间焦臭,腹中甚痛,作脓肿往来上下,蛔(《千金》)。身体萎黄,头身热,虚劳吐血,呕逆,少食,多饱及多睡百病,腹中雷鸣相逐,逆气,奔豚冷气,心间伏梁,状如覆杯,冷如诸气,泄痢(《千金翼》)。目黄,振寒,噎,烦满积聚(《医心》)。凡脾疼不可忍,饮食全不进者,皆宜灸(《资生》)。治五膈,气喘息不止(《摘英》)。临床用于胃炎,胃溃疡,胃下垂,胃痉挛,肠炎,痢疾,阑尾炎,消化不良,膈肌痉挛,胆囊炎,慢性肝炎,便秘,支气管哮喘,心脏病,中暑,晕厥,惊风,癫痫,癔症,精神分裂症的治疗。针 0.8~1 寸。

治疗方法:毫针法、灸法、推拿法、拔罐法、火针法、物理疗法、水针疗法、长圆针疗法。

注意事项：

（1）结筋点在皮下浅筋膜层或腹白线层。

（2）行长圆针法恢刺时，应沿腹白线方向，向上或向下举针。

（3）诸针法均不宜过深，不可进入腹腔。

附注：足阳明、足三阴、手少阴经筋交会。

32. 上脘次（图3-53）

位置：在上腹部正中线上，当腹直肌上腱划上方水平处。

局部解剖：皮肤—皮下组织—腹白线—腹膜。布有胸7脊神经皮支。深部为腹腔。

主治：腹痛。

参考：上脘穴（任脉）在上腹部，前正中线上，当脐中上5寸。主治：头眩病，身热汗不出，心痛，有三虫，多涎，不得反寒中伤饱，食饮不化，五脏膜满胀，满胁支满胀，则生百病，心下有膈，呕血（《甲乙》）。卒中五尸（《肘后》）。马黄，黄疸，主心下坚，积聚冷胀（《千金》）。心中热烦，贲豚，气胀满，不能言，霍乱心痛，不可睡卧，吐利，心风惊悸，不能食。心中闷，发哕，伏梁气状如覆杯，风痫，热痛，呕吐，食饮不下，腹胀气满，心忪惊悸，时吐呕血，腹刺痛，痰多吐涎（《圣惠》）。卒心痛。虚劳吐血，五毒痉不能食（《聚英》）。临床用于胃炎，胃痉挛，胆囊炎，肠炎，消化不良，膈肌痉挛，心绞痛，癫痫的治疗。针0.5~1.5寸。

治疗方法：毫针法、灸法、推拿法、拔罐法、火针法、物理疗法、水针疗法、长圆针疗法。

注意事项：

（1）结筋点在皮下浅筋膜层或腹白线层。

（2）行长圆针法恢刺时，应沿腹白线方向，向上或向下举针。

（3）诸针法均不宜深刺，不可进入腹腔。

附注：足阳明、足三阴、手少阴经筋交会。

33. 巨阙次（图3-53，图3-54）

位置：在上腹部前正中线上，当上脘次与鸠尾次之间。

局部解剖：皮肤—皮下组织—腹白线—腹膜。布有胸7脊神经前皮支。深部为腹腔。

主治：腹痛、胸痛。

参考：巨阙穴（任脉）在上腹部，前正中线上，当脐中上6寸。主治：热病胸中澹澹，腹满暴痛，恍惚不知人，手清，少腹满，心痛，气满不得息，狂妄言怒，恶火，善骂詈，息贲时唾血，胸胁支满，引脐，腹痛，短气烦满，狐疝惊悸少年（《甲乙》）。马黄，黄疸，急疫等病，心痛不可按，烦心，心痛暴恶风，吐逆不得食，膈中不利，烦心喜呕（《千金》）。心闷痛，上气引少腹冷，霍乱（《千金翼》）。痫病（《圣惠》）。上气，咳逆，胸满，短气，背痛，胸痛，痞塞，数种心痛，冷痛，蛔虫痛，蛊毒，胸中痰饮，先心痛先吐，霍乱不识人，惊悸，腹胀，暴痛，恍惚不止，吐逆不食，伤寒烦心，喜呕，发狂，少气腹痛，黄疸，急疫，咳嗽，狐疝，小腹胀，噫，烦热，膈中不利，五藏气相干，卒心痛，尸厥，妊娠子上冲心，心昏闷（《聚英》）。临床用于支气管炎，支气管哮喘，胸膜炎，心绞痛，膈肌痉挛，肝炎，胃炎，肠炎，癫痫，精神分裂症，晕厥，妊娠中毒症的治疗。

针 0.5~1.5 寸。

治疗方法：毫针法、灸法、推拿法、拔罐法、火针法、物理疗法、水针疗法、长圆针疗法。

注意事项：

（1）结筋点在皮下浅筋膜层或腹白线层。

（2）行长圆针法恢刺时，应沿腹白线方向，向上或向下举针。

（3）诸针法均不宜深刺，不可进入腹腔。

附注：足阳明、足三阴、手三阴经筋交会。

34. 鸠尾次（图 3 - 53，3 - 54）

位置：在上腹部，正中线上，当剑突顶端处。

局部解剖：皮肤—皮下组织—腹白线—腹膜。布有胸 6 脊神经前皮支。深部为腹腔。

主治：胸腹疼痛、心前区疼痛、心悸。

参考：鸠尾穴（任脉）在上腹部，前正中线上，当胸剑结合部下 1 寸。主治：实则腹皮痛，虚则痒搔（《灵枢》）。喉痹，食不下（《甲乙》）。心痛暴绞，急绝欲死，胸满咳逆，心寒胀满不得食息，贲啍血厥，心痛善哕，心疝太息，噫喘（《千金》）。少年房多短气（《千金翼》）。心风惊痫发癫，不喜闻人语，心腹胀满，咳逆数噫喘息，喉痹咽壅，水浆不下（《铜人》）。临床用于支气管炎，哮喘，肺气肿，肋间神经痛，心绞痛，膈肌痉挛，胃炎，胃溃疡，咽炎，癫痫，癔症，精神分裂症的治疗。针 0.5~0.8 寸。

治疗方法：毫针法、灸法、推拿法、拔罐法、火针法、物理疗法、水针疗法、长圆针疗法。

注意事项：

（1）结筋点在剑突顶端处。

（2）行长圆针法恢刺处，应在腹直肌与剑突表面间进行操作。

（3）不可向剑突前深刺，不宜进入腹腔，防止肝脾损伤。

附注：足阳明、足三阴、手三阴经筋交会。

35. 归来次（图 3 - 53）

位置：在下腹部，腹直肌外缘，平锥状肌止点处。

局部解剖：皮肤—皮下组织—腹直肌鞘、腹外斜肌腱膜、腹内斜肌腱膜、腹横肌筋膜—腹膜。布有胸 11 脊神经前皮支、髂腹下神经。深部为腹腔。

主治：腹痛，月经不调。

参考：归来穴（足阳明胃经）在下腹部，当脐下四寸，距前正中线旁开 2 寸。主治：奔豚卵上入，痛引茎，女子阴中寒（《甲乙》）。少腹痛（《外台》）。妇人血脏积冷（《铜人》）。临床用于痛经，月经不调，盆腔炎，睾丸炎，腹股沟疝的治疗。针 0.8~1 寸。

治疗方法：毫针法、灸法、推拿法、拔罐法、火针法、物理疗法、水针疗法、长圆针疗法。

注意事项：

（1）结筋点在腹直肌鞘与腹外斜肌联合处。

（2）行长圆针法恢刺时，应在腹外斜肌纤维方向，向外上方举针。

（3）不宜深刺，不可进入腹腔。

附注：足阳明、少阳、太阴经筋交会。

36. 水道次 （图 3 – 53）

位置：在下腹部，当弓状线与腹直肌外侧缘交点处。

局部解剖：皮肤—皮下组织—腹直肌鞘膜、腹外斜肌腱膜、腹内斜肌腱膜、腹横肌腱膜—腹腔。布有胸 11 脊神经前皮支。深部为腹腔。

主治：腹痛，月经不调。

参考：水道穴（足阳明胃经）在下腹部，当脐下 3 寸，距前正中线旁开 2 寸。主治：三焦约，大小便不通，小腹胀痛，痛引阴中，月水至则腰脊痛，胞中瘕，子门有寒引髋髀（《甲乙》）。三焦、膀胱、骨中热气（《千金》）。膀胱有寒，或下焦结热，小腹疼痛，七疝冲心（《循经》）。临床用于肾炎，膀胱炎，尿道炎，小儿睾丸鞘膜积液，子宫肌瘤，盆腔炎，痛经的治疗。针 0.8 ~ 1.2 寸。

治疗方法：毫针法、灸法、推拿法、拔罐法、火针法、物理疗法、水针疗法、长圆针疗法。

注意事项：

（1）结筋点在腹直肌鞘与腹外斜肌联合处。

（2）行长圆针法恢刺时，应沿腹外斜肌肌纤维方向，向外上举针。

（3）不可深刺，不可进入腹腔。

附注：足阳明、少阳，太阴经筋交会。

37. 大巨次 （图 3 – 53）

位置：在下腹部，当腹直肌外侧缘，平脐下弓状线处。

局部解剖：皮肤—皮下组织—腹直肌鞘、腹外斜肌腱膜、腹内斜肌腱膜、腹横肌腱膜—腹腔。布有胸 10 脊神经前皮支。深部为腹腔。

主治：腹痛。

参考：大巨穴（足阳明胃经）在下腹部，当脐下 2 寸，距前正中线旁开 2 寸。主治：善惊，颓疝，偏枯（《千金》）。腹满痛，善烦，四肢不用（《外台》）。小腹满，小便难，阴下纵（《西方》）。肾气冲心（《循经》）。临床用于阑尾炎，肠炎，尿道炎，膀胱炎，睾丸炎，阳痿，失眠，中风偏瘫的治疗；也是腹部手术针麻用穴。针 0.8 ~ 1 寸。

治疗方法：毫针法、灸法、推拿法、拔罐法、火针法、物理疗法、水针疗法、长圆针疗法。

注意事项：

（1）结筋点在腹直肌鞘与腹外斜肌联合处。

（2）行长圆针法恢刺时，应沿腹外斜肌肌纤维方向，向外方举针。

（3）不可深刺，不可进入腹腔。

附注：足阳明、少阳，太阴经筋交会。

38. 梁门次 （图 3 – 53）

位置：在上腹部，当腹直肌外侧缘平腱划处。

局部解剖：皮肤—皮下组织—腹直肌鞘、腹外斜肌腱膜—肋骨联合。布有胸 7 脊神经前皮支。胸 7 肋间神经。深部为腹腔。

主治：腹痛，胸痛，心前区疼痛。

参考：梁门次（足阳明胃经）在上腹部，脐上 4 寸，距前正中线旁开 2 寸。主治：腹中积气结痛（《甲乙》）。食饮不思，大肠滑泄，谷不化（《铜人》）。痰饮心痛，肾气冲心（《循经》）。痎疟振寒，遗溺（《图考》）。临床用于胃炎，胃痉挛，肠炎，痢疾，消化不良的治疗。针 0.5~1 寸。

治疗方法：毫针法、灸法、推拿法、拔罐法、火针法、物理疗法、水针疗法、长圆针疗法。

注意事项：

（1）结筋点在腹直肌鞘与腹外斜肌联合处。

（2）行长圆针法恢刺时，应沿腹外斜肌肌纤维方向，向外上方举针。

（3）不宜深刺，不可进入腹腔。

附注：足阳明、少阳、太阴、手三阴经筋交会。

39. 幽门次 （图 3 - 53）

位置：在上腹部，当肌直肌肌腹与肋骨联合交界处。

局部解剖：皮肤—皮下组织—腹直肌—肋骨联合。布有胸 7 脊神经前皮支。深部为腹腔。

主治：腹痛，胸痛，心前区疼痛。

参考：幽门穴（足少阴肾经）在上腹部，当脐中上 6 寸，前正中线旁开 0.5 寸。主治：胸胁背相引痛，心中，呕吐多唾，饮食不下（《甲乙》）。喜呕（《千金》）。胸中痛引腰背，心上呕逆，面无滋润（《千金翼》）。数咳，善忘，泄有脓血，呕沫吐涎，少腹坚，女子心痛，逆气善吐，食不下（《外台》）。目赤痛从内眦始（《聚英》）。妇人乳汁不通，乳痈乳疖（《循经》）。临床用于神经性呕吐，胃炎，胃痉挛，肋间神经痛，乳腺炎，乳汁缺乏的治疗。针 0.3~0.6 寸。

治疗方法：毫针法、灸法、推拿法、拔罐法、火针法、物理疗法、水针疗法、长圆针疗法。

注意事项：

（1）结筋点在腹直肌跨越肋骨联合处。

（2）行长圆针法恢刺时，应沿腹外斜肌肌纤维方向，向上或向下举针。

（3）不宜深刺，不可进入腹腔。

附注：足阳明、少阳、太阴、手三阴经筋交会。

40. 中庭次 （图 3 - 54）

位置：在胸部，正当胸剑结合部处。

局部解剖：皮肤—皮下组织—胸大肌腱膜、胸肋辐状韧带、肋剑突韧带—胸剑结合部。布有胸 6 脊神经前皮支。

主治：胸腹疼痛，胸前区疼痛，胸闷，气短，心悸。

参考：中庭穴（任脉）在胸部，当前正中线上，平第 5 肋间，即胸剑结合部。主治：胸胁支满，膈塞，饮食不下，呕吐食复出（《甲乙》）。噎塞心下满（《普济》）。咽喉噎塞，状如梅核(《循经》)。小儿吐乳(《图翼》)。临床用于咽炎,扁桃体炎,食道狭窄,食道癌,贲门痉挛,胃炎,小儿吐乳的治疗。针0.3~0.5寸。

治疗方法:毫针法、灸法、推拿法、拔罐法、火针法、物理疗法、水针疗法、长圆针疗法。

注意事项:

(1)结筋点在胸肋辐射韧带层。

(2)行长圆针法恢刺时,应沿胸肋辐射韧带方向,向左右横行举针。

附注:足阳明、太阴、手三阴经筋交会。

41. 膻中次 (图3-54)

位置:在胸部前正中线上,当第5肋水平。

局部解剖:皮肤—皮下组织—胸大肌腱膜、胸肋辐状韧带—胸骨体。布有胸4脊神经前皮支。

主治:胸痛,心前区痛,胸闷,气短,心悸。

参考:膻中穴(任脉)在胸部,当前正中线上,平第4肋间,两乳头连线的中点。主治:热病(《难经》)。咳逆上气,唾喘短气不得息,口不能言(《甲乙》)。脚气(《肘后》)。吐变不得下食(《千金》)。胸痹心痛,白癜,白绞,浸淫疬疡箬头及胸前(《千金翼》)。妇人乳汁少(《铜人》)。瘿气(《入门》)。临床用于支气管炎,支气管哮喘,肺炎,心绞痛,肋间神经痛,食道炎,乳腺炎,产妇乳汁分泌不足的治疗。针0.3~0.5寸。

治疗方法:毫针法、灸法、推拿法、拔罐法、火针法、物理疗法、水针疗法、长圆针疗法。

注意事项:

(1)结筋点在胸肋辐射韧带层。

(2)行长圆针法恢刺时,应沿胸肋辐射韧带方向,向左或向右横行举针。

附注:足阳明、手三阴经筋交会。

42. 玉堂次 (图3-54)

位置:在胸部前正中线上,当第3肋间隙水平处。

局部解剖:皮肤—皮下组织—胸大肌腱膜、胸肋辐射韧带—胸骨体。布有胸3脊神经前皮支。

主治:胸痛,胸闷,气短,心悸,心前区疼痛。

参考:玉堂穴(任脉穴)在胸部,当前正中线上,平第3肋间。主治:胸中满,不得息,胁痛骨疼,喘逆上气,呕吐烦心(《甲乙》)。胸满不得喘息,胸膺骨疼,呕吐寒痰,上气烦心(《铜人》)。两乳肿痛(《循经》)。喉痹咽壅,水浆不入(《图翼》)。临床用于支气管炎,支气管哮喘,胸膜炎,肋间神经痛,乳腺炎的治疗。针0.3~0.5寸。

治疗方法:毫针法、灸法、推拿法、拔罐法、火针法、物理疗法、水针疗法、长圆针疗法。

注意事项:

(1)结筋点在胸肋辐射韧带层。

(2)行长圆针法恢刺时,应沿胸肋辐射韧带方向,向左或向右横行举针。

附注：足阳明、手三阴经筋交会。

43. 紫宫次（图 3 - 54）

位置：在胸部前正中线上，当第 2 肋间隙水平处。

局部解剖：皮肤—皮下组织—胸大肌腱膜、胸肋辐射韧带—胸骨体。布有胸 2 脊神经前皮支。

主治：胸痛，胸闷，咽部异物感。

参考：紫宫穴（任脉）在胸部，当前正中线上，平第 2 肋间。主治：胸胁支满，痹痛骨疼，饮食不下，呕逆，气上烦心（《甲乙》）。胸胁支痛，胸膺骨疼，痹痛，痰喘，饮食不下，呕逆上气，烦心，吐血及唾如白胶（《普济》）。临床用于支气管炎，支气管哮喘，肺炎，肺结核，肺癌，胸膜炎，胃炎，溃疡病的治疗。针 0.3 ~ 0.5 寸。

治疗方法：毫针法、灸法、推拿法、拔罐法、火针法、物理疗法、水针疗法、长圆针疗法。

注意事项：

（1）结筋点在胸肋辐射韧带层。

（2）行长圆针法恢刺时，应沿胸肋辐射韧带方向，向左或向右横向举针。

附注：足阳明、手三阴经筋交会。

44. 华盖次（图 3 - 54）

位置：在胸部前正中线上，当第 1 肋间隙水平处。

局部解剖：皮肤—皮下组织—胸大肌腱膜—胸肋辐射韧带—胸骨体。布有胸 1 脊神经前支。

主治：胸痛，胸闷，咽部异样感。

参考：华盖穴（任脉）在胸部，当前正中线上，平第 1 肋间。主治：咳逆上气，喘不能言，胸胁支满，痛引胸中（《甲乙》）。喘急上气，咳逆，咳嗽，喉痹，咽肿，水浆不下，胸痹痛（《聚英》）。临床用于咽炎，扁桃体炎，喉炎，气管炎，支气管哮喘，食道癌，贲门癌，肺气肿，胸膜炎的治疗。针 0.3 ~ 0.5 寸。

治疗方法：毫针法、灸法、推拿法、拔罐法、火针法、物理疗法、水针疗法、长圆针疗法。

注意事项：

（1）结筋点在胸肋辐射韧带层。

（2）行长圆针法恢刺时，应沿胸肋辐射韧带方向，向左或向右横向举针。

附注：足阳明、手三阴经筋交会。

45. 璇玑次（图 3 - 54）。

位置：在胸部前正中线上，当第 1 肋骨水平处。

局部解剖：皮肤—皮下组织—胸大肌腱膜、胸肋辐射韧带—胸骨体。布有胸 1 脊神经前皮支。

主治：胸痛，胸闷，咽部异样感。

参考：璇玑穴（任脉）在胸部，当前正中线上，天突下 1 寸。主治：胸满痛，喉痹咽肿，水浆不下（《甲乙》）。胸胁支痛，咳逆上气，喉中鸣，小儿喉中鸣，咽乳不利（《圣惠》)。喉痛(《普济》)。胃中有积(《聚英》)。临床用于咽炎,扁桃体炎,喉炎,慢性支气管炎,支气管哮喘,肺气肿,胸膜炎,食道痉挛,贲门痉挛的治疗。针0.3~0.5寸。

治疗方法:毫针法、灸法、推拿法、拔罐法、火针法、物理疗法、水针疗法、长圆针疗法。

注意事项:

(1) 结筋点在胸肋辐射韧带层。

(2) 行长圆针法恢刺时,应沿胸肋辐射韧带方向,向左或向右横向举针。

附注:足阳明、手三阴经筋交会。

46. **天突次** (图3-54)

位置:在胸部前正中线上,当胸骨上窝处。

局部解剖:皮肤—皮下组织—胸大肌腱膜、胸锁乳突肌腱膜、胸骨甲状肌腱膜—胸骨体。布有锁骨上内侧神经。深部为气管、食道。

主治:胸痛,胸闷,哮喘,咽部异物感。

参考:天突穴(任脉)在颈部,当前正中线上,胸骨上窝中央。主治:咳上气喘,暴不能言,及舌下挟缝青脉,颈有大气,喉痹,咽中干急,不得息,喉中鸣翁翁,寒热项肿,肩痛胸满,腹皮热,衄,气短哽心痛,隐疹头痛,面皮赤热,身肉尽不仁(《甲乙》)。瘿(《千金》)。心痛(《医心》)。咳嗽上气,噎胸中气,喉内状如小鸡声,肺痈唾脓血,气壅不通,喉中热疮,不得下食,小儿急痹(《圣惠》)。五噎,黄疸,醋心多唾,呕吐不止(《摘英》)。心与背相控而痛(《聚英》)。临床用于咽炎,喉炎,扁桃体炎,失语,急、慢性支气管炎,支气管哮喘,支气管扩张,肺炎,甲状腺肿大,食道炎,呃逆,胃炎,肝炎的治疗。针0.3~0.5寸。

治疗方法:毫针法、灸法、推拿法、拔罐法、火针法、物理疗法、水针疗法、长圆针疗法。

注意事项:

(1) 结筋点在胸骨体上缘诸肌腱膜附着处。

(2) 行长圆针法恢刺时,应沿胸骨体上缘,向上或外上方举针。

(3) 不宜深刺,不可进入胸腔。

附注:手足阳明、手三阴、手少阳经筋交会。

47. **廉泉次** (图3-55)

位置:在颈部前正中线上,当舌骨体处。

局部解剖:皮肤—皮下组织—颈筋膜—二腹肌、下颌舌骨肌、颏舌骨肌—舌骨。布有面神经颈支、颈横神经上支。深部为气管、食管。

主治:颈项疼痛,咽部异常感,语塞。

参考:廉泉穴(任脉)在颈部,当前正中线上,结喉上方,舌骨上缘凹陷处。主治:咳上气,胸痛,舌下肿,难以言,舌纵涎出(《甲乙》)。舌根急缩,下食难(《铜人》)。口疮(《摘英》)。舌强,舌纵,舌卷短缩,舌肿满口,重舌,喉痹,咳嗽上气,喘息呕沫,涎出难言(《六集》)。口噤喉闭(《循经》)。临床用于舌下肿痛,舌肌麻痹,咽炎,扁桃体炎,喉炎,言语不清,聋哑,气管炎,支气管哮喘的治疗。针0.5~0.8寸。

治疗方法：毫针法、灸法、推拿法、拔罐法、火针法、物理疗法、水针疗法、长圆针疗法。

注意事项：

（1）结筋点在舌骨体处。

（2）行长圆针法恢刺时，应沿下颌肌肌纤维方向，向上举针。

（3）不宜深刺，以防刺激支气管。

附注：手足阳明、少阳、太阳经筋交会。

48. 夹廉泉次（图3-55）

位置：在颈部，当舌骨外侧缘处。

局部解剖：皮肤—皮下组织—颈阔筋膜—二腹肌、茎乳突肌、甲状舌骨肌、下颌舌骨肌、颏舌骨肌—舌骨。布有面神经颈支、颈横神经上支。深部为食管、颈总动脉、静脉。

主治：颈项疼痛，咽部异物感，语蹇，吞咽困难。

参考：同廉泉次。

治疗方法：毫针法、灸法、推拿法、拔罐法、火针法、物理疗法、水针疗法、长圆针疗法。

注意事项：

（1）结筋点在舌骨体外侧缘处。

（2）行长圆针法恢刺时，应沿诸肌肌纤维方向举针。

（3）不宜深刺，不可损伤内侧的气管、食管和外侧的颈总动脉、静脉。

附注：手足阳明、太阳、少阳经筋交会。

49. 上廉泉次（图3-55）

位置：在颈部，当舌骨与下颌缘之间的凹陷处。

局部解剖：皮肤—皮下组织—颈筋膜—下颌舌骨肌、颏舌骨肌—舌体。布有舌下神经分支和舌神经。

主治：咽痛，咽部异常感，言语不清，舌体粗大，吞咽异常，恶心，呕吐。

参考：上廉泉（奇穴）在颌下1寸处。主治：言语不清，哑，流涎，口腔炎，急、慢性咽炎等。针1~1.5寸。

治疗方法：毫针法、灸法、推拿法、拔罐法、火针法、物理疗法、水针疗法、长圆针疗法。

注意事项：

（1）结筋点在下颌舌骨肌、颏舌骨肌层。

（2）行长圆针法恢刺时，应沿下颌及颏舌骨肌肌纤维方向，向上或向下举针。

（3）不宜深刺，以防刺激支管。

附注：手足阳明、太阳、少阳经筋交会。

50. 人迎次（图3-55）

位置：在颈部，当下颌角下颈总动脉搏动处。

局部解剖：皮肤—皮下组织—胸锁乳突肌—颈总动脉、颈内动脉、颈外动脉。布有颈横神经、面神经颈支。

主治：颈项疼痛，头眩晕，哮喘，心悸。

参考：人迎穴（足阳明胃经）在颈部，结喉旁，当胸锁乳突肌的前缘，颈总动脉搏动处。主治：阳逆头痛，胸满不得息（《灵枢》）。阳逆霍乱，颔痛，胸满呼吸竭，窘不得息（《甲乙》）。项气闷肿，食不下（《铜人》）。咽喉肿，瘰疬（《聚英》）。临床用于高血压病，低血压，头痛，偏头痛，三叉神经痛，青光眼，咽炎，扁桃体炎，喉炎，声带疾患，呕逆，甲状腺肿，甲状腺机能亢进症，颈淋巴结结核，支气管哮喘，雷诺氏病，心脏神经官能症，中风及后遗症的治疗。针0.3~0.5寸。

治疗方法：毫针法、灸法、推拿法、拔罐法、火针法、物理疗法、水针疗法、长圆针疗法。

注意事项：

（1）结筋点在胸锁乳突肌肌腹中。

（2）慎用长圆针法治疗，各种针法均不宜深刺，不可刺中颈总动脉。

（3）宜用推拿法治疗。

附注：手足阳明、少阳经筋交会。

51. 承浆次（图3-55）

位置：在面部，正当颏唇沟中。

局部解剖：皮肤—皮下组织—口轮匝肌、降下唇肌、颏肌。布有下牙槽神经、颏神经。深部为颏骨。

主治：颏面疼痛，下齿痛，口歪。

参考：承浆穴（任脉）在面部，当颏唇沟的正中凹陷处。主治：寒热，凄厥，鼓颌，痉，口噤互引口干，小便赤黄，或时不禁，消渴嗜饮，目瞑，身汗出（《甲乙》）。汗出，衄血不止（《千金》）。哕，令人愧恨（《千金翼》）。上齿龋（《外台》）。偏风，口眼歪斜，消渴，饮水不休，口噤不开，暴哑不能言（《圣惠》）。脐下久冷，疝瘕疝癖，气块伏梁，积气（《铜人》）。男子诸疝，女子瘕聚，小儿撮口及偏风半身不遂（《金鉴》）。临床用于面神经麻痹，牙龈肿痛，失语，糖尿病的治疗。针0.3~0.5寸。

治疗方法：毫针法、灸法、推拿法、拔罐法、物理疗法、水针疗法、长圆针疗法。

注意事项：

（1）结筋点在诸肌下层。

（2）行长圆针法恢刺时，用针宜细，沿各肌肌纤维方向举针。

（3）不宜用瘢痕灸法、火针法。

附注：手足阳明经筋交会。

52. 夹承浆次（图3-55）

位置：在面部，当颏唇沟中点外侧，口角直下交点处。

局部解剖：皮肤—皮下组织—口轮匝肌、降下唇肌、颏肌—颏骨颏孔。布有下牙槽神经、颏神经。深部为颏孔。

主治：颏面疼痛，下齿疼痛，口歪。

参考：同承浆次。

治疗方法：毫针法、灸法、推拿法、拔罐法、物理疗法、水针疗法、长圆针疗法。

注意事项：

（1）结筋点在颊骨颊孔处。

（2）行长圆针法恢刺时，宜用细针。

（3）不宜用瘢痕灸法、火针法。

附注：手足阳明、足太阳经筋交会。

53. 颊车次（图3-55）

位置：在面部，当下颌角咬肌抵止处。

局部解剖：皮肤—皮下组织—咬肌。布有耳大神经支，面神经下颌支。

主治：面颊疼痛，牙痛，头痛。

参考：颊车穴（足阳明胃经）在面颊部，下颌角前上方约一横指（中指），当咀嚼时咬肌隆起，按之凹陷处。主治：颊肿，口急，颊车痛，不可以嚼（《甲乙》）。久风、卒风、缓急诸风卒发，动不自觉知，或心腹胀满，或半身不遂，或口噤不言，涎唾自出，目闭，耳聋，或举身冷者，或烦闷恍惚，喜怒无常或唇青，目白戴眼，角弓反张（《千金》）。牙关不开，颈强不得回顾（《铜人》）。牙关痛，口眼歪（《聚英》）。临床用于面神经麻痹，面肌痉挛，三叉神经痛，牙髓炎，冠周炎，腮腺炎的治疗。针0.3~0.4寸。

治疗方法：毫针法、灸法、推拿法、拔罐法、物理疗法、水针疗法、长圆针疗法。

注意事项：

（1）结筋点在咬肌粗隆处。

（2）行长圆针法恢刺时，应沿咬肌肌纤维方向，向前上方举针。

附注：手足阳明、太阳经筋交会。

54. 牵正次（图3-55）

位置：在面部，当耳垂前，下颌骨后缘处。

局部解剖：皮肤—皮下组织—腮腺—面神经干—咬肌。布有面神经皮支、三叉神经下颌支。

主治：口眼歪斜。

参考：牵正穴（奇穴）在面部，当耳垂前0.5~1寸。主治：口歪，口舌生疮。

治疗方法：毫针法、灸法、推拿法、拔罐法、物理疗法、水针疗法、长圆针疗法。

注意事项：

（1）结筋点在腮腺中。

（2）行长圆针法恢刺时，应沿面神经干走行方向，向前横向举针。

（3）不宜用粗针，瘢痕灸法，火针法。

附注：足三阳、手太阳、手少阳经筋交会。

55. 下关次（图3-55）

位置：在面部，当下颌关节处。

局部解剖：皮肤—皮下组织—咬肌—下颌关节囊。

主治：面颊疼痛，咀嚼痛，牙痛，头痛。

参考：下关穴（足阳明胃经）在面部耳前方，当颧弓与下颌切迹所形成的凹陷中。主治：耳聋鸣，失欠，下齿龋，下牙痛，颌肿（《甲乙》）。口僻，耳中有干底，聤耳有脓

（《外台》）。恶风寒不可以嚼（《医心》）。偏风，口目歪，牙车脱臼（《铜人》）。临床用于颞颌关节功能紊乱，下颌关节脱位，面神经麻痹，三叉神经痛，耳鸣，耳聋，牙痛，坐骨神经痛的治疗。针0.3~0.5寸。

治疗方法：毫针法、灸法、推拿法、拔罐法、物理疗法、水针疗法、长圆针疗法。

注意事项：

（1）结筋点在下颌关节囊处。

（2）行长圆针法恢刺时，宜用细针，不可刺入下颌关节中。

（3）不宜用瘢痕灸法、火针法。

附注：手足三阳经筋交会。

56. 颧髎次 （图3－55）

位置：在面部，当颧骨下缘中点处。

局部解剖：皮肤—皮下组织—颧肌、咬肌、颞肌。布有上颌神经眶下支，面神经颧支，颊支。深层有三叉神经下颌支。

主治：面痛，口歪。

参考：颧髎穴（手太阳小肠经）在面部，当目外眦直下，颧骨下缘凹陷中。主治：顑肿唇晃；目赤黄（《甲乙》）。口僻痛，面赤，目黄，口不能嚼（《外台》）。口僻齿痛，颊肿（《医心》）。口歪，眼动不止（《铜人》）。天吊风（《循经》）。临床用于面神经麻痹，面肌痉挛，鼻炎，鼻窦炎，牙痛的治疗。针0.2~0.3寸。

治疗方法：毫针法、灸法、推拿法、拔罐法、物理疗法、水针疗法、长圆针疗法。

注意事项：

（1）结筋点在颧骨下缘诸肌层中。

（2）行长圆针法恢刺时，应沿各肌肌纤维方向举针，宜用细针，防止出血。

（3）不宜用瘢痕灸法、火针法。

附注：手足三阳经筋交会。

57. 四白次 （图3－55）

位置：在面部，当眶下孔处。

局部解剖：皮肤—皮下组织—眼轮匝肌—提上唇肌—眶下孔。布有眶下神经支，面神经颧支。眶下孔内有眶下动静脉穿过。

主治：面痛，口歪，视物不清。

参考：四白穴（足阳明胃经）在面部，瞳孔直下，当眶下孔凹陷中。主治：目痛，口僻，戾目不明（《甲乙》）。头痛，目眩，眼生白翳，微风目瞤动不息（《铜人》）。目赤痛，泪不明，目痒，口眼歪僻，不能言（《群英》）。临床用于三叉神经痛，面肌痉挛，面神经麻痹，副鼻窦炎，近视，远视，青光眼，结膜炎，角膜炎等症的治疗，是眼科手术针麻的常用穴，也有用于胆道蛔虫症的治疗。针0.2~0.3寸。

治疗方法：毫针法、灸法、推拿法、拔罐法、物理疗法、水针疗法、长圆针疗法。

注意事项：

（1）结筋点在眶下孔处。

（2）行长圆针法恢刺时，应沿眶下神经走行，向下举针。

（3）宜用细针，针后需按压 3 分钟以上，以防出血。

（4）不宜采用瘢痕灸法、火针法。

附注：手足阳明、足太阳经筋交会。

58. 巨髎次（图 3 - 55）

位置：在面部，当鼻面沟中点处。

局部解剖：皮肤—皮下组织—提上唇肌、提口角肌。布有上颌神经的眶下神经、面神经颊支。

主治：面痛，鼻塞，流泪，流涕，面肌麻痹。

参考：巨髎穴（足阳明胃经）在面部，瞳孔直下，平鼻翼下缘处。主治：青盲无所见，远视茫茫，白幕复瞳子，面恶风寒，颊肿痛（《千金》）。颊肿痛痛，招摇视瞻，口僻（《外台》）。鼻塞，口歪（《铜人》）。口涎，目泪出，多赤，痛痒（《西方》）。脚气膝肿（《聚英》）。临床用于面神经麻痹，面肌痉挛，三叉神经痛，鼻炎，上颌窦炎，结膜炎，白内障的治疗。针 0.3 ~ 0.5 寸。

治疗方法：毫针法、灸法、推拿法、拔罐法、物理疗法、水针疗法、长圆针疗法。

注意事项：

（1）结筋点在鼻面沟皮下层。

（2）行长圆针法恢刺时，宜沿提上唇肌肌纤维方向，向外上或内下举针。

（3）针刺后注意压迫止血。

附注：手足阳明、足太阳经筋交会。

59. 迎香次

位置：在面部，当鼻面沟与鼻唇沟间，鼻翼直下处。

局部解剖：皮肤—皮下组织—提上唇肌。布有眶下神经支、面神经支。

主治：面痛，面肌麻痹，鼻塞，流涕。

参考：迎香穴（手阳明大肠经）在面部，鼻翼外缘中点旁，当鼻唇沟中。主治：鼻鼽不利，窒洞气塞，歪僻多夷，鼽衄有痈（《甲乙》）。鼻息不闻香臭，偏风面痒及面浮肿，风叶叶动，状如虫行（《圣惠》）。唇肿痛，喘息不利（《聚英》）。眼目赤肿（《入门》）。临床用于急、慢性鼻炎，鼻窦炎，鼻出血，面神经麻痹，面痒，面肿，胆道蛔虫症，便秘的治疗。针 0.3 ~ 0.5 寸。

治疗方法：毫针法、灸法、推拿法、物理疗法、水针疗法、长圆针疗法。

注意事项：

（1）结筋点在筋膜与肌肉层。

（2）行长圆针法恢刺时，应沿提上唇肌肌纤维方向，向外上或内下举针。

（3）针刺后，注意压迫止血。

附注：手足阳明、足太阳交会。

60. 水沟次（图 3 - 55）

位置：在面部，当人中沟上份处。

局部解剖：皮肤—皮下组织—口轮匝肌。布有面神经颊支及眶下神经分支。

主治：口歪、面痛。

参考：人中穴（督脉）在面部，当人中沟的上 1/3 与中 1/3 交点处。主治：寒热头痛，鼻衄不得息，不收夷，不知香臭，衄血不止（《甲乙》）。救猝死，卒中恶死，卒死尸厥，卒客忤死；卒得鬼击，卒中邪鬼，恍惚振噤（《肘后》）。邪病语不止，及诸杂候，水肿，人中满（《千金》）。癫疾互引，水肿人中尽满，唇反者振寒，手卷前僵，口噤（《外台》）。消渴，饮水无多少，水气遍身肿，失笑无时节，癫痫，语不识尊卑，乍喜作哭，牙关不开（《圣惠》）。喘渴，目不可视，黄疸，马黄，瘟疫，通身黄（《聚英》）。小儿急慢惊风（《金鉴》）。临床用于休克，晕眩，中暑，癫痫，癔症，晕车，晕船，急性腰扭伤的治疗。针 0.3～0.5 寸。

治疗方法：毫针法、灸法、推拿法、拔罐法、物理疗法、水针疗法、长圆针疗法。

注意事项：

（1）结筋点在皮下筋膜层或口轮匝肌层。

（2）行长圆针法恢刺时，宜用细针，不宜用瘢痕灸法、火针法。

附注：手足阳明经筋交会。

四、足太阴经筋

（一）足太阴经筋的循行与分布

【原文】

足太阴之筋起于大指之端内侧，上结于内踝。其直者，络于膝内辅骨，上循阴股，结于髀，聚于阴器，上腹结于齐[①]，循腹里，结于肋，散于胸中。其内者著于脊（图 3 - 56）。（《灵枢·经筋》）

【注释】

①齐—古之脐字

（二）足太阴经筋的古医家注释

《甲乙经·经筋·卷二》，基本同《灵枢》。"络于膝"作"上络于膝"。

《太素·经筋·卷十三》，杨上善注："足太阴之筋……上结于膝内辅骨。"膝内下小骨，辅大骨者，长三寸半，名为内辅骨也。"上循阴股，结于髀，聚于阴器。"阴器，宗筋所聚也。"上循……著于脊。"循腹里，即别著脊也。

《圣济总录·足太阴经筋·卷一百九十一》，基本同《灵枢》。"络于膝"作"上络于膝"。

《针灸节要·十二经筋·卷三》，同《灵枢》。

《医学纲目·诸疝·卷十四》：足太阴之筋，起于大指之端内侧，上结于内踝。

《灵枢注证发微·经筋·卷二》，马莳注：此详言脾经之筋，其病为孟秋痹，而刺之有法也。足太阴之筋，起于大指之端，内侧隐白穴，上结于内踝骨之下商丘，其直行者，络于膝内辅骨之地机、阴陵泉，上循阴股，结于髀，而聚于阴器，又上腹结之于脐，循腹里之腹结、大横、腹哀等穴，以结于脊，散之于胸中，其在内者，则著之于脊。

《针灸大成·卷七》，同《灵枢》。

《类经·经络类·卷七》，张介宾注："足太阴之筋，起于大指之端内侧，上结于内

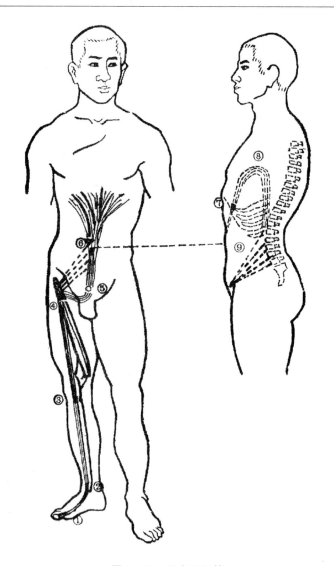

图 3 - 56　足太阴经筋

　　足太阴之筋，起于大指之端内侧①，上结于内踝②；其直者，络于膝内辅骨③，上循阴股，结于髀④，聚于阴器⑤，上腹，结于脐⑥，循腹里，结于肋⑦，散于胸中⑧；其内者著于脊⑨。

　　踝。"大指之端内侧，隐白也。循橛骨而上，结于内踝下，商丘之次。"其直者，络于膝内辅骨……聚于阴器。"络当作结。此自内踝直上，结于膝内辅骨阴陵泉之次，股之内侧曰阴股。结于髀，箕门之次也。乃上横骨两端，与足厥阴会于冲门，横绕曲骨，并足少阴、阳明之筋而聚于阴器，此刚筋也。"上腹……著于脊。"其前行者，自阴器上腹，会手少阴之筋，结于脐，循腹里，由大横、腹哀之次结于胁，乃散为柔细之筋上行。布于胸中，胸乡、大包之次；其内行者，由阴器宗筋之间，并阳明、少阴之筋而上著于脊。

　　《周氏经络大全·诸经经筋》周孔四注：足太阴脾之筋，起于大指之端内侧，上结于内踝一结也；其直者，络于膝内辅骨，上循阴股，结于髀，二结也；聚于阴器，上腹结于脐，三结也；循腹里结于脊，四结也。散于胸中，其内者，著于脊。

（三）足太阴经筋的解剖分析

1. "起于大趾之端内侧，上结于内踝。其直者，络于膝内辅骨。"

（1）拇趾展肌（图 3 - 57）

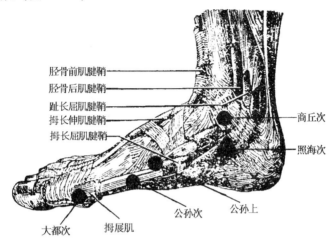

图 3 - 57　足太阴经筋

足太阴之筋，起于大指之端内侧，上结于内踝……

位于足底内侧缘皮下，起自跟骨结节的内侧及舟骨粗隆，部分起自跖腱膜和分裂韧带，肌束向前移行成肌腱，止于第一节趾骨底跖侧。腱内常有一籽骨。其可使外展，能维持足弓，受足底内侧神经分配。

（2）拇短屈肌（图 3 - 58，图 3 - 59）

位于足内侧缘前端皮下，趾展肌外深面，起于第一楔骨底、胫骨后肌等肌腱。肌腹中 1 支与展肌合成一腱，止于趾第一节基底跖面内侧；另 1 支与收肌斜头合成一腱，止于趾第一节趾骨基底跖面外侧，两腱内各包含一玉米粒大扁平籽骨，长屈肌腱从籽骨间通过。此肌有维持足弓、屈趾作用。

以上两肌起止点，籽骨分布处，趾跖关节内侧面常有结筋病灶点出现。

（3）踝前诸支持带（见足少阳经筋）

（4）踝前、内群腱滑液鞘（图 3 - 57）

踝关节周围的腱滑液鞘，随小腿肌肉的分群而分为三群，即前群、内侧群和后群。

①前群：位于小腿横韧带和十字韧带的深面，分别包绕于各伸肌腱的周围，内侧为胫骨前肌腱鞘，其上端达小腿横韧带的上缘，下端至十字韧带的远侧缘；中间鞘为拇长伸肌腱鞘，其近端越过十字韧带的上缘，下端达第一楔跖关节处；最外侧为趾长伸肌第三腓骨肌腱鞘，上端越过十字韧带的上缘，下端平齐第三楔骨中点。

②内侧群：位于分裂韧带的深面，自前而后分别包绕胫骨后肌腱，趾长屈肌腱和拇长屈肌腱的周围。胫骨后肌腱鞘，其上端约在内踝上方4厘米处，腱远端达舟骨附近；趾长屈肌腱鞘的上端至内踝稍上方，下方达舟骨平面附近；拇长屈肌腱鞘上方至内髁，下方达第一跖骨基底部。

各滑液鞘在踝分裂韧带，上下支持带、踝横韧带等处可因卡压出现结筋病灶点。

（5）胫骨前肌（见足阳明经筋）

（6）踝内侧关节韧带（图 3 - 58）

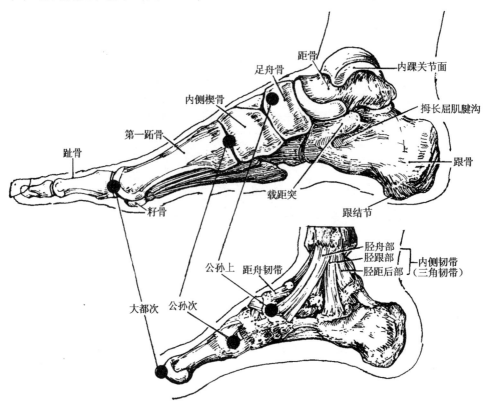

图 3 - 58　足太阴经筋

足太阴之筋，起于大指之端内侧，上结于内踝……

①三角韧带为强韧的三角形韧带，位于关节的内侧。上方起自内踝的前后缘及尖部，呈扇状向下止于跗骨。由于附着部位不同，可分为以下四部：距胫后韧带位于后部，为一短韧带，略斜向后方，止于距骨的内侧面及距骨后突内侧的小结节，此韧带有防止胫、腓二骨向前脱位的作用。跟胫韧带位于中部，肥厚而坚韧。起自内踝的尖部，向下止于跟骨的载距突，此韧带有防止足向后脱位的作用。胫舟韧带位于前部，起自内踝的前面，斜向前下方，止于舟骨粗隆与跟舟跖侧韧带的内侧缘。距胫前韧带位于胫舟韧带的内侧，起自内踝前缘，止于距骨内踝关节面的前缘。三角韧带（前部除外）主要限制足的背屈；其前部纤维则限制足的跖屈。

②距腓前韧带位于关节的外侧，起自外踝的前缘，向前内方，止于距骨外踝关节面的前方及距骨颈的外侧面。于足跖屈及内翻时，容易损伤韧带。

以上各韧带在足活动时损伤，可出现结筋病灶点。

（7）腓肠肌（见足太阳经筋）

（8）比目鱼肌（见足太阳经筋）

（9）髌内侧支持带（图3-59）

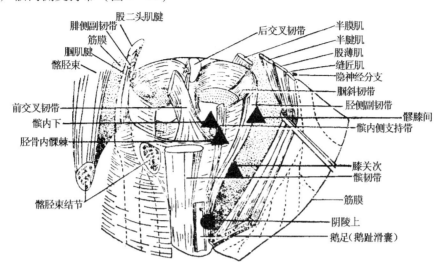

图3-59 足太阴经筋

……其直者，络于膝内辅骨……

由股内侧肌腱延续，起自股内侧肌腱与髌底，沿髌韧带内侧向下，止于胫骨上端内侧面，髌内支持带有防止髌骨向外滑脱的作用，也极易劳损。在髌内下缘与胫骨上端内侧面骨突处常出现结筋病灶点。

（10）小腿筋膜（见足太阳经筋）

（11）鹅趾滑囊（图3-59）

鹅趾囊位于缝匠肌、股薄肌及半腱肌三个肌腱与胫侧副韧带之间，由于三个肌腱有致密的纤维膜相连，形似鹅足，故称此黏液囊为鹅趾囊。此囊于胎儿时期即已出现。

鹅趾囊长期受膝关节运动影响而受损伤，成为常见的结筋病灶点。

2. "上循阴股。结于髀，聚于阴器。"

（1）缝匠肌（图3-60）

是全身最长的肌肉，斜跨股前内侧面，以不明显的窄短腱起自髂前上棘前面及其下方的骨面，在阔筋膜的深面，行向下内到股内侧面，在关节运动轴的稍后方跨过膝部，在膝下转向前并形成扁薄腱，腱下有一固有滑囊。大部分在股薄肌和半腱肌的上方和前面，共同形成鹅足，止于胫骨体上部内侧面，部分移行于膝关节囊和小腿内侧深筋膜。支配缝匠肌的神经的主分支有1~5支，其中有2~3支的居多，每支神经又可分为2~7小支，但以3~4小支的居多。均与动、静脉共同形成血管神经蒂入肌。

缝匠肌的作用为屈髋、屈膝、大腿外展、外旋、小腿内旋等。

股外侧皮神经在髂前上棘内下1厘米处，由内向外越过缝匠肌；隐神经在髌尖平面，行于缝匠、股薄肌之间。两者与该肌起止点可出现结筋病灶点。

（2）短收肌（图3-61）

短而厚，略呈三角形，前邻耻骨肌和长收肌，后邻大收肌。起自耻骨下支，肌束行向下外方，并逐渐变宽，止于股骨粗线内侧唇的上1/3。短收肌的作用能使大腿屈曲、内

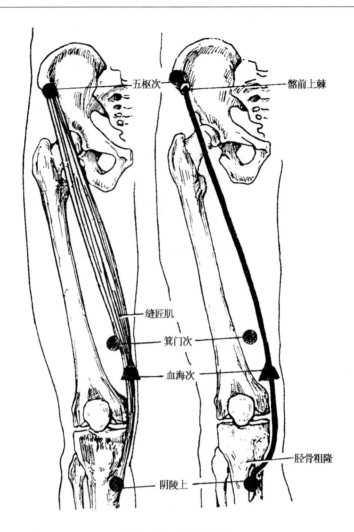

图 3 - 60　足太阴经筋

……其直者，络于膝内辅骨，上循阴股，结于髀，聚于阴器……

收。它接受闭孔神经支配，由股动脉和闭孔动脉分支供养。

该肌起止点，尤其起点处常有结筋病灶点。

（3）长收肌（图 3 - 61）

位于耻骨肌的内下方，是一块长三角形的扁肌。以短腱起自耻骨上支，行向外下方，逐渐移行于宽阔的扁腱，止于股骨粗线内侧唇的中 1/3。

长收肌的作用为内收大腿，并可使大腿外旋。

该肌起点、止点及神经入肌点常出现结筋病灶点。

（4）收肌管（图 3 - 60，3 - 67）

收肌管，位于缝匠肌的深面，为肌肉之间的三棱形的间隙，其前壁为缝匠肌深面的股收肌腱板，由大收肌浅层的肌腱和长收肌肌腱的下端分出的腱纤维构成。此腱板由上述二肌起始后，向外附着于股内肌；管的外侧壁为股内肌，管的后壁为大收肌。管有上、下二口，上口称上腱裂孔，位于股骨前内侧面，该孔前界为股收肌腱板的近侧缘，外界为股内

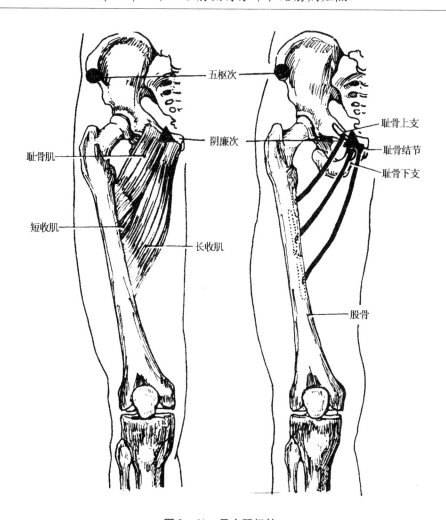

图 3 - 61　足太阴经筋

……上循阴股，结于髀，聚于阴器，上腹，结于脐，循腹里，结于肋，散于胸中……

肌，后上界为长收肌；下口称下腱裂孔，其边缘由大收肌浅层的下缘及其肌腱和股骨内上髁围成。此管的长短，视其起自长收肌和大收肌的腱纤维的多少而定，一般长约 6 ~ 7 厘米。管内通过股血管和隐神经。

收肌管出入口因肌肉牵拉可引起隐神经卡压而出现结筋病灶点。

3. **"上腹结于脐，循腹里，结于肋，散于胸中。"**

（1）腹直肌（见足少阳经筋）

（2）腹白线、半月线、弓形线（见足阳明经筋）

（3）腹外斜肌、腹内斜肌、腹横肌（见足少阳经筋）

（4）腹筋膜

腹筋膜分三层，浅筋膜由脂肪和疏松结缔组织构成。在脐平面以下，又分两层。浅层为脂肪层，向下直接移行于大腿浅筋膜。深层为膜性层，在腹中线附着于腹白线，向下越过腹股沟韧带一横指，止于大腿阔筋膜；向内下至阴囊；向后与会阴筋膜相续。在腹正中线下方增厚并形成两条致密结缔组织束，一为阴茎悬韧带；一为阴茎系韧带。腹固有筋膜遮盖腹外斜肌，向上与胸筋膜浅层及背阔肌固有筋膜相续。腹内筋膜遮盖腹腔各壁内层，覆盖诸肌，如腰大肌筋膜、腰方肌筋膜、膈筋膜等。

腹筋膜受腹肌及各深层肌的牵拉影响，可损伤并传导病状，故可出现相应的结筋病灶点。

（5）膈肌

膈肌是向上膨隆的圆顶状阔肌，分隔胸腔与腹腔。膈中央部为腱性，周围为肌性，肌纤维起于胸廓下口周缘，即肋、胸骨、腰三部。肋部以多数肌齿起于下 6 位肋软骨内面，肋齿与腹横肌交错；胸部起于剑突后；腰部起于上 4 位腰椎椎体及 12 肋，其内外脚间隔有交感神经干；腰肋内、外侧弓分别为腰大肌、腰方肌筋膜增厚而形成。故腰筋膜、腰大肌、腰方肌、胸筋膜与膈肌间互相影响而出现症状和结筋病灶点。

4. "其内者，著于脊。"

（1）腰大肌（图 3 – 62）

腰大肌居于脊柱腰段同腰椎横突之间的深沟内。它起自全部腰椎横突的前面和下缘、全部腰椎体及其椎间盘和第 12 胸椎体的下缘；肌纤维行向下外侧方，通过腹股沟韧带与髋关节囊之间（肌腔隙）进入股部，移行为腱，并有髂肌纤维加入后止于股骨小转子。腰大肌起始处有一系列腱弓，腱弓与上位腰椎之间的裂隙，为腰动、静脉和腰交感干的交通支通过。

腰大肌的上端位于膈肌后方的后纵隔内；同胸膜囊后面直接毗邻。腰大肌腹部的前外侧面覆有腹内筋膜，并关联腹膜后组织、后腹膜壁层、肾及肾血管、输尿管、睾丸（卵巢）血管、生殖股神经和腰小肌；右腰大肌的前面且为下腔静脉和回肠末段所越过，左侧者为乙状结肠越过。腰大肌的后面邻接腰椎横突和腰方肌内侧份；内侧毗邻腰椎体和腰动、静脉，前内侧缘挨着腰交感干、主动脉淋巴结和髂外动脉。右腰大肌内侧缘为下腔静脉所覆盖，左侧者居腹主动脉的后外侧方。腰大肌实质的后份内有腰丛。

腰大肌在肾与脊柱之间起缓冲作用，它也将输尿管同腰椎横突尖隔开。包被腰大肌的筋膜是髂筋膜，它是腹内筋膜的一部分，外侧方与覆盖腰方肌前面的胸腰筋膜前层融合，髂筋膜内侧附于腰椎体、椎间盘和骶骨上部，由此构成腰大肌鞘。腰大肌鞘甚坚实，胸椎结核的脓液向下进入鞘内以后，可顺此流向股部。髂筋膜在腰大肌上份表面增厚形成腰肋内侧弓（内侧弓状韧带），其内侧方续为膈脚，并附至第 1、第 2 腰椎体侧面，外侧方连于第 1 腰椎横突前面，也是膈肌纤维弓的全长起始部。

腰大肌由第 1~3（4）腰神经前支支配。

腰大肌和腰方肌之间存在着沟状间隙，称腰大肌间沟或腰大肌肌沟。间隙的前壁是腰大肌及其筋膜，后壁是腰方肌、腰椎横突及横突间韧带，内侧壁系腰椎椎体、椎弓根和椎间孔。间隙内有腰丛和骶丛的神经通行，自上而下是髂腹下神经、髂腹股沟神经、生殖股神经、股外侧皮神经、股神经、闭孔神经和腰骶干，末者与第 2、3 骶神经合组成坐骨神经。在第 4 腰椎平面的间隙内，外侧是股外侧皮神经，前方为股神经、闭孔神经及生殖股神经，内侧系腰丛和坐骨神经，后方则有骶丛所发的分支。这样，就在第 4、5 腰椎横突平面存在着一组支配下肢的神经，由外侧向内侧先后为股外侧皮神经、股神经、生殖股神经、闭孔神经和腰骶干。

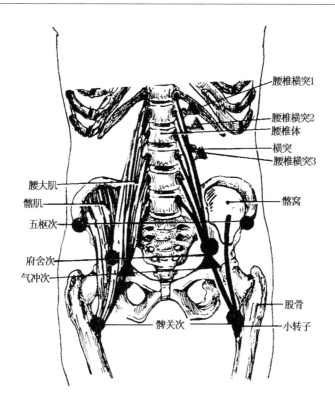

腰椎横突1
腰椎横突2
腰椎体
横突
腰椎横突3
腰大肌
髂肌
五枢次
髂窝
府舍次
气冲次
股骨
小转子
髀关次

图3-62 足太阴经筋

……其内者，著于脊……

腰大肌是强力屈髋肌，运动量大，易受损伤，腰大肌痉挛可引起上述诸神经丛，神经干受累，故出现腰腹腿联合病症群，如腹痛，异样感、肌萎缩、下肢发凉、瘫痪等。在其起止点即十二肋下缘、腰椎横突下缘、腹股沟肌管、小转子止点及滑囊处可出现结筋病灶点或团块。

（2）髂肌（图3-62）

位于髂窝内，起自髂窝、髂筋膜、髂前下棘和骶骨翼。肌束向下逐渐集中，部分纤维编入腰大肌，两肌合称髂腰肌，抵止股骨小转子及髋关节囊。其髋关节囊前抵止处，肌腱与股骨小转子间各有一腱下滑囊。该肌可屈并外旋大腿。受腰丛肌支（L1～L4）支配。

该肌在腹股沟肌腔隙、髋关节囊前、小转子滑囊常有结筋病灶团块。

（3）腰方肌（见足太阳经筋）

（4）腹股沟血管、肌腔隙（图3-63）

血管腔隙位于腹股沟韧带的深面，界于大骨盆腔与大腿前面之间，两腔隙之间隔以髂耻韧带，此韧带起自腹股沟韧带的深面，斜向后内方，止于髂耻隆起。血管腔隙较小，位于内侧，其前上界为腹股沟韧带，后下界为耻骨肌筋膜和耻骨韧带，内侧界为陷窝韧带，外侧界即髂耻韧带，此腔隙内通过股血管。股血管内侧的空隙称为股管。肌腔隙位于外侧，较血管腔隙大，前上界为腹股沟韧带，后下界及外侧界为髂骨，内侧为髂耻韧带，肌腔隙内通过髂腰肌和股神经。

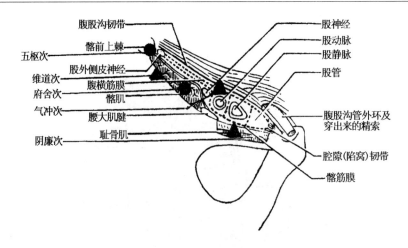

图 3 - 63　足太阴经筋

……其内者，著于脊……

腹股沟肌腔隙通过髂腰肌，该肌在腔隙中的挛块是常见的结筋病灶。

（5）大腿筋膜（见足太阳经筋）

（四）足太阴经筋的筋结点与结筋病灶点

1. 大都次（图3 - 57，3 - 58）

位置：在足内侧，当第一跖趾关节内侧面处。

局部解剖：皮肤—皮下组织—皮下滑液囊—第一跖趾关节囊—跖趾关节。布有足内侧皮神经、隐神经支。

主治：足趾疼痛，踝关节疼痛。

参考：大都穴（足太阴脾经）在足内侧缘，当足大趾本节前下方赤白肉际凹陷处。主治：疟不知所苦，风逆，暴四肢肿，湿则唏然寒，饥则烦心，饱则眩（《甲乙》）。后不通，下不止，目眩（《千金》）。转筋，热病汗不出，厥，手足清，暴泄，厥心痛，腹胀满，心尤痛甚者，胃心痛也（《外台》）。善呕，烦热闷乱，吐逆（《铜人》）。热病汗不出，不得卧，身重骨疼，伤寒手足逆冷，腰痛不可以仰，绕踝风，胸满，蛔心痛，小儿客忤（《聚英》）。寒湿脚气，本节痛肿（《六集》）。温热病（《金鉴》）。临床用于胃炎，肠炎，便秘，足趾痛，感冒，小儿惊厥的治疗。针0.2~0.3寸。

治疗方法：毫针法、灸法、推拿法、拔罐法、火针法、物理疗法、水针疗法、长圆针疗法。

注意事项：

（1）结筋点在第一趾本节滑液囊处。

（2）行长圆针法恢刺时，应沿趾展肌腱方向，向前或向后举针。不宜深刺，避免误入关节腔。

附注：足三阴经筋交会。

2. 公孙次（图3 - 57，3 - 58）

位置：在足内侧，当第一跖楔关节处。

局部解剖：皮肤—皮下组织—趾展肌—胫骨前肌及滑液囊—第一跖骨。布有足内侧皮神经、隐神经支。

主治：足趾疼痛，踝关节疼痛。

参考：公孙穴（足太阴脾经）在足内侧缘，当足大趾基底部前下方赤白肉际凹陷处。主治：厥气上逆则霍乱，实则肠中切痛，虚则鼓胀（《灵枢》）。足太阴之疟，令人不乐，好太息。不嗜食，多寒热，汗出，病至则喜呕，呕已乃衰，即取之（《素问》）。右手关上阳绝者，无胃脉也。苦吞酸，头痛，胃中有冷（《脉经》）。实则肠中切痛，厥，头面肿起，烦心，狂，多饮，虚则鼓浊，腹中气大滞，热痛，不嗜食，霍乱（《甲乙》）。头面肿，心痛，胃脘痛，痰壅膈闷，胸胁疼，膈食反胃，伤寒结胸，腹胀肠鸣，泄泻，里急肠风下血，脱肛，五积，疝癖，寒疟不食，妇人胎衣不下，女人气盅（《入门》）。临床用于胃炎，胃溃疡，消化不良，肠炎，痢疾，肝炎，心肌炎，胸膜炎，头面部浮肿，癫痫的治疗。针 0.5 ~ 0.8 寸。

治疗方法：毫针法、灸法、推拿法、拔罐法、火针法、物理疗法、水针疗法、长圆针疗法。

注意事项：

（1）结筋点在跖楔关节内侧凸面，当小趾展肌与关节滑囊间。

（2）行长圆针法恢刺时，应沿趾展肌肌纤维方向，针刺时，不宜过深而进入关节囊内。

附注：足三阴经筋交会。

3. 公孙上（图 3 – 57，3 – 58）

位置：在足内侧，当第一楔骨背侧面处。

局部解剖：皮肤—皮下组织—腓骨肌下支持带—趾展肌—胫骨前肌—胫骨前肌滑液囊。布有足内侧皮神经、隐神经支。深部为楔骨。

主治：足趾疼痛，足心疼痛，小腿疼痛，膝关节疼痛。

参考：同公孙穴。

治疗方法：毫针法、灸法、推拿法、拔罐法、火针法、物理疗法、水针疗法、长圆针疗法。

注意事项：

（1）结筋点在足舟骨内侧隆凸部，当胫骨前肌滑液囊处。

（2）行长圆针法恢刺时，应沿胫骨前肌肌纤维方向举针。

附注：足三阴经筋交会。

4. 商丘次（图 3 – 57）

位置：在踝部，当踝背侧横纹内侧端，胫骨前肌与伸肌支持带相交处。

局部解剖：皮肤—皮下组织—伸肌上支持带—胫骨前肌腱鞘—胫骨前肌肌腱—距骨。布有隐神经。

主治：踝关节疼痛，膝关节疼痛，足内侧弓疼痛。

参考：商丘穴（足太阴脾经）在足内踝前下方凹陷中，当舟骨结节与内踝尖连线中点。主治：寒热，善呕，厥头痛，面肿起；脾虚令人病寒，不乐好太息；腹满响响然，不便，心下有寒痛，阴股内痛，狐疝走上，下引少腹痛，不可仰上下，痔，骨蚀，骨痹，烦满，癫疾，狂，多善食，善笑，不发于外，烦心，渴，善魇梦，管疽，绝子，小儿咳而泄，不欲食，小儿痫瘛，手足扰；目昏，口噤，尿黄（《甲乙》）。脾积，痞气，黄疸，舌本强痛，胃脘痛，腹胀，寒疟，溏瘕泄，水下，面黄，善思，善味食不消，体重节痛，怠惰，嗜卧，妇人绝子，小儿慢风（《聚英》）。内踝红肿疼痛（《循经》）。临床用于胃炎，肠炎，腹泻，消化不良，水肿，便秘，踝关节及周围软组织疾病，小儿惊厥等病症的治疗。针 0.3～0.5 寸。

治疗方法：毫针法、灸法、推拿法、拔罐法、火针法、物理疗法、水针疗法、长圆针疗法。

注意事项：

（1）结筋点在伸肌下支持带与胫骨前肌腱鞘处。

（2）行长圆针法恢刺时，应沿胫肌前肌肌腱，向上下方向举针。举针幅度宜小，避免损伤伸肌下支持带与胫骨前肌肌腱。

附注：足阳明、三阴经筋交会。

5. 阴陵上 （图 3 - 59，3 - 60）

位置：在小腿内侧面，当胫骨内髁内侧面，平胫骨结节处。

局部解剖：皮肤—皮下组织—小腿筋膜—鹅掌—鹅掌滑液囊—胫骨。布有隐神经、小腿内侧皮神经。

主治：膝关节疼痛，小腿疼痛，踝关节疼痛，腰痛。

参考：阴陵泉穴（足太阴脾经）在小腿内侧，当胫骨内侧髁后下凹陷处。主治：飧泄（《灵枢》）。热病夹脐痛，胸胁满，腹中气盛，腹胀逆，不得卧，肾腰痛不可仰，气癃，溺黄，溏不化食，寒热不节，妇人阴中痛，少腹坚急痛（《甲乙》）。脚气初得脚弱，消渴，小便数，遗溺，失禁出不自知，心下满，寒中，小便不利，胸中热，暴泄，足痹痛，霍乱，疝瘕，按之如以汤沃骨内全膝，急重下湿，不嗜食（《千金》）。腹中寒，膈下满，头胀，喘逆不得卧，气淋（《铜人》）。遗精（《六集》）。足膝红肿（《图翼》）。临床用于遗尿，尿潴留，尿路感染，腹胀，腹水，肠炎，痢疾，遗精，阳痿，痛经，月经不调，膝关节炎，下肢痿痹的治疗。针 0.5～1.2 寸。

治疗方法：毫针法、灸法、推拿法、拔罐法、火针法、物理疗法、水针疗法、长圆针疗法。

注意事项：

（1）浅层结筋点在小腿筋膜与鹅掌浅面层，深层结筋点在鹅掌下鹅掌滑液囊处。

（2）行长圆针法恢刺时，应沿鹅掌（即缝匠肌、半腱肌、半膜肌、肌薄肌）的走行方向，向内上或外下方向举针。

附注：足阳明、三阴经筋交会。

6. 箕门次 （图 3 - 60）

位置：在股内侧，缝匠肌下 1/4 与 3/4 交点处。

局部解剖：皮肤—皮下组织—股筋膜—缝匠肌、股内侧肌、大收肌腱板—收肌管下腱裂孔—股动脉、股静脉、隐神经—股骨。布有股神经浅皮支、隐神经。

主治：大腿疼痛，小腿麻木，膝关节疼痛，鼠蹊部疼痛。

参考：箕门穴（足太阴脾经）在大腿内侧，当血海与冲门连线上，血海上 6 寸处。主治：阴跳遗，小便难（《千金》）。淋，遗溺，鼠鼷痛（《外台》）。两股生疮，阴囊湿痒（《循经》）。临床用于尿闭，遗尿，遗精，阳痿，睾丸炎，腹股沟淋巴腺炎，阴囊湿疹的治疗。针 0.5~0.8 寸。

治疗方法：毫针法、灸法、推拿法、拔罐法、火针法、物理疗法、水针疗法、长圆针疗法。

注意事项：

（1）结筋点在收肌管上腱裂孔处。

（2）行长圆针法恢刺时，应沿收肌管向内下举针。不宜过深，避免损伤隐神经及血管。

附注：足阳明、三阴经筋交会。

7. 五枢次 （图 3 - 60）

位置：在侧腹部，正当髂前上棘内缘处。

局部解剖：皮肤—皮下组织—腹筋膜、腹股沟韧带、阔筋膜张肌腱膜、缝匠肌腱膜。内侧有股外侧皮神经干通过，布有髂腹股沟神经支。

主治：腰痛，髋股疼痛，股外侧麻木，异常感。

参考：五枢穴（足少阳胆经）在侧腹部，当髂前上棘的前方，平脐下 3 寸处。主治：男子阴疝，两丸上下，小腹痛；妇人下赤白，里急（《甲乙》）。男子寒疝，阴卵上入小腹痛（《铜人》）。阴疝，小腹痛，膀胱气攻两胁（《明堂》）。疝癖，小肠、膀胱、肾疾，小腹痛，阴疝两睾丸上入腹（《聚英》）。腰腿痛（《图翼》）。临床用于子宫内膜炎，睾丸炎的治疗。针 0.5~1 寸。

治疗方法：毫针法、灸法、推拿法、拔罐法、火针法、物理疗法、水针疗法、长圆针疗法。

注意事项：

（1）结筋点在髂前上棘诸肌抵止点处。

（2）行长圆针法恢刺时，应沿股外侧皮神经走行方向，向下举针。避免损伤该神经。

（3）不可向内深刺，不可深入腹腔。

附注：足三阴、少阳、阳明经筋交会。

8. 髀关次 （图 3 - 62）

位置：在股内侧部，当股骨小转子上缘处。

局部解剖：皮肤—皮下组织—股筋膜—缝匠肌、股直肌、股中间肌—髂腰肌—髂腰肌腱下滑液囊—股骨小转子。布有股外侧皮神经、股神经皮支、股支。内侧为股神经与股动静脉。

主治：大腿疼痛，髋外展疼痛，膝关节疼痛，鼠蹊部疼痛，腰痛，腰腹痛，下肢麻痹，无力，月经痛。

参考：髀关穴（足阳明胃经）在大腿前面，当髂前上棘与髌底外侧端的连线上，屈股时，平会阴，居缝匠肌外侧凹陷处。主治：膝寒痹不仁，不可屈伸（《甲乙》）。痿厥，股内筋络急（《铜人》）。黄疸（《西方》）。腰痛，足麻木，小腹引喉痛（《聚英》）。临床用于髋关节炎，下肢瘫痪，腹股沟淋巴结炎，重症肌无力的治疗。针0.5～1寸。

治疗方法：毫针法、灸法、推拿法、拔罐法、火针法、物理疗法、水针疗法、长圆针疗法。

注意事项：

（1）浅层结筋点在股筋膜与缝匠肌、股直肌交界处。深层结筋点在股骨小转子滑液囊处。

（2）行长圆针法恢刺法，应沿股直肌、缝匠肌肌纤维方向，向下举针。不可向内深刺，防止损伤股神经及股动静脉。

附注：足三阴、阳明经筋交会。

9. 府舍次 （图3-62，3-63）

位置：在下腹部，当腹股沟外侧份。

局部解剖：皮肤—皮下组织—腹股沟韧带—股神经、髂腰肌—髂骨。上方为腹腔，布有髂腹股沟神经、髂腹下神经。

主治：髋股疼痛、下肢无力、腹痛、腹胀、腰痛、膝周疼痛、月经不调、性功能障碍、股外侧麻木、尿频尿急、大便异常。

参考：府舍穴（足太阴脾经）在下腹部，脐下4寸，距前正中线4寸。主治：疝瘕，髀中急痛循胁，下上抢心，腹痛积聚，厥逆，霍乱（《甲乙》）。临床用于肠炎，阑尾炎，盆腔炎，睾丸炎的治疗。

治疗方法：毫针法、灸法、推拿法、拔罐法、火针法、物理疗法、水针疗法、长圆针疗法。

注意事项：

（1）结筋病灶点在腹股沟肌间隙内。

（2）府舍次上方，邻近下腹腔，故针刺不宜向上斜刺。

（3）行长圆针法恢刺时，应沿髂腰肌肌纤维方向，向下举针。

附注：足三阴、阳明经筋交会。

五、足厥阴经筋

（一）足厥阴经筋的循行与分布

【原文】

足厥阴之筋起于大指之上，上结于内踝之前，上循胫，上结内辅之下，上循阴股，结于阴器，络诸筋（图3-64）。（《灵枢·经筋》）

（二）足厥阴经筋的古医家注释

《甲乙经·经脉根结·卷二》，基本同《灵枢》。"上结于内踝之前"作"结于内踝之前"，"上循经"作"上循"，"络诸筋"作"络诸经"。

《太素·经筋·卷十三》，原文基本同《灵枢》。"上结内辅之下"作"上结于内辅之下"，"络诸筋"作"结络诸筋"。杨上善注：足三阴及足阳明筋皆聚于阴器，足厥阴属络诸阴，故阴器名曰宗筋也。

《千金要方·肝脏·卷十一》，基本同《灵枢》。"上循胫"作"上循"，"上结内辅之下"作"上结内辅之上"，"络诸筋"作"经络诸筋"。

《圣济总录·足厥阴经筋·卷一百九十一》，《针灸节要·十二经筋·卷三》，《医学纲目·筋·卷十四》，同《灵枢》。

《灵枢注证发微·经筋·卷二》，马莳注：此详言肝经之筋，其病为季秋痹，而刺之有法也。足厥阴之筋，起于大指之大敦穴，上结于内踝之前中封，上循阴经，上结内辅骨之曲泉，以上循阴股之阴包等穴，结于阴器以络诸筋。

《针灸大成·卷七》，同《灵枢》。

《类经·经络类·卷七》，张介宾注："足厥阴经筋，起于大指之上，上结于内踝之前。"大指上三毛际，大敦次也。行跗上，与足太阴之筋并行，结于内踝前中封之次。"上循胫，上结内辅之下，上循阴股，结于阴器，络诸筋。"由内踝上足胫，循三阴交之分上行，并足少阴之筋，上结于内辅骨下曲泉之次，后并太阴之筋，上循阴股中五里、阴廉之分，上急脉而结于阴器。阴器者，合太阴、厥阴、阳明、少阳之筋，以及冲、任、督之脉皆聚于此，故曰宗筋。厥阴属肝，肝主筋，故络诸筋而一之，以成健运之用。

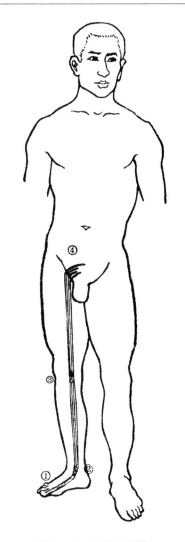

图 3-64　足厥阴经筋

足厥阴之筋，起于大指之上①，上结于内踝之前②，上循胫，上结内辅之下③，上循阴股，结于阴器，络诸筋④。

《灵枢集注·经筋·卷二》，张志聪注：足厥阴之筋，起于足大指之大敦，循胫股而结于阴器络诸筋。阴器乃宗筋之会，厥阴主筋，故连络于三阴三阳之筋也。

《周氏经络大全·诸经经筋·第七》，周孔四注：其足厥阴肝之筋，起于足大指之上，上结于内踝之前，一结也；上循于胫上，结于内踝之下，二结也；上循阴股，结于阴器，三结也；结诸经宗筋之会也。

（三）足厥阴经筋的解剖分析

1. "起于足大趾之上，上结于内踝之前，上循胫，上结内辅之下。"

（1）趾趾间关节与滑液囊（图3-65）

趾趾间关节由趾关节囊与韧带联结，其背侧面布有滑液囊，当该关节被持久磨损或卡压时，可出现结筋病灶。

（2）拇长伸肌（见足阳明经筋）

（3）趾短伸肌（图3-65）

趾短伸肌位于趾长伸肌深面，起自跟骨上面及小腿十字韧带。肌束向前内方，止于趾第1节趾骨基底。该肌受腓深神经支配，有背伸和外展趾的作用。长伸肌在足背腱鞘，尤其是通过小腿十字韧带段，容易出现结筋病灶。

（4）胫骨前肌（见足阳明经筋）

（5）踝前诸支持带（见足少阳经筋）

（6）小腿筋膜（见足太阳经筋）

（7）鹅趾及鹅趾滑囊（见足太阴、少阴经筋）

（8）膝内侧副韧带（图3-59,3-66）

膝内侧副韧带扁宽而坚韧，位于关节内侧。上方起自股骨内上髁，向下止于胫骨内侧髁的内侧面。韧带的前部与髌内侧支持带愈合，与关节囊之间有黏液囊相隔。后部则与关节囊及内侧半月板愈合。韧带的起止端可有滑液囊出现。该韧带能限制

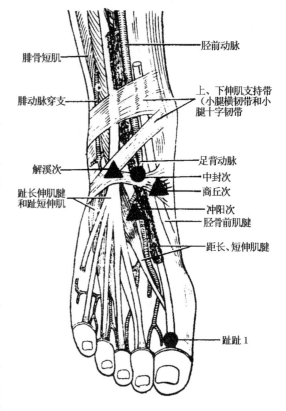

图3-65　足厥阴经筋

足厥阴之筋，起于大指之上，上结于内踝之前……

膝外翻，故当膝过度外翻时，其起止点及滑液囊处出现结筋病灶点。

2. "上循阴股，结于阴器，络诸筋"。

（1）大收肌（图3-67）

是收肌群中最强大者，厚而宽，呈三角形。前邻短收肌、长收肌和缝匠肌；上邻闭孔外肌、股方肌；内侧邻股薄肌；后邻臀大肌、半膜肌、半腱肌和股二头肌。起自坐骨结节、坐骨下支和耻骨下支。纤维束呈扇状分散，上部几呈水平方向，最下束几呈垂直。止端分为前、后两层，前层止于股骨粗线内侧唇全长；后层向下移行于肌腱，止于收肌结节。在大收肌下部，两抵止腱与股骨之间，有一腱性裂孔，为收肌管的下口，称收肌腱裂孔。股动、静脉即由此通过，到达腘窝。肌腱有膜状（占83%）和锥状（占17%）。

支配大收肌的神经来自闭孔神经和坐骨神经。多有双源性神经支配（占66%），闭孔神经参加支配的占99%，都在上1/3段进入肌质，主要支配大收肌前层；坐骨神经参加

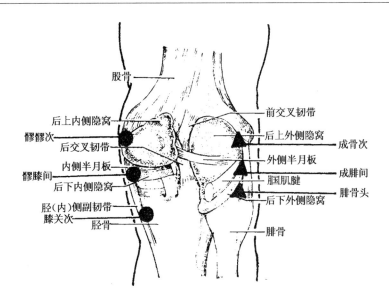

图 3 - 66　足厥阴经筋

足厥阴之筋，起于大指之上，上结于内踝之前，上循胫……

支配的占 66%，多在中 1/3 段进入肌质，主要支配大收肌后层。

大收肌主要功能为内收大腿，上部纤维还可以使大腿外旋。

该肌起止点，即耻骨下支、坐骨上支及收肌管上下口常出现结筋病灶点。

（2）短收肌（见足太阴经筋）

（3）长收肌（见足太阴经筋）

（4）收肌管（见足太阴经筋）

（四）足厥阴经筋的筋结点与结筋病灶点

1. 趾趾 1（图 3 - 65）

位置：在趾背侧，当第一趾间关节处。

局部解剖：皮肤—皮下组织—皮下滑液囊—趾间关节囊—趾间关节。布有胫神经皮支。

主治：趾关节疼痛，踝关节痛，胫前疼痛。

参考：大敦穴（足厥阴肝经）在足大趾末节外侧，距趾甲角 0.1 寸处。主治邪客于足厥阴之络，令人卒疝暴痛，刺足大指爪甲上与肉交者各一，男子立已，女子有顷已，左取右，右取左（《素问》）。卒心痛，汗出，大敦主之，出血立已；阴跳遗尿，小便难而痛；阴上下入腹中，寒疝，阴挺出，遗精尿，虚则病诸痫癫，实则闭癃，小腹中热，善寐（《甲乙》）。华佗：卒中恶，短气欲死，灸足两趾上甲后聚毛中，各十四壮即愈。未差，又灸十四壮；治卒魇寐不悟方：卒魇不觉，灸足上大指聚毛中二十一壮（《肘后》）。气颓，鼻出血不止，阴卵肿；狂走，颓厥如死人，石淋，小便不得，五淋，目不欲视，太息（《千金》）。小便数，阴头中痛，心痛汗出，腹胀肿满，少腹痛，尸厥状如死，妇人血崩不止（《铜人》）。妇人阴中痛（《云岐》）。寒湿脚气，阴肝心痛（《玉龙》）。临床用于晕厥，

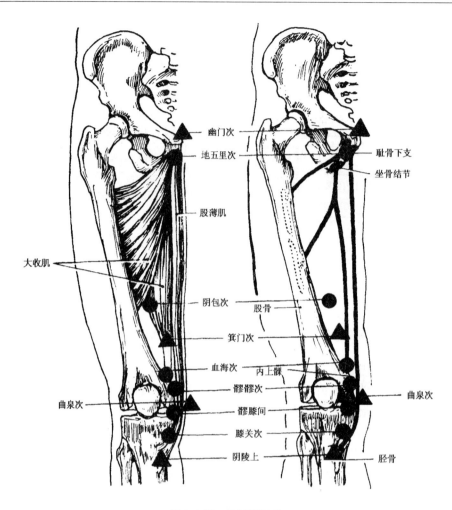

图 3 - 67　足厥阴经筋

……上循胫，上结内辅之下，上循阴股，结于阴器，络诸筋……

中风，癫痫，心绞痛，疝气，膀胱炎，前列腺炎，淋病，睾丸炎，功能性子宫出血，腹股沟嵌顿疝，下肢瘫痪等病症的治疗。针 0.1 ~ 0.3 寸。

治疗方法：毫针法、灸法、推拿法、拔罐法、火针法、物理疗法、水针疗法、长圆针疗法。

注意事项：

（1）结筋点在趾间滑液囊处。

（2）行长圆针法恢刺时，应沿拇长伸肌腱向上或向下举针。不可深刺进入趾关节腔。

2. 中封次（图 3 - 65）

位置：在足踝部，当踝横纹与拇长伸肌腱交界处。

局部解剖：皮肤—皮下组织—踝筋膜—伸肌下支持带—拇长伸肌腱腱鞘—趾总伸肌腱—距骨。布有足背皮神经支。

主治：足踝疼痛，趾疼痛，膝关节疼痛。

参考：中封穴（足厥阴肝经）在足背侧，当足内踝前，商丘与解溪连线之间，胫骨前肌腱的内侧凹陷处。主治：色苍苍然，太息，如将死状，振寒，溲白，便难，颓疝，阴暴痛，疝，癃，脐少腹引痛，腰中痛，身黄，时有微热，不嗜食，膝内痛，内踝前痛，少气，身体重；女子少腹大，乳难，嗌干嗜饮，女子侠脐疝（《甲乙》）。失精，筋挛，阴缩入腹相引痛，五淋，不得小便；瘿；痿厥，身体不仁，少气，身湿重，痿厥（《千金》）。鼓胀（《千金翼》）。痎疟，少腹肿，食快快，绕脐痛，足逆冷，寒疝（《铜人》）。咽偏肿不可以咽（《西方》）。脚上生疮，出血为妙（《循经》）。临床用于咽炎，肝炎，肾炎，盆腔炎，乳少，睾丸炎，遗精，膀胱炎，尿道炎，踝关节炎的治疗。针 0.3~0.5 寸。

治疗方法：毫针法、灸法、推拿法、拔罐法、火针法、物理疗法、水针疗法、长圆针疗法。

注意事项：

（1）结筋点在伸肌下支持带与拇长伸肌腱鞘间。

（2）行长圆针法恢刺时，应沿伸肌肌腱方向，向下或向上举针。但举针幅度宜小，避免损伤伸肌支持带。

附注：足三阴、阳明经筋交会。

3. 膝关次（图 3-66，3-67，3-49）

位置：在小腿内侧部，当胫骨内髁内侧缘。

局部解剖：皮肤—皮下组织—小腿筋膜—膝内侧副韧带—膝内侧副韧带下滑液囊—胫骨内髁。布有小腿内侧皮神经、隐神经。

主治：膝关节疼痛，膝痛引鼠蹊部疼痛，踝关节疼痛。

参考：膝关穴（足厥阴肝经）在小腿内侧，当胫骨内髁的后下方，阴陵泉后 1 寸，腓肠肌内侧头下部。主治：膝内廉痛，引髌不可屈伸，连腹引咽喉痛（《甲乙》）。风痹（《铜人》）。膝眼红肿，脾家受湿，脚软无力（《琼瑶》）。透脑疽（《痈疽》）。鹤膝风痹，腰脚不能动履（《循经》）。寒湿走注，白虎历节风痛，不能举动（《图翼》）。风痒（《采艾》）。针 0.4~0.8 寸。

治疗方法：毫针法、灸法、推拿法、拔罐法、火针法、物理疗法、水针疗法、长圆针疗法。

注意事项：

（1）结筋点在胫骨内髁，膝内侧副韧带滑液囊处。

（2）行长圆针法恢刺时，应沿膝内侧副韧带方向，向前下方举针。

附注：足厥阴、太阴、少阴经筋交会。

4. 髎膝间（图 3-66，3-67，3-49）

位置：在膝内侧部，正当膝关节间隙处。

局部解剖：皮肤—皮下组织—膝筋膜—鹅掌—膝内侧副韧带—膝内侧副韧带下滑液囊—膝关节。布有小腿内侧皮神经、隐神经。

主治：膝关节疼痛，膝痛引鼠蹊部疼痛。膝部弹响。

参考：同膝关次。

治疗方法：毫针法、灸法、推拿法、拔罐法、火针法、物理疗法、水针疗法、长圆针

疗法。

注意事项：

（1）结筋点在鹅掌各腱鞘层。深层结筋点在膝内侧副韧带下滑液囊处。

（2）行长圆针法恢刺时，应沿鹅掌方向，向上或内下方向举针。避免损伤鹅掌诸腱及腱鞘。不宜深刺，不可进入关节腔。

附注：足厥阴、太阴、少阴经筋交会。

5. 髎髎次（图 3 – 66，3 – 67，3 – 49）

位置：在膝内侧部，当股骨内髁内侧面。

局部解剖：皮肤—皮下组织—股筋膜—鹅掌诸腱鞘—膝内侧副韧带—膝内侧副韧带下滑液囊—股骨内髁。布有股内侧皮神经、隐神经。

主治：膝关节疼痛，膝痛引鼠蹊部疼痛。

参考：髎髎穴（奇穴）在膝内侧，当股骨内髁高点处，主治月经不调，崩漏。针 0.5 ~ 1 寸。

治疗方法：毫针法、灸法、推拿法、拔罐法、火针法、物理疗法、水针疗法、长圆针疗法。

注意事项：

（1）结筋点在膝内侧副韧带起点下滑液囊处。

（2）行长圆针法恢刺时，应沿膝内侧副韧带纤维走行，向上或向下举针。

附注：足厥阴、太阴、少阴经筋交会。

6. 血海次（图 3 – 67）

位置：在股内侧部，髌内缘直上与缝匠肌交界处。

局部解剖：皮肤—皮下组织—股筋膜—缝匠肌—股内侧肌—大收肌—收肌结节—股骨。布有股神经前皮支、肌支。

主治：大腿痛，膝关节疼痛，鼠蹊部疼痛，小腿内侧麻木。

参考：血海穴（足太阴脾经）在大腿内侧，髌底内侧端上 2 寸，当股四头肌内侧头的隆起处。主治：妇人漏下，若血闭不痛，逆气胀（《甲乙》）。月水不调（《西方》）。两腿外廉血风疮（《琼瑶》）。带下（《医统》）。主一切血疾及诸症（《入门》）。逆气腹胀，肾脏风疮湿痒，浑身脓疥，女子阴内肿，暴崩（《六集》）。临床用于湿疹，荨麻疹，皮肤瘙痒症，神经性皮炎，贫血，月经不调，功能性子宫出血，子宫内膜炎，睾丸炎，膝关节炎，下肢溃疡的治疗。针 0.5 ~ 1.2 寸。

治疗方法：毫针法、灸法、推拿法、拔罐法、火针法、物理疗法、水针疗法、长圆针疗法。

注意事项：

（1）浅层结筋点在大腿筋膜层，深层结筋点在收肌结节腱止点处。

（2）行长圆针法恢刺时，应沿股内侧肌肌纤维方向，向上举针。

附注：足三阴、阳明经筋交会。

7. 阴包次（图 3 – 67）

位置：在股内侧部，当缝匠肌上缘与股内侧肌内缘交界收肌管上口处。

局部解剖：皮肤—皮下组织—股筋膜—缝匠肌、股内侧肌—收肌管腱裂上孔—股隐神经动静脉—股骨内髁。布有股内侧神经、隐神经。

主治：大腿内侧疼痛，膝关节疼痛，鼠蹊部疼痛，小腿内侧缘麻痛，下肢麻痹，无力。

参考：阴包穴（足厥阴肝经）在大腿内侧，股骨内上髁上4寸，当缝匠肌与股内收肌之间。主治：腰痛，少腹痛（《甲乙》）。腰痛连小腹肿，小便不利及月经不调（《圣惠》）。腰尻引中腹痛，遗尿不禁（《铜人》）。咬骨疽（《疡疽》）。小便难，妇人崩漏（《六集》）。两股生疮（《循经》）。临床用于腰肌劳损，骶髂关节炎，腹股沟淋巴结炎，尿潴留，遗尿，月经不调，盆腔炎的治疗。针0.6~1.2寸。

治疗方法：毫针法、灸法、推拿法、拔罐法、火针法、物理疗法、水针疗法、长圆针疗法。

注意事项：

（1）浅层结筋点在大腿筋膜与缝匠肌、股内侧肌交界处，深层结筋点在收肌管上腱腱板口处。

（2）行长圆针法恢刺时，应沿收肌管方向，向上或向下举针。避免损伤收肌管内神经与血管。

附注：足三阴、阳明经筋交会。

8. 足五里次（图3-67）

位置：在股内侧部，当大收肌于耻骨下支抵止部。

局部解剖：皮肤—皮下组织—股筋膜—大收肌、长收肌、短收肌—耻骨下支。布有股内侧皮神经、闭孔神经。

主治：股阴部疼痛，膝关节疼痛，少腹部疼痛，月经痛，腰痛。

参考：足五里穴（足厥阴肝经）在大腿内侧，当气冲直下三寸，大腿根部，耻骨结节下方，长收肌的外缘。主治：按之隐筋坚然，其按则痛引上下也。其左者中寒，则上引少腹，下引阴丸，善痛，为少腹急中寒（《素问》王冰著）。厥阴急脉即睾之系也，可灸而不可刺（《神灸经论》）。临床用于肠痉挛，疝气，睾丸炎，尿道炎的治疗。针0.5~1寸。

治疗方法：毫针法、灸法、推拿法、拔罐法、火针法、物理疗法、水针疗法、长圆针疗法。

注意事项：

（1）可屈髋（截石位）取结筋点。

（2）结筋点在大收肌于耻骨下支抵止点处。

（3）行长圆针法恢刺时，应沿大收肌肌纤维方向，向外下方举针。

附注：足厥阴、少阴经筋交会。

六、足少阴经筋

（一）足少阴经筋的循行与分布

【原文】

足少阴之筋起于小指之下，并足太阴之筋，邪走内踝之下，结于踵，与太阳之筋合而上结于内辅之下，并太阴之筋而上循阴股，结于阴器，循脊内，挟膂[①]，上至项，结于枕骨，与足太阳之筋合（图3-68）。(《灵枢·经筋》)

【注释】

①膂—脊椎骨两侧竖脊肌。

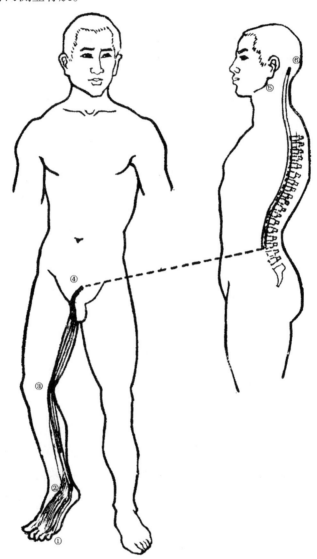

图3-68　足少阴经筋

足少阴之筋，起于小指之下[①]，并足太阴之筋邪走内踝之下，结于踵[②]，与太阳之筋合而上结于内辅之下[③]，并太阴之筋而上循阴股[④]，结于阴器[④]，循脊内，挟膂，上至项[⑤]，结于枕骨，与足太阳之筋合[⑥]。

(二) 足少阴经筋的古医家注释

《甲乙经·经筋·卷二》：足少阴之筋，起于小指之下，入足心，并足太阴而斜走内踝之下，结于踵，则与太阳之筋合而上结于内辅之下，并太阴之经而上循阴股，结于阴器，循膂内，侠脊上至项，结于枕骨，与足太阳之筋合。

《太素·经筋·卷十三》：足少阴之筋起于小指之下，并太阴之筋，邪走内踝之下，结于踝，与足太阴之筋合，而上结于内辅之下，并太阴之筋而上，循阴股，结于阴器，循脊内侠膂，上至项，结于枕骨，与足太阳之筋合。

《千金要方·肾脏·卷十九》，基本同《灵枢》。"足少阴之筋"作"其经"，"起于小指之下"后有"入足心"三字，"并足太阴"作"并太阴"，"与足太阳筋合"作"与太阳之筋合"。

《圣济总录·足少阴肾经·卷一百九十一》《针灸节要·十二经筋·卷三》，同《灵枢》。

《医学纲目·筋·卷十四》，基本同《灵枢》。"并太阴之筋"作"并太阳之筋"。

《灵枢注证发微·经筋·卷二》，马莳注：此言肾经之筋，其病为仲秋痹，而刺之有法也。足少阴之筋，起于小指之下涌泉穴，出于内踝下，并足太阴脾经之筋，斜走内踝之下然谷、太溪，而结于踵之照海、复溜、水泉，又与太阳膀胱之筋合，而上结于内辅骨之下，又并太阴脾之筋，以上循阴股，结于阴器，循脊内挟膂，以上至于项，结于枕骨，又与太阳之筋合。

《针灸大成·卷七》，同《灵枢》。

《类经·经络类·卷七》，张介宾注："足少阴之筋……与太阳之筋合而上结于内辅之下。"足少阴之筋，起小指下，邪趋足心，又邪趋内侧，上然谷，并足太阴商丘之次，走内踝之下，结于根踵之间，与太阳之筋合，则踵内侧上行，结于内辅骨下阴谷之次。"并太阴之筋，而上循阴股，结于阴器。"自内辅并太阴之筋，上循阴股，上横骨，与太阴、厥阴、阳明之筋合，而结于阴器，皆刚筋也。"循脊内……与足太阳之筋合。"自阴器内行，由子宫上系肾间，并冲脉循脊两旁，挟膂上至项，与足太阳之筋合，结于枕骨，内属髓海。膂，音旅。

《灵枢集注·经筋·卷二》，张志聪注：足少阴之筋，起于足小指之下，斜走涌泉，上循阴股，结于阴器，循脊内挟于膂筋，上至项，结于枕骨，与足太阳之筋相合，此脏腑阴阳之筋气相交也。

《周氏经络大全·诸经经筋·卷七》，周孔四注：其足少阴肾之筋，起于足小指之下，并足太阴筋斜走内踝之下，结于踵，一结也。与太阳之筋合，上结于内辅之下，二结也。并太阴之筋上循阴股，结于阴器，三结也。循脊内挟膂上至项，结于枕骨，四结也。与足太阳之筋合。

（三）足少阴经筋的解剖分析

1. "起于小趾之下，并足太阴之筋，邪走内踝之下，结于踵。"

（1）足底筋膜（图 3 - 69）

足底筋膜也分为深浅两层。浅层称跖腱膜，深层叫骨间跖侧筋膜，跖腱膜与手掌腱膜相似，但比较发达而坚韧，纤维多为纵行。在低等哺乳动物跖腱膜与跖肌腱相连，而在人类跖腱膜与跖肌已经脱离。跖腱膜与保持足纵弓有密切关系。跖腱膜可分三部分，即中间部、外侧部、内侧部。中间部最厚，呈三角形，其后端狭窄，且最厚，可达 2 毫米左右。起自跟骨内侧结节的前方，其起点位于趾短屈肌起点的近侧，其深面与趾短屈肌密切结合。此部向前逐渐增宽、变薄，于跖骨小头处分成5束，分别伸向第1~5趾。平跖趾关节处，各束又分为深浅两层。浅层止于足底前端的皮肤。各束的深层又分为二束，分别向深处包绕各趾的屈肌腱，并向前移行于各趾的腱纤维鞘。此部除纵行纤维外，还有横行纤维及斜行纤维。跖腱膜的外侧部覆盖于小趾展肌的浅面，也是近端厚、远端薄，在跟骨内侧结节（有时是外侧结节）和第5跖骨基底部之间形成一坚韧的腱索，有时腱索的一部分属于肌性成分，特称为小趾跖骨展肌。一般认为腱索（或肌）对维持第5跖骨的形状和方位有关。外侧部的内侧与跖腱膜中间部相连，其外侧与足背筋膜相续。跖腱膜内侧部最薄，覆盖于展肌浅面，此部的近侧与屈肌支持带相续，内侧与足背筋膜相续，外侧移行于跖腱膜的中间部。

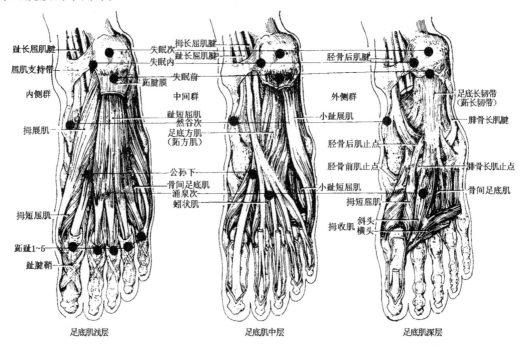

图 3 - 69　足少阴经筋

足少阴之筋，起于小指之下，并足太阴之筋邪走内踝之下，结于踵……

　　自跖腱膜的浅面向皮肤发出许多纤维束，穿过皮下脂肪组织而终止于皮肤。在足底内、外侧沟处，自跖腱膜的深面向足底肌深部发出两个肌间隔，分别止于骨间跖侧筋膜。这两个肌间隔将足底中间肌隆起与两侧肌隆起隔开，于是在足底形成三个肌纤维鞘。中间鞘内含有趾短屈肌、趾长屈肌、蚓状肌、跖方肌和收肌，各趾的屈肌腱之间通过血管和神经。外侧鞘内含有小趾展肌和小趾短屈肌。内侧鞘内含有趾的其他各肌。

　　足底腱膜深层（即骨间跖侧筋膜）覆盖骨间肌的跖侧面，与跖骨跖侧面的骨膜愈合，屈筋膜与骨间背侧筋膜及相邻两侧的跖骨共同构成四个跖间隙。各个间隙内含有骨间肌及血管、神经。

　　总之，足底深浅两层筋膜之间的三个肌纤维鞘，对于外科的感染，在一定程度上有限制作用，但中间鞘内的疏松结缔组织与小腿后群肌肉间的深筋膜相续，故足底中间鞘的感染可以向小腿蔓延。

跖腱膜在保持足纵弓时，受到极大牵拉。其三个支点，即跟骨结节前、第1和第5趾跖关节因受跖腱纵行牵拉和负重而易出现结筋病灶点。

（2）趾长屈肌（见足太阳经筋）

（3）拇长屈肌（见足太阳经筋）

（4）胫骨后肌（见足太阳经筋）

（5）拇展肌（见足太阴经筋）

（6）拇短屈肌（见足太阴经筋）

（7）内踝前诸支持带（见足少阳经筋）

（8）踝内侧腱滑液鞘（见足太阴经筋）

2. "与太阳之筋合而上结于内辅之下，并太阴之筋而上循阴股，结于阴器。"

（1）腓肠肌（见足太阳经筋）

（2）比目鱼肌（见足太阳经筋）

（3）踝管（图3－70）

踝管由分裂韧带与跟骨围成。韧带向深面发出纤维隔，将踝管分成四格，由前向后分别通过胫骨后肌肌腱，趾长屈肌腱，胫后动静脉与胫神经，长屈肌肌腱。踝管是小腿与足底间的通道，当有炎性渗出时，可相互蔓延。各种原因使管内容积变小，将产生一系列卡压症状，因此，也容易出现结筋病灶点。

（4）小腿筋膜（见足太阳经筋）

（5）鹅掌（鹅趾）

半腱肌肌束向下集中形成长腱，经股骨内髁后面，在股薄肌和缝匠肌肌腱深面及下方，止于胫骨粗隆内侧。上述三肌腱止端相互聚合，外形如鹅掌，故名鹅掌，又称鹅趾。三腱的深面与胫侧副韧带间有一滑囊，故叫鹅掌滑囊，该囊常与缝匠肌固有滑囊相通。诸肌腱曲折附着于胫骨内髁，加之在膝关节活动中摩擦，故容易出现结筋病灶点。

（6）膝内侧副韧带（见足厥阴经筋）

（7）股薄肌（图3－71）

长而窄，位于大腿内侧面，以宽而薄的腱起自耻骨下支的前面，肌束向下行移行于长腱，在缝匠肌腱与半腱肌腱之间止于胫骨粗隆内侧。

支配股薄肌的神经来自闭孔神经前支，行程比较恒定，于短收肌与长收肌之间，斜向下内，逐渐与肌的主要血管伴行，多数分为5~7支入肌。入肌点多在肌腹的上、中1/3相交处（占88%）。

该肌起点即耻骨下支处、耻骨结节、神经入肌点、股薄肌、膝后滑车和鹅掌处常出现结筋病灶点。

（8）股管

位于血管腔隙的最内侧，为一小的间隙，长约1.25厘米，是腹横筋膜向下突出的漏斗形的盲囊。上口名股环，有四个边，前上方为腹股沟韧带，后下方为耻骨肌筋膜和耻骨，内侧界为陷窝韧带，外侧界为股血管鞘，实际上上口遮以疏松结缔组织膜（腹横筋膜于此处较为疏松），称为内筛板，并形成一个位于腹股沟韧带下方的下窝，称为股凹，凹内有淋巴结及脂肪。股管的下端为卵圆窝，被筛状筋膜封闭。有时腹腔内容物如肠管可经此孔脱出至股部形成股疝，尤其是在女性股管较宽，形成股疝的机会更多，应与结筋病

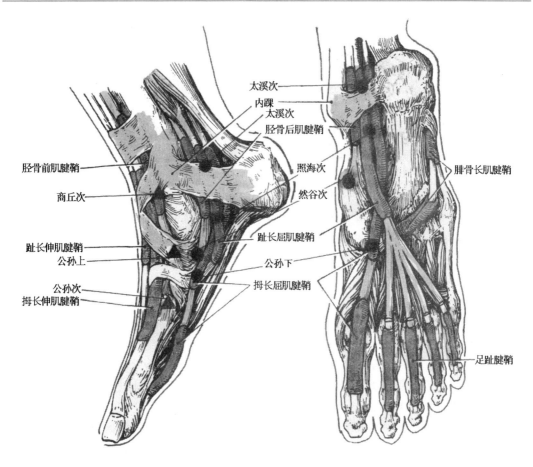

图 3 - 70　足少阴经筋

足少阴之筋，起于小指之下，并足太阴之筋邪走内踝之下，结于踵……

灶区别。

股管是生理缺陷区，受腹压和各筋膜锐边的影响而易出现结筋病灶点。

（9）大腿筋膜（见足少阳经筋）

3. "循脊内挟脊，上至项，结于枕骨，与足太阳之筋合。"

（1）前纵韧带

前纵韧带细长而坚韧，位于椎管的前壁。起自第 2 颈椎，向上方移行于覆膜；向下沿各椎体的后面至骶管，与骶尾后深韧带相移行，韧带的宽窄与厚薄各部不同，于颈椎、上部胸椎及椎间盘的部分较宽；而下部胸椎、腰椎和各椎体的部分则相反。其浅层纤维可跨越 3~4 个椎体；而深层纤维只联结相邻的两个锥体。它与椎体的上下缘之间紧密相连，与椎体的联结较松，之间有椎体的静脉经过。

（2）横突间韧带（见足太阳经筋）

（3）腰背部深层肌（见足太阳经筋）

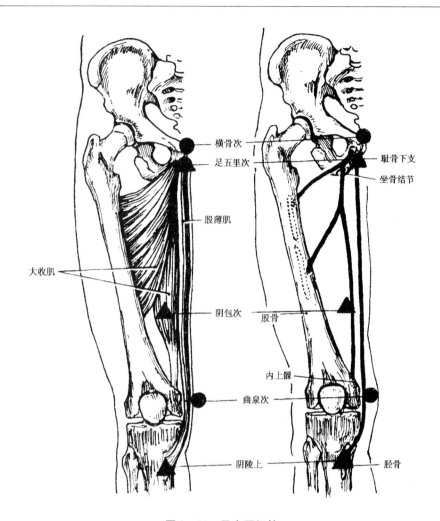

图 3 - 71　足少阴经筋

……与太阳之筋合而上结于内辅之下，并太阴之筋而上循阴股，结于阴器……

（四）足少阴经筋的筋结点与结筋病灶点

1. 跖趾 1 - 5（图 3 - 69）

位置：在足底部，当第 1～5 跖趾关节处。

局部解剖：皮肤—皮下组织—皮下脂肪垫、蚓状肌滑液囊—跖趾关节囊—跖趾关节。布有足底固有神经。

主治：足前部疼痛，踝关节疼痛。

参考：同涌泉次。

治疗方法：毫针法、灸法、推拿法、拔罐法、火针法、物理疗法、水针疗法、长圆针疗法。

注意事项：

（1）各跖趾关节结筋点均在皮下脂肪垫层。多见于第 1、3、5 跖趾关节处。亦见于

2～5 蚓状肌滑液囊处。

（2）行长圆针法恢刺时，应沿屈趾肌方向，向上或向下举针，不宜深刺进入关节囊。

2. 涌泉次（图 3 – 69）

位置：在足底部，当第 2、3 跖趾关节间后方凹陷处。

局部解剖：皮肤—皮下组织—足底腱膜—收肌、趾短屈肌、短屈肌、蚓状肌。布有趾足底总神经。

主治：足底疼痛，踝关节疼痛。

参考：涌泉穴（足少阴肾经）在足底部，卷足时足前部凹陷处，纹当足底 2、3 趾趾缝纹头端与足底连线的前 1/3 与后 2/3 交点上。主治：邪在肾，则病骨痛，阴痹。阴痹者，按之而不得，腹胀，腰痛，大便难，肩背颈项痛，时眩；男子如蛊，女子如阻，身体腰肌如解，不欲饮食（《灵枢》）。热病夹脐急痛，胸胁满，热中，少气，厥阴寒，烦心，不嗜食，咳而短气，善喘，喉痹，身热脊胁相引，忽忽善忘，足厥，喘逆，足下清至膝，少腹中满，小便不利，丈夫㿉疝，阴跳，痛引篡中，不得溺，腹中支，胁下支满，闭癃，阴痿，后泄，伸，狂如新发，衄，不食，喘呼，少腹引噎，足厥痛，风入腹中，夹脐急，胸痛，胁支满，衄不止，五指端尽痛，足不践也，肩背头痛，瘅，不能言，咽中痛，不可内食，妇人无子（《甲乙》）。脚气初得脚弱，颈项疼，历节汗出，胫酸，热病先腰胫酸，喜渴数饮，身清清则项痛在而寒且酸，足热不欲言，头痛颠颠然，小腹痛，风入肠中，癫疾，五疝（《千金》）。头项痛，眼眩，四肢不举，实则头痛，汗不出，目茫茫然无所见，怒欲杀人，暴痛引腰下节，时有热气，筋挛，膝痛不可屈伸（《外台》）。心中结热，脚底白肉际不得履地，风胗，风痫（《圣惠》）。尸厥，面黑如炭，咳如有血，喝而喘，坐欲起，善恐，惕惕如人将捕之，舌干，咽肿，上气，嗌干，烦心，心痛，黄疸，股内后廉痛，痿厥，嗜卧，善悲欠（《聚英》）。主肾家一切病，咳唾见血，水胀（《循经》）。临床用于头痛，眩晕，高血压，休克，中暑，声音嘶哑，咽喉炎，咳喘，急性扁桃体炎，心悸，黄疸，子宫下垂，中风后偏瘫，下肢肌肉痉挛，小儿惊厥等儿科急救，小儿鹅口疮，紫癜，胃痉挛，遗尿，尿潴留，足底痛，失眠，癔症，精神分裂症。针 0.3～0.5 寸。

治疗方法：毫针法、灸法、推拿法、拔罐法、火针法、物理疗法、水针疗法、长圆针疗法。

注意事项：

（1）结筋点在跖筋膜下层。

（2）行长圆针法恢刺时，应沿足底总神经方向，向前举针。

3. 公孙下（图 3 – 69，3 – 70）

位置：在足底部，当足第一跖骨基底跖面处。

局部解剖：皮肤—皮下组织—跖筋膜、拇长屈肌腱鞘、趾长屈肌—第一跖骨。布有隐神经，腓浅神经分支。

主治：足内侧弓疼痛，内踝疼痛，趾连小腿肚疼痛。

参考：同公孙次。

治疗方法：毫针法、灸法、推拿法、拔罐法、火针法、物理疗法、水针疗法、长圆针疗法。

注意事项：

（1）结筋点在长屈肌腱鞘层。

（2）行长圆针法恢刺时，应沿长屈肌肌纤维方向，向前或向后平行举针。

附注：足少阴、太阴经筋交会。

4. 然谷次（图3-70）

位置：在足内侧部，当足舟骨内侧面上份处。

局部解剖：皮肤—皮下组织—足筋膜—胫骨前肌肌腱及滑液囊、舟骨、副舟骨。布有足内侧皮神经。

主治：足内弓疼痛，足踝疼痛，胫前小腿疼痛。

参考：然谷穴（足少阴肾经）在足内侧缘，足舟骨粗隆下方赤白肉际处。主治：嗌中肿不能内（《素问》）。发狂不已，厥欠痛（《灵枢》）。热病，心如悬，哀而乱，善恐，心惕惕恐，如人将捕之，喘，少气，呼息不足以息，癃疝，胸中寒，脉代时至，上重下轻，足不能地，少腹胀，上抢心，胸支满，咳唾有血；痿厥，癫疾，洞泄；消渴，黄瘅，足一寒一热，舌纵，烦满，女子不孕，阴暴出，经水漏，小儿脐风口不开，善惊（《甲乙》）。脚气初得脚弱，脾心痛，心痛如针锥，大腹石水，不嗜食，咳逆，胫酸不能久立，足寒，五指尽痛，足不践地。手臂不得上头，温疟汗出；精溢，阴上缩（《千金》）。淋沥，白浊，月事不调，阴痒（《聚英》）。泻肾脏之热，伤寒（《图翼》）。临床用于咽喉炎，失音不语，糖尿病，精神病的治疗。针0.3~0.5寸。

治疗方法：毫针法、灸法、推拿法、拔罐法、火针法、物理疗法、水针疗法、长圆针疗法。

注意事项：

（1）结筋点在胫骨前肌腱下滑液囊与舟骨间或副舟骨处。

（2）行长圆针法恢刺时，应沿胫骨前肌肌腱方向，向上举针。

附注：足少阴、太阴、阳明经筋交会

5. 照海次（图3-70）

位置：在足内侧部，当内踝下方，三角韧带与趾长屈肌、胫肌后肌及拇长屈肌腱腱鞘交叉处。

局部解剖：皮肤—皮下组织—足筋膜—三角韧带—拇长、趾总、胫骨后肌腱鞘及肌腱。布有足内侧皮神经。下方有胫动脉、静脉及胫神经。

主治：踝关节疼痛，小腿疼痛，足底部疼痛，趾麻木、灼痛。

参考：照海穴（足少阴肾经）在足内侧，内踝尖下凹陷处。主治：癃（《灵枢》）。痉，偏枯不能行，大风默默，不知所痛，视如见星，溺黄，小腹热，咽干，惊，善悲不乐，如堕坠，汗不出，面尘黑，病饮不欲食，卒疝，少腹痛；痹，女子不下月水，妇人阴挺出，四肢淫泺，身闷（《甲乙》）。目痛，咽肿不可以咽，腹中满暴痛汗出，尿黄，水道不通，风暴不知人，引脐腹短气，卧惊，视如见鬼；阴挺下血，阴中肿或痒，漉清汁若葵汁（《千金》）。妇人漏下赤白，四肢酸俏（《千金翼》）。伤寒发热，头风，胸满，酒积食辟，血臟，气块，肠漏血，大便闭结，小肠疝气，遗尿，女人产后血晕，经血不调（《神应》）。视物不明（《西方》）。腹内一切隐疾（《六集》）。临床用于急性扁桃体炎，咽喉炎，风湿性关节炎，下肢脉管炎，癫痫，癔症，失眠，便秘，及泌尿生殖系统疾病的治疗。针 0.3～0.5 寸。

治疗方法：毫针法、灸法、推拿法、拔罐法、火针法、物理疗法、水针疗法、长圆针疗法。

注意事项：

（1）结筋点在三角韧带下层，各肌腱腱鞘处。

（2）行长圆针法恢刺时，应沿各肌腱鞘方向，向前举针。

（3）不可向后下方举针，避免损伤胫神经及动静脉。

附注：足少阴、太阴经筋交会。

6. 失眠次（图 3 - 69）

位置：在足跟底部，当足跟中心处。

局部解剖：皮肤—皮下组织—皮下脂肪垫—足底筋膜—足底滑液囊—跟骨。布有胫神经根支。

主治：足跟疼痛。

参考：失眠穴（奇穴）在足底，足跟部正中点。主治失眠，足底痛。针 0.3～0.5 寸。

治疗方法：毫针法、灸法、推拿法、拔罐法、火针法、物理疗法、水针疗法、长圆针疗法。

注意事项：

（1）浅层结筋点在皮下脂肪垫层，深层结筋点在足底滑液囊处。

（2）行长圆针法恢刺时，应沿跖筋膜方向，向前举针。

（3）足底皮肤较厚，应注意消毒充分。

附注：足少阴、太阳经筋交会。

7. 失眠内（图 3 - 69）

位置：在足跟底部，当足跟内侧缘。

局部解剖：皮肤—皮下组织—足跖筋膜、胫神经根支—跟骨。布有小腿外侧皮神经、胫神经根支。内上方有胫神经及动、静脉通过。

主治：足跟疼痛。

参考：同失眠次。

治疗方法：毫针法、灸法、推拿法、拔罐法、火针法、物理疗法、水针疗法、长圆针疗法。

注意事项：

（1）结筋点在跖筋膜胫神经根支穿入点处。

（2）长圆针法恢刺时，沿胫神经根支分布方向，向足跟方向举针。

（3）宜在跟骨内上方进针，但不可越过赤白肉际，防止损伤胫动脉、静脉与胫神经。

附注：足少阴、太阴、太阳经筋交会。

8. 失眠前（图 3 - 69）

位置：在足跟底部，正当足跟前缘中点处。

局部解剖：皮肤—皮下组织—跖筋膜—骨间跖侧筋膜—跟骨。布有胫神经根支。前方有足底外侧神经、动脉、静脉。

主治：足跟疼痛。

参考：同失眠次。

治疗方法：毫针法、灸法、推拿法、拔罐法、火针法、物理疗法、水针疗法、长圆针疗法。

注意事项：

（1）结筋点在跖筋膜于跟骨前缘起点处。

（2）行长圆针法恢刺时，应沿跖筋膜纤维方向，向前举针。但举针幅度宜小，**避免损伤前方的足底外侧动脉、静脉及神经**。

附注：足少阴、太阳经筋交会。

9. 太溪次（图3-70）

位置：在足内踝后，当胫骨后肌、拇长屈肌、趾长屈肌肌腱与腱鞘处。

局部解剖：皮肤—皮下组织—小腿筋膜—分裂韧带—胫骨后肌、长屈肌、趾长屈肌腱鞘与肌腱—跟骨。有胫神经与胫动、静脉伴行。布有小腿内侧皮神经。

主治：足髁疼痛，足趾疼痛，足趾感觉异常，麻痹，无力，小腿疼痛。

参考：太溪穴（足少阴肾经）在足内侧，内踝后方，当内踝尖与跟腱之间凹陷处。主治：热痛，烦心，足寒清，多汗，疟，咳逆，心闷，不得卧，呕甚，热多寒少，如闭户牖而处，寒厥足热，胞中有大疝瘕，积聚与阴相引而痛，脾心痛，胸胁支满，不复仰，溃痛，上气，咽喉喝有声，厥气上支，霍乱，泄出不自如，消瘅，善喘气不能言，手足清，溺，大便难，嗌中肿痛，唾血，口中热，唾如胶（《甲乙》）。消渴，小便数；手足寒至节；多汗；黄疸（《千金》）。乳肿溃（《外台》）。鼻衄不止（《圣惠》）。牙病（《神应》）。房劳不称心意，妇人水盅（《入门》）。阴痿不起，两腿生疮痒甚（《循经》）。临床用于牙痛，咽喉炎，耳鸣，脱发，肺气肿，神经衰弱，腰痛，下肢瘫痪，足跟痛，及泌尿系统疾病的治疗。针0.3~0.5寸。

治疗方法：毫针法、灸法、推拿法、拔罐法、火针法、物理疗法、水针疗法、长圆针疗法。

注意事项：

（1）结筋点在踝管，即内踝后三角韧带与胫骨后肌、拇长屈肌、趾长屈肌的腱鞘层。

（2）行长圆针法恢刺时，应沿胫动脉及诸腱鞘走行方向，向下或向上举针。不宜横行举针，不可向跟腱面深刺，避免刺伤胫后动脉及神经。

附注：足少阴、太阴、太阳经筋交会。

10. 曲泉次（图3-71）

位置：在膝内侧部，胫骨内髁上，大鹅掌处。

局部解剖：皮肤—皮下组织—膝筋膜—缝匠肌、股薄肌、半腱肌、半膜肌肌腱与腱鞘—胫骨内髁。布有隐神经。

主治：膝周疼痛，腿痛，髋股疼痛，腰痛。

参考：曲泉穴（足厥阴肝经）在膝内侧，屈膝，当膝关节内侧端；股骨内髁的后缘，半腱肌、半膜肌止端的前缘凹陷处。主治：病注下血（《灵枢》）。女子疝瘕，按之如以汤沃两股中，少腹肿，阴挺出痛，经水来下，阴下肿，或痒漉青汁，若葵羹，血闭无子，不嗜食（《甲乙》）。男子失精，膝胫疼痛，腹肿，膝不可屈伸，身热，头痛汗不出，癫疝，阴跳，痛引脐中，不尿，阴痿……痛引茎中，不得尿（《千金》）。腹胁下支满，癃闭，时少泄，四肢不举，实则身热，头眩，汗不出，目茫茫，筋挛，发狂，衄血，喘呼，少腹痛引咽喉，病泄下血（《外台》）。风劳失精，身热极痛，泄水，下利脓血，阴肿，痛（《铜人》）。中风，脚冷痛，腹痛，泄痢脓血，妇人血瘕（《玉龙》）。临床用于迁延性肝炎，肠炎，痢疾，肾炎，疝痛，前列腺炎，遗精，阳痿，尿闭，月经不调，子宫脱垂，闭经，不孕症，阴道炎，阴部瘙痒，膝关节及周围软组织疾病的治疗。针 0.5~1 寸。

治疗方法：毫针法、灸法、推拿法、拔罐法、火针法、物理疗法、水针疗法、长圆针疗法。

注意事项：

（1）结筋点在股薄肌于股骨内踝的止端处。

（2）行长圆针法恢刺时，应沿股薄肌肌纤维方向，向上举针。

附注：足三阴经筋交会。

11. 横骨次 （图 3 - 71）

位置：在下腹部，当耻骨结节处。

局部解剖：皮肤—皮下组织—腹筋膜—耻骨肌、腹直肌、锥状肌—耻骨结节。布有髂腹股沟神经。深部为腹腔。

主治：下腹痛。

参考：横骨穴（足少阴肾经）在下腹部，当脐下 5 寸，前正中线旁开 0.5 寸。主治：尺脉数，恶寒，脐下热痛，小便赤黄，尺脉缓，脚弱下肿，小便难，有余沥，尺脉浮，下热风，少腹痛，阴下纵（《甲乙》）。小腹满（《千金》）。卵中痛（《外台》）。失精，五脏虚竭，腹胀，阴气纵伸痛（《西方》）。淋，目赤痛从内眦始（《聚英》）。坚疮偏坠，木肾肿大，肾气冲心，妇人月事闭绝（《循经》）。临床用于月经不调，盆腔炎，遗精，睾丸炎，膀胱炎的治疗。针 0.5~1 寸。

治疗方法：毫针法、灸法、推拿法、拔罐法、火针法、物理疗法、水针疗法、长圆针疗法。

注意事项：

（1）结筋点在耻骨肌、腹直肌、锥状肌的耻骨结节抵止处。

（2）行长圆针法恢刺时，应沿腹直肌或锥状肌肌纤维方向，向上或内下方举针。

（3）不宜深刺，不可进入腹腔。

附注：足三阴、阳明经筋交会。

七、手太阳经筋

（一）手太阳经筋的循行与分布

【原文】

手太阳之筋起于小指之上，结于腕，上循臂内廉，结于肘内锐骨[①]之后，弹之应小指之上，入结于腋下。其支者，后走腋后廉，上绕肩胛，循颈；出走太阳之前，结于耳后完骨。其支者，入耳中。直者出耳上，下结于颌，上属目外眦。本支者上曲牙，循耳前，属

目外眦，上颌，结于角②（图3－72）。（《灵枢·经筋》）

【注释】

①肘内锐骨：肱骨内上髁。

②《灵枢经语释》认为本段疑系衍文。

（二）手太阳经筋的古医家注释

《甲乙经·经筋·卷二》，基本同《灵枢》。"后走腋后廉"作"从腋走后廉"，"上绕肩胛"作"上绕臑外廉上肩胛"，"循颈出走太阳之前"作"循颈出足太阳之筋前"。

《太素·经筋·卷十三》，杨上善注："手太阳之筋，起于小指之上，上结于腕，上循臂内廉，结于肘内兑骨之后，弹之应于小指之上，上入结于腋下。"手小指表名曰上，肘兑，谓肘内侧尖骨，名曰兑骨。应，引也。"其支者，后走腋后廉，上绕肩甲，循颈出足太阳之筋前，结于耳后完骨；其支者，入耳中。其直者，出耳上，下结于颌。"

《圣济总录·手太阳小肠经·卷一百九十一》，基本同《灵枢》。"循颈出走太阳之前"作"循颈出足太阳之前"。《针灸节要·十二经筋》卷三，基本同《灵枢》。无"其支者，后走腋后廉，上绕肩胛，循胫出走太阳之前，结于耳后完骨"一节。

《医学纲目·筋·卷十四》，基本同《灵枢》。无"其支者，后走腋后廉"及其以下文字。

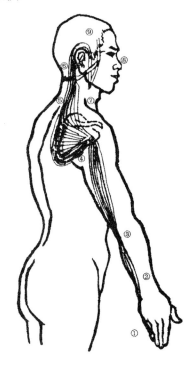

图3－72　手太阳经筋

手太阳之筋，起于小指之上①，结于腕②，上循臂内廉，结于肘内锐骨之后③，弹之应小指之上，入结于腋下④；其支者，后走腋后廉，上绕肩胛⑤，循颈出走太阳之前，结于耳后完骨；其支者，入耳中⑥；直者，出耳上，下结于颌⑦，上属目外眦⑧上颌，结于角⑨。

《灵枢注证发微·经筋·卷二》，基本同《灵枢》。"胫"作"颈"。马莳注：手太阳之筋，起于小指之上少泽穴，结于手外侧之腕骨、阳谷、养老等穴，以上循臂内廉，结于肘内锐骨后之小海穴，以手而弹之，则应在手小指之上，入结于腋下。其支行者，后走腋之后廉，上绕肩胛，盖由肩贞、天宗、秉风、曲垣、肩外俞以入肩中俞，循颈以出走手太阳之前，结于耳后之完骨。又其支者，入于耳中，又其直行者，出于耳下，下结于颌，上属于目之外眦。

《针灸大成·卷七》，基本同《灵枢》。"胫"作"颈"。

《类经·经络类·卷七》，张介宾注："手太阳之筋……入结于腋下。"手小指之上外侧，少泽穴也。上行结于手腕外侧腕骨，阳谷之次，上循臂内侧，结于肘下锐骨之时，小海之次。但于肘尖下两骨罅中，以指捺其筋，则酸麻应于小指之上，是其验也。又由肘上外廉，入结于后腋之下，此皆刚筋也。"其支者……循胫出走太阳之前，结于耳后完骨。"其支者，自腋下与足太阳之筋合，走腋后廉，上绕肩胛，行肩外腧，肩中腧、循颈中天窗之分，出走太阳经筋自缺盆出者之前，同上结于耳后完骨之次也。"其支者，入耳中；直者……上属目外眦。"此支者，自颈上曲牙，入耳中听宫之分；其直者，上行出耳上，会于手少阳角孙之次；其前而下者，循颐结于颔，与手阳明之筋合；其前而上者，属目外眦瞳子骨之次，与手足少阳之筋合也。

《周氏经络大全·诸经经筋·卷七》，周孔四注：手太阳小肠之筋，起于手小指之上，结于腕，一结也。上循臂内廉结于肘内锐骨之后，弹之应小指之上，二结也。入于腋下，三结也。其支者，后走腋之后廉，上绕肩胛而循颈出走太阳之前，结于耳后完骨，四结也。其支者，入耳中，直者出耳上，下结于颔，五结也。上属目外眦。

（三）手太阳经筋的解剖分析

1. "起于小指之上，结于腕，上循臂内廉，结于肘内锐骨之后，弹之应小指之上。"

（1）固有伸小指肌（图3-74）

起自肱骨外上髁的伸肌总腱分出之较细长之肌，在前臂远侧经腕背韧带深面后，多分成二小腱，与指总伸肌腱相同，止于小指2~3节指骨，主伸小指，助伸腕。

（2）尺侧腕伸肌（图3-73）

位于前臂尺侧最浅之肌，在尺骨后内侧下行至尺骨小头上方不远处，完全形成扁腱，经腕背侧韧带深面，止于第5掌骨底的尺侧。主要伸腕及协助手内收。

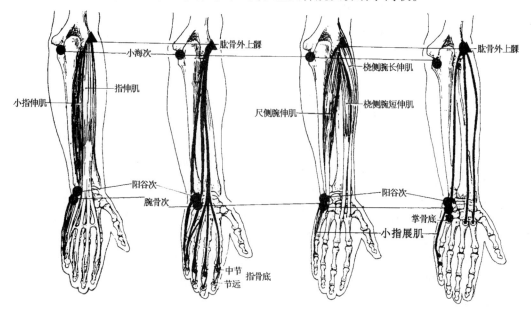

图3-73　手太阳经筋

手太阳之筋，起于小指之上，结于腕，上循臂内廉，结于肘内锐骨之后……

（3）小指尺侧肌（图3-73）

①小指展肌：位于手掌尺侧缘，起于豌豆骨远端、尺侧腕屈肌腱及腕横韧带，止端成扁腱并分成二歧，一歧止于小指近侧指骨底之尺侧，另一歧止于伸肌扩张部，受尺神经（C_3、T_1）支配。有外展小指及协助伸小指之指间关节的作用。当小指之指间关节伸直和

外展时，在第 5 掌骨之尺侧可以扪及此肌之收缩。

②小指短屈肌：位于小指展肌之桡侧，起自钩骨钩及腕横韧带，止于小指近侧指骨底掌面尺侧。小指短屈肌与小指展肌之间，有尺动脉和尺神经深支通过。有屈小指掌指关节的作用，受尺神经（C_3、T_1）支配，检查时可用拇指扪触小鱼际肌。

③小指对掌肌：外形较小，位于小鱼际肌的深层。起于钩骨及腕横韧带，止于第五掌骨尺侧缘，有牵引第五掌骨向前，使掌凹加深的作用。

（4）豆掌韧带与豆钩韧带

豌豆骨与三角骨之间的连结为豌豆骨关节，其有独立的关节囊和关节腔。关节囊松弛而坚韧，附着于关节面的周缘。关节腔往往与腕关节相通。关节囊周围有豆掌韧带与豆钩韧带起自豌豆骨，分别止于第五掌骨底和钩骨钩，并构成腕尺管。

以上诸肌与豌豆骨围成腕尺管时，其间有尺神经通过。当诸肌劳损肥厚时，会压迫尺神经而出现临床症状和结筋病灶点。

（5）前臂筋膜与腕背侧韧带（图 3 - 74）

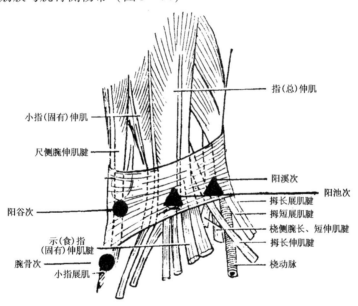

图 3 - 74　手太阳经筋

手太阳之筋，起于小指之上，结于腕……

前臂筋膜发达，向上续于臂筋膜。在肘窝前面，此筋膜被肱二头肌腱膜增强，后面被肱三头肌腱膜增强。在筋膜的深面，前面有前臂浅层屈肌起始，后面有前臂浅层伸肌起始。在前臂的远端，腕关节附近筋膜增厚，形成腕掌侧韧带和腕背侧韧带及位于腕掌侧韧带深面的腕横韧带。腕背侧韧带又称伸肌支持带。自腕背侧韧带深面向桡尺骨远侧端背面的隆起发出数个纵隔，伸入到各肌腱之间，与骨膜共同构成 6 个骨性纤维管，各伸肌腱分别通过其相应的纤维管，每个管内均衬以腱滑液鞘，即背侧腱滑液鞘，普通情况下有六个腱滑液鞘，由桡侧向尺侧，计有：第一个鞘内通过拇长展肌和拇短展肌的肌腱；第二个鞘内通过两个腕伸肌的肌腱；第三个鞘内通过拇长伸肌腱；第四个鞘内通过指总伸肌和食指固有伸肌的肌腱；第五个鞘内通过小指固有伸肌的肌腱；第六个鞘内有尺侧腕伸肌的肌腱通过，上述六个腱鞘中拇长伸肌腱鞘经常与桡侧腕伸肌腱鞘相互交通，故平常只有五个独立的腱滑液鞘。这些腱鞘中，尺侧腕伸肌腱鞘位于尺骨小头后面的沟内，小指固有伸肌腱鞘位于桡尺远侧关节的后面，其余各腱鞘均位于桡骨远侧端的背面。各腱鞘的长度均超越腕背侧韧带的近侧和远侧缘。一般成人可越过韧带边缘的近侧和远侧缘为 2.5 厘米。

在腕尺侧，上述两韧带之间构成一个腕尺侧管，其中有尺动脉和尺神经通过。

尺侧腕伸肌，小指固有伸肌等腱鞘在腕横韧带下卡压处及尺侧管处可见结筋病灶点。

（6）腕尺侧副韧带（图 3 - 75）

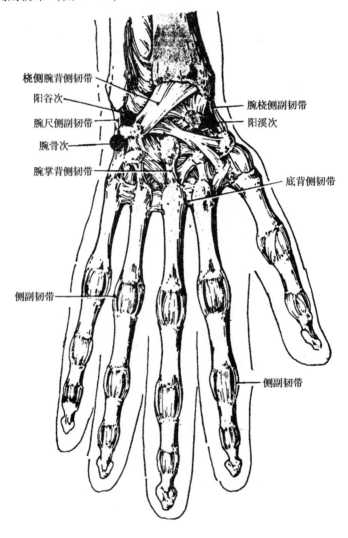

图 3 - 75　手太阳经筋

手太阳之筋，起于小指之上，结于腕……

腕尺侧副韧带呈扇形，上方起自尺骨茎突，并与关节盘的尖部愈合，向下分为两部：一部向前外方，止于豌豆骨和腕横韧带上缘的内侧部；另一部则与三角骨的内侧面和背侧面相连。

腕关节活动频繁而复杂，超生理限度的腕旋转与桡展活动，常致尺侧副韧带劳损，从而出现结筋病灶点。

（7）尺侧副韧带（图3-76）

尺侧副韧带肥厚，呈三角形。上方起自肱骨内上髁的前面和下面，向下呈放射状，分为前、中、后三部；前部止于尺骨冠突的尺侧缘；中部较薄，止于鹰嘴与冠突之间的骨嵴上，后部向后方，止于鹰嘴的内侧面，其表面有一条斜行纤维束，连结冠突与鹰嘴二者的边缘，称为柯伯韧带。柯伯韧带下缘游离，与骨之间形成一裂隙，当肘关节运动时，滑膜层可经此膨出。尺侧副韧带有防止肘关节侧屈的作用。

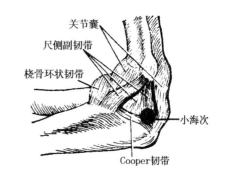

图3-76　手太阳经筋

……上循臂内廉，结于肘内锐骨之后，弹之应小指之上……

前臂与上臂有一向外开放的钝形提携角，故在伸直位持重或触地时，肘关节必然向桡侧外展，从而损伤尺侧副韧带而出现结筋病灶点。

2. "入结于腋下"

（1）肱三头肌（图3-77）

位于上臂后侧，其长头居中，起于肩胛骨的盂下粗隆。肌束下行，经小圆肌前、大圆肌后，位于外侧头内侧，并掩盖部分内侧头。其外侧头起自肱骨后面上方的外侧，桡神经沟以上区域和外侧肌间隔上部。其上部居长头的外侧，下部则遮盖内侧头的一部分。其内侧头起自肱骨后面桡神经沟以下区域及内、外侧肌间隔。内侧头位置最深，仅下部在长头的内侧和外侧头的外侧，位居皮下。三头向下，于肱骨后面下1/2处移行成扁腱，抵止于尺骨鹰咀的上缘。止腱间及皮下各有一滑液囊。内侧头深面的少量肌纤维抵止于肘关节囊。

此肌可伸肘关节，同时通过长头使肱骨后伸及内收。该肌受桡神经（$C_6 \sim C_8$）支配。

肱三头肌起点，与大小圆肌交叉点、桡神经沟及止点滑囊等处常出现结筋病灶点。

（2）臂筋膜（图3-77）

臂部的浅筋膜不发达，和邻近部位的浅筋膜相连，覆盖臂肌的表面。上臂的深筋膜比较发达，深筋膜上方移行于三角肌筋膜与腋筋膜，下方与前臂筋膜相连，在臂远侧半的内外两侧，自臂筋膜的深面发出纵行的肌间隔，深入臂的屈肌与伸肌之间，附着于肱骨内外侧缘和肱骨内外上髁，构成臂内侧肌间隔与臂外侧肌间隔，借此二肌间隔将臂筋膜分为两个筋膜鞘。前鞘内包绕肱二头肌、喙肱肌及肱肌。在肱二头肌与肱肌之间，又以臂筋膜的深层分隔，因此臂筋膜在屈肌侧分为两层，但深层很薄，界于肱二头肌与肱肌之间。内侧肌间隔很发达，位于上臂的全长，界于肱二头肌与肱三头肌内侧头之间，其前面有肱肌起始，后面有肱三头肌内侧头起始，在其中点处有尺神经和血管穿过。臂外侧肌间隔位于上臂外侧的远侧，其中部位于肱肌和肱三头肌之间，而在臂的远侧1/3处位于肱桡肌和肱三头肌之间，后面有肱三头肌外侧头起始，前面有肱肌和肱桡肌起始，在其中部有桡神经穿过。

臂内侧肌间隔与伸屈诸肌及桡神经被牵拉，可引起慢性损伤而出现结筋病灶。

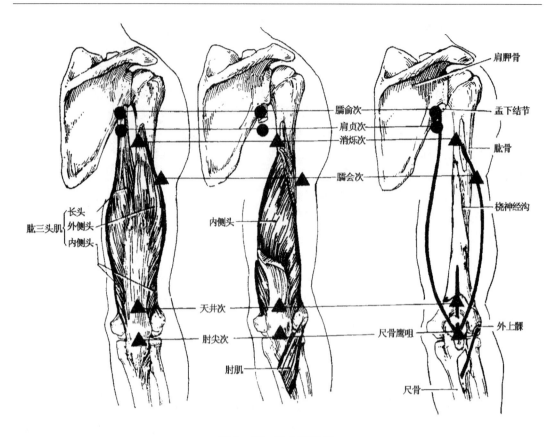

图 3 - 77　手太阳经筋

……上循臂内廉，结于肘内锐骨之后，弹之应小指之上，入结于腋下……

3. "其支者，后走腋后廉，上绕肩胛。"

（1）小圆肌（图 3 - 78）

小圆肌系长圆形肌，起自肩胛骨腋缘背面上 2/3，斜行向上外，位于冈下肌腱之下，止于大结节之下份，形成肩袖的后份，在肩关节囊的后方紧密聚合不易分离，有外旋肩关节的作用，受腋神经（$C_5 \sim C_6$）支配。

（2）大圆肌（图 3 - 78）

位于冈下肌与小圆肌的下侧，其下缘为背阔肌遮盖，整个肌肉呈柱形，比小圆肌强大。起自肩胛骨腋缘下部和下角的背面及冈下筋膜。肌束向外上集中，经过肱三头肌长头。前面移行成扁腱，在背阔肌腱下，附着于肱骨小结节嵴。且两腱之间夹有背阔肌滑囊。在肱骨内侧面与该肌腱间有大圆肌滑囊。此肌可使肱骨后伸、旋内及内收。该肌受肩胛下神经（$C_5 \sim C_7$）支配。

大、小圆肌在肩胛骨腋缘起点及其止点滑囊处，其与肱三头肌交错处常出现结筋病灶点。

（3）菱形肌（见足太阳经筋）

（4）肩胛筋膜

肩胛筋膜覆盖于肩胛骨前后各肌肉的表面，依据被其覆盖肌肉的名称而命名，计有：

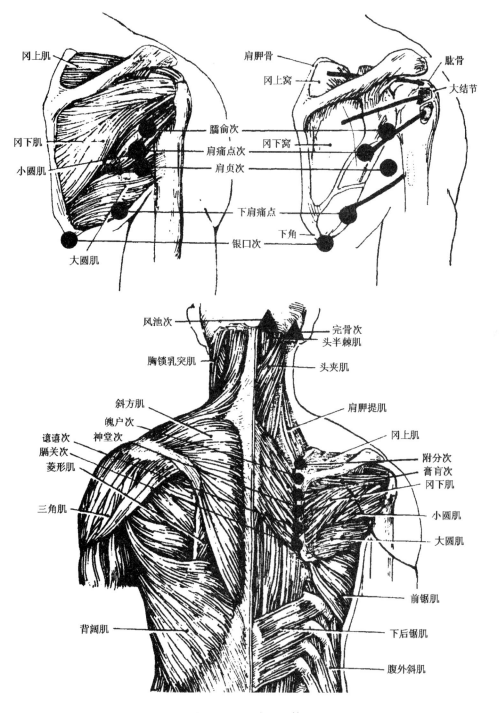

图 3 - 78　手太阳经筋

……其支者，后走腋后廉，上绕肩胛……

冈上筋膜，盖于冈上肌的表面，附着于肩胛骨冈上窝的边缘，此层筋膜不甚发达。冈下筋膜位于冈下肌和小圆肌的表面，比较发达，具有腱膜性质，附着于冈下窝的边缘，于冈下肌和小圆肌之间，向深面发出不明显的肌间隔，因而形成冈下肌和小圆肌鞘，肩胛下肌筋膜，被覆肩胛下肌。

该筋膜深入肌间的腱性组织，在劳损时可与肌组织摩擦而出现结筋病灶点。

4. "循颈出走太阳之前，结于耳后完骨。其支者，入耳中。"

（1）头夹肌（见足太阳经筋）

（2）头半棘肌（见足太阳经筋）

5. "直者出耳上，下结于颔，上属目外眦。本支者，上曲牙，循耳前，属目外眦，上颔（额），结于角。"

（1）耳后肌（见足少阳经筋）

（2）耳上肌（见足少阳经筋）

（3）耳前肌（见足阳明经筋）

（4）咬肌（见足阳明经筋）

（5）颞肌（见足少阳经筋）

（6）眼轮匝肌（见足太阳经筋）

（四）手太阳经筋的筋结点与结筋病灶点

1. 腕骨次（图 3 - 73，3 - 74，3 - 75）

位置：在手掌侧，腕豌豆骨、钩状骨间。

局部解剖：皮肤—皮下组织—掌筋膜—小鱼际肌、豆钩韧带、腕掌侧韧带、尺动静脉及神经支—豌豆骨、钩状骨。布有尺神经掌支。

主治：腕关节疼痛，腕指疼痛，手指麻木，异样感，小鱼际萎缩、无力。

参考：腕骨穴（手太阳小肠经穴）在手掌尺侧，当第五掌骨基底与钩骨之间凹陷处，赤白肉际上。主治：窒互引，偏枯，臂腕发痛，肘屈不得伸手，又风头痛，涕出，肩臂颈痛，项急，烦满，惊，五指掣不可屈伸，战怵，消渴，衄（《甲乙》）。热病汗不出，胁痛不得息，颈颔肿，寒热，耳鸣无闻，狂易，泣出，战栗，疟（《外台》）。目冷泪出，生翳，惊风（《铜人》）。颈项痛不可顾，颔痛引耳嘈嘈，胁痛不得息，肘节痹，臂酸重，腋急，目如茫，乍寒乍热（《西方》）。浑身发热，五痫等症（《琼瑶》）。鼻疔之发在于鼻内痛而引脑门，不能还气，鼻大如瓶（《痈疽》）。浑身发黄，小肠疝气（《六集》）。临床用于感冒，头痛，落枕，黄疸，指腕疼痛的治疗。针 0.3~0.5 寸。

治疗方法：毫针法、灸法、推拿法、拔罐法、火针法、物理疗法、水针疗法、长圆针疗法。

注意事项：

（1）结筋点在掌深筋膜下，豆钩韧带及腕掌侧韧带组成的尺管中。

（2）行长圆针法恢刺时，应沿尺神经掌支走行方向，向上举针。

附注：手太阳、少阳、少阴经筋交会。

2. 阳谷次（图 3 - 73、3 - 74，3 - 75）

位置：在手腕尺侧部，当尺骨茎突隆起处。

局部解剖：皮肤—皮下组织—前臂筋膜—腕背侧韧带—尺侧腕伸肌—尺侧副韧带—腕关节。布有尺神经背支。

主治：腕关节疼痛，腕无力。

参考：阳谷穴（手太阳小肠经）在手腕尺侧，当尺骨茎突与三角骨之间凹陷中。主治：热病汗不出，胸痛不可息，颔肿，寒热，耳鸣，聋无所闻，泄风汗出，腰项急不可以左右顾及俯仰，肩弛肘废，目痛，痂疥，生疣，瘈疭，头眩目痛，胸满不得息，头颔肿风眩，惊，手腕痛，泄风汗出至腰，肩痛不可自带衣，臂腕外侧痛不举，上牙龋痛（《甲乙》）。风眩，惊，手卷，泄风汗出，腰项急，疟，胁痛不得息（《千金》）。狂，癫疾（《外台》）。目眩（《铜人》）。内障（《玉龙》）。颔痛引耳，齿龋，肘痛，时寒，热病战栗，鼓颔，腹满，阴痿色不变，乍寒乍热，痔痛，腋下肿（《西方》）。小儿舌强，不嗍乳（《聚英》）。临床用于腕痛，结膜炎，白内障，青光眼，耳鸣，耳聋，感冒发热的治疗。针0.3~0.5寸。

治疗方法：毫针法、灸法、推拿法、拔罐法、火针法、物理疗法、水针疗法、长圆针疗法。

注意事项：

（1）结筋点在尺侧腕伸肌、腕尺侧副韧带、背侧横韧带间或三角骨底抵止处。

（2）行长圆针法恢刺时，应沿腕伸肌腱方向，向上举针。举针幅度宜小，避免损伤腕横韧带，不宜过深，避免误入腕关节。

附注：手太阳、少阳、少阴经筋交会。

3. **小海次**（图3-76）

位置：在肘尖侧，当肘尖与肱骨内上髁之间。

局部解剖：皮肤—皮下组织—前臂筋膜—尺神经沟—肘关节。布有臂内侧皮神经。尺神经沟中有尺神经通过。

主治：肘关节疼痛，前臂疼痛，麻痹，无力，异常感。

参考：小海穴（手太阳小肠经）在肘部尺侧，当尺骨鹰咀与肱骨内上髁之间凹陷处。主治：寒热，齿龈痛，风眩头痛，狂易，痈肿，疟，背膂振寒，项痛引肘腋，腰痛引少腹中，四肢不举（《外台》）。疡肿振寒（《铜人》）。手臂外廉肿痛，小肠气，妇人经脉不行（《玉龙》）。痫发，狂走，不得卧，心中烦，癫疾，羊痫吐舌，羊鸣，戾颈，汗不出，恶寒（《西方》）。耳聋。目黄，颊肿（《聚英》）。临床用于头痛，颈淋巴结结核，癫痫，网球肘的治疗。针0.3~0.5寸。

治疗方法：毫针法、灸法、推拿法、拔罐法、火针法、物理疗法、水针疗法、长圆针疗法。

注意事项：

（1）结筋点在前臂筋膜层。

（2）行长圆针法恢刺时，应沿尺神经方向，向下举针。如遇有触电感出现时，应提针并改变方向进针，避免损伤尺神经。

附注：手太阳、少阳、少阴经筋交会。

4. **肩贞次**（图3-77，3-78）

位置：在腋后部，当肱三头肌长头止点处。

局部解剖：皮肤—皮下组织—臂筋膜—大圆肌、小圆肌、肱三头肌、背阔肌及滑液囊。布有臂外侧皮神经，深层外侧有桡神经通过。

主治：肩臂部疼痛，肩上举后伸疼痛，腰背疼痛。

参考：肩贞穴（手太阳小肠经）在肩关节后下方，臂内收时，当腋后横纹头上1寸。主治：寒热，项病，适耳无闻，引缺盆肩中热痛，麻痹不举（《甲乙》）。手麻小（指）不举（《千金》）。风痹（《铜人》）。颌痛引耳嘈嘈，头不可以顾（《西方》）。伤寒，耳聋，手足麻木不举（《聚英》）。肩风之发在于肩上青肿，甚者痛连胸胁（《痛疽》）。临床用于肩周炎，上肢痿痹，中风偏瘫，颈淋巴结结核的治疗。针1~1.5寸。

治疗方法：毫针法、灸法、推拿法、拔罐法、火针法、物理疗法、水针疗法、长圆针疗法。

注意事项：

（1）结筋点在肱三头肌长头与大、小圆肌交界处，或在背阔肌滑液囊处。

（2）行长圆针法恢刺时，应沿所在各肌肌纤维方向举针。

附注：手足太阳、少阳经筋交会。

5. 臑俞次（图3－77、3－78）

位置：在肩后部，当肩胛骨外侧份三角肌后束肌腹后缘处。

局部解剖：皮肤—皮下组织—臂筋膜—三角肌后束—肱三头肌长头—肩胛骨。布有臂外侧皮神经。

主治：肩关节疼痛。

参考：臑俞穴（手太阳小肠经）在肩部，当腋后纹头直上，肩胛冈下缘凹陷中。主治：寒热，肩肿，胛中痛，肩臂酸（《甲乙》）。寒热颈不适，肩痛不可举臂（《外台》）。痹病，疝（《医心》）。气肿颈痛（《聚英》）。临床用于肩周炎，中风偏瘫，颈淋巴结结核的治疗。针0.5~1寸。

治疗方法：毫针法、灸法、推拿法、拔罐法、火针法、物理疗法、水针疗法、长圆针疗法。

注意事项：

（1）结筋点在肱三头肌长头后来的肩胛骨外缘处。

（2）行长圆针法恢刺时，应沿肱三头肌长头肌腱方向，向下举针。

附注：手足太阳、少阳经筋交会。

6. 肩痛点次（3－78）

位置：在肩背部，当肩胛骨腋缘上份。

局部解剖：皮肤—皮下组织—肩胛上筋膜—背阔肌—冈下肌、小圆肌—肩胛骨。布有胸神经皮支，深层为胸腔。

主治：肩周疼痛。

参考：肩痛点（奇穴）在肩背部，当肩胛骨外缘中点。主治肩关节周围软组织疾病，上肢瘫痪。针0.5~0.8寸。

治疗方法：毫针法、灸法、推拿法、拔罐法、火针法、物理疗法、水针疗法、长圆针疗法。

注意事项：

（1）结筋点在小圆肌的肩胛骨外缘起点处。

（2）行长圆针法恢刺时，应沿小圆肌肌纤维方向，向外上举针。不可深刺，避免进入胸腔。

附注：手足太阳、少阳经筋交会。

7. 下肩痛点 （图3－78）

位置：在肩背部，当肩胛骨外侧缘下份。

局部解剖：皮肤—皮下组织—肩胛上筋膜—冈下肌、大圆肌—肩胛骨。布有胸神经背侧皮支，深层为胸腔。

主治：肩周疼痛。

参考：同肩痛点次。

治疗方法：毫针法、灸法、推拿法、拔罐法、火针法、物理疗法、水针疗法、长圆针疗法。

注意事项：

（1）结筋点在大圆肌的肩胛骨外缘起点处。

（2）行长圆针法恢刺时，应沿大圆肌肌纤维方向，向外上举针。不可深刺，避免进入胸腔。

附注：手足太阳、少阳经筋交会。

8. 银口次 （图3－78）

位置：在肩背部，当肩胛骨下角处。

局部解剖：皮肤—皮下组织—胸背筋膜—背阔肌及滑液囊—肩胛骨。布有胸神经皮支，深层为胸腔。

主治：肩背疼痛，胸痛。

参考：银口穴（奇穴）在背部，当肩胛骨下角。主治肋间神经痛，背部软组织损伤。针0.5~1寸。

治疗方法：毫针法、灸法、推拿法、拔罐法、火针法、物理疗法、水针疗法、长圆针疗法。

注意事项：

（1）结筋点在肩胛骨下角滑液囊处。

（2）行长圆针法恢刺时，应沿背阔肌肌纤维方向，向外上方举针。不可深刺，避免进入胸腔。

附注：手足太阳、少阳经筋交会。

9. 膈关次 （图3－78）

位置：在背部，当肩胛骨脊柱缘平第七肋处。

局部解剖：皮肤—皮下组织—胸背筋膜—斜方肌—大菱形肌—肩胛骨。布有胸神经皮支。

主治：肩前疼痛，胸痛，胸闷。

参考：膈关穴（足太阳膀胱经）在背部，当第7胸椎棘突下，旁开3寸。主治：背痛恶寒，脊强俯仰难，食不下，呕吐，多涎（《外台》）。胸中噎闷（《铜人》）。大便不节，小便不黄(《聚英》)。大便不利(《医统》)。关节不利,浑身疼痛(《循经》)。诸血病(《图翼》)。临床用于膈肌痉挛,肋间神经病的治疗。针0.2~0.3寸。

治疗方法:毫针法、灸法、推拿法、拔罐法、火针法、物理疗法、水针疗法、长圆针疗法。

注意事项:

(1)结筋点在菱形肌的肩胛骨脊柱缘抵止处,或在菱形肌深层肋骨面处。

(2)行长圆针法恢刺时,应沿菱形肌肌纤维方向,向内上方举针。不宜深刺,避免误入胸腔。

附注:手足太阳、少阳经筋交会。

10. 谚语次（图3 – 78）

位置:在背部,当肩胛骨脊柱缘平第六肋处。

局部解剖:皮肤—皮下组织—胸背筋膜—斜方肌—菱形肌—肩胛骨。布有胸5、6脊神经后支、肌支。深部为胸腔。

主治:胸背疼痛,胸闷,心悸,肩背疼痛。

参考:谚语穴（足太阳膀胱经）在背部,当第6胸椎棘突下,旁开3寸。主治:眇络季胁,引少腹而痛胀,大风汗出(《素问》)。喘逆,衄血,肩胛内廉痛,不可俯仰;咳逆上气,腋拘挛,暴脉急,引胁而痛,内引心肺,小儿食晦,头痛(《甲乙》)。多汗,疟病(《千金翼》)。热病汗不出,肩背寒,热室互引,身热,虚喘,头痛引肺,疟风(《外台》)。温疟,寒疟,疟,背闷,气满腹胀,气眩,疟久不愈,背气满闷,胸中气噎,劳损虚乏,不得卧,小儿食时头痛及五心热(《圣惠》)。大风汗不出(《聚英》)。眼暗(《入门》)。临床用于感冒,支气管哮喘的治疗。针0.2~0.3寸。

治疗方法:毫针法、灸法、推拿法、拔罐法、火针法、物理疗法、水针疗法、长圆针疗法。

注意事项:

(1)结筋点在菱形肌于肩胛骨脊柱缘抵止处,或菱形肌深层肋骨面处。

(2)行长圆针法恢刺时,应沿菱形肌肌纤维方向,向内上方举针。

(3)不宜深刺,避免误入胸腔。

附注:手足太阳经筋交会。

11. 神堂次（图3 – 78）

位置:在背部,当肩胛脊柱缘平第五肋处。

局部解剖:皮肤—皮下组织—胸腰筋膜—斜方肌—菱形肌—肩胛骨。布有胸4、5脊神经后支、肌支。深部为胸腔。

主治:胸背疼痛,胸闷,心悸。

参考:神堂穴（足太阳膀胱经）在背部,当第5胸椎棘突下,旁开3寸。主治:泻五脏之热,肩痛,胸腹满,凄厥,脊背急强(《甲乙》)。肩背连胸痛不可俯仰,腰脊急强,逆气上攻,时噎(《圣惠》)。洒淅寒热,背脊强急(《铜人》)。多梦,虚惊,狂走(《六集》)。逆气喘噎,哮嗽痰涎(《循经》)。临床用于心绞痛,支气管炎的治疗。针0.2~0.3寸。

治疗方法：毫针法、灸法、推拿法、拔罐法、火针法、物理疗法、水针疗法、长圆针疗法。

注意事项：

（1）结筋点在菱形肌于肩胛骨脊柱缘抵止处，或在菱形肌深层肋骨面处。

（2）行长圆针法恢刺时，应沿菱形肌肌纤维方向，向内上方举针。

（3）不宜深刺，避免误入胸腔。

附注：手足太阳经筋交会。

12. **膏肓次**（图3-78）

位置：在背部，当肩胛脊柱缘平第四肋处。

局部解剖：皮肤—皮下组织—胸背筋膜—斜方肌—菱形肌—肩胛骨。布有胸3、4脊神经后支、肌支。深部为胸腔。

主治：胸背部疼痛，胸闷，心悸，哮喘，咳嗽。

参考：膏肓穴（足太阳膀胱经）在背部，当第4胸椎棘突下，旁开3寸。主治：灸之无疾不愈，无所不治，主羸瘦虚损，梦中失精，上气咳逆，狂惑忘误（《千金》）。传尸骨蒸，发狂，健忘，痰病（《聚英》）。五劳七伤（《医统》）。一切痰饮虚损劳瘵，痈疽发背（《六集》）。诸虚百损，传尸劳瘵，骨蒸盗汗，吐血，咯血，举重失力，四肢倦怠，目眩头晕，脾胃虚弱，噎嗝翻胃（《循经》）。胎前产后（《图翼》）。痼冷（《逢源》）。临床用于体质虚弱，贫血，慢性胃炎，支气管炎，支气管哮喘的治疗。针0.3~0.5寸。

治疗方法：毫针法、灸法、推拿法、拔罐法、火针法、物理疗法、水针疗法、长圆针疗法。

注意事项：

（1）结筋点在菱形肌于肩胛骨脊柱缘抵止处，或在菱形肌深层肋骨面处。

（2）行长圆针法恢刺时，应沿菱形肌肌纤维方向，向外上举针。

（3）不宜深刺，避免误入胸腔。

附注：手足太阳经筋交会。

13. **魄户次**（图3-78）

位置：在背部，当肩胛脊柱缘平第三肋处。

局部解剖：皮肤—皮下组织—胸腰筋膜—斜方肌—上后锯肌、菱形肌—肩胛骨。布有胸2、3脊神经后支、肌支。深部为胸腔。

主治：胸背部疼痛，肩背疼痛，颈肩上肢疼痛，胸闷，哮喘。

参考：魄户穴（足太阳膀胱经）在背部，当第3胸椎棘突下，旁开3寸。主治：肩膊间急，凄厥，恶寒，项背痛引颈，呕吐烦满（《甲乙》）。背痛不能引顾（《外台》）。背胛闷，无气力，劳损萎黄，五尸反主，项强不得回顾，背甲满闷，项急强不得顾，劳损虚乏，尸厥走，胸背连痛；肩膊间急痛，背气不能引顾，咳逆上喘（《圣惠》）。虚劳肺痿，五尸走（《铜人》）。咳逆上气，肺寒热，呼吸不得卧，呕沫，喘，气相追逐（《西方》）。体热百节痛，夜梦鬼交（《六集》）。临床用于感冒，支气管炎，肋间神经痛的治疗。针0.3~0.5寸。

治疗方法：毫针法、灸法、推拿法、拔罐法、火针法、物理疗法、水针疗法、长圆针

疗法。

注意事项：

（1）结筋点在菱形肌于肩胛骨脊柱缘抵止处，或在菱形肌深层肋骨面处。

（2）行长圆针法恢刺时，应沿菱形肌肌纤维方向，向外上方举针。

（3）不宜深刺，避免误入胸腔。

附注：手足太阳经筋交会。

14. **附分次**（图 3 – 78）

位置：在背部，当肩胛脊柱缘平第二肋处。

局部解剖：皮肤—皮下组织—胸腰筋膜—斜方肌—上后锯肌、菱形肌—肩胛骨。布有胸 1、2 脊神经后支、肌支。深部为胸腔。

主治：胸背疼痛，颈项疼痛，哮喘，心悸。

参考：附分穴（足太阳膀胱经）在背部，当第 2 胸椎棘突下，旁开 3 寸。主治：背痛引头（《千金》）。背痛引颈（《外台》）。背痛引额（《圣惠》）。肩背拘急，风冷客于膝。颈项强痛，不得回顾，风劳臂肘不仁（《铜人》）。临床用于感冒，颈椎病，腰肌劳损的治疗。针 0.2～0.3 寸。

治疗方法：毫针法、灸法、推拿法、拔罐法、火针法、物理疗法、水针疗法、长圆针疗法。

注意事项：

（1）结筋点在菱形肌于肩胛骨脊柱缘抵止处，或在菱形肌深层肋骨面处。

（2）行长圆针法恢刺时，应沿菱形肌肌纤维方向，向外上方举针。

（3）不宜深刺，避免误入胸腔。

附注：手足太阳经筋交会。

八、手少阳经筋

（一）手少阳经筋的循行与分布

【原文】

手少阳之筋起于小指次指之端，结于腕，上循臂，结于肘，上绕臑外廉，上肩走颈，合手太阳。其支者当曲颊入系舌本。其支者，上曲牙，循耳前，属目外眦，上乘颔[1]，结于角[2]（图 3 – 79）。（《灵枢·经筋》）

【注释】

[1] 上乘颔：张景岳注，颔当作额。

[2] 结于角：张景岳注，结于额之上角也。

（二）手少阳经筋的古医家注释

《甲乙经·经筋·卷二》，基本同《灵枢》。"中循"作"上循"，"当"作"上当"，"入系"作"入系于"。

《太素·经筋·卷二》，基本同《灵枢》。"中循臂"作"上循臂"，"上曲牙"作"上曲耳"。杨上善注：曲颊，在颊曲骨端。足少阳筋循颈向曲颊后，当曲颊入系舌本，谓当风府下，舌根后，故风府一名舌本也。（按：原文"曲耳"系"曲牙"之形误。曲牙，即颊车，牙车。）

《圣济总录·手少阳三焦经·卷一百九十一》，同《灵枢》。

《针灸节要·十二经筋·卷三》，基本同《灵枢》。"中循"作"上循"。

《医学纲目·筋·卷十四》：手少阳之筋，起于小指次指之端，结于腕，上循臂，结于肘，上绕外前廉，上肩，走颈，合手太阳。

《灵枢注证发微·经筋·卷二》，原文基本同《灵枢》。"中循臂"作"上循臂"。马莳注：手少阳之筋，起于手小指之次指，即第四指之端关冲穴，由液门、中渚、结于手表腕上之阳池，上循臂之外关、支沟、会宗、三阳络，以结于肘之四、天井，上绕之外廉即会穴，以上于肩端之肩骨，天骨，走于颈之天牖，以合于本经之太阳。又其支者，上于曲牙，循于耳前之角孙、耳门、和骨、以属目外眦之丝竹空，且上乘于额，结于角。

《针灸大成·卷七》，同《灵枢》。

《类经·经络类·卷七》，张介宾注："手少阳之筋，起于小指次指之端，结于腕中，循臂结于肘……合手太阳。"小指次指之端，无名指关

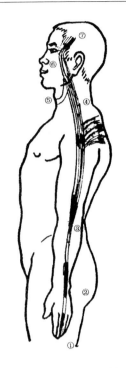

图3-79 手少阳经筋

手少阳之筋，起于小指次指之端①，结于腕②，上循臂，上结于肘③，上绕臑外廉，上肩走颈合手太阳④；其支者，当曲颊入系舌本⑤；其支者，上曲牙，循耳前，属目外眦⑥，上乘额，结于角⑦。

冲之次也。上结于手腕之阳池，无名指关冲之次也。上结于手腕之阳池，循臂外关、支满之次，出臂上两骨间结于肘，自肘上外廉，由会行太阳之里、阳明之外，上肩骨，走颈中天鼎之分，与手太阳之筋合，此皆刚筋也。"其支者……入系舌本。"其支者，自颈中当曲颊下入系舌本，与足太阳之筋合。"其支者……结于角。"又支者，自颊行曲牙，会足阳明之筋，循耳前上行，与手太阳、足太阳之筋屈曲交结，而会于耳上之角孙，乃属目外眦而后会于瞳子骨之次。额当作额，盖此筋自耳前行外眦，与三阳交会，上出两额之左右，以结于额之上角也。

《灵枢集注·经筋·卷二》，原文基本同《灵枢》。"中循臂"作"上循臂"。张志聪注：手少阳经筋，起于小指次指端之关冲，循腕臂肘而上肩颈，当曲颊处，入系舌本。其支者，上曲牙，循耳前，属目外眦，后上乘额，结于额角。其病当所过之处，即支分而转筋舌卷。

《周氏经络大全·诸经经筋·卷七》，周孔四注：手少阳三焦之筋，起于手小指次指之端，结于腕，一结也。上循臂，结于肘，二结也。上绕臑外廉，上肩，走颈，合手太阳。其支者，当曲颊入系舌本，其支者，上曲牙，循耳前，属目外眦，上乘额，结于角，三结也。

（三）手少阳经筋的解剖分析

1.“起于小指次指之端，结于腕中，循臂结于肘。”

（1）指总伸肌（图 3 - 73，3 - 80）

起自肱骨外上髁，肌腹在前臂近侧，延至前臂下份形成四条肌腱，经腕背侧韧带深面至手背，止于第 2 ~ 5 指的 2 ~ 3 节指骨背面。有伸腕、伸指的功能。受桡神经（C₇）支配。

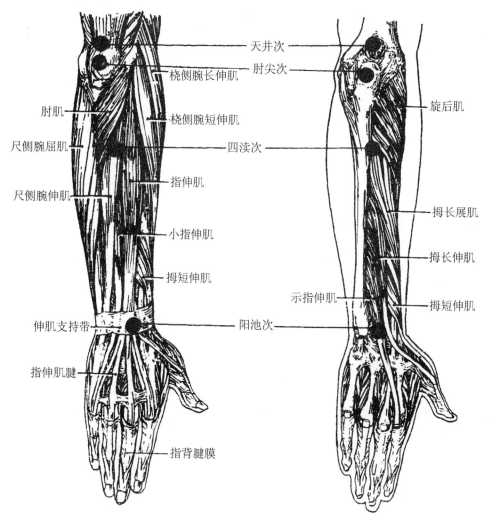

图 3 - 80　手少阳经筋

手少阳之筋，起于小指次指之端，结于腕，上循臂结于肘……

（2）食指固有伸肌（图 3 - 74）

位于拇长伸肌内侧，并与之平行，肌窄而长，起自拇长伸肌起端之下的尺骨体背面。其肌腱位于指总伸肌腱之深面至食指掌骨小头处与指总伸肌腱合并，止于食指 2、3 节指骨背面，主伸食指并协助伸腕。受桡神经（C₆ ~ C₈）支配。

（3）肘肌（图3-77，3-80）

位于肘关节之下后，与尺侧腕伸肌相邻，为肱三头肌的延续，起于肱骨外上髁后方，止于尺骨后侧鹰嘴部，受桡神经支配，有协助伸肘的作用。

（4）旋后肌（图3-80）

在肱桡肌、腕伸肌、肘肌深面，起于肱骨外上髁，肘桡侧副韧带、环状韧带及尺骨旋后肌嵴。桡深神经从肌间穿过而分成两层。止于桡骨上1/3处的外、前、后骨面，主前臂旋后。

诸肌运动方向不同，在交叉处可出现结筋病灶。诸肌起止点，与前臂筋膜和腕背横韧带交叉点亦可出现结筋病灶。

2. "上绕臑外廉，上肩走颈，合手太阳。"

（1）上臂筋膜（见手太阳经筋）

（2）肱三头肌外侧头、内侧头（见手太阳经筋）

（3）肩峰皮下滑液囊

位于肩峰皮下，当肩峰隆突部位。当被长期摩擦挤压时，可引起该滑囊损伤而出现结筋病灶。

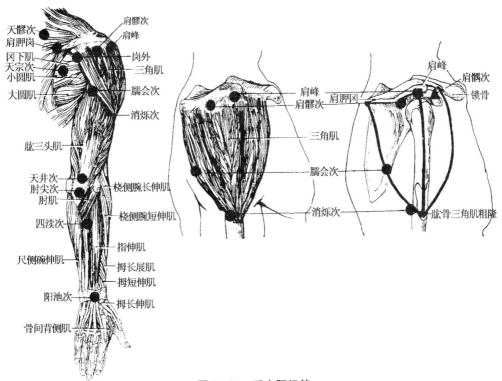

图3-81 手少阳经筋

手少阳之筋，起于小指次指之端，结于腕，上循臂结于肘，上绕臑外廉，上肩走颈……

（4）三角肌（图3-81）

三角肌是维持肩关节稳定起主要作用的最坚强有力的肌肉。三角肌之所以坚强有力，有二点形态学基础：一是起点广泛，起自肩胛冈、肩峰、锁骨外1/3，从前、外、后覆盖肩关节，使肩保持浑圆的外廓，向远端逐渐聚集成扁腱而止于肱骨三角肌结节。二是肌质中有 3~4 个腱隔，附于腱隔上的肌纤维排列类似鸟羽茎上的支羽，因此，三角肌被称为多羽状肌。三角肌止点下有滑液囊，且常与肩峰下囊相通。

依三角肌的解剖位置可分为前面、外侧部（中间部）和后部。三部的肌纤维稍有不同，前、后部多由细长且平行的肌纤维组成，中间部肌纤维数目最多，肌质也厚，为明显的多羽状肌。三角肌的神经支配来自腋神经（C_5、C_6）。

该肌在肩峰下及肌束间因磨损或牵拉方向不一致而出现结筋病灶。

（5）肩峰下滑液囊（图 3 – 82）

肩峰下滑液囊常与三角肌滑液囊相通，故亦称肩峰三角肌下滑膜囊。位于肩峰下与冈上肌肌腱之间，冈上肌腱与关节囊上部相愈合，构成囊底。其功能是在肩外展时，使大结节在肩峰下运动灵活。但肩劳损性活动和中年以后，其开始变性萎缩，当创伤、发炎时会引起臂外展、外旋时疼痛，故在冈上肌起止点，肩峰下常有结筋病灶点。

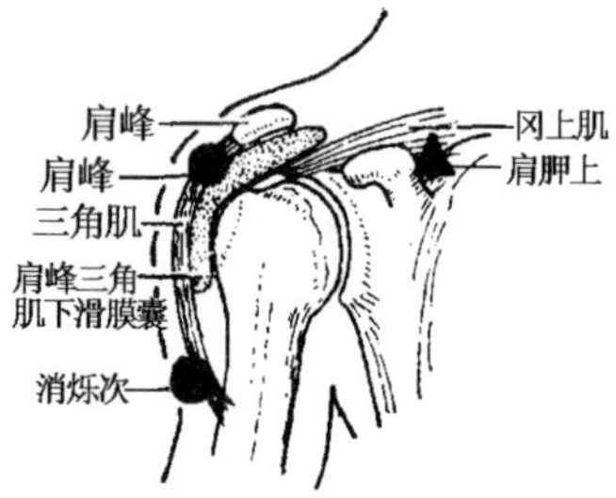

（6）肱骨肌管（图 3 – 83）

肱骨肌管或称桡神经管在臂后面，肱三头肌各头与肱骨桡神经沟之间。

图 3 – 82　手少阳经筋

……上绕臑外廉，上肩走颈……

管有上下二口：上口（入口）位于肱骨上、中三分之一交界处的内侧，在大圆肌、背阔肌腱下缘的下方，由肱骨和肱三头肌内侧头和外侧头围成；下口（出口）位于肱骨中下三分之一交界处的外侧，位于肱肌与肱桡肌所构成的沟（肘前外侧沟）的深处。肱骨肌管内通过桡神经及肱深动脉。该神经管受上述诸肌起止点的影响，尤其是诸肌出现损伤时，常可引起其上下口的卡压，出现结筋病灶。

（7）冈上肌（图 3 – 84）

是肩部诸肌中较小的一块。起于冈上窝，向外行经喙肩弓之下，以扁阔之腱止于大结节最上小骨面，且与关节囊紧密结合形成肩袖的顶和肩峰下囊的底。因此，它是肩峰下区极其重要的内容之一。也是肩部容易出现问题的常见部位，且最终发生肩关节功能紊乱，出现结筋病灶。

（8）肩胛下横韧带（图 3 – 84）

肩胛下横韧带呈薄膜状，连结肩胛冈的外侧缘与关节盂的周缘，与骨面之间围成一孔，有肩胛上动脉和肩胛上神经通过。

肩胛下横韧带在肩关节超生理范围活动时，可以引起牵拉损伤。长期关节制动，也会引起粘连压迫，从而导致其下通过的肩胛上神经激惹而出现临床症状和结筋病灶。

（9）冈下肌（图 3 – 84）

冈下肌起自冈下窝及肩部筋膜，形似三角形，向上外形成扁腱构成肩袖的后部，至肩关节后方与之愈合不易分离，止于大结节中部骨面，有外旋肩关节的作用。冈下肌的血供来自锁骨下动脉的甲状腺干的分支，即肩胛上动脉，它与来自臂丛的肩胛上神经（C_5、C_6）共同经肩胛大切迹至冈下窝，在冈下肌深面分支供应冈下肌。

肩胛上神经的行程极为恒定，其走行于肩胛上切迹、肩胛大切迹（冈盂切迹）的位

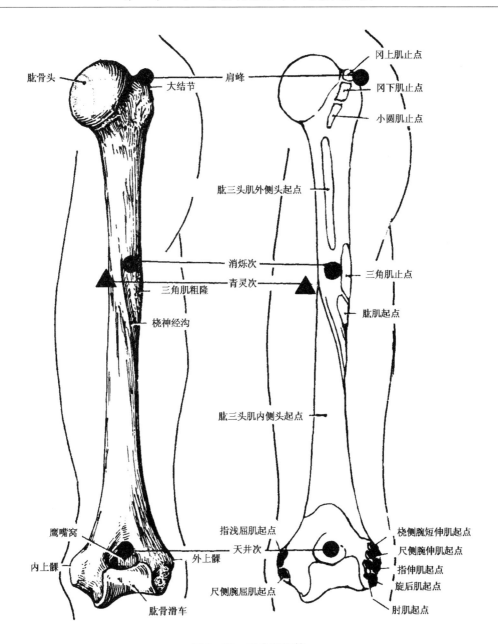

图 3 - 83　手少阳经筋

……中循臂结于肘，上绕外廉，上肩……

置相对较固定，所以在肩带肌以及肩胛骨运动时很易受到牵拉，凡上肢过度前伸或超体位交叉内收（如排球运动员做扣球、拔河、拉物动作等），均超越正常运动幅度，都有可能使肩胛上神经过度紧张，导致肩胛上神经损伤，使其支配肌肉产生疼痛，出现结筋病灶。同时在冈下肌超生理范围活动时，会牵拉其起止点，出现结筋病灶。冈下肌几乎参与上肢的任何活动，是上肢各种运动力线的交会点，故冈下肌的劳损十分多见。

（10）斜方肌滑液囊（图 3 - 84）

位于斜方肌深面与肩胛冈接触面处。过度的肩背活动，可挤压磨损该滑液囊而出现结

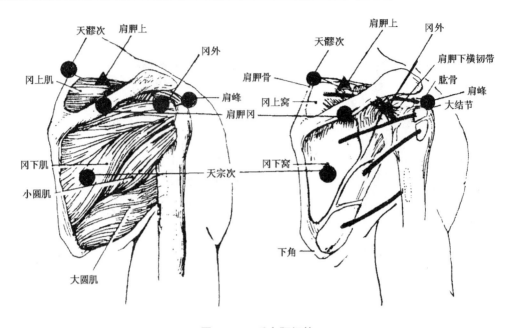

图 3 - 84　手少阳经筋

……上绕臑外廉，上肩走颈……

筋病灶。

（11）肩胛提肌（图 3 - 85）

肩胛提肌为带状长肌，在斜方肌深面起自上 4 个颈椎横突后结节，向外下止于肩胛骨的内侧角。此肌收缩时能上提肩胛骨，并使肩胛骨下角向内旋转。肩胛骨固定时，可使头后伸并向对侧仰头。肩胛提肌受肩胛背神经支配。该肌因颈部频繁活动而容易造成劳损，常在其起点、止点及与斜方肌交叉处出现结筋病灶。

（12）斜角肌（图 3 - 86）

前斜角肌：位于胸锁乳突肌深面，起自 3 ~ 6 颈椎横突前结节，肌纤维向外下，止于第一肋骨上面的斜角肌结节。受颈神经前支（C_5 ~ C_7）支配。

中斜角肌：位于前斜角肌后方，起自第 2 ~ 6 颈椎横突的后结节，肌纤维向外下，止于第一肋上面，锁骨下动脉沟以后部分，由 C_2 ~ C_8 颈神经前支支配。

后斜角肌：位于中斜角的后方，可认为是其一部分，起自下 3 颈椎 C_5 ~ C_7 横突的后结节，肌纤维向外下，止于第二肋外侧面中部粗隆，由颈神经前支（C_5 ~ C_6）支配。

三斜角肌可上提肋骨以助呼吸，可牵颈使之前倾，单侧收缩时，使颈同侧侧屈并微转向对侧。

斜角肌劳损时，可在其起止点，即颈椎横突，第一肋斜角肌附着点出现结筋病灶。斜角肌间隙还有臂丛神经通过，当斜角肌损伤痉挛时，常卡压臂丛神经出现颈臂麻木，无力，发凉，肌萎缩或颈肩手指疼痛。

（13）额枕肌（见足太阳经筋）

（14）椎枕肌（见足太阳经筋）

（15）耳后肌（见足少阳经筋）

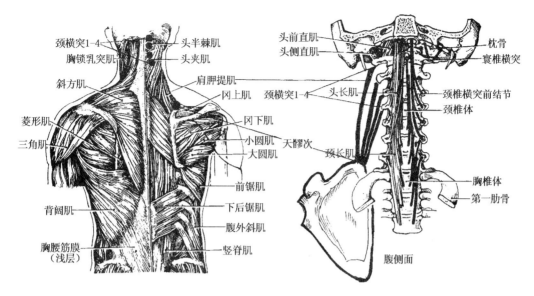

图 3 - 85　手少阳经筋

……上绕臑外廉，上肩走颈……

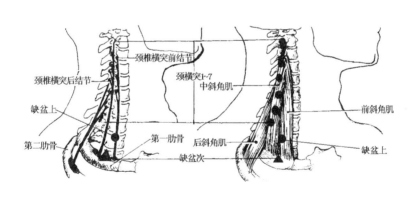

图 3 - 86　手少阳经筋

……上肩走颈合手太阳；其支者，当曲颊入系舌本……

3. "其支者，当曲颊，入系舌本。其支者，上曲牙，循耳前，属目外眦，上乘颔（额），结于角。"

（1）二腹肌（图 3 - 87）

前腹起自下颌骨的二腹肌窝，肌纤维向后下移行于中间腱。中间腱经坚韧的结缔组织，固定于舌骨体和舌骨大角分界处。后腹止于颞骨乳突内面。二腹肌可上提舌骨或下牵下颌骨，协助咀嚼。

（2）茎突舌骨肌（图 3 - 87）

起自颞骨茎突，肌纤维斜向前下，移行为肌腱，止于舌骨大角与体结合部。其作用能牵引舌骨向后上方。

　　两肌与下颌舌骨肌、颏舌骨肌等，共同构成口腔底。诸肌损伤或中风瘫痪经久不愈时，可继发结筋病灶点，从而影响舌骨运动，使发音障碍。

　　（3）咬肌（见足阳明经筋）

　　（4）耳前肌（图3－87）起自帽状腱膜，止于耳郭软骨的前部，有牵引耳郭向前的作用，布有耳颞神经。当该肌损伤时，可引起偏侧头痛，并出现结筋病灶。

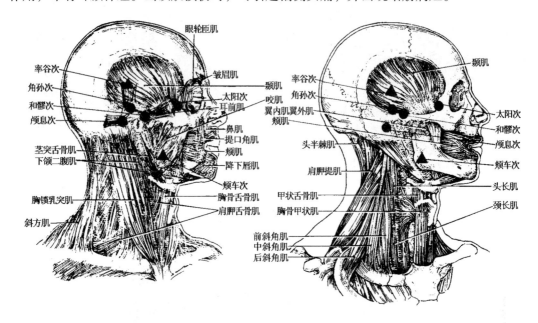

图 3－87　手少阳经筋

……其支者，上曲牙，循耳前，属目外眦，上乘颌，结于角……

　　（5）耳上肌（见足少阳经筋）

　　（6）耳后肌（见足少阳经筋）

　　（7）颞肌（见足少阳经筋）

　　（8）眼轮匝肌（见足太阳经筋）

（四）手少阳经筋的筋结点和结筋病灶点

1. 阳池次（图3－80，3－81）

位置：在腕背侧，当腕背侧横纹中点处。

局部解剖：皮肤—皮下组织—腕背伸横韧带—伸指肌腱鞘—指总伸肌腱—腕关节。布有前臂皮神经。

主治：腕关节疼痛。

参考：阳池穴（手少阳三焦经）在腕背横纹中，当指伸肌腱尺侧缘凹陷处。主治：肩痛不能自举，汗不出，颈痛（《甲乙》）。消渴口干，烦闷（《千金》）。损后把捉不得（《千金翼》）。寒热疟，颈肿（《外台》）。心痛胸满，臂痛身沉，步难腕劳（《玉龙》）。手腕疼痛摇无力（《琼瑶》）。头晕（《六集》）。临床用于感冒，扁桃体炎，疟疾，腕关节及周围软组织疾病，踝扭伤，睾丸炎的治疗。针 0.2～0.3 寸。

治疗方法：毫针法、灸法、推拿法、拔罐法、火针法、物理疗法、水针疗法、长圆针疗法。

注意事项：

（1）结筋点在腕横韧带及伸指肌腱腱鞘层。

（2）行长圆针法恢刺时，应沿伸指肌腱方向，向下或下举针。举针幅度宜小，避免损伤腕背侧横韧带。

附注：手三阳经筋交会。

2. 四渎次 （图 3-80，3-81）

位置：在前臂背侧，当尺桡骨间，前臂旋后肌与指伸肌交界处。

局部解剖：皮肤—皮下组织—臂筋膜—指伸肌、肘肌—旋后肌。布有前臂后皮神经。

主治：前臂疼痛，手麻痹，无力。

参考：四渎穴（手少阳三焦经）在前臂背侧，当阳池与肘尖连线上，肘尖下 5 寸，尺骨与桡骨之间。主治：卒气聋，齿痛（《甲乙》）。呼吸短气，咽中如息肉状（《西方》）。下齿龋痛（《聚英》）。项瘿（《六集》）。臂臑疼痛（《循经》）。临床用于耳聋，耳痛，咽炎，上肢疼痛的治疗。针 0.5～1 寸。

治疗方法：毫针法、灸法、推拿法、拔罐法、火针法、物理疗法、水针疗法、长圆针疗法。

注意事项：

（1）结筋点在旋后肌、肘肌、指伸肌交界处。

（2）行长圆针法恢刺时，应沿指伸、旋后肌肌纤维方向，向下举针，不宜深刺，避免损伤骨间背神经与血管。

附注：手三阳经筋交会。

3. 肘尖次 （图 3-80，3-81）

位置：在肘部，正当尺骨鹰嘴处。

局部解剖：皮肤—皮下组织—皮下滑液囊—肘筋膜—肱三头肌肌腱—尺骨鹰嘴。布有臂后侧皮神经。

主治：肘部疼痛。

参考：肘尖（奇穴）在肘部，屈肘时，鹰嘴突起的尖端。主治：颈淋巴结核，痈，疔，可灸。

治疗方法：毫针法、灸法、推拿法、拔罐法、火针法、物理疗法、水针疗法、长圆针疗法。

注意事项：

（1）结筋点在皮下滑液囊或肱三头肌肌腱处。

（2）行长圆针法恢刺时，应沿肱三头肌肌腱纤维方向，向下举针。

附注：手三阳经筋交会。

4. 天井次 （图 3-80，3-81）

位置：在肘部，当尺骨鹰嘴上缘处。

局部解剖：皮肤—皮下组织—臂筋膜—肱三头肌肌腱—腱间滑液囊—肱三头肌肌腱—腱下滑液囊—肱骨。布有臂后侧皮神经。

主治：肘部疼痛。

参考：天井穴（手少阳三焦经）在肘部，屈肘时，当肘尖直上 1 寸凹陷中。主治：疟食时发，心痛，悲伤不乐；胸痹，肩肉麻木；大风，默默不知所痛，嗜卧，善惊疭，肘痛引肩，不可屈伸，振寒热，颈项肩背痛，臂痿痹不仁，癫狂，吐血，沫出，羊鸣，戾颈（《甲乙》）。妇人无乳，脐下结痛，流入阴中，发作无时（《千金翼》）。癫，痹，吐舌（《外台》）。头顶及肩臂痛，惊悸悲伤（《圣惠》）。心胸痛，咳嗽上气，唾脓不嗜食，风痹，臂肘痛，捉物不得（《铜人》）。五噎十膈，翻胃吐食，筋挛骨痛，小腹胀痛及羊痫（《玉龙》）。短气不得语，耳聋，嗌肿，喉痹，汗出，目锐眦痛，颊肿痛，扑伤，髋疼，脚气上攻（《聚英》）。临床用于偏头痛，扁桃体炎，颈淋巴结结核，荨麻疹，落枕，肘关节及周围软组织疾病。针 0.3～0.7 寸。

治疗方法：毫针法、灸法、推拿法、拔罐法、火针法、物理疗法、水针疗法、长圆针疗法。

注意事项：

（1）浅层结筋点在腱间滑液囊处。深层结筋点在腱下滑囊处。

（2）行长圆针法恢刺时，应沿肱三头肌肌腱纤维方向，向下举针。

（3）宜从肌腱边缘进针，避免损伤肌腱。

附注：手三阳经筋交会。

5. 消烁次（图 3 - 82，3 - 83）

位置：在上臂外侧，当三角肌止点前。

局部解剖：皮肤—皮下组织—臂筋膜—三角肌、肱三头肌肌腱—三角肌腱下滑液囊、桡神经沟—肱骨。布有臂后侧皮神经。其下有桡神经干通过。

主治：上臂疼痛，手麻痛，肩周疼痛，颈肩疼痛。

参考：消烁穴（手少阳三焦经）在臂外侧，当清冷渊与臑会连线中点。主治：头痛，项背急，寒热，痹（《甲乙》）。项如拔，不可左右顾，颈有大气（《千金》）。颈项强急肿痛，癫疾（《聚英》）。臂外廉肿痛，或麻风冷痹及眼花头晕，臂疽（《循经》）。牙疼（《图翼》）。临床用于偏头痛，颈椎病，肩臂疼痛的治疗。针 0.3～0.6 寸。

治疗方法：毫针法、灸法、推拿法、拔罐法、火针法、物理疗法、水针疗法、长圆针疗法。

注意事项：

（1）浅层结筋点在三角肌层，肱三头肌肌纤维于肌腱结合部。深层结筋点在三角肌滑囊处，或在下方的桡神经沟处。

（2）行长圆针法恢刺时，应沿相关肌层肌纤维方向，向上举针。如有触电感时，应提针并改变方向操作。

附注：手三阳、足太阳经筋交会。

6. 臑会次（3 - 81）

位置：在臂外侧，当三角肌后束下份处。

局部解剖

皮肤—皮下组织—臂筋膜—三角肌后束、肱三头肌—肩胛骨。布有臂后侧皮神经，其下方有桡神经干通过。

主治：上臂疼痛，肩周疼痛，颈肩疼痛。

参考：臑会穴（手少阳三焦经）在臂外侧，当肘尖与肩骨连线上，肩骨下3寸，三角肌的后下缘。主治：腠理气（《甲乙》）。肘节痹，臂酸重，腋气痛，肘难屈伸，癫疾，瘤瘿气，咽肿（《千金》）。臂痛，气肿（《外台》）。痉痛（《铜人》）。寒热病，瘰疬（《西方》）。肩肿引胛中痛（《大成》）。肩巨骨肿痛，臂臑不仁（《循经》）。临床用于甲状腺肿大，肩周炎的治疗。针0.5~0.7寸。

治疗方法：毫针法、灸法、推拿法、拔罐法、火针法、物理疗法、水针疗法、长圆针疗法。

注意事项：

（1）浅层结筋点在三角肌后束层。深层结筋点在肱三头肌外侧头起点处。

（2）行长圆针法恢刺时，应沿三角肌肌纤维方向，向后上或后下举针。

附注：手三阳、足太阳经筋交会。

7. 肩髎次（图3-81）

位置：在肩后侧，当三角肌后束于肩胛冈抵止处。

局部解剖：皮肤—皮下组织—肩周筋膜—三角肌中束、后束—肩胛冈。布有锁骨上外侧神经。深层为肩关节囊。

主治：肩周疼痛，肩功能障碍，颈肩疼痛。

参考：肩髎穴（手少阳三焦经）在肩部，肩髃后方，当臂外展时，于肩峰后下方呈现凹陷处。主治：肩重不举，臂痛（《甲乙》）。臂肘痛（《六集》）。臂肿不能举（《针指》）。临床用于肩周炎，中风瘫痪，高血压的治疗。针0.5~1寸。

治疗方法：毫针法、灸法、推拿法、拔罐法、火针法、物理疗法、水针疗法、长圆针疗法。

注意事项：

（1）浅层结筋点在三角肌后束中，深层结筋点在三角肌后束于肩胛冈抵止处。

（2）行长圆针法恢刺时，应沿三角肌肌纤维方向，向后上或外下举针。不宜深刺进入关节腔。

附注：手三阳、足太阳经筋交会。

8. 肩峰（图3-81，3-82，3-83，3-84）

位置：在肩外侧，当肩峰端处。

局部解剖：

皮肤—皮下组织—皮下滑液囊—肩周筋膜—三角肌中束—肩峰下滑液囊—冈上肌肌腱—肩关节。布有锁骨上外侧神经。

主治：肩关节疼痛，肩外展痛，颈肩疼痛，肩背疼。

参考：同肩骨次。

治疗方法：毫针法、灸法、推拿法、拔罐法、火针法、物理疗法、水针疗法、长圆针

疗法。

注意事项：

（1）浅层结筋点在皮下滑液囊处。中层结筋点在三角肌中束肌质层。深层结筋点在肩峰下滑液囊处。

（2）行长圆针法恢刺时，应沿三角肌肌纤维方向，向下举针。不宜深刺，避免误入关节腔。

附注：手三阳、足太阳经筋交会。

9. 冈外（图 3 – 81, 3 – 84）

位置：在肩后侧，当肩胛冈外份下缘处。

局部解剖：皮肤—皮下组织—皮下滑液囊—肩周筋膜—肩胛下横韧带—肩胛上神经、血管—肩胛骨。布有肩胛上及上臂后外侧皮神经。

主治：肩周疼痛，肩背疼痛，颈项疼痛。

参考：同肩骨次。

治疗方法：毫针法、灸法、推拿法、拔罐法、火针法、物理疗法、水针疗法、长圆针疗法。

注意事项：

（1）浅层结筋点在肩胛冈外侧皮下滑液囊处。深层结筋点在肩胛下横韧带层。

（2）行长圆针法恢刺时，应沿肩胛上神经及血管走行方向，向下举针。

附注：手三阳、足太阳经筋交会。

10. 天宗次（图 3 – 81, 3 – 84）

位置：在肩背部，正当冈下窝中。

局部解剖：皮肤—皮下组织—胸腰筋膜—冈下肌—肩胛骨。布有胸神经背侧支。

主治：肩周疼痛，肩背疼痛，颈肩上肢麻木，疼痛。

参考：天宗穴（手太阳小肠经）在肩胛部，当冈上窝中央凹陷处，与第四胸椎相平。主治：肩重肘臂痛，不可举（《甲乙》）。胸胁支满，抢心咳逆（《外台》）。肩胛痛，臂肘外后廉痛，颊颌肿（《铜人》）。项疽之发在于项中，当脊不能回顾，肿连两耳（《痈疽》）。颊颌齿龈肿痛（《六集》）。临床用于肩周炎，肩背软组织损伤，哮喘的治疗。

治疗方法：毫针法、灸法、推拿法、拔罐法、火针法、物理疗法、水针疗法、长圆针疗法。

注意事项：

（1）结筋点在冈下筋膜层或肌层。

（2）行长圆针法恢刺时，应沿冈下肌肌纤维方向，向外上方举针。

附注：手少阳、太阳、足太阳经筋交会。

11. 肩胛冈（3 – 81, 3 – 84）

位置：在肩后侧，当肩胛骨肩胛冈上。

局部解剖：皮肤—皮下组织—斜方肌—斜方肌下滑液囊—肩胛冈。布有胸椎 2、3 脊神经后支。

主治：颈肩疼痛，肩臂疼痛。

参考：同天宗次。

治疗方法：毫针法、灸法、推拿法、拔罐法、火针法、物理疗法、水针疗法、长圆针疗法。

注意事项：

（1）结筋点在肩胛冈斜方肌深面。

（2）行长圆针法恢刺时，应沿斜方肌肌纤维方向，向内上或外下方举针。

附注：手三阳、足太阳经筋交会。

12. 天髎次（图3-81，3-84，3-85）

位置：在背部，当肩胛内上角处。

局部解剖：皮肤—皮下组织—斜方肌—肩胛提肌—肩胛骨。深部为胸腔。布有脊神经胸1、2后支。

主治：肩周疼痛，颈项疼痛，颈肩上肢麻木、疼痛，胸闷，头痛，头晕。

参考：天髎穴（手少阳三焦经）在肩胛部，肩井与曲垣的中间，当肩胛骨上角处。主治：身热汗不出，胸中热满（《甲乙》）。肩重痛不举，热病烦心，心闷而汗不出，掌中热，心痛身热如火，浸淫烦满，舌本痛（《千金》）。肩肿痛引颈，寒热，缺盆痛（《外台》）。项急，臂痛不举（《西方》）。肩臂酸痛，胸中烦闷（《聚英》）。肩肘引痛，项筋强急，项肿大（《循经》）。临床用于落枕，颈椎病，肩痛的治疗。

治疗方法：毫针法、灸法、推拿法、拔罐法、火针法、物理疗法、水针疗法、长圆针疗法。

注意事项：

（1）结筋点在肩胛提肌腱周处。

（2）行长针法恢刺时，应沿肩胛提肌肌纤维方向，向上或向下举针。

附注：手三阳、足太阳经筋交会。

13. 颈横突1-7（图3-86）

位置：在颈部，当颈椎1~7横突顶端处。

局部解剖：皮肤—皮下组织—斜方肌、肩胛提肌—头夹肌、颈夹肌—颈椎横突—前、后、中斜角肌。布有颈1~7脊神经后支。深部为颈神经根和臂丛神经。

主治：颈肩疼痛，肩臂手指麻木，上肢异样感，鱼际肌萎缩。

参考：扶突穴（手阳明大肠经）在喉结旁开3寸，当胸锁乳突肌胸骨头与锁骨头之间。主治：咳逆上气，咽喉鸣，喝，喘息（《甲乙》）。暴瘖气哽（《外台》）。咳多唾（《铜人》）。瘿肿（《循经》）。临床用于落枕，颈椎病，肩痛的治疗。针0.3~0.5寸。

治疗方法：毫针法、灸法、推拿法、拔罐法、火针法、物理疗法、水针疗法、长圆针疗法。

注意事项：

（1）浅层结筋点在头夹肌、颈夹肌及项筋膜层。深层结筋点在颈椎1~7横突浅面和外端，提肩胛肌起点及斜角肌起止点处。

（2）行长针法恢刺时，应沿诸肌肌纤维方向举针。不宜深刺，如遇有触电感时，应提针，改变方向或停止操作。

附注：手足太阳、少阳、经筋交会。

14. 缺盆上（图 3 - 86）

位置：在颈部，当锁骨上窝内，胸锁乳突肌锁骨头后缘处。

局部解剖：皮肤—皮下组织—颈阔肌及颈筋膜—胸锁乳突肌，前、中、后斜角肌，臂丛神经。布有颈横神经。颈根深部为胸膜及胸腔、肺尖。

主治：颈肩疼痛，上肢及手指麻木，上肢及肌肉无力，萎缩。

参考：缺盆穴（足阳明胃经）在锁骨上窝中央，距前正中线 4 寸。主治：肩背引项寒热，寒热瘰疬胸中满，有大气……肩引项不举，缺盆中痛，汗不出，喉痹，咳嗽血（《甲乙》）。咳喘，瘿瘤，项强，咽肿，胸中热（《循经》）。临床用于扁桃体炎，气管炎，支气管哮喘，胸膜炎，膈肌痉挛，甲状腺肿，肩周疼痛的治疗。禁针。

治疗方法：灸法、推拿法、拔罐法、物理疗法。

注意事项：

（1）结筋病灶点在前中斜角肌间隙处。

（2）结筋病灶点靠近胸腔，故不宜针刺。可用理筋推拿、物理疗法等无创伤性治疗。

附注：手足少阳、太阳、阳明、手太阴交会。

15. 颅息次（图 3 - 87）

位置：在头部，当乳突上外缘处。

局部解剖：

皮肤—皮下组织—耳后肌、耳大神经、面神经枕支—乳突。布有三叉神经皮支。

主治：头痛，耳鸣，耳聋，眩晕。

主治参考：同完骨次。

治疗方法：毫针法、灸法、推拿法、拔罐法、火针法、物理疗法、水针疗法、长圆针疗法。

注意事项：

（1）结筋病灶点在耳后肌起点处。

（2）行长圆针法恢刺时，应沿耳后肌肌纤维方向，向枕部或耳根部举针。

附注：手足少阳、太阳经筋交会。

16. 角孙次（图 3 - 87）

位置：在侧头部，耳郭上方。

局部解剖：皮肤—皮下组织—耳上肌、颞筋膜—颞肌。布有耳郭神经分支，颞浅动静脉前支。深部是颅骨。

主治：头痛，耳鸣，耳聋，头晕。

参考：角孙穴（手少阳三焦经）在头部，折耳郭向前，当耳尖直上入发际处。主治：上齿龋（《灵枢》）。齿牙不可嚼，龈肿（《甲乙》）。颈颔枉满（《千金》）。目生肤翳（《铜人》）。颈肿项痛不可顾（《西方》）。唇吻强，头项强（《聚英》）。耳郭红肿（《循经》）。临床用于牙龈炎，牙痛，角膜炎，视网膜出血，视神经炎，中耳炎，耳鸣，耳聋，腮腺炎的治疗。针 0.3～0.5 寸。

治疗方法：毫针法、灸法、推拿法、拔罐法、火针法、物理疗法、水针疗法、长圆针

疗法。

注意事项：

（1）结筋点在耳上肌肌腹层，亦可出现在前缘，颞筋膜附着部。

（2）行长圆针法恢刺时，应沿耳上肌肌纤维方向，向上或向下举针。

附注：手足少阳、太阳经筋交会。

17. 和髎次 （图 3 – 87）

位置：在侧头部，当耳前鬓发后缘处。

局部解剖：皮肤—皮下组织—颞筋膜—耳前肌。布有耳颞神经、面神经。

主治：偏头痛，耳鸣，耳聋。

参考：耳和髎（手少阳三焦经）在头侧部，耳前鬓发际后缘，平耳郭根之前方，颞浅动脉处。主治：头重颔痛，引耳中脓脓嘈嘈（《甲乙》）。牙车引急，颔颊肿（《铜人》）。风头重痛（《西方》）。鼻涕，面风寒，鼻准上肿，晃痛，招摇视瞻，瘛疭，口僻（《聚英》）。临床用于偏头痛，三叉神经痛，面肌痉挛，面神经麻痹，下颌关节功能紊乱的治疗。针 0.1～0.3 寸。

治疗方法：毫针法、灸法、推拿法、拔罐法、火针法、物理疗法、水针疗法、长圆针疗法。

注意事项：

（1）结筋点在颞筋膜耳前肌层。

（2）行长圆针法恢刺时，应沿耳颞神经走行方向，向上或向下举针。针宜细，出针当按压 1 分钟，防止出血。

附注：手足少阳、太阳经筋交会。

18. 太阳次 （图 3 – 87）

位置：在侧头部，当颞窝凹陷处。

局部解剖：皮肤—皮下组织—颞筋膜—颞肌—颅骨人字缝、冠状缝、鳞缝交汇处。布有耳颞神经、颧面神经。

主治：偏头痛，视力疲劳。

参考：太阳穴（奇穴）在颞部，当眉梢与目外眦之间，向后约一横指凹陷中。主治：理风，赤眼头痛，目眩，目涩（《圣惠》）。左右太阳，除血翳两目不明（《玉龙赋》）。偏头风（《集成》）。临床用于各种头痛，急性结膜炎，三叉神经痛，面神经麻痹的治疗。近年来有人用于治疗睑腺炎、溢泪症等。针 0.5～1 寸。

治疗方法：毫针法、灸法、推拿法、拔罐法、火针法、物理疗法、水针疗法、长圆针疗法。

注意事项：

（1）结筋点在颞筋膜层，或在颞肌深面，与骨缝隆起处。

（2）行长针法恢刺时，应沿颞肌肌纤维方向，向上下举针。出针应按压 1 分钟，防止出血。

附注：手足少阳、太阳、阳明经筋交会。

九、手阳明经筋

(一) 手阳明经筋的循行与分布

【原文】

手阳明之筋起于大指次指之端，结于腕，上循臂，上结于肘外，上臑，结于髃。其支者绕肩胛，挟脊。直者从肩髃上颈。其支者，上颊，结于顺。直者上出手太阳之前。上左角，络头，下右颔（图3–88）。(《灵枢·经筋》)

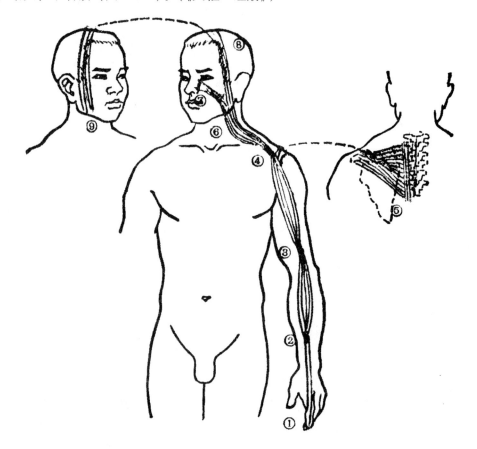

图3–88　手阳明经筋

手阳明之筋，起于大指次指之端①，结于腕，上循臂②，上结于肘外③，上臑，结于髃④；其支者，绕肩胛，挟脊⑤；直者，从肩髃上颈⑥；其支者，上颊，结于顺⑦；直者，上出手太阳之前，上左角，络头⑧，下右颔⑨。

(二) 手阳明经筋的古医家注释

《甲乙经·经筋·卷二》，基本同《灵枢》。"结于肘"无"外"字，"上"作"上绕"，"直者"均作"其直者"，"肩髃"作"肩髀"，"顺"作"觥"。

《太素·经筋·卷十三》，杨上善注："手阳明之筋，起于大指次指之端，结于腕，上循臂，上结于肘外，上，结于髃；其支者，绕肩甲，侠脊；直者，从肩髃上颈；其支者，上颊，结于頄。"肩髃，肩角也，音隅，又音偶也。"其直者，上出手太阳之前，上左角，络头，下右颔。"

《圣济总录·手阳明大肠经·卷一百九十一》，《针灸节要·十二经筋·卷三》，《医学纲目·筋·卷十四》，同《灵枢》。

《灵枢注证发微·经筋·卷二》，马莳注：此详言大肠经之筋，其病为孟夏痹，而刺之有法也。手阳明之筋，起于食指之端商阳穴，由二间、三间、合谷以结于腕上之阳溪穴，循臂上结于肘外之肘骨，又上以结于肩之髃骨。其支者，绕于肩胛，挟脊。其直者，循肩髃以上颈之天鼎穴。又其支者，上出于太阳之前，上于左角，以络于头下于右颔。

《针灸大成·十二经筋·卷七》，同《灵枢》。

《类经·经络类·卷七》，张介宾注："手阳明之筋，起于大指次指之端，结于腕，上循臂，上结于肘外，上臑，结于髃。"大指次指之端，食指尖商阳之次也。历合谷，结于腕上阳溪之次，循臂上廉，又结于肘外肘骨之次，乃上会与足太阳之筋合，结于肩髃，此皆刚筋也。"其支者，绕肩胛，挟脊。"此支自肩髃屈曲后行，绕肩胛，与手足太阳之筋合而挟于脊。"直者，从肩髃上颈。"此直者自肩髃，行巨骨，上颈中天鼎、扶突之次。"其支者，上颊，结于頄。"此支者，自颈上颊入下齿中，上结于手太阳颧骨之分。"直者，上出手太阳之前，上左角，络头，下右颔。"此直者，自颈，出手太阳天窗、天容之前，行耳前上额左角络头，以下右颔。此举左而言，则右在其中，亦如经脉之左之右，右之左也。故右行者，亦上额右角，交络于头，下至颔，以合于太阳、少阳之筋。

《周氏经络大全·诸经经筋·第七》，周孔四注：其手阳明大肠之筋，起于大指次指之端，结于腕，一结也。上循臂，上结于肘外，二结也。上、结于髃，三结也。其支者，绕肩胛，侠脊；直者，循肩髃上颈；其支者，上颊，结于頄，四结也。直者，上出手太阳之前，上左角络头下右颔。

（三）手阳明经筋的解剖分析

1."起于大指次指之端，结于腕。上循臂，上结于肘外。"

（1）指总伸肌（见手少阳经筋）

（2）桡侧腕长伸肌（图3-89）

起于肱骨外上髁肱桡肌起点之下方，外侧肌间隔，下行形成扁腱，经腕背在拇长展肌、拇短伸肌腱之深面形成鼻烟窝底，止于第二掌骨底。有伸腕和协助手外展功能。受桡神经（C_5、C_6）支配。

（3）桡侧腕短伸肌（图3-89）

位于桡侧腕长伸肌之深面，与指总伸肌、小指固有伸肌及尺侧腕伸肌总腱起于肱骨外上髁、外侧肌间隔、桡侧副韧带，向下移行于扁腱，经拇长展肌、拇短伸肌腱的深面，在腕背亦参与构成鼻烟窝底，止于第三掌骨底，功能同桡侧腕长伸肌。受桡神经（C_5、C_6）支配。

（4）拇短伸肌（图3-90）

位于拇长展肌之内侧。起自桡骨体背面拇长展肌之下，与拇长展肌腱同行，参与鼻烟

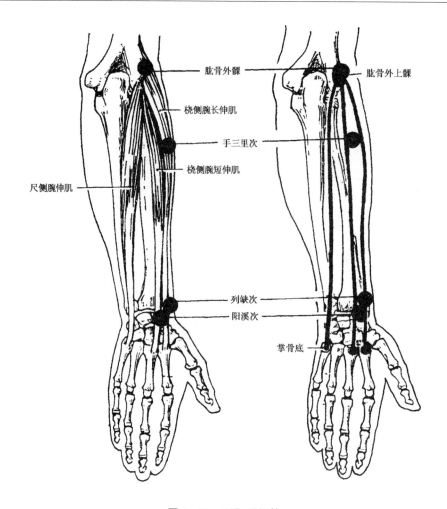

图 3 - 89　手阳明经筋

手阳明之筋，起于大指次指之端，结于腕，上循臂，上结于肘外……

窝外侧界，止于拇指第一节指骨底之背面。有伸拇指并协助伸腕及手外展功能。受桡神经（C_5、C_6）支配。

（5）拇长伸肌（图 3 - 90）

位于拇短伸肌尺侧，起自尺骨体背面中 1/3 外侧，拇长展肌起点之下方，向下行经腕背侧韧带深面，形成鼻烟窝的内侧界，止于拇指第二节指骨底，主伸拇指，助伸腕和手的外展。

（6）拇长展肌（图 3 - 90）

起自尺骨和桡骨中部背面及其间骨间膜，斜向外下方，与桡侧伸腕长、短肌斜行交叉，经腕背韧带深面，止于第 1 掌骨底外侧，其可使拇指和全手外展，前臂旋后。受桡神经（$C_6 \sim C_8$）支配。

（7）拇短展肌（图 3 - 90）

紧贴拇长伸肌外侧，起点行程相同，止于第 1 指骨底背侧，其可使第 1 指骨、拇指外展，受桡神经（$C_6 \sim C_8$）支配。

以上诸肌在肱骨外上髁、腕背侧横韧带下与鼻烟窝处常出现结筋病灶点。

（8）旋后肌（图3-90）

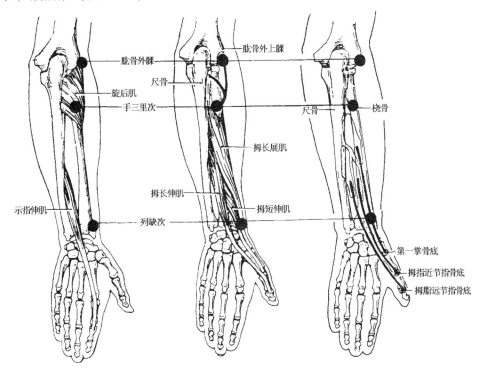

图3-90 手阳明经筋

手阳明之筋，起于大指次指之端，结于腕，上循臂，上结于肘外……

是短而位置较深的肌肉，为肱桡肌、腕伸肌、肘后肌等所遮盖。起于肱骨外上髁、肘关节桡侧副韧带及环状韧带和尺骨旋后肌嵴，其纤维被桡神经深支穿过而分成浅、深二层，向前下方，从外、前、后三方面包绕桡骨的上1/3，并从外、前、后三方面止于桡骨。在浅、深两层肌束桡骨抵止处之间形成裸区，出现率为63.6%，裸区宽度变动在0.1～0.9厘米，长度0.7～4.4厘米之间。通行于旋后肌浅深两层的桡神经深支受裸区的大小、位置以及前臂旋后等功能影响。是前臂旋后的主要肌。

旋后肌被桡神经深支（骨间背侧神经）所穿过，而分成浅、深二层，在浅层近侧缘形成旋后肌弓，弓的横径和纵径都在0.1～1.2厘米左右，其中旋后肌弓为腱性者（即Frohse弓）占18%。半肌半腱性者占78%。全为肌性者仅占4%，骨间背侧神经均在旋后肌弓深方入肌，因此被认为旋后肌弓若为腱性时，常是桡侧管综合征，即桡神经受压的重要因素之一，可出现结筋病灶。

旋后肌受桡神经（C5、C6）支配，可有1～5支，以2～3支多见，旋后肌支大多数经旋后肌深面入肌，且多数走行于骨间后神经的两侧。

（9）腕桡侧副韧带（图3-75）

腕桡侧副韧带上方起自桡骨茎突尖部的前面，散布于舟骨、头状骨和大多角骨。

（10）桡侧腕背侧韧带（图3-75）

　　桡腕背侧韧带较上述韧带薄弱，位于关节囊的后面，上方起自桡骨下端的后缘，斜向内下方，止于舟骨、月骨和三角骨，并与腕骨间背侧韧带相移行。

　　腕关节非生理性过度活动时，可损伤诸韧带，从而在相应处，出现结筋病灶点。

2. "上结于髃"

　　（1）肱三头肌（见手太阳经筋）

　　（2）三角肌前束（图3-81，3-91）

　　三角肌的前部，起自锁骨外1/3前缘，恰对斜方肌止点。前缘借胸大肌间三角与胸大肌锁骨部相隔。该肌束与三角肌中束因运动方向不一致而磨损，与肩峰摩擦更加重损伤，故常出现结筋病灶。

　　（3）肩锁关节与肩锁韧带（图3-91）

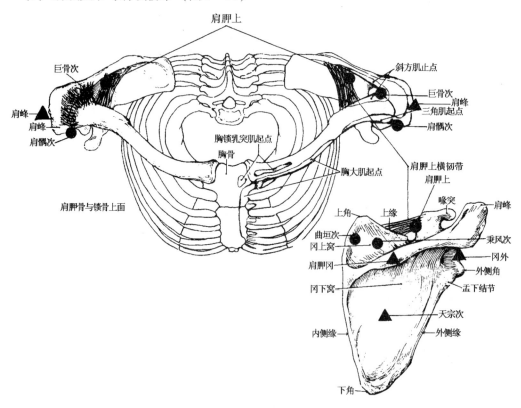

图3-91　手阳明经筋

……其支者，绕肩胛，挟脊；直者，从肩髃上颈……

　　肩锁关节由肩胛骨肩峰关节面和锁骨肩峰关节面构成，关节面覆盖纤维软骨，上部因有韧带加强而增厚。肩锁关节韧带为关节囊上部增厚部分，呈长方形，联结锁骨肩峰端与肩峰上面，肩部非生理性活动会损伤肩锁关节和肩锁韧带，出现结筋病灶点。

3. "其支者，绕肩胛，挟脊。"

　　（1）冈上肌（图3-84，3-92）

　　起自冈上窝及冈上筋膜，肌束斜向外上，经肩峰下，抵止肱骨大结节，并和肩关节囊聚合。该肌与肩峰深面隔有滑液囊，有使肱骨外展外旋的作用。冈上肌受肩胛上神经（C_5，C_6）支配。其起止点、冈上肌肌腹可因肩非生理性外展活动而出现结筋病灶。

（2）斜方肌（见足太阳经筋）

（3）提肩胛肌（见手少阳经筋）

（4）菱形肌（见手太阳经筋）

4."其直者，从肩髃上颈。"

（1）肩胛上横韧带（图3-91）

肩胛上横韧带为三角形的小韧带。联结肩胛骨背侧面的上缘与喙突根部，横跨肩胛切迹的上方，将切迹围在一孔，有肩胛上神经通过。该处受肩胛活动损伤后，可出现结筋病灶。

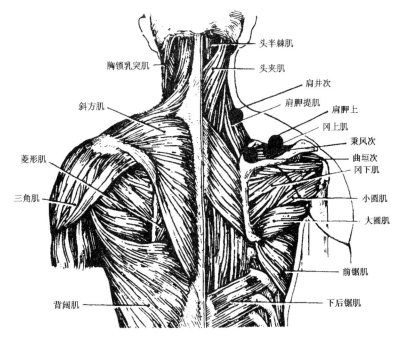

图3-92　手阳明经筋

……其支者，绕肩胛，挟脊；直者，从肩髃上颈……

（2）斜方肌（见足太阳经筋）

（3）提肩胛肌（见手少阳经筋）

5."其支者，上颊，结于颅。直者，上出手太阳之前，上左角，络头，下右颔。"

（1）胸锁乳突肌（见足少阳经筋）

（2）咬肌（见足阳明经筋）

（3）颧肌（见足阳明经筋）

（4）耳前肌（见足阳明经筋）

（5）额枕肌（见足太阳经筋）

（6）颞肌（见足少阳经筋）

（四）手阳明经筋的筋结点与结筋病灶点

1. 阳溪次（图 3 - 89，3 - 74，3 - 75）

位置：在腕背侧，当腕横纹桡侧端。

局部解剖：皮肤—皮下组织—前臂筋膜—桡侧腕副韧带—拇指展肌、拇短伸肌肌腱—腕关节。

主治：腕部疼痛，腕无力。

参考：阳溪穴（手阳明大肠经）在腕背横纹桡侧，手拇指上翘时，当拇长、短伸肌腱之间的凹陷中。主治：苦肠中切痛，如锥刀所刺，无休息时（《脉经》）。鼻衄衊，热病汗不出，遗目，目痛瞑，头痛，龋齿痛，泣出，厥逆头痛，胸满不得息，疟寒甚，痂疥（《甲乙》）。臂腕外侧痛不举，疟甚苦寒，咳呕沫（《千金》）。惊（《千金翼》）。热病烦心，癫疾，善笑见鬼，喉痹，耳聋鸣，肠澼，肘臂痛，虚则肩不举，吐舌，戾颈，妄言（《外台》）。狂（《医心》）。目风赤野有翳（《铜人》）。咽如刺，心闷而汗不出，掌中热，心痛，身热浸淫，烦满，舌本痛（《西方》）。两手腕疼，不能摇物，无力（《琼瑶》）。临床用于腕关节炎，腱鞘炎，咽炎，扁桃体炎，鼻炎，耳聋，耳鸣，面神经麻痹，结膜炎，角膜炎，癫痫，精神病的治疗。针 0.3～0.5 寸。

操作方法：毫针法、灸法、推拿法、拔罐法、火针法、物理疗法、水针疗法、长圆针疗法。

注意事项：

（1）结筋点在腕横韧带、腕桡侧副韧带层。

（2）行长圆针法恢刺时，应沿拇指展肌及桡侧副韧带纤维方向，向上或向下举针。

（3）不宜深刺误入关节腔。

附注：手阳明、少阳、太阴经筋交会。

2. 列缺次（图 3 - 89，3 - 90）

位置：在腕背侧，当桡骨茎突凹陷中。

局部解剖：皮肤—皮下组织—前臂筋膜—拇短伸肌腱、拇指展肌腱腱鞘、拇短伸肌、拇指展肌肌腱—桡骨茎突。布有前臂外侧皮神经、桡神经背侧支。

主治：腕部疼痛，腕痛引前臂及拇指疼痛，腕无力。

参考：列缺穴（手太阴肺经）在前臂桡侧缘，桡骨茎突上方，腕横纹上 1.5 寸，当肱桡肌与拇长展肌腱之间。主治：热病，先手臂厥疭，唇口聚，鼻张目下，汗出如转珠，两乳下二寸坚，胁满，悸疟，热盛，寒热，胸前急，喉痹，咳上气喘，掌中热，数欠伸，汗出善忘，四肢厥逆，善笑，溺白（《甲乙》）。男子阴中寒痛，尿血精出（《千金》）。偏风，口歪，半身不遂，腕劳（《外台》）。临床用于腕关节软组织疾病，口眼歪斜，项强，鼻出血，咽炎，支气管炎，遗尿，尿潴留的治疗。针 0.2～0.3 寸。

治疗方法：毫针法、灸法、推拿法、拔罐法、火针法、物理疗法、水针疗法、长圆针疗法。

注意事项：

（1）结筋点在拇短伸肌、拇指展肌腱鞘处。

（2）行长圆针法恢刺时，应沿拇指展肌腱及桡神经浅支走行方向，向下举针。

附注：手阳明、少阳、太阴经筋交会。

3. 手三里次（图3-89，3-90）

位置：在前臂桡侧，当指总伸肌与旋后肌交界处。

局部解剖：皮肤—皮下组织—前臂筋膜—桡侧腕长、短伸肌—指总伸肌—旋后肌腱弓—桡骨。有桡神经深支通过，布有前臂皮神经。

主治：前臂疼痛，前臂及指腕疼痛，肘关节疼痛，肩关节疼痛。

参考：手三里（手阳明大肠经）在前臂背面桡侧，当阳溪与曲池连线上，肘横纹下2寸。主治：肠腹时寒，腰痛不得卧（《甲乙》）。腹膜时寒，齿痛，颐颊肿（《外台》）。肘臂酸重，屈伸难（《圣惠》）。手臂不仁，肘挛不伸，颊颔肿，瘰疬（《铜人》）。两背膊不遂，无力（《琼瑶》）。霍乱，遗矢，失音，中风口㖞，手足不随（《聚英》）。偏风疼痛，颊红肿（《太乙》）。下牙疼（《逢源》）。临床用于牙痛，扁桃体炎，腮腺炎，网球肘炎，肩周炎，中风偏瘫，腹痛，腹泻的治疗。针0.5～0.8寸。

治疗方法：毫针法、灸法、推拿法、拔罐法、火针法、物理疗法、水针疗法、长圆针疗法。

注意事项：

（1）结筋点在旋后肌腱弓层，或在诸指伸肌交界间。

（2）行长圆针法恢刺时，应沿桡神经走行方向，向上或向下举针。

附注：手阳明、少阳经筋交会。

4. 肱骨外髁（图3-89，3-90）

位置：在肘部，正当肱骨外上髁处。

局部解剖：

皮肤—皮下组织—肘筋膜—桡侧腕长伸肌、指总伸肌、肘肌、桡侧腕长、短伸肌—肱骨外上髁。布有前臂皮神经。

主治：前臂疼痛，肘关节疼痛，上肢无力。

参考：肘髎穴（手阳明大肠经）在臂外侧，屈肘，曲池上方1寸，当肱骨边缘处。主治：肩肘节酸重，臂痛，不可屈伸（《甲乙》）。风劳嗜卧，臂痛不举，肩重，腋急，肘臂麻木不仁（《聚英》）。临床用于肩周炎，中风偏瘫，肱骨外上髁炎的治疗。针0.3～0.6寸。

治疗方法：毫针法、灸法、推拿法、拔罐法、火针法、物理疗法、水针疗法、长圆针疗法。

注意事项：

（1）结筋点在肱骨外上髁处。

（2）行长圆针法恢刺时，当沿伸肌肌纤维方向，向下举针。

（3）有骨膜肥厚的，可短刺骨膜以松解之。

附注：手阳明、少阳经筋交会。

5. 肩髃次（图3-91）

位置：在肩部，肩峰前方锁骨外端三角肌前束抵止处。

局部解剖：皮肤—皮下组织—臂筋膜—三角前、中束—肩关节。布有臂外侧皮神经。

主治：肩周疼痛，胸闷。

参考：肩髃穴（手阳明大肠经）在臂前部，肩外展时，正当肩峰前下方凹陷中。主治：肩中热，指臂痛（《甲乙》）。偏风，半身不遂，热风，刺风，手不上头，捉物不得，挽弓不开，臂冷酸痛，无力，颜色焦枯，劳气失精，肩背重（《千金翼》）。胗风，胸俯仰风，刺风，风虚，臂细无力，臂冷而缓（《圣惠》）。热风瘾胗，手臂挛急，筋骨酸疼（《铜人》）。手背红肿痛，寒湿麻木（《玉龙》）。头不可以顾（《西方》）。中风，手足不遂，伤寒，热不已，四肢热，诸瘿气（《聚英》）。乳痈之发，其证不一，有发正于乳上曰乳气，乳左曰乳囊，乳右曰乳疽，乳下曰乳岩，当乳头所发曰乳毒（《痈疽》）。胸中有瘀血，肩臂不得屈伸（《逢源》）。临床用于中风偏瘫，高血压，肩周炎，乳腺炎，荨麻疹的治疗。针0.8~1寸。

治疗方法：毫针法、灸法、推拿法、拔罐法、火针法、物理疗法、水针疗法、长圆针疗法。

注意事项：

（1）结筋点在肩峰前缘，三角肌前中束间。

（2）行长圆针法恢刺时，应沿三角肌肌纤维方向，向下举针。不宜深刺。

附注：手阳明、少阳、太阴、厥阴、足太阳、少阳经筋交会。

6. 巨骨次（图3-91）

位置：在肩前部，当肩锁关节处。

局部解剖：皮肤—皮下组织—胸筋膜—肩锁关节囊—肩锁关节。布有锁骨上皮神经。

主治：肩关节疼痛，胸痛，胸闷。

参考：巨骨穴（手阳明大肠经）在臂上部，当锁骨肩峰与肩胛冈之间凹陷处。主治：肩背痹不举，血瘀肩中，不能动摇（《甲乙》）。惊痫，破心吐血（《圣惠》）。临床用于肩关节及周围软组织疾患，颈淋巴结结核，癫痫的治疗。

治疗方法：毫针法、灸法、推拿法、拔罐法、火针法、物理疗法、水针疗法、长圆针疗法。

注意事项：

（1）结筋点在肩锁关节处。

（2）行长圆针法恢刺时，应沿肩锁关节囊向外举针。

附注：手阳明、少阳、足太阳经筋交会。

7. 肩胛上（图3-91，3-92）

位置：在肩部，当肩胛骨上缘，喙突与肩胛内角之间。

局部解剖：皮肤—皮下组织—肩胛上筋膜—斜方肌—肩胛上横韧带—肩胛上神经—肩胛骨上缘。布有锁骨上皮神经。其前方为胸腔。

主治：肩周疼痛，肩胛区疼痛，颈项疼痛。

参考：同巨骨次。

治疗方法：毫针法、灸法、推拿法、拔罐法、火针法、物理疗法、水针疗法、长圆针疗法。

注意事项：

（1）结筋点在肩胛横韧带处。

（2）慎用长圆针法，诸针法不宜深刺。

（3）宜采用按摩推拿，弹拨肩胛上韧带处结筋点。

附注：手阳明、少阳、足太阳经筋交会。

8. 秉风次（图3-91，3-92）

位置：在肩背部，正当冈上窝中。

局部解剖：皮肤—皮下组织—肩胛上筋膜—冈上肌—肩胛骨。布有锁骨上神经。

主治：肩周疼痛，肩外展痛，颈肩疼痛。

参考：秉风穴（手太阳小肠经）在肩胛部，冈上窝中央，天宗直上，举臂有凹陷处。主治：肩痛不能举（《外台》）。项强不得回顾，腠理不得致密，风邪易入，咳嗽顽痰（《循经》）。临床用于肩周炎，落枕，支气管炎的治疗。针0.3~0.5寸。

治疗方法：毫针法、灸法、推拿法、拔罐法、火针法、物理疗法、水针疗法、长圆针疗法。

注意事项：

（1）结筋点在冈上筋膜或冈上肌层。

（2）行长圆针法恢刺时，应沿冈上肌肌纤维方向，向内或向外举针。

附注：手阳明、少阳、太阳经筋交会。

9. 曲垣次（图3-91，3-92）

位置：在肩部，当肩胛骨冈上窝内缘处。

局部解剖：皮肤—皮下组织—肩胛上筋膜—冈上肌起始部—肩胛上窝。布有胸神经皮支。

主治：肩周疼痛，肩外展疼痛，颈肩疼痛。

参考：曲垣穴（手太阳小肠经）在肩胛部，冈上窝内侧端，当肺俞与第2胸椎棘突连线的中点处。主治：肩胛周痹（《甲乙》）。肩膊拘急痛闷（《西方》）。临床用于肩背疼痛的治疗。

治疗方法：毫针法、灸法、推拿法、拔罐法、火针法、物理疗法、水针疗法、长圆针疗法。

注意事项：

（1）结筋点在肩胛上窝内缘，冈上肌起始部。

（2）行长圆针法恢刺时，应沿冈上肌肌纤维方向，向外举针。

附注：手阳明、少阳、太阳经筋交会。

10. 肩井次（图3-92）

位置：在颈根部，当肩胛内上角直上，斜方肌上束与提肩胛肌交界处。

局部解剖：皮肤—皮下组织—颈筋膜—斜方肌—提肩胛肌—颈椎。布有锁骨上皮神经、颈神经皮支。前内侧为胸腔，有椎动脉、颈总动脉通过。

主治：颈肩疼痛，胸闷，头晕，头痛，肩背疼痛。

参考：肩井穴（足少阳胆经）在肩上，前直对乳中，当大椎与肩峰端连线的中点上。

主治：肩背痹痛，臂不举，寒热凄索（《甲乙》）。九漏，卵偏大颓病（《千金》）。难产，上气咳逆，短气，风劳百病（《千金翼》）。五劳七伤，头项不得回顾，背膊闷，两手不得向头，或因马拗伤，腰髋疼，脚气……妇人怀胎落讫，觉后微损，手足弱者（《圣惠》）。颈项不得回顾，或因扑伤腰髋疼，脚气上攻……若妇人堕胎后手足厥逆，针肩井立愈，若灸更胜针，可灸七壮（《铜人》）。中风气塞，涎口不语，肾虚腰痛，逆气，头项痛（《聚英》）。肘臂不举，仆伤（《入门》）。临床用于颈椎病，落枕，颈淋巴结结核，中风偏瘫，牙痛，乳腺炎，功能性子宫出血，小儿肌性斜颈的治疗。针0.3~0.5寸。

治疗方法：毫针法、灸法、推拿法、拔罐法、火针法、物理疗法、水针疗法、长圆针疗法。

注意事项：

（1）结筋点在颈根部，斜方肌上束与提肩胛肌交界处。

（2）行长圆针法恢刺时，应沿提肩胛肌肌纤维方向，向上举针。

（3）不可向前下方深刺，防止误入胸腔，防止误伤颈总动脉、椎动脉。

附注：手阳明、少阳、太阳、足太阳、少阳经筋交会。

十、手太阴经筋

（一）手太阴经筋的循行与分布

【原文】

手太阴之筋起于大指之上，循指上行，结于鱼后①，行寸口外侧，上循臂，结肘中，上臑内廉，入腋下，出缺盆，结肩前髃，上结胸里，散贯贲②，合贲下抵季胁（图3-93）。（《灵枢·经筋》）

【注释】

①鱼后：鱼际的后缘。

②散贯贲：散布于贲门。

（二）手太阴经筋的古医家注释

《甲乙经·经筋·卷二》：手太阴之筋，起于大指之上，循指上行，结于鱼际后行寸口外侧，上循臂，结肘中，上臑内廉，入腋下，上出缺盆，结肩前髃，上结缺盆，下结于胸里，散贯贲，合胁下，抵季胁。

《太素·经筋·卷十三》，杨上善注："手太阴之筋起于大指之上，循指上行，结于鱼后。"大指表名为上，循手向胸为上行也。"行于寸口外侧上循臂结于肘中，上臑内廉入腋下，出缺盆，结肩前髃，上结缺盆。"并太阴脉行，故在也。肩端之骨名肩髃，是则后骨之前，即肩前髃也。贲，谓膈也。筋虽不入脏腑，仍散于膈也。

《千金要方·肺藏·卷十七》：其筋起于手大指之上，循指上行，结于鱼际，行寸口外侧，上循臂，结肘中，上臑内廉，入腋下，上出缺盆，结肩前髃，上出缺盆，下结胸里，散贯贲，下抵季胁。

《圣济总录·手太阴肺经·卷一百九十一》，基本同《灵枢》，"鱼后"作"鱼际之后"，句末无"胁"字。

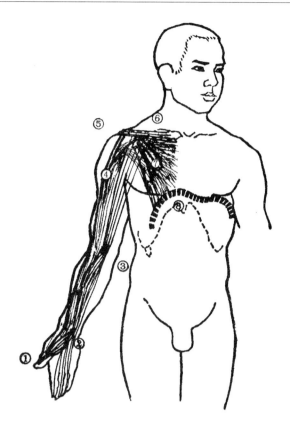

图 3 - 93　手太阴经筋

　　手太阴之筋，起于大指之上①，循指上行，结于鱼后②，行寸口外侧，上循臂，结肘中③，上臑内廉，入腋下④，出缺盆，结肩前髃⑤，上结缺盆⑥，下结胸里⑦，散贯贲，合贲下，抵季胁⑧。

　　《针灸节要·十二经筋·卷三》，基本同《灵枢》，"手太阴"误作"手太阳"。

　　《医学纲目·经筋·卷十四》，同《灵枢》。

　　《灵枢注证发微·经筋·卷二》，马莳注：手太阴之筋，起于手大指端之少商穴，循指上行，结鱼际后，行寸口之外侧，上循臂，以结于肘中之尺泽，上之内廉，入于腋下三寸之天府，以出于缺盆，结于肩前髃骨，又上结于缺盆，下结胸里，散贯于贲。贲者，鬲也，胃气之所出。胃出谷气以传于肺，肺在鬲上，故胃为贲门。合贲下，抵季胁。

　　《针灸大成·十二经筋·卷七》，同《灵枢》。

　　《类经·经络类·卷七》，张介宾注："手太阴之筋……行寸口外侧。"手大指上，少商之次也。鱼后，鱼际也。寸口外侧，即列缺之次。"上循臂……入腋下。"上循臂结于肘尺泽之次，上臑内廉天府之次，乃横入腋下，与手少阴之筋合，此上皆刚筋也。"出缺盆，结肩前髃。"此自腋下上出缺盆，行肩上三阳之前，而结于肩之前髃也。"上结缺盆，下结胸里，散贯贲，合贲，下抵季胁。"此上行者，自腋而上，并足三阳之筋上结于缺盆。下行者，自腋入胸，结于胸里，散贯于胃上口贲门之分，与手厥阴之筋合也，下行抵季胁，与足少阳、厥阴之筋合。（愚按：《四十四难》七冲门者，胃为贲门。杨玄操云：贲者，膈也，胃气之所出，胃出谷气以传于肺，肺在膈上，故胃为贲门。详此则经络之行于三焦，脏腑之列于五内，其脉络相贯之处，在上焦则联于咽喉，中焦则联于贲膈，下焦则联于二阴，舍此三处，无所连属矣。贲，音秘，又音奔。）

《灵枢集注·经筋·卷二》，张志聪注：手太阴之筋，起于手大指端之少商间，循臂肘上，入腋下，结于肩之前髃，上结于缺盆，下结于胸里，散夹于胃脘之贲门间，合于贲门而下抵季胁。

《周氏经络大全·诸经经筋第七》，周孔四注：其手太阴肺之筋，起于手大指上，循指上行，结于鱼后，一结也；行寸口外侧，上循臂，结于肘中，二结也；上臑内廉，入腋下，出缺盆，结肩前髃。三结也；上结于缺盆，四结也；下结胸里，五结也；散夹贲门，合贲下抵季胁。

（三）手太阴经筋的解剖分析

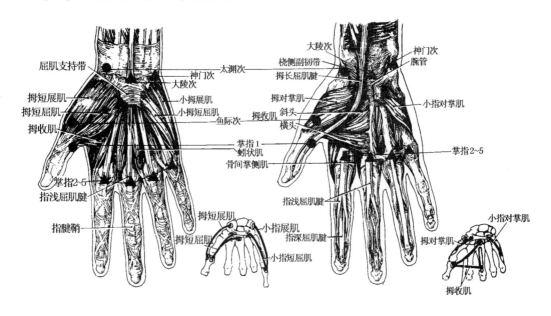

图 3 - 94　手太阴经筋

手太阴之筋，起于大指之上，循指上行，结于鱼后，行寸口外侧……

1. "起于大指之上，循指上行，结于鱼后，行寸口外侧，上循臂，结于肘中。"

（1）拇长屈肌（图 3 - 94）

拇长屈肌腱全长有一滑液鞘包绕，出腕管后转向外行，位于拇短屈肌浅、深两头之间和拇收肌浅面，然后进入拇指的腱纤维鞘，止于拇指远节指骨底掌侧。其肌腱位于肌腹的一侧，属单羽状肌。

（2）拇短屈肌（图 3 - 94）

拇短屈肌位于拇短展肌的尺侧，有浅、深二头。浅头起自腕横韧带、桡侧腕屈肌腱鞘和大多角骨嵴；深头较弱，起自小多角骨掌面和 2 ~ 3 掌骨底。两头向前外汇合后，在其深面有拇长屈肌腱通过。在掌指关节处，拇短屈肌形成细腱，并有少量纤维与关节囊相连，最后止于近侧指骨底的桡侧和桡侧籽骨，也有部分纤维止于伸肌扩张部。功能主要为屈拇指和协助拇指内收和对掌。

两肌通过指骨底籽骨处、滑液鞘，通过腕横韧带处常有结筋病灶点。

（3）拇对掌肌（图3-94）

拇对掌肌位于拇短展肌深面，是鱼际肌群中较宽厚的扁形肌。起自腕横韧带和舟骨结节及大多角骨。肌纤维向前外，止于第一掌骨外侧缘的全长，几达掌骨头，是拇指对掌运动的主要肌。该肌受正中神经（C_6、C_7）支配，占83%；尺神经支配占9%；双重神经支配占7.5%。

（4）拇收肌（图3-94）

拇收肌是鱼际肌中最深的一块，位于拇短肌和拇长屈肌腱的深面，有横头和斜头。横头起自第三掌骨的掌面以及头状骨；斜头起自头状骨，小多角骨处的腕横韧带和桡侧屈腕肌腱鞘。两头向桡侧方向集中成一短腱，止于近侧指骨底尺侧及尺侧籽骨，也有纤维连接关节囊止于伸肌扩张部，参与伸肌腱帽的构成。主要功能为使拇指内收和屈曲。该肌受尺神经（$C_8 \sim T_1$）支配。

两收肌在掌骨侧止点，及抵止点籽骨处常出现结筋病灶点。

（5）桡腕掌侧韧带（图3-95）

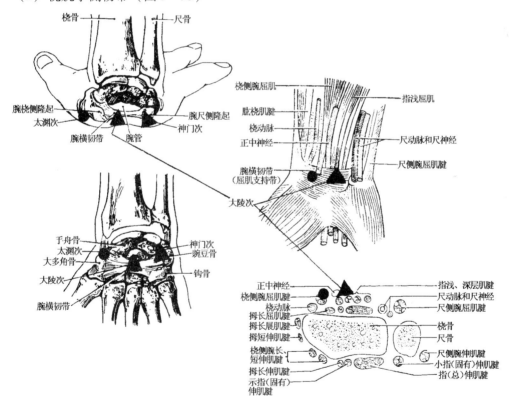

图3-95 手太阴经筋

手太阴之筋，起于大指之上，循指上行，结于鱼后，行寸口外侧……

桡腕掌侧韧带宽阔而坚韧，位于关节囊的前外侧，上方起自桡骨下端的前缘和茎突，斜向内下方，止于舟骨、月骨、三角骨和头状骨的掌侧面。

该韧带过度劳损可出现结筋病灶点。

（6）肱桡肌（图3-95）

位于前臂前外侧浅层的一块肌，起于肱骨外上髁上嵴的上2/3及外侧肌间隔，下行至前臂中点处聚成扁腱，止于桡骨茎突上方。有协助屈肘和协调前臂旋前或旋后的作用，受桡神经（C_5，C_6）支配。

该肌起点，即肱骨外髁上份及外侧肌间隔和桡骨茎突止点可出现结筋病灶点。

（7）拇长屈肌腱鞘（图3-94，3-95）

位于腕管桡侧，故也称桡侧滑液囊。自肌腱止端起，包裹拇长屈肌腱，延至腕横韧带上方二横指处。腱鞘全长绝大多数（90%）均未中断，但在个别情况下亦有被分成二段者。正中神经位于桡、尺二滑囊间的浅面，腱鞘炎时可累及正中神经，出现结筋病灶。

（8）腕横韧带（图3-95）

腕横韧带为坚韧的横行纤维，连结腕尺侧隆起和腕桡侧隆起，该韧带与腕骨沟共同构成一个骨性纤维管，即腕管。管内通过指深浅屈肌腱、正中神经等。

拇长屈肌腱鞘在腕管卡压时可出现结筋病灶点。

2. "上臑内廉，入腋下，出缺盆，结肩前髃，上结缺盆。"

（1）肱二头肌（图3-96）

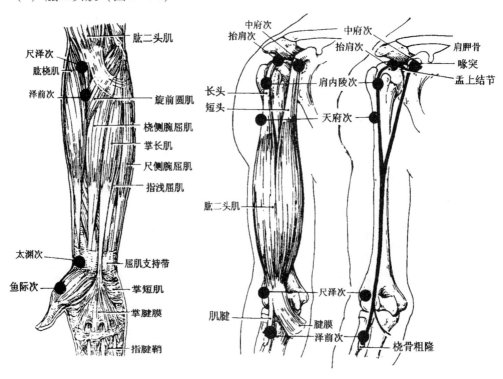

图3-96　手太阴经筋

手太阴之筋，起于大指之上，循指上行，结于鱼后，行寸口外侧，上循臂，结肘中，上臑内廉，入腋下，出缺盆，结肩前髃，上结缺盆……

它起于肩胛骨的盂上粗隆，横越肱骨头的中央偏内侧进入结节间沟，在沟的前面有横韧带防止肌腱滑脱，同时也与关节囊、肌腱袖密切相关。二头肌长头腱很像一稳定的吊带悬挂肱骨头，同时又可以防止肱骨头与喙肩弓突然相碰。二头肌长头腱在无病变情况下可耐受67.5kg拉力，对肩关节有重要的支持作用。由于二头肌长头腱与结节间沟的特有解剖关系，故为二头肌腱炎、二头肌长头断裂的好发部位。这与其他部位肌腱断裂常发生有肌肉与肌腱相接处有所不同，通常的解释是：肩关节周围炎，肱骨头增生性骨疣或骨刺的长期摩擦而使肌腱的退行性变，或外科颈骨折，复位不准，或因年龄增长、骨质增生等因素，而导致结节间沟形态的改变，尤其是肩袖所发生的退行性变，所累及的二头肌长头腱的退化。因此，只要轻微的外力或毫无外伤的情况下，都有可能引起二头肌长头腱断裂。一般多见于40岁以后的中老年患者。

二头肌短头起于肩胛骨喙突，有喙突滑液囊相隔。通常在臂的下份与长头合并成一肌腹，止于桡骨粗隆，并有肱二头肌腱下和尺桡骨间滑囊与尺、桡骨相隔。从桡骨粗隆的解剖位置看，易于理解二头肌的功能有协助屈和内收肩关节的作用，但主要为屈肘关节。另外，在肘关节屈和旋前的条件下，有使桡尺关节旋后的功能。当拧紧螺丝钉或用拔塞钻将瓶塞拔出的动作，都是二头肌的功能，故有"开瓶塞"肌之称。

两肌在喙突部起点和肱骨内侧、肱骨结节、桡肌粗隆滑囊处止点常出现结筋病灶点。肱二头肌长头肌腱沟处更易出现结筋病灶点。

（2）胸大肌（图3-97）

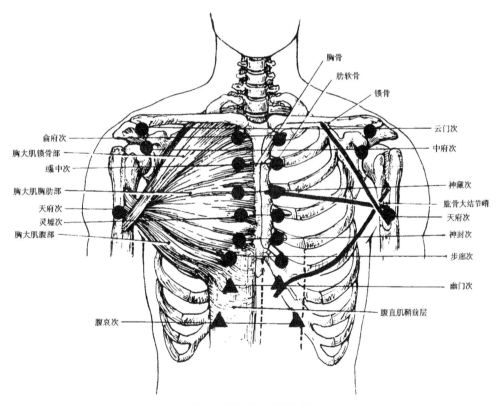

图3-97　手太阴经筋

……上结缺盆，下结胸里，散贯贲，合贲下，抵季胁……

胸大肌呈扇形，起点范围大，自锁骨内侧部至胸骨和第1~6肋软骨和腹直肌肌鞘，肌束向外集中成扁腱，由腱下滑囊与骨相隔，止于肱骨大结节嵴。胸大肌可使肱骨内收，内旋，上提肋骨协助呼吸。

该肌胸骨缘起点，腹直肌鞘及肋软骨诸起点及止点滑囊处可出现结筋病灶点。

（3）胸小肌（见手厥阴经筋）

（4）锁骨下肌（见足少阳经筋）

（5）喙肩弓（图3-98）

临床上称之为肩峰锁骨弧，在局部解剖上属于肩峰下区的一部分。由喙突、喙肩韧带和肩峰所构成。弓下面呈平滑的凹形，并与肩峰下囊相邻，位于肩关节上方，有良好的保护作用，是防止肩关节向上脱位的主要装置。同时由于喙突和肩峰，皆低于肱骨头之顶端，故也能起到防止肱骨头向前、后移位的作用。喙锁韧带间，有一滑液囊缓冲韧带间的摩擦。

当肱骨头向上、前、后有异常运动时，则与喙肩弓撞击摩擦，可出现结筋病灶点。

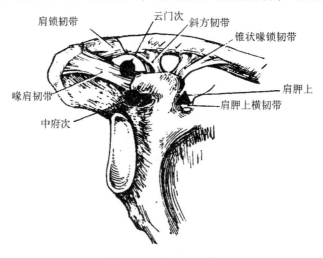

图3-98　手太阴经筋

……出缺盆，结肩前髃，上结缺盆……

3. "下结胸里，散贯贲，合贲下抵季胁。"

（1）胸大肌（见本经经筋）

（2）胸小肌（见手厥阴经筋）

（3）肋间肌（见足少阳经筋）

（4）膈肌（见足太阴经筋）

（5）腹外斜肌（见足少阳经筋）

（6）腹直肌（见足阳明经筋）

（四）手太阴经筋的筋结点与结筋病灶点

1. 掌指1（图3-94）

位置：在手掌部，当第1掌指关节拇长屈肌腱鞘处。

局部解剖：皮肤—皮下组织—拇长屈肌腱鞘、内外侧籽骨—拇长屈肌腱—第一掌指关节。布有指掌侧神经。

主治：拇长屈肌腱鞘炎，弹响指，拇指关节痛，拇指引前臂疼痛。

参考：拇指节横纹穴（奇穴）在拇指掌面，指关节横纹中点。主治：角膜薄翳，斑翳。针 0.2~0.3 寸。

治疗方法：毫针法、灸法、推拿法、拔罐法、火针法、物理疗法、水针疗法、长圆针疗法。

注意事项：

（1）结筋点在拇掌指关节两籽骨间，拇长屈肌腱鞘处。

（2）行长圆针法恢刺时，应沿拇长屈肌腱方向，向上或向下举针。

（3）用针宜稍粗，刃稍锋，针锋至腱鞘层即可，不宜深至肌腱。避免损伤肌腱。

（4）行水针注射疗法时，宜将药液注入腱鞘内。

2. 鱼际次（图 3-94）

位置：在手掌侧，当第 1 掌骨内侧缘，拇对掌肌，拇收肌抵止处。

局部解剖：皮肤—皮下组织—拇短展肌—拇对掌肌、拇收肌—第 1 掌骨。布有指掌侧神经。

主治：拇内收疼痛，拇指摄物无力，拇指引前臂疼痛。

参考：鱼际穴（手太阴肺经）在拇指本节后凹陷处，约当第 1 掌骨中点桡侧赤白肉际处。主治：寒厥及热，烦心少气不足以息，阴湿痒，腹痛不可以食饮，肘挛支满，喉中焦干渴，热病振栗鼓颔，腹满，阴痿，咳引尻溺出，虚也；膈中虚，食欲呕，身热汗不出，数唾血下，肩背寒热，脱色，目泣出，皆虚也；上气，胃逆霍乱（《甲乙》）。舌上黄（《千金》）。酒病，目眩，心痹悲恐，乳痛（《大成》）。牙痛（《金鉴》）。临床用于感冒，扁桃体炎，支气管炎，支气管哮喘，自汗，盗汗，鼻衄，乳腺炎，疳积，手指肿痛的治疗。针 0.3~0.5 寸。

治疗方法：毫针法、灸法、推拿法、拔罐法、火针法、物理疗法、水针疗法、长圆针疗法。

注意事项：

（1）结筋点在第一掌骨内侧缘，拇对掌肌、收肌抵止点处。

（2）行长圆针法恢刺时，应沿相应肌束方向，向内上或内下举针。

3. 太渊次（图 3-94，3-95，3-96）

位置：在腕掌侧，当腕横纹桡侧端，桡侧腕屈肌抵止处。

局部解剖：皮肤—皮下组织—前臂筋膜、腕掌侧横韧带—桡侧腕屈肌—腕关节。布有前臂外侧皮神经、桡神经浅支。外侧有桡动脉、静脉。内侧为桡神经、正中神经。

主治：腕关节疼痛，腕前臂疼痛，腕无力。

参考：太渊穴（手太阴肺经）在腕掌侧横纹桡侧端，桡动脉搏动处。主治：少气，心下有水气，立秋节即咳；肺病，其色白，身体俱寒无热，时时咳（《脉经》）。热病而汗且出；病温身热五日已上汗不出；疟，肺心痛，肺胀，痹，逆气寒厥，急烦心，善唾呕噫，胸满激呼，胃气上逆，心痛，咳逆烦闷不得卧，胸中满，喘不得息，背痛，臂厥，肩膺胸满痛，目中生翳，眼青，转筋，掌中热，乍寒乍热，缺盆中相引痛，数咳，臂内廉痛，上膈，饮已烦满；狂言，唾血，振寒，嗌干，口僻（《甲乙》）。肘中痛（《圣惠》）。溺色变，卒遗矢无度（《聚英》）。头风面肿痛，牙疼（《循经》）。偏正头痛（《金鉴》）。临床用于扁桃体炎，肺炎，肋间神经痛，心动过速，桡腕关节疼痛的治疗。针0.2～0.3寸。

治疗方法：毫针法、灸法、推拿法、拔罐法、火针法、物理疗法、水针疗法、长圆针疗法。

注意事项：

（1）结筋点在腕掌侧横韧带与桡侧屈腕肌交界处。

（2）行长圆针法恢刺时，应沿桡侧屈腕肌肌腱方向，向上举针。

（3）不可偏向内，更不可横行举针，避免损伤桡动脉、静脉和桡神经。

附注：手太阴、厥阴经筋交会。

4. 泽前次（图3－96）

位置：在前臂掌侧面，当桡骨粗隆处。

局部解剖：皮肤—皮下组织—前臂筋膜—桡侧腕屈肌、肱二头肌肌腱—肱二头肌腱下滑液囊、尺桡间滑液囊—桡骨粗隆。布有前臂外侧皮神经。

主治：前臂疼痛，肩关节疼痛，肘关节疼痛。

参考：泽前穴（奇穴）在肘部，当尺泽穴下，斜向内侧1寸处，直对中指。主治：甲状腺肿，上肢麻痹。直刺1～1.5寸。

治疗方法：毫针法、灸法、推拿法、拔罐法、火针法、物理疗法、水针疗法、长圆针疗法。

注意事项：

（1）结筋点在肱二头肌腱下滑液囊或骨间滑液囊处。

（2）行长圆针法恢刺时，应沿肱二头肌肌腱纤维方向，向上或向下举针。

（3）不宜深刺，避免损伤前臂血管和神经。

附注：手太阴、厥阴经筋交会。

5. 尺泽次（图3－96）

位置：在肘屈侧面，当肱二头肌肌腱桡侧，肘横纹上。

局部解剖：皮肤—皮下组织—前臂、肘筋膜—肱二头肌肌腱—肘关节囊—肘关节。布有前臂外侧皮神经、深部有桡神经通过。

主治：肘关节疼痛，肘及上臂、肩关节牵引痛。

参考：尺泽穴（手太阴肺经）在肘横纹中，肱二头肌腱桡侧凹陷处。主治：肺病，其色白，身体俱寒无热，时时咳（《脉经》）。振寒瘛，手不伸，咳嗽唾浊，气膈善呕，鼓颔不得汗，烦满，衄，窒，反折互引，腹胀腋挛，背中引胁痛，内引心，唾血，胸中有大疬瘕积聚，与阴相引而痛，苦涌泄上下出，心膨膨痛，少气不足以息，舌干胁痛，心烦肩痛，肘痛，癫疾呕沫，喉痹（《甲乙》）。五脏一切疟，四肢重痛（《千金》）。小儿慢惊风（《圣惠》）。热劳，腰背强痛（《摘英》）。小便数，汗出中风（《六集》）。绞肠痧痛，锁喉痛（《金鉴》）。临床用于感冒，咽炎，喉炎，扁桃体炎，支气管炎，急性胃肠炎，乳腺炎，腰扭伤，中风后遗症，小儿惊厥，百日咳的治疗。针0.3～0.5寸。

治疗方法：毫针法、灸法、推拿法、拔罐法、火针法、物理疗法、水针疗法、长圆针疗法。

注意事项：

（1）结筋点在肘筋膜层，肱二头肌腱桡侧缘。

（2）行长圆针法恢刺时，应沿肱二头肌肌腱方向，向上或向下举针。不宜深刺，不可误入关节腔。

附注：手太阴、厥阴、阳明经筋交会。

6. 天府次（图 3 – 96，3 – 97）

位置：在肩部，当肱骨大结节嵴与肱骨小结节嵴处。

局部解剖：皮肤—皮下组织—上臂筋膜—三角肌前束、胸大肌、大圆肌、小圆肌—肱骨大结节嵴、肱骨小结节嵴。布有臂内侧皮神经。

主治：肩关节疼痛，胸闷，短气，胸痛。

参考：天府穴（手太阴肺经），在臂内侧面，肱二头肌桡侧缘，腋前纹头下 3 寸。主治：暴瘅内逆，肺肝相搏，血溢鼻口（《灵枢》）。胸中膨膨然，甚则交两手而瞀，咳，上气，喘不得息（《甲乙》）。痛，紫白癜风（《循经》）。

治疗方法：毫针法、灸法、推拿法、火针法、物理疗法、水针疗法、长圆针疗法。

注意事项：

（1）浅层结筋点在臂筋膜层，深层结筋点在肱骨大结节或肱骨小结节处。

（2）行长圆针法恢刺时，应沿肌束方向举针，浅层沿三角肌肌束方向，向内上方举针。深层筋结点应沿胸大肌肌纤维方向，向内或内下举针。

附注：手太阴、厥阴、阳明经筋交会。

7. 肩内陵次（图 3 – 96）

位置：在肩前部，当肱骨结节间沟中。

局部解剖：皮肤—皮下组织—上臂筋膜—三角肌—结节间横韧带—肱二头肌长头腱鞘—肱二头肌肌腱—肱骨结节间沟。

主治：臂上举疼痛，臂后伸、外展疼痛。

参考：肩内陵穴（奇穴）在肩部，垂肩位，在腋前纹端与肩髃穴连线中点处。主治：肩关节痛，肩关节周围炎，中风偏瘫，高血压，多汗症。

治疗方法：毫针法、灸法、推拿法、拔罐法、火针法、物理疗法、水针疗法、长圆针疗法。

注意事项：

（1）浅层结筋点在臂筋膜与肩三角肌肌束间。深层结筋点在结节间沟横韧带与肱二头肌长头腱鞘间。

（2）行长圆针法恢刺时，应沿三角肌肌束方向，或肱二头肌长头肌腱方向，向上或向下举针。

（3）行水针注射疗法时，应将药液注入肱二头肌长头腱鞘内。

附注：手太阴、厥阴、阳明经筋交会。

8. 抬肩次（图 3 - 96）

位置：在肩前部，当肩关节盂上缘处。

局部解剖：皮肤—皮下组织—上臂筋膜—三角肌—肩关节囊—肱二头肌长头腱—关节盂。布有锁骨上皮神经、臂外侧皮神经。

主治：肩关节疼痛，胸闷，胸痛。

参考：抬肩穴（奇穴）在肩前下 1.5 寸。主治：小儿麻痹后遗症。针 1～2 寸。

治疗方法：毫针法、灸法、推拿法、拔罐法、火针法、物理疗法、水针疗法、长圆针疗法。

注意事项：

（1）浅层结筋点在上臂筋膜与三角肌间，或三角肌前束肌质间，深层结筋点在肱二头肌长头抵止处。

（2）浅层结筋点行长圆针法恢刺时，应沿三角肌肌束方向，向内上或外下举针。深层结筋点慎用长圆针。宜用毫针法、推拿法。

附注：手太阴、厥阴、阳明经筋交会。

9. 中府次（图 3 - 96，3 - 97）

位置：在肩前部，当锁骨中外 1/3 交点下缘，肩胛骨喙突尖端。

局部解剖：皮肤—皮下组织—胸筋膜—胸大肌—胸小肌、喙肱肌、肱二头肌短头—喙突滑液囊—喙突。布有锁骨上神经、肋间神经。内侧为胸腔，内上方为臂丛及锁骨下动静脉。

主治：肩周疼痛，前胸疼痛，胸闷，上肢麻木，无力，上肢外展疼痛。

参考：中府穴（手太阴肺经）在胸前壁的外上方，云门下 1 寸，平第一肋间隙，距前正中线 6 寸。主治：皮肤痛，寒热，上气喘，汗出，咳动肩背（《灵枢·五邪》）。肺系急，胸中痛，恶寒胸满，悒悒然，善呕胆，胸中热，喘逆气，气相追逐，多浊唾，不得息，肩背风，汗出，面、腹肿，膈中食噎，不下食，喉痹，肩息肺胀，皮肤骨痛，寒热烦满（《甲乙》）。奔豚上下，腹中与腰相引（《千金》）。飞尸遁注，瘿瘤（《聚英》）。妇人乳晃（《六集》）。临床用于肋间神经痛，肺炎，支气管炎，支气管哮喘的治疗。针 0.3～0.5 寸。

治疗方法：毫针法、灸法、理筋推拿法、火针法、物理疗法、水针疗法、长圆针疗法。

注意事项：

（1）结筋点在喙突滑液囊处。

（2）行长圆针法恢刺时，应沿肱二头肌短头腱方向，向外下举针，不宜向内，避免损伤臂丛神经及锁骨下动静脉。不宜深刺，防止误入胸腔。

（3）诸针法遇有触电感时，应提针并改变方向操作，避免损伤臂丛神经。

附注：手太阴、厥阴、足太阳、少阳经筋交会。

10. 云门次（图 3 - 97、3 - 98）

位置：在前胸部，当锁骨中外 1/3 交点，锁骨下缘外侧处。

局部解剖：皮肤—皮下组织—胸筋膜—胸大肌—喙锁韧带、喙肩韧带、韧带间滑液囊。布有锁骨中间皮神经、胸第 1 肋间神经。内侧为臂丛神经与锁骨下动静脉，深层为胸腔。

主治：肩周疼痛，胸闷，胸痛。

参考：云门穴（手太阴肺经）在胸前壁外上方，肩胛骨喙突上方，锁骨下窝凹陷处，距前正中线 6 寸。主治：四肢热（《素问》）。暴心腹痛，疝积时发，上冲心，咳喘不得坐，不得卧，呼吸气索咽不得，胸中热，喉痹，胸中暴逆，肩痛不可举，引缺盆痛，脉代不至寸口，四逆，脉鼓不通（《甲乙》）。瘘，心痛如悬（《千金》）。呕逆气上，胸胁彻背痛（《圣惠》）。伤寒（《摘英》）。吐血、衄血（《会元》）。临床用于肩背痛，颈淋巴结炎，心绞痛，肺炎，支气管炎，支气管哮喘的治疗。针 0.3～0.5 寸。

治疗方法：毫针法、灸法、推拿法、火针法、物理疗法、水针疗法、长圆针疗法。

注意事项：

（1）结筋点有喙肩、喙突韧带及韧带间滑液囊处。

（2）行长圆针法恢刺时，应沿喙肩韧带向外举针。沿喙锁韧带，向外上举针，不宜深刺，避免误入胸腔。不宜向内举针，避免损伤锁骨下动静脉和臂丛神经。

（3）诸针法遇有触电感时，应提针并改变方向操作，避免损伤臂丛神经。

附注：手太阴、厥阴、足太阳、少阳经筋交会。

11. 步廊次（图 3 - 97）

位置：在胸部，当第 5 胸肋关节处。

局部解剖：皮肤—皮下组织—胸大肌腱膜、胸肋辐射韧带—胸肋关节。布有胸 5 脊神经前皮支。深部为胸腔。

主治：胸痛，心前区痛，胸闷，哮喘。

参考：步廊穴（足少阴肾经）在胸部，当第 5 肋间隙，前正中线旁开 2 寸。主治：胸胁支满，膈逆不通，呼吸少气，喘息不得举臂（《甲乙》）。鼻不能通（《圣惠》）。咳逆，呕血，不嗜食（《聚英》）。伤寒过经不解（《循经》）。临床用于支气管哮喘，胸膜炎，肋间神经痛的治疗。针 0.2～0.4 寸。

治疗方法：毫针法、灸法、推拿法、火针法、物理疗法、水针疗法、长圆针疗法。

注意事项：

（1）结筋点在胸大肌于第五胸肋关节起始处。

（2）行长圆针法恢刺时，应沿胸大肌方向，向外方举针。

（3）不宜深刺，防止误入胸腔。

附注：手三阴、足阳明、少阳经筋交会。

12. 神封次（图 3 - 97）

位置：在胸部，当第 4 胸肋关节处。

局部解剖：皮肤—皮下组织—胸大肌腱膜、胸肋辐射韧带—胸肋关节。布有胸 4 脊神经前皮支。深部为胸腔。

主治：胸痛，胸闷，心前区痛，哮喘。

参考：神封穴（足少阴肾经）在胸部，当第 4 肋间隙，前正中线旁开 2 寸。主治：胸胁支满，不得息，咳逆，乳痈，洒淅恶寒（《甲乙》）。乳痈寒热，短气，卧不安（《千金》)。胸胁支满痛引胸，呕吐，胸满，不嗜食(《聚英》)。肺痈(《循经》)。临床用于气管炎，支气管哮喘，肺炎，心动过速，乳腺炎的治疗。针0.2~0.4寸。

治疗方法：毫针法、灸法、推拿法、火针法、物理疗法、水针疗法、长圆针疗法。

注意事项：

(1) 结筋点在胸大肌于第四胸肋关节起始处。

(2) 行长圆针法恢刺时，应沿胸大肌肌纤维方向，向外上方举针。

(3) 不宜深刺，防止误入胸腔。

附注：手三阴、足阳明、少阳经筋交会。

13. 灵墟次（图3－97）

位置：在胸部，当第3胸肋关节处。

局部解剖：皮肤—皮下组织—胸大肌腱膜、胸肋辐射韧带—胸肋关节。布有胸3脊神经前皮支。深部为胸腔。

主治：胸痛，胸闷，心前区痛。

参考：灵墟穴（足少阴肾经）在胸部，当第3肋间隙，前正中线旁开2寸。主治：胸中支满，痛引膺，不得息，闷乱烦满，不得饮食(《甲乙》)。痰涎壅塞，呕噎(《循经》)。乳痛，洒淅恶寒(《图翼》)。临床用于气管炎，支气管哮喘，乳腺炎的治疗。针0.3~0.4寸。

治疗方法：毫针法、灸法、推拿法、火针法、物理疗法、水针疗法、长圆针疗法。

注意事项：

(1) 结筋点在胸大肌于第三胸肋关节起始处。

(2) 行长圆针法恢刺时，应沿胸大肌肌纤维方向，向外举针。

(3) 不宜深刺，防止误入胸腔。

附注：手三阴、足阳明、少阳经筋交会。

14. 神藏次（图3－97）

位置：在胸部，当第2胸肋关节处。

局部解剖：皮肤—皮下组织—胸大肌腱膜、胸肋辐射韧带—胸肋关节。布有胸2脊神经前皮支。深部为胸腔。

主治：胸痛，胸闷，心前区痛，哮喘。

参考：神藏穴（足少阴肾经）在胸部，当第2肋间隙，前正中线旁开2寸。主治：胸满咳逆，喘不得，呕吐，烦满不得饮食(《甲乙》)。心悬病饥，善恐心悸，口热，舌干，咽肿(《六集》)。哮逆(《循经》)。乳痛，洒淅恶寒(《图翼》)。临床用于感冒，气管炎，支气管哮喘，乳腺炎的治疗。针0.2~0.4寸。

治疗方法：毫针法、灸法、推拿法、火针法、物理疗法、水针疗法、长圆针疗法。

注意事项：

(1) 结筋点在胸大肌于第2胸肋关节起始处。

(2) 行长圆针法恢刺时，应沿胸大肌肌纤维方向，向外举针。

(3) 不宜深刺，防止误入胸腔。

附注：手三阴、足阳明、少阳经筋交会。

15. 彧中次 （图 3 – 97）

位置：在胸部，当第 1 胸肋关节处。

局部解剖：皮肤—皮下组织—胸大肌腱膜、胸肋辐射韧带—胸肋关节。布有胸 1 脊神经前皮支。深部为胸腔。

主治：胸痛，胸闷，咽部异物感。

参考：彧中穴（足少阴肾经）在胸部，第 1 肋间隙，前正中线旁开 2 寸。主治：咳逆上气，漾出多唾，呼吸哮，坐卧不安（《甲乙》）。胸胁支满，喘，不能食饮（《圣惠》）。痰涎，胸痛，乳痈近少阴者（《六集》）。妇人吹乳乳痈，紫白癜风（《循经》）。呕吐（《图翼》）。临床用于气管炎，支气管哮喘，乳腺炎的治疗。针 0.2 ~ 0.4 寸。

治疗方法：毫针法、灸法、推拿法、火针法、物理疗法、水针疗法、长圆针疗法。

注意事项：

（1）浅层结筋点在胸大肌于第一胸肋关节起始处。

（2）行长圆针法恢刺时，应沿胸大肌肌纤维方向，向外举针。

（3）不宜深刺，防止误入胸腔。

附注：手三阴、足阳明、少阳经筋交会。

16. 俞府次 （图 3 – 97）

位置：在胸部，当锁骨与胸骨体外缘交界处。

局部解剖：皮肤—皮下组织—胸大肌腱膜、胸锁乳突肌胸骨头腱膜—胸锁关节囊。布有胸 1 脊神经后支。深部为胸腔。

主治：胸痛，胸闷，咽部异物感，颈项疼痛。

参考：俞府穴（足少阴肾经）在胸部，当锁骨下缘，前正中线旁开 2 寸。主治：咳逆上气，喘不得息，呕吐，胸满不得饮食（《甲乙》）。胸中痛（《黄明堂》）。腹胀（《聚英》）。久喘（《大成》）。痰涎上气，喉咙疼，舌本强（《六集》）。骨蒸，妇人血热妄行（《循经》）。临床用于支气管哮喘，肺气肿，胃炎的治疗。针 0.2 ~ 0.4 寸。

治疗方法：毫针法、灸法、推拿法、火针法、物理疗法、水针疗法、长圆针疗法。

注意事项：

（1）结筋点在胸大肌锁骨部、胸肌部起始部。深层结筋点在胸锁关节囊处。

（2）行长圆针法恢刺时，应沿胸大肌肌纤维方向，向外举针。

（3）不宜深刺，以防误入胸腔。

附注：手太阴、足阳明、少阳经筋交会。

十一、手心主（厥阴）经筋

（一）手心主（厥阴）经筋的循行与分布

【原文】

手心主之筋起于中指，与太阴之筋并行，结于肘内廉，上臂阴，结腋下，下散前后挟胁。其支者入腋，散胸中，结于臂[①]（图 3 – 99）。（《灵枢·经筋》）

【注释】

结于臂：张景岳：臂当作贲。盖此支并太阴之筋入散胸中，故同结于贲。

（二）手心主（厥阴）经筋的古医家注释

《甲乙经·经筋·卷二》，基本同《灵枢》。"厥阴之筋"作"厥阴之经"。（按：明抄本"结于臂"作"结于贲"。当据此改。）

《太素·经筋·卷十三》，基本同《灵枢》。"挟胁"作"侠胁"，"入腋"作"入腋下"，"结于臂"作"结于贲"。杨上善注：结于膈也。

《圣济总录·手厥阴心主经·卷一百九十一》，同《太素》。

《针灸节要·十二经筋·卷三》《医学纲目·筋·卷十四》，同《灵枢》。

《灵枢注证发微·经筋·卷二》，马莳注：手厥阴之筋，起于手中指之中冲，与手太阴之筋并行，结于肘之内廉，曲泽，上臂阴，以结于腋下之天泉、天池，下散于在前在后之挟胁处。其支者，则入于腋，散于胸中，结于臂。

《针灸大成·十二经筋·卷七》：手厥阴之筋，起于中指，与太阴之筋并行，结于肘内廉，上臂阴，下散前后挟胁；其支者，入腋，散胸中，结于臂。

《类经·疾病类·卷十七》，张介宾注："手心主之筋……结于肘内廉，中指端，中冲之次也。循指入掌中，至掌后大陵之次，并手太阴之筋，上结于肘内廉曲泽之次。上臂阴……下

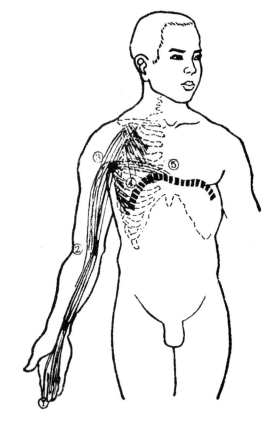

图 3 - 99　手心主（厥阴）经筋

手心主之筋，起于中指[1]，与太阴之筋并行，结于肘内廉[2]，上臂阴，结腋下[3]，下散前后挟胁[4]；其支者，入腋，散胸中，结于贲[5]。

散前后挟胁。"上臂阴天泉之次。由曲腋间并太阴之筋结于腋下，当天池之次下行，前后布散挟胁，联于手太阴、足少阳之筋。此经自掌至腋，皆刚筋也。"其支者……结于臂。"此支者，自天池之分，入腋内，散于胸中。"臂"当作"贲"，盖此支并太阴之筋入散胸中，故同结于贲也。

《录枢集注·经筋·卷二》，张志聪注：前及胸痛，散于胸中，结于贲门，故成息奔也。

《周氏经络大全·卷七》，周孔四注：手厥阴心包络之筋，起于手中指，与手太阴之筋并行，结于肘内廉，一结也；上臂阴，结腋下，二结也；下散前后夹胁，其支者，入腋散胸中，结于贲，三结也。

（按：本经筋循行的末句：《灵枢》作"结于臂"，《太素》作"结于贲"，《圣济》《类经》《灵枢集注》《周氏经络大全》同此。考此句在经文"散胸中"之后，故以"结于贲"为是。）

（三）手心主（厥阴）经筋的解剖分析

1.　"起于中指，与太阴之筋并行，结于肘内廉。"

（1）桡侧腕屈肌（图3－100）

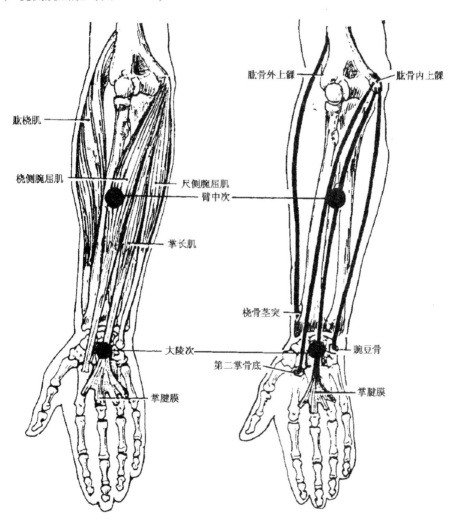

图3－100　手心主〔厥阴〕经筋

手心主之筋，起于中指，与太阴之筋并行，结于肘内廉……

呈梭形，位于旋前圆肌之内侧，止端成长腱，止于食指掌骨底。主屈腕，受正中神经支配。

（2）掌长肌（图3－100）

为一细长之梭形肌，位于桡侧腕屈肌的内侧，以细长肌腱移行于掌腱膜，有紧张掌腱膜和屈腕的作用。受正中神经（C_8 或 $C_7 \sim C_8$）支配。

（3）指浅屈肌（图 3 - 101）

是浅层肌中较阔厚之肌，下行至腕前发出浅深二对肌腱，通常是中指与环指腱位于浅层，食指与小指腱位于深层，分别止于 2 ~ 5 指中节指骨底两侧，有屈中节指骨、屈腕关节的作用，受正中神经（$C_7 \sim C_8$、T_1）支配。

（4）指深屈肌（图 3 - 101）

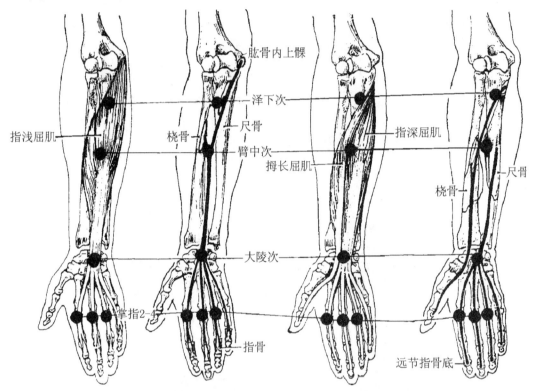

图 3 - 101　手心主（厥阴）经筋

手心主之筋，起于中指，与太阴之筋并行，结于肘内廉……

位于前臂深层内侧，起于尺骨前、内二面的上 3/4 及前臂骨间膜，下行至腕管上方，四腱才彼此分开，从腕管止于 2 ~ 5 指末节指骨底，有屈腕、屈末节指骨的作用，受正中神经支配。

（5）旋前圆肌（图 3 - 102）

呈长圆形，起自肱骨内髁，止于桡骨体中 1/3 的外侧面，组成肘窝的内侧界。有旋前和屈肘的功能，受正中神经（$C_6 \sim C_7$）支配。正中神经、穿越旋前圆肌腱弓，在该处容易被卡压，而出现结筋病灶。

以上诸肌肌腱与腱鞘在通过腕横韧带时（腕管），可因摩擦而出现结筋病灶。各肌腹间因缺乏腱鞘相隔，又因与旋前圆肌肌纤维运动方向不同，相互摩擦，也可产生结筋病灶。

（6）肘关节囊及前部韧带（图 3 - 103）

①肘关节囊：纤维层的前后部较薄而松弛，两侧和中部则较厚。前壁上方起自肱骨内

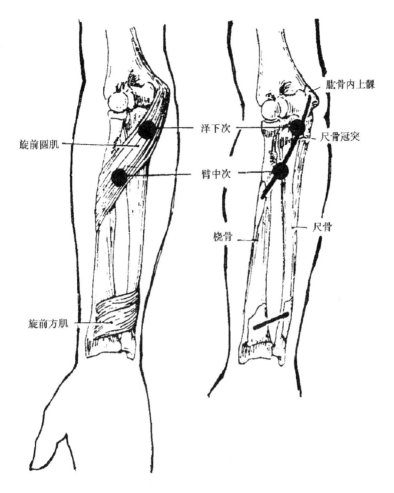

图 3 - 102　手心主（厥阴）经筋

手心主之筋，起于中指，与太阴之筋并行，结于肘内廉……

髁的前面、桡骨窝及喙突窝的上方，向下止于尺骨冠突的前面和桡骨环状韧带，两侧移行于桡、尺侧副韧带。后壁上方起自肱骨小头后面、肱骨滑车外侧缘、鹰嘴窝及内上髁的后面，向下止于鹰嘴上缘、外侧缘、桡骨环韧带和尺骨桡骨切迹的后面，两侧壁肥厚，形成桡、尺侧副韧带。

由于纤维层的前后壁薄弱，因此，当肘关节受到暴力时，肱骨下端可向前移位，尺骨鹰嘴则向后移，造成临床上常见的肘关节后脱位，或韧带损伤。

关节囊的滑膜层广阔，除关节软骨的表面外，纤维层内面、鹰嘴窝、喙突窝和桡骨颈等处，均有滑膜覆盖，在关节腔的外侧，滑膜层向下方呈囊状膨出，达桡骨环韧带的下方，包绕桡骨颈，关节腔内可见滑膜皱襞，分别位于肱桡部、肱尺部、鹰嘴窝和喙突窝等处。

②桡骨头环状韧带：为一强韧的环状韧带。起自尺骨的桡骨切迹前缘，环绕桡骨小头的4/5，止于尺骨的桡骨切迹后缘，但有少部分纤维则紧贴桡骨切迹的下方，继续环绕桡骨，形成一完整的纤维环。韧带的上缘和外侧面与关节囊愈合。环状韧带实际上是呈杯

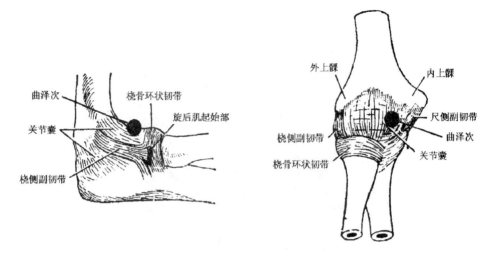

图 3 - 103　手心主（厥阴）经筋

……结于肘内廉……

形，上口大，下口小，因此，可防止桡骨小头脱出。4 岁以下的儿童，由于桡骨小头发育还不完全，桡骨小头与桡骨颈的粗细相似，故在伸肘关节位牵拉前臂时，桡骨小头可被环状韧带卡住，形成桡骨小头半脱位。

③方形韧带：薄而松弛，连结桡骨颈和尺骨桡骨切迹的下缘，被覆在关节下端的滑膜层表面。此韧带有支撑滑膜的作用。

以上诸韧带因肘关节非生理性活动或劳损而造成结筋病灶点出现。

2."上臂阴，结腋下，下散前后挟胁，其支者，入腋，散胸中，结于贲。"

（1）肱二头肌（见手太阴经筋）

（2）肱肌（图 3 - 104）

肱肌位于肱二头肌深面，为羽状肌，起自肱骨前面下半部，止于尺骨粗隆。由臂丛神经的肌皮神经支配，有协助屈肘的功能。肱肌起点与喙肱肌止点比邻，其收缩方向相反，肱肌止点与正中神经穿越旋前圆肌腱弓处比邻，可加重旋前圆肌腱弓对正中神经的卡压损害，故可在起止点见到结筋病灶。

（3）喙肱肌（图 3 - 104）

位于肱二头肌短头深面内侧，呈梭形布于臂上 1/2 的前内侧，其以短扁腱与肱二头肌短头合并起于喙突尖，肌束斜向下方，附着于肱骨中内侧，肱骨小结节下部和内侧肌间隔。此肌只作用于肩关节，使肱骨前屈和内收。其受肌皮神经（$C_6 \sim C_7$）支配。该肌起点与肱二头肌短头与胸小肌比邻，止点与肱肌比邻，因肌牵引方向各异，易出现结筋病灶点，该肌肌腹与肩胛下肌交错，亦容易形成结筋病灶。

（4）胸小肌（图 3 - 105）

胸小肌位于胸大肌的深面，为三角形扁肌。胸小肌以 3 或 4 个肌齿起自第 2 至第 5 诸肋骨和肋软骨结合处，向上外方止于肩胛骨喙突，臂丛神经从喙突内下穿过。胸小肌长约 10 厘米，起始处肌腹宽 8 厘米，止腱宽 1.5 厘米，肌中、外 1/3 交界处的肌质较厚（5.1 毫米）。胸小肌收缩时可牵引肩胛骨移向前下内方。若固定肩胛骨，也可以上提肋骨，因

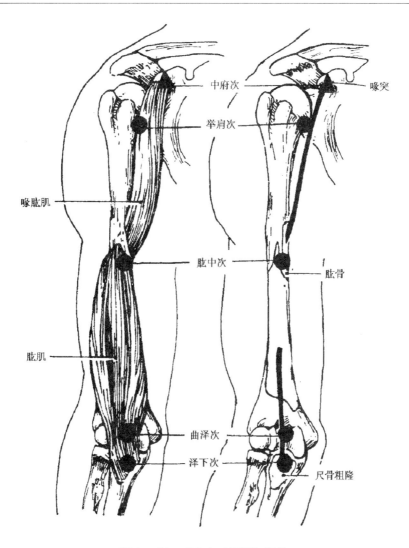

图 3 - 104　手心主（厥阴）经筋

……结于肘内廉，上臂阴，结腋下……

而胸小肌也是辅助深呼吸的肌。

　　该肌诸肋软骨起点处，肩胛骨喙突及滑囊处常出现结筋病灶点。

　　（5）胸大肌（见足少阳经筋）

　　（6）肋间肌（见足少阳经筋）

　　（7）膈肌（见足太阴经筋）

　　（8）前锯肌（足见少阳经筋）

　　（9）肩胛下肌（图 3 - 106）

　　肩胛下肌是肩关节内群肌中较为粗壮的一块。形似三角，故有大三角肌之称。起自肩胛下窝，其纤维向外愈合，止端形成扁腱，构成肩袖的前部，位于肩关节的前方，并与之聚合，难于分离，也是肩袖中较扁阔而重要的一部分。受肩胛下神经（C_5）支配，有内旋内收肩关节的作用。

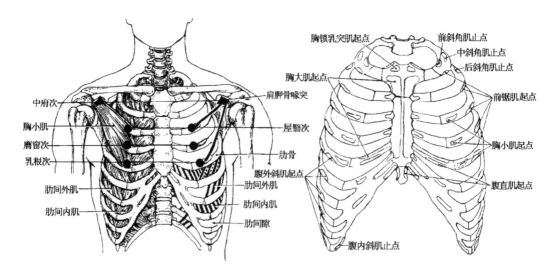

图 3 - 105　手心主（厥阴）经筋

……其支者，入腋，散胸中，结于臂……

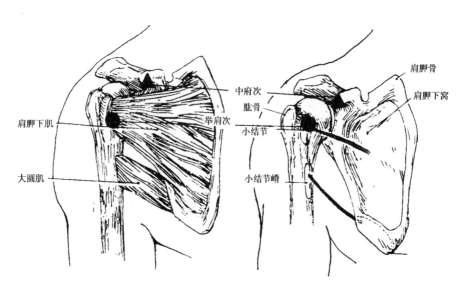

图 3 - 106　手心主（厥阴）经筋

……上臂阴，结腋下，下散前后挟胁……

　　由于肩胛下肌腱形成的肩袖与肩关节囊前方有着极其密切的关系，而肩关节脱位的主要病理变化是关节囊前下部撕裂及肱骨头移位，常发生关节盂缘或关节盂唇撕裂，有时也可见肩胛下肌腱撕裂，若修复不完善，将是肩关节习惯性前脱位的原因之一，也容易形成结筋病灶。

　　（10）肩胛下肌滑液囊

　　位于肩胛下肌深面，肩胛骨喙突根部附近，常与关节腔相通，并以两口在盂肱中韧带上下方开口。肩胛下肌在肩关节囊前壁与滑囊处常出现结筋病灶。

（四）手心主（厥阴）经筋的筋结点与结筋病灶点

1. **掌指2-4**（图3-101）

位置：在手掌侧面，当第2~4各掌指关节掌侧面处。一侧3点。

局部解剖：皮肤—皮下组织—掌筋膜—指屈肌腱鞘—指屈肌腱—掌指关节囊—掌指关节。布有指掌固有神经。

主治：掌指关节疼痛，屈指肌腱鞘炎，弹响指。

参考：四缝穴（奇穴）在第2~5指掌侧，近侧指关节的中央。一侧4穴。主治：小儿猢狲劳（《奇效》）。小儿疳积，小儿消化不良，腹泻，胆道蛔虫症等（《针灸学简编》）。临床用于百日咳，手指关节炎，肠蛔虫症的治疗。针0.1~0.2寸。

治疗方法：毫针法、灸法、推拿法、火针法、物理疗法、水针疗法、长圆针疗法。

注意事项：

（1）结筋点在各掌指关节浅面指屈肌腱腱鞘处。

（2）行长圆针法恢刺时，应沿屈肌腱方向，向上或向下举针。不宜深刺，避免损伤屈肌腱，不可误入关节腔。

（3）狭窄性腱鞘炎宜用斜刃长圆针，在腱鞘表层作纵行切割样操作。

2. **大陵次**（图3-100，3-101）

位置：在腕掌侧面，当腕横纹中点处。

局部解剖：皮肤—皮下组织—掌侧腕横韧带—掌长肌腱，指屈长、短肌腱，正中神经—桡侧腕屈肌腱、腕关节。布有正中神经掌支。

主治：腕关节疼痛，腕痛引指痛，手指麻木。

参考：大陵穴（手厥阴心包经）在腕横纹中点处，当掌长肌腱与桡侧腕屈肌腱之间。主治：热病烦心而汗不出，肘挛腋肿，善笑不休，心中痛，目赤黄，小便如血，欲呕，胸中热，苦不乐，太息，喉痹咽干，喘逆，身热如火，头痛如破，短气胸痛，两手挛不收，伸及腋，偏枯不仁，欲呕（《甲乙》）。咳逆，寒热发（《千金》）。心中澹澹，惊恐，吐血呕逆（《千金翼》）。痒，耳鸣（《外台》）。浸淫，舌本痛，疟，痂疥（《西方》）。妇人乳痛，手痛破裂（《六集》）。两胁攻注，手臂生疮（《循经》）。临床用于心肌炎，心悸，胃炎，扁桃体炎，肋间神经痛，腕关节及周围软组织疾患，失眠，癫痫，精神病，癔症的治疗。针0.3~0.5寸。

治疗方法：毫针法、灸法、推拿法、拔罐法、火针法、物理疗法、水针疗法、长圆针疗法。

注意事项：

（1）结筋点在掌侧腕横韧带与诸屈肌腱间。

（2）行长圆针法恢刺时，应沿肌腱、神经走行方向，向上或向下举针。

（3）进针时如出现触电感，应提针并改变方向，以避免损伤神经与血管。

附注：手三阴经筋交会。

3. **臂中次**（图3-100，3-101）

位置：在前臂屈面中点，当旋前圆肌下缘处。

局部解剖：皮肤—皮下组织—前臂筋膜—桡侧腕屈肌、掌长肌、指总屈肌—旋前圆肌、正中神经、桡动脉、桡静脉。布有前臂外侧皮神经。

主治：前臂疼痛，前臂旋转疼痛。

参考：臂中穴（奇穴）在前臂，当腕横纹与肘横纹中点连线的中点，两骨之间。主治：上肢偏瘫，痉挛，前臂神经痛，癔症。针 0.5～1.5 寸。

治疗方法：毫针法、灸法、推拿法、拔罐法、火针法、物理疗法、水针疗法、长圆针疗法。

注意事项：

（1）结筋点在旋前圆肌与诸屈肌交界处。

（2）行长圆针法恢刺时，应沿诸屈肌肌纤维方向，向上或向下举针。

附注：手三阴经筋交会。

4. 泽下次（图 3 - 102）

位置：在肘部屈面，当尺桡骨间，中上 1/3 处。

局部解剖：皮肤—皮下组织—前臂筋膜—指长屈肌、肱肌、旋前圆肌—尺骨。深部有前臂动脉、静脉，正中神经。布有前臂皮神经。

主治：前臂疼痛，肘疼痛，前臂腕指麻木。

参考：同臂中穴。

治疗方法：毫针法、灸法、推拿法、拔罐法、火针法、物理疗法、水针疗法、长圆针疗法。

注意事项：

（1）结筋点在指长屈肌与旋前圆肌层。

（2）行长圆针法恢刺时，应沿指屈肌肌纤维方向，向外上或向下方向举针。

附注：手三阴经筋交会。

5. 曲泽次（图 3 - 103）

位置：在肘部，当肘横纹中，肱二头肌尺侧缘。

局部解剖：皮肤—皮下组织—肘筋膜—肱二头肌肌腱、肱动脉、肱静脉、正中神经—肘关节。布有肌皮神经、前臂内侧皮神经。深部为肘关节。

主治：肘关节疼痛。

参考：曲泽穴（手厥阴心包经）在肘横纹中，当肱二头肌腱尺侧缘。主治：心澹澹然善惊，身热烦心，口干，手清，逆气呕血，肘，善摇头，颜青，汗出不过肩，伤寒温病（《甲乙》）。逆气呕涩，卒咳逆（《千金》）。心痛（《外台》）。风疹，臂肘手腕善动摇（《铜人》）。九种心痛及风冷，臂疼肘痛，腋肿，胸胁支满，搐搦（《六集》）。临床应用于心绞痛，心悸，感冒，胃炎呕吐，肘臂疼痛的治疗。针 0.5～0.7 寸。

治疗方法：毫针法、灸法、推拿法、拔罐法、火针法、物理疗法、水针疗法、长圆针疗法。

注意事项：

（1）结筋点在肘筋膜与肱二头肌交界处。

（2）行长圆针法恢刺时，应沿肱二头肌肌腱方向，向上或向下举针。不宜针向尺侧，避免损伤正中神经及肱动静脉。

附注：手三阴经筋交会。

6. 肱中次（图 3 - 104）

位置：在上臂部，当肱骨屈面中点处。

局部解剖：皮肤—皮下组织—上臂筋膜—肱二头肌—肱肌、喙肱肌—肱骨。布有臂内侧皮神经。

主治：上臂疼痛，肩痛连肘，肘痛连腕。

参考：肱中穴（新穴）在上臂屈面，当天泉穴下 2.5 寸。主治：上肢瘫痪，抬臂无力，腕下垂，心悸等，直刺 1~3 寸。

治疗方法：毫针法、灸法、推拿法、拔罐法、火针法、水针疗法、长圆针疗法。

注意事项：

（1）浅层结筋点在上臂筋膜层，深层结筋点在肱肌与喙肱肌交会处。

（2）行长圆针法恢刺时，应沿肱肌肌纤维方向，向下举针。

附注：手三阴经筋交会。

7. 举肩次（图 3 - 104，3 - 106）

位置：在腋前部，当喙肱肌肌腹处。

局部解剖：皮肤—皮下组织—臂筋膜—喙肱肌—肩胛下肌肌腱及滑液囊—肱骨。布有上臂内侧皮神经、内侧有腋动脉、腋静脉、正中神经通过。

主治：肩关节痛，肩及肘关节牵扯痛，肩后伸疼痛。

参考：举肩穴（奇穴）在肩部，当抬肩穴（肩峰前下 1.5 寸）下 2 寸处。主治：小儿麻痹后遗症。直刺 1~3 寸。

治疗方法：毫针法、灸法、推拿法、拔罐法、火针法、物理疗法、水针疗法、长圆针疗法。

注意事项：

（1）浅层结筋点在喙肱肌肌腹层，深层结筋点在外上方，肩胛下肌肌腱下滑液囊处。

（2）行长圆针法恢刺时，应沿喙肱肌肌纤维方向，向下举针。

（3）不宜向内深刺，防止误入胸腔。

附注：手厥阴、太阴、少阴、足太阳经筋交会。

8. 屋翳次（图 3 - 105）

位置：在胸部，当第 3 肋与肋软骨结合部。

局部解剖：皮肤—皮下组织—胸大肌—胸小肌—肋骨、肋软骨。布有胸 2 脊神经皮支。深部为胸腔。

主治：胸痛，胸闷，颈肩痛，手麻木，无力。

参考：屋翳穴（足阳明胃经）在胸部，当第 2 肋间隙，距前正中线旁开 4 寸。主治：身肿，皮痛，不可近衣（《千金》）。胸胁支满，咳逆上气，呼吸多唾，浊沫脓血，身体重，皮肤不可近衣，淫泺，疢不仁（《外台》）。痰饮（《聚英》）。阳明湿热，水肿（《六集》）。气逆噎塞，乳中疼痛（《循经》）。临床用于支气管炎，支气管哮喘，支气管扩张，胸膜炎，肋间神经痛，乳腺炎，浮肿等病症的治疗。针 0.3~0.4 寸。

治疗方法：毫针法、灸法、推拿法、拔罐法、火针法、物理疗法、水针疗法、长圆针疗法。

注意事项：

（1）结筋点在胸小肌于第三肋与肋软骨结合部抵止处。

（2）行长圆针法恢刺时，应沿胸小肌肌纤维方向，向外上方举针。

（3）不可深刺，防止误入胸腔。

附注：手三阴、足少阳经筋交会。

9. 膺窗次（图3-105）

位置：在胸部，当第4肋与肋软骨结合部处。

局部解剖：皮肤—皮下组织—胸大肌—胸小肌—第四肋。布有胸3脊神经前皮支。深部为胸腔。

主治：胸痛，胸闷，颈肩疼痛，上肢麻木，无力。

参考：膺窗穴（足阳明胃经）在胸部，当第3肋间隙，距前正中线旁开4寸。主治：寒热短气，卧不安（《甲乙》）。胸肋痛肿，肠鸣泄注（《千金》）。胸满痛肿，乳痈寒热（《外台》）。唇肿（《铜人》）。哮喘（《循经》）。临床用于支气管哮喘，肺气肿，胸膜炎，乳腺炎的治疗。针0.2~0.4寸。

治疗方法：毫针法、灸法、推拿法、拔罐法、火针法、物理疗法、水针疗法、长圆针疗法。

注意事项：

（1）结筋点在胸小肌于第四肋与肋软骨结合部抵止处。

（2）行长圆针法恢刺时，应沿胸小肌肌纤维方向，向外上方举针。

（3）不可深刺，防止误入胸腔。

附注：手三阴、足少阳经筋交会。

10. 乳根次（图3-105）

位置：在胸部，当第5肋与肋软骨结合部处。

局部解剖：皮肤—皮下组织—胸大肌—胸小肌—第五肋骨、肋软骨。布有胸5脊神经皮支。深部为胸腔。

主治：胸痛，腹痛，心前区疼痛，颈肩疼痛。

参考：乳根穴（足阳明胃经）在胸部，当乳头直下，乳房根部，第5肋间隙，距前正中线旁开4寸。主治：胸下满痛，膺肿，乳痈，凄索寒热，痛不可按（《甲乙》）。腹满，短气转鸣（《千金》）。食噎（《圣惠》）。咳逆，霍乱转筋，四厥（《聚英》）。小儿龟胸（《入门》）。咳嗽，气急，哮喘（《六集》）。久嗽不止（《循经》）。临床用于乳腺炎，肋间神经痛，胸膜炎，慢性支气管炎，哮喘的治疗。针0.3~0.5寸。

治疗方法：毫针法、灸法、推拿法、拔罐法、火针法、物理疗法、水针疗法、长圆针疗法。

注意事项：

（1）结筋点在胸小肌于第五肋与肋软骨结合部抵止处。

（2）行长圆针法恢刺时，应沿胸小肌肌纤维方向，向外上方举针。

（3）不可深刺，防止误入胸腔。

附注：手三阴、足少阳、阳明经筋交会。

十二、手少阴经筋

（一）手少阴经筋的循行与分布

【原文】

手少阴之筋，起于小指之内侧，结于锐骨，上结肘内廉，上入腋，交太阴，挟乳里，结于胸中，循臂①，下系于脐（图3-107）。（《灵枢·经筋》）

【注释】

①臂。当作贲。意同手心主经筋，张景岳注释。

（二）手少阴经筋的古医家注释

《甲乙经·经筋·卷二》，基本同《灵枢》。"锐骨"作"兑骨"。

《太素·经筋·卷十三》，杨上善注："手少阴经筋……结于锐骨……结于胸中，循贲。"兑骨谓掌后小指下尖骨也，交手太阴已伏于乳房之里，然后结于胸也。"下系于脐。"

《圣济总录·手少阴心经·卷一百九十一》，基本同《灵枢》，"挟乳"作"侠乳"，"循臂"作"循贲"。

《针灸节要·十二经筋·卷三》、《医学纲目·筋》卷十四，同《灵枢》。

《灵枢注证发微·经筋·卷二》，马莳注：手少阴之筋，起于小指之内

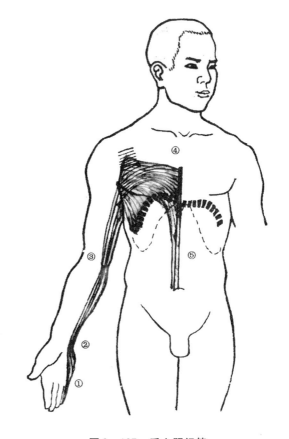

图3-107　手心阴经筋

手少阴之筋，起于小指之内侧①，结于锐骨②，上结肘内廉③，上入腋，交太阴，挟乳里，结于胸中④，循贲，下系于脐⑤。

侧少冲穴，结于掌后锐骨端之神门，上结肘内廉之青灵，上入腋间，以交于手太阴，挟乳里，结于胸中，循臂（贲）下系于脐。

《针灸大成·卷七》，同《灵枢》。

《类经·经络类·卷七》，张介宾注："手少阴之筋……挟乳里。"小指内侧，少冲之次也。结于锐骨，神门之次也。肘内廉，少海之次也。上入腋，极泉之次，交手太阴之筋，邪络挟乳内行。此经自指至腋，皆刚筋也。"结于胸中，循臂，下系于脐。"自乳里内行结于胸中，与三阴之筋合。"臂"字亦当作"贲"，盖心主，少阴之筋，皆与太阴合

于贲而下行也。

《灵枢集注·经筋·卷二下》，张志聪注：手少阴经筋，起于手小指侧之少冲间，循肘腋，交于手太阴之筋，挟乳里，结于胸中，循臂（贲）下敷于脐。

《周氏经络大全·诸经经筋·卷七》，周孔四注：手少阴心之筋，起于小指之内侧，结于锐骨，一结也；上结肘内廉，二结也；上入腋，交手太阴，夹乳里，结于胸中，三结也；循臂下系于脐。

（按：手少阴筋经"循贲"，现行本《灵枢》《甲乙经》误作"循臂"，于义不通，当据明抄本《甲乙经》《太素》改作"贲"。贲，膈也。后世注家多不详考，唯张介宾释而正之。）

（三）手少阴经筋的解剖分析

1. "起于小指之内侧，结于锐骨，上结肘内廉。"

（1）小指侧诸肌（图3-108，3-109）

位于小指侧，计有掌短肌、小指展肌、小指短屈肌及小指对掌肌四块。

①掌短肌：属皮肌，故位置最浅，居掌腱膜尺侧，肌纤维横行，止于掌尺侧缘皮肤，桡侧宽约2.7厘米，尺侧宽约3.6厘米，尺神经浅支行经其深面。对尺神经、尺血管有保护作用，受尺神经（C_8、T_1）支配。在豌豆骨桡侧，以手指按压尺神经，可引起掌短肌收缩而可见小鱼际区皮肤出现褶皱，称掌短肌反射，尺神经损伤后此反射即消失。有使手掌尺侧之皮肤形成皱纹的作用，在屈小指时可见，此为掌短肌之收缩所致。

②小指展肌（见手太阳经筋）

③小指短屈肌、小指对掌肌：起自钩骨及腕横韧带，分别止于第五指骨底掌面尺侧。在小指展肌与小指短屈肌之间，有尺神经与动静脉通过。

（2）豆掌韧带和豆钩韧带（见足太阳经筋）

（3）小指屈肌腱鞘（图3-108）

在手掌侧的腕管内有指总屈肌腱鞘和拇长屈肌腱鞘。在手指掌侧还有四个指腱鞘。各指腱鞘在各掌指关节处长期承受挤压和摩擦，故容易出现结筋病灶。

（4）尺侧腕屈肌（图3-109）

为一长形的半羽状肌，位于尺侧，止端成腱，止于豌豆骨、第5掌骨及钩骨。有屈腕功能。受尺神经（C_8~T_1）支配。

（5）肘关节囊与尺侧副韧带（图3-110）

肘关节囊：前面近侧附着于肱骨冠突窝的上缘，两侧附着于内、外上髁的远侧（故肱骨内、外上髁在关节囊外），在后面附着于鹰嘴窝之底及其内、外侧缘；在下附于滑车切迹两侧及环状韧带。由于桡骨头及尺骨冠突完全位于关节腔内，骨折时容易造成关节内出血。鹰嘴骨折可使鹰嘴滑膜囊及关节腔相交通。肘关节囊的前后比较薄弱松弛，但借肱二头肌腱及肱三头肌腱加强。

肘尺侧副韧带：分为三束，作扇形行于内上髁、冠突与鹰嘴之间。前束自内上髁至冠突，为一坚强之圆形束，伸肘时紧张；后束薄弱，作扇形，屈肘时紧张；斜行纤维（Cooper韧带）由尺骨鹰嘴至冠突，可加深滑车切迹。尺侧副韧带可稳定肘关节，防止屈曲时过分移向外侧。

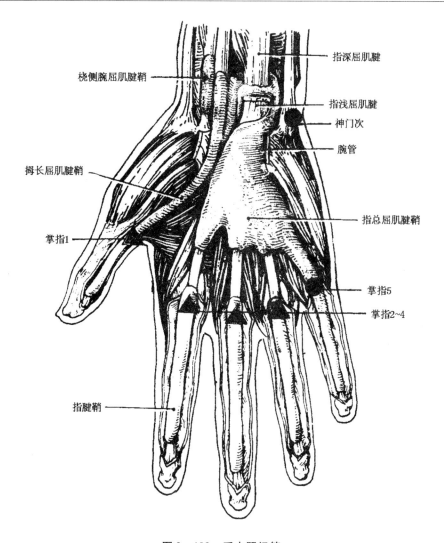

指深屈肌腱

桡侧腕屈肌腱鞘

指浅屈肌腱

神门次

腕管

拇长屈肌腱鞘

指总屈肌腱鞘

掌指1

掌指5

掌指2~4

指腱鞘

图3-108　手少阴经筋

手少阴之筋，起于小指之内侧，结于锐骨……

肘前筋膜、肘前关节囊、肘尺侧副韧带及肱二头肌腱膜在非生理性活动中受损，可出现结筋病灶。

2. "入腋交太阴，挟乳里，结胸中，循贲，下系于脐。"

（1）肱二头肌（见手太阴经筋）

（2）肱三头肌（见手太阳经筋）

（3）喙肱肌（见手厥阴经筋）

（4）肱骨肌管（见手太阳经筋）

上臂内侧肌间沟于喙肱肌止点、肱骨肌管处，可出现桡神经损伤，形成结筋病灶。

（5）腋窝（图3-111）

腋窝位于胸侧壁与臂近侧之间。前皱襞由胸大肌形成，后皱襞由大圆肌和背阔肌共同构成。其底部完全没有肌肉。肩关节居其中，臂丛等许多神经、血管自颈部经此分布于上

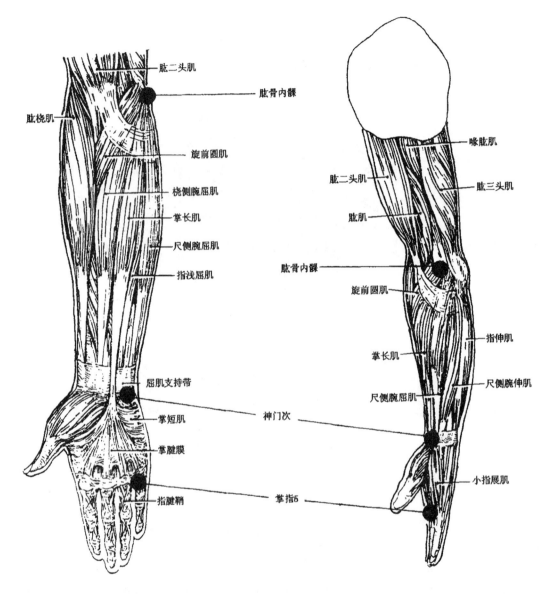

图 3 - 109　手少阴经筋

手少阴之筋，起于小指之内侧，结于锐骨，上结肘内廉……

肢。肩关节能做广范围的活动，也是人体最常发生脱位的关节，故当肩外展时，肱骨头就会向下冲击腋窝底部筋膜造成慢性损伤，形成结筋病灶。极度外展甚至可造成肩关节脱位，引起与关节囊相连的冈下肌、小圆肌等撕裂和紧贴肱骨外科颈走行的腋神经损伤，形成结筋病灶。

（6）胸大肌（见足太阴经筋）

（7）胸小肌（见手厥阴经筋）

（8）肋间肌（见足少阳经筋）

（9）腹外斜肌（见足少阳经筋）

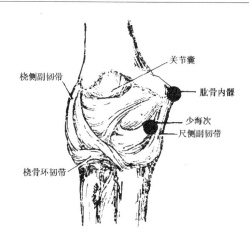

图 3 – 110 手少阴经筋

……上结肘内廉……

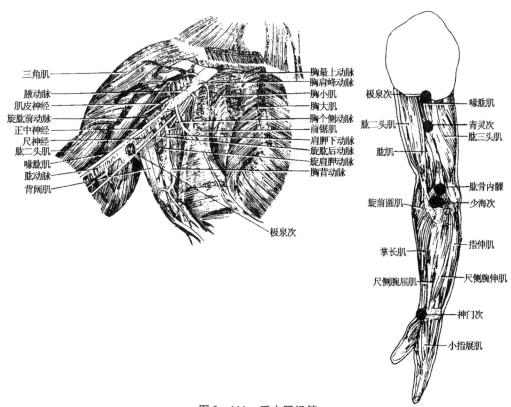

图 3 – 111 手少阴经筋

手少阴之筋，起于小指之内侧，结于锐骨，上结肘内廉，上入腋……

（10）腹直肌（见足阳明经筋）

（11）腹白线（见足阳明经筋）

（12）膈肌（见足太阴经筋）

（四）手少阴经筋的筋结点与结筋病灶点

1. 掌指5（图 3 - 108，3 - 109）

位置：在第五掌指关节掌侧面。

局部解剖：皮肤—皮下组织—掌筋膜—第五指屈肌腱鞘—第五指短屈肌肌腱、第五指长屈肌腱。布有尺神经掌支。

主治：第五掌指关节疼痛，腱鞘炎。

参考：少府穴（手少阴心经）在手掌面第四、五掌骨之间，握掌时，当小指尖处。主治：数噫，恐悸，气不足，阴痛，实则挺长，寒热，阴暴痛，遗尿，偏虚侧暴痒，气逆，卒疝，小便不利（《千金》）。烦满，悲恐畏人，臂酸，掌中热，手卷不伸（《外台》）。疟久不愈（《圣惠》）。肘腋挛急，胸中痛（《铜人》）。虚心痛，实癫痫，谵语，臂痛，背痛初发（《神应》）。嗌中有气如息肉状，瘤（《西方》）。舌强难言，呕吐，心血妄行（《六集》）。临床用于冠心病，心绞痛，癫痫，遗尿，尿潴留，阴痒，小指挛痛的治疗。针 0.3 ~ 0.5 寸。

治疗方法：毫针法、灸法、推拿法、火针法、物理疗法、水针疗法、长圆针疗法。

注意事项：

（1）结筋点在小指屈肌腱腱鞘层。

（2）行长圆针法恢刺时，应沿小指屈肌腱走行方向，向上或向下举针。

2. 神门次（图 3 - 108，3 - 109）

位置：在腕部掌侧，腕横纹尺侧端，尺侧腕屈肌于腕骨的抵止处。

局部解剖：皮肤—皮下组织—前臂筋膜、掌侧腕横韧带—尺侧腕屈肌肌腱、尺神经、尺动脉、尺静脉。布有尺神经掌支。

主治：腕关节疼痛，腕无力，手指麻木，指腕异样感。

参考：神门穴（手少阴心经）在手腕部，腕掌侧横纹尺侧端，尺侧腕屈肌腱桡侧凹陷处。主治：心疟，令人心烦，甚欲得清水，寒多，不甚热，手及臂挛，吐血上气（《甲乙》）。数噫，恐悸，不足（《千金》）。心咳（《千金翼》）。寒则欲处热，热中咽干，不嗜食，心痛，气不足，喘逆，身热，狂悲哭，遗溺，手及臂寒（《外台》）。胪胀，喉痹（《医心》）。小儿鸡痫，善惊反折，手掣自摇（《圣惠》）。失音（《摘英》）。目黄，胁痛，振寒，健忘，心积伏梁（《聚英》）。临床用于健忘，失眠，多梦，心悸，心绞痛，癔症，癫痫，精神病的治疗。针 0.3 ~ 0.5 寸。

治疗方法：毫针法、灸法、推拿法、拔罐法、火针法、物理疗法、水针疗法、长圆针疗法。

注意事项：

（1）结筋点在掌侧腕横韧带下层，尺侧腕屈肌、腕尺侧副韧带抵止处。

（2）行长圆针法恢刺时，应沿尺神经走行方向，向上或向下举针。

（3）不宜向桡侧针刺或举针，防止误伤尺神经与血管。

附注：手少阴、厥阴、太阳经筋交会。

3. 少海次（图 3 - 110）

位置：在肘部屈面，肘横纹尺侧端。

局部解剖：皮肤—皮下组织—肘筋膜—肱二头肌腱膜—旋前圆肌、肱肌。布有前臂内侧皮神经。深层为肘关节囊。

主治：肘关节疼痛，前臂疼痛。

参考：少海穴（手少阴心经）在肘部，屈肘位，在肘横纹内侧端与肱骨内上髁连线的中点处。主治：寒热，狂易，齿龋痛，风眩头痛，疟，背脊振寒，头痛引肘腋，腰痛引少腹，四肢不举（《甲乙》）。气逆呼吸，噫哕呕（《千金》）。腋下瘰疬，漏，臂痛，屈伸不得，风痹，瘰漏（《千金翼》）。癫痫吐舌沫出，羊鸣（《圣惠》）。齿寒，脑风头痛（《铜人》）。目黄胁痛（《西方》）。心疼，手颤，健忘（《聚英》）。临床用于颈淋巴结核，头痛，心绞痛，腋胁痛，肩痛，手抖，下肢痿痹的治疗。针 0.5~1 寸。

治疗方法：毫针法、灸法、推拿法、拔罐法、火针法、物理疗法、水针疗法、长圆针疗法。

注意事项：

（1）结筋点在肘筋膜层或在肱二头肌腱膜层。

（2）行长圆针法恢刺时，应沿肱二肌腱膜方向，向内上或向外下方向举针。

附注：手少阴、厥阴、太阳经筋交会。

4. 肱骨内髁 （图 3-109，3-110）

位置：在肘部屈面，正当肱骨内上髁处。

局部解剖：皮肤—皮下组织—肘筋膜—尺侧腕屈肌、掌长肌、桡侧腕屈肌、指总屈肌、旋前圆肌、肘肌等诸肌腱—肱骨内上髁。

主治：肘关节疼痛，书写肘痛，屈腕疼痛。

参考：同少海次。

治疗方法：毫针法、灸法、推拿法、拔罐法、火针法、物理疗法、水针疗法、长圆针疗法。

注意事项：

（1）结筋点在肱骨内上髁诸屈肌附着处。

（2）行长圆针法恢刺时，应沿诸屈肌肌纤维方向，向下举针。

（3）注意尺神经异位者，避免尺神经损伤。

附注：手少阴、厥阴、太阳经筋交会。

5. 青灵次 （图 3-111）

位置：在上臂尺侧中部，当肱二头肌、肱三头肌肌间沟中。

局部解剖：皮肤—皮下组织—上臂筋膜—上臂内侧肌间沟、肱二头肌、肱三头肌—正中神经、尺神经、肱动脉、肱静脉。深部为肱骨。布有臂内侧皮神经。

主治：肩臂疼痛，臂肘前臂疼痛，异样感，前臂无力，麻木。

参考：青灵穴（手少阴心经）在臂内侧，当极泉与少海的连线上，肘横纹上 3 寸，肱二头的内侧沟中。主治：肩不举，不能带衣（《圣惠》）。头痛振寒，目黄胁痛（《铜人》）。腋痛，目系痛（《六集》）。肩臂红肿，马刀（《循经》）。临床用于心绞痛，胁痛，肩背疼痛的治疗。针 0.3~0.5 寸。

治疗方法：毫针法、灸法、推拿法、拔罐法、火针法、物理疗法、水针疗法、长圆针

疗法。

注意事项：

（1）结筋点在臂筋膜下，上臂内侧肌间沟处。

（2）行长圆针法恢刺时，应沿肌间隙中神经与血管走行方向，向下或向上举针。

附注：手三阴、太阳经筋交会。

6. 极泉次 （图 3 - 111）

位置：在腋窝顶部，当腋动脉搏动处。

局部解剖：皮肤—皮下组织—腋窝筋膜—胸小肌、臂丛、腋动静脉、肩胛下肌、肱二头肌—肱骨。内侧为胸腔。布有臂内侧皮神经。

主治：肩关节疼痛，颈肩臂麻木、疼痛，无力，手指及腕臂异样感。

参考：极泉穴（手少阴心经）在腋窝顶部，腋动脉搏动处。主治：噫哕，膈中闭塞（《千金》）。心腹痛，干呕哕。是动则病嗌干，心痛，渴而欲饮，为臂厥；是心主所生病者，目黄，胁痛，臂内后廉痛，掌中热痛(《外台》)。心痹，四肢不举(《医心》)。臂肘厥寒(《铜人》)。四肢厥，悲愁(《聚英》)。临床用于心绞痛，胁肋疼痛，咽干，肩周炎，腋臭的治疗。针 0.3～0.5 寸。

治疗方法：毫针法、灸法、推拿法、拔罐法、火针法、物理疗法、水针疗法、长圆针疗法。

注意事项：

（1）结筋点在腋筋膜层。

（2）取结筋点时，应上臂外展位，沿肱二头肌短头肌肌腱触及动脉搏动点周围的结筋点。慎用针刺疗法。宜强力推拿法治疗。

附注：手三阴、三阳，足太阳、少阳经筋交会。

第四章　十四经脉循行分布与腧穴

第一节　概　　述

经筋与结筋病灶点，经脉与腧穴是针灸治疗的基础。临床上不管是经筋病还是经脉、内脏病都需要配伍腧穴的调治作用，所以在经筋治疗范畴中也应包括腧穴的应用。

一、腧穴形成与发展

早期腧穴只是笼统地称为"砭灸处"，有些痛点常与附近和远隔部位的特定证候存在着规律性联系，刺激身体的"砭灸处"可以出现局部疗效，同时也改善了某些体表或内脏疾病。另外，当内脏功能发生病理变化时，也可能在体表反映出各种不同症状和体征。再者，用取象比类的方法推导出脏器的证候，疾病传变、发展的路径难以用具象的经筋解释。于是，古人根据当时积累的医学知识，再加上天才的想象，又创立了借助"脉管"为原始依据的，运行"气血"的经脉体系。

经筋系统形成以后，除了原本由某个痛点（结筋病灶点）可以治疗相应部位疼痛之外，因其解除了对经脉的卡压，所以还能治疗某类或多类筋性经络、内脏疾病。当古人认识到这种规律并逐渐形成定式后，当人们对相对固定的结筋病灶点以及相对固定的医治证候和综合征给予更大关注时，往往忽略了这种刺灸点的原始疼痛性质，而只注意它的体表位置。当人们关注的重点转向已规范定位的，有具体名称，又有具体定位的刺灸点（原始的结筋病灶点，后来的腧穴）与要治疗的相应病症之间的关系，并当这种点与病的关系较为确定以后，本来因疼痛才被发现的腧穴的原始情节也就逐渐被淡忘。脱离了以疼痛为定点指标的原则，就失去了治痛的客观的标准，离开这一客观的标准的"腧穴"，只能依据人为的尺寸（包括体表解剖特殊表象）予以定位，这正是沿用至今的腧穴定位方法。

如果以国家标准腧穴为圆心，以 1 厘米为半径，调查这 361 个正经穴和 48 个奇穴，会发现每条正经有过半数腧穴与结筋病灶点贴近，这说明大多数腧穴与结筋病灶点有关系。针灸界公认早期腧穴是"以痛为腧"而确立的，而"以痛为腧"是《灵枢·经筋》确立刺灸点（结筋病灶点）的定位原则，若以此推论，也可以说，结筋病灶点是早期腧穴的源头。

其实，每个腧穴都因人、因时而存在定位的差异性。好在人为的尺寸定位标准由原始的疼痛性结筋病灶点而来，虽然不再用压痛去验证，但也相去不远。遵尺寸而刺，每能取得一定疗效。也正因为后世建立脱离寻找痛点定点的规范，也为找到新的定穴原则开拓出新空间，开辟了依据疼痛、得气感和其他原则来选定腧穴的多种依据，又经两千年的不断实践，造就了今天针灸学的辉煌。

表 4 - 1　国家标准腧穴与结筋病灶点贴近率

经名	穴数	近结筋病灶点数	近结筋病灶点率（％）
1 肺手太阴	11	6	54.54
2 大肠手阳明	20	12	60.00
3 胃足阳明	45	32	71.11
4 脾足太阴	21	13	61.90
5 心手少阴	9	5	55.56
6 小肠手太阳	18	12	66.67
7 膀胱足太阳	67	54	80.60
8 肾足少阴	16	10	62.50
9 心包手厥阴	9	5	55.56
10 三焦手少阳	23	13	56.52
11 胆足少阳	44	23	52.27
12 肝足厥阴	14	9	64.29
13 督	28	15	53.57
14 任	24	19	79.17
15 奇穴	48	28	53.33
总经穴和奇穴	409	256	62.59

　　应该指出：临床上除痹病外，确有一些疾病的治疗需要采用区别于经筋的另类的取穴规律和方法。只是这些腧穴常常是在以原刺灸点为中心，向周围扩大范围寻找到的，较容易出现或更强烈的得气（酸、麻、重、胀或气行传导）感的新点。这些点的位置可能在"筋骨之旁"，或在"肌肉文理、节解缝会宛陷之中"（后世何若愚《标幽斌赋》、孙思邈在《备急千金要方·灸例》总结了这些规律）。当然这还是表面的经验性总结，其实质是什么？是神经末梢？感受器？神经干？神经丛？动脉？静脉？淋巴管聚集处？组织间隙？这尚需现代人开拓思路，认真研究，抓住本质才能获得真实规律。

　　实际上，在当时的条件下，古人是以经络、腧穴的功能（象）为依据进行描述、总结的，不可能严格地反映现代解剖学的某一微观组织功能。反之，以现代解剖学严格分野的某一组织系统功能也不可能涵盖经络学说所总结的对应功能。我们从"白箱"研究角度出发，只能将现代医学已知系统能反映部分经络功能的那一部分，认真整理出来，逐一把每一经络功能相关的现代系统分别整理、重新归类，并分别用现代已知的相应科学规律指导针灸临床，这才是最实际的工作。

　　疾病治愈过程主要取决两个方面：

　　一是对超越人体抗病能力的病因、病理结果进行医疗清除。这方面体现于经筋辨证论治的范畴（详见第三章）。

　　二是病人内因（自我康复能力）的调动。人体对于外界的一切作用，包括治疗作用所做的反应都是主体性的，对人体的自主反应进行调节是一切治疗方法取效的关键。针灸腧穴，通过针灸手法使之以"得气"为表象，产生并增强对人体的调理作用（自我康复能力）是很关键的。

　　对经筋上分布的结筋病灶点的解结治疗更侧重于清除难于自我克服的病灶，同时也借解结过程中的"得气"感，产生对内因的调理作用。既然多数腧穴是由结筋病灶点发展而来，如果从原始结筋病灶点探索其功能，就不只是治疗疼痛一症了，因为解结法能够改善对经脉的刺激、卡压，通过解除刺激、卡压而调整经脉气血，所以，它会有更具优势的多种治疗功能。

对经脉上分布的腧穴的调经、补泻治疗，更侧重于针对自我康复能力的调动。借刺灸法的操作，获得以"得气"感为标志的针感，产生最有效的，调动自我康复能力的效果。

经络（如第二章所述）病理反应可分两类，其一是沿经筋出现的"以痛为腧"的结筋病灶点；另一类与经脉密切相关的"脉气所发处"。在《素问》称之为"脉气所发"和"气穴"，后来又称为"腧穴"。一般来说，腧穴的特点之一就是具有敏感性。所谓"按其处，应在中而痛解"，"按之立快者仍刺之"，也就是说对腧穴按压时，体内疼痛减轻或消失。特别是古代医家所提出的一些特定穴，如背俞、腹募、郄穴和络穴等多是这类敏感点。如果从病理角度来解释经络，即经络可看成是疾病的反应系统，而腧穴则是经络上的反应点。如果从生理角度来解释经络，经络是在神经系统统一协调下，人体各系统充分发挥其功能和新陈代谢。腧穴则是经络上分布的调节点。因此，腧穴常随着身体机能状态的变化而变化，即出现敏感程度的变化和上下位置的移动。

自晋代医家皇甫谧所著的《针灸甲乙经》将腧穴按骨度尺寸等标准规范以后，后世将其奉若经典，至今无人越雷池一步，但有违背古训之嫌。尽管如此，也正是千古不变的腧穴定位的规范，指导针灸医生能在统一定位的基础上应用和研究近两千年，使统一的腧穴治疗范围不断丰富和发展，以至形成当今针灸学的蔚为大观。因此，有必要了解、掌握古人的经典的定位原则和方法。（至于怎样才能更准确地厘定腧穴，那是另外一个更需要研究的课题。）

二、腧穴定位方法

（1）体表解剖标志定位法

这是指以体表解剖学的各种体表标志为依据来确定经络腧穴位置的方法。体表解剖标志可分为固定标志和活动标志。

固定标志是指各部由骨节和肌肉所形成的突起或凹陷，如五官轮廓、发际、指（趾）甲、乳头、脐窝等。

活动标志是指各部的关节、肌肉、肌腱、皮肤随着关节活动而出现的空隙、凹陷、皱纹、皮纹尖端等。

常用取穴体表解剖参照标志有：

头面部：

①前发际正中　前头部有发际的前缘，两侧额角的中点。

②后发际正中　后头部有发际的后缘中点。

③额角　又称发角，前发际额部两侧曲角处。

④完骨　位于耳郭后下方的颈骨乳突。

⑤眉间　印堂奇穴，两眉头之间的中点处。

⑥瞳孔或目中　正坐，目正视，瞳孔中点或目内眦与外眦的中点。

颈项部：

①喉结　位于颈前部。喉头凸起处。

②大椎　后项部最隆起的棘突，随头部活动而移者，即第七颈椎棘突。

胸腹部：

①胸骨上窝　胸骨切迹上方凹陷处。

②胸骨角　胸上部突起之骨，相当于第 2 肋间隙。

③胸剑联合　胸骨体与剑突结合部。

④乳头　即乳中部，乳头凸起之中央。

⑤脐中　即神阙穴，脐窝的中央。

⑥耻骨联合上缘　下腹部耻骨联合上缘与前正中线的交点处。

⑦髂前上棘　侧腹部，髂骨棘前部的上方突起处

⑧肩峰角　肩峰外侧缘与肩内连续处。

⑨髂后上棘　髂骨棘后部的上方突起处。

上肢：

①腋前纹头　腋窝皱襞前端。

②腋后纹头　腋窝皱襞后端。

③肘横纹　肘关节掌侧面横纹。

④肘尖　尺骨鹰嘴。

⑤腕掌、背侧横纹　尺桡二骨茎突远端连线上的横纹。

⑥桡骨茎突

⑦掌指关节

⑧桡骨远侧端桡侧隆起之骨。

⑨掌骨与指骨结合部。

下肢：

①髀枢　股骨大转子。

②臀下横纹　臀与大腿的移行部。

③内辅上　股骨内侧髁。

④内辅下　胫骨内侧髁。

⑤犊鼻　即外膝眼穴，髌韧带外侧凹陷处的中央。

⑥腘横纹　腘窝横纹。

⑦内踝尖　内踝内侧的最高点处。

⑧外踝尖　外踝外侧的最高点处。

⑨腓骨小头　腓骨近心端隆起之骨，腓骨外侧。

⑩胫骨粗隆　膝下胫骨隆起处。

⑪胫骨内侧深　内侧膝下，胫骨近心端粗大处。

⑫舟骨粗隆　内踝前下方凸起之骨。

（2）骨度折量定位法

是指以体表骨节为主要标志折量全身各部的长度和宽度，定出分寸，用于经穴定位的方法。即以《灵枢·骨度》测定的人体各部的分寸为基础，并结合历代医家的临床实践，经过修改补充而来的。取用时，将设定的骨节两端之间的长度折成一定的等分，每 1 等分为 1 寸，10 个等分为 1 尺，不论男女老幼、肥瘦高矮，一概以此标准折作为量取腧穴的依据。

表4-2 骨度折量表

分部	部位起止点	常用骨度	说明
头部	前发际至后发际	12寸	如前后发际不明,从眉心量至大椎穴作18寸,眉心至前发际3寸,大椎穴至后发际3寸。
	耳后两完骨(乳突)之间	9寸	用于量头部的横寸。
胸腹部	天突至歧骨(胸剑联合)	9寸	1. 胸部与胁肋部取穴直寸,一般根据肋骨计算,每肋骨折作1.6寸。 2. "天突"指穴名的部位。
	歧骨至脐中	8寸	
	脐中至横骨上廉(耻骨联合上缘)	5寸	
	两乳头之间	8寸	胸腹部取穴的横寸,可根据两乳头之间的距离折量。女性可用左右缺盆之间的宽来代替两乳头之间的横寸。
背腰部	大椎以下至尾骶	21椎	背部腧穴根据脊椎定位。一般临床取穴,肩胛骨下角相当第七(胸)椎,髂嵴相当第十六椎(第四腰椎棘突)。
	两肩胛骨脊柱缘之间	6寸	
上肢部	腋前纹头(腋前皱襞)至肘横纹	9寸	用于手三阳,手三阳经的骨度分寸。
	肘横纹至腕横纹	12寸	
侧胸部	腋以下至季胁	12寸	"季胁"指11肋端。
侧腹部	季胁以下至髀枢	9寸	"髀枢"指股骨大转子。
下肢部	横骨上廉至内辅骨上廉(股骨内髁上缘)	18寸	用于足三阴经的骨度分寸。
	内辅骨下廉(胫骨内髁下缘)至内踝高点	13寸	
	髀枢至膝中	19寸	1. 用于足三阳经的骨度分寸。 2. "膝中"的水平线:前面相当于犊鼻穴,后面相当于委中穴。
	臀横纹至膝中	14寸	
	膝中至外踝高点	16寸	
	外踝高点至足底	3寸	

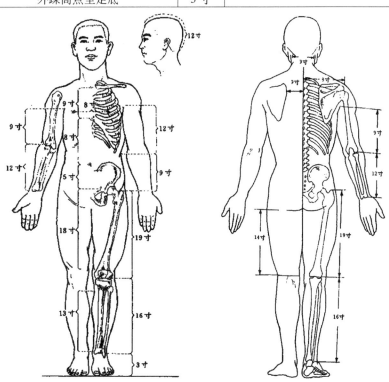

图4-1 全身骨度分寸

第二节 经脉与腧穴

一、手太阴肺经

1. 手太阴肺经循行分布

【原文】

肺手太阴之脉[①]，起[②]于中焦[③]，下[②]络[②]大肠，还[②]循[②]胃口，上[②]膈[⑤]属[②]肺，从肺系[⑥]横[②]出[②]腋下，下循臑内[⑦]，行[②]少阴心主之前[⑧]，下肘中，循臂内上骨下廉[⑨]，入[②]寸口，上鱼，循鱼际[⑩]，出大指之端[⑪]；其支者[⑫]，从腕后直出次指内廉，出其端（图4－2）。

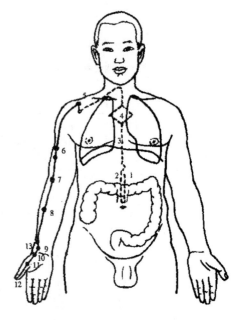

图4－2　手太阴肺经循行分布

是动[⑬]则病肺满，膨膨而喘咳，缺盆中痛，甚则交两手而瞀[⑭]，此为臂厥[⑮]。是主肺所生病[⑯]者，咳上气，喘渴[⑰]，烦心，胸满，臂内前廉痛厥，掌中热。气盛有余，则肩背痛，风寒汗出中风，小便数而欠[⑱]，气虚则肩背痛，寒，少气不足以息，溺色变。为此诸病，盛则泻之，虚则补之，热则疾之，寒则留之，陷下则灸之[⑲]，不盛不虚，以经取之[⑳]，盛者，寸口大三倍于人迎[㉑]，虚者，则寸口反小于人迎也。（《灵枢·经脉》）

【注释】

①肺手太阴之脉：张景岳："此十二经者，即营气也，营行脉中，而序必始于肺经者，以脉气流经，经气归于肺。肺朝百脉以行阴阳，而五脏六腑皆以受气，故十二经以肺经为首，循序相传，尽于足厥阴肝经而又传于肺。终而复始，是为一周。"

②起、络、属、还、循、横、行、上、下、出、入：起：经脉的开始叫"起"。络：经脉绕行于其相表里的脏腑叫"络"。属：经脉行于本脏腑叫"属"。还：经脉去而复回叫"还"。循：沿着走叫"循"。横：平行走叫"横"。行：走过它经的周围叫"行"。上：自下而上行叫"上"。下：自上而下行叫"下"。出：由深部而出浅部叫"出"。入：由外向里行叫"入"。以上各经所用相同的词，词义相同。

③中焦：即膈下脐上的部位，近胃脘的中脘穴。

④胃口：指胃的上、下口。

⑤膈：指横膈膜。

⑥肺系：指喉咙。张景岳："肺系，喉咙也。"又指喉头气管。（承澹安：《校注十四经发挥》）又指肺与喉咙相联系的部位。（南京中医学院主编：《针灸学讲义》）

⑦臑内：指肩部以下，肘部以上的部分，即肱部。臑内，臑部内侧。

⑧行少阴心主之前：少阴心主，指手厥阴心包经。手三阴经在上肢屈侧的分布是：太阴在前，厥阴在中，少阴在后。所以说肺手太阴经在厥阴心包经之前。

⑨廉：边、面或侧的意思。

⑩鱼际：手大指本节后，掌侧隆起的肌肉如鱼的形状，叫鱼。鱼部的边缘叫鱼际。

⑪端：指尖。

⑫其支者：正经之外的支脉。

⑬是动：张景岳："动言变也，变则变常而为病也。"又，动者，作也，是动乃因劳作而为原因之病，即经筋痹痛，余以准此。

⑭瞀：目眩，眼花迷乱。

⑮臂厥：臂，指肘以下、腕部以上的部分。厥，气逆。臂部经脉之气厥逆上行，即臂厥。张景岳："手太阴肺脉由中府出腋下，行肘臂间，故为臂厥。"

⑯所生病：指本经脏腑所发生的病变。

⑰喘渴：张景岳："渴，当作喝，声蹙急也。"蹙，粗的异体字。

⑱小便数而欠：张景岳："肺为肾母，邪伤其气，故小便数而欠"。《素问·宣明五气》篇：五气所病，在肾"为欠为嚏"。

⑲陷下则灸之：王冰："脉虚气少，故陷下也。"阳气内衰，脉陷下而不起的用灸法。

⑳不盛不虚，以经取之：如果不是因血气的虚实而发病，而是由于经气不和顺引起的，就取治于所在之经而调之。

㉑寸口大三倍于人迎：寸口、人迎，都是诊脉的部位。寸口，又称"气口"或"脉口"，在两手桡骨头内侧桡动脉处。人迎，在结喉旁两侧颈总动脉搏动处。张景岳："脉口在手，太阴脉也，可候五脏之阴，人迎在颈，阳明脉也，可候六腑之阳。"《灵枢·禁服》："寸口主中，人迎主外。两者相应，俱往俱来，若引绳大小齐等。"《灵枢·终始》："人迎一盛，病在足少阳，一盛而躁，病在手少阳。人迎二盛，病在足太阳，二盛而躁，病在手太阳。人迎三盛，病在足阳明，三盛而躁，病在手阳明。""脉口一盛，病在足厥阴；厥阴一盛而躁，在手心主。脉口二盛，病在足少阴；二盛而躁，在手少阴。脉口三盛，病在足太阴；三盛而躁，在手太阴。"寸口大三倍于人迎，故病在太阴。何梦瑶《医碥》认为，人迎脉，恒大于两手寸口数倍，从无寸口反大于人迎者。录此供参考。

经脉痹阻：若因风寒湿邪痹阻经脉，可见臑臂部内侧前廉酸重疼痛，拘急，痿软麻木，肩臂痛。治宜取本经及邻近腧穴，毫针泻之，或用艾灸，以祛除邪气，温通经脉。有结筋病灶者，当取长针解结治之。

邪热上冲：症见咽喉红肿作痛，鼻渊、衄衄，缺盆中痛等，治宜取手太阴，阳明经穴，毫针泻之，或用三棱针点刺出血，禁灸。

2. 手太阴肺经腧穴

表4-3　　手太阴肺经腧穴详解表

穴名	定位	主治	操作	类属
中府 zhongfu L1	胸前壁外上方,前正中线旁开6寸,平第1肋间隙处	咳嗽,气喘,胸痛,肩背痛,咽喉肿痛	向外斜刺0.5~0.8寸,不可向内深刺,以免伤肺	肺之募穴,手足太阴之会
云门 yunmen L2	中府穴上1寸	咳嗽,气喘,胸痛,肩痛	同上	
天府 tianfu L3	腋前皱襞上端水平线下3寸,肱二头肌桡侧缘	气喘,鼻衄,甲状腺肿大,上臂内侧痛	直刺0.5~1寸	
侠白 xiabai L4	天府穴下1寸,肘横纹上5寸,肱二头肌桡侧缘	咳嗽,气喘,干呕,烦满,上臂内侧痛	同上	
尺泽 chize L5	肘横纹中,肱二头肌腱桡侧缘	咳嗽,气喘,咯血,潮热,咽喉肿瘤,肘臂挛痛	直刺0.5~1寸或点刺放血,不宜瘢痕灸,以免影响关节活动	肺之合穴
孔最 kongzui L6	尺泽穴与太渊穴连线上腕横纹上7寸	咳嗽,气喘,咯血,咽喉肿痛,失音,痔疮,肘臂挛痛	直刺0.5~1寸	肺之郄穴
列缺 lieque L7	桡骨茎突上方,腕横纹1.5寸两虎口交叉,指尖端处是穴	头痛,项强,咳嗽,气喘,咽喉肿痛,手腕痛	向肘部斜刺0.3~0.5寸	肺之络穴,八脉交会穴之一,通于任脉
经渠 jingqu L8	腕横纹上1寸,当桡骨茎突内侧与桡动脉之间	咳嗽,气喘,胸痛,咽喉肿痛,手腕痛	避开桡动脉,直刺0.3~0.5寸,不宜多灸	肺之经穴
太渊 taiyuan L9	掌后腕横纹桡侧端,桡动脉的桡侧凹陷中	咳嗽,气喘,咯血,胸痛,咽喉肿痛,腕痛	避开桡动脉,直刺0.3~0.5寸	
鱼际 yuji L10	第一掌骨中点桡侧,赤白肉际处	发热,咳嗽,咯血,失音,咽喉肿痛	直刺0.5~0.8寸	荥穴
少商 shaoshang L11	拇指桡侧指甲角旁约0.1寸	咽喉肿痛,发热,昏述,癫狂,咳嗽,鼻衄	浅刺0.1寸,或点刺出血	井穴

二、手阳明大肠经

1. 手阳明大肠经循行分布

【原文】

大肠手阳明之脉，起于大指次指之端[①]，循指上廉，出合谷两骨之间[②]，上入两筋之中[③]，循臂上廉，入肘外廉，上臑外前廉，上肩，出髃骨[④]之前廉，上出于柱骨之会上[⑤]，下入缺盆，络肺，下膈，属大肠。其支者，从缺盆上颈，贯[⑥]颊，入下齿中，还出挟口，交[⑥]人中，左之右，右之左，上挟[⑥]鼻孔（图4-3）。

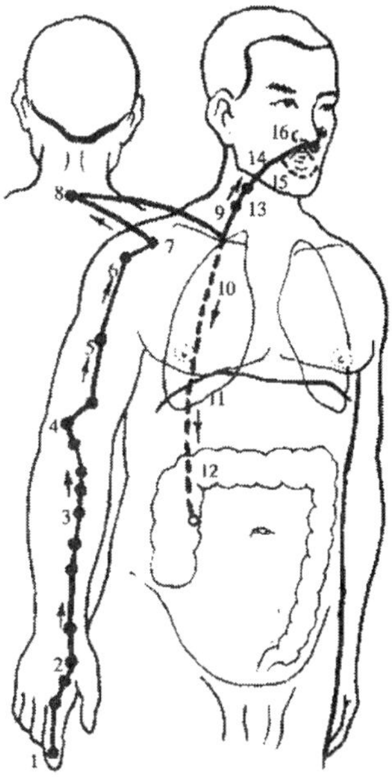

是动则病齿痛，颈肿，是主津液所生病者[⑦]，目黄，口干，鼽衄[⑧]，喉痹[⑨]，肩前臑痛，大指次指痛不用，气有余则当脉所过者热肿；虚则寒栗不复[⑩]。为此诸病，盛则泻之，虚则补之，热则疾之，寒则留之，陷下则灸之，不盛不虚，以经取之。盛者，人迎大三倍于寸口；虚者，人迎反小于寸口也。（《灵枢·经脉》）

图4-3　手阳明大肠经循行分布

【注释】

①大指次指之端：大指，拇指，次指，食指。即拇指侧的食指指尖部。

②合谷两骨之间：合谷，穴名，在拇指、食指的歧骨间。两骨，即第一掌骨与第二掌骨。

③两筋：即伸拇短肌腱和伸拇长肌腱。

④髃骨：即肩胛骨与锁骨关节的肩峰处。

⑤柱骨之会上：即脊柱上，颈骨隆起（大椎）处，六阳经会合的地方。

⑥贯、交、挟：经脉在中间穿过叫"贯"；经脉彼此交叉叫"交"；经脉并行于两旁叫"挟"。以下各经所用相同的词，词义同此。

⑦主津液所生病者：津液，泛指体内的一切水液。均由水谷化生。其清而稀者为津，随气出入于肌肤腠理之间，以温养肌肉，充润皮肤；其浊而稠者为液，亦随气流行于关节、脑髓、孔窍，以滑润关节，补益脑髓，溉濡目耳口鼻。主津液所生病者，张隐庵认为：大肠传导水谷，变化精微，故主所生津液。病则津液竭而火热盛，故为目黄、口干、鼽衄、喉痹诸证。张景岳认为："大肠与肺为表里，肺主气而津液由于气化，故凡大肠之或泄或秘，皆津液所生之病，而主在大肠也。"以张隐庵的解释较直接。

⑧鼽衄：鼻流清涕为鼽，鼻出血为衄。

⑨喉痹：喉中肿闭，言语、呼吸均感困难的一种疾病。

⑩寒栗不复：寒冷颤抖，不易恢复温暖。

经脉痹阻：上肢外侧前缘痛，肩臂痛不能举，大指次指不用，痿痹，麻木等症，治疗宜取本经腧穴，针刺泻之，或用艾灸，以疏通经脉，温经散寒。有结筋病灶者，当取长针以解结法治之。

邪热上扰：齿痛，颈肿，目黄口干，喉痹，鼽衄，鼻不闻香臭。治疗宜取手足阳明经穴为主，针刺泻法，或点刺出血，不灸，以清泄邪热。

2. 手阳明大肠经腧穴

表4-4 手阳明大肠经腧穴详解表

穴 名	定 位	主 治	操 作	类 属
商阳 shangyang L11	食指桡侧指甲角旁约0.1寸	发热,昏迷,咽喉肿痛,颌肿,齿痛,耳聋,手指麻木	浅刺0.1寸,或点刺出血	井穴
二间 erjian L12	微握拳,在食指桡侧指掌关节前赤白肉际凹陷中	鼻衄,齿痛,咽喉肿痛,口歪热病	直刺0.2~0.3寸	荥穴
三间 sanjian L13	微握拳,在第二掌骨小头桡侧后方凹陷中	目痛,齿痛,咽喉肿痛,鼻衄,身热,泄泻,手指肿痛	直刺0.5~0.8寸	输穴
合谷 hegu L14	手背第一、二掌骨之间平第二掌骨桡侧中点处	头痛,齿痛,目赤肿痛,鼻衄,口眼歪斜,耳聋,痄腮,咽喉肿痛,多汗,热病无汗,腹痛,滞产,上肢痛	直刺0.5~1寸,孕妇不宜针	原穴
阳溪 yangxi L15	腕背横纹桡侧,拇短伸肌腱与拇长伸肌腱之间凹陷中	头痛,齿痛,咽喉肿痛,目赤肿痛,耳聋,耳鸣,手腕痛	直刺0.5~0.8寸	经穴
偏历 pianli L16	在阳溪穴与曲池穴连线上,阳溪穴上3寸	目赤,耳鸣,鼻衄,咽喉肿痛,手臂酸痛,水肿	直刺或斜刺0.5~0.8寸	络穴
温溜 wenliu L17	在阳溪穴与曲池穴连线上,阳溪穴上5寸	头痛,咽喉肿痛,面肿,疔疮,肩背酸痛,肠鸣腹痛	直刺0.5~1寸	郄穴
下廉 xialian L18	在阳溪穴与曲池穴连线上,曲池穴上4寸	肘臂痛,头痛,眩晕,目痛,腹痛,腹胀	同上	
上廉 shanglian L19	在阳溪穴与曲池穴连线上,曲池穴下3寸	头痛,上肢麻痹,肠鸣,腹痛	同上	
手三里 shousanli L110	在阳溪穴与曲池穴连线上,曲池穴下2寸	齿痛,颊肿,上肢不遂,腹痛,腹泻	直刺0.5~1.2寸	
曲池 quchi L111	屈肘,当肘横纹外端与肱骨外上髁连线的中点	发热,咽喉肿痛,齿痛,目赤痛,瘰疬,瘾疹,高血压,上肢不遂,腹痛,吐泻	直刺0.5~1.5寸	合穴
肘髎 zhouliao L112	屈肘,曲池穴外上方1寸肱骨边缘	肘臂部酸痛,麻木,挛急	直刺0.5~1寸	
手五里 shouwuli L113	在曲池穴与肩髃穴的连线上,在曲池穴上3寸	肘臂挛痛,瘰疬	避开动脉,直刺0.5~1寸	

穴名	定位	主治	操作	类属
臂臑 biao L114	在曲池穴与肩髃穴连线上7寸,当三角肌下端	肩臂痛,颈项拘急,瘰疬,目疾	直刺或向上斜刺0.8~1.5寸	手阳明络之会
肩髃 jianyu L115	肩峰下缘,当肩峰与肱骨大结节之间,肩平举时肩部出现两个凹陷,前方的凹陷中	肩臂挛痛不遂,瘾疹,瘰疬	直刺或向下斜刺0.5~1.5寸	手阳明经与阳跷脉交会穴
巨骨 jiugg L116	锁骨肩峰端与肩胛冈之间凹陷中	肩臂挛痛不遂,瘰疬,瘿气	直刺微斜向外下方进针0.5~1寸	同上
天鼎 tianding L117	扶突穴直上1寸,当胸锁乳突肌后缘	暴喑气哽,咽喉肿痛,瘰疬,瘿气	直刺0.5~0.8寸	
扶突 futu L118	喉结旁开3寸,当胸锁乳突肌的胸骨头与锁骨头之间	咳喘,咽喉肿痛,暴喑,瘰疬,瘿气	同上	
口禾髎 kouhe L119	水沟穴旁0.5寸,当鼻孔外缘直下与水沟穴相平处取穴	鼻塞,鼻衄,口歪,口噤		直刺或斜刺0.3~0.5寸
迎香 yingxiang L120	鼻翼外缘中点旁开0.5寸,当鼻唇沟中	鼻塞,鼻衄,口歪,面痒,胆道蛔虫症	斜刺或平刺0.3~0.5寸,不宜灸	手足阳明经穴会穴

三、足阳明胃经

1. 足阳明胃经循行分布

【原文】

胃足阳明之脉,起于鼻之交頞中①,旁纳太阳之脉②,下循鼻外,入上齿中,还③出挟口环唇,下交承浆④,却⑤循颐⑤后下廉,出大迎⑥,循颊车⑦,上耳前,过⑧客主人⑧,循发际⑨,至额颅⑩;其支者,从大迎前下人迎,循喉咙,入缺盆,下膈,属胃,络脾;其直③者,从缺盆下乳内廉⑪,下挟脐,入气冲⑫中;其支者,起于胃口,下循腹里,下至气冲中而合,以下髀关⑬,抵③伏兔⑭,下膝髌⑮,下循胫外廉,下足跗,入中指内间;其支者,下廉三寸而别,下入中趾外间;其支者,别③跗上⑯,入大趾间出其端(图4-4)。

是动则病洒洒振寒⑰,善呻,数欠,颜黑⑱,病至则恶人与火⑲,闻木声则惕然而惊⑳,心欲动,独闭户塞牖㉑而处。甚则欲上高而歌㉒,弃衣而走,贲响㉓腹胀,是为骭厥㉔,是主血所生病者,狂疟温淫㉕,汗出,鼽衄,口喎㉖,唇胗㉗,颈肿,喉痹,大腹水肿,膝髌肿痛,循膺㉘乳、气街、股伏兔、外廉,足跗上皆痛,中指不用,气盛则身以前皆热,其有余于胃,则消谷善饥,溺色黄,气不足则身以前皆寒栗,胃中寒则胀满,为此诸病,盛则泻之,虚则补之,热则疾之,寒则留之,陷下则灸之,不盛不虚,以经取之。盛者,人迎大三倍于寸口,虚者,人迎反小于寸口也。(《灵枢·经脉》)

【注释】

①鼻之交頞：又名山根，指鼻梁凹处，左右目内眦之间的部位。胃足阳明之脉，起于鼻孔两旁手阳明经的终穴迎香穴而上行，左右相交于頞部。

②旁纳太阳之脉：纳，《甲乙经》《铜人经》《十四经发挥》及马莳、张隐庵等注本均作"约"。约，缠束的意思。足太阳膀胱经起于目内眦（睛明穴），足阳明胃经从旁缠束太阳经脉之睛明穴，即旁纳太阳之脉。张景岳："纳，入也，足太阳起于目内眦，睛明穴与相近，阳明由此下行，故入之也"。

③环、却、过、直、合、抵、别：环，经脉环绕于四周叫"环"。却：经脉进而退转叫"却"。过：经脉通过支节的旁边叫"过"。直：经脉一直走的叫"直"。合：两支相并叫"合"。抵：到达。别：另出一分支叫"别"。以下各经所用相同的词，词义同此。

④承浆：位于下唇中央部下方的凹陷处；穴名，位于承浆部的正中央，属任脉。

⑤颐：位于腮的下方，口角外下方，颏部的外上方。

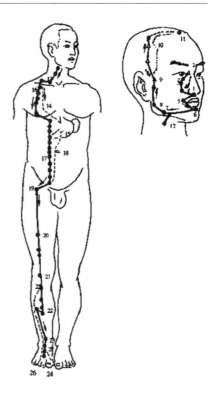

图4-4　足阳明胃经循行分布

⑥大迎：穴名，属阳明胃经。

⑦颊车：指下颌骨；穴名，属足阳明胃经，位于下颌骨角的前上方。

⑧客主人：穴名，属足少阳胆经。

⑨发际：头发的边际处。

⑩额颅：前额骨部，发下眉上处。

⑪乳内廉：乳房的内侧。

⑫气冲：又名"气街"，位于小腹下方，股部上方交界处的鼠蹊部（腹股沟部）；穴名，属阳明胃经。

⑬髀关：指股部的前上方部分；穴名，属阳明胃经。

⑭伏兔：位于大腿前方肌肉隆起部；穴名，属阳明胃经，位于髌骨上缘上方六寸。

⑮膝膑：膝盖骨。

⑯足跗：足背部。

⑰洒洒振寒：形容寒冷发抖的样子。张景岳：胃属土，土病而洒洒振寒者，风之胜也。

⑱善呻，数欠，颜黑：肾在声为呻。五气所病为欠，在色为黑。胃属土，土病则水侮土，所以出现呻吟，呵欠，额部发黑。

⑲恶人与火：足阳明经主肌肉，它的经脉多气多血，外邪侵袭，血气壅滞而易发热，热甚所以恶火。足阳明经气厥逆而不下行，就会呼吸喘促，心中郁闷，郁闷所以不喜欢人来烦扰。《素问·阳明脉解》篇："阳明主肉，其脉血气盛，邪客之则热，热甚则恶火。""阳明厥则喘而惋，惋则恶人。"

⑳闻木声则惕然而惊：《素问·阳明脉解》篇："阳明者胃脉也，胃者土也，故闻木

音而惊者，土恶木也。"

㉑闭户塞牖：关闭门窗。张景岳："欲闭户而处者，阴阳相薄而阴胜阳也。"牖，窗户。

㉒上高而歌，弃衣而走：《素问·阳明脉解》篇："四支者诸阳之本也，阳盛则四支实，实则能登高也。""热盛于身，故弃衣欲走也。"

㉓贲响：肠鸣。

㉔骭厥：胫骨，位于小腿部的内侧。贲响腹胀，是由于足胫部之气上逆所致，所以叫厥。张景岳："阳明之脉自膝髌下胫骨外廉，故为胫厥逆。"

是主血所生病者：张景岳："中焦受谷，变化而赤为血，故阳明为多气多血之经，而主血所生病者。"

㉕狂疟温淫，汗出：张景岳："阳明热胜则狂，风胜则疟，温气淫则汗出。"

㉖口㖞：口角歪斜。

㉗唇胗：胗，同疹；唇胗，口唇部的疮疹。

㉘膺：在前胸部两侧的肌肉隆起处，相当于胸大肌的部位。

经脉痹阻：洒洒振寒，缺盆中痛，膺乳痛，髀股前廉痛，膝髌肿痛，胫前侧及足背部痛。治疗宜取足阳明经穴，针刺泻法，并灸，以疏通经脉，温经散寒。有结筋病灶者，当取长针，以解结法治之。

胃热上冲：若胃经蕴热，循经上冲，症见身热汗出，口渴唇干，颈肿，喉痹，齿龈肿痛，身以前皆热，苔黄，脉洪数。治疗宜取手足阳明经穴，针刺泻法，不灸，以清泻阳明之蕴热。

2. 足阳明胃经腧穴

表4-5 足阳明胃经腧穴详解表

穴 名	定 位	主 治	操 作	类 属
承泣 chengqi S1	目正视,瞳孔直下,当眶下缘与眼球之间	目赤肿痛,流泪,夜盲,眼睑瞤动,口眼歪斜	紧靠眶下缘缓慢直刺0.5~1.3寸,不宜提插以防刺破血管,引起血肿,禁灸	足阳明经,阳跷、任脉交会穴
四白 sibai S2	承泣穴直下3分,当眶下孔凹陷中	目赤痛痒,目翳,眼睑瞤动,口眼歪斜,头痛,眩晕	直刺或斜刺0.3~0.5寸,不可深刺,不宜灸	
巨髎 juliao S3	目正视,瞳孔直下,平鼻翼下缘处	口眼歪斜,眼睑瞤动,鼻衄,齿痛,唇颊肿	斜刺或平刺0.3~0.5寸	足阳明胃经与阳跷脉交会穴
地仓 dicang S4	口角旁0.4寸,巨髎穴直下取之	目歪,流涎	斜刺或平刺0.5~0.8寸	手足阳明经,阳跷脉交会穴
大迎 daying S5	下颌角前下方1.3寸,当咬肌附着部的前缘,下颌骨上	口歪,口噤,颊肿,齿痛	避开动脉,斜刺或平刺0.3~0.5寸	
颊车 jiache S6	下颌角前上方一横指凹陷中,咀嚼时咬肌隆起最高点处	口歪,齿痛,颊肿,面痛,口噤不语	直刺0.3~0.5寸,平刺0.5~1寸	

穴 名	定 位	主 治	操 作	类 属
下关 xiaguan S7	颧弓下缘凹,当下颌骨髁状突的前方,闭口取穴	耳聋,耳鸣,口噤,牙关不利,齿痛,口眼歪斜	直刺0.5~1.2寸	足阳明、足少阳经交会穴
头维 touwei S8	额角发际直上0.5寸	头痛,目眩,流泪,眼睑睏动	向下或向后平刺0.5~1寸	足阳明、足少阳经与阳维脉交会穴
人迎 renying S9	喉结旁1.5寸,当颈总动脉之后,胸锁乳突肌前缘	咽喉肿痛,气喘,瘰疬,瘿气,高血压	避开颈总动脉,直刺0.3~0.5寸,不宜灸	足阳明、足少阳经交会穴
水突 shuitu S10	人迎穴至气舍穴连线的中点,当胸锁乳肌前缘	咽喉肿痛,咳嗽,气喘	直刺0.3~0.5寸	
气舍 qishe S11	锁骨内侧端之上缘,当胸锁乳突肌的胸骨头与锁骨头之间	咽喉肿痛,气喘,呃逆,瘿瘤,瘰疬,颈项强	直刺0.3~0.5寸,气舍至乳根诸穴,深部有大动脉及肺肝等脏不可深刺	
缺盆 quepen S12	锁骨上窝中央,前正中线旁开4寸	咳嗽,气喘,咽喉肿痛,缺盆中痛,瘰疬	同上	
气户 qihu S13	乳中线上,锁骨中点之下缘	咳嗽,胸胁胀满,呃逆,胁肋痛	直刺或斜刺0.3~0.5寸	
库房 kufang S14	第一肋间隙,前正中线旁开4寸	咳喘,胸胁胀痛	斜刺或平刺0.5~0.8寸	
屋翳 wuyi S15	第二肋间隙,前正方中线旁开4寸	咳喘,胸胁胀痛,乳痈	同上	
膺窗 yingchuang S16	第三肋间隙,前正中线旁开4寸	同上	同上	
乳中 ruzhong S17	乳头中央			本穴一般不针灸,仅作胸腹部腧穴定位标志
乳根 rugen S18	第五肋骨间隙,乳头直下	咳喘,呃逆,胸痛,乳痈,乳汁少	斜刺或平刺0.5~0.8寸	
不容 burong S19	脐上6寸,前正中线旁开2寸	呕吐,胃痛,食欲不振,腹胀	直刺0.5~0.8寸,右侧穴深部为肝胆所在部位,不可深刺	
承满 chengman S20	脐上5寸,前正中线旁开2寸	胃痛,呕吐,腹胀,肠鸣,食少,吐血,肋下坚痛	同上	

穴 名	定 位	主 治	操 作	类 属
梁门 liangmen S21	脐上4寸,前正中线旁开2寸	胃痛,呕吐,食欲不振,泄泻	同上	
关门 guanmen S22	脐上3寸,前正中线旁开2寸	腹胀,腹痛,肠鸣,泄泻,水肿	直刺0.5~1寸	
太乙 taiyi S23	脐上2寸,前正中线旁开2寸	胃痛,消化不良,癫狂	直刺0.8~1.2寸	
滑肉门 huaroumen S24	脐上1寸,前正中线旁开2寸	胃痛,呕吐,癫狂	同上	
天枢 tianshu S25	脐旁2寸	腹胀,肠鸣,绕脐痛,便秘,泄泻,痢疾,水肿,月经不调	同上	
外陵 wailing S26	脐下1寸,前正中线旁开2寸	腹痛,腹泻,疝气,痛经	同上	
大巨 daju S27	脐下2寸,前正中线旁开2寸	小腹胀满,小便不利,疝气,遗精,早泄	同上	
水道 shuidao S28	脐下3寸,前正中线旁开2寸	小腹胀满,小便不利,痛经,不孕,疝气	同上	
归来 guilai S29	脐下4寸,前正中线旁开2寸	腹痛,疝气,月经不调,带下,不孕,阴挺,阳痿	同上	
气冲 qichong S30	脐下5寸,前正中线旁开2寸	肠鸣腹痛,疝气,月经不调,不孕,阳痿,阴肿	同上	
髀关 biguan S31	髂前上棘与髌骨外缘连线上,平臀沟	腰痛膝冷,大腿前侧疾病	直刺1~2寸	
伏兔 futu S32	髂前上棘与髌骨外缘连线上,髌骨外上6寸	腰痛膝冷,下肢麻痹,疝气,脚气	同上	
阴市 yinshi S33	髂前上棘与髌骨外缘连线上,髌骨外上缘上3寸	腿膝痿痹,屈伸不利,疝气,腹胀,腹痛	直刺1~1.5寸	
梁丘 liangqiu S34	髌骨外上缘上2寸	胃痛,膝肿病,下肢不遂,乳痈	直刺1~1.2寸	郄穴

穴 名	定 位	主 治	操 作	类 属
犊鼻 dubi S35	屈膝,髌骨下缘,髌 韧带外侧凹陷中	膝痛,下肢麻痹,屈伸 不利,脚气	向后内斜刺 0.5~1 寸	
足三里 zusanli S36	犊鼻穴下 3 寸,胫 骨前嵴外侧一横指	胃痛,呕吐,噎嗝,腹 胀,泄泻,痢疾,便秘,水 肿,失眠,虚劳,预防保健	直刺 1~2 寸	合穴
上巨虚 shangjuxu S37	足三里穴下 3 寸	肠鸣,腹痛,泄泻,便 秘,下肢痿痹,脚气	同上	大肠经下 合穴
条口 tiaokou S38	上巨虚穴下 2 寸	脘腹疼痛,下肢痿痹, 转筋,跗肿,肩臂痛	直刺 1~1.5 寸	
下巨虚 xiajuxu S39	上巨虚穴下 3 寸	小腹痛,泄泻,痢疾, 乳痛,下肢痿痹,腰脊痛 引睾丸	同上	小肠经下 合穴
丰隆 fenglong S40	外踝高点上 8 寸, 条口穴外 1 寸	头痛,眩晕,痰多咳 嗽,呕吐,便秘,水肿,癫 狂痫,下肢痿痹	同上	络穴
解溪 jiexi S41	足背踝关节横纹的 中央,拇长伸肌腱与 趾长伸肌腱之间	头痛,眩晕,癫狂,腹 胀,便秘,下肢痿痹	直刺 0.5~1 寸	经穴
冲阳 chongyang S42	足背最高点处,第 二,三跖骨与楔状骨 间凹陷部	口眼歪斜,面肿,齿 痛,癫狂痫,胃痛,足痿 无力	避开动脉,直刺 0.3~0.5 寸	原穴
陷谷 xiangu S43	足背第二、三跖趾 关节后凹陷中	面浮身肿,目赤肿痛, 肠鸣腹痛,热病足背肿 痛	直刺或斜刺 0.5~1 寸	输穴
内庭 neiting S41	足背第二、三趾间 缝纹端	腹胀,泄泻,痢疾,便 秘,热病,足背肿痛	直刺或斜刺 0.5~0.8 寸	荥穴
厉兑 lidui S45	第二趾外侧趾甲角 旁约 0.1 寸	鼻衄,齿痛,咽喉肿 痛,腹胀,热病,多梦,癫 狂	浅刺 0.1 寸	井穴

四、足太阴脾经

1. 循行分布

【原文】

脾足太阴之脉,起于大趾之端,循指内侧白肉际[①],过核骨[②]后,上内踝[③]前廉,上端[④]内,循胫骨后,交出厥阴之前,上膝股内前廉,入腹,属脾,络胃,上膈,挟咽,连舌本[⑤],散舌下;其支者,复从胃,别上膈,注心中(图 4-5)。

是动则病舌本强,食则呕,胃脘痛,腹胀,善噫,得后与气[⑥],则快然如衰,身体皆重。

是主脾所生病者，舌本痛，体不能动摇，食不下，烦心，心下急痛，溏瘕泄，水闭，黄疸，不能卧[7]，强立[8]，股膝内肿厥，足大趾不用。为此诸病，盛则泻之，虚则补之，热则疾之，寒则留之，陷下则灸之，不盛不虚，以经取之。盛者，寸口大三倍于人迎，虚者，寸口反小于人迎。（《灵枢·经脉》）

【注释】

①白肉际：即赤白肉际。手足的掌（或跖）与指（或趾）皆有赤白肉际。其背面生毫毛部分为赤肉，阴面为白肉，赤白肉交界处，称为赤白肉际。

②核骨：即趾的第一趾骨与跖骨的关节后下方的圆形籽骨。

③内踝：即内踝骨，在胫骨下端。

④踹：小腿部隆起的腓肠肌部。

⑤舌本：即舌根。

⑥得后与气：后，指大便；气，矢气。

⑦溏瘕泄，水闭，黄疸，不能卧：李士材：溏者水泄也。瘕者痢疾也。水闭者上病不能治水也。水闭则湿热壅而为疸，故不卧。

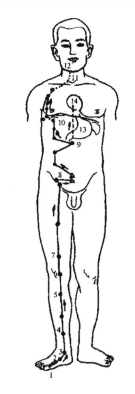

图4-5 足太阴脾经循行分布

⑧强立：丹波元简云："盖为勉强而起立。"

经脉痹阻：风寒湿邪痹阻足太阴经脉，则症见膝股内侧肿痛，屈伸不利，足跗肿痛，足大趾引内踝痛，或运动障碍，治疗宜取本经及其邻近络穴，针刺泻法，并灸，以疏通经脉，温经散寒。有结筋病灶者，应取长针，以解结法治之。

邪热上扰：若脾经蕴热，随经上扰，则症见舌本强，舌本痛等症。治宜取足太阴、阳明经穴，针刺泻法，不灸，以清泻脾经蕴热。

2. 足太阴脾经腧穴

表4-6 足太阴脾经腧穴详解表

穴 名	定 位	主 治	操 作	类 属
隐白 yinbai Sp1	拇趾内侧趾甲角旁约0.1寸	腹胀，便血，尿血，崩漏，癫狂，多梦，惊风	浅刺0.1寸	井穴
大都 dadu Sp2	拇趾内侧，第一跖趾关节前缘，赤白肉际	腹胀，胃痛，呕吐，泄泻，便秘，热病	直刺0.3~0.5寸	荥穴
太白 taibai Sp3	第一跖趾关节后缘，赤白肉际处	胃痛，腹胀，肠鸣，泄泻，便秘，痔漏，脚气，体重节痛	直刺0.5~0.8寸	输穴、原穴

穴 名	定 位	主 治	操 作	类 属
公孙 gongsun Sp4	第一跖骨基底部的前下缘赤白肉际处	胃痛,呕吐,腹痛,泄泻,痢疾	直刺0.5~1寸	络穴、八脉交会穴之一,通于冲脉
商丘 shangqiu Sp5	内踝前下方凹陷中	腹胀,泄泻,便秘,黄疸,足踝病	直刺0.5~0.8寸	经穴
三阴交 sanyinjiao Sp6	内踝高点上3寸,胫骨内侧面后缘	肠鸣,腹胀,泄泻,月经不调,带下阴挺,不孕,滞产,遗精,遗尿阳痿,疝气,脚气,失眠,下肢痿痹	直刺0.5~1.2寸,孕妇禁针	足太阴、足少阴、足厥阴经交会穴
漏谷 lougu Sp7	三阴交穴上3寸	腹胀肠鸣,小便不利,遗精,下肢痿痹	直刺0.5~1寸	
地机 diji Sp8	阴陵泉穴下3寸	月经不调,痛经,腹胀腹痛,泄泻,小便不利,水肿	直刺0.8~1.2寸	郄穴
阴陵泉 yinlingquan Sp9	胫骨内侧髁下缘凹陷中	腹胀,泄泻,水肿,黄疸,小便不利,或失禁,膝痛	直刺1~2寸	合穴
血海 xuehai Sp10	髌骨内上缘上2寸	月经不调,崩漏,经闭,瘾疹,湿疹,丹毒	直刺1~1.5寸	
箕门 jimeng Sp11	血海穴与冲门穴连线上,血海穴直上6寸	小便不利,遗尿,腹股沟肿痛	避开动脉,直刺0.3~0.8寸,不宜灸	
冲门 chongmen Sp12	耻骨联合上缘中点旁开3.5寸	腹痛,疝气,崩漏,带下	直刺0.5~0.8寸,针刺时避开动脉	足太阴、厥阴经交会穴
府舍 fushe Sp13	冲门穴外上方0.7寸,前正中线旁开4寸	腹痛,疝气,结聚	直刺0.5~1寸	足太阴、厥阴经、阴维脉交会穴
腹结 fujie Sp14	府舍穴上3寸,前正中线旁开4寸	腹痛,疝气,泄泻	同上	
大横 daheng Sp15	脐中旁开4寸	腹痛,泄泻,便秘	直刺0.8~1寸	足太阴与阴维脉交会穴
腹哀 fuai Sp16	大横穴上3寸,前正中线旁开4寸	消化不良,腹痛,便秘,痢疾	同上	足太阴与阴维脉交会穴
食窦 shidou Sp17	第五肋间隙中,前正中线旁开6寸	胸胁胀痛,嗳气,腹胀,水肿	斜刺0.5~0.8寸,食窦至大包诸穴,深部为肺脏,不可深刺	

穴名	定位	主治	操作	类属
天溪 tianxi Sp18	第四肋间隙中，前正中线旁开6寸	胸胁疼痛,乳痈,乳汁少	同上	
胸乡 xiongxiang Sp19	第三肋间隙中，前正中线旁开6寸	胸胁胀痛	同上	
周荣 zhourong Sp20	第二肋间隙中，前正中线旁开6寸	咳嗽,气逆,胸胁胀满	同上	
大包 dabao Sp21	腋中线上,第六肋间隙中	气喘,胸胁痛,全身疼痛,四肢无力	斜刺或后平刺0.5~0.8寸	脾之大络

五、手少阴心经

1. 循行分布

【原文】

心手少阴之脉，起于心中，出属心系[①]，下膈，络小肠；其支者，从心系，上挟咽，系目系[②]；其直者，复从心系却上肺，下出腋下，下循臑内后廉，行太阴心主之后[③]，下肘内，循臂内后廉，抵掌后锐骨[④]之端，入掌内后廉，循小指之内，出其端（图4-6）。

是动则病嗌干[⑤]，心痛，渴而欲饮，是为臂厥。是主心所生病者，目黄，胁痛，臑臂内后廉痛厥，掌中热痛。为此诸病，盛则泻之，虚则补之，热则疾之，寒则留之，陷下则灸之，不盛不虚，以经取之。盛者，寸口大再倍于人迎，虚者，寸口反小于人迎也。（《灵枢·经脉》）

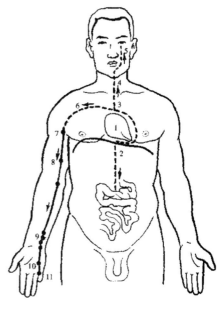

图4-6 手少阴心经循经分布

【注释】

①心系：是指心脏与其他脏器相联系的脉络。滑伯仁指出："五脏系皆通于心，而心源五脏系也"。张景岳则进一步指出："心当五椎之下，其系五：上系连肺，肺下系心，心下三系连脾肝肾，故心通五脏之气而为之主也。"《中医名词术语选释》认为："指直接与心脏联系的大血管，包括主动脉、肺动脉、肺静脉及上下腔静脉。"

②目系：指眼球内连于脑的脉络。

③行太阴心主之后：太阴，指手太阴肺经；心主，指手厥阴心包经。手三阴经在上肢屈侧的分布是：太阴在前，厥阴居中，少阴在后。

④锐骨：又称兑骨。指掌后小指侧的高骨，即尺骨茎突。

⑤嗌（yì）干：咽部干燥感。张景岳："本经支者从心系上挟咽，故为嗌干心痛。心火炎则心液耗，故渴而欲饮。"《甲乙经》：嗌作咽。

经脉痹阻：若风寒湿邪痹阻心经，可见肩背痛，臑臂内后廉痛厥等。治疗宜取手少阴、厥阴、太阴经穴为主，针刺泻法，或用三棱针点刺出血，以清泻邪气。有结筋病灶者，应取长圆针，以解结法治之。

心火上炎：证见心痛，咽干，烦渴，口舌生疮等，针治同前。

2. 手少阴心经腧穴

表4-7　手少阴心经腧穴详解表

穴　名	定　位	主　治	操　作	类　属
极泉 jiquan H1	腋窝正中,在腋动脉旁侧	心痛,咽干烦渴,胁肋疼痛,瘰疬,肩臂疼痛	避开腋动脉,直刺或斜刺 0.3~0.5寸	
青灵 qinglin H2	少海穴与极泉穴的连线上,少海穴上3寸,肱二头肌的内侧沟中	胁痛,目黄,肩臂痛	直刺0.5~1寸	
少海 shaohai H3	肘横纹尺侧端与肱骨内上髁之间	心痛,肘臂挛痛,瘰疬,头项痛,腋胁痛	直刺0.5~1寸	合穴
灵道 lingdao H4	腕横纹上1.5寸,尺侧腕屈肌腱桡侧	心痛,癔症,腕臂关节痛	直刺0.3~0.5寸	经穴
通里 tongli H5	腕横纹上1寸,尺侧腕屈肌腱桡侧	心悸,怔忡,暴喑,舌强不语,腕臂痛	同上	郄穴
神门 shenmen H7	腕横纹尺侧端,尺侧屈肌腱桡侧凹陷中	心痛,惊悸,心烦,失眠,健忘,癫狂痫,胸胁痛	同上	输穴、原穴
少府 shaofu H8	第四、五掌骨之间,握拳,当小指端与无名指端之间	心悸,心痛,小便不利,遗尿,阴痒痛,小指挛痛	同上	荥穴
少冲 shaochong H9	小指桡侧指甲角旁约0.1寸	心悸,心痛,胸胁痛,癫狂热病,昏迷	浅刺0.1寸或点刺出血	井穴

六、手太阳小肠经

1. 循行分布

【原文】

小肠手太阳之脉，起于小指之端，循手外侧，上腕，出踝①中，直上循臂骨下廉，出肘内侧两筋之间②，上循臑外后廉，出肩解③，绕肩胛，交肩上，入缺盆，络心，循咽，下膈，抵胃，属小肠；其支者，从缺盆循颈上颊④，至目锐眦⑤，却入耳中；其支者，别颊上䪼⑥，抵鼻，至目内眦⑦，斜络于颧⑧（图4-7）。

是动则病嗌痛，颔肿⑨，不可以顾，肩似拔，臑似折。是主液所生病者⑩，耳聋、目黄、颊肿、颈、颔、肩、臑、肘、臂外后廉痛，为此诸病，盛则泻之，虚则补之，热则疾之，寒则留之，陷下则灸之，不盛不衰，以经取之。盛者，人迎大再倍于寸口，虚者，人迎反小于寸口也。（《灵枢·经脉》）

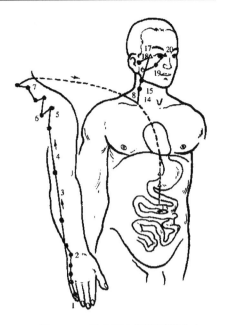

图4-7　手太阳小肠经循行分布

【注释】

①踝：此指锐骨，即尺骨茎突。

②出肘内侧两筋之间：张景岳："出肘内侧两骨尖陷中，小海穴也。此处按之，应于小指之上。"

③肩解：即肩后肩缝，肩胛棘端与上臂骨交会之处。

④颊：在耳的前方。颧骨外方的部分。

⑤目锐眦：即眼外角，指上、下眼睑在颞侧连结的部位。

⑥顺：指眼眶下缘的骨，即上颌骨和颧骨构成眼眶的部分。

⑦目内眦：即眼内角。指眼睑在鼻侧连结的部位。

⑧颧：位于眼的外下方，在颜面部隆起的部分，即颧骨部。

⑨颔：位于颈的前上方。相当于颏部的下方，结喉的上方软肉处。

⑩是主液所生病者："小肠为受盛之官，它的主要功能是承接胃中腐熟的水谷，经过消化和分别清浊，使精华部分营养全身，糟粕归于大肠，水液归于膀胱，所以认为小肠能产生液体。本经是主治由液所生的病症。"（《灵枢经白话解》）张景岳云："小肠主泌别清浊，病则水谷不分，而流衍无制，是主液所生病也。"

经脉痹阻：若风寒湿邪痹阻小肠经脉，症见头项强痛，臂痛不举，痛引肩胛，上肢外侧痛，治疗宜取本经及其邻近部位经穴，针刺泻法，并灸，以温经祛邪，通痹止痛。有结筋病灶者，当取长针，以解结法治之。

邪热上扰：若邪热壅滞经脉，随经上扰，则症见目赤，咽痛颔肿，耳鸣耳聋等症，治疗宜取手太阳、少阴经穴、针刺泻法，或三棱针点刺出血，以清泻邪热。

2. 手太阳小肠经腧穴

表4-8　手太阳小肠经腧穴详解表

穴　名	定　位	主　治	操　作	类　属
少泽 shaoze SI1	小指尺侧指甲角旁约0.1寸	头痛,目翳,咽喉肿痛,乳痛,乳汁少,昏迷,热病	浅刺0.1或点刺出血	井穴
前谷 qiangu SI2	握拳,第五指掌关节前尺侧,横纹头赤白肉际	头痛,目痛,耳鸣,咽喉肿痛,热病	直刺0.3~0.5寸	荥穴

穴 名	定 位	主 治	操 作	类 属
后溪 houxi SI3	握拳,第五指掌关节后尺侧,横纹头赤白肉际	头痛项强,目赤,耳聋,咽喉肿痛,腰背痛,癫狂痫,疟疾,手指挛痛	直刺0.5~1寸	输穴、八脉交会穴之一通督脉
腕骨 wangu SI4	手掌尺侧,第五掌骨基底与钩骨之间凹陷中	头项强痛,耳鸣,目翳,黄疸,热病,疟疾,指挛腕痛	直刺0.3~0.5寸	原穴
阳谷 yanggu SI5	腕背横纹尺侧端,尺骨茎突前凹陷中	头痛,目眩,耳鸣,耳聋,热病,癫狂痫,腕痛	同上	经穴
养老 yanglao SI6	掌心向下时,在尺骨茎突高点处,屈肘掌心向胸时,在尺骨茎突桡侧骨缝中	目视不明,肩背肘臂酸痛	直刺或斜刺0.5~0.8寸	郄穴
支正 zhizheng SI7	阳谷穴与小海穴连线上,阳谷穴上5寸	头痛,目眩,热病,癫狂,项强,肘臂酸痛	同上	络穴
小海 xiaohai SI8	屈肘,尺骨鹰嘴与肱骨内上髁之间凹陷中	肘臂疼痛,癫痫	直刺0.3~0.5寸	合穴
肩贞 jianzhen SI9	腋后皱襞上1寸	肩臂疼痛,瘰疬,耳鸣	直刺0.8~1.2寸	
臑俞 naoshu SI10	腋后皱襞直上,肩胛冈下缘凹陷中	肩臂疼痛,瘰疬	直刺或斜刺0.8~1.2寸	手太阳、阳维脉与阳跷脉穴
天宗 tianzong SI11	肩胛骨冈下窝中央	肩胛疼痛,气喘,乳痈	直刺或斜刺0.5~0.8寸	
秉风 bingfeng SI12	肩胛骨冈上窝中,天宗穴直上	肩胛疼痛,上肢酸麻	同上	手三阳与足少阳经交会穴
曲垣 quyuan SI12	肩胛骨冈上窝内侧端,约当臑俞与第二胸椎棘突连线中点	肩胛疼痛	同上	
肩外俞 jianwaishu SI14	第一胸椎棘突下旁开3寸	肩背疼痛,颈项强急	斜刺0.5~0.8寸	
肩中俞 jianzhongshu SI15	第七颈椎棘突下旁开2寸	咳嗽,气喘,肩背疼痛,目视不明	同上	
天窗 tianchuang SI16	喉结旁开3.5寸,胸锁乳突肌之后缘	耳鸣,耳聋,咽喉肿痛,颈项强痛,暴喑	直刺0.5~0.8寸	

穴 名	定 位	主 治	操 作	类 属
天容 tianrong SI17	下颌角后,胸锁乳突肌前缘	耳鸣,耳聋,咽喉肿痛,颈项肿痛	同上	
颧髎 quanliao SI18	目外眦直下,颧骨下缘凹陷下	口眼㖞斜,眼睑㖮动,齿痛,颊肿	直刺0.3~0.5寸	手少阳、手太阳经交会穴
听宫 tinggong SI19	耳屏前,下颌骨髁状突后缘,张口呈凹陷处	耳鸣,耳聋,聤耳,齿痛,癫狂痫	张口,直刺0.8~1.2寸	手、足少阳与手太阳经交会穴

七、足太阳膀胱经

1. 循行分布

【原文】

膀胱足太阳之脉,起于目内眦,上额,交巅[1];其支者,从巅至耳上角,其直者,从巅入络脑,还出别于项,循肩髆内,挟脊[2],抵腰中,入循膂[3],络肾,属膀胱;其支者,从腰中下挟脊,贯臀,入腘中;其支者从髆内左右,别下,贯胛;挟脊内,过髀枢[4],循髀[5]外,从后廉,下合腘中,以下贯踹内,出外踝[6]之后,循京骨[7],至小指外侧(图4-8)。

是动则病冲头痛[8],目似脱,项如拔,脊痛,腰似折,髀不可以曲,腘如结,踹如裂,是为踝厥[9]。是主筋所生病者[10],痔,疟,狂,癫疾[11],头囟项痛,目黄,泪出,鼽衄,项、背、腰、尻[12]、腘、踹、脚皆痛,小指不用。为此诸病,盛则泻之,虚则补之,热则疾之,寒则留之,陷下则灸之,不盛不虚,以经取之。盛者,人迎大再倍于寸口,虚者,人迎反小于寸口也。(《灵枢·经脉)》

【注释】

①巅:即头顶正中最高处,当百会穴处。

②脊:指脊椎骨。

③膂:指脊椎骨左右侧背部的肌肉。

④髀枢:即股骨大转子部位。

⑤髀:即股部的代称。

⑥外踝:即腓骨下端之外踝骨。

⑦京骨:相当于足外侧第五跖骨底的部分;穴名,属足太阳膀胱经。

⑧病冲头痛:张景岳云:"本经脉上额交巅入络脑,故邪气上冲而为头痛。"

⑨踝厥:指踝如结等症状,是因为本经经脉之气有所变动,从外踝部向上厥逆所致,

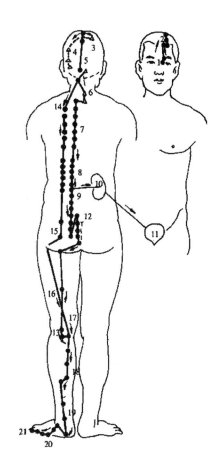

图4-8 足太阳膀胱经循行分布

故称为踝厥。

⑩是主筋所生病者：张景岳云："周身筋脉，惟足太阳为多为巨。其下者结于踵，结于踹，结于腘，结于臀。其上者挟腰脊，络肩项，上头为目上网，下结于。故凡为挛为弛为反张戴眼之类，皆足太阳之水亏，而主筋所生病者。"

⑪痔，疟，狂，癫疾——张景岳云："脉入肛，故为痔。经属表，故为疟。邪入于阳，故为狂癫疾。"

⑫尻：自骶骨以下至尾骶骨部分的通称。

经脉痹阻：若风寒湿邪痹阻经脉，症见头项强痛，不可转侧，腰痛似折，髀股痛不能曲，胀痛，及其循行部位疼痛，足小趾不用，治疗宜取本经及其邻近部位的经穴，针用泻法，并灸，以温经祛邪，疏通经脉。有结筋病灶者，应取长针，以解结法治之。

邪热壅滞：若膀胱蕴热，随经上扰，则症见鼽衄，头痛、目胀痛似脱等症，若邪热壅滞经脉，可见痔疾等症。治疗宜取足太阳、少阴经穴，针刺泻法，不灸，以疏通经气，清利蕴热。

2. 足太阳膀胱经穴

表4-9　足太阳膀胱经腧穴详解表

穴　名	定　位	主　治	操　作	类　属
睛明 jingming B1	目内眦旁0.1寸	目赤肿痛,视物不明,目眩,流泪,近视,夜盲,色盲	嘱患者闭目,医者左手轻推眼球向外侧固定,针沿眼眶缘缓缓刺入,0.5~1寸,不宜大幅度提插捻转,出针后,按压针孔片刻,以防出血,禁灸	手足太阳、足阳明、阴阳跷交会穴
攒竹 zanzhu B2	眉头内侧凹陷中	头痛,口眼歪斜,目视不明,目赤肿痛,眼睑瞤动,眉棱骨痛,眼睑下垂,流泪	平刺0.5~0.8寸	
眉冲 meichong B3	攒竹穴直上,入发际0.5寸	头痛,眩晕,鼻塞,癫痫	平刺0.3~0.5寸	
曲差 quchai B4	神庭穴旁1.5寸,当神庭穴与头维穴连线内1/3与2/3连接取之	头痛鼻塞,鼻衄,目视不明	同上	
五处 wuchu B5	曲差穴上0.5寸,距头部正中线1.5寸	头痛,目眩,癫痫	同上	
承光 chengguang B6	五处穴后1.5寸	头痛,目眩,鼻塞,热病	同上	
通天 tongtian B7	承光穴后1.5寸	头痛,眩晕,鼻塞,鼻衄,鼻渊	同上	

穴 名	定 位	主 治	操 作	类 属
络却 luoque B8	通天穴后 1.5 寸	头晕,目视不明,耳鸣,癫狂	同上	
玉枕 yuzhen B9	后发际正中直上 2.5 寸,旁开 1.3 寸	头项痛,目痛,鼻塞	同上	
天柱 tianzhu B10	后发际下中直上 0.5 寸,旁开 1.3 寸,斜方肌外缘凹陷中	头痛,项强,鼻塞,癫狂痫,肩背痛,热病	直刺或斜刺 0.5 ~ 0.8 寸,不可向内上方深刺,以免伤及延髓	
大杼 dazhu B11	第一胸椎棘突下,旁开 1.5 寸	咳嗽,发热,项强,肩背痛	斜刺 0.5 ~ 0.8 寸,不宜深刺,以免伤及内部重要脏器	八会穴之一,骨会,手足太阳经交会穴
风门 fengmen B12	第二胸椎棘突下,旁开 1.5 寸	伤风咳嗽,发热头痛,项强,胸背痛	同上	足太阳经与督脉交会穴
肺俞 feishu B13	第三胸椎棘突下,旁开 1.5 寸	咳嗽气喘,吐血,骨蒸潮热,盗汗,鼻塞	同上	肺的背俞穴
厥阴俞 jueyinshu B14	第四胸椎棘突下,旁开 1.5 寸	咳嗽,心痛,胸闷,呕吐	同上	心包背俞穴
心俞 xinshu B15	第五胸椎棘突下,旁开 1.5 寸	心痛,惊悸,咳嗽,吐血,失眠,健忘,盗汗,梦遗,癫痫	斜刺 0.5 ~ 0.8 寸,不宜深刺,以免伤及内部重要脏器	心的背俞穴
督俞 dushu B16	第六胸椎棘突下,旁开 1.5 寸	心痛,胸闷,腹痛,寒热,气喘	同上	
膈俞 geshu B17	第七胸椎棘突下,旁开 1.5 寸	呕吐,呃逆,气喘,咳嗽,吐血,潮热,盗汗	同上	八会穴之一,血会
肝俞 ganshu B18	第九胸椎棘突下,旁开 1.5 寸	黄疸,胁痛,吐血,目赤,目眩,雀目,癫狂痫,脊背痛	同上	肝的背俞穴
胆俞 danshu B19	第十胸椎棘突下,旁开 1.5 寸	黄疸,口苦,胁痛,肺痨,潮热	同上	胆的背俞穴
脾俞 pishu B20	第十一胸椎棘突下,旁开 1.5 寸	腹胀,黄疸,呕吐,泄泻,痢疾,便血,水肿,背痛	同上	脾的背俞穴
胃俞 weishu B21	第十二胸椎棘突下,旁开 1.5 寸	胸胁痛,胃脘痛,呕吐,腹胀,肠鸣	同上	胃的背俞穴

穴 名	定 位	主 治	操 作	类 属
三焦俞 sanjiaoshu B22	第一腰椎棘突下,旁开1.5寸	肠鸣,腹胀,呕吐,泄泻,痢疾,水肿,腰背强痛	直刺0.5~1寸	三焦背俞穴
肾俞 shenshu B23	第二腰椎棘突下,旁开1.5寸	遗尿,遗精,阳痿,月经不调,白带,水肿,耳鸣,耳聋,腰痛	同上	肾的背俞穴
气海俞 qihaishu B24	第三腰椎棘突下,旁开1.5寸	肠鸣腹胀,痔漏,痛经,腰痛	同上	
大肠俞 dachangshu B25	第四腰椎棘突下,旁开1.5寸	腹胀,泄泻,便秘,腰痛	直刺0.8~1.2寸	大肠背俞穴
关元俞 guanyuanshu B26	第五腰椎棘突下,旁开1.5寸	腹胀,泄泻,小便不利或频数,遗尿,腰痛	同上	
小肠俞 xiaochangshu B27	第一骶椎棘突下,旁开1.5寸	腹痛,腹泻,痢疾,遗尿,尿血,痔疾,遗精,白带,腰痛	直刺或斜刺0.8~1.2寸	小肠背俞穴
膀胱俞 pangguangshu B28	第二骶椎棘突下,旁开1.5寸	小便不利,遗尿,泄泻,便秘,腰脊强痛	同上	膀胱背俞穴
中膂俞 zhonglushu B29	第三骶椎棘突下,旁开1.5寸	泄泻,疝气,腰脊强痛	直刺1~1.5寸	
白环俞 baihuanshu B30	第四骶椎棘突下,旁开1.5寸	遗尿,疝气,遗精,月经不调,白带,腰骶疼痛	直刺1~1.5寸	
上髎 shangliao B31	第一骶后孔中	大小便不利,月经不调,带下,阴挺,遗精,阳痿,腰痛	同上	
次髎 ciliao B32	第二骶后孔中	疝气,月经不调,痛经,带下,小便不利,遗精,腰痛,下肢痿痹	同上	
中髎 zhongliao B33	第三骶后孔中	便秘,泄泻,小便不利,月经不调,带下,腰痛	同上	
下髎 xialiao B31	第四骶后孔中	腹痛,便秘,小便不利,带下,腰痛	同上	
会阳 huiyang B35	尾骨尖旁开0.5寸	泄泻,便血,痔疾,阳痿,带下	同上	

穴 名	定 位	主 治	操 作	类 属
承扶 chengfu B36	臀横纹中央	腰骶臀股部疼痛,痔疾	直刺1~2寸	
殷门 yinmen B37	承扶与委中连线上,承扶穴穴下3寸	腰痛,下肢痿痹	同上	
浮郄 fuxi B38	委阳穴上1寸,股二头肌腱内侧	便秘,股腘部疼痛,麻木	直刺1~1.5寸	
委阳 weiyang B39	腘横纹外端,股二头肌腱内缘	腹满,小便不利,腰脊强痛,腿足挛痛	同上	三焦经下合穴
委中 weizhong B40	腘横纹中央	腰痛,腹痛,吐泻,小便不利,遗尿,丹毒,下肢痿痹	直刺1~1.5寸或用三棱针点刺腘静脉出血,注意避开腘动脉	合穴
附分 fufen B41	第二胸椎棘突下,旁开3寸	颈项强痛,肩背拘急,肘臂麻木	斜刺0.5~0.8寸,不可深刺,以免刺伤内脏	手、足太阳经交会穴
魄户 pohu B42	第三胸椎棘突下,旁开3寸	咳嗽,气喘,肺痨,项强,肩背痛	同上	
膏肓俞 gaohuangshu B43	第四胸椎棘突下,旁开3寸	咳嗽,气喘,肺痨,健忘,遗精,完谷不化	同上	
神堂 shentang B44	第五胸椎棘突下,旁开3寸	咳嗽,气喘,胸闷,脊背强痛	同上	
谚语 yixi B45	第六胸椎棘突下,旁开3寸	咳嗽,气喘,疟疾,热病,肩脊痛	同上	
膈关 geguan B46	第七胸椎棘突下,旁开3寸	胸闷,嗳气,呕吐,脊背强痛	同上	
魂门 hunmen B47	第九胸椎棘突下,旁开3寸	胸胁痛,呕吐,泄泻,背痛	同上	
阳纲 yanggang B48	第十胸椎棘突下,旁开3寸	肠鸣,腹痛,泄泻,黄疸,消渴	同上	
意舍 yishe B49	第十一胸椎棘突下,旁开3寸	腹胀,肠鸣,呕吐,泄泻	斜刺0.5~0.8寸,不宜深刺,以免刺伤内脏	

穴 名	定 位	主 治	操 作	类 属
胃仓 weicang B50	第十二胸椎棘突下,旁开3寸	胃脘痛,腹胀,小儿食积,水肿,背脊痛	同上	
肓门 huangmen B51	第一腰椎棘突下,旁开3寸	遗精,阳痿,小便不利,水肿,腰脊强痛	同上	
志室 zhishi B52	第二腰椎棘突下,旁开3寸	遗精,阳痿,小便不利,水肿,腰脊强痛	同上	
胞肓 baohuang B53	第二骶椎棘突下,旁开3寸	肠鸣,腹胀,便秘,癃闭,腰脊强痛	直刺1~1.5寸	
秩边 zhibian B54	第四骶椎棘突下,旁开3寸	小便不利,便秘,痔疾,腰骶痛,下肢痿痹	直刺1.5~2寸	
合阳 heyang B55	委中穴直下2寸	腰脊强痛,下肢痿痹,疝气,崩漏	直刺0.8~1.2寸	
承筋 chengjin B56	合阳穴与承山穴连线中点	痔疾,腰腿拘急疼痛	同上	
承山 chengshan B57	腓肠肌两肌腹之间凹陷的顶端	痔疾,脚气,便秘,腰腿拘急疼痛	同上	
飞扬 feiyang B58	昆仑穴直上7寸,承山穴外下方	头痛,目眩,鼻衄,腰腿疼痛,痔疾	同上	络穴
跗阳 fuyang B59	昆仑穴直上3寸	头痛,腰骶疼痛,下肢痿痹,外踝肿痛	直刺0.8~1.2寸	阳跷脉郄穴
昆仑 kunlun B60	外踝高点与跟腱之间凹陷中	头痛,项强,目眩,鼻衄,癫痫,难产,腰骶疼痛,脚跟肿痛	直刺0.5~0.8寸	经穴
仆参 pucan B61	昆仑穴直下,赤白肉际处	下肢痿痹,足跟痛,癫痫	直刺0.3~0.5寸	
申脉 shenmai B62	外踝下凹陷中	头痛,眩晕,癫狂痫,腰腿酸痛,目赤痛,失眠	同上	八脉交会穴之一,通阳跷脉
金门 jinmen B63	申脉与京骨连线中点,当骰骨外侧凹陷中	头痛,癫痫,小儿惊风,腰痛,下肢痿痹,外踝痛	同上	郄穴

穴 名	定 位	主 治	操 作	类 属
京骨 jinggu B64	第五跖骨粗隆下,赤 白肉际	头痛,项强,目翳,癫痫, 腰痛	同上	原穴
束骨 shugu B65	第五跖骨小头后缘, 赤白肉际	头痛,项强,目眩,癫狂, 腰腿痛	同上	输穴
足通谷 zutonggu B66	第五跖趾关节前缘, 赤白肉际	头痛,项强,目眩,鼻衄, 癫狂	直刺 0.2～0.3 寸	荥穴
至阴 zhiyin B67	足小趾外侧趾甲角旁 约 0.1 寸	头痛,目痛,鼻塞,鼻衄, 胎位不正,难产	浅刺 0.1 寸,胎位不 正用灸法	井穴

八、足少阴肾经

1. 循行分布

【原文】

肾足少阴之脉，起于小指之下，邪走足心①，出于然骨②之下，循内踝之后，别入跟中，以上端内，出腘内廉，上股内后廉，贯脊，属肾，络膀胱；其直者，从肾上贯肝膈，入肺中，循喉咙，挟舌本；其支者，从肺出络心，注胸中（图 4-9）。是动则病饥不欲食③，面如漆柴④，咳唾则有血，喝喝而喘⑤，坐而欲起⑥，目䀮䀮如无所见⑦，心如悬若饥状⑧。气不足则善恐，心惕惕如人将捕之⑨，是为骨厥⑩。是主肾所生病者，口热，舌干，咽肿，上气，嗌干及痛，烦心，心痛，黄疸，肠澼⑪，脊股内后廉痛，痿厥，嗜卧⑫，足下热而痛。为此诸病，盛则泻之，虚则补之，热则疾之，寒则留之，陷下则灸之，不盛不虚，以经取之。灸则强食生肉，缓带披发，大杖重履而步⑬。盛者，寸口大再倍于人迎，虚者，寸口反小于人迎也。（《灵枢·经脉》）

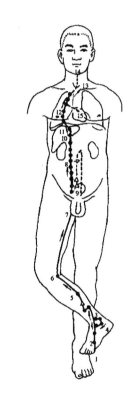

图 4-9　足少阴肾经循行分布

【注释】

①邪走足心："邪"同"斜"。足少阴肾经起于小趾之下，斜着走向足心的涌泉穴。

②然骨：位于内踝前的舟状骨部分；穴名，属足少阴肾经。

③病饥不欲食：马莳云："盖虚火盛则饥，而不欲食者，脾气弱也。"张景岳曰："肾虽阴脏，元阳所居，水中有火。为脾胃之母。阴动则阳衰，阳衰则脾困，故病虽饥而不欲食。"

④面如漆柴：形容面黑如漆，骨瘦如柴。马莳云："漆则肾之色黑者，形于外而如漆柴。则肾主骨者瘦矣。"

⑤咳唾则有血，喝喝而喘：肾足少阴之脉，其直者入肺中，循喉咙，病则发为咳喘。肺为肾之母，真阴损伤而及母，故咳唾有血。

⑥坐而欲起：马莳云："阴虚不能宁静。"

⑦目䀮䀮如无所见：目，眼睛昏花。张景岳曰："目之明在瞳子，瞳子者骨之精也。肾气内夺则目茫茫如无所见，故凡多昏黑者，必真水亏于肾也。"

⑧心如悬若饥状：心肾不交则精神离散，心浮荡不宁似饥非饥。

⑨气不足则善恐，心惕惕如人将捕之：肾在志为恐，肾之经气不足则容易恐惧，心中惕惕而动，如有人来捕捉。

⑩骨厥：肾主骨，因肾经脉气上逆而出现的病症，称为骨厥。

⑪肠澼：痢疾的古名。肾开窍于前后二阴，故病肠澼。

⑫嗜卧：《素问·逆调论》云："肾者水脏，主津液，主卧与喘也。"

⑬灸则强食生肉，缓带披发，大杖重履而步：强食生肉，即强令其吃生肉的一种食疗法，张景岳："生肉厚味也，味厚所以补精。"缓带披发，即把紧束的衣带和头发放松宽。大杖重履而步，即手持粗大的拐杖，足穿重鞋而行走。《素问·上古天真论》曰："肾者主水，受五脏六腑之精而藏之。"对肾精亏耗，肾气虚衰的虚弱病症，除了用灸法以外，还要配合饮食治疗以滋其生化之源，养其五脏之精，又要缓舒形体，活动肢体来强其筋骨，复其形体，养其精神。张景岳云："诸经不言此法，而惟肾经言之者，以真阴所在。精为元气之根也。"对"强食生肉"，也有的认为不作实解，即增强饮食，以促进肌肉生长的意思。

经脉痹阻：若风寒湿邪痹阻经脉，症见腰痛膝软，股内后廉痛，痿厥，足冷不能立地等。治疗宜取本经及邻近经穴，针灸并施，以温经散寒，调理经脉。有结筋病灶者，应取长圆针，以解结法治之。

肾气虚损：腰膝酸软，阳痿早泄，形寒水肿，当取本经、任脉、督脉经穴，针灸并施，温补元阳。

肾阴耗伤：少寐健忘，多梦遗精，颧赤唇红，舌红少苔等。当取足少阴、太阴、阳明经穴，针用补法，以益阴潜阳。

2. 足少阴肾经腧穴

表 4 - 10　足少阴肾经腧穴详解表

穴　名	定　位	主　治	操　作	类　属
涌泉 yongquan K1	足底(去趾)前 1/3 与中 1/3 连接处	昏迷，头痛目眩，失眠，咽喉肿痛，失音，便秘，小便不利，小儿惊风，癫狂	直刺 0.5～1 寸	井穴
然谷 rangu K2	足舟骨粗隆下缘凹陷中	月经不调，带下，遗精，消渴，泄泻，咯血，咽喉肿痛，小便不利，小儿脐风，口噤	直刺 0.5～1 寸	荥穴
太溪 taixi K3	内踝高点与跟腱之间凹陷中	月经不调，遗精，阳痿，小便频数，便秘，消渴，咯血，气喘，齿痛，咽喉肿痛，失眠，腰痛，耳鸣，耳聋	同上	输穴、原穴

穴 名	定 位	主 治	操 作	类 属
大钟 dazhong K4	太溪穴下0.5寸稍后,跟腱内缘	癃闭,遗尿,便秘,咯血,气喘,痴呆,足跟痛	直刺0.3~0.5寸	络穴
水泉 shuiquan K5	太溪穴直下1寸	月经不调,痛经,经闭,阴挺,小便不利	同上	郄穴
照海 zhaohai K6	内踝下缘凹陷中	月经不调,带下,阴挺,小便频数,癃闭,便秘,咽喉干痛,癫痫,失眠	同上	八脉交会穴之一,交阴跷脉
复溜 fuliu K7	太溪穴上2寸	水肿,腹胀,泄泻,盗汗,热病汗不出,下肢痿痹	直刺0.5~1寸	经穴
交信 jiaoxin K8	复溜穴前约0.5寸	月经不调,崩漏,阴挺,疝气,泄泻,便秘	同上	阴跷脉郄穴
筑宾 zhubin K9	太溪穴上5寸,在太溪穴与阴谷连线上	癫狂,疝气,呕吐,小腿疼痛	同上	阴跷脉郄穴
阴谷 yingu K10	屈膝,腘窝内侧,当半腱肌与半膜肌腱之间	阳痿,崩漏,疝气,小便不利,膝腘酸痛	直刺1~1.5寸	合穴
横骨 henggu K11	脐下5寸,耻骨联合上际,前正中线旁开0.5寸	小腹胀痛,小便不利,遗尿遗精,阳痿,疝气	同上	足少阴与冲脉交会穴
大赫 dahe K12	脐下4寸,前正中线旁开0.5寸	遗精,阳痿,阴挺,带下	同上	同上
气穴 qixue K13	脐下3寸,前正中线旁开0.5寸	月经不调,带下,小便不利,泄泻	同上	同上
四满 siman K14	脐下2寸,前正中线旁开0.5寸	月经不调,带下,遗尿,遗精,疝气,便秘,腹痛,水肿	同上	同上
中注 zhongzhu K15	脐下1寸,前正中线旁开0.5寸	月经不调,腹痛,便秘,泄泻	同上	同上
肓俞 huangshu K16	脐旁0.5寸	腹痛,腹胀,呕吐,便秘,泄泻	同上	同上
商曲 shangqu K17	脐上2寸,前正中线旁开0.5寸	腹满,泄泻,便秘	直刺1~1.5寸	足少阴与冲脉交会穴

穴 名	定 位	主 治	操 作	类 属
石关 shiguan K18	脐上 3 寸,前正中 线旁开 0.5 寸	呕吐,腹痛,便秘,不孕	同上	同上
阴都 yindu K19	脐上 1 寸,前正中 线旁开 0.5 寸	腹胀,腹痛,便秘,不孕	同上	同上
腹通谷 futonggu K20	脐上 5 寸,前正中 线旁开 0.5 寸	腹胀,腹痛,呕吐	直刺 0.5~1 寸	同上
幽门 youmen K21	脐上 6 寸,前正中 线旁开 0.5 寸	腹痛,腹胀,呕吐,泄泻	直刺 0.5~1 寸, 不可深刺,以免伤 及肝脏	同上
步廊 bulong K22	第五肋间隙,前正 中线旁开 2 寸	咳嗽,气喘,胸胁胀满,呕吐	斜刺或平刺 0.5 ~0.8 寸,不可深 刺,以免伤及心肺	
神封 shenfeng K23	第四肋间隙,前正 中线旁开 2 寸	咳喘,胸胁胀满,呕吐,乳痈	同上	
灵墟 lingxu K24	第三肋间隙,前正 中线旁开 2 寸	咳喘,胸胁胀满,呕吐,乳痈	同上	
神藏 shencang K25	第二肋间隙,前正 中线旁开 2 寸	咳嗽,胸痛,呕吐	同上	
彧中 yuzhong K26	第一肋间隙,前正 中线旁开 2 寸	咳嗽,气喘,胸胁胀满	同上	
俞府 shufu K27	锁骨下缘,前正中 线旁开 2 寸	咳嗽,气喘,胸痛,呕吐	同上	

九、手厥阴心包经

1. 循行分布

【原文】

心主手厥阴心包络之脉[①],起于胸中,出属心包络[②],下膈,历络三焦[③];其支者,循胸出胁,下腋三寸,上抵腋,下循臑内,行太阴、少阴之间,入肘中,下臂,行两筋之间,入掌中,循中指,出其端;其支者,别掌中,循小指次指[④],出其端(图 4 – 10)。

是动则病手心热,臂肘挛急,腋肿,甚则胸胁支满,心中澹澹大动[⑤],面赤,目黄[⑥],喜笑不休[⑦]。是主脉所生病者[⑧],烦心,心痛,掌中热。为此诸病,盛则泻之,虚则补之,热则疾之,寒则留之,陷下则灸之,不盛不虚,以经取之。盛者,寸口大一倍于人迎,虚者,寸口反小于人迎也。(《灵枢·经脉》)

【注释】

①心主手厥阴心包络之脉：在"手厥阴心包络之脉"的前面，为何冠以"心主"二字，张景岳解释说："心主者，心之所主也。心本手少阴，而复有手厥阴者，心包络之经也。"如《邪客篇》曰："心者，五脏六腑之大主也，诸邪之在心者，皆在心之包络。包络者，心主之脉也。""其脉之出入屈折，行之疾徐，皆如手少阴心主之脉行也。"故曰心主手厥阴心包络之脉。

②心包络："心包是心的外膜，络附于膜，是通行气血的道路，合称心包络。心包络是心的外围组织，有保护心脏的作用。邪气侵犯人体，一般都是由外至内，从表入里的。包络既是心的外卫，故邪气犯心，常会侵犯心之包络。"（北京中医学院主编《内经讲义》）

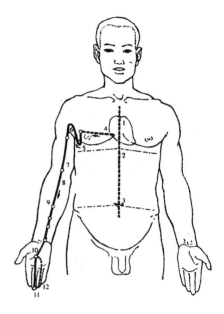

图4-10 手厥阴心包经循行分布

③历络三焦：历，经过的意思。三焦，指上焦、中焦、下焦。心包络为心主之外卫，三焦为脏腑之外卫，构成表里而相络，历络三焦，指自胸至腹，一个一个依次经过三焦而与之相联络。

④小指次指：从小指逆数之第二指，即无名指。

⑤心中憺憺大动：畏惧、震动。大动，形容心脏剧烈跳动而动悸不宁。

⑥面赤，目黄：张景岳："心之华在面，目者心之使，故病则面赤目黄。"

⑦喜笑不休：心在志为喜，在声为笑，心藏神。《素问·调经论》云："神有余，则笑不休。"

⑧是主脉所生病者：心主脉，心包络为心主之脉，代心受邪，故主脉所生病。《甲乙经》云："是主心包络生病者。"

经脉痹阻：风寒湿邪痹阻经脉，症见上肢痿痹，臑臂内侧痛；有因热阻经脉者，症见腋肿，手掌发热等症，有因肝气郁结者，症见胸痛连及胁腋，手臂颤动等，治疗宜取手厥阴经穴及邻近部位经穴。有结筋病灶者，应取长圆针，以解结法治之。

邪热壅盛：症见心烦、心悸、面赤吐舌，当配手少阴经穴泻法治之。

2. 手厥阴心包经腧穴

表4-11 手厥阴心包经腧穴详解表

穴 名	定 位	主 治	操 作	类 属
天池 tianchi P1	第四肋间隙,乳头外侧1寸	咳喘,胸闷,肋胁疼痛,瘰疬,乳痈	斜刺或平刺0.3~0.5寸,不可深刺,以免伤及肺脏	手厥阴,足少阳经交会穴
天泉 tianquan P2	腋前皱襞上端水平线下2寸,肱二头肌长、短头之间	心痛,咳嗽,胸胁胀痛,臂痛	直刺0.8~1.2寸	

穴　名	定　位	主　治	操　作	类　属
曲泽 quze P3	肘横纹中,肱二头肌腱尺侧	心痛,心悸,胃痛,呕吐,泄泻,热痛,肘臂挛痛	直刺0.8~1.2寸	合穴
郄门 ximen P4	腕横纹上5寸,掌长肌腱与桡侧腕屈肌腱之间	心痛,心悸,呕吐,咯血,疔疮,癫痫	直刺0.8~1.2寸	郄穴
间使 jianshi P5	腕横纹上3寸,掌长肌腱与桡侧腕屈肌腱之间	心痛,心悸,胃痛,呕吐,热病,疟疾,癫狂痫	直刺0.5~1寸	经穴
内关 neiguan P6	腕横纹上2寸,掌长肌腱与桡侧腕屈肌腱之间	心痛,心悸,胸闷,胃痛,呕吐,癫痫,热病,失眠,眩晕,偏头痛,偏瘫	同上	络穴,八脉交会穴之一,通阴维脉
大陵 daling P7	腕横纹中央,掌长肌腱与桡侧腕屈肌腱之间	心痛,心悸,胃痛,呕吐,癫狂,疮疡,胸胁痛	直刺0.5~0.8寸	输穴、原穴
劳宫 laogong P8	第二、三掌骨之间,握拳屈指,中指尖下是穴	心痛,呕吐,癫狂痫,口疮,口臭	直刺0.3~0.5寸	荥穴
中冲 zhongchong P9	中指尖端的中央	心痛,昏迷,舌强肿痛,热病,小儿夜啼,中暑,昏厥	浅刺0.1寸或点刺出血	井穴

十、手少阳三焦经

1. 循行分布

【原文】

三焦手少阳之脉,起于小指次指之端,上出两指之间①,循手表腕②,出臂外两骨之间③,上贯肘,循臑外上肩,而交出足少阳之后,入缺盆,布膻中,散落心包,下膈,循属三焦;其支者,从膻中上出缺盆,上项系耳后,直上出耳上角,以屈下颊至䪼④;其支者,从耳后入耳中,出走耳前,过客主人前,交颊,至目锐眦。

是动则病耳聋浑浑⑤焞焞,嗌肿,喉痹,是主气所生病者⑥。汗出,目锐眦痛,颊痛,耳后、肩、臑、肘、臂外皆痛,小指次指不用。如此诸病,盛则泻之,虚则补之,热则疾之,寒则留之,陷下则灸之,不盛不虚,以经取之。盛者,人迎大一倍于寸口,虚者,人迎反小于寸口也。(《灵枢·经脉》)

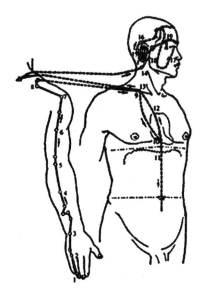

图4-11　手少阳三焦经循行分布

【注释】

①两指之间:指小指无名指之间。

②手表腕:指手腕的背面,也就是手背到腕部的阳池穴。

③两骨之间：指尺、桡骨之间。

④以屈下颊至顺——从耳上角屈折下行而至颊，由颊至眼眶下部。颊、顺见前注。

⑤浑浑：不明亮，无光耀。浑浑，听觉模糊，听不清楚的意思。

⑥是主气所生病者：《难经》载："三焦者，水谷之道路，气之所始终。"三焦，"原气之别使，主持诸气。"三焦总司人身的气化，所以主气所生病。

经脉痹阻：若因风寒湿邪痹阻经脉，则症见肩臂外侧痛，臂痛无力不能举，肘臂不得屈伸，小指次指不用等。治疗宜取本经及邻近部位的经穴，针用泻法并加灸疗，以疏通经脉，温经散寒。有结筋病灶者，应取长圆针，以解结法治之。

邪热上扰：若因外感风热或因风热循经上扰，症见耳聋，耳鸣，目眩，耳后痛，目锐眦痛，颊肿喉痛，瘰疬，腋肿，治疗宜取手、足少阳经穴，针用泻法，或点刺出血，不灸，以疏导经气，清泻邪热。

2. 手少阳三焦经腧穴

表 4－12　手少阳三焦经腧穴详解表

穴 名	定 位	主 治	操 作	类 属
关冲 guanchong SJ1	第四指尺侧指甲角旁约 0.1 寸	头痛,目赤,耳聋,咽喉肿痛,热病,昏厥	浅刺 0.1 寸,或点刺出血	井穴
液门 yemen SJ2	握拳,第四、五指之间,指掌关节前凹陷中	头痛,目赤,耳聋,咽喉肿痛,疟疾	直刺 0.3~0.5 寸	荥穴
中渚 zhongzhu SJ3	握拳,第四、五掌骨小头后缘之间凹陷中,液门穴后 1 寸	头痛,目赤,耳鸣,耳聋,咽喉肿痛,热病,手指不能屈伸	同上	输穴
阳池 yangchi SJ4	腕背横纹中,指总伸肌腱尺侧缘凹陷中	目赤肿痛,耳聋,咽喉肿痛,疟疾,腕痛,消渴	同上	原穴
外关 waiguan SJ5	腕背横纹上 2 寸,桡骨与尺骨之间	热病,头痛,目赤肿痛,耳鸣耳聋,瘰疬,胁肋痛,上肢痹痛	直刺 0.5~1 寸	络穴、八脉交会穴之一,通阳维脉
支沟 zhigou SJ6	腕背横纹上 3 寸,桡骨与尺骨之间	耳鸣,耳聋,暴喑,瘰疬,胁肋痛,便秘,热病	同上	经穴
会宗 huizong SJ7	支沟穴尺侧约 1 寸,手尺骨桡侧缘取之	耳聋,癫痫,上肢痹痛	同上	郄穴
三阳络 sanyangluo SJ8	支沟穴上 1 寸,桡骨与尺骨之间	耳聋,暴喑,齿痛,上肢痹痛	同上	
四渎 sidu SJ9	尺骨鹰嘴下 5 寸,桡骨与尺骨之间	耳聋,咽喉肿痛,暴喑,齿痛,上肢痹痛	同上	

穴 名	定 位	主 治	操 作	类 属
天井 tianjing SJ10	屈肘,尺骨鹰嘴上1寸许凹陷中	偏头痛,耳聋,瘰疬,癫痫	同上	合穴
清冷渊 qinglengyuan SJ11	屈肘,天井穴上1寸	头痛,目黄,上肢痹痛	同上	
消泺 xiaoluo SJ12	尺骨鹰嘴与肩髎穴连线上,清冷渊穴上3寸	头痛,齿痛,项强,肩背痛	同上	
臑会 naohui SJ13	尺骨鹰嘴与肩髎穴连线上,肩髎穴下3寸,当三角肌后缘	瘿气,瘰疬,上肢痹痛	直刺1~1.5寸	
肩髎 jianliao SJ14	肩峰后下方,上臂外展,肩髃穴后寸许凹陷中	肩臂挛痛不遂	向肩关节直刺0.8~1.2寸	
天髎 tianliao SJ15	肩胛骨上角,曲垣穴上1寸	肩臂痛,颈项强急	直刺0.5~0.8寸	手少阳与阳维交会穴
天牖 tianyou SJ16	乳突后下方,胸锁乳突肌后缘,约平下颌角处	头痛,目痛,耳聋,瘰疬,项强	直刺0.5~1寸	
翳风 yifeng SJ17	乳突前下方,平耳垂后下缘凹陷中	耳鸣,耳聋,口眼歪斜,牙关紧闭,齿痛,颊肿,瘰疬	直刺0.8~1.2寸	手、足少阳经交会穴
瘛脉 chimai SJ18	乳突中央,翳风穴与角孙穴沿耳轮连线的下1/3与上2/3交界处	头痛,耳鸣,耳聋,小儿惊风	平刺0.3~0.5寸或点刺出血	
颅息 luxi SJ19	耳后,翳风穴与角孙穴沿耳轮连线的上1/3与下2/3交界处	头痛,耳鸣,耳聋,小儿惊风	平刺0.3~0.5寸	
角孙 jiaosun SJ20	当耳尖处的发际	颊肿,目翳,齿痛,项强	平刺0.3~0.5寸	
耳门 ermen SJ21	耳屏上切迹前,下颌骨髁状突后缘凹陷中	耳鸣,耳聋,聤耳,齿痛	张口,直刺0.5~1寸	
和髎 heliao SJ22	鬓发后缘,平耳郭根前,当颞浅动脉后缘	头痛,耳鸣,牙关紧,口歪	避开动脉,斜刺或平刺0.3~0.5寸	手、足少阳经交会穴
丝竹空 sizhukong SJ23	眉梢处的凹陷中	头痛,目赤肿痛,眼睑瞤动,齿痛,癫狂痫	平刺0.5~1寸	

十一、足少阳胆经

1. 循行分布

【原文】

胆足少阳之脉，起于目锐眦，上抵头角[①]下耳后，循颈行手少阳之前，至肩上却交出手少阳之后，入缺盆；其支者，从耳后入耳中，出走耳前，至目锐眦后；其支者，别锐眦，下大迎，合于手少阳，抵于颛，下挟颊车，下颈，合缺盆，以下胸中，贯膈，络肝，属胆，循胁里，出气冲，绕毛际[②]横入髀厌[③]中；其直者，从缺盆下腋，循胸，过季胁[④]下合髀厌中，以下循髀阳[⑤]，出膝外廉，下外辅骨[⑥]之前，直下抵绝骨[⑦]之端，下出外踝之前，循足跗上，入小指次指之间；其支者，别跗上，入大指之间，循大指歧骨[⑧]内，出其端，还贯爪甲，出三毛[⑨]（图4－12）。

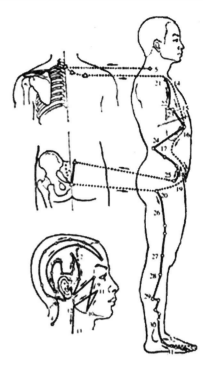

图4－12　足少阳胆经循行分布

是动则病口苦[⑩]，善太息[⑪]，心胁痛，不能转侧，甚则面微有尘，体无膏泽[⑫]，足外反热，是为阳厥[⑬]，是主骨所生病[⑭]者，头痛，颔痛，目锐眦痛，缺盆中肿痛，腋下肿，马刀侠瘿[⑮]，汗出振寒，疟[⑯]，胸、胁、肋、髀、膝外至胫、绝骨、外踝前及诸节皆痛，小指次指不用。为此诸病，盛则泻之，虚则补之，热则疾之，寒则留之，陷下则灸之，不盛不虚，以经取之。盛者，人迎大一倍于寸口，虚者，人迎反小于寸口也。（《灵枢·经脉》）

【注释】

①头角：即额角，指前发际左右两端弯曲下垂所呈的角度。

②毛际：指耻骨部的阴毛际。

③髀厌：即髀枢部，在股骨大转子的部位，位于股部外侧的最上方，股骨向外方显著隆起的部分。

④季胁：即胸胁下两侧的肋软骨部分。

⑤髀阳：阳为外，阴为内，髀阳指髀关节的外侧部分。

⑥外辅骨：即腓骨，在大腿部的外侧。

⑦绝骨：指绝骨穴的部位，在腓骨下端，内踝上端；穴名，足外踝直上三寸，属少阳胆经。

⑧歧骨：指两骨末端互相交叉的部分。

⑨三毛：指足大趾爪甲后方，相当于足大趾趾骨第二节部分。

⑩口苦：《素问·奇病论》认为，口苦是由于"胆虚气上溢而口为之苦"，病名为"胆瘅"。

⑪善太息：胆郁气不舒则善太息。

⑫面微有尘，体无膏泽：张景岳："足少阳之别散于面，胆木为病，燥金胜之，故面

微有尘，体无膏泽。"膏，脂膏；泽，润泽。膏泽，即油润的意思。

⑬阳厥：由少阳之气上逆所致，胆内寄相火，胆经脉气变动出现火逆冲上的病症，称为阳厥。

⑭是主骨所生病者：全元起认为：少阳者肝之表，肝候筋，筋会于骨，足少阳之经气所荣，故云主于骨。张景岳指出："胆味苦，苦于骨，故胆主骨所生病。又骨为干，其质刚，胆为中正之官，其气亦刚，胆病则失其刚，故病及于骨。心惊伤胆者心软，即其明证。"以全元起之说较妥。

⑮马刀侠瘿：即瘰疬。其生于腋下，形如马刀的名为"马刀"；生于颈旁如串珠的名为"侠瘿"，两处病变常相关联。即颈腋部淋巴结结核之类。

⑯汗出振寒，疟：张景岳谈到："少阳居三阳之中，半表半里者也，故阳胜则汗出，风胜则振寒为疟。"

经脉痹阻：若因外邪阻滞经脉，症见胸胁及髀股外侧痛，腿不能转动，膝外侧及腓骨痛，及小趾次趾不用。治疗宜取本经及病变部位邻近经穴，针刺泻法，并灸，以温通经脉。有结筋病灶者，应取长圆针，以解结法治之。

邪热上冲：若胆热随经上冲，则症见耳聋，耳鸣，耳痛，偏头痛，耳后痛，目外眦痛，口苦等症。治疗宜取本经及足厥阴经穴，针刺泻法，不灸，或三棱针刺血，以疏导经气，清泻邪热。

2. 足少阳胆经腧穴

表 4 - 13　足少阳胆经腧穴详解表

穴　名	定　位	主　治	操　作	类　属
瞳子髎 tongziliao G1	目外眦旁 0.5 寸，眶骨外缘凹陷中	头痛，目赤肿痛，目翳，青盲	平刺 0.3～0.5 寸	手太阳、手足少阳经交会穴
听会 tinghui G2	耳屏间切迹前，下颌骨髁状突的后缘，张口有孔	耳鸣，耳聋，齿痛，口歪	张口，直刺 0.5～1寸	
上关 shangguan G3	下关穴直上，当颧弓的上缘	偏头痛，耳鸣，耳聋，口眼歪斜	直刺 0.5～0.8 寸	手足少阳、足阳明交会穴
颔厌 hanyan G4	头维穴至曲鬓穴弧形线的上 1/4 与下 3/4 交界处	偏头痛，目眩，耳鸣，齿痛，癫痫	平刺 0.5～0.8 寸	手足少阳、足阳明交会穴
悬颅 xuanlu G5	头维穴至曲鬓穴弧形线中点	偏头痛，目赤肿痛，齿痛	同上	
悬厘 xuanli G6	头维穴至曲鬓穴连线的 1/4 与上 3/4 交界处	偏头痛，目赤肿痛，耳鸣	同上	手足少阳，足阳明交会穴
曲鬓 qubin G7	耳前鬓发后缘直上，平角孙穴处	头痛，齿痛，牙关紧闭，暴喑	同上	足少阳与足太阳交会穴

穴名	定位	主治	操作	类属
率谷 shuaigu G8	耳尖直上,入发际1.5寸	偏头痛,眩晕,小儿急、慢惊风	同上	同上
天冲 tianchong G9	耳根后缘直上,入发际2寸	头痛,癫疾,牙龈肿痛	同上	同上
浮白 fubai G10	耳根上缘向后入发际横量1寸	头痛,耳鸣,耳聋,目痛,瘿气	同上	同上
头窍阴 touqiaoyin G11	浮白穴直下,乳突根部	头痛,耳鸣,耳聋	同上	同上
完骨 wangu G12	乳突后下方凹陷中	头痛,颈项强痛,齿痛,口歪,疟疾,癫痫	斜刺0.5~0.8寸	同上
本神 benshen G13	神庭穴旁3寸,当神庭穴与头维穴连线内2/3与外1/3连接点处	头痛,目眩,癫痫,小儿惊风	平刺0.5~0.8寸	足少阳与阳维脉交会穴
阳白 yangbai G14	目正视,瞳孔直上,眉上1寸	头痛,目痛,视物模糊,眼睑瞤动	平刺0.3~0.5寸	同上
头临泣 toulinqi G15	阳白穴直上,入发际0.5寸	头痛,目眩,流泪,小儿惊痫	同上	足少阳、足太阳与阳维脉交会穴
目窗 muchuang G16	头临泣穴后1寸	头痛,目赤肿痛,青盲,鼻塞,癫痫,面浮肿	平刺0.3~0.5寸	足少阳与阳维脉交会穴
正营 zhengying G17	目窗穴后1寸	头痛,目眩,齿痛	同上	同上
承灵 chengling G18	正营穴后1.5寸	头痛眩晕,目痛,鼻塞,鼻衄	同上	同上
脑空 naokong G19	风池穴直上1.5寸	头痛,目眩,癫狂痫,颈项强痛	同上	同上
风池 fengchi G20	胸锁乳突肌与斜方肌之间凹陷中,平风府穴处	头痛,眩晕,目赤肿痛,鼻渊,中风,鼻衄,耳鸣,颈项强痛,感冒,癫痫	针尖微下,向鼻尖斜刺0.5~1寸,深部为延髓必须掌握针刺角度与深度	同上
肩井 jianjing G21	大椎穴与肩峰连线的中点	头项强痛,肩背疼痛,上肢不遂,难产,乳痈,乳汁不下,瘰疬	直刺0.5~0.8寸,内为肺尖,不可深刺	手、足少阳与阳维脉交会穴

穴 名	定 位	主 治	操 作	类 属
渊腋 yuanye G22	举臂、腋中线上,第四肋间隙	胸满,胁痛,上肢痹痛	斜刺或平刺 0.5~0.8 寸,不可深刺,以免伤及内脏	
辄筋 zhejin G23	渊腋穴前 1 寸,第四肋间隙	胸满,胁痛,气喘,呕吐泛酸	同上	
日月 riyue G24	乳头下方,第七肋间隙	呕吐,泛酸,胁肋疼痛,呕逆,黄疸	同上	胆的募穴,足少阳、足太阴经交会穴
京门 jingmen G25	第十二肋端	小便不利,水肿,腰痛,胁痛,泄泻	同上	肾的募穴
带脉 daimai G26	第十一肋端直下平脐处	腹痛,经闭,月经不调,带下,疝气,腰胁痛	同上	足少阳与带脉交会穴
五枢 wushu G27	在侧腹髂前上棘之前0.5 寸,约平脐下 3 寸处	腹痛,疝气,带下,便秘,阴挺	同上	同上
维道 weidao G28	五枢穴前下 0.5 寸	腹痛,疝气,带下,阴挺	同上	同上
居髎 juliao G29	髂前上棘与股骨大转子高点连线的中点	腹痛,疝气,下肢痿痹	直刺 1~1.5 寸	足少阳与阳跷脉交会穴
环跳 huantiao G30	股骨大转子高点与骶管裂孔连线的外 1/3 与2/3 交界处	腰痛,下肢痿痹	直刺 2~3 寸	足少阳、太阳经交会穴
风市 fengshi G31	大腿外侧正中,腘横纹水平线上 7 寸	下肢痿痹,遍身瘙痒,脚气	直刺 1~2 寸	
中渎 zhongdu G32	大腿外侧正中,腘横纹水平线上 5 寸	下肢痿痹	同上	
膝阳关 xiyangguan G33	阳陵泉穴上 3 寸,股骨外上髁上方的凹陷中	膝腘肿痛,挛急,小腿麻木	直刺 1~1.5 寸	
阳陵泉 yanglingquan G34	腓骨小头前下方凹陷中	胁痛口苦,呕吐,下肢痿痹,脚气,黄疸,小儿惊风	同上	合穴,八会穴之一筋会,胆下合穴
阳交 yangjiao G35	外踝高点上 7 寸,腓骨后缘	胸胁胀满,下肢痿痹,癫狂	同上	阳维脉郄穴

穴 名	定 位	主 治	操 作	类 属
外丘 waiqiu G36	外踝高点上7寸,腓骨前缘	胸胁胀满,下肢痿痹,癫狂	同上	足少阳经郄穴
光明 guangming G37	外踝尖直上5寸,当腓骨前缘	目痛,夜盲,下肢痿痹,乳房胀痛	同上	络穴
阳辅 yangfu G38	外踝尖上4寸,腓骨前缘	偏头痛,目外眦痛,瘰疬,脚气,腋下肿痛,咽喉肿痛,胸胁胀痛	同上	经穴
悬钟 xuanzhong G39	外踝高点上3寸,腓骨后缘	项强,胸胁胀痛,下肢痿痹,咽喉肿痛,脚气,痔疾	同上	八会穴,髓会
丘墟 qiuxu G40	外踝前下方,趾长伸肌腱外侧凹陷中	胸胁胀痛,下肢痿痹,疟疾	直刺0.5~0.8寸	原穴
足临泣 zulinqi G41	在第四、五跖骨结合部前方,小趾伸肌腱外侧凹陷中	目赤肿痛,胁肋疼痛,月经不调,遗溺,乳痛,瘰疬,疟疾,足跗疼痛	直刺0.3~0.5寸	输穴,八脉交会穴之一,通于带脉
地五会 diwuhui G42	第四、五跖骨之间,当小趾伸肌腱内侧缘处	头痛,目赤,耳鸣,胁痛,乳痈,内伤吐血,足背肿痛	同上	
侠溪 xiaxi G43	足背第四、五趾间缝纹端	头痛,目眩,耳聋,目赤肿痛,胁肋疼痛,热病,乳痈	同上	荥穴
足窍阴 zuqiaoyin G44	第四趾外侧趾甲角旁约0.1寸	头痛,目赤肿痛,耳聋,咽喉肿痛,热病,失眠,胁痛咳逆,月经不调	浅刺0.1寸或点刺出血	井穴

十二、足厥阴肝经

1. 循行分布

【原文】

肝足厥阴之脉,起于大指丛毛①之际,上循足跗上廉,去内踝一寸,上踝八寸,交出太阴之后,上腘内廉,循股阴,入毛中,过阴器,抵小腹,挟胃,属肝,络胆,上贯膈,布胁肋,循喉咙之后,上入颃颡②,连目系,上出额,与督脉会于巅;其支者,从目系下颊里,环唇内;其支者,复从肝,别贯膈,上注肺(图4-13)。

是动则病腰痛不可以仰③,丈夫㿉疝④,妇人少腹肿,甚则嗌干,面尘,脱色。是主肝所生病者,胸满,呕逆,飧泄,狐疝⑤,遗溺,闭癃⑥。为此诸病,盛则泻之,虚则补之,热则疾之,寒则留之,陷下则灸之,不盛不虚,以经取之。盛者,寸口大一倍于人迎,虚者,寸口反小于人迎也。(《灵枢・经脉》)

【注释】

①丛毛:指足大趾趾骨第一节后方的皮肤横纹部(在三毛的后方)。

②颃颡：指咽上腭与鼻相通的部位，亦即软口盖的后部。

③腰痛不可以仰：《素问·刺腰痛》云："厥阴之脉令人腰痛，腰中如张弓弩弦。"张景岳云："足厥阴支别者，与太阴少阳之脉，同结于腰骶下中骨下骨之间，故为腰痛。"

④㿗疝：睾丸肿大。疝，病名，疝气的一种。

⑤狐疝：病名。小肠坠入阴囊，平卧或用手推时肿物可缩入腹腔，站立时又坠入阴囊，时上时下，如狐之出入无常，故名狐疝。类于腹股沟疝。

⑥胸满，呕逆，飧泄，狐疝，遗溺，闭癃：张隐庵：肝气厥逆，不能行散谷精，故胸满呕逆也。肝主疏泄，肝气虚则飧泄，遗溺，实则闭癃，狐疝。"闭"是小便不通，点滴不出："癃"是小便不畅，点滴而出。一般对尿闭或排尿困难，下腹胀满之证，统称为"癃闭"。

经脉痹阻：若因外邪痹阻经脉，症见少腹冷痛，疝气，睾丸偏坠胀痛，痛引少腹，遇寒则痛加剧。治疗宜取本经及任脉经穴，针刺泻法，并用灸法，疏导肝之经气，温经散寒止痛。有结筋病灶者，应取长针，以解结法治之。

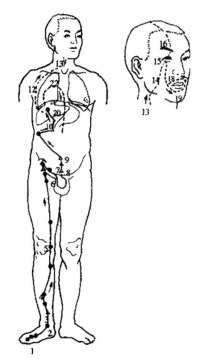

图 4-13　足厥阴肝经循行分布

风火上扰：肝风或肝热随经上扰，则症见头目眩晕，眼面肌肉抽动，口歪，吞咽不利，饮水即呛。治疗宜取本经经穴，针刺泻法，以平肝熄风，清泻肝火。

2. 足厥阴肝经腧穴

表 4-14　足厥阴肝经腧穴详解表

穴　名	定　位	主　治	操　作	类　属
大敦 dadun Liv1	拇趾外侧趾甲角旁约 0.1 寸	疝气，遗尿，经闭，崩漏，阴挺，癫痫	斜刺 0.1~0.2 寸或点刺放血	井穴
行间 xingjian Liv2	足背，第一、二趾间缝纹端	头痛，目眩，目赤肿痛，青盲，口歪，胁痛，疝气，月经不调，癫痫，中风，小便不利	斜刺 0.5~0.8 寸	荥穴
太冲 taichong Liv3	足背，第一、二跖骨结合部之前凹陷中	头痛，目眩，目赤肿痛，口歪，胁痛，疝气，遗尿，月经不调，癫痫，呕逆，惊风	直刺 0.5~0.8 寸	输穴、原穴
中封 zhongfeng Liv4	内踝前 1 寸，胫骨前肌腱内缘	疝气，小便不利，遗精，腹痛	同上	经穴
蠡沟 ligou Liv5	内踝高点上 5 寸，胫骨内侧面中央	小便不利，遗尿，带下，月经不调	平刺 0.5~0.8 寸	络穴

穴　名	定　位	主　治	操　作	类　属
中都 zhongdu Liv6	内踝高点上7寸，胫骨内侧面中央	疝气，腹痛，泄泻，崩漏，恶露不尽	同上	郄穴
膝关 xiguan Liv7	阴陵泉穴后1寸	膝部肿痛	直刺1～2寸	
曲泉 ququan Liv8	屈膝，当膝内侧横纹头上方凹陷中	小便不利，腹痛，遗精，月经不调，阴痒，带下，膝痛	同上	合穴
阴包 yinbao Liv9	股骨内上髁上4寸，缝匠肌后缘	腹痛，小便不利，月经不调，遗尿	直刺1～2寸	
足五里 zuwuli Liv10	曲骨穴旁开2寸，直下3寸	小腹痛，小便不通，阴挺，睾丸肿痛，嗜卧，瘰疬	同上	
阴廉 yinlian Liv11	曲骨穴旁开2寸，直下2寸	月经不调，带下，小腹痛	同上	
急脉 jimai Liv12	耻骨联合下旁开2.5寸，气冲穴外下方的腹股沟处	小腹痛，疝气，阴挺	避开动脉，直刺0.5～0.8寸	
章门 zhangmen Liv13	第十一肋端	腹胀，泄泻，胁痛，痞块	直刺0.5～0.8寸，不宜深刺，以免刺伤内脏	脾的募穴，八会穴之一脏会，足少阳、足厥阴经交会穴
期门 qimen Liv14	乳头直下，第六肋间隙	胸胁胀痛，腹胀，呕吐，乳痛	斜刺或平刺0.5～0.8寸，不宜深刺，以免刺伤内脏	肝的募穴，足厥阴，足太阴与阴维交会穴

十三、奇经八脉

奇经八脉是指十二经脉以外的八条经脉，包括督脉、任脉、冲脉、带脉、阴跷脉、阳跷脉、阴维脉、阳维脉。这八条经脉中督任二脉有腧穴分布，其他六脉分别与十四经穴交会，使这些交会穴具有更广的治疗作用。

（一）督脉

1. 循行分布

督脉的循行比较简单、直观，它起于小腹之内（和冲、任脉同起一处，称为一源三歧），向下出于会阴部，向后行于脊柱内，上达项后（风府），进入脑内，上出头顶（百会），沿正中线前行，经前额下行至鼻柱（图4－14）。

2. 基本功能

督脉作为"阳脉之海"和"统领经脉之海"，以见其功能之大，从"四海"划分又

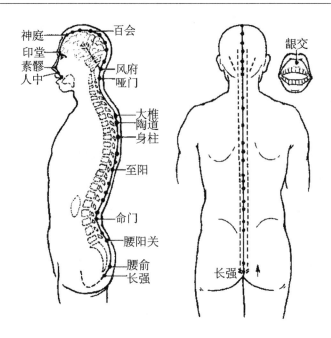

图 4 - 14　督脉循行分布

归于"脑为髓海"。

3. 主治证候

（1）脊柱病变：腰背强痛，屈伸不利。

（2）神志病变：精神失常，小儿惊风等。

4. 腧穴与主治

表 4 - 15　督脉腧穴详解表

穴　名	定　位	主　治	操　作	类　属
长强 changqiang Du1	尾骨尖下 0.5 寸，约当尾骨尖端与肛门的中点	泄泻，便血，便秘，痔疾，脱肛，癫狂痫	紧靠尾骨前面斜刺 0.8 ~ 1 寸，直刺易伤直肠	络穴、督脉与足少阳、足少阴经交会穴
腰俞 yaoshu Du2	当骶管裂孔处	月经不调，痔疾，腰脊强痛，下肢痿痹，癫痫	向上斜刺 0.5 ~ 1 寸	
腰阳关 yaoyangguan Du3	第四腰椎棘突下	月经不调，遗精，阳痿，腰骶疝，下肢痿痹	同上	
命门 mingmen Du4	第二腰椎棘突下	阳痿，遗精，月经不调，带下，泄泻，腰脊强痛	同上	
悬枢 xuanshu Du5	第一腰椎棘突下	泄泻，腹痛，腰脊强痛	同上	

穴 名	定 位	主 治	操 作	类 属
脊中 jizhong Du6	第十一胸椎棘突下	泄泻,黄疸,痔疾,癫痫, 小儿疳积,脱肛	同上	
中枢 zhongshu Du7	第十胸椎棘突下	黄疸,呕吐,腹满,腰脊 强痛	同上	
筋缩 jinsuo Du8	第九胸椎棘突下	癫痫,脊强,胃痛	同上	
至阳 zhiyang Du9	第七胸椎棘突下	黄疸,胸胁胀满,咳喘, 脊背强痛	同上	
灵台 lintai Du10	第六胸椎棘突下	咳喘,疔疮,脊背强痛	同上	
神道 shendao Du11	第五胸椎棘突下	心悸,健忘,咳嗽,脊强	同上	
身柱 shenzhu Du12	第三胸椎棘突下	咳嗽,气喘,癫痫,脊背 强痛	同上	
陶道 taodao Du13	第一胸椎棘突下	头痛,疟疾,热病,脊强	同上	督脉与足太 阳经交会穴
大椎 dazhui Du14	第七颈椎棘突下	热病,疟疾,咳喘,骨蒸 盗汗,头痛,项强,风疹	同上	
哑门 yamen Du15	后发际正中直上 0.5寸	暴喑,舌强不语,癫痫, 头痛,项强	向下斜刺 0.5～1 寸,深部接近延髓,不 可向上斜刺	督脉与阳维 脉交会穴
风府 fengfu Du16	后发际正中直上1 寸	头痛,眩晕,项强,咽喉 肿痛,失音,中风	同上	同上
脑户 naohu Du17	风府穴直上1.5寸	头晕,项强,失音,癫痫	平刺 0.5～0.8 寸, 小儿囟门未闭时,不 可刺	督脉与足太 阳经交会穴
强间 qiangjian Du18	脑户穴直上1.5寸	头痛,目眩,项强,癫狂	同上	
后顶 houding Du19	强间穴直上1.5寸	头痛,眩晕,癫狂痫	同上	
百会 baihui Du20	后发际正中直上7 寸	头痛,眩晕,中风失语, 癫狂,脱肛,阴挺,不寐	同上	督脉与手足 三阳经交会穴

穴 名	定 位	主 治	操 作	类 属
前顶 qianding Du21	百会穴前1.5寸	头痛,眩晕,鼻渊,癫痫	同上	
囟会 xinhui Du22	前发际正中直上2寸	同上	同上	
上星 shangxing Du23	前发际正中直上1寸	头痛,目痛,鼻渊,鼻衄,癫狂,疟疾,热病	平刺0.5~1寸	
神庭 shenting Du24	前发际正中直上0.5寸	头痛,眩晕,失眠,鼻渊,癫痫	平刺0.5~0.8寸	督脉与足太阳、足阳明经交会穴
素髎 suliao Du25	鼻尖正中	鼻渊,鼻衄,喘息,昏迷,惊厥,新生儿窒息	向上斜刺0.3~0.5寸	
水沟 shuigou Du26	人中沟的上1/3与中1/3交界处	昏迷,癫狂痫,小儿惊风,口眼歪斜,腰脊强痛	向上斜刺0.3~0.5寸	督脉与手、足阳明经交会穴
兑端 duiduan Du27	上唇尖端,红唇与皮肤相接处	癫狂,齿龈肿痛,口歪,鼻衄	向上斜刺0.2~0.3寸	
龈交 yinjiao Du28	上唇系带与齿龈连接处	癫狂,齿龈肿痛,鼻渊	向上斜刺0.2~0.3寸或点刺出血	

（二）任脉

1. 循行分布

起于小腹内,下出于会阴部,向前进入阴毛部;沿前正中线上行,经腹部、胸部,到达咽喉部,再上行环绕口唇,交于督脉（图4-15）。

2. 基本功能

从循行分布部位论其功能,"任维诸脉",特别是总任诸阴经,故称为"阴脉之海"。诸阴脉通过阴维会合于任脉。它还与足阳明、手太阳交会。下通过会阴与督脉、冲脉交会。头部于目下交会于足阳明,可见其任受诸阴和交通阴阳的作用。

"女子二七（十四岁）而天癸至,任脉通,太冲脉盛,月事以时下",天癸即

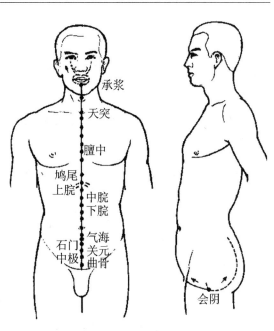

图4-15　任脉循行分布

肾之精,肾精与任脉相联系,又为"生养之本",在成年女子则"主胞胎"。

3. 主治证候

（1）生殖系统病变：疝气、带下、月经不调、不孕、流产、少腹疼痛等。

（2）消化系统病变：胃痛胀满、消化不良等。

4. 腧穴与主治

表 4 - 16　任脉腧穴详解表

穴 名	定 位	主 治	操 作	类 属
会阴 huiying Ren1	在会阴部中心	遗精,月经不调,小便不利,痔疾,癫狂,昏迷	直刺 0.5～1 寸	任脉与督脉、冲脉交会穴
曲骨 qugu Ren2	耻骨联合上缘中点处	小便不利,遗尿,遗精,阳痿,月经不调,带下	直刺 0.5～1.5 寸,膀胱充盈时,禁深刺以防刺破膀胱	任脉与足厥阴经交会穴
中极 zhongji Ren3	脐下 4 寸	遗尿,小便不利,疝气,遗精,阳痿,月经不调,崩漏带下,阴挺,不孕	同上	任脉与足三阴经交会穴,膀胱募穴
关元 guanyuan Ren4	脐下 3 寸	遗尿,尿闭,小便频数,泄泻,腹痛,遗精,阳痿,月经不调,不孕,虚劳,疝气	直刺 1～1.5 寸	小肠募穴,任脉与足三阴经交会穴
石门 shimen Ren5	脐下 2 寸	腹痛,水肿,疝气,小便不利,泄泻,经闭,带下崩漏	同上	三焦募穴
气海 qihai Ren6	脐下 1.5 寸	腹痛,泄泻,便秘,遗尿,疝气,遗精,月经不调,经闭,虚脱	直刺 1～1.5 寸	
阴交 yinjiao Ren7	脐下 1 寸	腹痛,水肿,疝气,月经不调,带下	同上	任脉与足少阴经、冲脉交会穴
神阙 shenque Ren8	脐的中间	腹痛,泄泻,脱肛,水肿,虚脱	多用艾条或艾炷隔盐灸	
水分 shuifen Ren9	脐上 1 寸	水肿,小便不通,腹痛,泄泻,反胃吐食	直刺 1～1.5 寸	
下脘 xiawan Ren10	脐上 2 寸	腹痛,腹胀,泄泻,呕吐,食谷不化,痞块	同上	任脉与足太阴经交会穴
建里 jianli Ren11	脐上 3 寸	胃痛,呕吐,食欲不振,腹胀,水肿	同上	

穴　名	定　位	主　治	操　作	类　属
中脘 zhongwan Ren12	脐上4寸	胃痛,呕吐,泛酸,腹胀,泄泻,黄疸,癫狂	同上	胃的募穴,八会穴之一腑会,任脉与手太阳、少阳与足阳明经交会穴
上脘 shangwan Ren13	脐上5寸	胃痛,呕吐,腹胀,癫痫	同上	任脉与足阳明、手太阳经交会穴
巨阙 juque Ren14	脐上6寸	胸痛,心悸,呕吐,泛酸,癫狂痫	向下斜刺0.5~1寸,不可深刺,以免伤及肝脏	心的募穴
鸠尾 jiuwei Ren15	剑突下,脐上7寸	腹痛,腹胀,癫狂痫	向下斜刺0.4~0.6寸,不可深刺,以免伤及肝脏	任脉络穴
中庭 zhongting Ren16	胸剑联合的中点	胸胁胀满,心痛,呕吐,小儿吐乳	平刺0.3~0.5寸	
膻中 tanzhong Ren17	前正中线,平第四肋间隙	咳嗽,气喘,胸痛,心悸,乳少,呕吐,噎嗝	同上	心包的募穴,八会穴之一气会
玉堂 yutang Ren18	前正中线,平第三肋间隙	咳嗽,气喘,胸痛,呕吐	同上	
紫宫 zigong Ren19	前正中线,平第二肋间隙	咳嗽,气喘,胸痛	同上	
华盖 huagai Ren20	前正中线,胸骨角的中点	咳嗽,气喘,胸胁胀痛	同上	
璇玑 xuanji Ren21	前正中线,胸骨柄的中央	咳嗽,气喘,胸痛,咽喉肿痛	平刺0.3~0.5寸	
天突 tiantu Ren22	胸骨上窝正中	咳嗽,气喘,胸痛,咽喉肿痛,暴喑,瘿气,梅核气,噎嗝	先直刺0.2寸,然后将针尖转向下方,紧靠胸骨后方刺入1~1.5寸	任脉与阴维脉交会穴
廉泉 lianquan Ren23	喉结上方,当舌骨上缘凹陷中	舌下肿痛,舌缓流涎,舌强不语,暴喑,吞咽困难	向舌根斜刺0.5~0.8寸	同上
承浆 chengjiang Ren24	颏唇沟的中点	口㖞,齿龈肿痛,流涎,暴喑,癫狂	斜刺0.3~0.5寸	任脉与足阳明经交会穴

（三）冲脉

1. 循行分布

起于胞中，下出会阴后，从气街起与足少阴经相并，挟脐上行，散布于胸中，再向上行，经喉咙，环绕口唇，到目眶下。其分支，从气街部分出，沿大腿内侧进入腘窝。再沿胫骨内缘，下行到足底，又有支脉从内踝分出，向前斜入足背，进入大足趾。另一分支，从胞中分出，上行于脊柱前，向后与督脉相通（图4－16）。

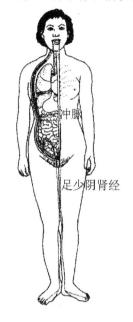
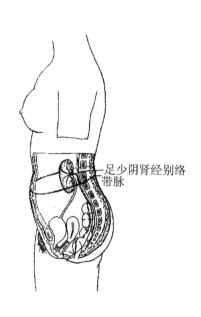

图4－16　冲脉循行分布　　　　　　图4－17　带脉循行分布

2. 基本功能

（1）调节十二经气血。冲脉上行于头，下至于足，贯穿全身，通受十二经气血，是总领诸经气血的冲要。当腑脏经络气血有余或不足的时候，冲脉或予以溢蓄贮存或灌渗补充，以调节十二经气血，冲脉被称为"十二经脉之海"。

（2）冲为血海，冲脉起于胞中，又称"血海"，有促进生殖的功能，与妇女的月经有密切的关系。

3. 所主病候

冲脉和任、督同源异流，冲脉起于胞中，如脉气失调，则有月经失调、不孕、漏胎、小产等病出现；本经循腹至胸中而散，故有气急，胸腹痛，气上冲心等症。

4. 腧穴

气冲（会足阳明）；横骨，大赫，气穴，四满，中满，肓俞，商曲，石关，阴都，通谷，幽门（以上会足少阴）；会阴，阴交（会任脉）。此外，足太阴脾经络穴公孙通于冲脉。

（四）带脉

1. 循行分布

带脉横行于腰腹。交会于足少阳，起于季胁，斜向下行到带脉穴，绕身一周。在腹侧，带脉下垂到少腹（图 4 - 17）。

2. 基本功能

带脉围腰一周，状如束带，以约束纵行诸，调节脉气，使纵行诸脉之脉气不下陷，又主司妇女带下。

3. 所主病候

带脉不和，可见妇女月经不调，赤白带下等症；带脉失调，可发生痿证，有中风，手足不举，肢体麻木拘挛，发热，头风痛，项肿连腮，目赤肿痛，齿痛，咽痛，头眩，耳聋，筋脉牵引不舒，腿病，胁肋疼痛等。

4. 腧穴

带脉，五枢，维道（会足少阳）。此外，足少阳胆经之输穴足临泣通于带脉。

（五）阳跷和阴跷脉

1. 循行分布

跷脉左右成对，阴跷脉、阳跷脉均起于足踝下。

阴跷脉从足内踝下照海穴发出。沿内踝后直上下肢内侧，经前阴，沿腹、胸过缺盆，出行于人迎穴之前，经鼻旁，到目内眦，与手足太阳经、阳跷脉会合（图 4 - 18）。

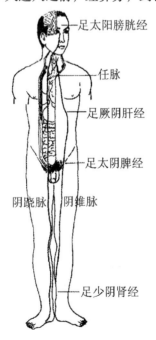

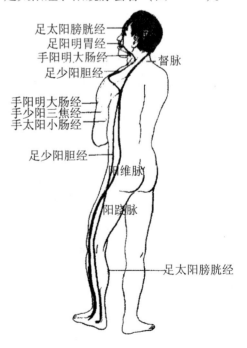

图 4 - 18　阴跷、阴维脉循行分布　　　　图 4 - 19　阳跷、阳维脉循行分布

阳跷脉从外踝下申脉穴分出，沿外踝后上行，经腹部，沿胸部后外侧，经肩部、颈外侧，上挟口角，到达目内眦，与手足太阳、阴跷脉会合，再上行进入发际，向下达耳后，与足少阳胆经会于项后（图4-19）。

2. 基本功能

（1）主肢节运动。跷脉从下肢内外侧分别上行头面，具有交通一身阴阳之气和调节肌肉运动的功能，主要能使下肢活动灵活。

（2）司眼睑开合。由于阴阳跷脉交会于目内眦，故跷脉具有濡养眼目和司眼睑开合的作用。

3. 所主病候

跷脉从下肢内、外侧上行头面，具有交通一身阴阳之气，调节肢体运动的作用。又由于阴阳跷脉交会于目内眦，入属于脑。阴阳跷脉主眼疾，卫气的运行主要是通过阴阳跷脉而散布全身，卫气行于阳则阳跷盛，主目张不欲睡；卫气行于阴则阴跷盛，主目闭而欲睡，说明跷脉的功能关系到人的活动与睡眠。

阴跷脉气失调，会出现肢体外侧的肌肉弛缓而内侧拘急；阳跷脉气失调，会出现肢体内侧肌肉弛缓而外侧拘急的病症。

4. 腧穴

申脉通于阳跷，主治症有腰背强直，腿肿，恶风，自汗，头痛，目赤痛，手足麻痹，拘挛，厥逆，吹乳，耳聋，鼻衄，癫痫，骨节疼痛，遍身肿，满头出汗等；照海通于阴跷，其主治症有咽喉气塞，小便淋沥，膀胱气病，肠鸣，黄疸，吐泻，反胃。大便艰难，难产昏迷，腹中积块，胸膈不适，嗳气，梅核气等。

（六）阳维和阴维脉

1. 循行分布

阳维脉起于外踝下，与足少阳胆经并行，沿下肢外侧向上，经躯干部后外侧，从腋后上肩，经颈部、耳后，前行到额部，分布于头侧及项后，与督脉会合（图4-18）。

阴维脉起于小腿内侧足三阴经交会之处，沿下肢内侧上行，至腹部，与足太阴脾经同行，到胁部，与足厥阴肝经相合，然后上行至咽喉，与任脉相会（图4-19）。

2. 基本功能

阳维脉、阴维脉具有维系、联络全身阳经或阴经的作用。阴、阳维脉相互维系，对气血盛衰起着调节溢蓄作用，但不参与环流。

3. 所主病候

阳维脉发病，出现发冷，发热，外感热病等表证。
阴维脉发病，则出现心痛、胃病、胸腹痛等里证。

4. 腧穴

外关通于阳维，主治肢节肿疼，膝部冷感，四肢不遂，头风，背胯内外骨筋疼痛，头项疼痛，头足热，麻木，盗汗，破伤风，脚跟肿，目赤肿痛，伤寒自汗，表热不解等。

内关穴通于阴维，主治心胸痞胀，肠鸣泄泻，脱肛，食难下膈，腹中积块坚横，胁肋攻撑疼痛，伤寒，疟疾等。

十四、经外奇穴

经外奇穴：是未列入十四经脉系统中的腧穴。它们有一定穴名和固定的位置，又称"经外奇穴"。这类腧穴的主治范围比较单纯，对某些病症具有特殊的治疗作用。奇穴，一般是在经络系统确立前后陆续发现的，发展至今在数量上已比腧穴多，它们都与经络有一定联系，并补充了经穴之不足，为临床所常用。奇穴中，有些分布在十四经上，也被逐步收为经穴，如膏肓、风市；有些分布在十四经之外；有的奇穴并不指某一个穴位、是由多穴组合而成如八风、八邪、十宣、四神聪等（图4－20）。

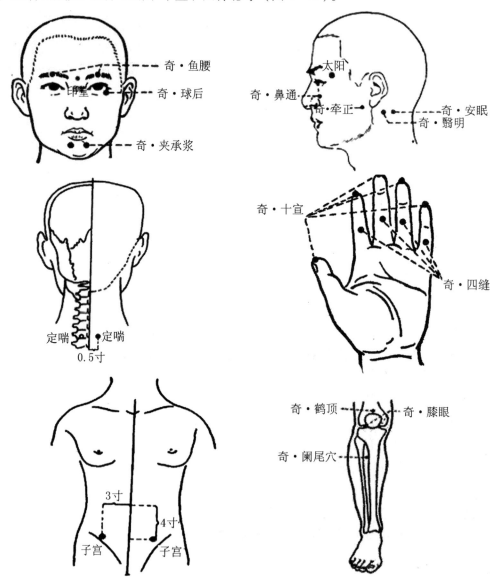

图4－20　部分经外奇穴体表分布

表 4 - 17　经外奇穴详解表

穴　名	定　位	主　治	操　作	类　属
四神聪 sishencong Extra	百合穴前后左右各 1 寸处	头痛,眩晕,失眠,健忘,癫痫	平刺 0.5 ~ 0.8 寸	
印堂 yingtang Extra	两眉头连线的中点	头痛,眩晕,鼻衄,鼻渊,失眠, 小儿惊风	平刺 0.3 ~ 0.5 寸	
鱼腰 yuyao Extra	眉毛的中心	眉棱骨痛,眼睑𥆧动	同上	
上明 shangming Extra	眉弓中点,眶上缘 下	目疾	轻压眼球向下,向 眶缘缓慢直刺 0.5 ~ 1.5 寸不提插	
太阳 taiyang Extra	眉梢与目外眦之间 向后约 1 寸凹陷中	头痛,目疾	直刺或斜刺 0.3 ~ 0.5 寸或点刺出血	
球后 qiuhou Extra	眶下缘外 1/4 与 3/4 交界处	目疾	轻压眼球向下,向 眶缘缓慢直刺 0.5 ~ 1.5 寸,不提插	
鼻通 bitong Extra	鼻唇沟上端尽处	鼻渊,鼻部疮疖	向内上方平刺 0.3 ~ 0.5 寸	
金津、玉液 jinjinyuye Extra	舌系带两侧静脉 上,左为金津,右为玉 液	口疮,舌肿,呕吐,消渴	点刺出血	
夹承浆 jiachengjiang Extra	承浆穴旁开 1 寸	齿龈肿痛,口歪	斜刺或平刺 0.5 ~ 1 寸	
牵正 qianzheng Extra	耳垂前 0.5 ~ 1 寸	口歪,口舌生疮	同上	
翳明 yiming Extra	翳风穴后 1 寸	目疾,耳鸣,失眠	直刺 0.5 ~ 1 寸	
安眠 anmian Extra	翳风穴与风池连线 的中点	失眠,眩晕,头痛,心悸,癫狂	直刺 0.8 ~ 1.2 寸	
颈臂 jinbi Extra	锁骨内 1/3 与 2/3 交界处	手臂麻木,上肢瘫痪	直刺 0.5 ~ 1 寸,勿 向下斜刺,恐伤肺尖	
提托 tituo Extra	关元穴旁开 4 寸	阴挺,疝气,腹痛	直刺 0.8 ~ 1.2 寸	

穴 名	定 位	主 治	操 作	类 属
子宫穴 zigongxue Extra	中极穴旁开 3 寸	阴挺,月经不调,不孕	同上	
定喘 dingchuan Extra	大椎穴旁开 0.5 寸	气喘,咳嗽	直刺 0.5 ~ 0.8 寸	
夹脊 jiaji Extra	从第一颈椎到第五腰椎,每椎棘突两旁离正中线 0.5 ~ 1 寸	上胸部穴位治疗心、肺、上肢疾病,下胸部穴位治疗胃肠疾病,腰部穴位治疗腰、腹、下肢疾病	同上	
腰眼 yaoyan Extra	第四腰椎棘突下,旁开 3 ~ 4 寸凹陷中	腰痛,月经不调,带下	直刺 1 ~ 1.5 寸	
十七椎 shiqizhui Extra	第五腰椎棘突下	腰腿痛,下肢瘫痪,崩漏,月经不调	向上斜刺 1 ~ 1.5 寸	
十宣 shixuan Extra	手十指尖端,距指甲 0.1 寸	昏迷,癫痫,高热,咽喉肿痛	浅刺 0.1 ~ 0.2 寸或点刺血	
四缝 sifeng Extra	第二、三、四、五指掌面近端指关节横纹中点	小儿疳积,百日咳	点刺出血或挤出少许黄白色透明黏液	
八邪 baxie Extra	手背各指缝中的赤白肉际,左右共八穴	烦热,目痛,毒蛇咬伤,手背肿痛	斜刺 0.5 ~ 0.8 寸点刺出血	
落枕穴 luozhenxue Extra	手背,第二、三掌骨间,指掌关节后约 0.5 寸	落枕,手臂痛,胃痛	直刺或斜刺 0.5 ~ 0.8 寸	
腰痛穴 yaotongxue Extra	手背,指总伸肌腱的两侧,腕横纹下 1 寸处,一手两穴	急性腰扭伤	由两侧向掌中斜刺 0.5 ~ 0.8 寸	
肩前 jianqian Extra	腋前皱襞顶端与肩髃穴连线中点	肩臂痛,臂不能举	直刺 1 ~ 1.5 寸	
鹤顶 heding Extra	髌骨上缘正中凹陷处	膝痛,足胫无力,瘫痪	同上	
膝眼 xiyan Extra	髌尖两侧凹陷中	膝痛,腿脚重痛,脚气	向膝中斜刺 0.5 ~ 1 寸或透刺对侧膝眼	
胆囊穴 dannangxue Extra	阳陵泉穴下 1 ~ 2 寸处	急性和慢性胆囊炎,胆石症,胆道蛔虫症,下肢痿痹	直刺 1 ~ 2 寸	

穴　名	定　位	主　治	操　作	类　属
阑尾穴 lanweixue Extra	足三里穴下约2寸处	急性和慢性阑尾炎,消化不良,下肢瘫痪	直刺1.5~2寸	
八风 bafeng Extra	足背各趾缝端凹陷中,左右共8穴	脚气,趾痛,毒蛇咬伤,足跗肿痛	斜刺0.5~0.8寸或点刺出血	
独阴 duyin Extra	足底,第二趾远端趾间关节横纹的中点	疝气,月经不调	艾柱灸3~5壮	

十五、阿是穴

一般认为临床选取按之疼痛的治疗点称阿是穴。就"阿"字而言,《汉书·东方朔传》中颜师古注是"痛"之意,因按于痛处,病人会自然呼出"阿"声,故名"阿是"。因其没有固定部位,也无具体名称,故《扁鹊神应针灸玉龙经》称"不定穴",《医学纲目》称"天应穴"。其名虽异,而其意皆同。但是,这一定义既不符合《千金方》提出阿是穴的本意,也不符合临床实际。

阿是之称见于唐代《千金方》:"有阿是之法,言有人病痛,即令捏(掐)其上,若里(果)当其处,不问孔穴,即得便快成(或)痛处,即云阿是,灸刺皆验,故曰'阿是穴'也"。

阿是之法是吴蜀之地流行的灸法之一,故"阿是"亦应为吴蜀地方语意。《辞海》释"阿"字时,注曰:"吴方言中作语助,表示询问,相当于北方话的'可',如:阿是?阿好?"至今仍是吴蜀长江流域使用频率极高的问语,意为"是不是"。由此可知,"阿是"乃是"可是,是不是"等询问之辞。取阿是穴之时,医者要询问病人被按压时是怎样的感受?舒适不舒适?痛不痛?正如孙思邈所云:"以手按之,病者快然","即得便快或痛处"。据此,阿是穴的定义与取穴方法应该是:在患者的身体上寻按病所,若寻得患者所认可的扣之快然或有痛感的反应点,刺灸皆有较好的疗效,此云阿是穴。

就"以痛为腧"而言,溯本求源,其出自《灵枢·经筋》。这类所谓"阿是穴"就是结筋病灶点。在经脉理论占上风的学术氛围下,被误为"腧穴"是难免的。但从经典经脉角度考查结筋病灶点的分布时,它们似是既无具体名称,也无固定部位,只是无"规律"(从经脉循行看似无规律,但从经筋循行检讨,完全符合经筋规律)出现的痛点。然而直接进行针刺或艾灸,又往往效果显著(然而,按经脉理论而论,离经离穴都会导致疗效下降、无效,而阿是穴又成为例外),因其有利于临床应用,不得已也归类于腧穴队伍中,这一似是而非的归类,恰恰凸显出古今针灸界对经脉腧穴认识的混乱。

阿是穴中的一类"按之便快"者,是更符合为腧穴的一种,而且是非常有效的一类腧穴。我们主张:对每一个应选腧穴都按阿是法检验之,这样才能更准确地定穴。经脉之腧穴为气血会聚之气穴,也是正邪交争之处,当邪气入穴,正邪俱争时可以出现压痛,但这仅是一种情况。更多的是正虚邪气乘虚而入。经脉空虚,经穴气血不足。当医者以手按压,借外界阳气之力使气血朝聚,而自觉便快舒适。点按之阿是穴是真正的脉气所发之处。

作为真正的腧穴去考量阿是穴，其本源见于《内经》。《素问·调经论》云："血气与邪并客于分腠之间，其脉坚大，故曰实，实者外坚充满，不可按之，按之则痛……寒湿之中人也，皮肤不收，肌肉坚紧，荣血泣，卫气去，故曰虚，虚者聂辟，气不足，按之则气足以温（温）之，故快然而不痛。"这里的"快然"有舒适之意，为扪按患处后经气来临，机体气机通畅所致。孙思邈总结这类取穴经验，《备急千金要方·灸例》指出：阿是穴多在"以肌肉文理、节解缝会宛陷之中，及以手按之，病者快然"的部位，其实此种取穴方法与"若里（果）当其处，不问孔穴，即得便快或痛"的"阿是之法"是统一的，只不过后者本是经筋的结筋病灶点，由于当时对经筋理论的忽视，这种情况又难于用经脉去阐述，因此被排斥出标准经穴范围而已。

应该注意的是，阿是之法倒是提高检穴准确度的有效方法。临证定穴不能只是照骨度尺寸按图索骥，更不能作为唯一标准。《灵枢·背俞》取肺俞定位有多种方法，但"欲得而验之，按其处，应在中而痛解，乃其俞也。"《灵枢·癫狂》亦云："按之立快者，乃刺之"，这都贯穿着不以某种尺寸成规为唯一标准，更应以寻按反应出现，才是真正标准。这提示我们：人为的骨度尺寸仅是前人的经验提示，有引导意义。在这一范围内循按切磋，找到按之舒适、应在中而痛解、立快者才能准确定位，而分析考核有如此效应的腧穴解剖实体和分布规律才有理论价值。反思当前腧穴定位法，其更多地反映了古人的经验提示，尚难说是理论实质或研究成果，因此也常有让人无所适从之感。当然，长期取得的经验必然有其合理的内在规律，只是不同的经验和总结反映了不同层次和水平。就腧穴定位而言，骨度尺寸仅是提示性经验，阿是法确定的腧穴则更接近腧穴的本位。

从《灸例》原文中可知，阿是之法为当时吴蜀之地流行的灸法之一，故"阿是"应为吴蜀用语。《辞海》中"阿"字注曰："吴方言中作语助，表示询问，相当于北方话的'可'，如：阿是？阿好？"由此可知，"阿是"就是"是不是"等询问之辞。阿是穴则是在询问检查（捏其上）过程中，询问是不是舒适或是疼痛。舒适或疼痛者就是阿是穴。其中按之舒适、疼痛者为腧穴，压痛并有痛性结节者当主要是结筋病灶点。

十六、特定穴

特定穴是十四经穴中具有某种特殊治疗作用，并有一定名称的一类腧穴的总称，包括五输穴、原穴、络穴、背俞穴、募穴、八会穴、八脉交会穴、郄穴、下合穴、交会穴等。由于这类腧穴的分布和作用的不同，故其临证具有特殊的应用方法，在此分述如下：

1. 五输穴

五输穴是指十二经穴分布于肘膝关节以下的井、荥、输、经、合五类腧穴的简称，是人体经络之气出入之处。每经5穴，十二经共有60穴。这是古人将经脉之气流注运行的情况，比作自然界水流由小到大，由浅入深，最后注于海洋的流向，用以说明经气在运行中所过部位的深浅、多少的不同，而具有的不同作用。《灵枢·九针十二原》载："所出为井，所溜为荥，所注为腧，所行为经，所入为合。"

表4－18　阳经五输穴与五行配属表

阳经	井（金）	荥（水）	输（木）	经（火）	合（土）
大肠手阳明	商阳	二间	三间	阳溪	曲池
三焦手少阳	关冲	液门	中渚	支沟	天井
小肠手太阳	少泽	前谷	后溪	阳谷	小海
胃足阳明	厉兑	内庭	陷谷	解溪	足三里
胆足少阳	足窍阴	侠溪	足临泣	阳辅	阳陵泉
膀胱足太阳	至阴	足通谷	束骨	昆仑	委中

表4－19　阴经五输穴与五行配属表

阴经	井（木）	荥（火）	输（土）	经（金）	合（水）
肺手太阳	少商	鱼际	太渊	经渠	尺泽
心包手厥阴	中冲	劳宫	大陵	间使	曲泽
心手少阴	少冲	少府	神门	灵道	少海
脾足太阴	隐白	大都	太白	商丘	阴陵泉
肝足厥阴	大敦	行间	太冲	中封	曲泉
肾足少阴	涌泉	然谷	太溪	复溜	阴谷

2. 郄穴

郄穴是经脉之气深聚的部位。故它能反映相应脏腑病变的虚实情况，因此，郄穴与所属脏腑经脉有密切的关系，常用于诊断、治疗相应的脏腑病及经脉病证。脏腑经脉发生病变时，就会在相应的郄穴上出现异常反应（压痛、敏感、电阻改变、温度改变等），诊察十二郄穴的变化，结合其他临床体征，可推断脏腑经脉的虚实病情。

表4－20　十六郄穴表

阴经	郄穴	阳经	郄穴
手太阴肺经	孔最	手阳明大肠经	温溜
手厥阴心包经	郄门	手少阳三焦经	会宗
手少阴心经	阴郄	手太阳小肠经	养老
足太阴脾经	地机	足阳明胃经	梁丘
足厥阴肝经	中都	足少阳胆经	外丘
足少阴肾经	水泉	足太阳膀胱经	金门
阴维脉	筑宾	阳维脉	阳交
阴跷脉	交信	阳跷脉	跗阳

3. 原、络穴

十二经脉在腕踝关节附近各有一个重要的经穴，是脏腑原气经过或留止的部位。称为"原穴"，又名"十二原"。在六阳经有单独原穴，排列在输穴之后，在六阴经则以输为原。

络脉从经脉分出部位的一个腧穴，称络穴。络穴除在十二经、任、督脉各有一个外，脾经尚有一大络，合计为十五络穴。络穴与经脉有密切关系，具合联络表里两经的作用。

表4-21　十二经原、络穴表

经脉	原	络	经脉	原	络
手厥阴心包经	大陵	内关	手少阳三焦经	阳池	外关
手少阴心经	神门	通里	手太阳小肠经	腕骨	支正
足太阴脾经	太白	公孙	足阳明胃经	冲阳	丰隆
足厥阴肝经	太冲	蠡沟	足少阳胆经	丘墟	光明
足少阴肾经	太溪	大钟	足太阳膀胱经	京骨	飞扬

4. 下合穴

下合穴是指手足三阳六腑之气下合于足三阳经的6个腧穴。《灵枢·本输》指出："六腑皆出足三阳，上合于手者也。"大肠、小肠本属于胃，故大肠、小肠的下合穴在胃经上。三焦与膀胱关系密切，故三焦的下合穴在膀胱经上。胃、胆、膀胱三经的下合穴本在下肢。因下合穴皆在下肢，故称下合穴。

表4-22　下合穴表

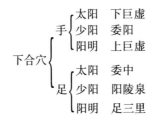

5. 俞募穴

"俞"穴是指脏腑经气输注于腰、背部的一些特定穴，位于脊椎两旁足太阳膀胱经两侧线上，大体依脏腑位置而上下排列，分别冠以脏腑之名，共十二穴。

"募"穴是脏腑经气汇聚于胸腹部的一些特定穴、与背俞穴相对应，它们均分布于躯干部，与脏腑有密切关系。

表4-23　俞募穴表

脏	俞穴	募穴	腑	俞穴	募穴
肺	肺俞	中府	大肠	大肠俞	天枢
心	心俞	巨阙	小肠	小肠俞	关元
心包	厥阴俞	膻中	三焦	三焦俞	石门
肝	肝俞	期门	胆	胆俞	日月
脾	脾俞	章门	胃	胃俞	中脘
肾	肾俞	京门	膀胱	膀胱俞	中极

6. 八会穴

八会穴是指人体气、血、脏、腑、筋、脉、骨、髓等其精气聚会处的八个腧穴。因八会穴与其所属的八种脏腑组织器官有密切的关系，故其可治疗相应的脏腑组织器官的病证。如章门主治五脏病，以肝脾病为主；中脘主治六腑病，以胃肠病为主；膻中主治气病，以调气理气为主；膈俞主治血病，以止血活血为主；阳陵泉主治筋病，以痿痹挛瘫为主，大杼治骨病，以骨节强痛为主；悬钟主治髓病，以瘫呆痿麻为主；太渊主治脉病，以调畅血脉为主。临证常与其他腧穴相配应用。

表4-24 八会穴表

脏会——章门	筋会——阳陵
腑会——中脘	脉会——太渊
气会——膻中	骨会——大杼
血会——膈俞	髓会——悬钟（别名绝骨）

7. 八脉交会八穴

八脉交会穴是十二正经与奇经八脉相交会的八个腧穴，其临近应用较广。

表4-25 八脉交会八穴表

公孙通冲脉 内关通阴维脉	合于心、胸、胃
后溪通督脉 申脉通阳跷脉	合于目内眦、颈项、耳、肩
临泣通带脉 外关通阳维脉	合于目锐眦、耳后、颊、颈、肩
列缺通任脉 照海通阴跷脉	合于肺系、咽喉、胸膈

8. 六阳经根溜注

根结、标本都是用来分析四肢与头身部的关系的，即以四肢部为"根"为"本"，头身部为"结"为"标"。这一理论对腧穴分类和分经辨证有指导意义。《灵枢·根结》认为，"根"，在四肢末端井穴；"结"则在头、胸、腹的一定部位。根和结，大体上指经末端到头面胸腹之间的联系，强调以四肢为出发点，这与经脉起止点不完全相同。经脉起止点在于说明各经之间的气血循环流注；根和结则是突出各经从四肢通达头、胸、腹的联系特点，在于说明其对临床辨证和取穴治疗上的指导意义。足六经根结如下：

表4-26 足六经根结表

类别 经名	根	结
足太阳	至阴	命门（目）
足阳明	厉兑	颃颡（鼻咽）
足少阳	窍阴	窗笼（耳）
足太阴	隐白	太仓（胃）
足少阴	涌泉	廉泉（舌下）
足厥阴	大敦	玉英（玉堂）络膻中

9. 六阳经根溜注入

"根"即井穴，与前者相同；"溜"指原穴（手太阳原穴应是腕骨）；"注"指经穴（足阳明经穴应作解溪，手太阳经穴应作阳谷）；上部的"入"穴都在颈部（天容穴后来归属手太阳）；下部的"入"穴即络穴。这些穴位可用于泻络，所谓"盛络者皆当取之"。六阳以根、溜、注、入穴位表：

表 4 - 27　六阳经根溜注入表

经名	穴　名				
	类　别				
	根	溜	注	入	
				下（络）	上（颈）
足太阳	至阴（井）	京骨（原）	昆仑（经）	飞扬	天柱
足少阳	足窍阴（井）	丘墟（原）	阳辅（经）	光明	天容
足阳明	厉兑（井）	冲阳（原）	足三里（合）	丰隆	人迎
手太阳	少泽（井）	阳谷（经）	小海（合）	支正	天窗
手少阳	关冲（井）	阳池（原）	支沟（经）	外关	天牖
手阳明	商阳（井）	合谷（原）	阳溪（经）	偏历	扶突

10. 十二经标本

《灵枢·卫气》论十二经的标本部位。大体上"本"在四肢，"标"在头面躯干。其范围较"根""结"为广。标与本的关系说明，人体上（标）下（本）是互相呼应的。证候虚实表现为："下虚则厥，下盛则热；上虚则眩，上盛则热痛"。针灸治疗可采用上病取下，下病取上的"绝而止之""引而起之"等法。根结和标本理论，在针灸临床上常结合运用。

表 4 - 28　十二经标本部位表

经　名		本　部	相应穴	标　部	相应穴
足三阳	足太阳	足跟上五寸	跗阳	命门（目）	睛明
	足少阴	足窍阴之间	足窍阴	窗笼（耳前）	听会
	足阳明	厉兑	厉兑	颊下、夹颃颡	人迎
足三阴	足太阴	中封前上四寸	三阴交	背俞、舌　本	脾俞、廉泉
	足少阴	内踝下三寸中	交信、复溜	背俞、舌下两脉	肾俞、廉泉
	足厥阴	行间上五寸	中封	背俞	肝俞
手三阳	手太阳	手外踝之后	养老	命门（目）上一寸	攒竹
	手少阳	小指次指间上二寸	中渚	耳后上角、下外眦	丝竹空
	手阳明	肘骨中，上至别阳	曲池	颜下合钳上	迎香
手三阴	手太阴	寸口之中	太渊	腋内动脉处	中府
	手少阴	锐骨之端	神门	背俞	心俞
	手厥阴	掌后两筋之间二寸中	内关	腋下三寸	天池

11. 气街与结、标

气街是指经气通行的经路，分四气街。《灵枢·卫气》："头气有街，胸气有街，腹气有街，胫气有街。"系指人体四部各有气的经路。"气在头者，止之于脑，"经气到头部的（手、足三阳）都联系脑；"气在胸者，止之膺与背俞，"经气到胸部的（手三阴）都联系膺（胸前）和背俞（肺，心）；"气在腹者，止之背俞与冲脉，"经气到腹部的（足三阴）都联系背俞（肝、脾、肾）和腹部的冲脉，"气在胫者，止之气街……"；意指经气到下肢的都联系气冲部。气街，可以说是对经脉"结""标"部位的总结。

表 4 – 29　气街与结、标部位对照表

部位	气街	"结"	"标"
头	脑	目(命门) 耳(窗笼) 口鼻(颃颡) 胸喉(玉英、膻中)	目(命门)上 耳(窗笼)前 耳后上角、目外眦颊、颃颡 背俞(心俞)
胸	膺、背俞(心、肺)	舌(廉泉)	腋内动脉(肺) 腋下三寸(心)
腹	冲脉 背俞(肝、脾、肾)	胃(太仓)	背俞(肝、脾、肾俞) 舌本(脾) 舌下两脉(肾)
胫	气街(气冲)、承山、踝上下		

12. 四海部位与输注

人身有四海：脑为髓海，膻中为气之海，胃为水谷之海，冲脉为十二经之海，又称血海。古人认为十二经脉像大地上的水流（称"十二经水"），都汇聚到海。"海"，在经络学中是大的概念。四海的部位与气街的划分相类似：髓海位于头部，气海位于胸部，水谷之海位于上腹部，血海位于下腹部。四海主持全身的气血、营卫、津液。其中，水谷之海是气血生化之源；气积于胸中，贯心肺而行呼吸，是为宗气，即膻中为气之海；冲脉起于肾下、胞中，动而上下行，渗灌气血于全身，故称五脏六腑之海和十二经之海；气血津液的精华主补益脑髓而濡空窍，髓者以脑为主，因而称脑为髓海。四海及其所通穴位见表：

表 4 – 30　四海部位与输注腧穴表

四海	部位	所输注腧穴	
		上输穴	下输穴
脑为髓海	头部	百会	风府
膻中为气海	胸部	大椎	人迎
胃为水谷之海	上腹部	气冲	足三里
冲脉为血海	下腹部	大杼	上、下巨虚

第五章 病因病理

病因，就是引起疾病发生的原因；病机，就是疾病的发生、发展与变化的机理。

正气，即抗病能力，抗御各种致病因素侵害的功能，以保持人体内部以及人体与外界环境之间对立统一的相对平衡状态。

凡是足以破坏上述相对平衡状态的各种致病因素，一般都称为邪气。

疾病的发生，就是由于正气不能抗御邪气的侵害，使人体失去正常的阴阳协调状态而出现阴阳偏盛或偏衰，这就是疾病。在疾病状态下，经筋荣润失调，功能下降，则更容易损伤。

中医学很重视正气的作用。正气是疾病发生的内因，邪气则是疾病发生的外因，外因必须通过内因而起作用。人体正气旺盛，邪气就不容易侵害。如果邪气侵犯了人体，经筋失养，那一定是因为正气不足的缘故。针灸疗法之所以能够防治疾病，主要在于能够有效地调整和增强正气的防卫机能，可以用九针针对性地消除包括机械性卡压在内的各种病因，有助于恢复人体内部相对平衡状态，增强经筋的康复能力。

第一节 病 因

中医致病因素学说有显著的特点。首先它将一些对个体来说不能适应的气候变化，如风、寒、暑、湿、燥、热，看作是某些疾病的致病因素，把相对异常的气候变化也称为邪气，如风邪、寒邪等。甚至根据所感邪气的名称，确立该病的病名。如伤风、中暑。

致病因素又是对临床病证（包括症状和体征）性质的概括，是正气与邪气相互斗争时，正邪盛衰情况的反映。因而，致病因素同时还具有病理意义。这种不是孤立地去研究致病因素，而是注重通过探索致病因素与人体各种功能障碍的关系，去认识致病因素的性质及其对于疾病的实际意义，对于指导临床治疗，更有价值。

不同性质的致病因素，作用于人体的不同部位，可造成不同性质的功能障碍，发生不同性质的疾病，表现为不同的临床病证特征。这表明致病因素与其所导致的病证之间，存在着客观的内在联系。因此，仔细地分辨不同的证候，不但可以辨别出邪气，更重要的是可以掌握疾病过程中邪正的消长，脏腑气血的强弱，以及疾病的传变，从而为确定治法提供必要的依据。这就是"辨证求因""审因施治"，即"辨证施治"的方法，也是中医治疗疾病最主要的方法。

病因分为六淫、七情和其他致病因素三大类。此外，还有瘀血和痰、毒，后者主要是指病理性产物，它们一旦产生，又可导致新的病理改变，故称之为继发致病因素。

一、六淫

正常气候变化，可归纳为风、寒、暑、湿、燥、热（火、温）六种，称为六气。如果六气变化失常，超越人体的适应能力，或由于正气虚弱，功能失调，难以适应外界的气候变化，都可因感受风、寒等气候因素而患病，这时风、寒等气候因素即成为致病的邪气，称为六淫。六淫致病多从口、鼻、皮毛侵入人体，都有从外感而发病的特点，多称为外感病。

1. 风

春季多风邪，故多风病。汗出当风，或迎风而卧，都是感受风邪的重要原因。

（1）风性升发、开泄：风为阳邪。

（2）从外侵袭人体，易伤人体上部，能使卫气不固，皮腠不密而开泄，常见头痛、鼻塞、咽痒或痛、面部浮肿，恶风汗出。

（3）风性善行数变：风邪来去迅速、变化多端，由于这一特性，致病后使病位游走不定，症状时隐时现，而且发病急，消失也快，如行痹、风疹。

（4）风性易动：风邪善动，致病后常使肢体发生异常运动或强直，如四肢抽搐、挛急、震颤、颈项强直、角弓反张、面瘫痪者之口眼歪斜等。

（5）易兼邪致病：易与寒、湿、燥、热合并成风寒、风湿、风燥、风热之邪损害人体。还能与痰结合成风痰而致病。

2. 寒

冬季多寒邪，故多寒病。冬季衣着单薄，或汗出贪凉，冒风淋雨，都容易导致感受寒邪。

（1）寒为阴邪，易伤阳气：寒为阴气偏盛的表现，故为阴邪。人体阳气为阴寒之气所伤，失去正常温煦作用，临床表现为一派寒象：畏寒或寒战、四肢欠温、面色苍白、下利清谷、小便清长。

（2）寒性收引、凝滞：收引为收缩牵引、凝滞即凝闭不通。

（3）寒邪可导致经络卷缩，气血运行不畅，故易导致寒性痛证和肢体麻木不仁。

（4）寒邪还可使毛孔闭塞出现畏寒无汗的症状。

3. 暑

仅见于夏季，故唯在夏季有暑病。盛夏高温季节，烈日下露天作业，或室内闷热，通风不好，容易感受暑邪而发病。

（1）暑耗气伤阴，易扰心神。

（2）暑为阳热之邪，易升易散，常多汗、口渴多饮、气短乏力、小便短赤。严重中暑时，还可出现高热心烦、皮肤灼红干燥，甚至出现昏迷、谵妄等心神被扰的症状。

（3）暑易挟湿伤人：夏季高温，又多雨湿，故暑邪与湿邪常合并侵害人体，表现为头昏晕重、胸闷恶心、食少便溏、肢体困重。湿邪多见于夏秋之交的长夏。阴雨绵绵，或淋雨、出汗后未能及时更换衣物，或居处低洼湿地容易发病。

4. 湿

长夏多雨或因职业关系经常接触水湿，都容易导致感受湿邪。

（1）湿性重浊：湿为有形之邪，其性重着，侵害人体后，常表现为头重昏胀如裹、身体沉重如负重物、胸闷脘痞、恶心呕吐或口中甜腻等。

（2）湿邪秽浊，致病后常表现为皮肤病或疮疡脓水相混；白带黄白相间，量多腥秽；

小便白浊不清等。

（3）湿性黏滞：湿邪的性质黏腻阻滞，致病后往往病程较长，缠绵难愈，如着痹、湿温等。

5. 燥

深秋季节，大气干燥，故易感受燥邪而患病。

燥邪易耗损阴液，尤易损伤肺阴，表现为皮肤干燥、粗糙皲裂、口鼻干燥、咽喉干痛、干咳少痰等。

6. 热（火、温）

热邪与火邪、温邪的性质基本相同，均为阳邪，所以有时火热、温热并称。但一般认为三者有程度上的差别：火邪最甚，热邪次之，温邪较弱。

（1）热性发散伤阴，亦容易内传扰动心神，这与暑邪相似。

（2）易生风动血：热邪炽盛。

（3）燔灼肝阴，筋脉失养，表现为高热昏谵，四肢抽搐，项强反张，目睛上视等。

（4）称为热极生风，热邪扰动血分，迫血妄行，可出现各种出血证候，如吐血，衄血，皮肤斑疹等，称为热盛动血。

（5）易致肿疡：外科痈疖疮疡，局部红、肿、热、痛者，多由火热之邪所引起。

7. 疠气

它是瘟疫病的致病因素。疠气的性质和温热之邪相近似，但由于疠气常挟湿毒秽浊之气，故其致病能力和毒性都更强。所以，瘟疫病如天花、鼠疫、霍乱等，多有流行广泛，病情险恶，变化急剧的特点。

内风、内寒、内湿、内燥、内热（内火），其临床病证与六淫中风、寒、湿、燥、热（火）的致病证候特征相似，但并非因外感六淫所致。为了不致混淆，故称这类病理改变为内风、内寒、内湿、内燥、内热（内火）。

二、七情不调

"形神统一"是中医学的基本观念。追溯中医学发展史，前人对心理现象的探讨几乎与生理过程的研究同步进行的。在长期研究探索中，医学家们形成了有关形神关系的独到认识，这些内容成为中医学的重要组成部分，指导着历代医家的实践活动，这也符合生物—心理—社会医学模式的探索。

在古代文献中，有许多关于心理的论述。如《灵枢·本神》曰："生之来谓之精，两精相搏谓之神，随神往来谓之魂，并精而出入者谓之魄，所以任物者谓之心，心有所忆谓之意，意之所存谓之志，因志而存变谓之思，因思而远慕谓之虑，因虑而处物谓之智"。其中"神""魂""魄""意""志""智""思""虑"都是心理学概念，特指某类精神心理活动。现代心理学认为，人的心理过程包括认知过程、情感过程、意志过程三部分。《灵枢·本神》的一段论述，有学者认为是对整个认知过程的深入分析。此外，《黄帝内经》中还提到了"五志"的概念，从心理学角度来看"五志"和"七情"，均属于"情感过程"的范围。

1. 七情

中医学从整体观念出发，认为人体复杂的精神活动不可能由某一器官单独完成，而应当是多个器官组织共同协作的结果。因此，中医学虽将"心"视为产生思维意识等精神活动的主要器官，但同时又有"五脏藏神"的说法，认为每一脏器都参与了精神活动，故五脏又可称为"五神脏"。

"五脏藏神"之说始于《黄帝内经》。《素问·宣明五气》载："心藏神，肺藏魄，肝藏魂，脾藏意，肾藏志。"这种划分并非没有依据的随意配属，而是建立在对脏器生理、病理的认识之上，并与中医学整个理论体系相一致。如《灵枢·本神》篇指出："肝藏血，血舍魂""脾藏营，营舍意""心藏脉，脉舍神""肺藏气，气舍魄""肾藏精，精舍志"。也就是说，五脏所藏的气血津液等精微物质，是神志活动的物质基础，因此有必要将各种神志活动分属于五脏。

七情本来是人们对外在环境各种刺激所引起的心理状态的反映，属于生理现象，在通常情况下，并不会引起疾病。但是，若外来精神刺激过于强烈或持久，或是人们对于这些刺激过于敏感，便可能引起激烈和持久的情志变化而导致疾病。

2. 七情致病

（1）情志对脏腑损伤的特异性与非特异性

情志活动与脏腑功能既普遍相关，又有着特异性联系，生理状态下的这种关系同样表现在病理过程中。一般而言，怒属肝志，怒易伤肝；喜为心志，喜易伤心；悲为肺志，悲易伤肺；思属脾志，思易伤脾；恐属肾志，恐易伤肾。不同的情志波动，按照"五脏所主"的特异性联系，对不同的脏腑有着选择性影响。然而，不能就此认为"怒"只能伤肝，"喜"只可伤心，而对他脏没有影响。事实上，情志对脏腑既有特异性损伤，又有普遍性伤损。对此，张介宾在《类经·疾病类》中曾做过详细论述，认为：心肺二脏皆可病于喜，肝胆心肾四脏皆能病于怒，心脾皆可病于思，心肺肝脾四脏皆能病于忧，心肾肝脾胃五脏皆可病于恐，肝肺心三脏皆病于悲，肝胆胃心四脏皆病于惊。张氏所论虽尚待研究，但无疑给了我们一个提示，即情志对脏腑的损伤，尽管存在某种对应关系，但不是机械的、绝对的，应该灵活掌握。五脏之中，心、肝二脏最易被情志所伤。因为心藏神，肝主疏泄，二者与精神情志的关系最为密切。故前人有"情志之所伤，虽五脏各有所属，然求其所由，则无不从心而发"以及"七情之病必于肝起"之说。临床上治疗情志病症，调心、调肝都是常用治法，亦在一定程度上为心肝与情志的密切关系提供了佐证。

（2）"因病而郁"和"因郁而病"

"因病而郁"和"因郁而病"，语出《景岳全书·郁证》。书中提到："凡五气之郁，则诸病皆有，此因病而郁也。至若情志之郁，则由乎心，此因郁而病也。"现在，我们一般用以说明心理异常和生理异常间交互影响、互为因果的关系。"因病而郁"是指由躯体疾患引发的精神情感异常，"因郁而病"是指由精神心理因素引发的躯体病症。这两种情况在临床都很常见。研究证实，很多疾病在发病过程中都涉及精神心理因素，诸如高血压、冠心病、糖尿病、消化性溃疡、支气管哮喘等。当代心身医学将这类疾病称为"心身疾病"。

目前，心身疾病的发病率呈逐年上升趋势，这充分说明"因郁而病"的广泛性。同样，"因病而郁"的情况临床也不鲜见。在躯体疾病中，由于疾病本身就是一类刺激，可引起患者剧烈的心理反应，使之处于强烈持久的恐惧、忧郁、焦虑、颓废等消极情感状态中，并产生失落感、不安全感等。因此，临床上患躯体疾病的病人伴随精神心理障碍者不在少数。"因病而郁"和"因郁而病"是疾病过程中心身交互影响的两个方面，这两个方面常互为因果，相互交织，致使病情反复加重，迁延难愈。

怒伤肝，喜伤心，悲、忧伤肺，思伤脾，惊、恐伤肾。临床上，七情引起的内脏病，多见于心、肝、脾三脏。例如：狂喜或过度惊恐，可使心神不安，出现心悸，失眠，烦躁，恐慌，甚至精神失常；过度郁怒使肝失疏泄，出现胁肋胀痛，月经不调，精神抑郁，急躁易怒。如进一步影响藏血功能，还可能发生出血；过度悲忧和思虑，可使脾胃运化不健，出现食欲不振，食后饱胀等。

三、其他致病因素

其他致病因素包括饮食不调，过劳过逸，外伤，瘀血和痰、毒等。

1. 饮食不调

（1）暴饮暴食，过食生冷：主要损害脾胃运化、受纳和腐熟功能，出现恶心，呕吐，嗳腐吞酸，脘腹胀痛，肠鸣腹泻。

（2）嗜酒，恣食肥腻辛辣：上述饮料或食物，易酿生湿热或痰热，首先损害脾胃。严重时，还可引起某些重要脏器功能障碍。

（3）饮食过少：如饮食物缺乏；脾胃虚弱，妨碍进食和消化吸收；择食偏嗜。长期饮食过少，可造成营养不良，气血亏少，出现消瘦乏力，头昏眼花，心悸，甚至昏厥。

（4）饮食不洁：食用被有害物质污染或已经腐败变质的实物，可损害脾胃功能，或引起肠腑虫疾。

2. 过劳过逸

适当活动有益健康，但是，长期过度的体力劳动，却会损耗正气而致病，出现消瘦疲乏，自汗心悸，头昏眼花等虚弱症状。长期过度的体力劳动还会损伤经筋，造成经筋病。

过度安逸，缺乏运动或必要的体力劳动锻炼，可使气血运行不畅，筋骨柔弱，神疲乏力，形体虚胖，动则气喘，并使机体抗病能力低下。

房劳过度（指性生活过度），可损耗肾气，出现腰酸肢软，头昏耳鸣，阳痿早泄，倦怠神萎等衰弱表现。

3. 外伤

主要指金刃伤，枪弹伤，跌打损伤，烫烧伤及虫兽叮咬伤等。

4. 瘀血和痰

分有形与无形：有形是指病理性产物，如：瘀血块、痰液，如不及时排除，又会造成新的病理改变，故属继发致病因素。无形是指瘀血和痰，也是对临床病证的概括，如痫症引起的昏厥，喉中漉漉有声，根据这种证候特征，即可诊断为痰迷心窍。

（1）瘀血：由于各种原因引起血液运行不畅，局部血液滞留，或离经之血停于组织间隙或腔道，这些皆可形成瘀血。瘀血停留不同部位，可造成不同的功能障碍，其致病后的病证特征主要是：

疼痛：疼痛部位固定不移，痛势如针刺或锥扎样，有时也可为剧烈绞痛。

出血：血色紫暗或紫黑，或夹有紫黑色血块。

瘀斑（点）：肌肤或舌质出现紫色斑点。

肿块：实质性肿瘤，或腹内脏器肿大等。

（2）痰：由于肺、脾、肾三脏有关水液代谢的功能失调，水液不归正化，其中部分可凝聚为痰。痰产生后，由于停留的部位不同，可发生不同病症。

痰湿遏肺：咳嗽气喘，咳吐较多痰液。

痰迷心窍：昏迷，喉中漉漉有声。

痰阻经络：半身不遂，口眼歪斜，肢体麻木。

痰留皮下：结节质软，推之活动。

四、经筋疾病的病因特点

经筋疾病的病因和病机除与经脉和全身疾病有其共性外，尚有一些特殊性。

1. 外因

（1）外力致伤

外因是指外界因素作用于人体，引起经筋疾病的病因。其一为外感六淫，致使经筋肌肉功能障碍，这与经脉发病基本一致，不再赘述。二为外力直接损伤经筋，这是经筋病的重要病因。外力致伤，是指外界暴力所致的经筋损伤，诸如挫伤、碾压伤、扭伤、堕落伤等。

①挫伤

是因直接外力打击或撞击，致使经筋受到损伤。轻者局部瘀血、肿胀，重则肌肉、肌腱、韧带发生部分或全部断裂。更严重者，可伴发局部重要神经血管甚至内脏合并损伤，故《杂病源流犀烛·跌仆闪源流》指出："忽然闪挫，必气为之震。震则激，激则壅。血本随气以周流，气凝则血亦凝矣。气凝何处，血亦凝何处矣。夫至气凝血凝，则作肿作痛，诸变百出"。

②碾挫伤

多由钝性重物推移挤压或旋转碾压肢体而致，如车轮碾压伤，其间有挫伤的机制，而且有重伤，使经筋的损伤程度更加严重而广泛，愈后瘢痕较大且多有粘连，容易留有后遗疾患。

③坠落伤

指从高处坠地所致经筋损伤，其着地肢体承受堕落的身体重力，必然造成受力肢体、关节超常负重和扭曲而致暴力损伤。因坠落的一般下落速度和力量较大，肢体着地后常贯通传递而损及骨骼和内脏。如直立位双脚或臀着地，坠落力与地面反作用力交会于脊柱，可在胸腰段造成压缩性骨折，甚至引起内脏顿挫损伤。故坠落伤时，不仅要注意局部损伤，更要注意脊柱和内脏并发症。故《素问·缪刺论》云："人有所堕坠，恶血留内，腹中满胀，不得前后。"就是值得注意的内脏合并症。《素问·脉要精微论》也指出，"当病坠若搏，因血在胁下，令人喘逆"，也强调了肺内损伤之证。

④扭伤

扭伤指可动和微动关节由于旋转、牵拉、不协调的肌肉收缩等，使其产生超生理范围的活动，致使关节周围韧带、关节囊及附着骨端的肌腱、筋膜、肌肉等过度牵拉，引起撕裂、断裂、移位损伤，甚至可造成关节脱位或错缝。此时，不仅要治疗经筋损伤，而且要注意关节的复位，否则，将遗留严重的后遗症状。

（2）劳损

劳损又称积累性劳动损害，多因职业操作，长年重复相同姿势和劳作，使相关经筋反复慢性损伤，经过多年损伤的积累，最终表现出症状。从事剧烈、暴力性运动的人发生较早，一般劳动者多在中年以后逐渐显现病痛并逐渐加重。因一般治疗较难奏效，常常成为临床上的顽症，古医家称之为"顽痹""深邪远痹""痼痹"等，说明它是临床棘手的问题。

劳损性疾病是经筋痹痛的重要内容，正因为其为慢性、细小损伤的积累，发病初期往往因症状轻微而不被人注意。当其显现症状时，常常已是"冰冻三尺，非一日之寒"，给治疗带来极大的困难。可见慢性经筋劳损，应该引起我们的重视，要从预防入手，防微杜渐。

古医家十分重视对劳损的总结。《素问·宣明五气》《灵枢·九针十二原》均指出："五劳所伤，久视伤血，久卧伤气，久坐伤肉，久立伤骨，久行伤筋，是谓五劳所伤。"中医高等医学院校教材将其分为劳、逸所伤，久视、久立、久行为过劳，久坐、久卧为过逸。这种分类虽有它的道理，但从原文本意和经筋损伤的角度看，应都是过劳，而不是过逸。

久视，多见于办公室工作者，他们要看文件，写资料，长时间低头，屈颈，破坏了脊柱颈曲的正常生理弧度，使颈椎关节周围的肌肉、韧带受到异常的牵拉，造成慢性劳损。同时，劳损又导致受损肌肉保护性痉挛，又加重肌力的平衡失调。失调的经筋进一步加重劳损，从而形成恶性循环。《灵枢·经脉》就认识到，"膀胱，足太阳之脉……是主筋所生病者……头囟项痛"，即项筋伤而致病。《灵枢·经筋》更明确指出："手太阳之筋病……绕肩胛引颈而痛"。由此可知："久视伤血"是以"伤血"概括了因其姿势不正确而致的各种经筋损害，既包括"肝受血而能视"，久视伤肝，而更常见者，是因久视而不能维持正常颈曲，持久维持非正常姿势引起的经筋损伤和相应疾患。

同理，"久卧伤气"病机相类似。久卧常不能保持正常的睡姿和枕姿。正常枕姿应是枕高 10 厘米左右，仰卧时，枕置于颈部，充填于颈曲处；侧卧，枕高应使侧头与肩峰端等高，使颈部保持正中直立位和相应生理性屈度，前胸应微前屈，腰应后伸，膝应屈曲30°~60°，这样才能充分松弛各部肌肉，达到休息的目的。但我国历来提倡"高枕无忧"的枕姿，使颈曲反弓，侧卧时，颈椎又偏向一侧，这种不良睡姿习惯常会造成颈椎关节周围韧带与肌肉的慢性劳损而导致"颈椎病"。《证治要诀》指出："颈痛非是风邪即是气挫，亦有落枕而致痛者。"正是对久卧伤气的准确注释。

"久坐伤肉"也是医家对坐姿不正确而致劳损的总结。坐姿使上体重力施压于腰骶部，而且常常改变了腰脊弯曲的生理角度，使适应于直立状态下的腰部组织结构承受了额外的应力和剪力。有学者测量了腰椎间盘在不同姿势下的内压；卧姿最小，站姿次之，而坐姿最大。如在弯腰状态下，上肢取物持重，将使其内压成数倍增加，从而造成劳损。况且，以坐姿工作，尤其是上肢无支撑的情况下，如手工邮检员、编织工等，都增加了腰骶部关节的屈伸活动。长时间的劳动又不能维持正常的受力姿势时，就会加重腰骶部位经筋组织的劳损，造成所谓"久坐伤肉"。近年来，有学者对以不同姿态工作的 8 种职业人群的 2193 人进行调查后告诫人们，要注意对坐出来的病——慢性肌肉骨骼损伤的预防。慢性肌肉骨骼损伤包括颈椎病、肩颈痛和下背痛等。有人对某市金融、邮电、公交、机关等行业的人群进行了调查，其中，坐姿工作 709 人，坐立交替工作 896 人，站立工作 648 人，结果发现：处于坐姿工作体位的公交驾驶员、会计、邮局分拣和计算机操作员的慢性肌肉骨骼损伤的患病率均较高，分别达到 68.42%、61.71%、54.08%、46.70%；而处于立姿工作体位的公交售票员、非流水线操作工则分别只有 16.12% 和 14.09%。同一工作环境中的流水线和非流水线操作工，同一辆车上的驾驶员和售票员，因工作体位不同，其患病率亦呈明显的差异。调查还发现，同是坐姿状态，伏案工作的会计颈椎病患病率高，而上肢无台面支撑的分拣工下背痛的患病率高。

腰骶疼痛，常引起上下相关肌肉紧张代偿，首先向颈项部背伸肌群、髋部内收肌群扩延，所以腰骶疼痛可向背部发展，由背痛发展到肩部疼痛 - 颈项疼痛 - 头痛。向下传导，可致使腹痛 - 下肢后外侧疼痛 - 膝周疼痛 - 外踝足跟疼痛，故出现广泛的症状。

久站，使膝踝持续负重，跖筋膜牵拉损伤，特别是现代人为了追求形态美，妇女穿高跟鞋，使足跟上提，骨盆前倾，破坏腰骶，下肢诸关节及相应肌腱韧带的平衡，造成腰痛、膝周痛、踝痛、足跟痛、跖趾痛等。

久行是经筋（骨骼肌）持续运动状态。劳者，动也。持久运动易造成肌肉与肌腱周围发生劳损。骨突部位的摩擦损伤是可以理解的，尤其是在久行疲劳状态下，其行走姿势变形则更易造成损伤。跛行则用力不均，肌力不平衡而加重相关受力部位和关节的损伤。久行可严重损伤臀部经筋，如臀中肌、臀小肌、阔筋膜张肌。臀中肌是下肢的外展肌，是维持骨盆稳定的重要肌肉。行走时，增加了骨盆的摆动，加重了臀中肌的劳损，常在肌腹处出现痉挛性粗大索条。而这样的保护性痉挛，同时更加重了肌起止点的牵拉伤。臀中肌起点正是臀上皮神经穿过髂嵴的骨性纤维管出口处，其止点又与梨状肌共腱，梨状肌被涉及，又可因痉挛引起坐骨神经的刺激。所以，臀中肌劳损可以出现腰骶及下肢广泛的痹痛症状。

由此可知，"五劳所伤"是古人对劳损的分析和总结，其告诫人们，一切活动均不能持久不变。不断变更体位或姿势，间断休息是防止久劳的措施之一。另一点就是强调坐、卧、行、走、站都应该保持正确的姿势。否则，会加速、加重五劳损伤。俗谚云："卧如弓，坐如钟，站如松。"就是强调人们在任何状态下，都应该维持正确的姿势，这是保证人体健康，使肌肉、经筋免受损伤的重要措施和经验。

（3）劳损与职业

职业是人终生要从事的工作，每种职业都有其特殊的劳动姿势、活动范围、负重程度和受力性质，这样就造成了人体各关节、部位及经筋受力不均衡。加之无准备地起动，某些不协调、不合理的用力，均会在不知不觉中造成经筋的损伤。虽然每次损伤极其轻微，常常不被人知觉和注意，但是，长年积累，数十年的损伤、修复、再损伤、再修复，则形成"结筋病灶"，成为痹痛的病根，成为顽痹不愈的结。有调查发现，长期从事铸造业的人，因经常夹钳重物，反复负重，其肘、肩关节周围经筋劳损增多；煤矿工的脊柱、膝周经筋劳损较多；装卸工膝踝经筋劳损较多；汽车司机肩关节筋伤较重；颈椎病、肩背痛多见于从事刺绣、缝纫、绘画、打字等伏案工作者；跟腱或跖筋膜损伤多见于纺织工、营业员、迎宾小姐、仪仗队员等较长时间站立者；髋关节周围经筋损伤又以运动员、舞蹈演员多见。

（4）劳损与负重

临床观察发现，负重关节容易患经筋痹症，并随年龄的增长而增加。如颈椎位于缺少活动的胸椎与头颅之间，故运动幅度大，活动量多，不仅承受头部重量，且支撑头部使之保持平衡，故颈部经筋等组织就容易发生负重性劳损。长期伏案工作的脑力劳动者，由于颈部长期处于前屈、前倾状态，使附着在颈椎上的部分肌肉呈持续紧张状态，久之这些肌肉发生静力性损伤，出现经筋疾病。

（5）劳损与关节过度运动

关节过度运动会造成关节失稳，从而引起关节周围的韧带损伤，甚至造成关节损伤。因此，运动员、演员、重体力劳动者，其膝、腰、髋关节及其周围经筋易发生结筋病变，且多见于右侧关节周围，这又与多数人右侧肢体活动频繁有关。

（6）劳损与继发性原因

①先天异常

先天性髋关节脱位，膝关节"O""X"型腿，造成关节面不平，韧带牵拉失衡。某些椎体先天性畸形，如隐性椎裂，椎体融合，颈肋，腰椎横突肥大，齿状突发育不良或缺如等，由于改变了椎体的受力状态，并使相邻椎体产生应力集中或活动度异常，从而造成经筋组织损伤。

②后天畸形

发生于大关节附近及骨干的疾病，治疗后遗留某种畸形，从而改变了韧带肌肉的生理位置，加重畸形部位的摩擦损伤，也会引起经筋的慢性劳损。

③关节制动

长期不活动，使肌肉伸缩力减弱，尤其有合并损伤和渗出时，处于长期固定状态下，会形成粘连、挛缩。肌肉失其解利自如，必将造成经筋疾病。

④关节负重

关节由关节囊和韧带连结，由附着或跨越的肌肉进一步加强。负重关节活动时，必然造成这些经筋组织的过度牵拉，不协调的、劳损性的非生理活动，会造成经筋的牵拉伤。反复、持久的损伤会引发一系列的渗出、出血、吸收、粘连、瘢痕形成和钙化过程，最终，在负重关节周围形成与经筋牵拉方向相同的骨赘。骨赘是钙化的经筋组织，同时也是负重和易损部位的标识。凡是有骨赘的地方，一定是经筋超负荷牵拉负重的部位，也正是经筋容易劳损的地方。正因为这些部位经筋长期负重损伤，其形成粘连、瘢痕的机会就多，粘连、瘢痕类组织，作为"横络"卡压经脉，就会出现"不通则痛"的病理反应。故关节疼痛的重要原因是经筋损伤，横络卡压，而不完全是骨赘压迫。

老年人负重关节周围组织松弛，关节失稳，在日常生活中不断出现异常活动，也会对关节周围经筋组织造成病理性伤害，日久亦形成筋痹。

2. 内因

内因是指由于人体抗病能力、修复功能的下降，而导致疾病的因素。

（1）抗病能力下降

经筋有为墙为刚的抗外伤能力，即使是急性外力损伤，也常受内因的影响。体质强者，承受外力伤害的能力强，其损害相对较轻。反之体质差的人承受外力伤害的能力就弱，伤害一般较重。而虚邪贼风，外感六淫能否伤害经筋，更是取决于内因强弱。正气不虚，六淫伤害就轻，甚至不会致病。故《灵枢·百病始生》篇指出："风雨寒热，不得虚，邪不能独伤人。……此必因虚邪之风，与其身形，两虚相得，乃客其形。"说明经筋损伤是外因与内因共同在起作用。

（2）神失协调

经筋主"束骨而利机关"，表现为肢体相关的有序活动。而人体的任何活动，都是在神的统一协调下进行。五志紊乱，心神不定，经筋活动没有充分的思想准备，就会失于协调而受伤。《灵枢·百病始生》指出："若内伤于忧怒，则气上逆，气上逆则六输不通，温（温）气不行，凝血蕴里而不散，津液涩渗，著而不去，而积皆成矣。"充分分析了由于情志不调，致经筋、经脉气血涩渗，筋肉成积和并发疼痛的原理。肝胆共主一身之筋膜，因情志不舒，化火伤津，内耗津血，灼煎筋膜则为拘急挛痛。故《素问·五脏生成》指出："多食辛，则筋急而爪枯"。《素问·疏五过论》云："始富后贫，虽不伤邪，皮焦筋屈，痿为挛"。《素问·四时刺逆从论》亦云："少阳有余，病筋痹胁满……时筋急目痛"。《素问·痿论》曰："肝气热，则胆泄口苦，筋膜干，筋膜干则筋急而挛"。

脾胃失调，肝脉失荣，又造成经筋纵缓，解为病。故《素问·生气通天论》指出："因而饮食，筋脉横解"。《素问·痿论》曰："思想无穷，所愿不得……宗筋弛纵"。

当人心神无主，五志不定，即精神不集中于运动时，常会出现不协调活动。不协调活动虽然用力不大，却常常造成损伤。由不协调活动而造成的经筋损伤是多见的，有些因其较轻，常不被人注意。然而，长期反复的小损伤，日积月累却成为经筋痹痛的根源，临床上，常在中老年人好发的损伤部位，检测出痛性结筋病灶点，常呈痛性硬索条或团块状。这就是卡压经脉的"横络"，是经筋顽痛痼痹的元凶和病根。

（3）修复功能下降

组织修复和再生能力是人体的重要功能，它受人体健康状况的直接影响。修复是指组织损伤或缺损后，由周围健康组织再生来修补恢复的过程。再生则指组织损伤后，细胞分裂增生以完成修复过程。修复可在各级水平上发生，经筋损伤即发生经筋组织的修复和再生。然而受人体内在原因的影响，其修复可能是完全的，也可能是不完全的。完全的修复是再生组织与原组织结构功能完全一致；而不完全修复则是由肉芽组织替代，是最后形成疤痕的修复。经筋中肌肉的修复能力较弱，神经组织再生修复能力更差，故常有瘢痕出现。

疤痕虽有重要作用，但有时会引起严重危害，这是因为疤痕缺乏原组织的功能，在老化过程中，不仅会逐渐发生玻璃样变而丧失弹性，且发生挛缩，因此引起器官功能障碍。关节附近经筋损伤后的疤痕，可造成肢体挛缩和运动障碍。更重要的是疤痕常会卡压经脉，使气血阻滞不通而出现一系列涩渗聚沫反应，引起筋痹顽痛，而这一点又常被忽视。

疤痕经过很长时间后，可以逐渐缩小，变软，这是由于胶原纤维在胶原酶的作用下，被分解、吸收引起的。胶原酶的活性在愈合过程的不同时期，亦不相同。在愈合初期胶原纤维合成占优势，而后期胶原纤维的分解占优势，所以疤痕形成一段时间后，可以缓慢缩小或变软。

再生修复受全身因素和局部原因的影响。青年人劳损轻，修复快，活动能力强。老年人气血衰少，劳损累积增多，修复力减弱，故关节周围筋膜、肌肉，疤痕粘连、筋痹顽痛、关节拘挛等多见。所谓"年过半百，筋骨自痛"，即指颈、肩、腰、膝痛是老年人的多发病、常见病。

中医学根据人的生命进程和人体机能逐渐衰退的客观实际，总结出老年人肝肾亏虚的一般规律，其主要临床症状为腰膝酸软，甚则腰痛、膝痛、足跟疼痛。从经筋损伤及修复规律来看，这些症状多是经筋疾病，也就是说，本为肝肾虚损，标为经筋痹痛。老年人之所以出现上述肾虚症状，说明他的修复再生能力下降，故补肾养肝，调节脏腑功能是完全必要的。从另一角度看，人体肝肾机能下降，经筋再生修复功能下降，从而表现出结筋病灶及其引起的顽固痹痛，也有必要针对结筋病灶进行积极治疗。况且，相当多的顽痛痼痹，其关键原因就在经筋本身。另外，先天畸形异于正常组织结构关系，从而使其承受肌牵拉力、肢体重力的力线发生异常，使经筋损伤概率大大增加。加之结构异常，许多骨性畸形周围的软组织损伤后，瘀滞肿大的膨胀空间缩小，使减压机制受到限制，也使经筋在损伤渗出情况下受卡压的机会增加，故容易产生病痛。后天畸形损伤，骨骼畸形愈合，从而改变了承重骨的力线。中老年人由于关节内软骨的退变、萎缩，使关节关系失去正常的承重关系，加之关节周围经筋的松弛，关节异常活动增加，也可以改变关节力线，如中老年后出现"O"型腿，常会并发慢性经筋损伤和痹痛。

第二节　病　理

　　病理，就是疾病发生、发展与变化的机理。疾病的发生、发展与变化，与患病机体的体质，致病因素的强弱、性质，以及客观外界环境的影响等各方面因素有关。但是，按照唯物辩证法的观点，疾病发生、发展与变化的根本原因，不在于患病机体的外部，而在于机体内部的矛盾性，即体内的阴阳失调，升降失常，气血津液、脏腑经络功能活动的紊乱，在于致病因素通过人体而起作用，也就是病邪与人体正气的斗争。因此，虽然疾病的发生发展错综复杂，千变万化，但就其病理过程来讲，总不外乎阴阳失调、邪正消长、升降失常等几个主要方面。至于气血津液、脏腑经络、六经、卫气营血和三焦等病理，将分别在各有关章节内作介绍。现仅就经筋病理分析如下。

一、经筋疾病的病机特点

1. 经筋动力性损伤与反应

　　肌肉主动收缩所产生的拉力、重力或拮抗力所引起的肌过度牵拉可造成肌肉撕裂或肌肉断裂（尤其是偏心性收缩），过度牵拉性损伤好发于跨两个关节的含纤维较多的肌肉。

　　肌肉拉伤常发生于较大外伤，会即刻出现临床症状。临床上多数为肌肉部分拉伤而非完全性断裂，这是由于收缩肌肉能吸收更多的肌肉能，不易损伤，且有保护骨与关节的作用，故完全断裂的并不多见。由于强肌比弱肌更能吸收肌肉能，疲劳肌则不能吸收同等的能量，所以，疲劳状态更容易损伤。

　　损伤的即刻反应为炎症，以水肿为主，严重肌损伤可伴出血、皮下溢血。肌纤维的断裂常在肌纤维与肌腱结合部。在肌纤维末至肌纤维中段，先出现水肿、出血，24 小时后断裂处可出现坏死、炎症、巨细胞浸润。伤后第二天加重，炎性细胞增生以后，可见成纤维细胞增多，出现新生毛细血管与肉芽组织。7~11 天，水肿与炎症反应逐渐吸收，肌肉再生，使纤维化与肌管形成。

　　Hugh 在 1902 年提出：超过习惯负荷的肌肉工作所引起的延迟性肌肉酸痛是由于肌肉

损伤导致结缔组织粘连所致。肌肉损伤引起的肌肉酸痛还包括细胞内由于钙离子浓度升高和钙损伤及过度负荷后血液磷酸肌酸激酶活性升高，Z线断裂所致。但屈氏用电子探针微区分析法观察力竭性蹲起练习后人股外肌活检样品的冰冻超薄切片发现：力竭性肌肉工作后肌细胞内的钙离子浓度显著升高，但在肌原纤维收缩结构正常区域，Z线结构轻度改变区域和肌丝结构显著改变区域的钙离子浓度差别并无显著意义。此外，我们对力竭性工作后肌肉样品进行免疫电镜观察时仅仅观察到个别肌节的Z线有间断现象。即使在Z线完全消失时，如果中线的结构正常，肌节的长度和其他的收缩结构并没有明显的改变，只有在中线消失以后，肌节的长度和其他收缩结构才会发生显著改变。实验研究结果表明：延迟性肌肉酸痛是指超过习惯负荷的肌肉工作所诱发的收缩蛋白的降解优势导致收缩结构的改变，使肌节缩短、肌肉硬度提高、收缩伸展功能下降所致。上述的结构改变在休息和调整后继工作的条件下可以自然恢复到正常结构的生理过程，也可能由于未根据个体的承受能力和恢复情况，重复过度负荷而导致肌肉损伤。因此，由于超过习惯负荷所引起的延迟性肌肉酸痛，仅仅是在重复肌肉工作导致肌肉的结构和功能向着增强或损伤转变的中间过程，合理的治疗尚有恢复的可能。但反复过度负荷的肌肉工作不仅引发上述病理反应，而且要导致肌收缩结构破坏。应用免疫电镜的方法进行实验观察可见到：过度负荷后，粗丝、细丝、Z线、M线（中线）的结构发生不同程度的改变。过度负荷诱发的延迟性收缩结构蛋白的降解或解聚强于合成代谢的降解优势，导致收缩结构发生不同程度的改变。特别是在中线消失以后，粗丝扭转，使肌节显著缩短，导致肌束成为不同程度的僵硬条索。收缩结构的改变，进而出现收缩伸展功能下降，且常伴有疼痛。显然，过度负荷的肌肉工作后收缩结构的改变是引发肌肉损伤的主要病因。对肌损伤痛点斜刺可通过加强收缩蛋白的组装、合成，促进结构和功能恢复正常。秦长江等经免疫印迹电泳的实验观察，结果进一步证实了用免疫电镜观察所得的结论。至于针刺是如何使降解或解聚的片段迅速地组装合成而使收缩结构恢复正常，还有待研究。

《灵枢·经筋》提出"以痛为腧"取肌肉损伤点，从未提到怎样"循经取穴"。为此卢氏做了一组动物实验，结果表明：破坏蟾蜍的大脑、脊髓，切断支配肌肉的神经和血管、阻断运动终板的功能，甚至做离体肌肉或离体肌束经过长时间电刺激直到不出现明显的收缩后，经过针刺，仍可观察到肌肉收缩功能或结构出现显著的恢复。这些结果表明：取"以痛为腧"，斜刺的作用是通过存在于肌肉本身的外周机制实现的。《灵枢经》倡导经络的整体调节，并不轻视外周调节。卢氏的观察结果为《灵枢·经筋》所记载的，治疗肌肉损伤要"以痛为腧"提供了现代科学实验的证据。但这一外周机制的具体内容还需进一步研究。

2. 经筋静力性损伤与反应

古医家十分重视静力性损伤。《素问·宣明五气》《灵枢·九针十二原》均指出："五劳所伤，久视伤血，久卧伤气，久坐伤肉，久立伤骨，久行伤筋，是谓五劳所伤。""五劳：久视伤血、久卧伤气、久坐伤肉、久立伤骨、久行伤筋，此五久劳所病也。"

久视，多见于办公室工作者，他们要看文件，写资料，长时间低头，屈颈，破坏了脊柱颈屈的正常生理弧度，使颈椎关节周围的肌肉、韧带受到异常的牵拉，造成慢性劳损。同时，劳损又导致受损肌肉保护性痉挛，又加重肌力的平衡失调。失调的经筋进一步加重劳损，从而形成恶性循环。

同理，"久卧伤气"病机相类似。久卧常不能保持正常的睡姿和枕姿。尤其是"高枕无忧"的枕姿，使颈曲反弓，侧卧时，颈椎又偏向一侧，这种不良睡姿习惯常会造成颈椎关节周围韧带与肌肉的慢性劳损。

"久坐伤肉"，坐姿使上体重力施压于腰骶部，而且常常改变了腰脊弯曲的生理角度，使适应于直立状态下的腰部组织结构承受了额外的应力和剪力。在弯腰状态下，上肢取物持重，将使其内压成数倍增加，从而造成劳损。

久站，使膝踝持续负重，跖筋膜牵拉损伤，特别是现代人为了追求形态美，妇女穿高跟鞋，使足跟上提，骨盆前倾，破坏腰骶、下肢诸关节及相应肌腱韧带的平衡，造成腰痛、膝周痛、踝痛、足跟痛、跖趾痛等。

总之，肌肉、韧带受到静力性持续异常的牵拉，造成气血运行障碍，动脉血不能顺利灌流于肌组织，使其缺少氧与营养供应。静脉血不能排出，使组织肿胀、代谢物堆积，进一步造成慢性劳损。同时，劳损又导致受损肌肉保护性痉挛，进一步加重肌力的平衡失调。失调的经筋进一步加重劳损，从而形成恶性循环。

3. 经筋挫伤与反应

挫伤是指外力直接打击肌肉，最常见的部位是股四头肌与胫前肌。其病理不同于拉伤，早期出现组织血肿及炎性反应，以后被机化组织与疤痕取代。疤痕中有纤维再生，其修复过程与肌肉裂伤相似。深部肌肉靠近骨骼处的肌肉断裂时，常在一周后出现骨膜增生与骨膜下骨质增生。

严重的肌肉挫伤可并发骨化性肌炎，1～3度损伤者在肌肉血肿内出现骨化，以大腿肌多见。2～4周可用X光测出，可继续增大至6个月。一般为肌肉出现高密度阴影，有柄状影相连，或显示骨旁有较宽的阴影与骨相连。

局部疼痛与僵硬是骨化性肌炎的常见症状。有时可触及包块，若靠近周围神经，可偶见神经刺激症状。

4. 经筋损伤合并撕脱骨折与反应

骨骼尚未成熟的儿童骨骺抗拉力差，所以容易发生撕脱。常见于骨盆与股骨近端，如缝匠肌、股直肌、臀肌、髂腰肌、内收肌与腘绳肌的起点止点处。

轻者，在牵拉下出现疼痛，骨附着点局部压痛。24小时内有轻度肿胀或皮下溢血，但周围筋膜尚完好，此为少数肌纤维断裂型。

中度者，有较多纤维及筋膜撕裂，在运动损伤中可听到"啪"的断裂音，可摸到肌腱与骨连接处略有缺失与下陷，是较重型。

重度者，骨附着点完全断裂，受伤后剧痛，可在相应肌附着点摸到明显的缺失。断裂的附着肌肉失去功能，运动功能丧失。

5. 经筋韧带损伤与反应

韧带附着于邻近骨端上，用以连接两骨，其深面与骨端间附有滑膜组织。当受到暴力直接打击或过度牵拉时，即可造成不同程度的韧带纤维断裂或附着处的损伤。

韧带由弹力纤维和胶原纤维混合而成，它能保护关节在正常范围内的活动，防止关节出现异常活动。直接打击可致打击处韧带损伤，同时暴力引起的关节异常活动，常导致对侧韧带的过度牵拉而出现捩（liè）伤。重度牵拉伤可致附着处撕脱骨折，称韧带下撕脱骨折。

轻度韧带损伤仅见局部少量出血、血肿与纤维素沉积，以后为纤维母细胞浸润增生，形成疤痕。轻度损伤只有部分纤维断裂，有轻度出血，没有明显功能丧失，检查韧带时，没有功能减弱。中度韧带损伤已有部分韧带纤维断裂，部分功能丧失，韧带断裂端尚无回缩，愈合后可由疤痕组织代替，但较大的疤痕及永久性的疤痕常会减低韧带的功能，并成为该韧带的薄弱点，以致会再度损伤。

重度韧带损伤，因韧带纤维断裂较多或完全断裂，该韧带功能丧失，关节失稳，一般伴有明显内出血、血块形成、局部水肿、肿胀，其愈合较慢且不完全。因为韧带断端间有较多的疤痕组织，如不能合理治疗，常不能恢复正常功能。又因为韧带损伤愈合时，已被牵拉延长而松弛，常使其丧失正常的韧带张力，很容易引起再度损伤，且造成关节不稳，致使关节周围经筋组织进一步损伤。重度损伤为韧带完全断裂并完全丧失功能，此时其断端显著分离回缩，未作即时手术对合者，常致疤痕组织连接而减弱其张力，功能亦会减弱。有的还合并撕脱骨折，则更加重韧带断端的创伤。

6. 机关错缝、脱位与反应

中医称机关，即今所谓关节。关节错缝脱位必然同时伴随不同程度的关节周围组织或关节韧带的断裂和功能丧失。在急性韧带撕断时，会产生关节错缝或半脱位。当外力消失后，瞬间的脱位可能自行复位，但脱位时所引起的关节周围韧带和软组织损伤已形成。有些陈旧性关节脱位，虽然没有新鲜韧带损伤，但由于以往韧带有过断裂或断裂延伸状态下的愈合，以致过分松弛。虽然韧带尚在，但仍可反复发生习惯性脱位、关节周围疼痛、关节功能障碍等。

二、经筋疾病的病理特点

经筋包括现代解剖学的肌学、韧带学诸多内容，当经筋损伤时，可在上述解剖学组织内出现病理变化，从而引起致痛物质释放和痛敏组织的刺激，出现临床的痹痛症状和疾病。为明确经筋痹痛损害的部位和性质，现将其所涉及的有关组织的病理所见分述如下：

1. 腱末端损伤的病理

腱末端又称腱止装置或末端装置。在中医学称之为"尽筋"（《灵枢·官针》），又称作"筋纽"（《灵枢·九宫八风》《灵枢·皮部》）等，是古今极为关注的部位。

腱末端装置是肌腱与骨相连续的地方，当肌肉收缩，牵拉、扭曲、运动关节时，此处负力最重，切力最大，所以极易损伤。为加强腱末端的牢固性，它有极特殊的连接装置。以髌腱为例，其连接方式为按骨组织－钙化软骨层－潮线－纤维软骨带－腱纤维等顺序连接。这种连接顺序和过程，使腱止点保持最强的抗拉能力，保证了它的稳固性。由于种种原因，当腱止点损伤，尤其是长期慢性劳损性伤害时，就会发生"腱末端病"，而出现病理改变。

（1）肉眼观察

可直观看出肌腱及腱周呈黄褐色变，腱周组织充血，轻重不等的水肿、肥厚，并常与腱组织粘连。常有新生血管侵入，腱本身变粗、变硬、变性。腱内组织部分有玻璃样变，甚至有脂肪侵入、轻重不等的钙化等。

（2）显微镜下观察

腱止点：骨髓腔纤维变性，潮线与钙化软骨层消失或不规律，有部分断裂，从而使骨髓腔开放。有时潮线推进，又称涨潮，可见新生骨骨化现象。也有时见小的骨折片被纤维组织包绕，形成坏死骨，此所谓"镜下骨折"。纤维软骨出现毛细血管增生，毛细血管动脉化，出现玻璃软骨岛或玻璃软骨骨化。

腱组织：肌腱纤维变性，波浪纹消失，出现玻璃样变或纤维样变，有时出现脂肪浸润，血管侵入。血管管壁增厚，管腔狭窄，周围有小圆细胞岛和骨岛。

腱周组织：出现血管及脂肪浸润，新生血管增生，血管壁肥厚，管腔狭窄，组织充血、水肿、肥厚、增生，有时有小圆细胞浸润。

2. 腱鞘损伤的病理

腱鞘为肌腱的保护性装置，它可以避免肌腱通过骨性隆起和关节时发生摩擦。在日常生活劳动中，尤其是不协调的活动和运动过度时，必然会引起此装置的摩擦增加，甚至造成损伤。受摩擦的腱鞘与腱同时发生无菌性炎症变化和组织增生。腱鞘增生变厚会压迫增粗的肌腱，而肌腱的炎性反应与增生又进一步挤压已发生损伤的腱鞘。

（1）肉眼观察：腱鞘失去光泽，呈黄褐色变，腱鞘变粗，失去弹性。若切开腱鞘时，有切割软骨样的感觉，质地变得硬脆，鞘内可溢出黄色浆液。鞘与腱常有粘连，早期轻，晚期重。有时可见腱鞘出现狭窄部，使鞘内腔隙变细，其两端出现水肿。被卡压的肌腱变得粗糙，失去光泽。长期卡压的肌腱变得肥厚，且变形，有的成为球形或葫芦状。由于腱鞘的狭窄和腱组织的肥厚、变形，使肌腱滑动更加困难而出现弹响或功能丧失。

（2）显微镜观察：可见慢性炎症病理变化，即腱鞘周围有小细胞浸润，有时出现脂肪浸润，血管侵入，血管壁增厚、狭窄。腱鞘纤维呈现出玻璃样变或纤维变性。有时可见浸润血管出血，腱鞘亦可出现软骨岛和骨岛。

3. 韧带损伤的病理

韧带多由暴力打击或过度牵拉引起断裂或附着处撕脱骨折。从外观可见局部出血、血肿和关节功能不同程度的丧失，活动时引起疼痛。

（1）肉眼观察

急性损伤可见韧带部分或全部断裂。韧带周围组织充血、瘀血和血肿。晚期，尤其是反复慢性劳损，可见韧带光泽变暗，轻重不同程度充血、水肿、肥厚。常与韧带周围组织粘连，有新生血管侵入。韧带本身变粗、变硬，甚至变性。有时可见轻重不等的钙化和骨化。

（2）显微镜下观察

可见韧带纤维变性、玻璃样变、脂肪浸润。有新生血管侵入，血管壁增厚，腔隙变狭窄。周围有小圆细胞浸润，有时可见出血。韧带中有时有软骨岛及骨岛。

4. 滑囊损伤的病理

滑囊是腱与骨、腱与腱之间的保护性减压组织，它有缓冲机械性刺激和润滑肌腱的作用。当暴力撞击、强力牵拉、慢性劳损或腱末端病时，常会影响腱周的滑液囊，出现病理变化。

（1）肉眼观察

急性滑囊炎可见滑囊急性出血或水肿，囊壁充血。慢性滑囊炎时囊壁增厚，血管侵入，滑膜表现有点状缺损及纤维膜增生与粘连。

（2）显微镜下观察

为慢性炎症改变。

5. 纤维管、骨性纤维管损伤的病理

周围神经由脊神经分出，经椎间孔、肌膜、筋膜、肌肉等处，都有较为固定的穿出穿入孔。某些神经支，经骨嵴、筋膜等处时有纤维或骨包绕，而有包护、固定神经支的作用。当受外伤或慢性劳损时，可导致其发生炎性病理，使腔隙缩窄、容积减少，反而会卡压神经支而引发症状。

（1）肉眼观察

局部软组织张力增加，水肿，肥厚。纤维管内静脉回流障碍，使纤维管内压力增加并卡压管内神经等组织。骨性纤维管有时可见骨组织增生，常因骨关系改变而加重纤维管腔的缩窄。

（2）显微镜下观察

可见急性或慢性炎症改变。

6. 脂肪组织损伤的病理

脂肪组织有衬垫和润滑肌腱的作用。同时它能充填腱下和关节面不相适合的多余空间，有防止腱与骨、骨关节之间的摩擦与刺激的作用。当脂肪组织急慢性损伤时，其间血液循环障碍、渗出，可导致疼痛。

（1）肉眼观察

脂肪组织充血、肥厚，有时有水肿和钙化。慢性损伤者常见脂肪组织在腱与骨间隙，甚至骨关节中膨隆或嵌顿。有时可见脂肪组织与周围组织粘连及钙化，可形成"骨刺"。

（2）显微镜下观察

急性或慢性无菌性炎症改变。

三、产生痹痛的经筋组织与疼痛特征

从临床角度调查，除中枢性和心理性痹痛外，最多见的是外周性经筋组织因各种原因受到损伤，使气血不能正常周流，"迫切为沫""沫得寒则聚""聚则排分肉"，使各种致痛物质析出并挤压痛敏组织而产生，因此，在评定、鉴别、诊断痹痛时，就必须考虑产生疼痛的组织及其结构，并使诊断更加准确。

一般认为游离神经末梢与疼痛有关系，它存在于皮肤、筋膜、肌腱、血管壁、关节囊、骨膜、肌内膜和骨骼的哈佛氏系统。某些纤维以游离神经末梢的形式终止，另一些以特殊的终末器官终止。

1. 筋膜（膜筋）

筋膜是纤维组织，亦称膜筋。浅筋膜是疏松组织，深筋膜是致密组织。浅筋膜有保护肌肉，隔离肌组织，促进肌运动的作用。神经血管束（外周神经、血管和淋巴管）行于浅筋膜内，其主干在深筋膜内。

脂肪层是皮肤和肌肉之间的重要组成部分，并且在诸如脂膜炎所引起的疼痛综合征中起重要作用。脂膜炎不一定与关节功能障碍有关系，但可引起关节周围疼痛。也有人认为脂膜炎是纤维织炎的一种形式。由于关节功能障碍的原因，产生皮肤和浅筋膜、深筋膜及

肌肉间的粘连。在脊柱两侧，尤其是腰骶部常常见到这种情况。在髂胫束和风湿关节炎的肌肉上也常常产生脂膜炎。身体其他部位亦可发生，如胫骨内上髁、臀部、三角肌、颈胸部有弥散性增生和压痛。在骶髂部和臀区可发现包裹性脂肪结节，可触及压痛。其与纤维炎触发点的那种结节性疼痛不尽相同。另一种有关的情况可能是非化脓性结节性脂膜炎。

深筋膜包括致密胶原纤维，类似于腱膜组织。筋膜、腱膜和肌腱似乎有非常类似的传入神经支配，都经过有关肌肉的神经和邻近的皮神经和深部神经分支，若压迫正常的膜筋组织常没有疼痛，但压迫脂膜炎累及的组织则感到疼痛。

筋膜痛也必须鉴别是发生在浅筋膜（皮下）还是深筋膜（肌肉间筋膜面）。筋膜的疼痛和皮肤痛有同样的特征，起于筋膜的疼痛是比较局限的，但不像皮肤痛那么局限，也不弥散。分离邻近肌肉群的筋膜面则产生弥散的钝痛，与肌肉痛相似。

2. 肌腱（尽筋）

肌腱古称尽筋，因其位居筋肉两端而得名，它是整块肌肉受力的地方。

肌腱疼痛的特征是定位不良，并有远端牵涉痛和钝痛。但受累的肌肉和肌腱主动运动时，像肌腱炎一样疼痛容易定位，且为钝痛。严重肌腱痛会导致相应的脊节内不适感扩散。冈上肌腱炎的病人尤其明显，这种疼痛常常牵涉到 C_5 肌节，偶尔牵涉到 C_6 肌节。腕、手、肩和踝的腱鞘产生局部疼痛，疼痛越严重越弥散。产生于浅腱鞘的疼痛较易定位，且为锐痛。肌腱供血不良，神经支配主要是传入神经，Golgi 氏器主要在肌肉肌腱连接处（近端），主动和被动牵拉都可兴奋 Golgi 氏器，而且骨膜肌腱连接处游离神经末梢密度较大，故疼痛也重。

肌腱的特殊神经支配是经过连接肌肉的神经以及来自皮肤或深层神经的交通支，主要视肌腱的深度不同而不同。手和脚的肌腱由皮肤神经丛支配，这些神经称为副腱。在手和脚有关区域的掌面和背面神经的手指分支形成吻合前，副腱沿整个肌腱扩展。这种解剖关系是很有意义的，它可以说明远端沿肌腱的牵涉痛，以及腕部正中神经和尺神经完全损伤后仍存在触觉的机制。

韧带形如膜筋，且多分布于肌腱及关节周围，有加强、保护和限制肌腱及关节活动的作用。韧带痛非常类似于肌肉痛。Kellgren 在椎间韧带进行了实验，发现韧带疼痛分布不同于常规皮节，但常按骨节形成牵涉痛。其性质为钝痛、深部痛，常有疼痛过敏和压痛。浅表的韧带（皮下）产生的疼痛容易定位。因韧带富有神经支配，含有各种类型的神经末梢。不同部位的韧带神经末梢含量不同，因此，疼痛反应不尽相同，如在椎旁韧带中，后纵韧带神经末梢密度最大，前纵韧带密度小，黄韧带和棘突间韧带密度最小。触诊时正常韧带不产生任何疼痛，而触诊受伤的韧带（扭伤、撕裂或破裂）或与功能障碍有关的韧带时就产生疼痛或触觉、疼痛过敏。

3. 滑囊

古代虽无滑囊一词，但滑囊病变时，可出现肿痛结核，常被称为痰核。

滑囊多位于肌腱附近，其内衬有滑膜，并且由散于浅筋膜之间的滑膜组成。在某些情况下滑囊的滑膜与关节的滑膜连续，所以称之为交通滑囊。滑囊的作用是减少两种不同结构之间的运动摩擦，使两种组织间的运动自由进行，故皮肤与骨之间、两个肌腱之间、肌腱和韧带之间、两个韧带之间常有滑囊，另外还有肌肉下滑囊、筋膜下滑囊。背部虽没有滑囊，但由于棘突的撞击、腰椎软组织损伤，肋骨角与肩胛脊柱缘间软组织损伤，可能产生外膜滑囊。外膜滑囊没有内皮衬，所以不能认为是真正的滑囊，但可以引起局部疼痛和压痛，滑囊与外膜滑囊都可视作痰核。像滑膜一样，供应滑囊的血管和神经是丰富的，而且对疼痛的撞伤、炎症和新生物是很敏感的。肿胀可能引起皮肤发红和皮温升高，在靠近或位于可能引起疼痛的其他结构的滑囊部位，可引起疼痛，在某些情况下很难与关节或肌腱疾患的疼痛鉴别。滑囊受累也能引起牵涉痛，如急性三角肌下滑囊炎，数天后疼痛从肩部牵涉到腕部（经 C_5、C_6），故必须用手法检查所有的受累结构（主动运动和抗阻力运动），不能仅根据疼痛的特征来鉴别。

4. 肌肉（筋）

肌肉，古称筋或称肌、分肉。"筋者，肉之力也"（《说文解字》），是产生肌力牵引关节、引起肢体运动的组织。

肌肉的疼痛是深在的，是模糊的钝痛（弥散性钝痛），亦可为钻痛、抽筋痛。牵涉性肌肉痛也不同于皮节痛，并且依照肌肉的形状和损伤部分而有不同的疼痛分布，例如三角肌主要根据哪个头受刺激而有不同的疼痛分布。另外，斜方肌、胸大肌和三角肌可以产生更局限的疼痛。在有关节段神经支配的单个肌肉注射 6% 的生理盐水时，可以观察到相似的疼痛类型，显示高度的节段重叠，且牵涉痛面积的大小直接与刺激强度有关系。肌肉的深在压痛区比牵涉区小。当进行胸区注射时，常常可观察到神经系统的反应，所以，经筋损伤可出现相关内脏反应或疾病。

5. 关节囊（束骨筋）

经筋主束骨。束骨的经筋主要是关节囊与相关韧带。

关节纤维囊有稠密的感觉神经分布。脊椎关节突的关节和关节囊神经经由初级后支的内侧支支配。四肢关节囊的神经经由该关节肌肉的神经支配。在关节囊中有许多感觉终末器官，在四肢关节囊、骶髂关节囊和脊椎关节突关节囊中分布无髓神经纤维丛。关节囊的终末器官对牵拉有强烈的反应，可以出现关节的不适感。靠近骨连接的纤维囊区域又特别敏感。衬于关节内的滑膜有丰富的血管供应，但感觉神经支配并不像关节囊那么敏感，因为滑膜没有感觉神经。血管壁上有交感神经纤维，滑膜丰富的血管供应可以部分地说明疼痛传入冲动的传递途径。

一般情况下，即使关节囊中有过量的液体滞留也不能触及一个正常的滑膜关节囊。关节囊疼痛的特征是弥散性疼痛和定位不良，在许多关节中关节囊与肌腱、韧带连续，关节的滑膜囊有许多感受器，这些结构与疼痛的产生有一定的关系。

6. 关节软骨

一般认为透明软骨是没有神经支配的，而且没有血管。试验中，当针刺到软骨时产生敲打或压迫感，而不产生疼痛。伤害性刺激不可能经关节软骨传导，但是关节软骨损伤（变性、肿胀等）时可能产生关节或关节囊的病变以及关节功能障碍，随之可产生疼痛。

7. 关节内半月板

半月板没有神经。半月板存在于膝关节、颞颌关节、胸锁关节以及桡肱关节内，小的半月板可存在于全部椎间关节中。半月板的中心基本上是没有血管的，而外周部分接受来自关节囊和滑膜的毛细血管襻的血液供应（在相当于滑膜缘的所谓类半月板结构的中心有神经支配）。因为这些结构缺乏感觉神经末梢，其本身不能引起疼痛冲动。但是半月板病变可引起关节功能障碍，刺激关节囊时可导致疼痛发作。

8. 骨

密质骨无神经支配，但松质骨有神经支配。椎体、椎弓和髂骨的松质骨有神经支配。骨膜有丰富的神经，比较浅的骨膜（胫骨、胸骨、棘突、肩峰、鹰嘴）疼痛定位明确；深部骨膜受刺激时产生钝痛、弥散性疼痛和牵涉痛。与此相反，籽骨主要埋于肌腱（股四头肌、拇长收肌、屈拇短肌和屈拇长肌）中，没有骨膜。骨膜疼痛可牵涉到受刺激的近端和远端，疼痛牵涉的距离和伴有关的血管运动障碍（出汗，皮肤变白和恶心）随刺激强度增加而增加。这种疼痛按骨节分布，骨节常常不同于皮节分布，并且扩散到肢体全长。关节疼痛常常牵涉到作用于该关节的肌肉，呈深的、弥散性钝痛。关节的神经支配主要来自外周神经的特异关节分支、关节血管神经的分支和支配关节肌肉的神经的非特异分支。长骨骨膜的神经支配在肌肉、肌腱和韧带附着点十分稠密。

有人为确定脊椎关节突关节疼痛的性质和部位进行了实验研究，向腰椎关节突关节注射 1~3 毫升 5% 的生理盐水，可以引起深部钝痛、不适感，并且在 20 秒内不适感越来越重。这种疼痛与椎间盘综合征难以鉴别，并且疼痛常常牵涉到下肢。

椎体骨膜由稠密的无髓鞘神经纤维支配。椎体骨膜与筋膜、腱膜和肌腱附着点是连续的，故几种不同组织之间是相互影响的。

9. 椎间盘

椎间盘的神经支配主要在后外侧缘，由窦椎神经支配。一般认为外环没有神经末梢，但是有包埋在纤维脂肪组织中的丛形神经末梢和游离神经末梢，纤维脂肪组织把后纵韧带连到后环的最外层，椎间盘的外周终末有血管供应（但 Cloward 认为在颈部椎间盘外周有感觉神经支配）。发生于椎间盘本身的疼痛称为椎间盘性疼痛，椎间盘性疼痛的特征是深在的钝痛，是难以忍受而且定位较差的疼痛。当刺激外环的后侧时，疼痛发生在刺激的同侧。刺激外环前外侧与刺激前根产生的疼痛相似，由于窦椎神经的交感成分受累，产生相关联的神经系统的反应，例如出汗、恶心、血压降低。因为窦椎神经支配一个以上的椎间平面，所以病人所说的疼痛没有确切的节段特异性。

环周损伤可能是由于髓核损伤或椎体终板骨折引起的裂缝或内脱臼的结果，可以把这种损伤称为小椎间盘脱出。小椎间盘脱出一般疼痛较轻，不引起牵涉痛，或仅压迫后纵韧带、硬膜或神经根，急性腰扭伤与这种损伤一致。

10. 硬膜

硬膜实际上包括两部分——脑和脊髓的硬膜。这里主要是讨论脊髓的硬膜。窦椎神经主要支配其前外侧面。已经证明脊髓硬膜后外侧面没有感觉神经，仅有无髓游离神经末梢支配前面硬膜纤维脂肪组织（它由无髓神经纤维丛系统支配），头端脊柱神经支配的密度大于尾端脊柱神经支配的密度。刺激或压迫硬膜产生的疼痛定位较差，并有节段外牵涉。压迫下腰部硬膜能够引起腹股沟和胸部疼痛，甚至单侧或双侧头痛。硬膜疼痛的特征是深部疼痛。由于撞伤性骨折后脱位、腰椎或上部骶椎骨折之骨片和后外侧骨刺刺激前部外膜，常常在中线和中线附近产生疼痛。

11. 神经根

神经根与其高度敏感的外鞘在椎间孔常常遭受刺激、压迫、牵拉，甚至切割损伤。硬膜鞘与神经外衣连续，但不超出椎间孔。神经根受到刺激可出现放射性疼痛。

为了更好地说明神经根放射性疼痛的特征，必须分别对神经根的背根、腹根和交感神经进行分析。刺激或牵拉硬膜袖产生的疼痛是神经性疼痛，特征是电震样的严重疼痛，在相应的皮节内出现疼痛，常常容易定位。腹根受累产生肌肉痛，特征是深的痉挛性疼痛，分布于有关的肌节内，与椎间盘刺激产生的疼痛特征及分布相似。刺激背根产生针刺感，或称感觉异常，并常放散至远端（手和脚），当加大压力达到完全阻滞神经传导时，就产生感觉丧失。压迫腹根会产生有关肌节的麻痹或无力，主要根据压迫的程度而定，常常见到刺激与压迫之间各个阶段的混合指征，所以实际上并不像理论上说的那样清楚。近来对前外侧索切断术和脊神经根切断术后的持续性疼痛的实验性研究提示，其他传入通路与传导伤害性输入有关系，人类腹根有无髓纤维，以前认为脊髓丘脑前束仅传递轻压和触觉，现在有人认为它也与疼痛传递有关系。即使脊髓完全横切截瘫，交感神经阻滞或交感切断后，病人仍有疼痛，有人认为在脊髓损伤水平以上有产生疼痛模式的机制，部分原因是与脑干的抑制系统感觉输入丧失有关。直接压迫脊髓可以产生双侧和超节段感觉异常，但不产生明显的疼痛，当给受累的椎间盘注射时，椎间盘脱出压迫脊髓，引起脊髓源性疼痛。在这种情况下可以产生电震样疼痛，沿脊椎扩散，可以扩展到一个或全部肢体，并持续短暂时间，累及脊髓的中线损伤会引起双侧巴彬氏征和下肢痉挛状态。脊髓交感成分受累可以引起神经系统功能紊乱，诸如出汗、恶心和血压降低。

12. 神经干

一般认为神经干的完全压迫会引起远端传导阻滞，接着就产生感觉和运动功能完全丧失。实际上部分的压迫或间歇的压迫就会导致感觉异常，它与压迫开始或解除时的麻木不同，感觉异常与疼痛是一种量的差别，足够强的刺激就会引起疼痛。更重要的是鉴别感觉异常与感觉丧失。神经干的上行和下行关节分支连接邻近的背根和腰骶区的关节突关节。这种情况造成的疼痛与受累神经根无节段关系，如 L_2 传入分支在后纵韧带内下行至 L_5 水平，因此 L_2 的损伤可引起 L_5 水平的疼痛。轻度刺激神经干产生该神经分布区远端感觉异常，外周神经的部分损伤常常引起灼痛，并且伴有血管运动和发汗的变化。临床上损伤的范围不同，损伤的程度也是不同的。有人把神经损伤分为单纯性功能麻痹、轴索断裂伤和神经断裂伤。功能性神经麻痹系神经传导暂时的局限性阻滞，且常常产生暂时运动麻痹，但是没有或很少有感觉神经或交感神经受累。刺激神经还能在损伤部位的上下引起反应。轴索断裂伤在轴索远端产生 Wallerian 氏变性，导致有关的感觉、运动和交感功能丧失。其恢复比功能性麻痹的恢复需要更长的时间。神经断裂伤系神经的完全性损伤，并伴有传导功能丧失。

神经鞘的血管比韧带、肌腱和腱膜的血管稠密，因此交感性受累比较常见。当外周神经行经狭窄的管道时（例如在肌肉、筋膜和韧带间或靠近骨隆起时），外周神经就受到卡压，因此就产生不同程度的压迫或刺激。神经丛损伤、牵拉，神经根撕裂、神经肌肉疾患、全身性疾患和毒性物质引起的神经痛等等都容易使神经受到损伤。

第六章　诊　　断

　　诊法是诊察疾病的方法。人体是一个有机的整体，局部的病变可以影响全身；内脏的病变可以反映到体表。中医通过望、闻、问、切四诊，诊察疾病显现于外的各种现象，全面搜索病情资料，就可以透过现象看本质，求得对疾病的原因、性质、部位及其内在联系的认识。西医也采用望、触、叩、听和实验室、影像学等方法分析疾病病位，确定病情和体质状态，为祛除疾病和支持疗法提供依据。针灸学诊治方法应借鉴中西医的优势方法进行诊察，尤其是对经筋疾病更应中西结合治疗，力求准确。

　　中医"四诊"是中医学家对诊断技法的总结，是调查了解疾病的不同的四种方法，各有其独特作用，不仅不能相互取代，而且又相互联系，相互补充。因此在临床运用时，必须将它们有机地结合起来进行综合分析，才能全面而系统地了解病情，也就是"四诊合参"，为辨证提供依据。

第一节　望　　诊

　　望诊是医生用视觉对病人的全身和局部的神、色、形、态及分泌物、排泄物色质的异常变化进行有目的的观察，从而了解病情，以测知病变的一种诊断方法。

　　1. 望神

　　神是人正气的流露，表现为双目灵活明亮，意识清楚，言语清晰，面色荣润，肌肉健壮，呼吸平稳，动作体态自如灵活，饮食如常。病则神气衰少，双目少神，甚则呆滞，懒言少语，甚则谵语错乱，面色少华，晦暗无华，全身肌软无力，甚则羸瘦脱象，少气喘促，动作迟缓、艰难、躁动抽搐，甚则循衣摸床，撮空理线。有神则健，有病亦轻。失神则病，病多沉重。故有神转失神为病进，失神转有神为转佳。当然，若久患重病本已失神，精神突然似乎转"佳"，目光转亮，言语不休，想见亲人，或原来语言低微断续，忽而洪亮清晰；或原来面色晦暗，忽然颧红如妆；或原来毫无食欲，忽然食欲增强。其特征是局部症状的"好转"，与整体病情的恶化不相符合，提示脏腑精气极度衰竭。阴不敛阳，虚阳外越，"阴阳离决，精气乃绝"，病多处于垂危的境地。假神当与病情好转加以区别。一般假神是突然在某些方面一时地反常于原来病态，且与疾病本质不相符合，通常比作"回光返照""残灯复明"。此时病人垂危，应予特别注意。

表6-1 得神、少神、失神、假神鉴别表

观察项目	得神	少神	失神	假神
两目	灵活，明亮	少神	无彩，呆滞	突然目光转亮，浮光外露
神志	清楚	精神不振	精神萎靡，或神志昏迷	突然神志清醒，想见亲人
语言	清晰	懒言声低	语言错乱，谵语	突然言语不休，忽而清亮
面色	荣润	少华	晦暗无华	突然两颧泛红如妆
形体	肌肉不削	松软无力	羸瘦	
呼吸	平稳	少气	气微或喘促	
动作反应	体态自如反应灵敏	动作迟缓	动作艰难，反应迟钝；或烦躁不安，四肢抽搐；或循衣摸床，撮空理线；或两手握固，牙关紧闭	
饮食	如常	食少	毫无食欲，甚或饮食不进，突然食欲增进	
临床意义	神旺体健，虽病而正气未伤，病轻易治	精气不足，脏腑功能欠佳	正气大伤，精气衰竭，病情危重，预后不良	正气将脱，阴不敛阳，虚阳外越,病情垂危

2. 望色

望色是指望皮肤的颜色与光泽。皮肤的色泽是脏腑气血外荣的反应。皮肤的颜色分为青、黄、赤、白、黑五种，简称"五色"，其变化可以反映疾病的不同性质以及不同脏腑的病变。面部的气血充盛，皮肤薄嫩，色泽变化易显露于外，故望色主要是观察面部的气色。

1）常色

常色即正常人的面色。我国正常人面色为红黄隐隐，荣润光泽。面色随人种、体质、职业、生活与工作条件等的不同略有差异，可能有偏红、偏白、偏黑的不同，但只要是明润光泽，且含蓄于皮肤之内而不特别显露，都属于正常面色的范围。

2）病色

病色指不正常的面部色泽。病色的特征是：色泽枯槁而晦暗，或虽鲜明但暴露，或某色独兀，或不应时应位。一般说来，病人气色鲜明荣润，说明病变轻浅，气血未衰，其病易治，预后较好；反之，预后较差。

青色主寒证、痛证、瘀血证及惊风证。色青多为寒凝、经脉瘀阻的表现。寒则气血滞凝，气滞血瘀，经脉受阻，不通则通，故青色多见于寒证、痛证、瘀血证。青为肝色而主风，故青色亦可见于惊风。临床上，寒邪外袭，或阴寒内盛，心腹疼痛，可见面色苍白带青；气滞血瘀，面色多青暗，唇舌青紫；小儿高热，面部青紫，以鼻柱、两眉间及口唇四周明显者，常是惊风的先兆。

赤色主热证。赤色多为血热所促成的皮肤脉络充盈的表现。血得热则行，血热则脉络充盈，故面色赤为热证。若满面通红，为阳盛之实热证；午后两颧潮红，多为阴虚火旺之虚热证；如久病、重病患者，面色苍白却时而泛红如妆，嫩红带白，游移不定，多为虚阳外越之象，亦称"戴阳证"，病多危重。

黄色主虚证、湿证。色黄为脾虚、湿蕴的征象。因脾虚湿蕴，气血不充，或水湿内停，面部常呈黄色。如面色淡黄、枯槁无泽，称为"萎黄"，多为脾虚且营血不足之证。

白色主气虚、阳虚、失血。白色为肺气不足征象，气属阳，气虚则面色㿠白虚浮、淡白虚浮，均系阳气不足，推动无力，气血不足之象。淡白黄瘦为营血不荣之征。苍白青黑，为寒凝经脉，气血不畅。失血过多，亦苍白无华。

黑色主肾虚证、水饮证、瘀血证。色黑为肾阳虚衰、阴寒水甚或气血凝滞的病色。如面色黑而干枯为肾阴虚证；面色淡黑，多为阴寒内盛的水饮证；面色黧黑或肌肤甲错为瘀血证；妇女目眶灰黑，多为寒湿下注的带下证。此外，剧烈的疼痛，也可见面色青黑。

表 6 - 2　　五色主病表

五色	主病		特点	机理
青	寒证		面色青黑	寒性凝滞收引，经脉拘急血行不畅
	痛证		痛时面青	经脉瘀阻，不通则痛
	瘀证		面唇青紫	血行不畅，瘀血停滞
	惊风		面、鼻柱、眉间、唇周青	热伤津液，筋脉失养，肝风内动
赤	热证	实热	满面通红	热则血行加速，脉络充盈
		虚热	两颧潮红	
		假热	泛红如妆	真寒假热，虚阳外越
黄	虚热 湿证	萎黄	淡黄枯槁无华	脾胃不失，化源不足，营血不充
		黄胖	面黄而浮肿	阳气不足，水湿不运
		黄疸	阳黄：鲜明如橘色	湿热熏蒸
			阴黄：晦暗如烟熏	寒湿郁阻
白	虚证	阳虚	㿠白虚浮	阳气不足，推动无力，血气不充
		气虚	淡白神倦	
		血虚	淡白黄瘦	营血亏虚，不能上荣
	寒证		苍白，甚则青黑	寒凝经脉，气血不畅
	失血		苍白无华	失血过多，不能上荣
黑	肾虚	阳虚	面色黑而虚浮	阴虚内热而津枯
		阴虚	黑而干枯	阴虚内热而津枯
	水饮		淡黑	肾虚水泛
	瘀血		黧黑或肌肤甲错	瘀阻经脉

3. 望舌

望舌，又称舌诊，是观察病人的舌质和舌苔的变化以诊察疾病的重要方法，是中医学独特的诊法之一。

由于舌通过经络直接或间接地联系于许多脏腑，如手少阴心经之别系舌本，足太阴脾经连舌本、散舌下，足少阴肾经挟舌本，足厥阴肝经络舌本等，使脏腑的精气可上荣于舌，而脏腑的病变亦可从舌象变化反映出来。在脏腑中尤以心、脾胃与舌的关系最为密切。舌为心之苗，心开窍于舌。舌质的血络极为丰富，从而能够反映心主血脉的功能；舌体运动能否灵活自如，语言是否清晰，在一定程度上可反映"心藏神"的功能。实践证明：舌象能够比较客观的反映病情，并且能在疾病的发展过程中，随病情的变化而能及时地显现出来。对辨别疾病的性质，推断病情的深浅轻重，以及判断疾病转归与预后等，都有一定的临床意义。所以，舌象是中医辨证的主要依据之一。

1）望舌的方法

望舌时让病人面向光亮处，自然地将舌伸出口外，要充分暴露舌体，舌尖稍向下弯，舌面向两侧展平舒张，不要卷缩，也不要过分用力向外伸，以免引起舌质颜色的改变，造成假象。

望舌时需要充足的自然光线，夜间要在强光照射下进行，否则不易分辨舌象的颜色。必要时应在白天复检。望舌应注意辨别"染苔"和其他假象。

望舌主要是观察舌质和舌苔两个方面的变化。舌质与舌苔的综合，统称舌象。舌质，是舌的肌肉脉络组织，又称舌体。正常舌象，是舌体柔软，活动自如，颜色淡红，舌面铺有薄薄的、颗粒均匀、干湿适中的白苔。常描写为"淡红舌薄白苔"。

祖国医学将舌划分为舌尖、舌中、舌根和舌边（舌的两边）四个部分。并认为舌尖反映心肺的病变，舌中反映脾胃的病变，舌根反映肾的病变，舌边反映肝胆的病变。根据舌的不同部位以反映不同脏腑病变，在临床上，具有一定的诊断意义。由于季节气候的影响，正常舌象可以发生改变。如夏季舌苔稍厚，或薄而淡黄，秋季舌苔可能薄白稍干等。应注意与病理舌苔区分开来。病理舌象，可见舌质、舌苔的不同变化。舌质，有颜色、舌形、舌态等不同改变，主要反映人体脏腑的虚实，气血的盛亏。舌苔，有苔色、苔质等异常变化，主要反映病位的深浅，疾病的性质和正邪的消长。

2）望舌质：望舌质对于诊察脏腑精气盛衰存亡，判断疾病预后转归，具有重要意义。望舌质主要是观察其神、色、形、态的异常。

（1）舌神：主要诊察舌体的荣枯。

①有神：舌质荣润而有血色，是脏腑气血外荣之象，为有神之舌。

②无神：舌质干枯晦暗而无血色，是脏腑气血衰败之象，为无神之舌。

（2）舌色：指舌质的颜色。

①淡红舌：淡红舌除见于正常舌象外，还可见于疾病初起，病情轻浅，脏腑气血未伤者。

②淡白舌：较正常舌色浅淡，主虚证寒证。为阳气虚弱，气血不荣所致。若舌质淡白，舌体瘦小，多属气血两虚；舌淡白而胖嫩，或有齿痕，多为阳虚水泛。

③红绛舌：舌色深于正常，鲜红者，称红舌；舌体呈深红者，称绛舌。红绛舌主热证。因血得热则行，热盛则气血沸涌，舌体血络充盈，故呈现红色。若舌红而干，或有芒刺，为热盛；舌胖而短缩，属痰湿内阻；舌红绛干而短缩，多属热盛伤津。

④紫黑舌：紫黑舌主热证、瘀血证、危证。因血得热则行，热盛则气血沸涌，舌体血络充盈过度，故呈现紫黑色。若舌紫黑而干，或有芒刺，为热盛；舌紫黑干而短缩，苔黄多属热盛伤津；舌紫黑干而短缩，无苔水滑多属阴寒内盛，常为危证。

3）舌形：即观察舌质的老、嫩、肿胀，瘦薄、裂纹、芒刺等。老、嫩，舌质纹理粗糙为"老"，多属实证、热证；舌质纹理细腻，舌边印有齿痕为"嫩"，多属虚证，或虚寒证。

①肿胀：舌体较正常舌胖大，称为肿胀舌。舌质淡白肿胀，多属脾肾阳虚，舌质红赤肿胀，多属湿热内蕴，或热毒亢盛。

②瘦薄：舌体瘦小而薄，称为瘦薄舌。舌质浅淡瘦薄，多为气血不足，心脾两虚，舌质红绛瘦薄，多属阴虚热盛，津液耗伤，往往表明病情比较严重。

③裂纹：舌体上有各种形状的裂沟或皱纹，称为裂纹舌。舌质红绛而有裂纹者，多属热盛，舌质淡白而有裂纹者，多属阴血不足。

④芒刺：舌乳头增生和肥大，称为芒刺。芒刺干燥，多属热邪亢盛，且热邪越重芒刺越多、越大。舌尖有芒刺多属心火亢盛，舌边有芒刺，多属肝胆火盛，舌中有芒刺多属胃肠热盛。

4）舌态：即观察舌体的痿软、强硬、震颤、歪斜、短缩、吐弄等。

①痿软：舌体不能自由转动、伸缩无力，称为痿软。由筋脉失养所致。久病舌淡而痿，是气血俱虚；舌绛而痿，是阴亏已极；新病舌干红而痿者，是热灼阴伤。

②强硬：舌体失去应有的柔和，屈伸不便或不能转动，称为强硬。外感热病，多属热入心包，痰浊内阻，或高热伤津，邪热炽盛。杂病多为中风的征兆。

③震颤：舌体在运动或不运动时不自主的颤抖，称为震颤。久病多属气血两虚，或阳气虚弱，外感热病多为热极生风或肝风内动。

④歪斜：舌体偏歪于一侧，称为歪斜。多是中风和中风的征兆。

⑤短缩：舌体紧缩不能伸长，称为短缩。多是危重证候的反映。舌淡湿润，短缩或兼青色，属寒凝筋脉，舌胖短缩，属痰湿内阻，舌淡红干短缩，多属热病伤津。

⑥吐弄：舌伸长而弛缓，露出口外为吐舌。舌时时微出口外，立即收回口内，或舌舐口唇上下或口角左右，称为弄舌。两者都属心脾有热。吐舌可见于疫毒攻心，或正气已绝，弄舌多为动风先兆，或小儿智能发育不良。

5）舌下络脉：舌下络脉是位于舌系带两侧纵行的大络脉，管径小于肉阜至舌尖的3/5，正常络脉颜色为淡紫色。淡白主虚证、寒证。为阳气虚弱，气血不荣所致。红绛主热证。

6）望舌苔

舌苔是舌面上附着的苔状物。临床应观察苔色和苔质。

（1）苔色

①白苔，一般主表证，寒证。若白苔干裂或如积粉，多属邪热内盛，津液已伤，若苔如

积粉，乃暑湿秽浊之邪内蕴。可见于瘟疫初起，亦可见于内痈。白苔是临床最为常见的一种舌苔，其他颜色的舌苔，都可以看为由白苔转化而成。

②黄苔：主里证、热证。一般来说，黄苔的颜色越深，反映的热邪越重。淡黄为微热，深黄为热重，焦黄是热结。若兼见舌质淡白胖嫩，则应考虑阳虚水湿不化。

③灰、黑苔：多主热证，亦主寒湿证或虚寒证，多见于疾病的严重阶段。舌苔灰、黑而干，属热炽伤阴。舌质淡紫，舌苔灰、黑湿润，多属阳虚寒盛。另外，胸膈素有伏饮之人，新患外感，起病即见苔黑而润，以全身无险恶表现，可与主危重证的黑苔相鉴别。

（2）苔质：使舌苔由厚变薄，则表示邪气得以内消外达，病情由重变轻，多属病退。所以，观察舌苔的厚薄，可知病邪的轻重、病邪在表在里和病情的进退。

①润燥：舌苔干湿适度，润泽有津者为润苔，表示津液未伤；若舌面有过多水分，扪之滑利而湿，甚或伸舌流涎者为滑苔，多为水湿内停；若望之枯涸，扪之无津为燥苔，多为热伤津液，或燥气伤肺，或久病阴虚耗津，或阳虚不能化津；若苔干而粗糙，摸之涩手者为糙苔，多见于热盛伤津。所以，观察舌苔的润燥，主要是了解津液的存亡和损伤变

化。

②腐腻：苔质疏松如豆腐渣，揩之易去者为腐苔，多主胃肠食积，或见痰浊内蕴之内痈；若苔质细腻致密，刮之难去者为腻苔，多主痰饮、湿浊、食积等。

③剥落：舌本有苔，忽然全部或部分剥落无苔者为剥落苔。其中，舌苔剥落不全，称为花剥苔，是胃的气阴两伤；若舌苔全部剥落，为镜面舌。

（3）苔质：主要有舌苔的厚薄、润燥，腐腻，花剥和有无等变化。

①厚薄：苔薄，常表示疾病轻浅，在外感病多见于表证。苔厚，表示外邪入里，或里有积滞。薄苔往往随病邪的发展而逐渐增厚。

②润燥：舌苔湿润表明津液未伤。若苔面有较多的水分，甚至伸舌则下滴，称为水滑苔，多为水湿内停。舌苔干燥是津液已耗，外感热病多属高热伤津，杂病多属阴虚液亏。但也有湿邪蕴聚，气不化津，舌苔反燥的情况。

③腐苔：苔质疏松而厚，如像豆腐渣，大颗粒堆铺舌面。多为实热蒸化胃中食浊的表现。

④腻苔：苔质致密，颗粒细腻，多为舌中稍厚，边周较薄，擦之不去，刮之不脱。属于湿浊内盛。

⑤花剥；舌苔剥落不全，剥落处光滑无苔，称为花剥。多属胃的气阴不足。若兼有腻苔者，表示痰湿未化，正气已伤，病情比较复杂。

⑥无苔：舌苔的有无，常表示病情的变化。如胃气虚无苔而渐渐有苔，说明胃气渐复，若病本无苔而忽然有苔，是胃浊上泛，或是热邪渐盛。又如初病舌本有苔而忽然脱去，多是胃阴干涸，缺乏生发之机，但若厚苔渐渐脱去，而转薄白，则说明邪气渐退，病势减轻。

大抵观察舌苔的厚薄，可知邪气的深浅；舌苔的润燥，可知津液的存亡；舌苔的腐腻，可知脾胃的湿浊；舌苔的有无变化，可知病情的进退。临床望舌必须注意舌质、舌苔各个方面的变化，也只有全面、细致的观察舌象，并把观察的所有异常改变，结合起来进行分析，才能切合病情。

第二节　闻　　诊

闻诊包括闻声音和嗅气味。

1. 闻声音

1）音哑与失音：语声嘶哑不清称音哑；发音不出称失音，或称"喑"。两者病因病机基本相同，不过轻重不同而已。新病多属实证，为外邪袭肺，肺气不宣所致；久病多属虚证，多为内伤，如肺肾阴虚，津液不能上承声门所致。如久病、重病，突然声音嘶哑，甚或失语，是脏气将绝之危象。骤然高亢洪亮，重浊而粗，多言而躁动的，多属实证、热证，常见于外感病证；语声低微细弱，少言而沉静，多属虚证、寒证，常见于久病、内伤病证。

2）声重与鼾声：语言重浊，称为声重，多属外感风寒，或痰湿较重，或鼻塞涕多等所致。鼾声是指气道不利时发出的异常呼吸声。正常人在熟睡时亦可发出鼾声。若鼾声不绝，昏睡不醒，多见于高热神昏，或中风脱证危象。

3）呻吟与惊呼：呻吟是病痛难忍所发出的语声，突然发出的叫喊声称惊呼，两者多为身有痛楚所致。呻吟声高而有力，多为实证、剧痛；久病而呻吟，微弱无力，多为虚证。

4）虚咳：咳声低微无力，兼有虚象，多为肺肾气虚所致。

5）寒咳：咳声紧闷，兼痰白清稀等寒象。多因寒邪束肺或内有寒饮所致。

6）热咳：咳声不扬，兼痰黄质稠等热象。多为邪热犯肺或寒邪束肺化热所致。

7）燥咳：咳声清脆，兼干咳痰少难咯等燥象。多属燥邪犯肺或阴虚肺燥。

8）痰咳（湿咳）：咳声重浊，痰多易咯，兼有湿象。为痰浊阻肺所致。

9）顿咳：顿咳，即"百日咳"，见于小儿。咳声阵发，咳时气急连声不断，终止时有回声如鹭鸶叫声。多由风邪与伏痰搏结，阻滞气道所致。

10）咳如犬吠：咳如犬吠之声，常为白喉病，为疫邪攻喉，闭塞气道所致。

2. 嗅气味

1）嗅气味：主要是嗅病体、排出物、病室等与疾病有关的异常气味，以了解病情，判断病的寒热虚实。在临床时，常询问病者而知异常气味，恶臭为实热证，腥臭味淡多为虚寒证。

2）口气：口气臭秽，多主胃热，或口腔不洁，或有龋齿。口气酸馊，主宿食内停。

第三节　问　诊

问诊是医生询问病人或陪诊者，了解疾病的发生、发展、诊治经过及现在症状和其他与疾病有关的情况，以诊察疾病的方法。

问现在症状，是对病人就诊时所感到的痛苦或不适以及与其病情相关的全身情况进行详细询问。现在症状是现病史中的重要内容，是中医辨证的主要依据，应作重点、有目的的询问。现在症状很多，古代医家总结为"十问歌"：即一问寒热二问汗，三问饮食四问便，五问疼痛六睡眠，七情八气息相应，妇女加问经和带，仔细诊断需合参。十问内容言简意赅，目前仍有指导意义，但在实际应用时，也要根据病人的不同病情，灵活而有主次地进行询问，不能千篇一律地机械套用。现仅介绍重点内容如下。

1. 问寒热：询问病人有无怕冷或发热症状。问诊时，要问清有无寒热，怕冷与发热是独见还是并见，问清寒热的轻重，出现的时间、次序，持续的长短，寒热的特点及其伴见症状等。

①恶寒重，发热轻：指病人感觉恶寒明显，发热轻微，主风寒表证。

②发热重，恶寒轻：指病人感觉发热较重，轻微怕冷，主风热表证。

③发热轻，恶风有汗：指病人轻微发热，但当风觉冷，发热有少量汗出，属伤风表证。

④寒热往来：指恶寒与发热交替而作，又称为往来寒热。若寒热往来无定时，即时冷时热无规律，为半表半里证，《伤寒论》称为少阳证，为邪正交争，相持不下的表现。若寒热往来有定时，即寒战与发热交替，且发作有规律，一日一发，或二、三日一发，是为

疟疾。

2. **问汗**：汗为津液所化生。在衣厚、炎热、体力劳动、进食辛辣、情绪紧张等正常情况下出汗，属生理现象。病理性汗出异常对分辨疾病的性质和机体的阴阳盛衰，有重要意义。问汗时，应注意了解汗出有无、出汗的时间、多少、部位特征及其主要兼症等。可根据汗出有无分辨病邪的性质和正气的盛衰。

3. **问口渴**

气分热盛：口渴大饮或喜冷饮。瘀血证：热在营血，热邪夹湿。下焦虚寒：口渴饮而不多。胃火盛：消谷善饥。胃阴不足：虚热内扰，饥不欲食。肝胆火盛：口苦。脾胃湿热：口黏而不爽，口淡无味。

4. **问二便**

便秘－热结肠胃；阳气不运；气血不足；气郁不畅。泻泄实证－湿热；肝强脾弱；热邪下迫－伤食；虚证－脾虚；肾虚。小便－尿色赤短少－热证；尿清长－寒证；尿色赤伴痛频急－湿热下注。

5. **问疼痛**

（1）胀痛：疼痛且有胀的感觉，是气滞作痛的特点，多见于胸、胁、脘、腹部。如中焦寒凝气滞之胃脘胀痛；肝郁气滞之胸胁胀痛；头部胀痛，多为湿重，常胀痛且重。

（2）刺痛：疼痛如针刺之状，是瘀血疼痛的特征之一。以胸胁、胃脘、小腹、少腹部为多见。如肝经瘀血之两胁刺痛；胞宫瘀血之小腹刺痛。

（3）走窜痛：疼痛的部位游走不定或走窜攻痛。其中，胸胁脘腹疼痛而走窜不定的，常称为窜痛，多因气滞所致，如肝郁气滞之胸胁走窜攻痛；肢体关节疼痛而游走不定的，常称为游走，如行痹（风痹）之关节疼痛而游走不定。

（4）固定痛：疼痛的部位固定不移。肢体关节疼痛固定不移，见于风寒湿痹之"着痹"（湿痹）；胸胁脘腹等处固定作痛，多属血瘀。

（5）冷痛：疼痛有冷感而喜暖，多由寒邪阻滞或阳气不足，脏腑肢体不得温养所致，以腰脊、脘腹及四肢关节等部位多见。如"寒痹"（痛痹）之关节冷痛；脾胃虚寒之脘腹冷痛；肾阳虚损之四肢厥冷等。

6. **问失眠**

失眠又称不寐，或不得眠。以经常不易入睡，或睡而易醒不能再睡，或睡而不酣，时易惊醒，甚至彻夜不眠为特点，且常并见多梦。失眠的病机是阳不入阴，神不守舍。引起失眠的原因很多，概括起来其性质有虚实之分，虚证多由营血亏虚或阴虚火旺，心神失养所致；实证则因痰热内盛或食积内停，心神被扰所致。若失眠兼见心悸、心烦、舌红少苔者，为心阴不足；若不易入睡兼见心悸、腰膝酸软者，为心肾不交；若睡后易醒兼见心悸、食少、舌淡、脉弱者，为心脾两虚；若失眠兼见痰多、舌苔黄腻者，为痰热扰心；若睡眠时时惊醒，兼见眩晕、胆怯、恶心、口苦者，为胆郁痰扰。

7. **问七情**

怒易伤肝，喜易伤心，悲易伤肺，忧思伤脾，惊恐伤肾。

8. **问月经**

月经是指育龄妇女周期性的子宫出血。一般每月一次，信而有期。询问妇女月经情况，应注意了解月经周期、行经天数、经量、经色、经质及伴随症状。必要时须询问末次月经日期，初潮或停经年龄。经期异常：正常月经约 28 天行经一次，行经期 3～5 天。

月经周期经常提前八九天以上，称月经先期。多因气虚统摄无权，冲任不固；或阳盛血热、肝郁血热、阴虚火旺，以致热扰冲任，血海不宁而致。

月经周期经常错后八九天以上，称月经后期。多因营血亏虚，或阳气虚衰，温养无权，使血海不能按时满蓄；或因气滞血瘀，冲任不畅；或因寒凝血瘀，冲任受阻，因而经期错后。

健康女子经期排出的血量一般为 50～100 毫升，由于个体素质、年龄等不同，可略有差异。

月经量较以往明显增多，周期基本正常，称为月经过多。多因血热妄行，冲任受损；或气虚冲任不固，血失统摄；或瘀阻胞络，络伤血溢等引起。

月经周期基本正常，经量明显减少，甚或点滴即净，称为月经过少。多因营血衰少，血海亏虚；或肾气亏虚，精血不足，血海不盈；或寒凝、血瘀或痰湿阻滞所致。

正常月经血色正红，不稀不稠，不夹杂血块。

经色淡红质稀，为血少不荣。

经色深红质稠，为血热内炽。

经色紫暗，夹有血块，兼小腹冷痛，属寒凝血瘀。

不在行经期间，不规则阴道出血，或持续下血，淋漓不止者，称为崩漏。来势急，出血量多的称崩；来势缓，出血量少的称漏，或称漏下。崩与漏虽有缓急之分，但又常互相转化，相兼出现，故统称为崩漏。多因热伤冲任，迫血妄行；或脾肾气虚，冲任不固，不能约制经血；或瘀阻冲任，血不归经所致。

在行经年龄，3 个月停经而又未受孕，或不在哺乳期月经不来潮，称为闭经。多因气虚血亏，血海空虚所致；或肝肾阴虚，精不化血，冲任失养；或气滞血瘀，或寒凝痰阻，胞脉不通而致。

第四节　切　诊

切诊包括脉诊和按诊两部分，两者都是医生用手，对病人体表进行触摸按压，从而获得辨证资料的一种诊察方法。

1. 脉诊

脉诊，是医务人员用手指按病人的动脉，根据脉象，了解病人所患疾病内在变化的诊断方法。又称为诊脉、切脉。

脉诊在我国具有悠久的历史。反映了祖国医学诊断疾病的特点和经验。几千年来，由于历代医家，特别是建国后革命医务人员的认真实践和深刻研究，脉诊在医疗实践中不断发展，现已积累了丰富的经验，形成了比较系统的理论。脉象，是由动脉搏动的显现部位（深、浅），速率（快、慢），强度（有力、无力），节律（整齐与否、有无歇止）和形态等方面组成。可以理解为脉搏的形象。

1）诊脉的部位与方法

（1）部位：《内经》中曾有"遍诊法"和"三部诊法"的记载，近代临床已很少运用，故不介绍。临床主要运用"寸口诊法"，即切病人桡动脉的腕后显露部分。

中医认为肺朝百脉，脉会太渊，太渊部位正当寸口，寸口是五脏六腑之终始。因此，全身各部分有病，都可以由寸口脉反映出来。

（2）方法：切脉时让病人取坐位或仰卧位，手臂与其心脏近于同一水平，手掌向上，前臂平放，以使血流通顺。

寸口脉分寸、关、尺三部。为成人切脉，用三指定位，先用中指按在高骨（桡骨茎突）定关部，然后用食指在关前定寸部，无名指在关后定尺部。三指应呈弓形斜按在同一水平，以指肚接触脉体，以便按寻。三指的疏密，应以病人的高矮适当调整。

小儿寸口脉部位狭小，不能容纳三指，可用"一指（拇指）定关法"，而不细分三部。三岁以下的小儿用望指纹代替切脉。

切脉时常运用三种指力。开始轻用力，在皮肤为浮取名为"举"。然后中等度用力，在肌肉为中取名为"寻"。再重用力，在筋骨为沉取名为"按"。根据临证的需要，可用举、寻、按或相反的顺序反复触按，也可分部取一指直压体会。寸、关、尺三部，每部有浮、中、沉三候，称谓三部九候。

切脉时应注意争取安静的环境。如患者刚经过较大的活动，应先让其休息片刻，然后诊脉。切脉者必须呼吸均匀，态度认真，要过细，把注意力集中于指下。每次诊脉时间，不应少于一分钟。

2）正常脉象

健康人的脉象称为正常脉象，又称平脉和缓脉。正常脉象的基本形象是：三部有脉，不浮不沉，不快不慢，成人一息（一呼一吸为一息）四至，和缓有力，节律均匀。其中以"和缓有力，节律均匀"最为要领。在各种病脉中，仍能带有不同程度的"胃气"，就叫顺脉，否则就叫逆脉，预后往往不良。

脉和人体内外环境的关系非常密切。由于人们年龄、性别、体质以及精神状态等因素的不同，脉象也可以随之发生某些变化。例如，年龄越小，脉跳越快：婴儿脉急数，每分钟脉跳 120～140 次；五六岁儿童，常为一息六至，每分钟脉跳 90～110 次左右。青壮年体强脉多有力，老年人体弱脉来较弱。成年女性较成年男性脉搏濡弱而略快。身材高大的人，脉的显现部位较长，矮小的人，脉的显现部位较短。瘦人脉多稍浮，胖人脉象多沉。有的人脉不见于寸口部，而从尺部斜向手背，名"斜飞脉"，或脉显现于手背，名"反关脉"，均是桡动脉位置异常所致，不属病脉。正常人的脉象还可因季节气候的影响发生变化。如：春季脉稍弦，夏季脉稍洪，秋季脉稍浮，冬季脉稍沉。上述脉象的变化，仍属"平脉"，应注意与病脉鉴别。

3）病脉与主病

在脉学的发展过程中，由于医者的切脉体会不同，对脉象的命名方法亦各有所异。我国现存最早的脉学专书《脉经》提出了二十四种。后世《诊宗三昧》提出的脉象最多，为三十二种，《景岳全书》提出的最少，为十六种。而《濒湖脉学》所提二十七脉比较普遍，近代则多记述二十八脉。现用脉象对比法，着重叙述体现脉象某一个方面表现的"单一脉"和某些临床常见脉象，共计十八种。

十八种脉的脉象和主病，分述如下：

（1）浮脉

脉象：轻取即得，举之泛泛有余，按之稍减不空。特点是脉搏显现部位浅。

主病：表证。

说明：外邪侵袭体表，气血抗邪于外，所以脉象见浮，且浮而有力。若内伤久病体虚，或阴虚阳无所依，或阳虚外越，脉也可见浮，但浮而无力，属于虚脉一类，不可误作外感论治。

（2）沉脉

脉象：轻取不应，重按始得。特点是脉象显现部位深。

主病：里证。有力为里实，无力为里虚。

说明：邪郁在里，气血困滞，则脉见沉象。若因病邪内郁，正邪相搏于里，则脉沉而有力，主里实，若正气不足，脉气鼓动乏力，则脉沉而无力，主里虚。

若比沉脉显现部位更深，重按推筋着骨始得，称为伏脉。主邪闭，厥证、痛极，又主阳衰。

（3）迟脉

脉象：一息脉来不足四至。特点是单位时间（分）较正常脉跳次数少，每分钟少于六十次。

主病：寒证。有力为积冷实证，无力为虚寒证。

说明：寒则气收，凝滞脉道，阳失健运，脉行缓慢，故脉见迟。若迟而有力为积冷实证，迟而无力，多属阳虚内寒。

（4）数脉

脉象：一息脉来五至以上。特点是单位时间（分）较正常脉搏次数多，每分钟超过九十次。

主病：热证。有力为实热，无力为虚热。

说明：邪热鼓动，脉行加速，故脉见数。实热内盛，必数而有力。久病阴虚，虚热内生，其脉也数，但脉必细数无力。若数大无力，又多见于气虚证。

一息脉来七、八至，称为疾脉。主阳极阴竭，元气将脱，病情危重。

（5）虚脉

脉象：三部脉举之无力，按之空虚。为无力脉的总称。

主病：虚证。多为气血两虚。

说明：气血不足，气不足以运其血，则脉来无力，血不足充于脉，故按之空虚。

（6）实脉

脉象：三部脉举按皆有力。为有力脉的总称。

主病：实证。

说明：邪实而正气不虚，邪正相搏，故脉应指有力。

（7）滑脉

脉象：往来流利，应指圆滑。

主病：痰、食、实热。

说明；痰食内滞，邪气壅盛。气实血涌，往来流利，故脉来应指滑利。妇人无病而见滑脉，应考虑是否有孕。

滑脉有数意，其特点是流利、圆滑，但不同于数脉的脉搏次数多于正常。

（8）涩脉

脉象：往来艰涩，迟钝不畅，如轻刀刮竹。

主病：精伤，血少，气滞、血瘀。

说明：精亏血少，不能濡润经脉，所以脉气往来艰涩，气滞血瘀或邪阻经络，亦见涩脉。应分脉之有力无力，以辨虚实。

（9）洪脉（附大脉）

脉象：脉来如波涛汹涌，来盛去衰。特点是脉阔，且波动大。

主病：热盛。

说明：内热充斥，脉来汹涌有余。热病伤阴，阴虚于内，阳盛于外，则脉也可见洪，但按之无力。

洪脉以波动大，轻按即得，而似浮脉。但以脉阔，重按无稍减的特点与浮脉有别。另有大脉；脉形大于常脉，但无汹涌之势。大脉主邪气盛，即所谓"大则病进"；大脉又主正虚。辨邪正的盛衰，区别于大脉的有力、无力。

（10）细脉（附小脉）

脉象：脉细如线，应指明显。特点是脉窄，且波动小。

主病：诸虚劳损，以阴血虚为主，又主湿。

说明：脉细则阴血亏虚，不足以充脉道，故主诸虚劳损。又湿邪阻压脉道，亦见细脉。

小脉：同细脉。

（11）微脉

脉象：极细极软，似有似无，按之欲绝，至数不明。

主病：阴阳气血诸虚，多为阳衰危证。

说明：阴阳气血虚衰则脉微。阳气虚衰则脉道鼓动无力，阴血亏虚则脉道不充，故脉似有似无，至数不明。常见于心肾阳衰及暴脱病人。病情危重。微脉比细脉更细更软，可以理解为"特小"。

（12）濡脉

脉象：浮小而细软。

主病：诸虚，又主湿。

说明：濡脉浮细软，是气血不足，脉道细小，故主诸虚。但湿邪在表时，脉亦软而浮小，应当与症状合参。

（13）弦脉

脉象：端直以长，如按琴弦。特点是脉本身的弛张度大。

主病：肝胆病，诸痛，痰饮。

说明：弦为肝脉，主肝胆病、痰饮、诸痛等证。虚劳内伤，中气不足，脾胃受肝病影响时，也常见弦脉。

弦脉可分别与浮、沉、迟、数、虚、实等脉并见，表、里、寒、热、虚、实诸证均可出现，故是临床最常见的脉象。

（14）紧脉

脉象：脉来绷急，应指紧张有力，状如牵绳转索。特点是动脉搏动的张力大。

主病：寒、痛、宿食。

说明：寒邪与阳相搏，或因疼痛，正邪相争，可致脉道紧张，而见左右弹指的紧象。宿食停滞，也可见紧脉。

紧脉的特点是脉跳的紧张度大，脉跳有力，弦脉是动脉本身硬度大，脉跳不一定有力。

（15）芤脉

脉象：浮大中空，如按葱管。

主病：失血、伤阴。

说明：芤脉浮大无力，按之中空，由于失血过多，或因过汗伤津，血虚于内，气浮于外，见此脉象。

（16）促脉

脉象：脉来急数，时而一止，止无定数。

主病：阳盛热实，血气、痰饮、宿食停滞。

说明：阳盛热实而阴不和，故脉数急而时一止。凡血、气、痰食、痛肿等诸实热证，可见此脉，但促而有力。脉细促无力，多是虚脱之象，诊时应加注意。

（17）结脉

脉象：脉来缓慢，时见一止，止无定数。

主病：阴盛气结。

说明：阴盛而阳不能和，故脉来缓慢而时一止；寒痰瘀血，气郁不调，亦多见结脉。结脉与促脉，同为脉有歇止而止无定数，但二者有迟数的不同。结脉与促脉，以脉有歇止，而有别于迟脉与数脉。

（18）代脉

脉象：脉来动而中止，不能自还，良久复动，止有定数。

主病：脏气衰微，风证痛证，七情惊恐，跌扑损伤。

说明：代脉是脏气衰微，或脾气脱绝的征象。但风证、痛证、七情惊恐、跌扑损伤等病见到代脉，是因病而致脉气不能衔接。代脉以止有定数区别于促脉、结脉。

4）相兼脉与主病

引起疾病的原因是多方面的，疾病的表现和变化常是错综复杂的。因此，临床常见的脉象，是反映疾病多个方面的相兼脉。

相兼脉是两种或两种以上单一脉象的综合表现，又称谓"复合脉"。前面所述的濡脉、促脉、结脉等均属相兼脉。

只要不是完全相反的两种或几种单一脉，都可能同时出现，组成相兼脉。例如：浮紧、沉迟、沉细数等。浮紧脉：浮脉主表证，紧脉主寒证，浮紧脉即主表寒证；沉迟脉，沉脉主里证，迟脉主寒证，沉迟脉即主里寒证；沉细数脉：沉脉主里证，数脉主热证，细脉主虚证且多阴血虚，沉细数即主里虚热证。余可类推。

2. 按诊

按诊包括西医触诊、叩诊，作为中医尤其注重经络、经筋检查，其中经筋检查详见经筋痹痛诊断节。

第五节 经筋痹痛的诊断

在中医学传统的经筋疾病诊断方法中除采用前节四诊外，在四诊中尚有针对经筋痹痛的特殊诊查内容。

1. 望诊

医者运用视觉除对全身皮肤、气色、舌象等进行观察外，更重要的是对损伤局部进行特别认真地察看，如《伤科补要》中就明确指出："凡视重伤、先解开衣服，遏视伤之轻重。"所以望诊要求足够的暴露范围，通过望全身，望伤痛局部，包括望舌质、舌苔以明确损伤的部位、性质和轻重等。

1）头颈部：观察病人颈部活动是否正常，如有无耸肩，头部有否无意识的摆动，皮肤有无红肿、包块及畸形，头部活动有无受限、僵硬，不灵活等。

2）腰背部：观察病人的表情、姿势、步态、动态有无异常。侧面观察耳后至踝关节前的连线，通过颈胸、胸腰、腰臀交界处的髋关节、膝关节前部、踝关节前部。看有无驼背、角状驼背、腰椎前突或后凸。背面观察脊柱侧弯的方向、程度、腰背部有无包块、畸形、色素沉着区、肌肉痉挛、脓肿、窦道等。

腰扭伤患者由于腰部不能持重，常以双手扶腰行走，坐下时又以两手支撑。

腰椎间盘突出的患者行走时，因疼痛的一侧下肢不敢用力着地而表现跛行。从背面或侧面观察脊柱有无前后凹凸及侧弯畸形，注意上身倾向何侧。

背肌在脊柱两旁隆起，使脊柱在中央呈现一条凹沟。经常弯腰位工作或缺乏锻炼者，两侧背肌萎缩变平而中央的棘突可呈线状隆起。

腰痛患者有时会出现保护性腰肌痉挛。

3）肩部

检查者自前后检查，对比两肩，看是否对称、有无肿胀、瘀血，肩部肌肉有无萎缩，局部有无包块及静脉曲张。对比两侧三角肌的发育及锁骨上、下窝的深浅是否对称，肌肉有否萎缩。

然后检查背面，对比两肩胛骨高低是否一致，肩胛骨内缘与脊柱距离是否相等，肩胛冈上下的肌肉有无萎缩。还要借助肩关节主动或被动运动来观察其肌肉及关节的形态和功能状况，如果发现两侧不对称，则应进一步检查。

冻结肩日久，三角肌萎缩可呈方肩畸形。冈上肌腱炎或不全撕裂及三角肌下滑液囊炎者，在肩关节外展 60 至 120 度时，出现疼痛（称疼痛弧），而在此范围以外则无痛。

若冈上肌肩袖完全撕裂者，当肩外展开始的 30 至 60 度，可看到三角肌用力收缩，但不能外展举起上臂，越用力肩越高耸，但如果帮助患者外展到这个范围以外，三角肌便能单独完成其余的外展幅度。

4）肘部：双侧是否对称，有无肌肉萎缩和畸形，局部有无包块及红肿。正常人肘关节外翻角（携带角）10 ~ 20 度，肘关节伸直位，手掌朝向前方，两侧对比。如外翻角增大，为肘外翻；角度缩小，为肘内翻。

肘关节积液或积血时，屈肘观察后方，可见肱三头肌两侧胀满，严重肿胀则呈梭形、尺桡关节部位的凹陷消失。

5）手腕部

观察手的自然位置和功能位。神经损伤时、致垂腕平手、并指和各指畸形。

腕掌指部的望诊应强调两侧对比检查、观察骨的轮廓有无畸形、软组织有无肿胀及肌萎缩等。

腕腱鞘囊肿常在腕背部出现圆形硬结，边缘清楚的肿物。桡侧伸腕肌腱周围炎在腕上部肿胀。

缺血性肌挛缩典型畸形是掌指关节过伸而指间关节屈曲，但极度屈腕时手指可伸直些，伸腕时手指又屈曲。

6）髋部

首先要患者脱去外衣行走，前面要注意两侧髂前上棘是否在同一水平，两侧髋部是否对称，然后观察下肢有无过度内收、外展和短缩等畸形。

侧面要注意大腿有无屈曲畸形，特别是有无腰椎过度前突。避免忽视髋关节轻度屈畸形。

望后面时，可先嘱患者健侧下肢承重，另一侧下肢屈曲抬起。正常情况下，由于负重侧的额外展肌群的收缩，使另一侧骨盆向上倾斜而高于负重侧。臀中肌麻痹时，当患侧下肢负重，健侧下肢屈曲抬起时，非但不能使健侧骨盆向上倾斜，反而低于负重侧，称站立屈髋屈膝试验阳性。

小儿髋关节一过性滑膜炎时，患儿跑步时跛行明显。成人髋部伤筋时，走路呈拖拉步态。

7）膝部

观察膝部有无过伸、屈曲、外翻、膝内翻畸形。其次应观察膝关节是否肿胀。轻度肿胀表现为两侧膝眼饱满，严重时髌上滑囊及整个膝周均隆起肿大。髌上滑囊区的肿块可能是滑囊炎、关节积液。腘窝囊性肿块为腘窝囊肿。胫骨结节肿大，可能是骨软骨炎。

股四头肌内侧头力量最强，是完成伸膝动作最后角度的主要肌肉。

任何膝关节疾患，只要引起膝关节运动障碍，股四头肌内侧头即很快萎缩。因此、此肌萎缩与否对判断膝关节有无病变有较大意义。

膝侧副韧带损伤、髌骨副支持带半月板损伤或创伤性滑膜炎、十字交叉韧带损伤时，因关节内积血积液，膝眼部常饱满。

膝关节扭挫伤时，可有皮下瘀斑、膝部肿胀等。

髌下脂肪垫劳损时，膝眼部变鼓突。

8）足踝部：观察有无畸形，如足下垂（马蹄足）、跟足（仰趾足）、内翻足、外翻足、扁平足和高弓足。有无肿胀、皮下瘀血等，内、外踝处肿胀，背屈剧痛，可能为踝部扭伤；踝下凹陷消失，跟骨增宽，跟腱止点处疼痛，可能为跟骨骨折；内、外踝下方及跟腱两侧的正常凹陷消失，兼有波动感，可能为关节内积液或者血肿；肿胀局限于一侧，多见于同侧副韧带损伤。足后部肿胀多属跟腱炎、滑囊炎、骨质增生等。

2. **闻诊**

闻诊，主要包括听声音、嗅气味两个方面。还应注意关节、肌膜的异常响声。关节异常响声应结合触摸及关节活动来检查。检查时，一手放置关节之上，另一手移动关节远端肢体。

1）弹响音：多为低钝而清晰的音响，同时伴有组织弹跳感。如膝关节半月板或盘状软骨撕裂伤，关节内游离体、肌腱或筋膜在骨突上滑动所引起的弹响。

2）捻砂音：系粗糙的关节摩擦音，多为关节软骨面磨损或不平滑时发出的音响。加髌骨软化症等。

3）捻发音：多见于慢性滑膜炎，为滑膜面粗糙之故。另外也见于急性渗出性肌膜周围炎，如前臂伸肌群、股四头肌部等。

正常儿童的关节在运动时不应有关节摩擦音，如有摩擦音则说明有慢性滑膜炎或关节软骨疾病。老年人关节运动时大多有摩擦音，尤其是骨性关节炎时可有粗糙摩擦音。一旦原有的摩擦音消失，常说明关节已发生积液。另外，正常关节有时亦可发出单一清脆的响声，需与关节疾病的摩擦音相鉴别。

3. 体检法

《医宗金鉴·正骨心法要旨》指出："以手扪之⋯⋯用手细细摸其所伤之处⋯⋯筋强、筋柔、筋正、筋断、筋走⋯⋯自悉其情"。沿经筋分布有规律地仔细触摸检查其损伤程度与性质，为全面、准确辨证论治提供诊断依据。

1）触摸法

（1）急性经筋损伤

急性经筋损伤常出现疼痛，一般疼痛较重，伴有肿胀，甚至出血、瘀斑。由于肢体的疼痛和肿胀，大多会出现不同程度的功能障碍。

不同经筋组织的疼痛性质不尽相同，皮肤合并损伤时，可有痒、烧灼样痛，其定位明确。皮下组织浅筋膜损伤有与皮肤痛同样的性质。脂膜及深筋膜损伤可产生钝痛，出现捻发音或砂颗粒或团块，所涉及的肌肉出现肌肉痛。肌肉损伤常为深在的弥散性钝痛，且因伴有保护性肌痉挛而出现痛性肌痉块。肌腱疼痛为钝痛，可出现远端的牵涉痛。滑囊损伤合并炎症时，可出现局部疼痛或牵涉痛，且因滑囊涉及其上的肌腱，常合并肌腱的钝痛。关节囊疼痛性质弥散，定位不良，且常涉及周围肌腱的损伤出现疼痛。硬脑膜的疼痛是深在的钝痛，可涉及其旁的神经根，而出现沿神经根的放散痛。神经根受压迫时，可出现异样感、麻木、功能障碍。当有炎性反应和浸润时，可出现电击样感觉、疼痛、放散疼痛，有时可伴植物神经紊乱，如出汗、恶心、血压下降等。神经根炎性浸润疼痛时，直腿抬高试验多呈阳性。神经干压迫时，可引起远端传导阻滞，感觉和运动功能丧失。当炎性反应浸润时，可引起放射样疼痛或灼痛。部分外周神经损伤时，可伴有血管运动和出汗等变化。

（2）慢性经筋损伤

慢性经筋损伤不仅出现疼痛，而且常有渗出、粘连、机化、瘢痕、钙化等病理变化。所以，在触摸痛处时，常可触及痛性病理反应物。脂膜层的病理反应物多为椭圆形、团块样，且活动度大。深筋膜层病理反应物多为索条状、线状、杆柱状，其活动度相对较小。肌腱及腱鞘的病理性反应物多为团块状、条索状，同时常伴随所涉及的肌肉出现反应性痉挛性团块。滑液囊的病理反应物多为团块状。肌肉组织的病理性反应物较为多样，部分肌束痉挛时，可出现痛性索条，当大量肌束被涉及时，可出现痉挛性团块，且常牵涉到远端的抵止点及附属组织。关节囊包裹在关节周围，因关节周围副韧带、副支持带等损伤挤压时，可刺激关节囊而引起疼痛。其病理性反应物可为索条状、团块状。神经纤维管，骨性纤维管是神经穿行之处，长期的损伤使其出现病理反应，形成条索样痛性硬块。硬膜及神经根因位置较深，从体表难于触摸清楚，但因炎症刺激而疼痛时，常引起所支配的背肌、椎旁肌的痉挛而出现条索或团块。触压时，可引起所支配区的放射样疼痛。神经根牵拉试验可激发或加重疼痛。

（3）触摸畸形

凡经筋损伤者，通过触摸体表骨突的序列变化和观察人体外部形态的改变，可判断畸形的性质和位置。若在骨附着处，都可触及痛点或痛性结节。腰部经筋组织的损伤和痉挛，可以引起脊柱侧弯和生理弯曲的改变。同样，椎间盘损伤或脱出，椎体骨病也可引起上述变化。区别在于，经筋损伤痉挛引起的畸形变化，当被动加深侧弯时，因缓解了经筋的牵拉而疼痛减轻。相反，骨和椎间盘性损伤者，因加重了损伤的椎间盘压迫和骨组织挤压，会加重疼痛。反之，被动纠正侧弯时，经筋性损伤者，因加重了经筋的牵拉，其疼痛加重。而后者，则因减轻了对椎间盘的挤压和骨组织的压迫，其疼痛反而减轻。

（4）触摸皮温

通过局部皮肤温度的改变可辨别寒证和热证。肤温高，表示新伤或局部瘀血化热，热盛肉腐；肤温低，表示寒性疾患，或血运障碍。一般而言，经筋急性损伤局部皮温可发热。若处理不及时，常合并感染，或有开放性伤口时，可有化脓腐肉的可能。而慢性经筋损伤，常因神经血管的刺激，筋肉组织的痉挛压迫，尤其是"横络"卡压使外周气血运行不畅而出现肢体发凉、怕冷。甚者，局部热敷，加强保暖，也不能改善，此所谓"横络盛加于大经"，需解结法，解除结筋点才能改善症状。

（5）触摸异常活动

在肢体关节处出现超出正常范围的活动是韧带断裂的表现。在骨干处出现异常活动，则提示有骨折。

2）挤压叩击法

挤压或叩击患处上下、左右、前后，根据挤压或冲击力的传导作用，分析患处的反应，以判断疾病的病位和性质。在骨干完整时，因其有支撑作用，可以抵抗纵向的挤压或叩击的传导力，可不产生疼痛。而骨折时，纵向挤压或叩击则出现疼痛。

3）主动屈伸或抗阻试验法

通过观察患肢的主动屈伸或抗阻力屈伸时患处的反应，判断疾病的性质和病位。当主动屈伸或抗阻力屈伸时，因主动肌的强力收缩或被动牵拉，引起患处疼痛，说明经筋有病变。经筋损伤发生于肌附着点及附着点周围的肌附属组织上，故应进一步检查患处所涉及的肌肉附着点周围经筋组织，以明确经筋损伤部位和范围。

4）旋转屈伸法

持握患肢远端，做旋转或屈伸活动，根据患处的反应或活动的度数是否受限，以判断病位及性质。关节脱位，则旋转与屈伸均受限制，或完全不能。而经筋损伤者，常在涉及受损经筋的屈伸旋转方向时，会引起疼痛或受限。在上述反应阳性时，有必要进一步进行关节活动范围的测量。全身各关节都有其正常的生理活动范围（见图6-1~6-8），在肢体发生疾病或损伤时，其活动范围可发生变化，活动度减小或增大，也可出现超越生理活动范围的异常活动度。目前临床上较常用的测量方法是以中立位为0度计算的，简称为中立位0度法。在测量时应注意除去关节周围的附加活动（见表6-1）。如测量肩关节活动，应固定肩胛骨。

测量髋关节活动时，应固定骨盆。还应注意正常人体关节活动范围的差异，必要时要进行两侧关节活动对比。对不易精确测量角度部位的关节功能，可用测量长度的方法以记录各骨的相对活动范围。例如，颈椎前屈可测下颏至胸骨柄的距离，腰椎前屈时，测下垂的中指尖与地面的距离等。

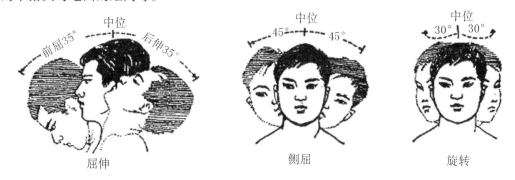

图6-1 脊柱颈段活动范围

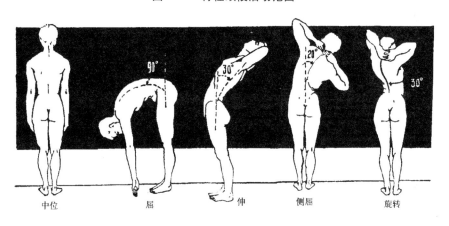

图6-2 脊柱腰段活动范围

屈：即上臂向前举，可达水平位（90°）。

伸：即上臂向后伸，能达45°。

外展：即上臂向两侧展开，可达90°（肩胛骨不动时）。

内收：上臂向内，其肘部可达身体中线。

外旋：屈肘时，外旋30°。

内旋：屈肘位时，内旋80°。

上举：肩肱关节屈曲或外展90°，肩胛骨旋转90°，共计180°。

屈：小腿后部可与股后部相贴。

伸：一般为180°，有时有轻微的过伸动作。

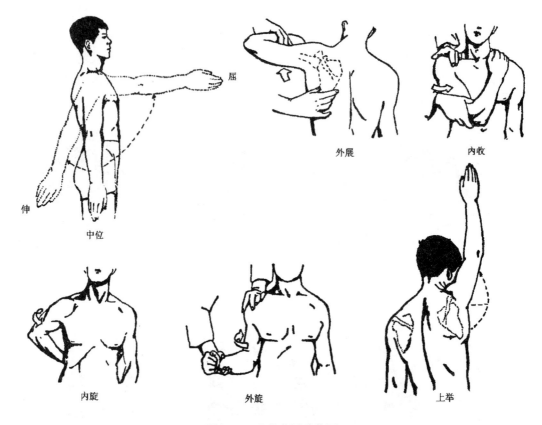

图6-3　肩关节活动范围

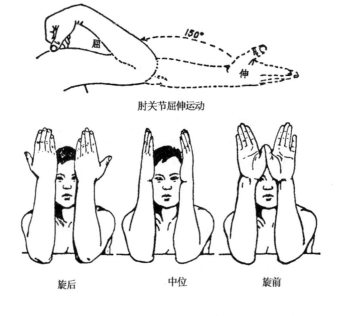

图6-4　肘关节活动范围

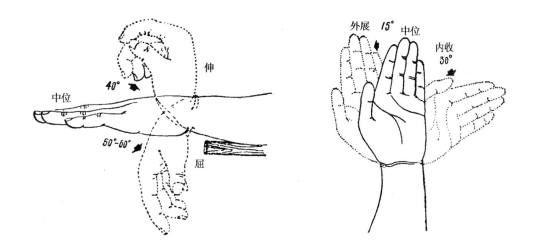

图6-5　桡腕关节活动范围

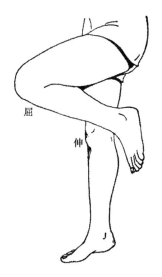

图6-6　膝关节活动范围

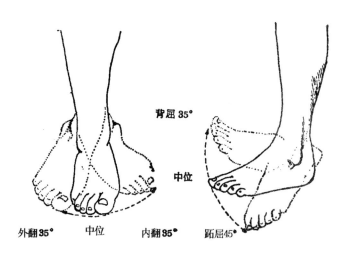

图6-7　距小腿关节活动范围

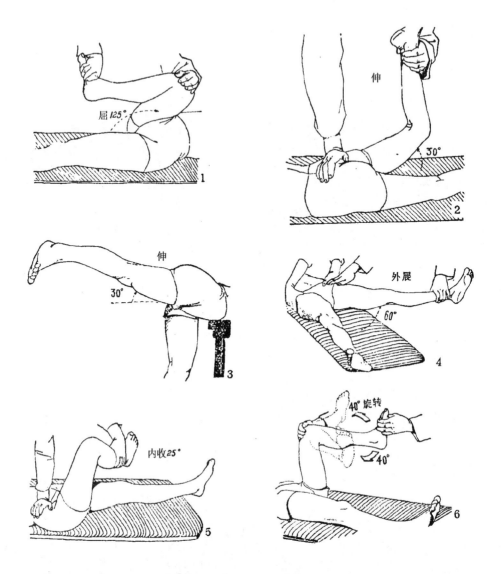

图 6－8　髋关节活动范围

表 6－3　测量四肢关节角度时量角器放置部位表

关节活动方式	测量器中心位置	量角器一脚的位置	量角器另一脚的位置
肩关节的屈伸、外展、内收	肱骨头	肩峰至髂骨最高点	肩峰至肱骨外上髁
肘关节的屈伸	肱骨外上髁	肱骨外上髁至肩峰	肱骨外上髁至桡骨茎突
桡腕关节的屈伸	尺骨远端	沿尺骨外缘	沿第 5 掌骨（小指缘）
桡腕关节的桡屈、尺屈	桡尺骨远端中点	桡尺骨中线	第 4、第 5 指间第 1 掌骨
髋关节的屈伸、外展、内收	股骨大转子	大转子至腋中线	大转子至股骨外上髁
膝关节的屈伸	股骨外上髁	股骨外上髁至大转子	股骨外上髁至腓骨外踝
距小腿关节的屈伸	内踝	内踝至股骨内上髁	内踝至第 1 跖趾关节

　　经筋损伤患者常表现出肢体肿胀或萎缩，测量其肿胀或萎缩的程度对于了解病情轻重、评定治疗效果很有帮助。一般常用软尺测量肢体周径，测量时取肿胀或萎缩最明显

处，并测量健侧对称部位的周径，分别记录，以作对比。肿块测量时以其直径或体积为准，并做记录。

4. 神经系统检查法

神经损伤是经筋损伤疾病中的重要内容，诊断或处理不当常会给患者带来不可挽回的后果。因此，准确判断有无神经损伤尤为重要，临证时应了解损伤原因、受伤部位、麻痹发生时间（伤后立即发生或逐渐发生）和伤后有否恢复现象等。具体检查包括感觉检查、运动检查和反射检查等方面。

1）感觉检查

触觉：患者闭目，医者以棉絮或棉签轻轻触其皮肤，并比较不同部位的触觉变化。触觉强度可分为正常、敏感、迟钝和消失4级。

痛觉：用针刺皮肤以检查痛觉，操作时应掌握刺激强度，可从无感觉区向正常区检查。检查要有系统性，自上而下，注意两侧对比。痛觉分为正常、敏感、迟钝和消失4级。

温度觉：用玻璃试管盛5℃~10℃冷水或40℃~50℃左右的温水检查皮肤温度觉。

位置觉：患者闭目，医者将患者末节指（趾）关节作被动活动，并询问其所处位置。

震动觉：用音叉柄端放在被检者骨突或骨面上，如踝部、髌骨、髂骨棘、棘突、胸骨或锁骨，检查震动感觉。检查时，患者应闭目勿视。检查出的感觉改变应作详细记录，并以图标示其区域。

2）运动检查

肌容积：注意肌肉的外形有无萎缩和肿胀。测出肢体的周径，按部位与健侧对比。

肌张力：张力增强的肌肉，静止时肌肉紧张，被动活动关节有阻力，见于上运动神经元损伤。张力减低，肌肉松弛，肌力减退或消失，见于下运动神经元损伤。

肌力：检查肌力时，必须将神经损伤水平以下的主要肌肉一一检查，并与健侧或正常人作对比，以估计其肌力。通常将完全麻痹至正常的肌力分为6级，其标准如下：

0级：肌肉完全麻痹，完全无收缩力者。

Ⅰ级：肌肉动力微小，不能带动关节活动者。

Ⅱ级：肌肉动力可带动水平方向关节的活动，但不能对抗地心引力。

Ⅲ级：仅在抗肢体重力或无抗阻力的情况下可使关节活动。

Ⅳ级：能抗较大阻力，但比正常者为弱。

Ⅴ级：正常肌力。

3）反射检查

检查时应使患者体位适当，肌肉放松，避免紧张。医者叩击位置要准确，用力均匀，并注意两侧的对比。

（1）浅反射

刺激体表感受器引起的反射，消失则表明体表感受器至中枢的反射弧中断。临床上常用的浅反射及其相应的脊髓节段为：

①腹壁反射：用钝器或手指轻划腹壁两侧上、中、下部皮肤，可见到该处腹肌有收缩反应。上腹壁反射消失提示胸7~9损伤，中腹壁反射消失提示胸9~11损伤，下腹壁反射消失提示胸11~腰1损伤。

②提睾反射：用钝器轻刮大腿上部内侧皮肤，引起提睾肌收缩，睾丸上升。反射消失提示腰 1~2 损伤。

③肛门反射：用钝器轻刮肛门周围皮肤，引起括约肌收缩。反射消失提示骶 1~5 损伤。

（2）深反射

是刺激肌肉、肌腱、关节内的本体感受器所产生的反射，临床上常用的深反射及其相应的脊髓节段为：

①肱二头肌反射：患者前臂置于旋前半屈位，医者将其拇指放在肱二头肌腱上，用叩诊锤叩击拇指，引起肱二头肌收缩，由颈 5~6 支配。

②肱三头肌反射：患者前臂置于旋前半屈位，医者以手握住其前臂，用叩诊锤叩击其肘后肱三头肌腱，引起肱三头肌收缩，由颈 6~7 支配。

③桡骨骨膜反射：患者肘关节半屈，前臂旋前，叩击其桡骨茎突，引起其前臂屈曲和旋外动作，由颈 7~8 支配。

④膝反射：检查时应使患者放松肌肉，用叩诊锤叩击其髌韧带，引起伸膝动作，由腰 2~4 支配。

⑤跟腱反射：用叩诊锤叩击跟腱引起足的跖屈。检查时患者仰卧，膝关节半屈曲，足跟向内。医者左手持握足部（使足呈背伸位），右手叩击跟腱引起小腿三头肌的收缩和足的跖屈，由骶 1~2 支配。

（3）病理反射

①霍夫曼（Hoffmann）征：医者左手托住患者手掌，右手的食指和中指夹住患者的中指，再用拇指弹患者中指指甲。如引起患者拇指及其余各指出现屈曲动作为阳性反应，提示上运动神经元损伤。

②巴彬斯基（Babinski）征：以钝器划患者足底外侧，引起踇趾伸直背屈，其他 4 趾扇形分开为阳性反应，这是锥体束损伤所表现的最重要的一个病理反射。

③髌阵挛：患者仰卧，下肢伸直。医者以手指按在髌骨上缘，骤然向下推动髌骨，并将推下的髌骨继续保持于这个位置。如股四头肌腱有节律地阵阵收缩而使髌骨急速阵阵上下移动，则为阳性。

④踝阵挛：患者仰卧，医者用双手分别握住其胫与足部，突然背屈踝关节，并保持这个位置。如踝关节出现节律性震颤，即为阳性反应。

5. 特殊检查法

1）脊柱及脊柱周围经筋检查

（1）头顶叩击试验：患者端坐，医者一手平按患者头顶，用另一手握拳叩击按在患者头顶的手掌掌背。患者若感觉颈部疼痛不适或向上肢窜痛、麻木，即为阳性。用于颈椎病或脊柱损伤的检查。同时，也可用于颈椎及周围经筋病变的检查，颈椎周围手足三阳经筋组织损伤且并发津液涩渗时，使椎体周围软组织肿胀，从而使椎间孔容量相对减少，神经根受压迫和刺激，本试验同样可出现阳性反应。

（2）椎间孔挤压试验：患者端坐，头部略向患侧的侧后方倾斜，医者两手交叉，按住头顶向下施加压力。患者若感觉颈痛并向上肢放射，即为阳性。用于颈椎病的检查。同时，亦可用于颈椎周围手足三阳经筋组织的检查。其原理同头顶叩击试验。

（3）臂丛神经牵拉试验：患者端坐，医者一手握患者患侧手腕，另一手按住患者头部，两手反向推拉。若患者感到疼痛并向上肢放射，即为阳性。用于颈椎病的检查。同时，亦可用于颈椎周围，尤其是胸出口周围手足三阳经筋组织的检查。

（4）直腿抬高试验：患者仰卧，两腿伸直。分别作直腿抬高动作，然后再被动抬高。正常时两侧下肢抬高幅度相等且无疼痛。若一侧抬高幅度降低，同时又有下肢放射性疼痛即为阳性，表示神经根有压迫现象。应记录两腿抬高的度数。用于腰椎间盘突出症、坐骨神经痛的检查。同时，亦可用于腰骶部经筋组织的检查。其原理是，由于腰骶部经筋组织损伤后肿胀、渗出，腰椎间孔容量相对缩窄所致。当做本试验时，神经根受牵拉外移时，被经筋组织卡压刺激也可出现阳性反应。同时，应当指出，直腿抬高试验时，病人不出现腰痛，有人出现臀部、髂嵴部、髋与膝周围、腘窝部疼痛，有时伴有下肢放散性疼痛，这也是足三阴、三阳经筋组织损伤的阳性体征。

（5）直腿抬高加强试验：又称足背屈试验，体位同直腿抬高试验。当患者抬高下肢发生疼痛后，略放低患者下肢使其不感疼痛。医者一手握住患者足部突然使其背屈。若患者突感疼痛加剧或引起患肢的放射性疼痛即为阳性。用于腰椎间盘突出症和坐骨神经痛的检查。同时，也用于腰骶部足三阳经筋组织损伤的检查。其原理同直腿抬高试验。

（6）屈髋伸膝试验：患者仰卧位，医者使患者下肢尽量屈髋屈膝，然后逐渐伸直膝关节。若在伸膝时出现下肢放射痛即为阳性，多用于坐骨神经痛的检查。当伸膝过程中，在腰、骶、髋、腘等处出现疼痛，甚至伴有下肢放散痛，这也是足三阳经筋组织损伤的阳性体征。

（7）髋膝屈曲试验：患者仰卧位，医者用两手握住患者两膝部使其髋、膝关节尽量屈曲，并向头部推压，使臀部离开床面。若腰骶发生疼痛即为阳性。如果腰部经筋损伤、劳损，腰椎间关节、腰骶关节、骶髂关节有病变或腰椎结核等均可以出现阳性，但腰椎间盘突出症做此试验常为阴性。足三阳经筋损伤可出现阳性反应。

（8）骶髂关节分离试验：又称"4"字试验。患者仰卧位，医者将患者伤肢屈膝后作盘腿状放于对侧膝上，然后一手扶住对侧髂嵴部，另一手将患膝向外侧挤压。若骶髂关节发生疼痛即为阳性，用于骶髂关节病变的检查。若事先已排除髋关节本身病变，该试验阳性也可用于骶髂、髋骨部足三阳经筋组织损伤的检查。检查时，有人在膝、股外侧、腹股沟、大小转子周围出现疼痛，这正是足三阴三阳经筋损伤的阳性体征。

（9）分腿试验：又称床边试验。患者仰卧位于床边，健侧腿在床上，患侧腿垂于床边。医者一手握住健侧膝部使其屈膝屈髋，另一手扶住患侧大腿用力下压，使髋关节尽量后伸，若骶髂关节发生疼痛即为阳性，说明骶髂关节有疾患。同时，亦用于骶髂周围足三阳经筋损伤的检查。在试验过程中，腹股沟、膝部疼痛，这是足三阴经筋损伤的阳性体征。

2）椎管内外病变鉴别法

（1）脊柱侧弯试验

①检查方法：病人站立，上肢放松下垂，双下肢伸直并拢，在不增重腰腿痛的情况下，令病人躯干适度后仰，使腰脊柱有一前凸倾向。检查者站立在病人后方，一手按在病人健肩外侧，另一手放在病侧骨盆的髋外方。一手按住骨盆制动，另一手把健肩推向病侧，将病人的整个脊柱渐渐弯向病侧。脊柱侧弯时要以检查者的推动为主，勿令病人主动

侧弯腰部，询问病人有无病侧腰骶痛，有无下肢传导痛出现或增减，有无下肢麻刺感出现。要病人用手指指明腰骶痛的正确部位，以便判断病变在腰 3 ~ 骶 1 的哪一个椎板间隙处。然后检查者调换双手位置，帮助病人把脊柱逐渐弯向健侧到极度时，再询问病侧腰部有无征象出现。

②临床意义：脊柱侧弯试验可出现下列几种不同的临床表现。

脊柱侧弯到极度时，病人主诉病侧腰骶部出现深层痛或并发臀部或下肢传导痛，有些病例并发下肢麻刺，则为本试验的阳性体征。侧弯试验疼痛减轻或消失者为阴性。脊柱向健侧侧弯试验时阳性；脊柱向病侧弯曲到极度时阴性，应作为原发性腰臀部（经筋）软组织损害。若健侧本试验阴性；病侧本试验阳性，则应疑为腰椎管内病变引起，为进一步确诊需参考仰卧腰脊柱伸屈位加压试验，直腿抬高试验与胫神经弹拨试验，同为阳性才可确诊。

③原理：

腰神经根鞘膜外与硬膜外无菌性炎症而产生化学性刺激的脂肪是腰椎管内病变引起腰腿痛的物质基础，也只有在椎管内存在着这种炎性物质的条件下，才能使任何导致椎管的内径变窄，容量减少的椎管内病变组织（突出的椎间盘、增厚的黄韧带等）受机械性压迫引起疼痛。因为脊柱在这样的伸展位上进行病侧侧弯试验时，两个邻近脊椎的上下关节突也相对地缩叠，造成黄韧带相应地鼓起，使腰骶段脊椎的病侧部分随之相互接近，椎孔缩小，机械性压迫神经根或硬膜，刺激周围的炎性脂肪并引起疼痛。相反，腰椎管外病变病例，脊柱向病侧弯曲以后，放松了病侧椎管外痉挛或挛缩的腰部肌肉和筋膜等组织，从而完全排除它们的牵拉性刺激，故出现阴性。

（2）俯卧腰椎伸屈位加压试验

①检查法：

病人俯卧于硬床上，双上肢伸直、放松，置于身旁。先令病人全身放松，检查者在其主诉腰骶痛的部位，也就是病侧腰 3 ~ 骶 1 各节椎板间隙的腰部深层肌上探压，找到深层压痛点，做如下检查。

俯卧腰脊柱伸展位压痛测定：用伸直的拇指尖垂直在痛点上进行适度的深压，询问病人有无疼痛、传导痛或下肢麻刺感出现，然后检查者停止深压，但拇指仍留在压痛部位的皮肤上不得移动，然后再进行下列检查。

俯卧腰脊柱超伸展位压痛测定：把一只压紧后直径至少 30 厘米高的长圆枕垫在病人前胸部，使腰脊柱出现超伸展。检查者用拇指再在原压痛点上以相同的压力进行深压，询问病人有无疼痛、传导痛或下肢麻刺感出现；与前述的测定比较，有无疼痛程度的加剧、减轻或改变。最后进行如下测定。

俯卧腰脊柱过度前屈位压痛测定：把长圆枕向下移动置于腹部脐眼偏下处，使腰脊柱形成一过度前屈的位置。检查者再用拇指尖深压原来的痛点，询问病人有无疼痛、传导痛和下肢麻刺感出现；与前两次测定比较，有无疼痛的加剧、减轻或无改变。本试验重复检查 2 次。

②临床意义：

通过俯卧腰脊柱伸屈位加压试验的 3 种结果比较，可以识别出下列几种不同临床表现。

俯卧腰脊柱超伸展位阴性；俯卧腰脊柱过度前屈位压痛测定阴性，可判断为腰椎管内病变所致；相反则考虑腰椎管外病变。为进一步确诊，可进行脊柱侧弯试验与胫神经弹拨试验以及腰臀部软组织损害性压痛点检查，帮助明确最后诊断。

③原理：

本试验由于前胸部垫枕致腰脊柱处于超伸展位，腰部深层肌因之在缩短位置上彻底放松，易于发现该处深层病变组织的压痛点。

俯卧腰脊柱超伸展位上测定更易暴露椎管内发病因素的征象。与脊柱侧弯试验阳性体征的原理极相类似。本试验的脊柱超伸展后，邻近两个脊椎的椎板相互紧靠，上下关节相互缩叠，致使黄韧带鼓起，使椎管内径进一步狭窄，椎管容量也相应减少，就会出现压痛加剧。相反，本试验的腰脊柱过度前屈后，因椎管的内径增宽，容量增多，椎管内病变组织对这种炎性脂肪的机械性压迫减少到最小程度，就出现压痛显著减轻。

注意：本试验浅触诸棘突而出现明显疼痛者，多属棘上韧带损伤。

（3）胫神经弹拨（弓弦）试验

①检查方法：

病人俯卧于硬床上，放松全身肌肉。检查者一手提起患侧踝部，使膝关节屈成直角位，使腘窝部软组织因之完全松弛；另一手的手指尖在股骨远端的腘窝中间偏内处先找到胫神经干，在其上作轻巧的横行弹拨，询问病人有无局部不适、疼痛以及小腿后侧传导性麻刺等出现，以后再在健侧腘窝作相同的对比检查，因为健侧正常神经干弹拨时不会引出任何征象。本试验重复检查 2 次。

②临床意义：

弹拨胫神经干时，凡出现局部不适、疼痛或其他刺激征象者，即使程度很轻，也属本试验的阳性体征。弹拨时手法要轻巧，切勿重按神经干，更忌按压腘窝部关节囊，以免引出假阳性体征。因为椎管外发病因素的腰腿痛多继发于髌下脂肪垫损害，它的后侧传导痛常出现于腘部关节囊（通过髌下脂肪垫松解手术消除这种传导痛获得证实），所以重按时有可能引出假阳性体征。

③原理：

本试验在腰椎管内外病变引起腰腿痛的诊断和鉴别诊断中，较上述两种试验具有较高的准确性。凡有椎管内发病因素刺激腰部神经根者，在绝大多数病例中有胫神经弹拨试验的阳性体征出现，但是也要与脊柱侧弯试验和俯卧腰脊柱伸屈位加压试验以及直腿抬高试验的阳性体征结合起来考虑。若后三种试验完全阴性而只有胫神经弹拨试验阳性的话，应考虑为病变的臀肌刺激坐骨神经干的可能性。颈椎检查原理操作亦同，只是胫神经弹拨试验，改为踝阵挛试验，其原理相同。

3）上肢检查

（1）肩关节外展上举试验（疼痛弧试验）：患者上肢外展 0～60 度不痛，外展60～120 度疼痛，再上举 120～180 度反而不痛即为阳性。提示冈上肌腱炎、肩峰下滑囊炎等手少阳经筋损伤。

（2）冈上肌腱断裂试验：冈上肌腱断裂后，上肢不能维持良好的外展位。患侧越用力外展，肩就越高耸。提示手少阳经筋损伤。

（3）网球肘试验：患者前臂旋前屈肘，将桡腕关节屈曲再伸肘时，由于桡侧腕伸肌张力增大引起肱骨外上髁处、桡骨小头处、前臂桡侧缘疼痛，即为阳性。提示手阳明经筋损伤。

（4）握拳尺偏试验：患者握拳，拇指握于掌心内。医者一手握患腕，一手将患腕向尺侧倾斜，如桡骨茎突部疼痛即为阳性。用于检查桡骨茎突腱鞘炎等手阳明经筋损伤。

（5）屈腕试验：医者将患者伤侧手腕屈曲，同时压迫正中神经 1~2min。如掌侧麻木感加重，疼痛放射至食指、中指，即为阳性。用于检查腕管综合征等手厥阴经筋损伤。

4）下肢检查

（1）髋关节屈曲挛缩试验，又称托马斯征：患者仰卧位，尽量屈曲健侧髋膝关节，使大腿贴近躯干，腰部紧贴于床面。如果患髋不能伸直平放于床面或虽能伸直但腰部出现前突即为阳性。用于髋关节僵硬、强直或髂腰肌痉挛，股内收肌群、股直肌损伤等足少阳、阳明、太阴经筋的检查。

（2）单腿站立试验，又称臀中肌试验：患者健肢单足站立，抬起患肢，患侧骨盆及该侧臀皱折上升，即为阴性。再令患者以患肢单足站立，健肢抬起，则健侧骨盆及臀皱折下降，即为阳性。此试验检查髋关节脱位或臀中、小肌麻痹，任何使臀中、小肌无力的足太阳、少阴经筋疾病均可出现阳性。

（3）浮髌试验：患者仰卧，患侧膝关节伸直，令其放松股四头肌。医者一手在髌骨上方压挤，将髌上囊区的关节液挤压到髌骨下方，另一手食指向下压髌骨。若出现髌骨有浮动感即为阳性，说明膝关节内有积液，常合并有足三阳、三阴经筋损伤。

（4）膝关节分离试验：又称膝关节侧副韧带牵拉试验。患侧膝关节伸直，医者一手握住小腿下端，将小腿外展，另一手压住膝关节外侧向内侧推压。如膝关节内侧发生疼痛和侧方活动即为阳性，说明胫侧副韧带等足厥阴经筋损伤或断裂。检查腓侧副韧带等足少阳经筋时，方法与之相反。

（5）推拉试验：又称抽屉试验。患者仰卧位，患膝屈曲。医者两手握住患侧膝部下方，向前后推拉。若小腿有过度前移，表示前十字韧带断裂或松弛；反之，表示后十字韧带松弛或断裂。当本试验过程中出现疼痛时，常提示膝关节囊等及周围足三阳、三阴经筋损伤。

（6）回旋挤压试验：又称麦氏征。患者仰卧位，医者一手握膝，另一手握足。先使患肢尽量屈膝，然后使小腿充分外展、旋外或内收、旋内，并逐渐伸直。在伸直过程中患膝出现疼痛和弹响声即为阳性。检查时小腿外展、旋内伸膝出现疼痛和弹响者，多提示外侧半月板损伤；小腿内收、旋外伸膝出现疼痛和弹响者，多提示内侧半月板损伤。但临床中也可能有与之相反的结果。本试验阳性者，常伴有膝关节囊等及周围足少阳、厥阴经筋损伤。

（7）髌下脂肪垫挤压试验：患者仰卧位，膝关节放松。医生用手指尖，触按髌下缘关节面，亦可用另一只手按压髌上缘，使髌骨上缘翘起，再触压髌下缘关节面，出现疼痛者为阳性，提示足阳明经筋损伤。

（8）研磨试验：患者俯卧位。医者两手握住患肢踝部，屈膝 90 度；然后用力沿小腿纵轴向下挤压膝关节，并作内、外旋转活动。如患膝关节内外侧疼痛即为阳性，说明内、外侧半月板、关节内软骨损伤，并常伴有膝关节囊、膝内外侧副韧带等足三阴、三阳经筋损伤。如将小腿向上牵拉，作内、外旋转活动引起疼痛，则说明膝胫、腓侧副韧带、膝关节囊等足三阴、三阳经筋有损伤。

（9）半月板重力试验：又称膝伸屈试验。患者侧卧位，患肢离开床面。令患者作膝关节伸屈活动，用小腿的重力挤压内、外侧半月板，牵张侧副韧带。如出现响声或疼痛，提示半月板或膝外侧副韧带、膝关节囊等足三阳、足三阴经筋损伤。

6. 现代仪器检查法

在现代医学中，对关节痹痛的病因病理认识注重强调骨性压迫原因，所以，现代仪器检查也注重用现代技术显现骨质方面的变化。相反，对属于中医经筋范畴的软组织损伤和病理重视不够，所以，在这方面的检查方法和总结明显不足。不过，现代仪器检查对鉴别诊断、排除骨性病变有重要意义。对骨关节退行性病变及骨质增生发生的部位，也会出现相应经筋组织慢性劳损。

（1）X线检查

X线检查一般对经筋损伤诊断意义不大，有时对肌腱、韧带和软骨损伤有一定参考价值，主要用于骨折、脱位和骨病等的鉴别诊断。经筋损伤的X线表现主要有以下征象：软组织厚度增加，局部膨隆；局部软组织密度增高或出现钙化影；原有组织层次混乱不清晰；因皮下组织内有间质水肿而成网状结构；由于关节内积液、积血致关节囊膨隆，并可造成关节囊外脂肪垫间脂肪线的推压移位或受压变窄。

经筋损伤的X线摄片主要有以下几种：

①X线平片

一般对经筋损伤诊断意义不大，主要用于骨折、脱位和骨病的鉴别诊断。

②应力下摄片

主要用于检查平片所不能显示的关节松弛、关节脱位和韧带等经筋损伤。检查方法是将被检查肢体放在正位，强迫在内翻或外翻、外展或内收位摄片，从中观察关节解剖关系有无异常改变。

③造影检查

有助于某些经筋损伤诊断，如髓腔造影可以确定椎管内病变，关节造影可确定关节软骨、关节内软骨和关节囊的病变。

（2）肌电图检查

肌电图检查是记录骨骼肌生物电的一种方法，依据病理肌电图的形态、分布和范围，可以确定神经损伤的部位，判断神经肌肉损伤程度和预后，进一步对上、下运动神经元的病变予以鉴别。肌电图检查的临床意义在于：

①震颤电位的出现是下运动神经元损伤的可靠征象。

②部分神经损伤的肌电图表现比较多样。肌肉松弛时呈现正常的功能运动单位电位，肌肉强烈收缩时一般出现单纯相，但也可能出现干扰相。

③进行多块肌肉检查有助于定位诊断，从而可以肯定某一周围神经有无损伤。

④肌肉长时间失神经支配会发生完全纤维化，则各种病理电位均消失，出现病理性电静息状态。

⑤原发性肌肉和废用性肌萎缩由于没有神经损伤，肌肉松弛时表现为电静息状态，肌肉收缩时出现肌萎缩电位，肌肉强力收缩时可出现电压较低的干扰相。

⑥肌电图可区分神经源性肌萎缩、肌源性萎缩和其他原因所致的肌萎缩，还可区分脊

髓前角细胞和周围神经病变。

⑦神经传导速度可反映神经的传导功能。周围神经疾病损伤时，传导速度改变最明显。脊髓前角细胞病损时，如不合并周围神经变性，其传导速度多属正常。因此，传导速度减慢是周围神经损伤的表现，也是区别病变是在脊髓前角细胞还是在周围神经的主要依据。

（3）计算机 X 线体层摄影（CT）

计算机 X 线体层摄影检查在椎间盘突出症、腰椎管狭窄等疾病的诊断上有重要参考价值，并可推测经筋痹痛病变的性质和范围。

（4）核磁共振（MRT）

核磁共振的原理是某些物质的原子核内具有单数的原子或中子，有可被测量出来的微量磁力的原子核被置于强磁场时，它们就围绕磁力线做旋转运动，其周期则根据磁线的强弱和核的类型而异，出现一定的强度。因而可以通过数据处理使组织的核磁共振图像呈现出不同的台阶，按其明暗度呈现以下顺序，即脂肪、脑及脊髓、内脏、肌肉、液体充盈的体腔、韧带及肌腱、有迅速血流的血管、密质骨、空气等，从而可产生明显的对比。核磁共振的使用范围与计算机 X 线体层摄影相似，可用于检查脊髓、椎间盘、膝关节、韧带病变，滑膜肥厚、软组织肿瘤和原发性肌肉疾患等。

7. 实验室检查

实验室的检查主要用于危重患者的诊断、鉴别诊断，并作为对病情变化、发展的判断和指导治疗的重要指标。随着经筋病学基础研究的开展，实验室检查在经筋病临床上越来越重要。

8. 关节镜检查

目前主要用于膝关节检查，正逐步用于其他的关节如肩、肘、桡腕、髋或距小腿关节的检查。此外，还有经皮穿刺椎间盘镜等。关节镜检查的适应症及其应用价值主要有以下几点：

（1）明确诊断

对某些不能明确诊断的关节疾病，可行关节镜检查以确诊。对临床已做出诊断并决定手术治疗的关节疾病，可在手术前行关节镜检查，以进一步明确临床诊断，从而避免不必要的手术。

（2）确定病变部位和程度

通过关节镜检查了解关节内损伤的具体部位和损伤的程度，以确定治疗方法。

（3）直视下取活检

可在关节镜直视下获取病变组织并送病理检查，明确诊断。

关节镜不但可用于检查诊断，也可以用于某些关节疾病的治疗，如可以使用膝关节镜进行关节内半月板切除手术等。关节镜检查目前已被公认为一种有价值的辅助诊疗方法，准确率高，并发症少，在临床上的应用越来越广泛。但是，关节镜检查不能排除或代替其他诊断方法，在临床上应有选择地使用。

第七章　针灸方法

第一节　毫针疗法

经筋疾病早期，损伤轻，结筋病灶尚未形成，采用调经理气诸法，多有功效。中晚期，结筋病灶已形成，当用长圆针解结，解结之后，也应根据经脉气血的虚实不同，采用调经方法以辅助收功，正所谓："……火气已通，血脉乃行，然后视其病。脉淖泽者，刺而平之；坚紧者，破而散之。气下乃止，此所谓以解结者也。"

经络和内脏疾病是气血、阴阳失调所致，通过正确选穴和毫针针刺操作，使之达到恢复平衡和治疗目的，调整经络正是毫针疗法的目的。

1. 毫针针具

毫针是针刺治病的主要针具，临床上应用最广。大凡能刺灸的腧穴，均可使用毫针进行针刺。目前临床上所用的毫针，虽然法于古代的毫针，但不论从制针的原料，针身的粗细、长短以及工艺都与古代毫针有较大的差异。目前制针的原料，多以不绣钢丝为主，但也有用金、银各种金属为制针原料的。毫针的规格，主要是指针身的粗和长短。目前所用毫针的长短、粗细规格分别见下表7-1、7-2。

表7-1　毫针长短规格表

尺寸（寸）	0.5	1.0	1.5	2.0	2.5	3.0	3.5	4.0	4.5
毫米	15	25	40	50	65	75	90	100	115

表7-2　毫针粗细规格表

号数	26	27	28	29	30	31	32	33
直径（毫米）	0.45	0.42	0.38	0.34	0.32	0.30	0.28	0.26

2. 消毒

针刺前必须做好消毒工作，其中包括针具的消毒，腧穴部位的消毒和医者手指的消毒。消毒的方法，可根据具体条件而定。

（1）针具消毒

有条件时，可用高压锅消毒，即将所用的针刺用具，分别用纱布包好，置于高压蒸汽锅内消毒，在15磅气压、120℃高温下15分钟，即可达到消毒目的。若用煮沸消毒时，可将针刺用具用纱布包好，放入清水锅中，进行煮沸，一般在水沸后煮15~20分钟，亦可达消毒目的。

此外，也可用药物消毒，即将针具置于75%的酒精内，浸泡30分钟，取出拭干应用。至于置针的用具和镊子等，可用2%来苏溶液或1∶1000升汞溶液浸泡1~2小时后应用。对某些传染病患者用过的针具，必须另行放置，严格消毒后再用。对于一般病人，应做到一穴一针。

（2）腧穴部位和医者手指的消毒

对患者需要针刺的腧穴部位消毒时，可用75%酒精棉球擦拭即可。在擦拭时应由腧穴部位的中心向四周绕圈擦拭，或先用2.5%碘酒棉球擦拭，然后再用75%酒精棉球涂擦消毒，当腧穴消毒后，切忌接触污物，以免重新污染。

在施术前，医生应先用肥皂水将手洗刷干净，待干后再用75%酒精棉球擦拭即可。施术时医者应尽量避免直接接触针体，如必须接触针体时，可用消毒干棉球作间隔物，以保持针身无菌。

3. 针刺操作

在针刺操作过程中，掌握正确的针刺角度、方向和深度，是增强针感，提高疗效，防止意外事故发生的重要环节。

腧穴定位的正确，不应仅限于体表的位置，还必须与正确的进针角度、方向、深度等有机结合起来，才能充分发挥其应有的效应。

临床上同一腧穴，由于针刺的角度、方向、深度不同，所产生针感的强弱、传感的方向和治疗效果常有明显的差异。

正确掌握针刺角度、方向和深度，要根据施术腧穴所在具体位置、病人体质、病情需要和针刺手法等实际情况，灵活掌握。

针刺的角度和深度关系极为密切，一般来讲，深刺多用直刺，浅刺多用斜刺或平刺。对天突、哑门、风府等穴以及眼区、胸背和重要脏器如心、肝、肺等部位的腧穴，尤其要注意掌握好针刺的角度和深度。至于不同季节对针刺深浅也有影响，也应予以重视。

（1）行针与得气

行针亦名运针，是指将针刺入腧穴后，为了使之得气，调节针感以及进行补泻而实施的各种针刺手法。

得气亦称针感，是指将针刺入腧穴后所产生的经气感应。当这种经气感应产生时，医者会感到针下有徐和或沉紧的感觉；同时患者也会在针下出现相应的酸、麻、胀、重等，甚至沿着一定部位、向一定方向扩散传导的感觉。若无经气感应而不得气时，医者则感到针下空虚无物，患者亦无酸、麻、胀、重等感觉。正如窦汉卿在《标幽赋》中所说："轻滑慢而未来，沉涩紧而已至……气之至也，如鱼吞钩饵之浮沉；气未至也，如闲处幽堂之深邃"。这可以说是对得气与否所做的最形象的描述。

得气与否以及气至的速度，不仅直接关系到针刺治疗效果，而且可以借此窥测疾病的预后。《灵枢·九针十二原》载："刺之而气不至，无问其数；刺之而气至，乃去之……刺之要，气至而有效。"这充分说明了得气的重要意义。临床上一般是得气迅速时，疗效较好；得气慢，效果就差；若不得气时，就可能无效。《金针赋》也说："气速效速，气迟效迟。"在临床上若刺之而不得气时，就要分析经气不至的原因，或因取穴定位不准确，手法运用不当，或因针刺角度有误，深浅失度。对此就应重新调整腧穴的针刺部位、角度、深度，运用必要的针刺手法，再次行针时，一般即可得气。如患者病久体虚，正气虚惫，以致经气不足；或因其他病理因素，感觉迟钝，而不易得气时，可采用行针催气或留针候气，或用温针，或加艾灸，以助经气的来复，而促使得气。

《针灸大成·经络迎随设为问答》曰："只以得气为度，如此而终不至者，不可治也"。对此，当考虑配合或改用其他治疗方法。在得气的基础上，可根据病证的虚实，再进行补泻手法操作。

补法：是泛指能鼓舞人体正气，使低下的功能恢复的方法。

泻法：是泛指能疏泄病邪，使亢进的功能恢复正常的方法。

针刺补泻就是通过针刺腧穴，采用适当的手法激发经气以补益正气，疏泄病邪，调节人体脏腑经络功能，促使阴阳平衡而恢复健康。

（2）针刺手法

针刺手法能产生补泻作用，是促使机体内在因素转化的主要手段。在临床上为了使针刺产生补泻作用，古代针灸医家在长期的医疗过程中，创造和总结出了不少的针刺补泻手法。现将临床常用的几种主要针刺补泻手法介绍如下：

捻转补泻：针下得气后，捻转角度小，用力轻，频率慢，操作时间短者为补法；捻转角度大，用力重，频率快，操作时间长者为泻法。也有以左转时角度大，用力重者为补；右转时角度大，用力重者为泻。

提插补泻：针下得气后，先浅后深，重插轻提，提插幅度小，频率慢，操作时间短者为补法。先深后浅，轻插重提，提插幅度大，频率快，操作时间长者为泻法。

疾徐补泻：进针时徐徐刺入，少捻转，疾速出针者为补法。进针时疾速刺入，多捻转，徐徐出针者为泻法。

迎随补泻：进针时针尖随着经脉循行的方向刺入为补法。针尖迎着经脉循行的方向刺入为泻法。

呼吸补泻：病人呼气时进针，吸气时出针为补法。吸气时进针，呼气时出针为泻法。

开阖补泻：出针后迅速揉按针孔为补法。出针时摇大针孔而不立即揉按为泻法。

平补平泻：进针得气后均匀地提插、捻转后出针。

以上各种手法，临床上可以相互配合应用。

此外，尚有如下的复式手法：

烧山火：将针刺入腧穴应刺深度的上1/3（天部），得气后行捻转补法，再将针刺入中1/3（人部），得气后行捻转补法，然后将针刺入下1/3（地部），得气后行捻转补法，再慢慢地将针提到上1/3，如此反复操作3次，即将针紧按至地部留针。在操作过程中，或配合呼吸补泻法中的补法，即为烧山火法，多用于治疗冷痹顽麻，虚寒性疾病等。

透天凉：将针刺入腧穴应刺深度的下1/3（地部），得气后行捻转泻法，再将针提至中1/3（人部），得气后行捻转泻法，然后将针紧提至上1/3（天部），得气后行捻转泻法，将针缓慢地按至下1/3，如此反复操作3次，将针紧提出至上1/3即可出针。在操作过程中，或配合呼吸补泻中的泻法，即为透天凉法。多用于治疗热痹、急性痈肿等实热性疾病。

（3）注意事项

由于人的生理功能状态和生活环境条件不同，在针刺治病时，还应注意以下几个方面：患者在过于饥饿、疲劳，精神过度紧张时，不宜立即进行针刺。对身体瘦弱，气虚血亏的患者，进行针刺时手法不宜过强，并应尽量选用卧位。

妇女怀孕三月者，不宜针刺。妇女行经时，若非为了调经，亦不应针刺。小儿囟门未合时，头顶部的腧穴不宜针刺。有自发性出血或损伤后出血不止的患者，不宜针刺。皮肤有感染、溃疡、瘢痕或肿瘤的部位，不宜针刺。对胸、胁、腰、背脏腑所居之处的腧穴，不宜深刺。肝脾肿大、肺气肿患者更应注意。如刺胸、背、腋、胁、缺盆等部位的腧穴，若直刺过深，有伤及肺脏的可能，导致创伤性气胸。针刺眼区和项部的风府、哑门等穴以及脊椎部的腧穴，要注意掌握一定的角度，不宜大幅度的提插、捻转和长时间的留针，以免伤及重要组织器官，产生严重的不良后果。对尿潴留等患者，在针刺小腹部腧穴时，也应掌握适当的针刺方向、角度、深度等，以免误伤膀胱等器官出现意外的事故。因此，医者在进行针刺过程中，必须精神高度集中，令患者选择适当的体位，严格掌握进针的深度、角度，以防止事故的发生。

第二节　长圆针疗法

1. 长圆针

《灵枢·官针》指出："九针之宜，各有所为，长短大小，各有所施。"可见，古代医家创制九针是各有其形状及使用范围的。

九针中第八针为长针，"长针者，锋利身薄，可以取远痹"（《灵枢·九针十二原》），同时，《灵枢·九针论》亦说明了其应用范围、机理和形状。"八者风也，风者人之股肱八节也……八风伤人，内含于骨解、腰脊节、腠理之间，为深痹也，故为之治针，必长其身，锋其末"。《甲乙经》也重复了《灵枢》对长针的描述，并指出其特点："长针者，取法于綦针，长七寸，其身薄而锋其末，令可以取深邪远痹"这说明了长针不仅是长七寸，而且有"锋利身薄"，即针末有刃的特点。

1968 年在河北满城西汉刘胜墓葬中出土的四枚金针和五枚银针，其形状再次验证了长针的上述特点（图 7－1）。刘胜为西汉中山国靖王，于公元前 154～113 年在位，为其陪葬的金、银针的创制不会晚于这个时段，而这个时段几近《灵枢》编纂时代。金、银针的形状较为符合《灵枢》所描述的形状。五枚银针，由于时代久远，其针尾、针末有锈蚀和断裂，但所残留的针体大体上亦可以反映"身薄"的特点。其中一枚银针为扁形，针身横径宽 0.3 厘米，厚 0.1 厘米，由于锈蚀虽看不到针末的形状是否锋利，但"身薄"是确切的，而且越近末端越薄。另有四枚金针，其针柄针身共长约 7 厘米，但其中三枚针之针柄均为 5.5 厘米，针身为 1.5 厘米，为身短而柄长状；而另一枚却为针柄长 2.7 厘米，针身为 4.3 厘米，呈身长而柄短状，显然从长度上分析它应该是长针。《灵枢·九针十二原》等篇提出，古九针的长度分别为一寸六分至四寸不等，唯长针为七寸，明显长于其他针。金针中针身长而针柄短的这枚金针，完全符合长针的特征。值得指出的是：这枚长针的针末有锋利之刃。综合上述测量并比较对照可以分析出，这枚金针应是古长针的原形。其针直径为 1.8 毫米，针身长 4.3 厘米，针末有刃。而银针的身薄形状，再次用实物旁证了长针"锋利身薄"的特征。

作者在从事骨外科工作时期，曾用"克氏针"磨出锋刃，进行"盲视术"，以剥离外伤后软组织粘连。以其对照《灵枢》对长针针具的描述，再结合《内经》应用长针进行"关刺""恢刺""短刺"的实际操作，发现古长针的形状和应用范围方面都与"盲视术"（"盲视剥离术""闭合性手术"）相近，而古九针的发明与创制已是两千多年以前的事实了。

古九针第二针为员针，"员针者，针如卵形，揩摩分间，不得伤肌肉，以泻分气"（《灵枢·九针十二原》）。"员，象形，俯视鼎状"。即所见鼎内为直壁圆形。故员亦通圆。其针末圆钝，虽不切割组织，但可深压皮肉，挤压于分肉腠理间隙，上下揩摩，使分肉间的"横络"（粘连与瘢痕）得到部分松解。其操作方法类同于外科手术的"钝性分离"术。

长针锋利身薄，针末有刃，可以行锐性操作，可挑割、切断"横络"，适应于粘连条索与瘢痕内的锐性分离术。员针之末，形如卵状，圆钝无刃，可行钝性操作，亦可沿分肉间隙挑拨，分离分肉间"横络"，且不损伤分肉，适宜于粘连、瘢痕边缘正常组织连接部位的钝性分离术。

长圆针是将两者相结合，使平刃状针末，一端保持锐锋状，一端保持圆钝状；斜刃型，以针刃为锐锋，针背为圆钝状。使一针有锋、钝两种针末形状。锋刃端利于透皮进针，使针末直抵结筋病灶点处，且可以在粘连或瘢痕中行锐性分离术，即"举之前后"（向前或向后挑拨），"上下摩骨"（切割增厚骨膜）。在结筋病灶边缘接近正常组织处，操作时应用圆钝端，行钝性分离术，在"举之前后"时，保证操作过程的安全性。

通过医疗实践，不断改进针具，将锐锋与钝锋有机结合成为一体，制成三种刃型、三种直径、三种长度27类针具，即目前使用的长圆针（图7-2）。使长针之锋利结合员针的圆钝，制成针末锐而不利，圆而不钝的形状。这样，其切割分离作用虽钝但仍有切割作用。因其并非十分锐利，也不会造成重要组织的切割伤，安全性大为增加。

2. 适用范围

《灵枢·九针十二原》云："长针者……可以取远痹"。《灵枢·九针论》进一步解释曰"……八风伤人，内含于骨解、腰脊节、腠理之间，为深痹也，故为之治针，必长其身，锋其末，可以取深邪远痹……"。《甲乙经》云："……主取深邪远痹者也"。可见《内经》、《甲乙经》反复强调了长针可治疗深居筋骨之间的顽固痹病。

深、远均指病位在人体的深层次。人体表为皮，次为肉，再深为筋，至深为骨。从这个意义上讲，筋骨之间的痹病即为"深邪远痹"。

深、远，又有久远、长期之意。邪气深伏，筋结顽固，治疗困难，其病程必然较长。《素问·痹论》指出，"其留连筋骨间者痛久"，就是对深邪远痹的又一注释。

从《灵枢·九针十二原》来看，"八者应风，风者，人之股肱八节也"，显然其再深、再远也只能视股肱八节之筋肉的厚薄了。

综上所述，长针的首要特征应是"锋利身薄"，即针末有刀刃。其次要特征是针长逾七寸。在本段经文中，长的更深层含义则是提示"针至病位"的治疗原则。

深邪远痹即中医所谓的筋痹和骨痹。《素问·长刺节论》曰："病在筋，筋挛节痛，不可以行，名曰筋痹，刺筋上为故"。《素问·痹论》曰："在于筋则屈不伸……痹在于骨则重"。所以，凡筋挛节痛的筋痹，骨节重痹的骨痹均系经筋损伤或经筋不舒而致，当取长圆针，刺筋上为故，以关刺、恢刺、输刺、短刺法等，解结松筋，行气活血而治之。

3. 术前准备

长圆针疗法是古代的闭合性手术方法之一。借鉴现代医学的成功经验和实践，应注意无菌操作，治疗室、针具、术者及患者的施术部位消毒均应按照无菌要求去做。

治疗室应高度清洁、无菌、通气良好，无灰尘，无污染。还应备有必要的抢救药物和用品，以备术中意外的急救处理。

针具及术中用品应严格消毒，可酌情选择采用煮沸灭菌法，高压蒸气灭菌或化学消毒法等，器械、手套，衣帽，敷料等都应严格消毒，达到无菌要求。

根据经筋辨证规律，循经筋仔细检查结筋病灶点，因结筋病灶点会沿某一条或数条经筋有规律的广泛分布，如果结筋病灶点较多时，每次可选 10 个点左右，分期分批治疗。

对确定的结筋病灶点应触摸清楚其所在部位的深浅层次，分析出结筋病灶点的组织内容，判断其是否符合好发部位和发病机理，要做到指下明了，心中有数。

在某些有重要组织、器官的部位，尚要寻找到并且标示出其所在的体表部位，在治疗时避开这些组织和器官，防止在结筋病灶点"解结"过程中，针锋偏向这些组织器官而造成损伤。例如：在委阳次，在触摸时不仅要查清委阳次的体表位置、深浅程度，结节大小，用紫药水做出标记，同时要注意委阳次内侧通过的腓总神经。要沿股二头肌内侧缘，从腘窝顶至腓骨小头后缘，触摸有无索条样有触麻感的腓总神经，并将其在体表的投影线用紫药水标记清楚，作为针刺委阳次的警戒标志。同样，做小海次时，要同时标记尺神经走行；做气冲次时，要标记股神经与股动脉的位置……

以结筋病灶点为中心螺旋向外，用 2% 碘酊做较大范围消毒。待碘酊自然干燥后，再用 75% 医用酒精脱碘。消毒后应敷盖消毒孔巾，防止周边污染。

术者应穿手术衣、戴消毒口罩和手套。用无菌注射器抽取 0.25%～0.5% 利多卡因适量，每个结筋病灶点约需 1～2 毫升左右。（如用普鲁卡因作局麻时，应做皮肤试验，阴性者方可使用）。在结筋病灶点进针点注射一皮丘（解决长圆针进针疼痛问题）。然后缓慢分层次探测，渐至结筋病灶点。当触及结筋病灶点时，病人可有酸、麻、重、胀或疼痛感（此即长圆针行解结针法之处），应再注入 1～2 毫升局麻药液使其浸润，以减轻操作时可能出现的疼痛。

麻醉步骤有几个目的：一是为了减轻长圆针操作时的疼痛，使医患都放心，有利于进行治疗。二是为了探查进针入路的组织层次。应缓慢按解剖层次渐进，既可体会长圆针刺入时的层次感，又可探查结筋病灶点周围重要组织是否在进针路径上（因为结筋病灶点周围组织粘连、瘢痕的牵拉，或由于个体的变异，某些神经、血管可能就出现在本不应出现的进针入路上），当麻醉针头触及神经时，会出现明显的触电麻窜感（如在进针过程中刺中血管时，一般会出现疼痛，刺中大动脉时，可有波动感和压力性回血）。记录并确认麻醉针头的方向、深度（然后可轻提针头，至触电感消失，将此作为长圆针进针的警示）。轻提针头，稍改变针刺入路，继续缓慢进针，直达结筋病灶点，并记录其方向和深度，作为长圆针进针的安全入路。

当麻醉针头触及结筋病灶点时，常会激惹出平时的病痛症状，以此说明这一方向和深度即是结筋病灶点的位置。当注入局麻药液后，出针如再触压时，疼痛已明显减轻或消失，说明局麻药物对结筋病灶点起到阻滞作用，同时也证实我们术前确定的深度、方向、层次是准确的。

4. 进针

取相应长度、粗细、刃型的长圆针，沿局麻针头探查的安全入路方向进针。为防止万一，增加安全性，还应注意：长圆针刃口线方向，应与周围重要组织方向一致，以尽量避免可能的医源性损伤。在周围重要组织中，尤以神经干、大血管、肌腱、肌纤维为重要。即有神经干者沿神经干；无神经干者，应沿大血管方向或沿肌腱、肌纤维方向摆正刃口方向。

用持笔法持针，垂直缓慢用指腕力逐渐加压。此时，因皮肤已麻醉而无疼痛感觉，用全刃接触皮肤，增加接触面，尽量缓慢按压，使皮肤形成深沟，让周围的组织，尤其是重要组织因缓慢按压，而排挤避开长圆针入路，从而减少损伤的可能性。由于皮肤较为厚韧，阻力最大，进针时，应掌握进针方向和力度，不可猛浪突入（导致不能控制深度和方向，造成针尖所到位置和层次不清），影响安全性。为避免这种情况的发生，可用手腕按压患者体表，以此为支点，这样可使指腕较容易掌握用力分寸。

在操作时，要注意探查深度，注意应以不出现可能的危险为标准：胸背部不可越过肋骨浅面；颈根部不可越过锁骨浅面、胸锁乳突肌深面；腰部不可越过腰椎横突；肾区不可直刺越过竖脊肌；腹壁不可越过腹白线、腹直肌侧半月线表层；各关节处，均不宜刺入关节腔。

5. 长圆针操作法

（1）关刺法

《灵枢·官针》曰："关刺者，直刺左右，尽筋上，以取筋痹"。

关刺就是用长针治疗关节周围尽筋处表层痹痛的操作方法。

《说文解字》云："关，以本横持门户也"，即门闩，闩是横行活动的，借此意指横行操作。"直刺左右"是长针的操作方法。"尽筋"就是肌肉的腱末端组织。肌腱抵止点周围是容易出现结筋病灶点的特殊部位，而尽筋又多在关节附近，以"诸筋者皆属于节也"。直刺是由表及里，直接刺至尽筋周围结筋病灶点表层处。左右是指在结筋病灶点表层横行刮剥（如肌腱与深筋膜、浅筋膜、韧带、脂膜等组织有黏着并引起疼痛的），是在结筋病灶的表层进行左右刮剥，以松解表层粘连，故是一种针对浅层粘连的解结针法。

（2）恢刺法

《灵枢·官针》曰："恢刺者，直刺傍之，举之前后，恢筋急，以治筋痹也"。

用于关节周围因腱末端有结筋病灶，且并发周围粘连的一种治疗方法。

结筋病灶较重，其粘连、瘢痕、致痛性病理变化必然也较广泛，因病理变化已不限于腱末端表层，故治疗这种筋痹就必须兼顾其周边的致痛性粘连性横络。《说文解字》云："恢，大也"，恢刺是一种重刺法。"直刺傍之"是直接刺入，抵达病损表面。然后向正常肌腱的一侧滑动深入，目的是达到其周边的致痛横络部位，而不损伤正常腱组织。"举之前后"是对粘连部位的挑拨操作。举是由下向上用力，在此，显然是将长针锋刃沿腱旁直刺至深部，然后向前挑拨，再向后挑拨。从而用长针末端锋刃在粘连结块上挑拨切割，具有分离侧旁横络粘连的作用。当肌腱两侧粘连横络被解结后，肌腱的病理性基础消除，肌肉的保护性痉挛自然会缓解，从而达到"恢复筋急"以治疗筋痹的效果。

（3）短刺法与输刺法

《灵枢·官针》云："短刺者治骨痹，稍摇而深之，致针骨所，以上下摩骨也"。"输刺者，直入直出，深内至骨，以取骨痹。"

短刺法主要是指进针时，要短促渐进，分层次逐层深入，直至骨面，以治疗骨痹的治疗方法。

输刺法则是竟直深内至骨，以取骨痹的治疗方法。

骨痹病人，因长期的腱末端牵拉，会引起腱末端在骨膜附着处的损伤。骨膜被牵拉，骨膜下会渗液及出血，可引发骨膜反应和顽固疼痛。因此需用长针，以其坚挺有力，可以在骨面上进行切割的作用，达到骨膜下减压，从而治疗顽固性筋痹和骨痹症。

张景岳注："短刺，入之渐也。"指逐渐深入，直至骨所。短刺法对于骨痹，对于骨面上的硬块状病灶、钙化的结筋病灶点、骨化性肌炎等疾病，也有应用的意义。骨以坚硬为特点，古人无 X 光，常把位置较深，触之较硬的病理组织按筋骨论治。某些肌肉骨化症，接近骨骼的腱末端结筋病灶硬结，这在古代难以分辨，其中近骨者也可能被划归于骨痹范畴。在治疗时，古人常采用"短刺"法。

短刺主要是指进针时，要短促渐进，入针渐进是保持针体挺直，垂直深刺，这与输刺法"直入直出，深内至骨，以取骨痹"的操作和含意相近。然而古人之所以要立两法，必有其区别和差异。

短是渐进之意，渐进过程中，逐层深入，不拘层次，凡触及坚硬如骨样组织时，可在其层次即行短刺法以"上下摩骨"。

输刺法是深刺至骨，对骨面上的硬块病灶，进行剥离和松解减压术。除骨痹外，某些临近骨表面的狭窄性腱鞘炎、骨性纤维管，因腱鞘、纤维管肥厚，变形变硬，触之如骨。治疗时这些腱鞘、骨性纤维管，亦可用"上下摩骨"样的"短刺"操作，用长圆针将肌腱表层的腱鞘及韧带切开，达到松解的目的，这也可以说是短刺法的变通应用，这种针对骨样硬结的切割分离操作，也有一定的应用价值。

（4）分刺法，合谷刺法，去爪法

《灵枢·官针》云："分刺者，刺分肉间也"；"合谷刺者，左右鸡足，针于分肉之间，可以取肌痹"；《灵枢·刺节真邪》云："刺节言去爪，夫子乃言刺关节肢络"。

分刺、合谷刺、去爪刺均为用长针或毫针多向透刺关节肢络，治疗结筋病灶的方法。

其法像鸡足样多向透刺分肉病灶。以多向透刺患处，可导气行血，加速炎症吸收和恢复，适用于肌膜损伤、炎症、粘连轻浅者。但若属慢性粘连，尤其瘢痕形成者，仍须长圆针恢刺剥离。

（5）浮刺法

《灵枢·官针》云："浮刺法，傍入而浮之，以治肌急而寒者也"。

浮刺是用长针或毫针，斜向进针，横向肌层透刺，用以治疗肌肉拘急而怕冷的肌痹的方法。其浮浅而针，故称浮刺法。

浮刺法适用于较浅层的肌痹。亦可用于治疗腱鞘炎，筋膜炎等。对尚不需施短刺切开者，可在表层腱鞘或韧带病灶做点状浮刺，松解表层卡压而不损伤深部组织，亦属有实用价值的浮刺的变通之法。

（6）经刺法

《灵枢·官针》云："经刺者，刺大经之结络经分也"。

经刺是用长圆针解除经脉结络的方法。

在大经之结络，即"横络盛加于大经"。可沿大经寻找横行的痛性条索，即结络。用关刺法、恢刺法，解除结络，亦可称之为经刺法。其与关刺、恢刺的不同在于：经刺是循经脉检查横行结络的方法；而关刺法、恢刺法是循经筋检查，在尽筋处、腱膜处寻找卡压经脉的横络。虽结筋病灶的检查方法不同，但解除经脉的横络卡压是一致的，是解结针法的另一种应用。

（7）络刺法

《灵枢·官针》云："络刺者，刺小络之血脉也"。

络刺是解除大经卡压致使络脉瘀滞的治疗方法。

络刺法采用长针或毫针，决通络脉，减轻盛络对大经的影响，从而达到解结的目的。故《灵枢·阴阳二十五人》指出："其结络者，脉结血不和，决之乃行"。是分流开源的治疗方法。《灵枢·血络论》指出："血脉者，盛坚横以赤，上下无常处，小者如针，大者如箸，则而泻之，万全也，故无失其数矣"。对瘀血怒张的大小盛络，用长圆针点刺放血，决通解瘀血使其血脉和利，也是解结的一种实用针法。

以上操作出针后，要给予按压，敷无菌敷料包扎二天，防止可能的感染。

（8）治疗时间及疗程治疗日程

7 天一次，一次为一疗程。一般需一至三疗程（7~21 天）。

（9）可能的意外情况及处理方案

①局部出血：按压，亦可在解结处注入生理盐水等以加压止血。

②感染：严格按无菌操作进行，遇有感染者可用敏感抗生素治疗。

③神经、血管损伤：

A、准确定位结筋病灶点，严格控制在结筋病灶点内解结，松解操作幅度严格控制，不能超出结筋病灶点范围。

B、熟悉各结筋病灶点局部解剖，对周围有重要神经、血管者应提前在体表划出标识，作为长圆针操作时的警示。

C、操作时应沿神经、血管走行方向挑剥，避免垂直横行操作。

D、凡进针或解结操作遇有电击感、剧痛感者，应停止操作。结筋病灶点多近肌肉、韧带末端，无大神经血管，故一般不会出现神经损伤。若微小神经损伤而麻木者，可用神经营养修复药物（如维生素 B 族）治疗。

E、在委阳次附近有腓总神经通过；在合阳次下有胫神经通过，在气冲次下有股神经通过，故对有重要神经通过者应在术前、术后检查并记录其功能状况：即踝伸屈功能、肌力、运动感觉等如实记录。为防止可能的损伤，要严格按照操作要求执行，在行"关刺、恢刺、短刺"法时，一定要沿神经方向操作。

F、出血用按压法可以防止。

（10）注意与禁忌

有下列情况时，应避免采用长圆针疗法：

（1）有利多卡因等应用药物过敏者。

（2）有发热症状者。

（3）合并严重内脏疾病者。

（4）施术部位有皮肤感染、肌肉坏死者。

（5）施术部位有红肿、灼热或深部有脓肿者。

（6）施术部位有重要神经、血管、脏器，施术时无法避开者。

（7）患有血友病等出血性疾病者。

（8）年老体弱、妇女妊娠期者。

（9）关节内感染者。

（10）确属重度畸形导致肌肉力线严重偏离，使尽筋处病理因素不能解除者。

（11）确属骨性原因的关节痹痛者。

（12）长期服用抗凝药物后，慎用。

第三节　灸　法

灸法，是用艾绒或其他药物放置在体表的腧穴部位上烧灼、温熨，借灸火的温热力以及药物的作用，通过经络的传导，达到温通气血，扶正祛邪，以治疗疾病的一种外治方法。

1. 材料

施灸材料主要是艾叶制成的艾绒。关于艾叶的性能，《本草》载："艾叶能灸百病。"《本草从新》说："艾叶苦辛，生温熟热，纯阳之性，能回垂绝之阳，通十二经，走三阴，理气血，逐寒湿，暖子宫……以之灸火，能透诸经而除百病。"说明用艾叶作施灸材料，有通经活络，祛除阴寒，回阳救逆等作用。

艾叶经过加工，制成细软的艾绒，更有它的优点：第一，便于搓捏成大小不同的艾炷，易于燃烧，气味芳香；第二，燃烧时热力温和，能窜透皮肤，直达深部经筋诸层次。又由于艾产于各地，价格低廉，所以几千年来，一直为治疗经筋痹痛所习用。

2. 方法

用灸法治疗经筋疾病的方法较多，大体上可分为艾炷灸、艾条灸、温筒灸和天灸（药物发泡法）等几类。其中，以艾炷灸最为常用，是灸法的主体部分。使用艾炷灸时，以艾炷置于皮肤穴位上烧灼的称为直接灸，亦称"明灸"。古代所称灸法，一般多指直接灸；将艾炷置于姜片、蒜片、食盐或药饼等上面燃烧的称为间接灸，亦称间隔灸。

温针灸是针刺与艾灸结合使用的一种方法。适用于既需要留针，又需施灸的疾病。操作方法是，针刺得气后，将毫针（银质的最佳）留在适当的深度，将艾绒捏在针柄上点燃，直到艾绒燃尽为止。或在针柄上套置一段 1~2 厘米的艾条施灸，使热力通过针身传入体内，达到治疗目的。

3. 注意事项

施灸或温针时应防止艾绒脱落烧损皮肤和衣物。凡属实证、热证及阴虚发热者，一般不宜用灸法。《伤寒论·辨太阳病脉证并治》中说："微数之脉慎不可灸，……火气虽微，内攻有力，焦骨伤筋，血难复也。"说明灸法如使用不当，也可产生不良后果。颜面五官、阴部和有大血管的部位不宜施用直接灸。孕妇的腹部和腰骶部不宜施灸。历代针灸文献中述及的禁灸穴位有 50 多个，应慎用。

第四节　火针法

火针法是用火烧红的针尖迅速刺入穴内，以治疗疾病的一种方法。早在《灵枢·官针》中就记有："刺燔针则取痹也。"

1. 工具

一般用较粗的不锈钢针，如圆利针或 24 号粗、2 寸长的不锈钢针。也有应用特制的针具，如弹簧式火针、三头火针以及用钨合金所制的火针。弹簧式火针迅速并易于掌握针刺深度。三头火针常用于治疗接近体表的经筋寒痹。

2. 操作方法

（1）选穴与消毒

火针选穴应"以痛为腧"，或遵循毫针选穴的基本规律，根据病症不同而辨证取穴。选定穴位后要采取适当体位以防止患者改变姿势而影响取穴的准确性。选定穴位后进行严密消毒。消毒方法宜用碘酊消毒，后用酒精棉球脱碘。

（2）烧针

烧针是使用火针的关键步骤，《针灸大成·火针》云："灯上烧，令通红，用方有功。若不红，不能去病，反损于人。"因此，在使用火针前必须把针烧红，才能使用。较为方便的方法，是用酒精灯烧针。

（3）针刺与深度

针刺时，用烧红的针具，迅速刺入，以刺中腧穴或结筋病灶点为度。

3. 注意事项

（1）面部应用火针宜慎重。《针灸大成·火针》曰："人身诸处，皆可行火针，惟面上忌之。"因火针刺后，有可能遗留较小疤痕，因此除治面部痣和扁平疣外，一般面部不用火针。

（2）对于血管和主要神经的分布部位亦不宜施用火针。

（3）在针刺后，局部呈现红晕或红肿未能完全消失时，则应避免洗浴，以防感染。

（4）发热的病症，不宜用火针治疗。

（5）针后局部发痒，不能用手抓挠，以防感染。

（6）针孔处理：如果针刺 1~3 分深，可不作特殊处理。若针刺 4~5 分深，针刺后用消毒纱布敷贴 1~2 天，以防感染。

第五节　物理疗法

物理疗法是利用各种物理刺激作用于机体引起所需的各种反应，以调节、加强或恢复各种生理功能，促进病理过程向有利于疾病康复的方向发展，从而达到治疗目的的一种方法。物理疗法通过皮肤（腧穴）透热、磁、电等直达经筋痹痛病灶，起到针、灸、火针的效应。因此，也倍受中西医生的重视，并注意中西医结合。在选施治部位时，要突出腧穴或结筋病灶点的应用，在选择物理疗法种类时，应突出疗法特点与经筋痹痛的适应性。

1. 物理疗法的治疗作用

（1）加速创伤的愈合

物理疗法可以改善局部的血液循环，降低局部小血管的渗透性，提高白细胞和吞噬细胞的吞噬能力，从而促使局部病变组织从被动充血和瘀血状态中逆转过来，变为血流通畅，主动充血，从而消除组织水肿，促进血肿吸收，改善组织缺氧和营养状态，消除炎症反应。

（2）减少疤痕和粘连的形成

疤痕组织是一种循环不良，结构不正常，神经分布紊乱的修复性组织；粘连是因炎症渗出后组织纤维机化而形成的病理性结缔组织。理疗可减少胶原纤维的形成和玻璃样变过程，也可减轻疤痕组织水肿，改善局部组织血供和营养，从而减少疤痕和粘连的形成。同时，也可缓解或消除疤痕瘙痒、疤痕疼痛等症状。

（3）镇痛作用

炎症刺激、缺血或代谢致痛介质、精神因素等都可产生疼痛。理疗可以提高痛阈，祛除各种致痛原因从而达到镇痛作用。

（4）避免或减轻并发症和后遗症

理疗可以改善局部的血液循环，加速组织水肿吸收，改善局部组织营养，减少疤痕和粘连的形成。同时，镇痛作用有利于肌肉的活动，避免关节僵硬、肌肉萎缩等后遗症。

2. 物理疗法种类和注意事项

（1）电疗法

电疗法的种类很多，临床上应根据不同的病症选择应用。

①直流电疗法：是应用直流电作用于人体，使组织中离子、水分子和胶体微粒转移，改变离子浓度而达到治疗目的的一种方法。适用于脊髓损伤，周围神经损伤，疤痕增生和组织粘连等。但心力衰竭、使用起搏器者、有出血倾向，以及对直流电过敏或局部有广泛和严重皮肤损伤者禁用。

②感应电疗法：是应用感应电流作用于人体以治疗疾病的一种方法。皮肤对感应电流电阻较小，故比直流电容易通过皮肤而扩散到组织器官中去。适用于软组织扭挫伤、下运动神经元部分损伤后的弛缓性麻痹、废用性肌萎缩等。禁忌证同直流电疗法。

③间动电疗法：间动电是在直流电基础上，叠加经过半波或全波整流后的50Hz正弦电流。其作用于人体后可使组织内离子分布发生改变，从而达到止痛、促进周围血液循环、调节神经和肌肉组织的紧张度等效果。适用于软组织扭挫伤，关节强直，肌萎缩，腰肌劳损和肩周炎等。禁忌证同直流电疗法。

④电体操疗法：是以各种不同形式的电流作用于神经或肌肉，使肌肉产生收缩的一种方法，又称电刺激疗法。适用于周围神经损伤，肌萎缩，关节强直等。禁忌证同直流电疗法。

⑤刺激电疗法：是应用方形脉冲电波或低频脉冲电流来达到止痛目的的一种方法。适用于各种痛症。禁忌证同直流电疗法。

⑥音频电疗法：是应用频率在音频范围内的中频正弦交流电来治疗疾病的一种方法。有止痛、促进血液循环、软化疤痕、松解粘连的作用。禁忌证同直流电疗法。

⑦干扰电疗法：是应用两路频率不同的中频电流分别交叉输入人体，在体内产生低频调制的脉冲、中频电流来治疗疾病的一种方法。具有止痛、促进局部血液循环、促进水肿和渗出物的吸收、兴奋骨骼肌和平滑肌等作用。适用于软组织扭挫伤、神经损伤、肌萎缩及创伤后积液或瘀血吸收差的关节炎及关节周围炎等。禁忌证同直流电疗法。

⑧短波电疗法：是应用高频电磁波在人体内产生的热效应，以加强血液循环，改善组

织营养，降低肌肉和结缔组织纤维的张力，而达到消炎止痛、消肿解痉等的一种治疗方法。适用于软组织扭挫伤、损伤后遗症及关节炎、神经损伤等。禁忌证同直流电疗法。

⑨超短波电疗法：是应用高磁波产生比短波电疗法更为深透的热效应，对人体进行治疗的一种方法。此外，尚能产生一种很明显的非热效应（或称热外效应），可明显加速神经再生，加强白细胞的吞噬作用，抑制急性炎症过程。适用于周围神经损伤、伤口感染等。禁忌证同直流电疗法。

⑩微波电疗法：是应用超高频电磁波在人体内产生的热效应和非热效应，以达到止痛、促进血液循环及解痉等的一种方法。其作用局限而均匀，而非热效应，比超短波有更显著的作用，使组织内动、静脉显著扩张，血流速度及血循环量均显著增加。适用于软组织扭挫伤、关节炎等。禁忌证同直流电疗法。

（2）光疗法

是应用光照射人体，利用其产生的热效应和光化学效应达到促进血液循环，加速组织的再生能力和细胞活力，加速炎症产物及代谢产物的吸收，而镇痛解痉的一种方法。适用于软组织扭挫伤、周围神经损伤、疤痕硬结、肌肉劳损等。禁忌证同直流电疗法。

光疗法分为红外线疗法和可见光疗法两种，临床可根据疾病的不同选择使用。

（3）激光疗法

激光是20世纪60年代发展起来的一门新技术，治疗作用基础主要是热效应、机械效应（光压作用）、光化学效应和电磁效应等四个方面。适用于软组织扭挫伤等。禁忌证同直流电疗法。

（4）超声疗法

是应用频率在20KHz以上，不引起正常人听觉反应的机械振动波作用于人体，利用其产生的机械作用、化学作用和温热作用，以改善血液循环，加强组织营养和促进组织物质代谢的一种方法。适用于软组织扭挫伤，各种神经痛，关节炎，肌炎，疤痕增生，硬结和血肿机化等。血栓性静脉炎、出血倾向者禁用。

（5）离子透入疗法

是应用直流或感应电疗机配合离子液或中草药液，将各种微量元素（如铁、铜、锌等）及药物的有效成分透入皮下组织，以改善、调整机体的内环境，促进神经、肌肉等组织的生长及代谢，治疗疾病的一种方法。适用于各种急、慢性筋伤疾病，如急性腰扭伤、慢性腰肌劳损、骨关节炎等。使用时电压、电流强度因人而异，直流电极片的正负极不可置错，颈动脉窦、心前区和第3腰椎以上脊椎两侧不能放置电极板。皮肤溃破、孕妇及高血压等患者禁用。

（6）磁疗法

是应用磁场作用于机体来治疗疾病的一种方法。其主要治疗作用是镇痛、消肿、消炎和镇静，临床有穴位磁疗法、磁按摩法、交变磁场疗法、旋转磁疗法及磁电综合疗法等。适用于软组织挫伤，能减少疤痕形成及促进疤痕转化等。禁忌证同直流电疗法。

（7）蜡疗法

是利用加热后的石蜡作为导热体涂敷于伤部，以达到治疗疾病的一种方法。蜡疗法的主要作用是温热和机械压迫，一般无化学性刺激作用。适用于软组织扭挫伤、疤痕挛缩、粘连等。感染性皮肤病、出血者禁用。

第六节　水针疗法

水针疗法是选用中西药物注入有关穴位或结筋病灶点以治疗疾病的一种方法。

1. 针具

使用消毒的注射器和针头。根据使用药物的剂量大小及针刺的深度选用不同的注射器和针头。常用的注射器为 1 毫升（用于耳穴和眼区穴位）、2 毫升、5 毫升、10 毫升、20 毫升；常用针头为 4~6 号普通注射针头、牙科用 5 号长针头及封闭长针头。

2. 药物

水针的常用药物有以下几类：

（1）中草药制剂：如复方当归注射液，丹参、板蓝根、威灵仙、徐长卿、夏天无、肿节风、丁公藤、鱼腥草、银黄注射液等多种中草药注射液。

（2）维生素制剂：如维生素 B2、B6、B12 注射液，复合维生素 B 注射液，维生素 C 以及维丁胶钙注射液等。

（3）其他常用药物：如葡萄糖注射液、生理盐水、注射用水等。许多肌肉注射用的药物也可考虑作小剂量穴位注射。

3. 注射点

根据循经辨证，选取相关腧穴或阿是穴。经筋痹痛者，则根据经筋辨证，选结筋病灶点。

4. 操作程序

根据所选穴位及用药量的不同，选择合适的注射器和针头。局部皮肤常规消毒后，用无痛快速进针法刺入皮下组织，然后缓慢推进或上下提插，探得酸胀等"得气"感应后，回抽如无回血，即可将药物推入。

5. 剂量

穴位注射的用药剂量取决于注射部位及药物的性质和浓度。头面部用药量较小，每个穴位或结筋点一次注入药量为 0.1~0.5 毫升；四肢及腰背部肌肉丰厚处用药量较大，每个穴位或结筋点一次注入药量为 2~15 毫升；刺激性较小的药物，如葡萄糖、生理盐水等用量较大，如软组织劳损时，局部注射葡萄液可用 10~20 毫升以上；而刺激性较大的药物以及特异性药物（如阿托品、抗生素）一般用量较小，即所谓小剂量穴位或结筋点注射，每次用量多为常规剂量的 1/10~1/3。中药注射液的常用量为 1~2 毫升。

6. 疗程

每日或隔日注射 1 次，反应强烈者亦可隔 2~3 日治疗 1 次，穴位可左右交替使用。5 次为 1 疗程，休息 5~7 日再进行下一疗程的治疗。

7. 注意事项

（1）治疗时应对患者说明治疗特点和注射后的正常反应。如注射后局部可能有酸胀感，4~8 小时内局部有轻度不适，有时不适感持续时间较长，但一般不超过一天。如因消毒不严而引起局部红肿、发热等应及时处理。

（2）严格遵守无菌操作，防止感染，最好每注射一个穴位换一个针头。使用前应注意药物的有效期，不要使用过期药物，并注意检查药液有无沉淀变质等情况，如已变质即应停止使用。

（3）注意药物的性能、药理作用、剂量、配伍禁忌、副作用和过敏反应。凡能引起过敏反应的药物，如青霉素、硫酸链霉素、盐酸普鲁卡因等，必须先做皮试，皮试阳性者不可应用。副作用较严重的药物，使用应谨慎。某些中草药制剂有时也可能有反应，注射时应注意。

（4）一般药液不宜注入关节腔、脊髓腔和血管内。某些药液误入关节腔，可引起关节红肿、发热、疼痛等反应；误入脊髓腔，有损害脊髓的可能。

（5）对主要神经干通过的部位穴位注射时，应注意避开神经干，以不达到神经干所在的深度为宜。如针尖触到神经干，患者有触电感，要稍退针，然后再注入药物，避免损伤神经。

（6）躯干部穴位注射不宜过深，不超过局部腧穴毫针规定深度，防止刺伤内脏。背部脊柱两侧穴位针尖可斜向脊柱，避免损伤神经。

（7）年老体弱者，注射部位不宜过多，用药量可酌情减少，以免晕针。孕妇的下腹部、腰骶部穴及合谷、三阴交等穴，一般不宜作穴位注射，以免引起流产。

第七节　火罐疗法

应用大小不同的罐子，利用在罐子里燃烧物燃烧后产生的负压吸附在皮肤上以治疗疾病的一种方法。

1. 工具

（1）竹罐：用直径3~5厘米，一端留节作底，另一端横切磨平做罐口的竹筒样罐。

（2）陶罐、玻璃罐：用陶土或玻璃制成，罐口平滑，罐肚大而圆。

（3）其他代用罐：可用广口罐头瓶、广口玻璃杯、广口陶器及其他玻璃等代用罐。

2. 操作方法

（1）用闪火法、贴棉法、投火法、架火法、水煮法等，使罐内产生负压后，立即扣在应施罐的部位上，并吸附在皮肤上。

（2）留罐10~15分钟，或至皮肤充血、瘀血时，将罐取下。

（3）根据病情需要，可行走罐法。施行走罐前，应先在罐口及走罐的皮肤处涂一层凡士林等润滑剂，然后将罐拔住，并沿预定方向推拉罐体，使走罐区域充血或瘀血。

3. 注意事项

年老体衰，全身性剧烈抽搐者，孕妇之腰骶部、腹部，出血性疾患，水肿患者，恶性肿瘤及局部皮肤有破损者禁用。

第八节　理筋推拿法

理筋推拿法是治疗经筋疾病的重要手段，适宜于经筋痹痛的早期、中期和后期粘连瘢痕尚轻者。在具体应用时，应根据经筋痹痛的病程和病症采用不同的手法。其手法轻重和治疗目的大致可分成两类。一是一般性理筋推拿法，二是弹拨松解法。

一般性理筋推拿法可使病人痛觉耐受性提高，痛阈上升，从而有利于弹拨手法的实施。弹拨松解法可以分离经筋痹痛后期有轻型粘连者，亦可以缓解因经筋损伤而出现保护性痉挛的筋肉组织。另外，对外伤而导致的关节错位，或由于经筋损伤而出现痉挛导致关节倾斜或错位者，亦可应用牵引、扳正等手法以复位。

1. 摸法

用手触摸肢体、穴位、结筋病灶点以舒通经筋，调节经脉的方法称摸法。

（1）触摸棘突

病人取坐位，塌腰低头，使脊柱后突。用拇指面沿棘突自上而下逐节触摸，要细心体会棘突是否在一条直线上。棘突偏歪可能为一种病理现象，也可能是生理现象，要结合压痛及其他特征、症状辨别。当确属病理现象时，就可用扳法或脊柱旋转复位法加以整复。

（2）触摸痛点

要根据病人主诉，在经筋筋结点相应的部位寻找痛点，可用拇指或中指端触摸，稍用压力作上下左右滑动。痛觉特别敏感的地方即是压痛点。一般说压痛点即是治疗点，在压痛点上运用手法使其疼痛减轻或消失，则其余有关症状往往也可减轻或消失。

（3）触摸筋肉

用指面触摸是否有肌张力增高或挛缩，是否有硬结或条索状变性等，以便采用相宜的放松手法。

2. 擦法

指用手背近小指侧部分或小指、无名指、中指的掌指关节突起部分，附着于一定部位上，通过腕关节屈伸外旋的连续往返活动，使产生的力轻重交替、持续不断地作用于治疗部位上，称为擦法。擦法的动作要领如下：

（1）肩臂不要过分紧张，肘关节屈曲 120～140 度角。

（2）手腕要放松，滚动时掌背尺侧部要紧贴体表，不可跳动或使手背拖来拖去摩擦。

（3）手背滚动幅度控制在 120 度左右，即当腕关节屈曲时向外滚动约 80 度左右，腕关节伸展时向内滚动约 40 度左右。

（4）压力要均匀，动作要协调而有节律，不可忽快忽慢或时轻时重。一般每分钟滚动 140 次左右。

擦法由于腕关节屈伸幅度较大，所以接触面较广，并且压力较大，掌背尺侧面着力柔和而舒适，故适用于肩背腰臀及四肢等肌肉较丰厚的部位。对风湿酸痛，麻木不仁，肢体瘫痪，运动功能障碍等疾患常用本法治疗。具有舒筋活血，滑利关节，缓解肌肉、韧带痉挛，增强肌肉韧带的活动功能，促进血液循环及消除肌肉疲劳等作用。

3. 揉法

是理筋推拿常用手法之一，见于《饮膳正要·养生避忌》。用手掌大鱼际、掌根部分或手指螺纹面部分，着力按定于一定部位或某一穴位上，作轻柔缓和的环旋转动，带动该处的皮下组织，称为揉法。用大鱼际或掌根部着力的称为掌揉法，用指面着力的称为指揉法。《保赤推拿法》云："揉者，医以指按儿经穴，不离其处而旋转之也"。《厘正按摩要术》载："揉以和之。揉法以手宛转回环，宜轻宜缓，绕于其上也，是从摩法生出者"。从揉法的动作来看，确与摩法颇有相似之处，从历代文献对手法记载来看，是先有摩法，后有揉法，所以说揉法是从摩法变化而来。但揉法与摩法也有不同之处，前者着力较重，揉动时按定一个部位，并带动该处皮下组织，而后者着力较轻，摩动时仅在体表环旋抚摩，不带动该处皮下组织。然而在临床应用中，两者完全可以结合起来操作，摩中兼揉，揉中兼摩，根据具体情况而灵活变化。

（1）掌揉法

用大鱼际或掌跟部着力，手腕放松，以腕关节连同前臂作小幅度的回旋活动。压力要轻柔，揉动频率一般为每分钟 120～160 次。本法着力面较大，刺激缓和舒适，老幼皆宜。常用于治疗脘腹胀痛，胸闷胁痛，便秘泄泻等肠胃道疾患以及因外伤引起的软组织红肿疼痛等症，具有宽胸理气，健脾和胃，活血散瘀，消肿止痛等作用。

（2）指揉法

用拇指或中指面或食、中、无名指指面轻按在某一穴位或部位上，作轻柔的小幅度的环旋揉动为指揉法。操作形式类似旋推法或指摩法。临床上多用于小儿推拿，其治疗作用根据所取穴位及揉动方向而异。《幼科推拿秘书》云："揉涌泉……左揉止吐，右揉止泻"。《保赤推拿法》曰："揉太阳法：治男，揉太阳穴发汗，若发汗太过，揉太阴穴数下以止之。治女，揉太阳穴反止汗"。

（3）揉捏法

为揉与捏的综合动作，操作时手掌自然伸开，以拇指或掌根为着力点。拇指外展，其余四指并拢，紧贴于皮肤上，作环形旋转的揉捏动作，即拇指和掌根作揉的动作，其余四指作捏的动作，边揉捏边向前螺旋形地推进。其作用可达深层组织，常用于四肢及腰背软组织损伤。

4. 按法

是理筋推拿法之一，是用手指、掌根、肘尖按压体表以向经筋透力的治疗方法。

（1）指按法

用拇指或食、中、环三指指面按压体表的一种手法，单手指力不足时，可用另一手拇指重叠按压。临床上以拇指按法为常用。将拇指伸直，用指面按压经络穴位或经筋结筋点，其余四指张开起支持作用，协同助力。一般按压穴位时，拇指不要移动，只是按压的力有所增减，但在经络路径上按压时，则要循经络路线进行缓慢的螺旋形的移动。拇指按法的特点是接触面较小，刺激的强弱容易控制调节，对全身各部的经络穴位都可应用。具有较明显的开通闭塞，散寒止痛等作用。《素问·举痛论》云："寒气客于肠胃之间，膜原之下，血不得散，小络急引故痛，按之则血气散，故按之痛止"。又曰："寒气客于背俞之脉，则脉泣，脉泣则血虚，血虚则痛，其俞注于心，故相引而痛。按之则热气至，热气至则痛止矣"。《肘后备急方·治卒心痛方》也有"闭气忍之数十度，并以手大指按心下宛宛中取愈"的治法。现代临床应用，如按揉心俞次、幽门次等治疗经筋损伤性心前区疼痛。

（2）掌按法

是用掌根、鱼际或全掌着力按压体表的一种手法，单掌或双掌交叉重叠按压均可。本法适用于治疗面积大而又较为平坦的部位，如腰背部、腹部等。在腰背部使用时，按压的力要贯足，按压到一定深度时可作缓缓揉动，也可边按揉、边循着肌纤维平行方向慢慢移动。在腹部应用时，按压的力就不能太大，同时手掌要随着患者的呼吸而起伏。掌按法的特点是接触面积大，刺激缓和。具有疏通筋脉，温中散寒等作用。临床应用于按脊柱及其两侧骶棘肌部，治疗急慢性腰痛、腰背筋脉拘挛以及功能性脊柱侧突或后突畸形等症，是一种简便有效的手法。

（3）压法

见于《诸病源候论·目暗不明候》。本法的动作与按法相似，如"指按法"、"掌按法"近代有人称为"指压法"和"掌压法"。也有人习惯把两者连起来称为按压法。"按"偏于动，"压"偏于静，压的力量应较按为重。如用肘部按压治疗部位，一般称为肘压法。因为压力大，刺激强，所以仅适用于肌肉发达厚实的部位如腰臀部等，如治疗腰肌强硬、顽固性腰腿痛等疾患。

5. 拿法

是理筋推拿常用的手法之一，特别自明清以来应用尤为广泛。"推拿"一词首见于明代的某些小儿推拿专著。以拇指与食、中指相对，捏住某一部位或穴位，逐渐用力内收，并作持续的揉捏动作，称为拿法。使用拿法的动作要领：腕要放松灵活，用指面着力，揉捏动作要连绵不断，用力由轻到重再由重到轻。由于拿的部位和手法的差异，又可分为三指拿、四指拿和五指拿三种。拿法的刺激较强，常配合其他手法应用于颈项、肩部和四肢部经筋结筋点和经脉穴位，治疗头痛、项强、四肢关节及肌肉酸痛等症。具有疏通经络，解表发汗，镇静止痛，开窍提神等作用。临床应用时，拿法后常继以揉摩，以缓和刺激。三指拿多用于面积较小的部位，如拿风池及颈项两侧能使毛孔竖起，有发散解表作用，外感头痛常用此法；拿肩井能通调周身气血，拿后使人精神为之一振；拿合谷能止牙痛等。四指拿和五指拿适用于面积较大的部位，如拿肚角治疗腹痛，拿承山治疗小腿转筋等。

6. 弹筋法

是理筋推拿法之一，常以拇指和食指指腹相对紧捏肌肉或肌腱，用力提拉，然后迅速放开，使其弹回，如拉放弓弦之状称为弹筋法。适用于胸锁乳突肌、斜方肌、背阔肌、胸大肌等以及浅表的肌腱部，有舒筋活络，畅通气血的作用。常用于治疗风湿痹痛、筋肉拘急等症。

7. 拨法

是理筋推拿法之一，用手指按于穴位上或一定部位上，适当用力下压，至病人有酸胀感时，再做与肌纤维成垂直方向的来回拨动，称为拨法，也称弹拨法、拨络法、押法、指拨法等。临床应用时，也可根据指下有"结筋"感，即在该部使用弹拨法。本法能解痉止痛，对松解软组织粘连有一定作用。

8. 摇法

是理筋推拿常用手法之一，其性质属于被动活动，常用来防治各部关节酸痛或运动功能障碍等症。在隋唐时，摇法被广泛地应用于导引及自我按摩，《诸病源候论》所载的许多导引及自我按摩方法中有多处提到摇法。明清以来更被广泛地用于防治小儿疾病的复式操作法的过程中，如青龙摆尾、赤凤摇头、摇抖肘腕等都有摇的动作。近代摇法较多地应用于防治运动系统的疾患，特别是脊柱以及四肢关节的酸胀疼痛、关节功能障碍等。用一手握住（或扶住）被摇关节近端的肢体，另一手握住关节远端的肢体，作缓和回旋的转运，称为摇法（也有称运动或盘法的）。本法的动作要领应是：摇转幅度要由小变大，动作必须缓和，用力要稳。摇转幅度的大小应根据病情恰如其分地掌握，因势利导，适可而止。

同时还应注意被摇关节的生理活动范围。任何粗暴动作或违反正常生理活动功能的摇转，不但无益，反而有害。摇法常用于颈腰部及四肢关节，对运动功能障碍、关节酸痛、屈伸不利等症是常用手法之一。具有舒筋活血，滑利关节，松解粘连，增强关节活动功能等作用。

9. 扳法

是理筋推拿法常用手法之一，其性质同摇法一样，也是属于被动运动法。

临床上常用于治疗四肢关节功能障碍及脊椎小关节错缝等症，因此也可以认为是一种正骨手法。用双手向同一方向或相反方向用力，使关节伸展或旋转，称为扳法。本法常在摇法使用的基础上应用，在某些情况下，可谓是摇法的加强手法。由于扳法的力传递比摇法更为直接，因此在使用时必须谨慎，要严格掌握扳法的适用范围和手法技巧。扳法不是一个大幅度的被动运动，不能在不确定位置的情况下使用，必须把要扳的关节极度伸展或旋转，在保持这一位置的基础上，再做一个稍加大的动作幅度。本法的动作要领应掌握：一要稳妥。扳法应该是一种被控制的、短暂的、有限度的、分阶段的被动运动。二要准确。要预先确定活动范围和部位，一达到目的，随即停手。三要轻巧。每个关节都有一定的活动范围和运动方向。

扳时要因势利导，不能超出其生理功能，更忌强拉硬扳，急躁从事。本法在临床如能运用得当，则不失为一种行之有效的手法，特别是对因颈腰椎小关节错缝所致的颈肩腰腿痛，有良好的治疗效果。对脊柱侧弯、生理弧度改变以及关节错位及相关结筋粘连等具有整复作用。

10. 拉法

是理筋推拿法之一，拉法又称拽法、抻法、拔法等，都是属于牵拉、拔伸的方法，故也称牵引法或拔伸法。本法很早就被应用于中医伤科的正骨方面，是骨折移位及关节脱位等必不可少的手法。在推拿临床中，则常被用于治疗颈腰椎疾病，四肢关节功能障碍，软组织粘连、挛缩以及小关节错位等症。牵引拔伸的动作要稳而持续，不可用一次突发性的猛力，要根据不同的部位和病情，适当控制牵引拔伸的力量和方向。

11. 推法

是理筋推拿法之一，应用指、掌、肘等沿经络或经筋着力，向一定方向推进的治疗方法。

（1）拇指平推法

用拇指面着力，其余四指分开助力，按经络循行或肌纤维平行方向推进。在推进过程中，可在重点治疗部位或穴位上作缓和按揉动作。一般可连续操作 5～10 遍。

本法适用于肩背、胸腹、腰臀及四肢部。有疏通经络，理筋活血，消瘀散结，缓解软组织痉挛等作用。常用以治疗风湿痹痛、筋肉拘急等经筋疾患。

（2）掌平推法

用手掌着力，以掌根部为重点向一定方向推进，需要增大压力时，可用另一手重叠推进。本法刺激缓和，是活血解痉的有效手法。常用于面积较大的部位如腰背、胸腹及大腿部等，治疗腰背酸痛、胸腹胀痛等症。

（3）拳平推法

握拳，以食、中、环、小四指的指间关节突起处着力向一定方向推进。本法是平推法中刺激较强的一种手法，适用于腰背及四肢部的劳损、宿伤及风湿痹痛且又感觉较为迟钝者。

（4）肘平推法屈肘，用鹰嘴骨突部着力向一定方向推进，本法是平推法中刺激最强的一种，仅对体形较胖，肌肉厚实或感觉迟钝的患者使用。多用于腰背脊柱两侧及臀部，治疗迁延日久的腰腿痛和腰背风湿酸痛、感觉迟钝等症。

平推法是直接在体表上操作的手法，所以在临床应用时，一般需在施术部位上先涂抹少许冬青膏、凡士林或麻油之类，使皮肤保持一定滑润度，以防止推破皮肤。

12. **抖法**

是理筋推拿法之一，是舒理经筋的重要手法，包括抖法和牵抖法。

（1）抖法

用双手或单手握住患肢远端，微用力作小幅度的上下连续颤动，使关节有松动感，称为抖法。本法适用于四肢部，以上肢为常用，具有疏通脉络，滑利关节等作用。常作为治疗肩、肘关节的功能障碍和腰腿痛如腰椎间盘突出症等的结束手法。操作方法如下：

上肢抖法：病人取坐位，上肢放松。医者站于其前外侧，上身略微前倾，用双手握住病人的手腕部（手不得握得太紧），慢慢将其向前外侧方向抬起，至 70～80 度即停在这一角度。然后稍为用力作连续的小幅度的上下颤动，使肘、肩关节有舒松感。本法操作要领：抖动的幅度要小，而频率要快（每分钟约 200 次左右）。

下肢抖法：病人仰卧，下肢放松。医者站于其足侧，用双手分别握住病人的两踝部，将其抬起至离床面约 30 厘米左右，然后作上下并兼有微旋的连续抖动，使大腿及髋部有舒松感。下肢抖动的幅度应比上肢大些，而频率则应较慢些（每分钟约 100 次左右）。

（2）牵抖法

是牵引和抖动相结合的手法，常用于治疗急性腰扭伤以及腰椎间盘突出等症。操作时，病人俯卧，双手用力抓住床头。医者两手分别握住其两踝上部，并渐渐用力向后牵拉，这时医者上身亦应向后倾仰，以加强牵拉的重量，如此持续 1～2 分钟。然后放松作左右摆动，待到病人腰部放松时，突然作上下抖颤数次。然后再用力牵拉，重复操作数次。

13. **牵引疗法**

牵引疗法是用适当重量的牵引力和自身体重的反牵引力，或用机械的牵引力，克服肌肉的收缩力，以缓解肌肉痉挛，扩大椎间隙，解除神经、血管的卡压，进而改善临床症状的一种治疗方法。经筋损伤治疗中普遍使用的是颈椎和腰椎牵引。

（1）颈椎牵引法

又称枕颌牵引，可分为坐式牵引和卧式牵引两种。牵引重量要根据患者的年龄、性别、体质、病情、颈部肌肉状况及对牵引的反应而定，一般为 3~6kg，应从小重量开始逐渐增加，至出现最佳效果为止。每日 1~2 次，每次 30min，10 次为 1 疗程，间隔 1 周后可继续牵引。如连续牵引 2~3 周仍无明显效果，可放弃牵引而改用其他方法治疗。适用于颈椎病患者。

（2）腰椎牵引

临床一般采用骨盆牵引。患者仰卧在牵引床上，分别固定胸部和骨盆部。牵引可分为连续牵引和间断牵引两种。牵引重量一般为 12~16kg，应逐渐增加。每日 1 次，每次牵引时间为 20~30min，牵引次数可以根据患者反应灵活掌握。适用于急慢性腰扭伤、腰椎间盘突出症等。

第九节　手术疗法

手术治疗经筋损伤主要用于肌腱、韧带的断裂伤，神经、血管及关节软骨盘的严重损伤者。严重的慢性顽固性颈、肩、臂、背、腰、骶、臀、腿痛的病变软组织，特别是肌附着处已经形成了严重的组织变性，肌肉与筋膜本身也形成了严重的肌挛缩，以现有的非手术疗法不能有效地把这些非可逆性病变组织转化为正常组织时，应采用软组织松解手术。

1. 手术疗法的治疗原则

1）根据局部压痛点与压痛部位来确定结筋病灶范围，通过手术放松所有的挛缩组织，分离所有的炎症粘连组织，切开附着处的变性组织，游离松解无菌性炎症病变组织等等，使循环改善，炎症吸收，致痛物质减少消除，从而达到治疗的目的。

2）通过肌肉、筋膜、韧带、关节囊、骨膜、脂肪等软组织附着处以及血管和神经鞘膜周围结缔组织的切痕、切开、切断、分离、剥离或游离，松解无菌性炎症病变的软组织，阻断该处的神经末梢对无菌性炎症的化学性刺激的传导。通过阻断疼痛的传导，打断了恶性循环，改善了局部新陈代谢情况，促使无菌性炎症迅速消退。

3）通过肌肉、筋膜等附着处的切痕、剥离和松解，解除了在目前条件下非手术疗法难以治愈的肌挛缩。

4）软组织在手术松解以后，不论肌肉、筋膜或脂肪等等，均在合理调整的松弛位置，并通过疤痕组织重新附着，从而改善了机体的动力性平衡。

2. 手术指征

1）病情严重，异常痛苦，影响工作与日常生活，经多种非手术疗法无效或仅能暂时性缓解，时间达半年以上者。

2）个别病情特别严重的患者，虽病程较短、老年患者或疼痛严重经非手术疗法无效的病例者，也可适当考虑提前手术。

3. 手术方法的选择

软组织劳损的发病部位较多，病变范围较广。躯干与四肢的软组织附着处均有可能发生。所以软组织松解术的手术部位与手术范围也因这些发病部位与病变范围而各有不同。凡原发结筋病灶严重，并发所谓神经功能紊乱的征象，出现传射痛，已经引起相关局部软组织的继发性无菌性炎症的病理变化时，应注意同时或分期进行软组织松解手术。其中最易遗漏部分有：在 C_2 棘突、肩峰内缘与锁骨外段上缘、肩胛骨脊柱缘下段、肩胛骨腋缘下段、肩胛骨下角背面、L_{1-3} 后关节、髂嵴、第 12 肋骨下缘、髂骨翼外面（位于股骨大粗隆上方）、坐骨孔的上缘、上方、内上缘与内上方、骶尾骨下外缘与股骨臀粗隆、耻骨联合上缘等软组织附着处。

4. 手术适用范围

1）肌肉、肌腱、韧带的完全断裂伤。

2）腱鞘疾病反复发作，保守治疗无效，如某些严重狭窄性腱鞘炎、腕管综合征等。

3）重要的神经、血管损伤者。

4）颈、腰椎间盘突出症经半年以上，经正规非手术疗法治疗无效，或首次发病症状严重，出现脊髓或马尾神经压迫，影响工作和生活者。

5）关节内游离体影响关节功能活动者。

6）经筋广泛损伤，卡压，粘连，用长圆针等方法无法彻底解结者。

需手术者应请外科会诊或转诊治疗，具体术式和操作从略。

第十节　中草药疗法

药物疗法是遵循中医辨证论治，采用中药配伍治疗经筋痹痛和脏腑、经络气血失调的方法。中医中药的辨证论治博大精深，本书不做全面阐述，下面仅就痹痛的药物治疗简介如下：

1. 治疗原则

（1）外感筋痹

《灵枢·五变》指出："人之有常也，亦因其骨节皮肤腠理之不坚固者，邪之所舍也，故常为病也"。故"风寒湿三气杂至，合而为痹"（《素问·痹论》）。当以辛温发散、宣湿祛寒之剂，蠲除外邪，舒通经脉为原则。

（2）久痹入肾

久痹不解，邪气入里，伤及肝肾。《素问·痹论》指出："五脏皆有合，病久而不去者，内舍于其合也。故骨痹不已，复感于邪，内舍于肾。筋痹不已，复感于邪，内舍于肝"。当治以补益肝肾，强筋壮骨，兼以辛散，疏泄寒湿。

（3）跌打瘀痹

跌打外伤，致筋骨创伤，血液外溢，气血瘀痹，"若有所堕坠，恶血在内而不去……遇内寒，则血气凝结，与故邪相袭，则为寒痹"（《灵枢·贼风》）。当以行气和营，活血化瘀为治疗原则。

（4）久痹瘀结

久痹不愈，气血瘀闭不通，致筋骨不得濡养，新血无源再生，出现皮肉筋骨干痿不荣的病状。"淫气遗溺，痹聚在肾；淫气乏竭，痹聚在肝；淫气肌绝，痹聚在脾。诸痹不已，亦益内也"（《素问·痹论》）。当以祛瘀生新，益肾柔筋为治疗原则。

（5）肾虚筋痿

精亏久痹，致肾虚肝竭，阴血不足而虚热内生，进一步煎灼津液，耗伤真阴。精血不足，筋失所养，则痿痹不起。肝肾功能衰退，人体抗劳损能力下降，劳损后修复与再吸收机能减弱，致使"骨刺"增生，"横络"纵横。其阻滞卡压经脉，津液涩渗而聚沫，造成顽痛痼痹。当滋补肝肾，强筋壮骨，充益先天，活血通络。

2. 代表方剂举隅

（1）外感筋痹

以九味羌活汤为代表，出自《此事难知》引张元素方。

组成：羌活 5g，防风 5g，苍术 5g，细辛 1g，川芎 3g，白芷 3g，生地 3g，黄芩 3g，甘草 3g。

用法：上药水煎服。

功用：散风利湿，舒筋止痛。

主治：外感风寒湿邪，恶寒发热，肌表无汗，头痛项强，肢体酸楚，关节疼痛，口苦而渴。

方解：羌活辛温芳香，上行发散，宜除在表之风寒湿邪，为君。防风、苍术发汗祛湿，助羌活解表利湿为臣。细辛、川芎、白芷散风寒，行气血，善除头身痹痛为佐药。黄芩泄气分之热，生地清血分之热，可制辛温之燥，甘草调和诸药为使。

（2）久痹伤肾

以独活寄生汤为代表。出自《备急千金要方》。

组成：独活 9g，寄生、杜仲、牛膝、细辛、秦艽、茯苓、肉桂心、防风、人参、甘草、当归、芍药、干地黄、川芎各 6g。

用法：以上十五味，以水一斗，煮取三升，分三次服。

功用：祛风湿，止痹痛，益肝肾，补气血。

主治：痹病日久，肝肾两亏。症见腰膝酸痛，肢节屈伸不利，畏寒喜温，或肢节无力，麻木不仁。

方解：独活善理邪风，能祛下焦及筋骨间风寒湿邪为君。以细辛发散阴经风寒，搜剔筋骨风寒湿邪为臣。防风、秦艽胜湿舒筋；寄生、杜仲、牛膝祛风而补肝肾；当归、川芎、地黄、白芍善和血活血；人参、茯苓、桂心益气通脉共为佐药。甘草调和诸药。全方祛邪扶正，强筋壮骨，恢复经筋损伤后的修复功能，从而达到治痹解痛的功效。若痛重可酌加制川乌、白花蛇、地龙、红花等以助搜风通络，活血止痛；寒重者可加附子，湿重者可加防己，随症变通。

（3）跌打瘀痹

以七厘散为代表。出自《良方集腋》。

组成：血竭 30g，麝香、冰片各 0.4g，乳香、没药、红花各 5g，朱砂 4g，儿茶 7.5g。

用法：上八味，研极细末，收贮瓷瓶，黄蜡封口。定痛止血，可先将此药七厘冲服，冲烧酒服之，后用烧酒调敷。

功用：活血散瘀。

主治：跌打损伤，筋骨断折，瘀血肿痛，刀伤出血等。

方解：血竭祛瘀止痛，并能收敛为君。红花活血祛瘀，乳香、没药祛瘀行气，麝香、冰片辛香走窜为臣。儿茶味涩性凉，可止血生肌，朱砂能镇静安神为佐为使。诸药相伍，既行气祛瘀，消肿止痛，又可安神定志，收敛止血。

（4）久痹瘀结

以大黄䗪虫丸为代表。方出自《金匮要略》。

组成：大黄300g，黄芩60g，甘草90g，桃仁60g，杏仁60g，干地黄300g，芍药90g，干漆30g，虻虫60g，水蛭60g，蛴螬60g，䗪虫30g。

用法：以上十二味，共研末，炼蜜和丸如小豆大，每服5丸（3g），温开水送下或酒调服，每日三次。

功用：祛瘀生新。

主治：五劳虚极，形体羸瘦，腹满不能饮食，肌肤甲错，两目黯黑。

方解：大黄逐瘀攻下，䗪虫攻下积血，共为君药。桃仁、干漆、蛴螬、水蛭、虻虫助君药活血通络、攻逐瘀热，杏仁配桃仁以润燥，生地配芍药养血而滋阴共为使药。甘草和中补虚，调和诸药，以缓和破血药峻猛伤正之弊。诸药"润以濡其干，虫以动其瘀，通以去其闭"，治经筋久痹，精血干结而致五劳虚羸之症。

（5）肾虚筋痿

以虎潜丸为代表，方出自《丹溪心法》。

组成：黄柏150g，龟板120g，知母60g，熟地黄60g，陈皮60g，白芍60g，锁阳45g，虎骨30g（用代用品），干姜15g。

用法：诸药共为末，酒糊为丸，每丸重10g，早晚各服一丸，淡盐水送下。

功用：滋阴降火，强筋壮骨。

主治：肝肾不足，阴虚内热，腰膝酸软，筋骨痿弱，腿足消瘦，步履乏力，舌红少苔，脉象细弱。

方解：重用黄柏配知母以泻火清热为君，配熟地、龟板、白芍滋阴养血，补肝肾之阴。用虎骨（用代用品）强筋壮骨，锁阳温阳益精，养筋润燥共为臣药。配陈皮、干姜温中健脾以益后天之源。诸药配伍，共成滋阴降火，强壮筋骨之功。

以上仅列举几个典型证型和典型方剂，临床证型是复杂的，必须根据具体情况，具体分析和选方遣药。其他方剂可见《中医筋伤学讲义》附录。

经筋痹痛亦常用熏洗、外敷药，如海桐皮汤（《医宗金鉴·正骨心法要旨》）：海桐皮6g透骨草6g，乳香6g，没药6g，当归4.5g，川椒9g，川芎3g，红花3g，威灵仙6g，白芷6g，防风6g，甘草6g。有祛风除湿、活血止痛的作用。用于治疗一切伤筋错骨、疼痛肿胀的各类经筋痹痛证。水煎后，用热药汁熏洗患处或研末装入药袋蒸煮后热熨、热敷患处。亦可制成膏药、散剂、酊剂、透热剂等灵活应用。

第八章　治疗总则

第一节　经筋辨证

经筋疾病是发生于经筋系统的疾病。经筋痹痛的发生和发展是错综复杂的，但究其病理基础，则不外乎经筋本身的损害，经脉营养机能的失调和脏腑功能的障碍等。因此，在治疗之前，首先要辨证，明确病位，根据在其经筋、经脉、脏腑与疾病所处的早、中、晚期，以决定治疗部位及施术方法。

在诊断经筋疾病时，必须根据经筋分布规律，密切关注各条经筋的结、聚、离、合、出、入、直、斜、支、横、转、折、散、著、循、络、起、止、上、下、合、加等特殊循行、分布和易损点。经筋损伤后也必然刺激或卡压着藏经筋中的经脉，也可因之引起相应经脉，甚至脏腑而出现相应病损。现将十二经筋的疾病分述如下：

1. 足太阳经筋

足太阳经筋"起自足小指，上结于踝"，涉及小指展肌、腓骨长短肌、趾骨间关节韧带、外踝诸韧带。其病常为足外侧、外踝下支胀疼痛。其痛可沿小趾放散，亦可向足底放散，而且常引起膝腘部疼痛。

踝部支脉"上结于膝外廉"即髌下，并从小腿外侧分出，结于小腿三头肌，与结于跟骨结节的直行者，合并于腘窝。这正是对小腿部腓肠肌、比目鱼肌、腘肌、跖肌、小腿筋膜，腘筋膜的描述，其病变出现在跟腱周围、小腿三头肌、腘窝、膝周组织等处。可出现痉挛、疼痛，并向膝前侧、股后、臀部、腰骶扩延。

从膝后沿股二头肌、半膜肌、半腱肌、大腿筋膜向上分布，"上结于臀"，包括腘绳肌、臀大肌、梨状肌、臀中肌、臀小肌、臀筋膜，骶骨背面诸韧带，并向腰部分布。其病常表现为臀股部疼痛并向上下扩延，向下可放散至膝外侧，重则至小腿外侧、后侧，甚至达足背外侧。向上常表现为腰部疼痛，甚至肩背疼痛。

足太阳经筋"挟脊上项"，涉及胸腰筋膜，竖脊肌、后锯肌、回旋肌、腰方肌、腰大肌、腹外斜肌、腹内斜肌、腹横肌、菱形肌、肩胛提肌、头夹肌、颈夹肌、椎枕肌及脊柱诸韧带等。腰骶部疲劳性损伤可引起上述诸肌起止点、神经纤维管、各神经穿出孔等处的牵拉伤而出现腰背疼痛。而腰背痛多向臀、股、膝外侧放散，重者引起膝关节及髌前疼痛，甚至引起外踝下结筋，足跟疼痛。腰部疼痛可向上扩延，引起头痛，颈项痛、肩臂疼痛，出现背部负重感，紧缩感、感觉迟钝、胸背发冷。背痛沿肋间向胸前传导，或刺激颈胸腰交感神经链，可出现胸闷、气短、哮喘，呼吸不畅、吸气不足、心前区疼痛、心悸、胃脘疼痛、腹痛、月经不调、性功能障碍等症状。

足太阳支脉"从腋后外廉，结于肩髃""入腋下，上出缺盆"，涉及斜方肌、背阔肌、冈上肌、冈下肌等。故又可引起肩周疼痛，可出现肩活动弹响、活动时功能受限，重者会向肘、腕发展，出现放射性疼痛、肌萎缩、麻木感，甚至出现上肢、手部色泽变暗、发凉、干燥、皲裂、皮肤变薄，光亮、浮肿，脉搏减弱等症状。

足太阳经筋直行者，"结于枕骨，上头下颜，结于鼻"，涉及额枕肌、椎枕诸肌、斜方肌、提肩胛肌、斜角肌等，可引起头痛、头昏、恶心、呕吐、眩晕、头重如裹、视力障碍、鼻塞、流涕等症状。

足太阳支脉"别入结于舌本""其支者为目上网，下结于烦""其支者，出缺盆，上结于完骨""其支者，出缺盆，斜上出于烦"，涉及诸舌骨肌、咬肌、颧肌、颞肌、翼内外肌、耳周诸肌、胸锁乳突肌等，经筋疲劳引起上述肌肉起止应力点劳损，可出现颈项疼痛，咽部异样感，吞咽不适，舌体血脉循环不良、舌体粗大、运转不灵、吐字不清、声音嘶哑、张口受限、耳鸣、耳根疼痛、听力下降、耳道不适感、偏头痛、前额痛、牙痛、牙齿浮动，面部麻木、疼痛等症状。

太阳经筋长期不愈，尤其涉及腰大肌、腰方肌、腹外斜肌、腹内斜肌、腹横肌时，还可以向腹部扩延而引起腹痛。高位腹痛常出现肋缘疼痛，腰上三角疼痛，上腹胀满感，紧束感，腹胀、嗳气、吞酸、纳呆、便秘或腹泻。下腰部深层肌群劳损，可出现下腹痛，耻骨上下支肌附着处痛，性功能障碍，月经不调，行经不畅，外阴不适或疼痛，下蹲或起坐活动大腿根疼痛，功能障碍。下腰深层肌肉合并骶骨周围太阳经筋损伤，还可出现会阴肛门不适感、刺痛、麻木、痉挛样异样感等。

以上诸症，应考虑到足太阳经筋损伤的可能，尤其是在足太阳经筋循行分布区有多组相关结筋病灶点连锁出现时，应从足太阳经筋辨证解结论治。

2. 足少阳经筋

足少阳经筋"起于小指次指，上结外踝"，涉及伸趾肌与跗骨窦内组织、踝前伸肌上下支持带、踝关节前侧韧带等，其结筋病痛，可表现为踝周疼痛，向下放散，可出现足趾、足背疼痛，向上可延及胫前、膝外侧，甚至出现髋部、腰部疼痛。

足少阳经筋上行"上循胫骨外廉，结于膝外廉。其支者，别起外辅骨，上走髀。前者结于伏兔，后者结于尻"，于大腿外侧向前与足阳明经筋交汇，在臀部附着于骶骨，与足太阳经筋交汇。其涉及腓骨长短肌、股外侧肌、髂胫束、阔筋膜张肌及股直肌、梨状肌、臀中肌、臀小肌、膝外侧副韧带、髌骨外侧副支持带、小腿筋膜、大腿筋膜、臀筋膜、臀上皮神经，坐骨神经等组织，所以，可出现上述组织结筋疼痛和牵涉痛。可有膝外侧疼痛，小腿、大腿、大转子、臀部至髂嵴的连锁疼痛，重者可使疼痛向上下扩延。向下常伴踝关节疼痛，向上出现腹部、胸胁疼痛，有时出现腰臀疼痛并向小腿外侧或后侧放散，可伴有腓总神经敏感反应，但下肢直腿抬高常为阴性，且无小腿外侧皮肤麻木区。当有梨状肌下孔处经筋损伤并发坐骨神经被渗出津液浸润和卡压者，可出现明显的干性坐骨神经痛，表现为腰臀剧痛，向小腿外侧放散，腓总及胫神经极度敏感，弹压之出现明显窜麻，小腿及足背外侧出现皮肤麻木区。部分病人表现为髂前及髋部疼痛，出现大腿外侧、髋外前侧出现皮肤过敏区，有异常感，蚁行感，也可出现大小不等的皮肤麻木区，有人出现骶髂外侧疼痛，向小腿和足背放散，或小腿胫前诸肌麻痹、无力、足踝下垂等。

足少阳经筋其直者，"上乘䏚季胁"，从髂嵴上腹抵季胁，布胸膺，结于缺盆。其涉及腹外斜肌，腹内斜肌、腹横肌、胸腰筋膜、肋间肌、腹直肌、前锯肌、胸小肌、胸大肌等，可出现腹痛、腹胀、腰痛、胸胁胀痛。有人合并胁下闷胀、恶心、呕吐、纳呆、胃脘疼痛；有人出现胸闷、气短、吸气不深、呼吸不畅、哮喘、心前区疼痛、心悸；有人出现胸痛、肩痛、上肢活动障碍、疼痛向肘、腕、指放散，肩外展时加重。重者还可能出现指腕麻木、肌力减退、肌肉萎缩、肤色变暗、浮肿、发凉、脉搏减弱等症。

足少阳经筋"上走腋前廉，系于膺乳，结于缺盆。直者，上出腋，贯缺盆，出太阳之前，循耳后，上额角，交巅上，下走颔，上结于頄。"其出缺盆，上颈，绕耳后，上额，交巅顶后，下于对侧颔面。其涉及胸锁乳突肌、斜角肌、诸舌骨肌、耳后肌、耳上肌、颞肌、额枕肌、颧肌、翼内肌、翼外肌、咬肌及臂丛神经、迷走神经、副神经、枕大神经、枕小神经、耳大神经、耳颞神经、面神经等。颈部足少阳经筋损伤，可出现颈项疼痛、颈活动障碍、颈活动有弹响音、肩臂至腕指疼痛、麻木、肌萎缩、无力。触压锁骨中外侧部出现疼痛，并伴有眩晕，听力下降，平衡失调，枕后及乳突部疼痛、前额疼痛，按压胸骨体外缘出现胸痛、颈项疼痛，可合并出现面部疼痛、咽痛、牙痛、流泪、睑下垂、眼结膜充血、视力下降等。还可出现耳重听、耳聋、耳根疼痛，可出现偏头痛、眩晕、恶心、呕吐、胃脘疼痛等症。

足少阳经筋支脉"结于目外眦，为目外维"，可影响眼肌活动，出现眼闭合不良、眼睑下垂，视物模糊等症状。

以上诸证候出现时，应考虑到足少阳经筋损伤的可能，尤其是在足少阳经筋循行分布区有多组相关结筋病灶点连锁出现时，应从足少阳经筋辨证解结论治。

3. 足阳明经筋

足阳明经筋"起于中三趾，结于跗上，斜外上加于辅骨，上结于膝外廉。"其从中趾起，结于跗上，直行者，循胫前，结于膝下，支脉从踝前，斜向腓骨侧，上结于膝外廉，并有支脉与足少阳经筋交汇。足阳明经筋从足趾至膝，涉及趾总伸肌及肌腱、腱鞘，足跗骨间韧带、伸肌上下支持带、胫骨前肌、腓骨长短肌、髌韧带及周围滑液囊、髌下脂肪垫、髂胫束和股外侧肌抵止区等，可出现足趾痛，足背腱鞘损伤或囊肿、足跗骨关节间韧带损伤疼痛，踝前韧带腱鞘疼痛，胫骨前肌筋痹疼痛，小腿无力，髌下及髌周疼痛，其疼痛常向腘窝、小腿后侧放散，有时可引起踝周疼痛，部分病人疼痛向髋、臀及腰扩延，引起腰骶及髋部疼痛。

足阳明经筋直行者"直上结于髀枢，上循胁属脊……其直者，上循伏兔，上结于髀，聚于阴器。"从膝髌直上到髋部，并从髋部向阴部。其支脉则从膝外廉，循股外侧上行，过髋关节后，再跨越髋嵴，循胁肋抵止腰脊。其间涉及股直肌、股内侧肌、股外侧肌、耻骨肌、髂胫束、阔筋膜张肌、腹外斜肌、腹内斜肌、腹横肌、竖脊肌、胸腰筋膜、臀筋膜、大腿筋膜等，可出现膝上、膝外侧疼痛，股前侧、外侧疼痛，髋周疼痛，腹股沟挛块疼痛，下肢伸直困难，后伸疼痛，重者不仅股膝疼痛，而且肌萎缩，肌无力，伸髋无力，屈髋阻抗试验阳性，部分病人可出现股四头肌麻痹，感觉迟钝、无力。并常向下扩延，引起膝关节疼痛，小腿前外侧疼痛，亦可向上扩延，引起腰痛，不能后伸。

足阳明经筋"上腹而布"，故可引起腹部三块扁肌的临床症状，腹痛，胁肋痛，腰痛，尤其是腹股沟处有较大结筋病灶团块时，可卡压股神经和股动脉，出现股四头肌麻痹、无力、萎缩、膝关节疼痛，股动脉搏动减弱，下肢温度下降，足趾冷痛等。

足阳明经筋"上腹而布，至缺盆而结"，涉及腹直肌、锥状肌、腹外斜肌、腹内斜肌、腹横肌组成的肌鞘、腹白线、胸骨诸韧带、胸肋关节囊及韧带、胸大肌、胸锁关节及关节囊等，可出现腹痛、小便不利，月经不调、食少纳呆，胸闷、胸痛，心前区疼痛，心悸、心慌，恶心，呕吐，呼吸不畅，咽部异物感，吞咽不畅等。有时，腹痛引起腰痛、胸胁胀痛，背部疼痛等。

足阳明经筋"上颈，上挟口，合于頄，下结于鼻。"布于面颊，结于鼻窍。向上再与手足太阳支脉汇合，成目下网，主下睑运动。还有支脉，从面颊至耳前分布。其涉及舌骨诸肌，胸锁乳突肌、口底诸肌、面部诸肌、耳前肌、眼轮匝肌、皱鼻诸肌等，可出现咽部异物感、吞咽不适、舌体麻木、吐字不清、张口异常、头痛、呼吸不畅、面部疼痛、牙齿浮动、鼻塞耳鸣、耳聋重听、下睑无力、视力下降、眼眶疼痛等。

出现以上诸证，应考虑到足阳明经筋损伤的可能，尤其是在足阳明经筋循行分布区有多组相关结筋病灶连锁出现时，应从足阳明经筋辨证解结论治。

4. 足太阴经筋

足太阴经筋"起于大趾之端内侧，上结于内踝"，自足大趾内侧，循足内侧缘，结于踝前。其涉及跖趾关节及滑液囊、舟骨内侧面胫骨前肌抵止区及滑液囊，伸肌上下支持带、长短伸肌腱及腱鞘，故可出现趾内侧肿痛，舟骨内侧肿痛，踝前疼痛等，其疼痛可向上扩展，至膝前疼痛，甚至腰、髋疼痛。

足太阴经筋直行者"络于膝内辅骨，上循阴股，结于髀"，结于髌骨内侧缘，并斜向前外，抵于髂前上棘。其涉及小腿筋膜、鹅掌及滑液囊、髌内副支持带、股内侧肌、缝匠肌、收肌管、腹股沟韧带等。可出现小腿胫骨内侧面疼痛、胫骨粗隆周围疼痛，髌内侧及胫骨内上髁疼痛。股骨收肌结疼痛，收肌管疼痛，髂前上棘疼痛。有时有股内侧感觉迟钝、膝及小腿内侧麻木疼痛。膝股疼痛可向小腿足趾内侧扩延，也可引起腹痛、髋部疼痛、腰痛等。

足太阴经筋从髀枢向内"聚于阴器"，其内行者，从髀枢上行，"其内者，著于脊"，循腹后壁著于脊柱。其涉及耻骨肌、短收肌、大收肌、外阴及腰大肌、腰小肌、髂肌、大腿筋膜等。可出现髋周疼痛，小转子及周围滑液囊病变和疼痛，耻骨上支、耻骨疏、外阴部疼痛。腹股沟区结筋病灶团块痛，可伴腹壁疼痛、腰骶疼痛、股外侧疼痛或异常感。下肢疼痛、无力，股四头肌萎缩，膝关节疼痛、松弛、脱膝感、膝软。大腿根疼痛，内收肌阻抗试验阳性，外展疼痛加重。部分人出现腰膝酸软、足跟疼痛、性功能障碍、月经不调、行经不畅、腹痛泄泻或大便干燥、小便频数或不利等症。

足太阴经筋"聚于阴器，上腹结于脐，循腹里，结于肋，散于胸中。"自阴器上腹而布，循腹里，结于脐、胁肋，并散布胸中，其涉及腹肌、肋间肌、胸大肌、胸小肌及胸胁诸韧带等，与足阳明经筋雷同，故其症状也相近，唯足太阴经筋痹痛症常伴腹疼痛、胸胁痛下引脐周疼痛，上引胸膺疼痛，且常伴脊内深部牵引而痛。

出现以上诸症，应考虑为足太阴经筋损伤。尤其是足太阴经筋分布区有系列结筋病灶连锁出现时，应从足太阴经筋辨证解结论治。

5. 足少阴经筋

足少阴经筋"起于小趾之下，并足太阴之筋，斜走内踝之下，结于踵，与太阳之筋合，而上结于内辅之下，并太阴之筋而上。"起自小趾之下，合并于足太阴经筋，而布于足底，再斜行内踝下绕向后侧，结于跟，上踝后，前侧会合于足太阴经筋，后侧会合于足太阳经筋，上行结于膝内侧缘。其涉及跖趾关节掌侧面关节囊、趾间滑液囊、跖筋膜、拇长短屈肌及肌腱、腱鞘，趾总屈肌及腱鞘，踝部诸韧带，踝后踝管，膝后半腱、半膜肌抵止区等。可出现跖面跖趾关节及关节间疼痛，跖筋膜疼痛，拇长屈肌腱鞘区疼痛，足跟疼痛，内踝下疼痛，踝后疼痛，膝内侧疼痛，有时出现足跖部冷痛、麻木、发凉、皮肤变薄、皲裂、趾甲粗厚，感觉障碍等症。疼痛可向上扩延，出现大腿根疼痛，下肢外展、下蹲困难，甚至腰脊酸痛。

足少阴经筋"循股阴，结于阴器"，还循大腿内侧后缘，上抵于耻骨下支周围，结于阴器。其涉及股薄肌，在大腿根部，与抵止于耻骨上下支的内收诸肌会合，故常出现膝内后侧疼痛，大腿根疼痛，大腿外展疼痛，内收阻抗疼痛，上下蹲起及行走股内侧疼痛，阴部不适感，有人出现肛门异样感、会阴麻木或刺痛，骶尾部抽搐不适，性功能障碍。

足少阴经筋"循脊内，挟膂，上至项，结于枕骨，与足太阳之筋合"，尚循脊内前纵韧带，挟膂肉，上抵项，结于枕骨，与足太阳经筋交会而上。其涉及腰大肌、盆筋膜、闭孔神经、闭孔内外肌、竖脊肌、头夹肌、颈夹肌、椎枕诸肌等。故可出现腰脊酸痛，不能屈伸，腰功能障碍，腹痛泄泻、小便频数、大便失调，性功能障碍、月经不调、行经不畅，亦可出现头枕部疼痛、头晕、记忆力减退、失眠、健忘、恶心、呕吐等症。

以上诸症出现，应考虑足少阴经筋的损伤，尤其是足少阴经筋循行分布区有多组相关结筋病灶连锁出现时，应从足少阴经筋辨证解结治疗。

6. 足厥阴经筋

足厥阴经筋"起于大趾之上，上结于内踝之前"。涉及拇长伸肌肌腱，踝部伸肌上下支持带，及踝关节诸韧带。可出现伸趾肌腱鞘炎和囊肿。踝前结筋疼痛，可向趾放散，亦可向膝、髋部扩展。

足厥阴经筋"上循胫，上结内辅之下，上循阴股，结于阴器，络诸筋"。循胫骨内侧面，结于胫骨内髁，约束膝关节内侧，行太阴、少阴之间，结于阴器，并交汇各条经筋，涉及大腿内收诸肌、收肌管及阴部组织。其病，可出现膝内侧疼痛，大腿内侧肌肉挛缩、疼痛，阳痿、月经不调、性功能障碍，耻骨下支处结筋病灶还可引起会阴部麻木、紧缩感、外阴疼痛等。当足厥阴维系的缝匠肌、腰大肌、髂肌、竖脊诸肌受牵连和损伤时，可出现腰腹疼痛，酸软无力，大小便不调，膝、踝、足跟疼痛等。

出现以上诸症，尤其是循足厥阴经筋有系列结筋病灶连锁出现时，应从足厥阴经筋辨证解结论治。

7. 手太阳经筋

手太阳经筋"起于小指之上，结于腕"，起自小指，经掌背尺侧，结于腕背，再至尺骨茎突。涉及小指展肌、腕尺管、尺侧副韧带，其损伤即出现手部尺侧疼痛、麻木、无力等症。有时出现夜间痛，可在睡眠时痛醒。疼痛可向肘尺侧放散，出现肘腕无力，持物失落等。重者，可出现小指感觉迟钝、肌肉萎缩等。

手太阳经筋"循臂内廉，结于肘内锐骨之后，弹之应小指之上"，从腕循前臂尺侧至肘，弹拨肘部肘管尺神经沟，可引起触麻感并窜向手指。此可涉及尺侧腕伸肌、肘尺神经管、肘尺侧副韧带、肘筋膜、旋后肌、肘关节囊等。其病可见腕背尺侧疼痛、屈肘或伸腕痛，腕阻抗试验阳性。肘尺侧尺神经管疼痛，或向手小指麻串放散，使手四、五指屈曲无力。重者，肘尺侧疼痛向上臂和心前区窜痛，屈曲肘关节时加重，伸肘时减轻。亦可出现肘及前臂疼痛，伸腕功能障碍，指伸肌萎缩，肘无力。也可有肘痛，肘外翻时加重等。

手太阳经筋"入结于腋下。其支者，后走腋后廉，上绕肩胛，循颈"，从肘循上臂背面尺侧抵腋下、肩胛。然后有支脉环绕肩胛腋缘、下角、脊柱缘，上颈部并与足太阳经筋会合，涉及肱三头肌、冈下肌、小圆肌、大圆肌、背阔肌、菱形肌、竖脊肌、提肩胛肌等。其损伤可出现肩胛腋缘疼痛、腋窝疼痛、腋下疼痛。肩胛下角及肩胛脊柱缘疼痛，肩功能障碍，上肢后伸阻抗阳性，上肢被动前伸亦引起疼痛。肩背部沉重、发凉感，颈项僵直。重者，可出现头晕、乘船样不稳感，头痛、头皮发紧、记忆力减退、恶心、呕吐、心慌、心前区闷痛等。

手太阳经筋与足太阳经筋会合上行于头，"结于耳后完骨，其支者，入耳中，直者，出耳上，下结于颔，上属目内眦"。还出耳上，结于颔面、曲颊，再循耳前，至目外眦，且上于头角。其涉及斜方肌、胸锁乳突肌、耳后肌、耳上肌、耳前肌、颧肌、咬肌、眼轮匝肌、颞肌等。其损伤可出现耳鸣耳聋、耳内疼痛牵涉颔面疼痛，头眩晕、阵发性眼前发黑、头痛、牙痛、面肌痉挛等。

以上诸证候出现时，应考虑可能手太阳经筋损伤，尤其是手太阳经筋循行分布区有多组相关结筋病灶连锁出现时，应从手太阳经筋辨证解结论治。

8. 手少阳经筋

手少阳经筋"起于小指次指之端，结于腕，上循臂，结于肘"，起自第四指背，结于腕背，上循上臂伸肌之间，结于肘尖部。其涉及指总伸肌及腱鞘，腕背侧韧带，旋后肌，肱三头肌及滑液囊等。可出现指腕背侧疼痛，腕无力，腕功能障碍，前臂背侧疼痛，旋后时加重，肘关节痛。疼痛可向肩背部放散，肩胛区疼痛。肘臂疼痛，亦可向腕指放散。

手少阳经筋自腕肘继续向上，"上绕臑外廉，上肩走颈，合手太阳"，在上臂肩颈外侧分布，涉及肱三头肌、三角肌、斜方肌、冈下肌、冈上肌、肩胛提肌、斜角肌、上臂筋膜、肩胛筋膜、肩横韧带等，可出现肩臂外侧疼痛、肩外展时加重。重者可出现肱三头肌、肩三角肌、冈上肌萎缩，可见平肩及冈上窝萎陷，甚者可伴有肩背部酸胀、疼痛、沉重、疲劳感、失眠、心烦、颈项疼痛、头痛等症状。

手太阳支脉"当曲颊入系舌本"，联系于舌，并有支脉"上曲耳，循耳前，属目外眦，上乘颔，结于角"，上至颊牙齿，并循耳前至目内眦，上头角。涉及诸舌肌、咬肌、耳前肌、眼轮匝肌、颞肌等。可出现舌体疼痛、运转不灵，吐字不清，咽部异物感，恶心、呕吐、面颊痛、牙痛、耳鸣耳聋、重听、视物模糊、偏头痛等症状。

上述诸症出现，应考虑手少阳经筋损伤的可能，尤其是在手少阳经筋循行分布区有多组相关结筋病灶连锁出现时，应从手少阳经筋辨证解结论治。

9. 手阳明经筋

手阳明经筋"起于大指次指之端，结于腕，上循臂，上结于肘外。"起自食指背侧，结于腕背，上循前臂桡侧，结于肘外侧肱骨外上髁。其涉及指总伸肌、食指固有伸肌等肌腱、腱鞘，拇长展肌、收肌、伸肌、拇短伸肌肌腱与腱鞘，桡侧腕长伸肌、短伸肌、旋后肌、前臂筋膜、腕背侧韧带、肘筋膜等。可出现腕背疼痛，桡骨茎突部疼痛、前臂桡侧疼痛等。拇指活动、腕活动受限，拇指外展阻抗或腕尺倾疼痛加重，疼痛向前臂、肘部放散，亦可向拇指、食指放散。肘外侧疼痛，腕背伸加重，疼痛可向腕指放散，亦可向上臂或向肩背部放散。

手阳明经筋从肘上行，"上臑，结于髃"，循上臂外侧肌间沟至肩，沿三角肌前束斜上颈侧，与手太阳经筋交会。其支脉"绕肩胛，挟脊"，贯绕肩胛，循冈上窝达脊柱。可涉及上臂外侧肌间沟、桡神经沟、肱三头肌、三角肌前束、斜方肌、胸锁乳突肌、冈上肌、提肩胛肌、竖脊肌等。可出现上臂疼痛，向肘腕放散。可出现肩前疼痛，肩胛上窝疼痛，上肢外展起动时疼痛，上肢外展阻抗试验阳性。上肢后伸障碍，疼痛可伴有肩颈僵痛、背部沉重、胸闷、心悸、头晕、失眠、头痛等。

手阳明经筋"直者从肩髃上颈"，从肩前上颈，至面颊，结于颧部，并"上出手太阳之前，上左角，络头，下右颌"。沿手太阳经筋之前上头角，过前额、抵对侧颌面，亦合足阳明经筋，涉及颈前舌骨诸肌、颏下诸肌、耳周诸肌、颞肌、额肌，至对侧颌面肌，其损伤可出现颈前不适感、咽痛、咽部异物感、吞咽不畅、恶心、呕吐、胸闷、心悸、偏头痛、前额痛、面灼痛、耳鸣、耳聋、重听、牙痛等症状。

上述诸症出现，应考虑手阳明经筋损伤的可能，尤其是在手阳明经筋循行分布区有多组相关结筋病灶连锁出现时，应从手阳明经筋辨证解结论治。

10. 手太阴经筋

手太阴经筋"起于大指之上，循指上行，结于鱼后，行寸口外侧，上循臂，结肘中。"起自手大指掌面，上行，循掌骨，鱼际肌，抵腕部，结于桡骨茎突前方。再循上臂桡侧缘，结于肘内大筋旁。其涉及拇指长短屈肌、大鱼际诸肌、腕横韧带、腕桡侧副韧带、肱桡肌、肱二头肌、前臂筋膜等。其病，可出现拇指屈指功能障碍、疼痛，拇指内收疼痛，捏拿物体疼痛，拇指外展困难，腕部疼痛。桡骨茎突后方结筋疼痛，肱骨外髁疼痛等。拇指及腕痛可向肘臂部放散，而肘中疼痛常向指腕部扩延，以致肘腕无力，肘部疼痛还可向上臂及胸前放散，出现胸闷、胸痛、呼吸不畅。

手太阴经筋上臑内廉，入腋下，出缺盆，结肩前髃。上结缺盆，下结胸里，散贯贲，合贲下，抵季胁。从肘上至肩前，上结于锁骨上窝，涉及胸大肌，内结于胸骨肋缘，下结于下位肋骨及肋骨联合处。胸大肌损伤常伴有胸痛、胸闷、气短、喘咳，心悸、心前区疼痛。常因咳甚而气急、喘促，可吐痰咯血。

出现上述证候时，应考虑手太阴经筋损伤，尤其是在循太阴经筋循行分布区连锁出现结筋病灶时，应从手太阴经筋辨证解结论治。

11. 手心主（厥阴）经筋

手心主（厥阴）经筋"起于中指，与太阴之筋并行，结于肘内廉"，起自中间三指掌面，结于腕部，行手太阴、少阴经筋之间，结于肘内大筋尺侧缘。其涉及诸指屈肌及其指腱鞘、腕横韧带及其指屈肌腱与腱鞘、旋前圆肌、肱二头肌、前臂筋膜、肘筋膜等。其病可在各掌指关节处出现痛性结筋硬结，屈指障碍，腕痛，向上下放散，出现前臂疼痛、手指麻木、刺痛、夜间痛，伸腕时麻痛加重。前臂中上部常有压痛，前臂旋前时加重，疼痛可向肘桡侧放散，亦可向指腕部扩延。重时，可出现触电样麻窜感，直至中三指尖。

手厥阴经筋"上臂阴，结腋下，下散前后挟胁。其支者，入腋，散胸中，结于贲。"从肘上行，循上臂内侧抵腋，至前胸，向前下结于胸肋下部数肋软骨处，向后抵诸肋及肋间隙。其支脉内贯胸内，联络膈肌。其涉及肱二头肌、喙肱肌、胸小肌、肋间肌、前锯肌等。其病可表现为上臂内侧疼痛，胸前疼痛，肩前疼痛，下胸部肋软骨处疼痛，上肢外展、后伸时加重，常伴有胸痛、胸闷、呼吸不畅、心前区闷痛、咳喘等症。部分有胸闷痛向上肢指腕放散，甚至伴麻木、肌萎缩等。上肢外展挺胸时，麻窜痛加重。

出现上述诸症，应考虑手厥阴经筋损伤，尤其是循手厥阴经筋分布区出现连锁结筋病灶时，应从手厥阴经筋辨证解结论治。

12. 手少阴经筋

手少阴经筋"起于小指之内侧，结于锐骨，上结肘内廉"，起自小指掌侧，循指掌结于腕尺侧。再循上臂尺侧，结于肘内侧肱骨内上髁，其涉及小指屈指腱鞘、尺侧副韧带、腕横韧带、尺侧腕屈肌、肘前臂筋膜、肘筋膜等。其损伤可出现小指掌指关节弹响和疼痛，腕尺侧疼痛，掌根疼痛，腕无力，持物掉落，腕活动障碍。疼痛可向肘臂扩延，出现肘关节疼痛。肘内侧、肱骨内上髁可有压痛，肘尺侧尺神经管出口压痛，肘部疼痛常向指腕放散。肘屈曲阻抗试验阳性，屈腕阻抗试验阳性。肘部疼痛亦常向胸部放散，引起胸闷、胸痛、心前区不适、心悸、心慌等症状。

手少阴经筋"上入腋，交太阴，挟乳里，结于胸中。循贲，下系于脐"，从肘向上，循上臂内侧肌间沟至腋窝，并与手太阴经筋交会后，布胸乳间，内结胸中。向下，循膈下至脐。其涉及上臂肱二头肌、肱三头肌及其内侧肌间隔内神经与血管，肩关节囊，前锯肌，肋间肌，膈肌，腹直肌，腹白线等。此病可出现上臂内侧疼痛，其重者可向指腕部窜麻，腋下肿痛，肩关节疼痛且功能受限。亦可出现胸闷、胸痛、胃脘痛、呃逆、恶心、呕吐等症。心前区疼痛亦可向指腕尺侧放散。

出现上述证候时，应考虑手少阴经筋损伤，尤其是在手少阴经筋分布区出现系列连锁样结筋病灶时，应从手少阴经筋辨证解结治疗。

第二节 经脉辨证

经脉主运行气血，濡养筋骨。经筋是依靠经脉的濡养而正常发挥功能的。经脉有传导经气的作用，有神使支配经筋的作用，故某些经筋失调或痿废不用，又系经脉所主"神不使也"的缘故。相反，经脉着藏于经筋肌肉之中，所谓"经脉十二者，伏行分肉之间，深而不见"（《灵枢·经脉》），经筋的生理活动和病理变化也必然会影响经脉系统的功能，因此，在进行经筋系统疾病的诊断治疗时，不能不同时对经脉系统进行诊断和治疗。从生理关联的角度出发，取相关腧穴调整经脉，以调整或荣养经筋，可充分发挥其"主束骨而利机关"的功用。亦有助于经筋病和经筋病晚期松解结筋病灶之后的调理。经络和脏腑疾病更需要通过调理经脉进行治疗。

首先将十四经脉循行与病候分述如下。

一、十四经脉循行与病候

1. 手太阴肺经

（1）经脉循行

起于中焦，向下联络大肠，回绕过来沿着胃的上口，通过横膈，属于肺脏，从"肺系"（肺与喉咙相联系的）部位横行出来（中府），向下沿上臂内侧，行于手少阴经和手厥阴经的前面，下行到肘窝中，沿着前臂内侧前缘，进入寸口，经过鱼际，沿着鱼际的边缘，出拇指内侧端（少商），手腕后方的支脉：从列缺处分出，一直走向食指内侧端（商阳），与手阳明大肠经相接。

（2）主要病候

咳嗽，气喘，少气不足以息，咯血，伤风，胸部胀满，咽喉肿痛，缺盆部及手臂内侧前缘痛，背部寒冷、疼痛及经脉循行部位的痹痛和其他病证。以上诸症，应考虑到手太阴经脉失调的可能，尤其是在手太阴循行分布区有相关症状连锁出现时，应从手太阴经脉辨证论治。

2. 手阳明大肠经

（1）经脉循行

起于食指末端（商阳），沿着食指内（桡）侧向上，通过一、二掌骨之间（合谷），向上进入两筋（拇长伸肌腱与拇短伸肌腱）之间的凹陷处，沿前臂前方，至肘部外侧，再沿上臂外侧前缘，上走肩端（肩髃），沿着肩峰前缘，向上出于颈椎"手足三阳经聚会处"（大椎，属督脉），再向下进入缺盆（锁骨上窝）部，联络肺脏，通过横膈，属于大肠。缺盆部支脉：上走颈部，通过面颊，进入下齿龈，回绕至上唇，交叉于人中，左脉向右，右脉向左，分布在鼻孔两侧（迎香），与足阳明胃经相接。

（2）主要病候

腹痛、肠鸣、泄泻、便秘、痢疾、咽喉肿痛、齿痛、鼻流清涕或出血，经脉循行部位的痹痛和其他病证。以上诸症，应考虑到手阳明经脉失调的可能，尤其是在手阳明循行分布区有相关症状连锁出现时，应从手阳明经脉辨证论治。

3. 足阳明胃经

（1）经脉循行

胃足阳明之脉，起于鼻之交颏中，旁纳太阳之脉，下循鼻外，入上齿中，还出挟口环唇，下交承浆，却循颐后下廉，出大迎，循颊车，上耳前，过客主人，循发际，至额颅；其支者，从大迎前下人迎，循喉咙，入缺盆，下膈，属胃，络脾；其直者，从缺盆下乳内廉，下挟脐，入气冲中；其支者，起于胃口，下循腹里，下至气冲中而合，以下髀关，抵伏兔，下膝髌，下循胫外廉，下足跗，入中指内间；其支者，下廉三寸而别，下入中趾外间；其支者，别跗上，入大趾间出其端。

（2）主要病候

洒洒振寒，善呻，数欠，贲响腹胀，狂疟温淫，骺衄，口㖞，唇胗，颈肿，喉痹，大腹水肿，消谷善饥，溺色黄，胃中寒则胀满，经脉循行部位的痹痛和其他病证。以上诸症，应考虑到足阳明经脉失调的可能，尤其是在足阳明循行分布区有相关症状连锁出现时，应从足阳明经脉辨证论治。

4. 足太阴脾经

（1）经脉循行

起于足大趾末端（隐白），沿着大趾内侧赤白肉际，上行至内踝前面，再上小腿内侧，沿着胫骨后面，在内踝上八寸处，交出足厥阴经的前面，经膝、股内侧前缘，进入腹部，属于脾脏，联络胃，通过横膈上行，挟食管旁边，联系舌根，分散于舌下。胃部支脉：向上再通过横膈，流注于心中，与手少阴经相连接。

（2）主要病候

胃脘痛，腹胀，呕吐，嗳气，便溏，倦怠乏力，肢体沉重，舌本强，经脉循行部位的痹痛和其他病证。以上诸症，应考虑到足太阴经脉失调的可能，尤其是在足太阴循行分布区有相关症状连锁出现时，应从足太阴经脉辨证论治。

5. 手少阴心经

（1）经脉循行

起于心中，出属"心系"，通过横膈，联络小肠；"心系"向上的脉：挟着咽喉上行，连于"目系"；"心系"直行的脉：上行于肺部，再向下出于腋窝部，沿着上臂内侧后缘，行于手太阴经和手厥阴经的后面，到达肘窝，沿前臂内侧后缘，至掌后豌豆骨部，进入掌内，沿小指内侧至末端，与手太阳小肠经相接。

（2）主要病候

心痛，咽干，口渴，目黄，胁痛，上臂内侧痛，手心发热等证。本经腧穴主治心、胸、神志病以及经脉循行部位的痹痛和其他病证。以上诸症，应考虑到手少阴经脉失调的可能，尤其是在手少阴循行分布区有相关症状连锁出现时，应从手少阴经脉辨证论治。

6. 手太阳小肠经

（1）经脉循行

起于手小指外侧端，沿着手背外侧至腕部，出于尺骨茎突，直上沿着前臂外侧后缘，经尺骨鹰嘴与肱骨内上髁之间，沿上臂外侧后缘，出于肩关节，绕行肩胛部，交会于大椎，向下进入缺盆部，联络心脏，沿着食管，通过横膈，到达胃部，属于小肠；缺盆部支脉：沿着颈部，上达面颊，至目外眦，转入耳中；颊部支脉：上行目眶下，抵于鼻旁，至目内眦，与足太阳膀胱经相接，而又斜行络于颧骨部。

（2）主要病候

少腹痛，腰脊痛引睾丸，耳聋，目黄，颊肿，咽喉肿痛，肩胛外侧后缘痛等证。本经腧穴主治头、项、耳、目、咽喉病，热病，神志病以及经脉循行部位的痹痛和其他病证。以上诸症，应考虑到手太阳经脉失调的可能，尤其是在手太阳循行分布区有相关症状连锁出现时，应从手太阳经脉辨证论治。

7. 足太阳膀胱经

（1）经脉循行

起于目内眦（睛明），上额交会于巅顶；巅顶部支脉：从头顶到颞颥部；巅顶部直行的脉：从头顶入里联络于脑，回出分开下行项后，沿着肩胛部内侧，挟着脊柱，到达腰部，从脊旁肌肉进入体腔，联络肾脏，属于膀胱；腰部的支脉：向下通过臀部，进入腘窝中。后项的支脉：通过肩胛骨内缘直下，经过臀部下行，沿着大腿后外侧，与腰部下来的支脉会合于腘窝中，从此向下，通过腓肠肌，出于外踝的后面，沿着第五跖骨粗隆，至小趾外侧端，与足少阴经相接。

（2）主要病候

小便不通，遗尿，癫狂，疟疾，目痛，见风流泪，鼻塞多涕，鼻衄，头痛，项、背、腰、臀部以及经脉循行部位的痹痛和其他病证。以上诸症，应考虑到足太阳经脉失调的可能，尤其是在足太阳循行分布区有相关症状连锁出现时，应从足太阳经脉辨证论治。

8. 足少阴肾经

（1）经脉循行

起于足小趾之下，斜向足心（涌泉），出于舟骨粗隆下，沿内踝后，进入足跟，再向上行于腿肚内侧，出腘窝的内侧，向上行股内后缘，通向脊柱，属于肾脏，联络膀胱；肾脏部直行的脉：从肾向上通过肝和横膈，进入肺中，沿着喉咙，挟于舌根部；肺部支脉：从肺部出来，联络心脏，流注于胸中，与手厥阴心包经相接。

（2）主要病候

咯血，气喘，舌干，咽喉肿痛，水肿，大便秘结，泄泻，腰痛，脊骨内后侧痛，痿弱无力，足心热等证。本经腧穴主治妇科，前阴病，肾、肺、咽喉病及经脉循行部位的痹痛和其他病证。以上诸症，应考虑到足少阴经脉失调的可能，尤其是在足少阴循行分布区有相关症状连锁出现时，应从足少阴经脉辨证论治。

9. 手厥阴心包经

（1）经脉循行

起于胸中，出属心包络，向下通过横膈，从胸至腹依次联络上、中、下三焦；胸部支脉：沿着胸中，出于胁部至腋下三寸处（天池），上行到腋窝中沿上臂内侧，行于手太阴和手少阴之间，进入肘窝中，向下行于前臂两筋（掌长肌腱与桡侧腕屈肌腱）的中间，进入掌中，沿着中指到指端（中冲）；掌中支脉：从劳宫分出，沿着无名指到指端（关冲），与手少阳三焦经相接。

（2）主要病候

心痛，胸闷，心悸，心烦，癫狂，腋肿，肘臂挛急，掌心发热等证。本经腧穴主治心、胸、胃、神志病以及经脉循行部位的痹痛和其他病证。以上诸症，应考虑到手厥阴经脉失调的可能，尤其是在手厥阴循行分布区有相关症状连锁出现时，应从手厥阴经脉辨证论治。

10. 手少阳三焦经

（1）经脉循行

起于无名指末端（关冲），向上出于第四、五掌骨间，沿着腕背，出于前臂外侧桡骨和尺骨之间，向上通过肘尖，沿上臂外侧，上达肩部交出足少阳经的后面，向前进入缺盆部，分布于胸中，联络心包，向下通过横膈，从胸至腹，属于上、中、下三焦；胸中的支脉：从胸向上，出于缺盆部，上走项部，沿耳后直上出于耳部上行额角，再屈而下行至面颊部，到达眶下部；耳部支脉：从耳后进入耳中，出走耳前，与前脉交叉于面颊部，到达目外眦（丝竹空之下），与足少阳胆经相接。

（2）主要病候

腹胀，水肿，遗尿，小便不利，耳聋，耳鸣，咽喉肿痛，目赤肿痛，颊肿，耳后、肩臂肘部外侧疼痛等证。主治侧头、耳、目、胸胁咽喉病，热病以及经脉循行部位的痹痛和其他病证。以上诸症，应考虑到手少阳经脉失调的可能，尤其是在手少阳循行分布区有相关症状连锁出现时，应从手少阳经脉辨证论治。

11. 足少阳胆经

（1）经脉循行

起于目外眦（瞳子髎），向上到达额角部（颔厌），下行至耳后（风池），沿着颈部行于手少阳经的前面，到肩上交出手少阳经的后面，向下进入缺盆部；耳部的支脉：从耳后进入耳中，出走耳前，到目外眦后方；外眦部的支脉：从目外眦处分出，下走大迎，会合于手少阳经到达目眶下，下行经颊车，由颈部向下会合前脉于缺盆，然后向下进入胸中，通过横膈，联络肝脏，属于胆，沿着胁肋内，出于少腹两侧腹股沟动脉部，经过外阴部毛际，横行入髋关节部（环跳）缺盆部直行的脉：下行腋部，沿着侧胸部，经过季胁，向下会合前脉于髋关节部，再向下沿着大腿的外侧，出于膝外侧，下行经腓骨前面，直下到达腓骨下段，再下到外踝的前面，沿足背部，进入足第四趾外侧端（足窍阴）；足背部支脉：从足临泣处分出，沿着第一、二跖骨之间，出于大趾端，穿过趾甲，回过来到趾甲后的毫毛部（大敦，属肝经），与足厥阴肝经相接。

（2）主要病候

口苦，目眩，疟疾，头痛，颔痛，目外眦痛，缺盆部肿痛，腋下肿，胸、胁、股及下肢外侧痛，足外侧痛，足外侧发热等证。主治侧头、目、耳、咽喉病，神志病，热病以及经脉循行部位的痹痛和其他病证。以上诸症，应考虑到足少阳经脉失调的可能，尤其是在足少阳循行分布区有相关症状连锁出现时，应从足少阳经脉辨证论治。

12. 足厥阴肝经

（1）经脉循行

起于足大趾上毫毛部（大敦），沿着足跗部向上，经过内踝前一寸处（中封），向上至内踝上八寸处交出于足太阴经的后面，上行膝内侧；沿着股部内侧，进入阴毛中，绕过阴部，上达小腹，挟着胃旁，属于肝脏，联络胆腑，向上通过横膈，分布于胁肋，沿着喉咙的后面，向上进入鼻咽部，连接于"目系"（眼球连于脑的部位），向上出于前额，与督脉会合于巅顶；"目系"的支脉：下行颊里，环绕唇内；肝部的支脉；从肝分出，通过横膈，向上流注于肺，与手太阴肺经相接。

（2）主要病候

腰痛，胸满，呃逆，遗尿，小便不利，疝气，少腹肿等证。主治肝病，妇科，前阴病以及经脉循行部位的痹痛和其他病证。以上诸症，应考虑到足厥阴经脉失调的可能，尤其是在足厥阴循行分布区有相关连锁症状出现时，应从足厥阴经脉辨证论治。

13. 督脉

（1）循行分布

督脉的循行比较简单、直观，它起于小腹之内（和冲、任脉同起一处，称为一源三歧），向下出于会阴部，向后行于脊柱内，上达项后（风府），进入脑内，上出头顶（百会），沿正中线前行，经前额下行至鼻柱。

（2）主要病候

脊柱病变：腰背强痛，屈伸不利。神志病变：精神失常，小儿惊风等。以上诸症，应考虑到督脉失调的可能，尤其是在督脉循行分布区有相关连锁症状出现时，应从督脉辨证论治。

14. 任脉

（1）经脉循行

①起于小腹内，下出于会阴部，向前进入阴毛部；②沿前正中线上行，经腹部、胸部，到达咽喉部，再上行环绕口唇，交于督脉。

（2）主要病候

生殖系统病变：疝气、带下、月经不调、不孕、流产、少腹疼痛等。消化系统病变：胃痛胀满、消化不良等。以上诸症，应考虑到任脉失调的可能，尤其是在任脉循行分布区有相关连锁症状出现时，应从任脉辨证论治。

以上是从纵的角度介绍了十四经脉病症的辨证方法和治疗原则，如果从横的方面加以比较和归纳，又可分为依证辨经脉法和依部辨脉法。

二、经脉辨法

《灵枢·卫气》云："能别阴阳十二经者，知病之所生，候虚实之所在，能得病之高下。"《灵枢·官能》曰："察其所痛，左右上下，知其寒温，何经所在。"《灵枢·经脉》篇将各种不同的病候按经脉系统予以分类，这是经脉辨证在《内经》中的体现。《伤寒论》关于六经辨证的学说又进一步发展和完善了《内经》的学术思想。后世医家也都十分注重经脉辨证，宋代窦材在《扁鹊心书》卷首即列"当明经络"。《标幽赋》云："既论脏腑虚实，须向经寻。"明代张三锡《经脉考》云："脏腑阴阳，各有其经，四肢筋骨，各有所主，明其部以定经。"清代徐大椿在《医学源流论》中说："治病者，必先分经脉、脏腑之所在"，围绕经脉这个核心进行辨证，复杂的证候也有所归属。可以有的放矢地指导循经取穴，增强治病效果。

1. 依证辨经脉法

辨证归经是以疾病的临床表现为主要依据的归经形式，有按系统病候归经和结合兼证归经两种具体方法。

（1）病候归经：病候归经即根据《灵枢·经脉》篇所载十二经脉病候予以归经。例如症见"肺胀满、膨膨而喘咳、缺盆中痛，甚则交两手而瞀"或"咳、上气、喘渴、烦心、胸满、臑臂内前廉痛厥"等就归于手太阴肺经；症见"齿（下）痛、颈肿……目黄、口干、鼻衄、喉痹、肩前臑痛、大指次指不用"等就归于手阳明大肠经；舌本强痛归足太阴脾经；舌干、嗌痛于归足少阴肾经等等。

（2）兼证归经：对于几条经脉共同的病证，可进一步结合其他兼证予以归经。

一是从脏腑经脉的病证特点出发，辨病属何经。诸如胸痛、胸闷是手三阴经脉的共同病证，兼有咳喘者归手太阴，伴心悸者归手少阴或手厥阴；喘息是手太阴、足少阴二经的共同病证，兼有胸闷者归手太阴，伴有腰酸、耳鸣者归足少阴；耳鸣、耳聋是手足少阳、足少阴三经的共同病证，兼有腰膝酸软者归足少阴，伴有口苦、偏头痛者当归少阳经。

二是结合脏腑、经脉的表里关系和经脉本身的交接、交叉、交会情况辨数经合病。诸如外感风寒，症见恶寒发热、咳嗽、鼻塞、流涕，若伴有头痛、腹痛、腹泻等，即为手太阴、手阳明表里二经合病；痄腮，症见以耳垂为中心的腮腺部位红肿热痛，部分病人还伴有睾丸肿痛，鉴于面颊部有足阳明、足少阳、足厥阴分布，足少阳、足厥阴绕阴器，足阳明经筋结于阴器，故痄腮可视为上述三经合病；虚劳咳喘，本属手太阴、足少阴二经病变，若伴有纳差，便溏，则为手足太阴、足少阴三经合病（手足太阴交会于中府穴，足太阴、足少阴交会于关元、中极、三阴交穴）。病候归经与兼证归经之间有着不可分割的密切联系，例如"掌心热"就同见于手三阴经脉的病候之中，也应按上述情况，参照有关兼证予以归经。

2. 依部辨脉法

辨位归经是直接将病变部位作为依据的一种归经形式。又分病位归经和体征归经两种方法。

（1）病位归经：由于十四经脉在人体的分布既有明确的部位所在，又有一定的规律可循，所以，根据病痛发生的不同部位来判断是何经的病证，这在经脉辨证中是至关重要的一环，临床应用十分普遍。诸如头痛，根据经脉在头部的分区而论，前额为阳明之位，侧头为少阳分野，后枕为太阳所在，巅顶为厥阴所属；牙痛结合手阳明入下齿龈、足阳明入上齿龈而分别归于手足阳明经；肢体风湿痹痛也可按照经脉的循行分布情况来明辨。如果风寒湿邪侵袭某一经脉，导致该经闭阻不通，则可沿经出现肌肉酸楚冷痛，关节屈伸不利。经脉不通则气血不行，气血不至则经脉失养，又可出现肌肤麻木不仁，筋肉痿软瘫痪。坐骨神经痛沿下肢后面放射者属足太阳经型，沿下肢外侧放射者属足少阳经型。外科临床上，也常常结合疮疡痛肿发生的部位予以归经治疗。就是内脏疾病引起的反射痛，也可以结合疼痛部位以及对原穴、背俞、腹募等特定穴的压痛反应确定归经。例如胃脘部位疼痛归足阳明；腰痛归足少阴、足太阳；心前区疼痛归手少阴、手厥阴，少数非典型心绞痛病人，虽无胸痛、胸闷、心前区疼痛，但却有左臂内侧及肩胛区放射痛，也可作为辅助归经参考。

在某一病变部位有数经分布时，也必须结合其他兼证考虑归经。诸如胁痛涉及足少阳、足厥阴、足太阴三经，兼有口苦、目黄者归足少阳；伴有心烦、易怒、呕逆者归足厥阴；另见脘腹胀满、大便稀溏者归足太阴。舌体病变涉及手少阴、足太阴三经，若口舌生疮兼尿赤、尿道灼热而痛者归手少阴；舌干兼腰膝酸软、耳鸣者归足少阴；舌本强痛兼腹胀、纳差者归足太阴。

（2）体征归经：有些疾病，除了一定的症状表现之外，通过临床检查，还会由于伤及经脉的不同，出现一些相应的体征，也可作为病位归经的依据。例如落枕，病因常常由于枕头高低不适、睡眠过程中头项姿势不正或头项、肩背部感受风寒之邪，导致颈项部经脉（督脉、太阳经、少阳经）经气瘀滞不通，不通则痛，从而影响颈项部的正常功能活动。根据经脉在颈项、肩背部的分布特点，如果颈项的活动表现为前俯后仰受限者归督脉和太阳经；表现为顾盼障碍者属少阳经。同理，急性腰扭伤以俯仰困难者归督脉和太阳经；左右活动时疼痛加剧者归少阳经。

（3）经脉诊察归经：经脉诊察归经是根据经脉具有诊断疾病的作用而确立的一种归经方法。包括经脉望诊、经穴切诊、经脉电测定和知热感度测定四种形式。

望诊归经主要是根据皮部、络脉在色泽、润燥以及组织形态等方面所表现出来的一系列病理变化进行归经的方法。例如足太阳经筋为目上纲，上睑属足太阳，上睑下垂病在足太阳；足阳明经筋为目下纲，下睑属足阳明，下睑下垂病在足阳明；内眦病变归属手足太阳经脉，外眦病变归属手足少阳经脉。关于望眼中血络，《灵枢·论疾诊尺》有"赤脉从上下者，太阳病；从下上者，阳明病；从外走内者，少阳病"的记载，也为望诊归经提供了依据。

另外，中医临床上，常可根据疮疡痈疽以及可见"经脉现象"的发生部位予以归经，诊断疾病。故《扁鹊心书》中说："昔人望而知病者，不过熟其经脉故也。"

切诊归经是在经穴按压和切脉诊络的基础上，根据循经疼痛、敏感、麻木、寒凉、灼热或肿块、结节、条索状反应物等等进行归经，在针灸临床中应用甚广。

经脉电测定是利用经脉测定仪探测经脉、腧穴皮肤导电量（或电阻）的变化来分析脏腑、经脉病变的一种诊断方法。后来演变为在经脉腧穴的皮肤上观察引出的电流（或电位）的变化来判断受病脏腑、经脉气血的盛衰虚实。如果某些经穴的导电量高于其他经穴导电量平均值的1/3时，称为"高敏"，其中的最高敏常提示实证；如果某些经穴的导电量低于其他经穴导电量平均值的1/3时，称为"低敏"，其中的低敏往往是虚证；如果左右两侧同名经穴的导电量或电阻值相差在一倍以上者，即表示该经脉存在左右失衡病变。

知热感度测定是以点燃的线香或点状发热的电热器在井穴或背俞穴上测定经穴对灼热的感知时间，来判断脏腑、经脉气血失衡的一种归经方法。凡时间数据相差在一倍以上的经脉即为病经，偏高者多属虚，偏低者多属实。现今针灸临床上，已将此法演变为穴位温度的测量，用敏感的穴位测温仪测量穴位的温差来判断经脉失衡的情况。

3. 按经论法

按经论治是在经脉辨证的基础上，遵照循经取穴的原则，病在何经即在该经或与该经有关的经脉上选穴施治。常见的方法有本经论治、表里经论治、同名经论治、子母经论治、交会经论治等。

（1）本经论治：当病变很明确只属于某一经脉时，即在本经选穴施治。《灵枢·经脉》篇云："不盛不虚，以经取之"，《灵枢·终始》篇所谓"阴阳不相移，虚实不相倾，取之其经"，就是说在某经经气失调，尚未波及它经的情况下，应以本经循选穴法作为基本治则。正如《医学入门》所云："因各经之病而取各经之穴者，最为要诀"。例如咳嗽、痰中带血之证，应归肺经，即在肺经选穴施治；胃脘疼痛、泄泻、痢疾等应归胃经，即在胃经选穴施治；下齿痛归手阳明大肠经，即在大肠经选穴施治；偏头痛归少阳经，即在少阳经选穴施治。对于感受风寒湿邪引起的沿经酸楚冷痛或痉挛而痛，治宜祛风除湿、通经活络而止痛，应"寒则（温之）留之"，针灸并用，针宜深而久留，并施以"烧山火"手法，灸则以艾条灸、温针灸及火罐疗法最为相宜；对于气血不行、经脉失养引起的肢体麻木不仁、酸软无力、瘫痪失用，治宜益气养血、疏经通络而补虚。应本着"虚则补之"的治疗原则针灸并用，并配以穴位注射、皮肤针疗法等。

（2）表里经论治：表里经论治是以脏腑、经脉的阴阳表里关系作为选穴施治依据的一种重要方法。是根据《素问·阴阳应象大论》"从阴引阳、从阳引阴……以我知彼、以表知里"和《难经·六十七难》"阴病行阳，阳病行阴"（即阴病治阳，阳病治阴）的理论制定的。某一脏腑、经脉有病，就选取与之相表里的脏腑、经脉上的腧穴。例如风寒束肺，出现恶寒、发热、头痛时，可选用大肠经的腧穴合谷、曲池；消化不良、腹痛腹泻，如属饮食伤胃引起者，可取脾经腧穴；如属脾失健运者，又可取胃经腧穴。其他，如肝病取胆经穴，膀胱病取肾经穴均是该类。《灵枢·五邪》说："邪在肾，则病骨痛……取之涌泉、昆仑"，就是病邪在肾而以表里经论治的范例。

在表里经论治中，原络配穴的方法为其典型代表。原穴既能反映本经脉多种病变，又能治疗本经寒热虚实诸疾。络穴是联络表里两经的枢纽，主治表里两经病变。正如《针经指南》所说："络穴正在两经间，若刺络穴，表里皆治"。故表里经论治当首选络穴。在表里经同病的情况下，以表里经论治可以起到一箭双雕的作用。在只有一经病变的情况下，以表里经论治，则有"治未病"、预防传变的作用。

（3）同名经论治：同名经论治是以手足同名经腧穴治疗手足同名经病变的一种方法。手足同名阳经交接于头面，上下经气相互贯通。手足同名阴经虽无交接关系，但却存在交会现象。手足太阴经交会于胸侧中府穴，手足少阴经交会于心中，手足厥阴经交会于乳旁天池穴，经气也是互通的。手足同名经的交接、交会联系，为同名经论治奠定了基础。例如面口疾患治在阳明，多取合谷、手三里、地仓、颊车、内庭等穴；偏头痛、耳病治在少阳，多取外关、中渚、翳风、听会、率谷、足临泣等穴；项背强痛治在太阳，多取后溪、天柱、大杼、昆仑等穴。肺气不足之咳喘，除取本经腧穴外，也常取足太阴经穴太白、血海、三阴交以培土生金；心肾不交之失眠、多梦，常取神门、太溪、涌泉等穴交通心肾；肝风内动、上扰神明引起的神昏抽搐，也常取大陵、内关、太冲等穴镇肝熄风、醒脑宁神。

（4）子母经论治：子母经论治就是参照五脏六腑、十二经脉的五行属性，根据"虚则补其母（经），实则泻其子（经）"的治疗原则制定的按经论治方法。例如虚劳咳嗽属手太阴肺经的病变，肺（经）五行属金，按照"虚则补其母（经）"的治则，可选用足太阴脾经或足阳明胃经的腧穴治疗，此乃"培土生金"之法（母能令子实）；肝气郁结、肝阳上亢属足厥阴肝经的实证，肝（经）五行属木，按照"实则泻其子（经）"的治则，可选用手少阴心经的腧穴治疗，此乃"泻火平木"之法（子能令母虚）。

按子母经论治有两种取穴方法。一是在子经或母经上随意取常用穴，例如肝血不足补肾经（母经）太溪穴，肝阳上亢泻心经（子经）少冲；一是补母经母穴，泻子经子穴，例如肝血不足补肾经母穴复溜，肝阳上亢泻心经子穴神门。

（5）交会经论治：由于十二经脉在人体循行分布中，有着交叉、交会的特点，所以如果某一病变部位有几条经脉交会或某病症与几条交会经脉相关，就可以从有关交会经脉论治。例如胁肋部有厥阴、足少阳、足太阴三经分布，胁痛可以从以上三条经脉论治，取期门、太冲、日月、阳陵泉、大包等穴；髀枢部有足少阳、足太阳经交会，故髀枢部疼痛可从以上两条经脉论治，主穴环跳即为二经之交会穴；泌尿、生殖病与足三阴经病理变化相关，故可从足三阴经论治，关元和三阴交为三经交会穴，故二穴为泌尿生殖病之首选穴位。

第三节　八纲证治

八纲证治就是以望、闻、问、切四诊所获得的临床资料为依据，对病症的病位病性以及正邪关系等情况进行综合分析，将其归纳为阴、阳、表、里、寒、热、虚、实八种情况的辨证论治方法，是各种辨证论治的总纲。在经筋证候中，除与经筋损伤相关外，也常反映为与八纲所总结的病症的病位病性以及正邪关系等情况有关，从调理病症以及正邪角度上彻底根治经筋疾病。任何一个病证，都可以用八纲来归纳：论类别，不属于阴便属于阳；论深浅，不属于表便属于里；论性质，不属于寒便属于热；论正邪的盛衰，不属于虚便属于实。在八纲中，表里、寒热、虚实六纲又可以用阴阳二纲加以概括。表证、热证、实证属阳；里证、寒证、虚证属阴。所以，阴阳又是八纲中的总纲。

在《灵枢·经脉》篇每一条经脉的病候中，均有气有余和气不足的分类，并针对寒热虚实的特点，提出了"盛则泻之、虚则补之、热则疾之、寒则留之、陷下则灸之、不盛不虚以经取之"的论治原则和具体方法。后世医家在此基础上总结成为八纲辨证论治的方法。

1. 阴阳证治

阴阳指疾病的类别。小之可表示一个证情，大之可概括整个疾病，为八纲证治的总纲。在临床上，任何一种病证都可以分为阴证和阳证两大类别予以论治。一般而论，凡不及的、抑制的、衰退的、低下的和里证、寒证、虚证属阴证的范畴；而太过的、兴奋的、旺盛的、亢进的和表证、热证、实证则属阳证的范畴。在临床上，阴证习惯上指虚寒证，阳证习惯上指实热证。张仲景继承并发展了《内经》关于阴阳二纲的认识，结合脏腑、经脉的证候特点，也把伤寒病分为三阴证、三阳证。阴阳二纲在八纲论治中的统率作用可见一斑。

《素问·阴阳应象大论》云："阴阳者，天地之道也，万物之纲纪，变化之父母"，是言阴阳的生理意义；"阴胜则阳病，阳胜则阴病"是言阴阳的病理变化；"善诊者，察色按脉，先别阴阳"是言阴阳的诊断价值；《素问·至真要大论》曰："谨察阴阳所在而调之，以平为期"，《素问·生气通天论》云："阴平阳秘，精神乃治"是言调理阴阳在治疗上的作用；《灵枢·终始》云："阴盛而阳虚，先补其阳，后泻其阴而和之；阴虚而阳盛，先补其阴，后泻其阳而和之……病先起于阴者，先治其阴而后治其阳；病先起于阳者，先治其阳而后治其阴"则是介绍调治阴阳的具体步骤和方法。

《灵枢·根结》曰："用针之要，在于知调阴与阳"。《灵枢·寿夭刚柔》谈道："审之阴阳，刺之有方，得病所始，刺之有理。"针灸疗法对阴证的治疗大法是温中、散寒、补虚，针灸并用，重用灸法，针则深而久留，施行补法，灸则宜温和灸。阳证治宜解表、清热、泻实，只针不灸或多针少灸，针则浅刺疾出或点刺出血（泻法），灸则宜瘢痕灸，并速吹其火……

针灸调节阴阳的作用与刺灸手法有关。例如，临证取照海、申脉二穴治疗阴盛阳虚的多寐、癫痫病，应泻阴补阳（泻照海、补申脉）；反之，用于阳盛阴虚的失眠、狂证，则应补阴泻阳（补照海、泻申脉）。

在疾病的发展和治疗过程中，阴证与阳证常常互相转化。若阴证转化为阳证，说明病情有所好转；如若阳证转化为阴，提示病情有加重的倾向。

2. 表里证治

表里指病变部位的内外深浅和疾病传变的趋势。明辨表里，有利于判断病位的深浅，把握疾病的传变趋向。疾病在经脉、皮肉者属表。六淫之邪侵犯体表，症状反映在外的称为表证。一般发病较急、病位较浅、病势较轻、病程较短。主症为发热恶寒、肌肤疼痛或麻木、苔薄、脉浮。治宜通经活络、疏散表邪。根据表寒、表热、表虚、表实的不同决定针灸措施或补泻手法。表热、表实者只针不灸，针用泻法，浅刺疾出；表寒、表虚者针灸并用、补泻兼施，表寒者留针，表虚者多灸。常取诸阳经腧穴如大椎、合谷、曲池、列缺、外关、风池、风府、风门、肺俞等疏散表邪，卫外而固。

疾病在脏腑、筋骨者属里。病邪侵入体内，波及脏腑，症状表现在内的称为里证。一般发病较慢、病位较深、病势较重、病程较长。主证表现为脏腑功能的紊乱、筋骨疼痛、苔厚、脉沉。治宜通调脏腑、行气活血。根据里寒、里热、里虚、里实的不同决定针灸措施和补泻方法。里热、里实者只针不灸，深刺用泻法。例如胃肠实热的里实、里热证常取中脘、天枢、大横、支沟、丰隆、足三里、上下巨虚等清热泻火、通调腑气。里寒、里虚证针灸并用，里虚者轻刺、补法、重灸；里寒者补泻兼施、深刺久留。例如脏腑机能低下或寒邪直接侵犯胃肠的里虚、里寒证多取中脘、气海、神阙、关元、足三里、三阴交、背俞穴等温中散寒，补脏腑之虚。

在临床中，表里病证也是相互转化的。表证可以入里，里证也可以出表。如先有外感表证，慢慢出现口苦、胸中满闷、呕吐、不欲食，是表邪连及胸中，渐入于里；若继而又见心烦、失眠、口渴或腹痛、泄痢等，便意味着病邪进一步入里，表示病情加重。如先有胸闷、咳逆、烦躁等里证，渐之发热汗出或见肌表出疹，即属里证达表的迹象；说明病情减轻。如若表邪入内，未及于里，或里证外出，未达于表，则称之分"半表半里"。症见寒热往来、胸胁苦满、心烦喜呕、嘿嘿不欲食、口苦咽干、脉弦等。治宜疏调三焦、和解少阳，常取手足少阳经穴阳池、外关、支沟、三阳络、内关、间使、丘墟、阳陵泉等，多针少灸，针用泻法。

3. 寒热证治

寒热指疾病的性质。寒证是机体阴气过盛或阳气虚弱、不能抵御寒邪而导致的病证。主证为面色苍白、形寒肢冷、口不渴或渴喜热饮、小便清长、大便溏薄、舌淡苔润、脉象迟缓。病位有在表者，也有在里者，病情有属虚者，也有属实者，临证应根据不同情况区别对待。根据"寒则（温之）留之"的原则，治宜温通经脉、助阳散寒。一般宜针灸并用、补泻兼施。对于寒邪在表、留于经脉、肌肤疼痛或麻木者，艾灸最为适宜，也可以用皮肤针叩刺或加拔火罐。对于寒邪在里，凝滞脏腑者，因阳虚寒甚，难以得气，针宜深而久留，以候经气。阳气得复，寒邪乃散。温针之法尤为适宜，使温热之气随针体直达深层，驱散寒邪。虚寒者重用灸法以温中补虚、助阳散寒。可用"烧山火"综合补的手法。热证是机体阳气过盛或阴气不足、不能抗御热邪导致的病证。有表热、里热、虚热、实热之分，实热证为身热面赤、口渴喜冷饮、大便秘结、小便短赤、舌红苔黄、脉数；治疗原则是"热则疾之"，只针不灸，针用泻法，浅刺疾出，可不留针。例如，热邪在表的风热感冒，常取阳经腧穴大椎、曲池、合谷、外关等清热解表，可浅刺不留针。若伴咽喉肿痛者可加少商、鱼际点刺出血。热闭清窍，症见高热抽搐、神昏谵语，常取人中、十宣、十二井、大椎、耳尖、合谷、太冲等穴急刺、重刺或点刺出血以清泄热毒，醒神开窍。热邪在里，大热、大汗、大渴、脉洪大以及大便秘结、小便短赤，常取合谷、曲池、支沟、丰隆、足三里、上下巨虚、委阳清泄里热、通调腑气。因热邪深伏，也可以深刺留针，并可施以"透天凉"综合泻的手法。虚热只针不灸或多针少灸，平补平泻。寒热之证既可以同时并见（寒热相兼），又可以相互转化（寒极生热、热极生寒），还可以有假象出现（真寒假热、真热假寒）。真寒假热证见身热（却欲盖衣被）、口不渴（或渴喜热饮）、脉大（却重按无力或沉细迟弱）、大便不实或先硬后溏、小便清长、舌淡苔白等。治宜温经散寒，针灸并用，重加灸法。真热假寒证见形寒肢冷（却胸腹灼热、不欲衣被）、脉沉（却滑数有力）、口渴喜冷饮、大便秘结、小便黄赤、舌红苔黄燥，治宜清热泻火，只针不灸，泻法，寒热相兼则针灸并用。

4. 虚实证治

虚实指机体正气的盛衰和病邪的消长。《素问·通评虚实论》载："邪气盛则实，精气夺则虚。"可见，虚为正气不足，泛指机体脏腑、经脉、卫气营血不足的一系列病证。如形体瘦弱、面色无华、少言懒语、肢软无力、食欲不振、舌淡苔薄、脉细弱无力等。针灸疗法应本着"虚则补之、虚则实之、陷下则灸之"的治疗原则，针灸并用，针补重灸，以益气养血，鼓舞正气，强壮脏腑、经脉的机能。常用腧穴有：气海、关元、神阙、百会、大椎、足三里、三阴交、血海、太溪、背俞穴等。阴虚火旺者只针不灸或多针少灸，平补平泻。

实为邪气有余，泛指机体各方面功能活动亢进偏盛的一系列病证。如高热、神昏、抽搐、惊厥、面赤、气粗、红肿疼痛、狂躁不安、消渴善饥、舌红苔黄、脉大而数等。在正气不虚的情况下应本着"盛则泻之、满则泄之、邪盛则虚之、宛陈则除之"的治疗原则，以针为主，针用泻法或点刺出血，以泄热启闭、祛邪外出、镇惊宁神、消肿止痛。常用腧穴有人中、十宣、十二井、曲泽、委中、合谷、太冲、募穴、郄穴、下合穴等。

虚实之证也可以同时并见（虚实夹杂），也可以相互转化，虚实夹杂则补泻兼施。

第四节　气血证治

气血证治，就是在分析气血的一系列病理变化的基础上，对其所表现的不同证候进行辨证论治的一种方法。在经筋证候中，除与经筋损伤相关外，也常与气血的濡养、卫外、修复、调节功能有密切关系。所以，在诊断经筋疾病时，不能不深究其气血病理原因，从调理气血的角度根治经筋疾病。

1. 气病证治

气的病证一般分虚、实两大类。虚指气之不足，表现为功能低下或衰退，有气虚、气陷之分。实指气的有余，表现为功能亢进或太过，有气滞、气逆之别。

（1）气虚证治：全身性气的不足，主要是元气亏虚。多由于先天不足或后天失养、重病久病之后元气耗伤、年老体弱元气自衰所致。症见神疲乏力、面色苍白、头晕目眩、少气懒言、自汗出、稍事活动则气促而喘、舌淡胖嫩有齿痕、脉细弱无力。治宜培补元气，针灸并用，针用补法。宜取气海、关元、膻中、肺俞、脾俞、肾俞、足三里等穴。至于各脏腑气虚证治，参见脏腑证治有关内容。

（2）气陷证治：气陷即气虚下陷，多为中气不足。症见久泄、久痢不休、遗尿、崩漏不止、腹部坠胀、内脏下垂、脱肛、子宫脱垂、舌淡白、脉沉弱无力。应本着"陷下则灸之"的治疗原则，针灸并用，针补重灸，以补中益气、升阳举陷。宜取百会、神阙、气海、关元、中脘、脾俞、胃俞、肾俞、足三里等穴。

由于气不摄血，常致失血过多，气不敛汗则大汗不止，重证可引起阳气暴脱，面色苍白、四肢逆冷、血压下降、脉微欲绝的虚脱危象。治宜升阳固脱、回阳救逆。重灸以上腧穴，并加针素髎、人中、会阴三穴醒脑通阳。

（3）气滞证治：气滞指身体某一部位的气机阻滞，运行不畅（通常以肝、肺、脾胃气滞为主），属实证范畴。症见局部胀闷而痛（胀胜于痛）、痛无定处、嗳气呕逆、喜叹息，女子则乳房胀痛、月经失调，舌苔薄黄、脉弦或涩，情志不舒则症情加重，嗳气、矢气后则症情减轻。治宜通经活络、行气止痛，只针不灸，针用泻法。宜取中脘、膻中、合谷、太冲、期门、支沟、阳陵泉、足三里、上巨虚、下巨虚等穴。

（4）气逆证治：在正常的生理情况下，肺胃之气以下行为顺。即肺气归元，脾升胃降。如果肺气上逆，肾不纳气，就会出现气逆咳喘。如果胃气不降，反而上逆，就会出现恶心、呕吐、嗳气、呃逆之症。

①肺气上逆，治宜宣肺调气、止咳平喘，只针不灸或多针少灸，平补平泻。宜取中府、列缺、太渊、孔最、膻中、肺俞、足三里等穴。

②胃气上逆，治宜理气和胃、平降冲逆，只针不灸，针用泻法。宜取中脘、梁门、内关、足三里、胃俞、气冲等穴。

③肾不纳气，治宜补肾培元、温肾纳气，针灸并用，针用补法。宜取气海、关元、太溪、复溜、命门、肾俞、三阴交、足三里等穴。

2. 血病证治

临床上有关血的病证很多，归纳起来有血虚、血瘀和出血三个方面。

（1）血虚证治：血虚，指全身的营血不足，或由于某种原因导致血对机体某些部位失于濡养而产生的病证。多由于生血不足、失血过多，或心、肝、脾三脏对血的调节功能障碍引起。症见面色萎黄或苍白无华，眼结膜、口唇、指甲淡白无血色，头晕目眩、心悸失眠、手足麻木、月经延期不至且量少色淡，舌淡，脉细无力。治宜补血养血，或益气生血，针灸并用，针用补法。宜取血海、气海、膻中、绝骨、三阴交、足三里、心俞、膈俞、脾俞、肝俞、膏肓俞等穴。

（2）血瘀证治：血瘀指机体某部分因外伤、气滞、寒凝等因素导致血流不畅或局部有瘀血停滞。症见局部肿胀刺痛、痛有定处、拒按、皮下大片青紫或见散在瘀斑，月经前或经期小腹疼痛、经量或多或少、色紫暗夹有血块；全身性血瘀证，一般多在久病或重病时出现，可见面色黧黑、肌肤甲错、皮下出血点、舌质紫暗或见瘀点紫斑、脉涩。治宜活血化瘀、消肿止痛，初期只针不灸，针用泻法，或以三棱针点刺出血，并施行刺血拔罐术；后期针灸并用，起温经通络作用，促使瘀血消散。宜取血海、膈俞、气海、膻中、合谷、太冲、阿是穴等。

（3）出血证治：引起出血的原因很多，除创伤以外，还有气虚（即气不摄血）、血热（即血热妄行）、阴虚火旺伤及脉络、瘀血内积，阻碍了血液的正常运行。

①气不摄血：多种出血（如吐血、便血、皮下出血、月经过多、崩漏等），血色淡红，同时兼有神疲乏力、气短而促、少气懒言、面色苍白、舌质淡、脉细弱无力等气虚征象。治宜补气摄血，针灸并用，针用补法，重用灸法。取穴同"气虚证治"。

②血热妄行：多因心、肺、肝、胃的实火伤及脉络而引起。常见有鼻衄、咯血、吐血、尿血、便血、月经过多、崩漏等。血色鲜红、量多，兼有发热、心烦、口渴、大便干结、小便短赤、舌质红绛、脉细数等实热征象。治宜清热、凉血、止血，只针不灸，针用泻法。鼻衄取迎香、上星、印堂、风池、合谷；咯血取中府、尺泽、鱼际、孔最、膈俞；吐血取中脘、梁门、内关、膈俞、内庭、足三里；尿血取中极、关元、三阴交、下巨虚、肾俞、膀胱俞；便血取长强、中脘、梁门、孔最、承山；月经过多、崩漏取合谷、太冲、大敦、行间、膈俞等穴。

③阴虚火旺：以肺部的出血（如咯血、咳血、痰中带血）最为多见，出血量一般不多，同时还伴有咽干口燥、五心烦热、午后颧红、失眠多梦、舌红少津、脉象细数等阴虚火旺征象。治宜养阴、清热、止血，只针不灸或多针少灸，平补平泻。宜取中府、鱼际、尺泽、太溪、肺俞、膏肓俞等穴。

④瘀血内积：多见于月经不调之出血。症见经前或经期小腹刺痛、痛有定处，经色紫暗、夹有血块，舌质紫暗或见瘀点、紫斑，脉涩。治宜活血化瘀，只针不灸，针用泻法。取穴同"瘀血证治"。

3. 气血同病证治

气属阳，血属阴，二者之间，相互依存，关系密切。气为血帅，气能生血，气能摄血，气行则血行，气滞则血凝。血为气舍，血为气之母，无形之气必须依附于有形之血存在于体内，并赖血的滋养。生理上的密切联系，也导致病理上的气血同病。

（1）气血两虚证治：气虚日久，伤及阴血，或血虚损及阳气，症见气虚、血虚的共同表现。治宜气血双补，针灸并用，针用补法。取气海、血海、膻中、脾俞、胃俞、肝俞、膈俞、绝骨、足三里等穴。

（2）气虚血脱：气虚日久，对血失去固摄能力，气虚下陷，血从下溢。证治同"气不摄血"。

（3）气随血脱：各种大出血后，血脱气无所依。症见大量失血、血压急降、面色苍白、四肢厥冷、大汗淋漓、气息微弱、甚至昏厥，舌质淡、脉微欲绝或芤大而散。治宜大补气血，回阳救逆，针灸并用，重用灸法。宜急灸神阙、气海、关元、百会、足三里，或针素髎、内关、足三里、三阴交等穴。

（4）气虚血瘀：气虚，无力推动血之运行，以致气血瘀滞。症见气虚证和血瘀证的共同表现。治宜补气行气、活血化瘀，针灸并用，平补平泻，可施行皮肤针局部叩刺出血。宜取气海、膻中、足三里、合谷、脾俞、胃俞、膈俞、阿是穴等。

（5）血瘀血虚：由于瘀血阻滞，致新血不生。症见局部红肿刺痛、拒按，面色苍白、头晕目眩、心悸失眠、舌质淡有瘀斑、脉细涩。治宜活血化瘀、推陈出新，针灸并用，平补平泻，可施皮肤针局部叩刺出血。宜取血海、膈俞、合谷、太冲、足三里、脾俞、肝俞、三阴交、阿是穴等。

（6）气滞血瘀：多由情志不畅、肝气郁结或闪挫扭伤而致气机凝滞、血不流畅。症见气滞证和血瘀证的共同表现。治宜行气活血，理气化瘀，初期只针不灸，针用泻法，并施行三棱针点刺出血，或刺血拔罐术；后期可针灸并用，以温通经脉，促进瘀滞消散。宜取膻中、合谷、太冲、委中、期门、膈俞、阿是穴等。

第五节　脏腑辨证

人体的一切功能活动，都是以脏腑、经脉、经筋为基础的，临床上形形色色的病症，实质上是脏腑、经脉、经筋的病理反映。在经筋证候中，除与经筋损伤相关外，也常与脏腑、经脉的濡养、卫外、修复、调节功能有密切关系。所以，在诊断经筋疾病时，不能不深究其脏腑病理原因，从整体上根治经筋疾病。

1. 肺与大肠

肺主皮毛，主司毛孔的开合。肺主一身之气，其中卫气行于体表，主持卫外；大肠为传导之官，但其经脉行于体表，从手至头，主司解表逐邪之功。肺与大肠功能失调，致使肺气失宣，体表不固，则易招至外邪侵袭。《灵枢·五变》指出："人之有常也，亦因其骨节皮肤腠理之不坚固者，邪之所舍也，故常为病也。"说明骨节、腰脊节的筋痹、骨痹多与肺、大肠卫外功能失调有关。卫气不和，毛孔开张，风寒湿邪乘虚而入，内舍于骨节、腰脊节之间，遂成深痹。治此证型，不仅应采用长圆针挑拨骨节、腰脊节间的结筋病灶，而且应益肺补气，舒通大肠经气以治其本。

（1）外感风寒：风寒袭于肺卫，肺气失宣，遂致恶寒发热，头痛，骨节酸痛，无汗，鼻塞流涕，咳嗽而痰涎稀薄，口不渴，脉象浮紧，舌苔薄白等。治疗宜取手太阴、手阳明经穴为主，以针泻之，并可施灸。

（2）邪热蕴肺：邪热犯肺，蕴结不解，而致肺失清肃，症见咳嗽，痰黏色黄，气息喘促，胸痛胸闷，身热口渴，或鼻流黄涕，衄血，咽喉肿痛，舌干而红，脉数。治疗应取手太阴与阳明经穴为主，毫针泻之，或用三棱针放血，禁灸。

（3）痰浊阻肺：因湿痰内阻，而影响肺气的清肃，则可致咳嗽气喘，喉中痰鸣，痰黏量多，胸胁支满疼痛，倚息不得安卧。治疗可取手太阴与足阳明经穴为主，以针泻之，如反复发作，而正气不足的，亦可取足太阴与足阳明经穴，用补法，针灸并用，补益正气，健脾化痰。

（4）肺阴虚：干咳少痰，咳唾不爽，痰中带血，午后潮热，两颧泛红，盗汗骨蒸，口干，舌淡苔白，脉象虚弱，治疗宜取手足太阴经穴及背腧穴为主，针补并灸。以恢复脾肺的功能，而达到补益肺气之效。

2. 脾与胃

胃主受纳和腐熟水谷，为水谷之海，以降为和，与脾相表里。在经脉联系方面，足阳明经脉属于胃，足太阴经脉络于胃，足厥阴经脉挟胃而行，手少阳经脉下膈遍属三焦。脾为中州，司水谷精微的运化，故主四肢、筋肉。脾胃功能失调，后天精微不能敷布四肢，筋肉失去荣养，必然消瘦，无力，痿而不用。得不到濡养的经筋，抵抗暴力牵拉和劳动损伤的能力下降，也必然会招致更多的伤害。脾胃虚弱多为慢性病，经筋失养与劳损的机会大大增加，出现损伤，形成结筋病灶的病人，应注意调整脾胃，补充后天，以改善濡养或修复经筋的能力。

（1）脾虚证：脾虚则运化失常，致使水谷精微无以输布全身，临床则见面色萎黄，少气，懒言，倦怠无力，肌肉消瘦。如因脾虚而致阳气不振，则有腹满便溏，四肢欠温，足跗浮肿，舌淡苔白，脉象濡弱等症，治宜取本脏俞、募与足太阴，阳明经穴为主，针补重灸。

（2）脾实证：仅是与脾虚相对而言，其病多系饮食停滞，症见大腹胀满，或者疼痛；或系湿热蕴蒸，症见肤黄尿赤；或由湿阻而脾阳不运，症见脘闷而腹满，大小便不利，甚至形成肿胀，治宜取足太阴、阳明经穴为主，针刺泻法。

（3）脾寒证：有因脾阳衰微，水湿不化，以致阴寒偏盛者，亦有由于过食生冷，脾阳因而不振者。在症状上都可有腹痛隐隐，泄泻，腹胀，甚至完谷不化，小便清长，四肢清冷，舌淡苔白，脉象沉迟。治宜取本脏俞、募与足太阴、阳明经穴为主，针补重灸。

（4）脾热证：脾为湿土，如受湿邪，则多为湿热互蒸。症见脘痞不舒，身重困倦，肌肤发黄，口腻而黏，不思饮食。亦有口腻而甜，口糜流涎，头重如裹，身热不扬，便溏黏滞，小溲短黄，渴不多饮，舌苔厚腻而黄，脉象濡数，治宜取足太阴、阳明经穴为主，针刺泻法，不灸。

（5）胃虚证：胃病日久，胃气虚弱，常见胃脘隐隐作痛，痛而喜按，得食痛减，旋即微痞，嗳气不除，气馁少力，面色少华，唇舌淡红，脉缓软弱，治宜取本腑俞、募及足阳明经穴为主，针补多灸。

（6）胃实证：包括两种情况，一系胃火炽盛，症见消谷善饥，口渴欲饮；二系食滞留阻，症见脘腹胀满，甚至疼痛拒按，舌红苔黄，脉象滑实。治宜取足阳明经穴和本腑募穴为主，针刺泻法。

（7）胃寒证：系胃阳不足，寒邪偏盛。其症为胃脘绞痛，泛吐清涎，喜热饮，四肢厥冷，或伴呕吐，呃逆，舌苔白滑，脉象沉迟或弦紧。治宜取俞、募与手足阳明经穴，针灸并用，酌情补泻。

（8）胃热证：系热蕴于胃，胃阳亢盛。症见身热，喜冷恶热，口渴引饮，善饥嘈杂，热炽致胃气上逆，可见食入即吐，呃逆不已。胃热下移大肠，消烁津液，则为大便燥结，舌苔黄或黄厚而燥，脉象洪数。治宜取手足阳明经穴为主，针泻不灸。

3. 肝与肾

肝主一身之筋，经筋疾病多与肝脏有关，肝主藏血，血有濡润筋膜的功能。肝主筋而调节运动，为罢极之本。故经筋痹痛，除治疗结筋病灶之外，更应调节肝脏的功能，以调整经筋血液的濡润和罢极调谐的能力。

肾主藏精，精能化血，血能蓄于肝，能滋于筋，有濡养经筋的作用。肾为元气之根，命火之源，有推动五脏六腑运转的功能。有促进新陈代谢，修复损伤的能力。肾气虚损，常常导致代谢功能低下，经筋修复能力下降，粘连、瘢痕不能及时吸收而形成卡压经脉的"横络"，造成经脉上实下虚而不通，津液涩渗，聚沫化痰的病理转归，出现经筋顽痹疼痛。

（1）肝气郁结，多因情志抑郁而致。症见胁肋疼痛或走窜不定，胸闷不舒，气逆干呕或吐酸水，或腹痛泄泻，苔薄，脉弦。这是肝气横逆走窜经脉，侮土犯胃的现象。治疗以取本经腧穴为主，兼取足少阳、太阴、阳明之经的腧穴。针刺平补平泻法，通经气而疏肝木，兼以调和脾胃。

（2）肝火亢盛，每因气郁化火而成，症见头目胀痛，或巅顶痛，两目眩晕，或目赤肿痛，心烦不寐，舌红、苔黄、脉弦有力。治宜取本经腧穴为主，针泻不灸，以泻肝经之火。

（3）肝风内动：多见猝然昏眩，不省人事，四肢抽搐，角弓反张或口歪，半身不遂，语言謇涩，苔腻，脉象洪弦等。此证由于肝阳妄动，化火生风，气血并走于上或经脉受阻所致，治宜取足厥阴、督脉及十二井穴为主，毫针泻之或用三棱针点刺出血。

（4）肝阴亏虚，其症每见头目眩昏，两目干涩或雀目，耳鸣，但声响低弱，按之即减，肢体麻木或振摇搐动，或出现烘热，咽干，少寐多梦，舌红少津，脉多弦细或数等。这是肝阴不足，肝阳上扰，本虚标实之象，肝阴不足，多由肾阴亏乏，水不涵木所致。治宜取足厥阴、少阴经穴，单针不灸，补肝之阴而潜虚阳。

（5）肾阳不足，每见阳痿，早泄，溲多遗溺，腰背酸楚，足膝无力，头昏耳鸣，面白畏寒，舌淡脉弱等，这是阳虚不能温摄下元之象。治宜取背腧及任督经穴，以灸为主，针补为辅，温运元阳，固摄精气。

（6）肾不纳气，症见气短喘逆，呼吸不续，动则尤甚，自汗，懒言，头晕，畏寒，两足逆冷，舌淡，脉弱或浮而无力等，这是气浮动于上，不能摄纳归根之象。治宜取背俞及任、督脉经穴为主，针并灸，温肾益气，引气归元。

（7）阳虚水泛，症见周身漫肿，下肢尤甚，按之陷而不起，肢冷，大便溏泄，舌苔润滑，脉沉迟无力等。这是肾阳衰惫，气不化水之象。治宜取背俞及任脉，足少阴、太阴经穴，针用补法，重灸，以温经气，使阳回气化，水道通利，则肿胀自消。

（8）肾阴亏虚，常见形体瘦弱，头昏耳鸣，少寐健忘，多梦遗精，口干咽燥，或时有潮热，腰腿酸软，或见咳嗽，痰中带血，舌红少苔，脉多细数等。这是肾精不足，阴虚火旺之象，治宜取背俞、足少阴经穴为主，兼取足厥阴、手太阴经穴，针用补法，不灸，以益阴降火。

第九章　经筋痹病治疗篇

第一节　头面部经筋痹病

【概述】

"头者，精明之府"，为人体之首，是脑髓、五官汇聚的器官。其位处最高，为适应人在直立状态下，最灵活地用眼、耳、鼻、舌感知环境，判断应对情况并做出迅速反应的需要，头部的运动是复杂而频繁的。头部受外界的影响也是最明显的。

颅骨共23块，分为脑颅与面颅。脑颅8块，为额、枕、蝶、筛骨各1块，顶、颞骨各2块。面颅共15块，为犁、下颌、舌骨各1块，上颌、鼻、泪、颧、下鼻甲、腭骨各2块。另外，在中耳内与听觉有关的听小骨共6块。各骨毗邻缘借致密的结缔组织连结，形成牢固的颅骨缝，各缝呈锯齿状交错嵌接，且形成高密度的增大隆起，使其表面不平滑。颅顶缝有：额与顶骨间的冠状缝；左右顶骨间的矢状缝，两缝交点为冠矢点；枕鳞与左右顶骨后缘之间的人字缝，其与矢状缝交点，即顶枕点。经筋组织在高突的骨缝上受到特殊挤压时，可出现结筋病灶点。

额顶枕区的经筋组织由浅入深有五层，即皮肤、浅筋膜、颅顶肌、帽状腱膜、腱膜下组织和颅外膜。浅筋膜层有痛敏组织神经分布或穿行，是引起头痛的层次。帽状腱膜是颅顶肌附着和牵拉的部位，亦可产生结筋病灶，刺激痛敏组织而产生头痛。

颅顶部共有10对神经分布，耳前5对，耳后5对，都是1对运动神经，4对感觉神经，是疼痛的敏感组织。有人研究了头部疼痛的敏感性，发现帽状腱膜、颞肌、枕肌本身和覆盖的筋膜、头动脉均对痛觉敏感，而颅骨、静脉则差。提示诊查结筋病灶时，应注意的层次和深度。

枕部浅筋膜厚而坚韧，有较多脂肪充填。分别受枕大神经、第三枕神经、枕小神经、耳大神经、面神经、舌咽神经和迷走神经支配。枕部肌肉分三层附着，浅层有斜方肌、胸锁乳突肌，中层有头半棘肌、头夹肌、颈夹肌。深层有头后直肌、头上斜肌和头下斜肌等。以上诸肌在枕后形成腱弓，并覆盖枕大神经等痛敏组织。当头项部经筋损伤时，常激惹枕大神经等引起头痛和神经反应。

颞面区结构可分六层，即皮肤、浅筋膜、耳外肌和帽状筋膜、颞筋膜、颞肌和颅骨外膜。耳外肌包括耳上、耳前、耳后三块。前两块起自帽状筋膜，后者起自颞骨乳突根部上方，三肌都止于耳根。虽然耳外肌为退化肌肉，功能亦尽丧失，但耳外肌损伤可引起头痛，且阻碍着藏其中的经脉的气血运行，可出现听觉功能障碍和平衡功能失调。颞筋膜和颞肌在额顶枕区的腱膜下。颞筋膜又称颞深筋膜，致密而坚韧，上附于颞上线，向下分成两层附着于颧面的前后面，其间夹有脂肪与血管。颞肌起自颞窝内，呈扇形扁肌，止于下颌骨冠突。参与咀嚼运动，是容易疲劳受损而致痛的组织。

咬肌位于下颌外侧皮下，起自颧弓下缘和内面，止于下颌支外侧咬肌粗隆。其与颞肌、翼内肌、翼外肌和颞肌等，均止于下颌骨，运动颞下颌关节，参与咀嚼运动。在咀嚼活动损伤时，可出现各自的结筋病灶点。

耳前的运动神经是面神经颞支，感觉神经是三叉神经的滑车上神经、眶上神经、颧颞神经、耳颞神经等。面部血管丰富，腔隙及肌肉繁多，是感觉神经密布的地方，常出现结筋病灶，尤其鼻面沟常是面痛的扳机点。耳屏前，颧弓根下，是下颌骨髁状突所在位置，容易磨损，可出现结筋病灶。眶上裂切迹，位于眶上缘内、中 1/3 交界处，距中线约 2.2 厘米，是眶上血管和神经穿出处。眶下孔位于眶下缘中点下 0.87 厘米处，是眶下血管和神经穿出处。颏孔位于下颌骨体的外侧面，距中线约 2.96 厘米，是颏血管与神经穿出处。上述各孔都是面痛的常见病灶区。

手足三阳经筋均上布于头面，以线为纲，分述各经筋的分布提示结筋病灶出现规律。

手足三阳经与足厥阴肝经均上于头面，手足三阴经亦通过经别离合出入，与阳经相合而脉气通于头。人之十四经在头面部亦着藏于经筋之中，与之并行。故头面部经筋损伤，尤其是经筋的挛缩迫切，痰沫阻滞必然阻碍经脉气血的运行，从而导致相应经脉发病。经脉内濡脏腑，外润孔窍，故经脉为病常伴发内脏和头面孔窍病证，所以在进行经筋辨证的同时，应注意与经脉辨证论治相配合。

本分部经筋病常被现代医学诊断为：头痛、偏头痛、三叉神经痛、枕大神经痛、枕小神经痛、耳大神经痛、颈 3 神经痛、面神经炎、颞颌关节功能紊乱综合征等。

一、手足太阳经筋

足太阳经筋"上挟脊，上项。其支者，别入结于舌本。其直者，结于枕骨，上头下颜，结于鼻。其支者，为目上网，下结于頄……其支者，入腋下，上出缺盆，上结于完骨。其支者，出缺盆，邪上出于頄。"

手太阳经筋"其支者，后走腋后廉，上绕肩胛，循颈出走太阳经筋之前，结于耳后完骨。其支者，入耳中。直者，出耳上，下结下颌，上属目外眦"。

手足太阳经筋主要分布于枕、顶、额部，亦分布于耳后、耳前与侧颞。

额顶枕区的结构由浅入深可分五层，即皮肤、浅筋膜、颅顶肌（又称额枕肌）和帽状腱膜、腱膜下疏松组织和颅骨外膜。以上均属于经筋范畴。其中头皮厚而致密，含大量毛发、皮脂腺和汗腺，当行长圆针法恢刺时，应注意与毛发方向一致，减少毛囊的破坏。浅腱膜由致密坚韧的结缔组织构成，颅顶血管、神经大部分在其内走行与分支，然后再进入皮肤。故检查结筋病灶点时，应注意本层的改变。颅顶肌仅前、后保留肌肉，分别称为额肌和枕肌，它们均止于帽状腱膜。帽状筋膜前后与额肌与枕肌相连，后附着枕外粗隆，在两侧为耳上肌、耳后肌起点，是常见的结筋病灶点。颅骨由多块组成，各骨眦邻缘借致密结缔组织连结，形成颅骨缝。骨缝表面不平滑，某些神经、血管跨越骨缝时会受到挤压或摩擦，而出现慢性损伤。手足太阳经筋分布区，有冠状缝、矢状缝、枕鳞缝和人字缝等，冠矢点为冠状缝与矢状缝交点，约在鼻额点与枕外粗隆连线的前、中 1/3 交点处（在印堂穴，直上 13 厘米处），均是结筋病灶常出现的部位。

手足太阳经筋分布区的穿越神经是重要的痛敏组织，应特别注意检查。

（1）第 3 枕神经：由第 3 颈神经后支的皮支分出，穿过斜方肌，分布于项上部和枕外隆突附近皮肤，其结筋病灶常出现在天柱次处。

（2）枕大神经：为第2颈神经后支的皮支，在距枕外隆凸外侧约2.5厘米处，穿斜方肌和深筋膜，分布于头后大部分皮肤，并与枕小神经交通。上述两神经支穿斜方肌可出现结筋病灶点，即风池次。

（3）枕小神经：沿胸锁乳突肌后缘上行，分布于颈上部、耳郭后、邻近颅顶的皮肤。胸锁乳突肌于乳突肌抵止处，可出现结筋病灶，即风池次，若卡压枕小神经可引起后头痛。

（4）滑车上神经：为三叉神经分出的额神经终末支，在距中线2.5厘米处，经眶上缘上行，发出小支至上睑，在眶上缘的稍上方穿额肌，分布于近中线处的额部皮肤。其在眶上缘，皱眉肌起点处可出现卡压，形成结筋病灶点即攒竹次。

（5）眶上神经：是额神经的另一终末支。经眶上切迹或眶上孔出眶，发支至上睑，而后分内外两支，穿帽状筋膜后部和额肌。两支都支配前额、颅顶，直到人字缝处的皮肤。并有小分支至额窦。其在眶上孔处，可形成卡压而出现结筋病灶点，即鱼腰次。

引起上述痛敏组织疼痛的重要原因是手足太阳经筋分布区肌肉、筋膜病理性的牵拉与卡压。

枕部肌可分三层，浅层有斜方肌和胸锁乳突肌。斜方肌附着于上项线和枕外隆凸，胸锁乳突肌附着于上项线和乳突外侧面，其深部还附着于或绕过头夹肌和头最长肌的终止端。中层肌包括头半棘肌、头夹肌和颈夹肌。头半棘肌位于斜方肌深面，附着于上下项线间的骨面，枕大神经从中穿过。头夹肌和外侧面的头最长肌均附着于枕骨及乳突。深层肌包括头后直肌及头后上、下斜肌。头后大、小直肌位于头半棘肌深面，分别附着于下项线内、外侧部。头上斜肌止于下项线外侧。头下斜肌止于第一颈椎横突，其间有枕下神经和枕动脉通过，上述肌肉损伤或挛缩时，可卡压枕后诸神经并刺激枕动脉而出现眩晕、恶心、呕吐等临床症状。

前额部有额肌、皱眉肌等。额肌起自帽状腱膜，肌向前下，止于眉部皮肤并与眼轮匝肌相交错。皱眉肌位于眼轮匝肌眶部及额肌深面，两眉弓之间。起自额骨鼻部，肌斜向外上，终于眉部皮肤。降眉间肌为额肌的延续，起自鼻根，向上终于眉间皮肤。以上肌肉损伤时，可出现结筋病灶点，即攒竹次、阳白次、印堂次等，并可激惹前额诸神经而引起头痛等症状。

【病因病机】

（1）外感：汗出当风，夜卧受寒，久居湿地或冒雨涉水，使风寒湿邪侵袭头部手足太阳经筋与经脉。手足太阳经筋所属肌肉、筋膜因寒邪侵袭而舒缩失常。寒则收引，经筋收引则着藏其间的经脉被卡压，气血不得畅通。故"迫切为沫"，脉中气血溢于脉外，致使大量致痛物质渗出并堆积于痛敏组织周围。此时，寒邪滞留不解，迫切成沫，则"沫得寒则聚，聚则排分肉而分裂也，分裂则痛"。

（2）劳损：久视、久卧、久坐等常因其久劳而不能维持正常体位，使颈曲变直甚至反弓，使足太阳经筋处于疲劳或自我保护性痉挛状态。额肌、皱眉肌和降眉间肌等常因久视疲劳而痉挛，痉挛可促使致痛物质渗出，痉挛又要卡压被致痛物质包围的痛敏组织，其中尤以滑车上下神经、眶上神经为最，引起前额头痛。枕后诸肌，如斜方肌、头夹肌、椎枕肌等常因卡压枕大小神经、第3枕神经等而引起后头痛。

在颅顶区某些神经、血管支跨越骨缝表面时，因局部凹凸不平，可造成慢性损伤，亦可出现相应部位组织痉挛和疼痛。

（3）外伤：超生理范围的过度屈颈，持久屈颈，突然强力的颈侧屈、旋转、后伸，都会引起相关肌肉附着点超常牵拉，致使肌起止点腱末端及腱周附属组织拉伤甚至裂伤。裂伤处血液渗出，致痛物质堆积肿胀，加之受伤肌肉的痉挛，可卡压周围痛敏组织而出现头痛。

【临床表现】

（1）持续性后枕部闷痛，可阵发性加重，疼痛常向头顶、耳后、颈部放散。转头、咳嗽、震动头部可使疼痛加剧，久视和伏案工作时亦加重。常伴有眩晕，偶有言语不清、恶心、呕吐、耳鸣、耳聋。

（2）前额疼痛，额纹加深，常在眶上缘中点、中内 1/3 交点、中外 1/3 交点、内侧点有明显压痛。偶有视力下降、易出现视疲劳。有人还伴有斜视，鼻塞、鼻流涕等症状。

【检查】

（1）后枕部疼痛者应注意检查斜方肌、头夹肌、颈夹肌、椎枕肌止点有否压痛、硬结和条索。结筋病灶点分别为天柱次、风池次、完骨次、玉枕次。后枕痛向颈肩放散者，还应注意对提肩胛肌起止点检查。常在颈椎横突、天髎次等处触及结筋病灶点。

（2）前额部疼痛应注意检查额肌、降眉肌、皱眉肌、眶上神经孔有否压痛、硬结和条索，其常在各肌起点等处出现结筋病灶点，即阳白次、印堂次、攒竹次、鱼腰次等。

【治疗】

1. 早期

病程短、病痛轻，在相关筋结点处可检出压痛，但没有明显的痛性条索或结块。此期可采用（1）毫针疗法（2）火针疗法（3）灸法（4）理筋推拿法（5）水针疗法治疗。

2. 后期

病程较长，反复发作，筋结点处因长期反复损伤而出现条索和硬结。凡用上述方法难于松解者应考虑长圆针疗法。

首先检查天柱次、风池次、玉枕次、完骨次、百会次、阳白次、鱼腰次、攒竹次、印堂次等，确定结筋病灶点。触摸结筋病灶深度，做好标记。常规消毒后，在结筋点处注入 0.5 毫升局麻药作浸润。浸润后头痛应立即减轻或消失，由此可以进一步验证结筋点定位的准确程度。用斜刃长圆针沿局麻针头方向与深度缓慢刺入，先行浅层关刺法，再深入行恢刺法，使结筋硬结松解。出针后需压迫 1 分钟以止血。必要时可在结筋点再注入注射用水或野木瓜注射液 0.5 毫升。

后枕与前额部血管神经常伴行，且多由下而上，沿手足太阳经筋纵行分布。故行恢刺时，应向上或向下挑拨，避免横行恢刺，以防损伤神经与血管。

【注意事项】

（1）除手足太阳经筋损伤可引起头痛外，尚有颅内、脏腑病变等多种原因。凡筋结点处无明显阳性体征者，应考虑经筋病以外原因。必要时应请其他科专家会诊或转诊，不可贻误病情。

（2）采用火针、水针注射、长圆针等应特别注意消毒。有毛发覆盖处，应剪除毛发后消毒。

（3）有经络、脏腑病症者，可配合循经辨证取穴或对症配穴治疗。

（4）避免劳累，避免复感风寒。

二、手足少阳经筋

足少阳经筋"出太阳之前，循耳后，上额角，交巅上，下走颔，上结于頄。支者，结于目外眦为外维"。

手少阳经筋"上肩走颈，合手太阳。其支者，当曲颊入系舌本。其支者，上曲牙，循耳前，属目外眦，上乘颔，结于角"。

手足少阳经筋主要分布于耳后、侧头部及耳前，亦与手足太阳之筋合，分布于枕颞部。侧头部由浅入深可分六层，其层次除增加颞肌层外，余同手足太阳经筋所述。手足少阳经筋分布区的致痛组织中，应特别注意以下穿越神经。

（1）耳后神经：是面神经分出的小支，靠耳根后面，弯向上行，分支布于枕肌、耳后肌及耳上肌的一部分。其在耳后肌处被卡压时，则出现结筋病灶点，即颅息次。在耳上肌被卡压者，即角孙次。

（2）耳大神经：出自颈第2、3神经，绕胸锁乳突肌后缘走向耳，分布于耳郭后、耳下及腮腺皮肤。其在乳突部被卡压时，可出现结筋病灶点，亦即完骨次。

（3）耳颞神经：由三叉神经的下颌支从颞下窝分出，在腮腺上端穿至面部，紧靠耳前方上行，分布于耳郭上部、外耳道、鼓膜前部、颞区和头侧部皮肤。其被耳前肌卡压时，可出现结筋病灶点，即和髎次。

（4）颧颞神经：由眶内发自上颌神经的颧支，穿颧骨至颞筋膜，分布于颞区前部的皮肤。其被颞筋膜、颞肌卡压时，会出现结筋病灶点，即太阳次。

（5）枕大、小神经也分布到耳郭后皮肤。

引起上述痛敏组织疼痛的重要原因是手足少阳经筋分布区的肌肉、筋膜起止点的牵拉、卡压和激惹。

耳后肌位于耳后，起自乳突外侧面，止于耳软骨后面，可牵引耳郭向后。耳上肌呈三角形，肌腹阔而薄，起自帽状筋膜，止于耳郭上部软骨，有提耳作用。耳前肌起自帽状腱膜，止于耳郭软骨前部，可牵引耳郭向前。眼轮匝肌眶部在外眦处，上下部肌纤维相互交错并移行于上唇方肌，止于眶周皮肤。颞肌位于颞窝部皮下，颞筋膜深面，呈扇形的扁肌，起自颞窝的全部（上自颞下线，下至颞下嵴）和颞筋膜深面，其起点处的结筋点，即目窗次、正营次、承灵次。肌纤维向下集中，经颧弓深面，以腱止于下颌骨冠突尖端和内侧面，其抵止处结筋点即下关次。咬肌位于下颌支外侧皮肤，浅层借肌腱起自颧弓前2/3，深层纤维以肌性起始于颧弓后1/3及其内侧面。二层会合，止于下颌支外侧面咬肌粗隆，其抵止点的结筋病灶，即颊车次。其作用为上提下颌，同时向前牵引下颌骨。翼内、外肌居其深层共同完成咀嚼运动。颞筋膜覆盖颞肌，起自颞上线，向下附着于颧弓的内外两侧缘。以上诸肌受损伤、痉挛时，常引起着藏其间的手足少阳经脉气血运行不畅，津液涩渗，且进一步卡压上述痛敏组织而产生疼痛。

侧头部骨缝有蝶额缝、蝶顶缝、蝶鳞缝、鳞缝、顶乳突缝、枕乳突缝等。当神经、血管等痛敏组织跨越其上时，可因颅缝凹凸不平，摩擦损伤而引起疼痛。

【病因病机】

（1）外感：汗出当风、夜卧受寒、久居湿地或冒雨涉水，风寒湿邪侵袭头侧部手足少阳经筋与经脉。手足少阳所属经筋因寒而收引，肌肉筋膜舒缩失常。致使其着藏的经脉不能正常运行气血。气血瘀滞而溢出脉道，至筋肉肿胀，致痛物质堆积，再加之经筋受损痉挛卡压，则出现偏侧头痛。

（2）劳损：久视、久卧、久坐，尤其侧视或高枕睡卧，使头颈侧面经筋受到长时间牵拉而损伤，处于疲劳而且受损状态的手足少阳经筋常出现保护性痉挛，从而出现因伤而疼痛，因痛而痉挛，因痉挛而疼痛加重的恶性循环。偏侧头部痛敏组织，尤以耳大、耳颞神经及颧颞神经和枕大小神经的耳后部卡压而致痛，故应认真检查。

（3）外伤：突然超生理范围的颈侧屈、旋转，强力或长期咀嚼硬物，可引起相关肌肉、筋膜附着点的强力拉伤甚至撕裂。裂伤处渗出、出血使组织肿胀并堆积致痛物质，当受伤肌肉、肌腱、筋膜挛缩时，可卡压周围致痛组织而出现偏侧头痛。

【临床表现】

颞部出现重压或紧箍感，有时可漫延至前额和后枕部，头如戴帽样紧压痛，时而出现痉挛性疼痛，劳累后加重。常伴有烦躁、易怒、头晕恶心、记忆力下降、失眠不安。妇女月经期、更年期头痛常加重。有时偏侧头痛放射至外耳道，引起耳鸣、耳聋。

【检查】

偏侧头痛应注意检查手足少阳经筋分布区的耳后肌、耳上肌、耳前肌、颞肌、颞筋膜有否压痛与结筋病灶点。其常在完骨次、颅息次、率谷次、正营次、目窗次、承灵次、曲鬓次、天髎次、太阳次等可触及结筋病灶点。

【治疗】

1. 早期

病程短、病痛轻，在相关筋结点处可检出压痛，但没有明显的痛性条索或结块。此期可采用（1）毫针疗法（2）火针疗法（3）灸法（4）理筋推拿法（5）水针疗法治疗。

2. 后期

病程较长，反复发作，筋结点因长期反复损伤而出现条索和硬结。凡用上述方法难于松解者，应考虑长圆针疗法。

检查完骨次、颅息次、率谷次、正营次、目窗次、承灵次、曲鬓次、天髎次、太阳次等可触及结筋病灶点。触摸其深度、做好标记。常规消毒后，在结筋点处注入 0.5ml 局麻药作浸润。浸润后头痛应立即减轻或消失，由此可鉴别或验证结筋病灶定位的准确程度。沿局麻针头方向与深度，用斜刃长圆针缓慢刺入，先在结筋点表层行关刺法，再深入其旁，行恢刺法，使结筋硬结松解。出针后需压迫 1 分钟，以防针孔出血。必要时，在针后再于结筋点处注入注射用水或野木瓜等药物。

侧头部血管神经并行，且多由下向上，纵行分布，故行恢刺法时，应向上下挑拨，避免横行切割，以防损伤神经与血管。

【注意事项】

（1）凡筋结点处无明显阳性体征者，应考虑经筋病以外原因。必要时，应请有关专科专家会诊或转诊，不可贻误病情。

（2）火针、水针注射、长圆针疗法应注意局部消毒。有毛发覆盖处，应剪除毛发后消毒。

（3）有经络、脏腑合并症者，可配合循经辨证取穴或对症配穴治疗。

（4）术后应避免劳累，避免复感风寒。

三、手足阳明经筋

足阳明经筋"上颈，上挟口，合于頄，下结于鼻，上合于太阳，太阳为目上网，阳明为目下网。其支者，从颊结于耳前。"

手阳明经筋"其支者，上颊，结于頄。直者，上出手太阳之前，上左角，络头，下右颔"。

手足阳明经筋主要分布于面颊与前额部。

面部皮肤薄而柔嫩，富含毛囊、汗腺和皮脂腺。面部血管密集，血运丰富，容易出血，故治疗时应注意消毒和止血。

手足阳明经筋分布区的穿越神经是重要的痛敏组织，应特别注意检查。

（1）面神经：面神经虽系混合神经，但主要含支配面部表情肌的运动纤维和包含有副交感纤维和感觉纤维的中间神经。面神经出茎乳孔，经腮腺分数支配面肌、耳部肌及枕肌等。在耳垂前，可出现结筋病灶点，即翳风次、牵正次。

（2）三叉神经终末支：三叉神经为混合性脑神经，由粗大的感觉根和较细的运动根组成，是口腔颌面部的主要感觉神经和咀嚼肌的运动神经。

①眼神经皮支：是三叉神经分支之一，在近眶上裂处分为泪腺神经、额神经及鼻睫神经。经眶上裂入眶，支配眶内诸器官和眼裂以上的额、顶、上睑和鼻的大部皮肤。眶上神经额支、滑车神经均为额神经的分支。滑车下神经为鼻睫神经的分支，支配内眦皮肤与鼻背皮肤。筛前神经支配鼻黏膜及鼻背下部、鼻翼、鼻尖皮肤。泪腺神经还穿泪腺及眼眶，至眼外眦附近皮肤。故其穿出点如眶上孔（鱼腰次）、眶内上缘（攒竹次）、鼻根部（印堂次）等可出现痛性结筋病灶点。

②上颌神经皮支：经眶下裂入眶，称眶下神经，沿眶下沟、眶下管向前，出眶下孔至面部，分布至下睑、颧部、鼻外和颞前部皮肤。眶下孔处可出现结筋病灶点，即四白次。颧神经分两支，颧面神经入眶外侧壁上的颧眶孔，穿颧骨外侧面的上部，再穿眼轮匝肌，至颊部皮肤。颧颞支穿颧骨，入颞窝。沿颞肌前缘，颧弓上 2.5 厘米处穿颞筋膜至皮肤，其穿出点的结筋病灶，即太阳次、颧髎次。眶下神经出眶下孔，至眼轮匝肌与上唇方肌深面，并分四组分支穿出分布于面颊部皮肤。眶下孔处结筋病灶，即四白次。

③下颌神经：下颌神经是三叉神经最大的分支，自卵圆孔穿出颅骨，入颞下窝，下行于腭帆张肌与翼外肌间，再分支至下唇、颏部、下颌骨外和颞区大部皮肤。其皮支有颊神经，其穿颞肌鞘下部，入口角间皮肤、黏膜及下颌磨牙颊侧牙龈、骨膜和附近黏膜。耳颞神经则穿翼外肌沿下颌关节囊入腮腺上部，并分出多支，至颞部皮肤和咬肌。颏神经自颏孔穿出，在下唇方肌深面分两支，分布于颏、下唇的黏膜与皮肤。其中颧弓下可出现结筋病灶点，即下关次；出颏孔处结筋病灶即夹承浆次。

引起上述痛敏组织疼痛的重要原因是手足阳明经筋分布区肌肉、筋膜的牵拉与卡压。

面部表情肌一般起于骨或筋膜，止于皮肤，收缩时牵动皮肤，使面部呈现各种表情，也参与咀嚼和言语运动。表情肌由面神经支配，且都紧靠各肌肌后缘入肌，故面肌非正常的活动或损伤可影响面神经功能。

口周肌直接与唇、颊的运动有关。其上组包括笑肌、上唇方肌、尖牙肌；下组包括三角肌、下唇方肌、颏肌；另外有颊肌与口轮匝肌。这些肌肉高度分化、相互交错掩盖，也造成其间神经支的多向牵拉。

鼻周围肌不发达，包括鼻肌、降鼻中隔肌、降眉间肌。诸肌异常亦可卡压鼻周神经。而于鼻面沟处，常出现结筋病灶点，即巨髎次、迎香次。

眼周围肌是运动额、颞、颊部皮肤及眼睑的肌肉，包括眼轮匝肌和皱眉肌（见足太阳经筋）亦可卡压眼周神经而疼痛。

咬肌起自颧弓至下颌支的外面，浅层止于髁突以外的下颌支外面。深层附着于冠状突底与下颌支上部。颞肌位于颞窝，被颞筋膜覆盖，翼内、外肌居于深层（见足少阳经筋），当咀嚼肌劳损或咬牙合关系紊乱时，可导致神经受牵连而疼痛。

咀嚼肌是运动多而强的肌肉，容易损伤或劳损。

【病因病机】

（1）外感：风寒湿邪侵袭手足阳明经筋与经脉，使经筋挛缩，致经脉气血阻滞而不通，面部抽掣样疼痛，面色苍白，遇寒加重。有风热挟痰者，面痛如灼，遇热加重。其鼻旁、口周常可触及筋结挛块，压之疼痛甚至诱发面痛。亦有湿气重者，渐出疱疹，渗出浆水。

（2）劳损：经常咀嚼硬物，或因颌骨发育不良，或因常年牙齿磨耗过重，致咬牙合错位，使诸咀嚼肌过度牵拉而受损。其常在下颌关节及肌止点处触及痛性结块。

（3）外伤：面部直接打击，如拳击运动、赛车事故等使面部肌肉、颞颌关节受损，受损处血溢液出，使局部肿胀和致痛物质堆积，当受损肌肉痉挛收缩时，可引起面部疼痛。

【临床表现】

1. 面部抽掣样疼痛，可在前额区、面颊区或下颌区出现。面部虚浮肿胀，首面如裹，闷胀不适。有人呈烧灼样或刀割样，鼻旁与口周可出现扳机触发点，眶上孔、眶下孔、颏孔可有压痛。有人呈持续样疼痛，数日后痛处出现疱疹，疹退后疼痛消失，但有人遗留顽固的后遗痛。此多由经筋损伤，粘连卡压所致。

2. 颞颌关节长期咬牙合不正，关节处肿胀，结块，疼痛，张口可出现弹响，开口度减小，疼痛可向面部、同侧颞部或前额放散。张口或咀嚼时疼痛加重。

【检查】

应注意对额肌、皱眉肌、表情诸肌、颞肌、咬肌、翼内外肌的起止点或肌腹进行触诊。检查有否结筋病灶点。对面部三叉神经、面神经、各神经孔和触发点亦应检查。其常在眶内上缘的攒竹次，眶上缘中内 1/2 交点的鱼腰次，耳上肌肌腹的率谷次，颧弓中部下缘的颧髎次，下颌关节处的下关次，眶下孔处的四白次，耳垂前、后方的牵正次、翳风次，鼻面沟的迎香次，巨髎次，颏孔处的夹承浆次，咬肌起点的颊车次，鼻唇沟处的水沟次等触及结筋病灶点。

【治疗】

1. 早期

病程短、病痛轻，在相关筋结点处可检出压痛，但没有明显的痛性条索或结块。此期可采用（1）毫针疗法（2）火针疗法（3）灸法（4）理筋推拿法（5）水针疗法治疗。

2. 后期

病程较长，反复发作，筋结点因长期反复损伤而出现条索和硬结。凡用上述方法难于松解者，应考虑长圆针疗法。

首先检查攒竹次、鱼腰次、率谷次、颧髎次、下关次、四白次、牵正次、翳风次、迎香次、夹承浆次、颊车次，触及结筋病灶点，触摸其深度、做好标记。常规消毒后，在结筋点处注入0.5ml局麻药作浸润。浸润后头痛应立即减轻或消失，由此可鉴别或验证结筋病灶定位的准确程度。沿局麻针头方向与深度，用斜刃长圆针缓慢刺入，先在结筋点表层行关刺法，再深入其旁，行恢刺法，使结筋硬结松解。出针后需压迫1分钟，以防针孔出血。必要时，在针后再于结筋点处注入注射用水或野木瓜等药物。

侧头部血管神经并行，且多由下向上，纵行分布，故行恢刺法时，应向上下挑拨，避免横行切割，以防损伤神经与血管。

【注意事项】

（1）凡筋结点处无明显阳性体征者，应考虑经筋病以外的原因。必要时，请有关专科专家会诊或转诊，不可贻误病情。

（2）面部皮肤柔嫩，血管丰富，应注意针后止血，尽量避免损伤较大的疗法。不宜采用火针、长圆针疗法，防止面部留下色素斑。应用灸法亦应注意避免烧伤。

（3）有疱疹者，应作外科处理，防止感染。结痂者不可强行撕脱，防止留下瘢痕。

（4）有经络、脏腑病症者，应配合循经辨证取穴或对症配穴治疗。

（5）术后避免劳累，避免复感风寒。

附：

1. 头痛

头痛是指头颅上半部，即眉目以上至枕下部范围内的疼痛。

头痛是许多疾病的常见症状，也往往是病者十分关注和引起焦虑的原因。对于原因未明的头痛，必须全面、细致、系统地进行有关病史询问和检查，明确诊断，以便有效治疗。颅外皮肤、肌肉、韧带、筋膜、骨膜、动脉等，以及颅内脑底动脉环及其主要分支、硬脑膜动脉、大静脉窦及其引流静脉、脑底部分硬脑膜和软脑膜对疼痛较敏感。当发生以下病理变化时，则可出现头痛：颅内外动脉发炎、扩张、被牵拉时，静脉窦移位及引流静脉被牵拉时；颅内痛觉敏感组织发炎和被刺激时；头颈部肌肉收缩时；头部五官等疾病引起牵涉时；高级神经活动障碍时等皆可诱发头痛，神经官能性头痛尚常有精神因素的参与。值得注意的是，大部分头痛都源于或并发颅外经筋损伤，经筋损伤卡压经脉，致使气血不通，不通则痛。而根据四诊可分为气虚血亏、痰湿阻滞、肾虚、瘀血、肝风头痛数型。

表9-1　头痛辨证取穴表

证型	症状	取穴
气虚血亏	主症:病势绵绵,遇劳加重。 舌苔脉象:舌淡苔白,脉细无力。 兼症:①食少纳呆,面色无华 　　　②神疲乏力 　　　③心悸怔忡	主穴:太阳、头维、率谷、百会、足三里、三阴交、合谷 结筋点:攒竹次、印堂次、鱼腰次、太阳次、率谷次、风池次、完骨次、天柱次 配穴:①中脘、上脘、建里 　　　②关元、气海 　　　③神门、心俞

证型	症状	取穴
痰湿头痛	主症:头痛昏蒙,首面如裹 舌苔脉象:舌胖苔滑,脉滑或濡 兼症:①偏食肥甘,身宽体胖 　　　②胸脘痞闷,呕恶痰涎	主穴:丰隆、阴陵泉、太阳、头维、率谷、百会、足三里、三阴交、合谷 结筋点:攒竹次、印堂次、鱼腰次、太阳次、率谷次、风池次、完骨次、天柱次 配穴:①中脘、梁门 　　　②中脘、鸠尾、巨阙、内关
肾虚头痛	主症:头脑空旷,绵绵眩晕 舌苔脉象:舌红少苔,脉细无力 兼症:①腰膝酸软,遗精带下 　　　②耳鸣隆隆,虚烦不眠	主穴:肾俞、太溪、太阳、头维、率谷、百会、足三里、三阴交、合谷 结筋点:攒竹次、印堂次、鱼腰次、太阳次、率谷次、风池次、完骨次、天柱次 配穴:①命门、志室、髀关、气冲 　　　②风池、完骨、翳风、神门
瘀血头痛	主症:痛有定处,经久不愈 舌苔脉象:舌质紫暗,脉象细涩 兼症:①前头痛 　　　②偏头痛 　　　③头痛纳呆	主穴:膈俞、太冲、太阳、头维、率谷、百会、足三里、三阴交、合谷 结筋点:攒竹次、印堂次、鱼腰次、太阳次、率谷次、风池次、完骨次、天柱次 配穴:①印堂、鱼腰 　　　②正营、目窗、风池 　　　③头维、中脘
肝风头痛	主症:巅顶或偏侧头痛,遇怒则发 舌苔脉象:舌边尖红,脉弦有力 兼症:①心烦易怒,口苦咽干 　　　②眩晕欲吐,默默不欲饮食	主穴:太冲、阳陵泉、太阳、头维、率谷、百会、足三里、三阴交、合谷 结筋点:攒竹次、印堂次、鱼腰次、太阳次、率谷次、风池次、完骨次、天柱次 配穴:①行间、内庭 　　　②内关、中脘

2. 偏头痛

偏头痛是由于发作性血管舒缩功能不稳及某些体液物质暂时性改变所引起的偏侧头痛。

本病可有视幻觉、偏盲类脑功能短暂障碍等先兆,发作时可有恶心、呕吐等神经紊乱的表现。典型偏头痛以女性多见,常于青春期起病,呈周期性发作,首先出现因颈内动脉分支一时性收缩所引起的脑局部缺血症状,如有火星或彩光在眼前游动,继而转为视野缺损,项、唇、肢体有刺麻感及轻度失语等。数分钟后先兆症状消失,而开始出现一侧性头痛。一般自颞部或眼眶、前额开始,后扩散到半侧头部甚及全头。头痛为搏动性锐痛、钝痛或刺痛,约一小时达到高峰,而后转为持续性疼痛。当头痛剧烈时,常伴有恶心、呕吐、便秘或腹泻。当颞浅动脉扩张时,眼及鼻黏膜充血且分泌物增多,病人畏光。每次头痛持续数小时至1~2天,多数间隔数周、数月或经年再发作。女性病人头痛发作与月经周期有密切关系,普通型偏头痛无明显或仅有一些非特异性前驱症状,发作持续数天,亦可伴有神经紊乱的表现。丛集性偏头痛是以一连串密集性的头痛发作为特点,每次发作10分钟至1小时,间歇期可数周或数年。本型男性多于女性,疼痛多自眼窝深处开始,可伴流泪、结膜充血、鼻塞、流涕等症状。眼肌麻痹型和偏瘫型偏头痛则伴随眼肌麻痹和肢体功能障碍,此型应全面进行体检,注意与脑动脉瘤鉴别。基底动脉型偏头痛多发于青年女性,与月经有显著关系。先兆症状有视觉异常、短暂性遗忘、口吃、眩晕、耳鸣、步态不稳和肢端、口周感觉异常等。约10~15分钟后出现枕部搏动性头痛,伴恶心、呕吐等症状，约 1/4 的病人有意识暂时不清。儿童偏头痛症状较轻，腹型偏头痛较少见。本病的主要诊断依据是病程多年，反复发作，有典型症状，有阳性家族史。应与头痛性脑血管瘤和畸形、颞动脉炎等病相鉴别。

本病属中医"头风""脑风"范畴。可因水不涵木、痰热内阻、肝风上扰而发病。值得注意的是，大部分面痛都源于或并发颅外经筋损伤，经筋损伤卡压经脉，致使气血不通，不通则痛。

表 9 - 2　偏头痛辨证取穴表

证型	症状	取穴
水不涵木	主症：偏侧头痛，月经不调 舌苔脉象：舌红少苔，脉象弦细 兼症：①腰膝酸软 　　　②带下白浊，耳鸣目眩 　　　③肢拘唇麻	主穴：归来、血海、三阴交、太阳、头维、率谷、足三里、合谷 结筋点：攒竹次、印堂次、鱼腰次、太阳次、率谷次、风池次、完骨次、天柱次 配穴：①肾俞、命门、志室、气冲 　　　②阴陵泉、丰隆、风池、完骨 　　　③太冲、曲池、水沟
痰热内阻	主症：偏侧头痛，昏蒙如裹 舌苔脉象：舌苔黄腻，脉滑而腻 兼症：①呕恶痰涎，鼻塞多涕 　　　②腹泻或便秘 　　　③畏光流泪	主穴：丰隆、阴陵泉、太阳、头维、率谷、百会、三阴交、合谷 结筋点：攒竹次、印堂次、鱼腰次、太阳次、率谷次、风池次、完骨次、天柱次 配穴：①内关、中脘、迎香 　　　②天枢、支沟 　　　③鱼腰、球后、四白
肝风上扰	主症：头痛眩晕，目斜肢瘫 舌苔脉象：舌红苔黄，脉弦有力 兼症：①烦躁易怒 　　　②颧红目赤 　　　③便秘溲黄 　　　④胁痛不眠	主穴：太冲、阳陵泉、太阳、头维、率谷、百会、三阴交、合谷 结筋点：攒竹次、印堂次、鱼腰次、太阳次、率谷次、风池次、完骨次、天柱次 配穴：①行间、内庭 　　　②内庭、支沟 　　　③天枢、中极、蠡沟 　　　④期门、日月、丘墟、神门

3. 三叉神经痛

三叉神经痛是指三叉神经分支范围内反复出现的阵发性短暂剧烈疼痛。

本病疼痛通常涉及一侧三叉神经的第 1、2 或第 3 支。发病时疼痛突然发作，呈阵发性闪电样剧痛，如刀割，如锥刺，如火灼，持续数秒钟或数分钟后缓解，一天可发作数次或数十次，说话、咀嚼、吞咽等均可引起发作，痛甚者可伴有一侧面部肌肉抽搐、流泪、流涎及流涕等。在颧支的眶下孔、下颌支的颌孔和眼支的眶上切迹常有压痛。随着病情进展，发作愈剧。原发性三叉神经痛病因尚不明了；继发性三叉神经痛多与眼、鼻、牙齿的炎症刺激、肿瘤的压迫致使神经组织营养不良有关。本病多发于 40～60 岁年龄之间，青少年及 70 岁以上的老人则少见，以女性发病居多。

中医学将本病归属于"头痛""偏头风""面（齿）痛"等范畴，临床有"肝风头痛""阳明头痛""眉棱骨痛"等名称。多因风、火、热等邪气上扰清窍头目所致。病变多与肝胃有关，日久涉及脾肾。辨证多属实证、热证。若经久不愈，反复发作，损伤正气，可致肝肾阴虚或气血不足，而呈现虚实夹杂证候。值得注意的是，大部分头痛都源于或并发颅外经筋损伤，经筋损伤卡压经脉，致使气血不通，不通则痛。

表9-3　三叉神经痛辨证取穴表

证型	症状	取穴
风邪上扰	主症:阵发面痛,如锥如刺,遇风则发,得暖则缓 舌苔脉象:舌苔薄黄,脉象浮紧 兼症:①面肌抽搐,流泪流涎 ②恶风汗出	主穴:合谷。眼支:鱼腰、攒竹、印堂;上颌支:四白,下颌支:下关、夹承浆 结筋点:攒竹次、鱼腰次、太阳次、四白次、下关次、率谷次、风池次、完骨次、天柱次 配穴:①阳陵泉、支沟 ②风池、曲池、郄门
肝胃火旺	主症:头痛面赤,势如火灼 舌苔脉象:舌苔干黄,脉弦而数 兼症:①烦躁易怒 ②烦渴口臭 ③便干溺赤 ④两胁胀痛	主穴:太冲、阳陵泉、内庭、太阳、头维、率谷、合谷。眼支:鱼腰、攒竹、印堂;上颌支:四白;下颌支:下关、夹承浆 结筋点:攒竹次、四白次、下关次、鱼腰次、太阳次、率谷次、风池次、完骨次、天柱次 配穴:①支沟、行间 ②地仓、二间、三间 ③天枢、支沟 ④期门、日月
阴虚火炎	主症:面痛绵绵,头目昏沉 舌苔脉象:舌红少苔,脉象细数 兼症:①腰膝酸软,神疲体乏 ②齿眉疼痛,遇劳则发	主穴:太溪、志室、肾俞、头维、率谷、足三里、三阴交、合谷。眼支:鱼腰、攒竹、印堂;上颌支:四白;下颌支:下关、夹承浆 结筋点:攒竹次、四白次、下关次、鱼腰次、太阳次、率谷次、风池次、完骨次、天柱次 配穴:①命门、气冲、髀关、神门 ②太冲、照海、涌泉

4. 枕大神经痛

枕大神经痛是枕大神经分布区内发作性或持续性疼痛。

本病常自后枕部放射至顶及偏侧头部,可在一侧或双侧发病,多因受寒或头颈部的动作、喷嚏、咳嗽等诱发,预后一般良好。

本病属中医学"头痛""偏头痛"范畴。病变主要涉及太阳与少阳经脉。太阳主一身之表,其经脉上行颅顶,循项背;少阳居表里之间,亦循经达后头及顶部。风寒侵袭于表,阻遏太阳经气,或邪居少阳,致气血不和,经络受阻而发为本病;太阳、少阳经筋损伤卡压常可引发本病。值得注意的是,大部分头痛都源于或并发颅外经筋损伤,经筋损伤卡压经脉,致使气血不通,不通则痛。

表9-4　枕大神经痛辨证取穴表

证型	症状	取穴
风寒外袭	主症:侧头痛放散至头顶,咳嗽、喷嚏加重 舌苔脉象:舌苔薄白,脉象浮紧 兼症:①恶寒发热 ②胸胁苦满 ③温温欲吐	主穴:风池、完骨、天柱、率谷、百会、合谷 结筋点:率谷次、风池次、完骨次、天柱次、玉枕次 配穴:①曲池、外关 ②阳陵泉、太冲、期门、日月 ③中脘、足三里
肝火上炎	主症:侧头剧痛放散至头顶,烦躁易怒,心烦失眠 舌苔脉象:舌红苔黄,脉象弦滑 兼症:①胸胁苦满,恶心呕吐 ②食欲不振 ③口苦咽干	主穴:太冲、阳陵泉、风池、率谷、百会、足三里、三阴交、合谷 结筋点:率谷次、风池次、完骨次、天柱次、玉枕次 配穴:①支沟、期门、日月 ②支沟、中脘 ③行间、内庭

5. 枕小神经痛

枕小神经痛是枕小神经分布区内发作性或持续性疼痛。

本病常自后枕部放射至后顶、耳上部,可在一侧或双侧发病,多因受寒或头颈部的动作、喷嚏、咳嗽等诱发,预后一般良好。

本病属中医学"头痛""后头痛"范畴。病变主要涉及太阳与少阳经脉。太阳主一身之表,其经脉上行颅顶,循项背;少阳居表里之间,亦循经达后头及顶部。风寒侵袭于表,阻遏太阳经气,或邪居少阳,致气血不和,经络受阻而发为本病;太阳、少阳经筋损伤卡压常可引发本病。值得注意的是,大部分头痛都源于或并发颅外经筋损伤,经筋损伤卡压经脉,致使气血不通,不通则痛。

表9-5 枕小神经痛辨证取穴表

证型	症状	取穴
风寒外袭	主症:枕后痛放散至侧头部,咳嗽、喷嚏加重 舌苔脉象:舌苔薄白,脉象浮紧 兼症:①恶寒发热 ②胸胁苦满 ③温温欲吐	主穴:完骨、风池、天柱、率谷、百会、合谷 结筋点:率谷次、风池次、完骨次、天柱次、玉枕次 配穴:①曲池、外关 ②阳陵泉、太冲、期门、日月 ③中脘、足三里
肝火上炎	主症:枕后剧痛放散至头顶,烦躁易怒,心烦失眠 舌苔脉象:舌红苔黄,脉象弦滑 兼症:①胸胁苦满,恶心呕吐 ②食欲不振 ③口苦咽干	主穴:完骨、太冲、阳陵泉、风池、率谷、足三里、三阴交、合谷 结筋点:率谷次、风池次、完骨次、天柱次、玉枕次 配穴:①支沟、期门、日月 ②支沟、中脘 ③行间、内庭

6. 耳大神经痛

耳大神经痛是耳大神经分布区内发作性或持续性疼痛。

本病常自后枕部放射至耳周部, 可在一侧或双侧发病, 多因受寒或头颈部的动作、喷嚏、咳嗽等诱发, 预后一般良好。

表9-6 耳大神经痛辨证取穴表

证型	症状	取穴
风寒外袭	主症:耳根痛放散至侧头部,咳嗽、喷嚏加重 舌苔脉象:舌苔薄白,脉象浮紧 兼症:①恶寒发热 ②胸胁苦满 ③温温欲吐	主穴:完骨、风池、天柱、率谷、百会、合谷 结筋点:率谷次、风池次、完骨次、天柱次、玉枕次 配穴:①曲池、外关 ②阳陵泉、太冲、期门、日月 ③中脘、足三里
肝火上炎	主症:耳根剧痛放散至侧头部,烦躁易怒,心烦失眠 舌苔脉象:舌红苔黄,脉象弦滑 兼症:①胸胁苦满,恶心呕吐 ②食欲不振 ③口苦咽干	主穴:完骨、太冲、阳陵泉、风池、率谷、足三里、三阴交、合谷 结筋点:率谷次、风池次、完骨次、天柱次、玉枕次 配穴:①支沟、期门、日月 ②支沟、中脘 ③行间、内庭

本病属中医学"耳根痛""后头痛"范畴。病变主要涉及太阳与少阳经脉。太阳主一

身之表，其经脉上行颅顶，循项背；少阳居表里之间，亦循经达后头及顶部。风寒侵袭于表，阻遏太阳经气，或邪居少阳，致气血不和，经络受阻而发为本病；太阳、少阳经筋损伤卡压常可引发本病。值得注意的是，大部分头痛都源于或并发颅外经筋损伤，经筋损伤卡压经脉，致使气血不通，不通则痛。

7. 第3枕神经痛

第3枕神经痛是第3枕神经分布区内发作性或持续性疼痛。

本病常自后枕部放射至后顶部，可在一侧或双侧发病，多因受寒或头颈部的动作、喷嚏、咳嗽等诱发，预后一般良好。

本病属中医学"头痛""后头痛"范畴。病变主要涉及太阳与少阳经脉。太阳主一身之表，其经脉上行颅顶，循项背；少阳居表里之间，亦循经达后头及顶部。风寒侵袭于表，阻遏太阳经气，或邪居少阳，致气血不和，经络受阻而发为本病；太阳、少阳经筋损伤卡压常可引发本病。值得注意的是，大部分头痛都源于或并发颅外经筋损伤，经筋损伤卡压经脉，致使气血不通，不通则痛。

表9-7　第3枕神经痛辨证取穴表

证型	症状	取穴
风寒外袭	主症:枕后痛放散至头顶,咳嗽、喷嚏加重 舌苔脉象:舌苔薄白,脉象浮紧 兼症:①恶寒发热 ②胸胁苦满 ③温温欲吐	主穴:完骨、风池、天柱、率谷、百会、合谷 结筋点:率谷次、风池次、完骨次、天柱次、玉枕次 配穴:①曲池、外关 ②阳陵泉、太冲、期门、日月 ③中脘、足三里
肝火上炎	主症:枕后剧痛放散至头顶,烦躁易怒,心烦失眠 舌苔脉象:舌红苔黄,脉象弦滑 兼症:①胸胁苦满,恶心呕吐 ②食欲不振 ③口苦咽干	主穴:完骨、太冲、阳陵泉、风池、率谷、足三里、三阴交、合谷 结筋点:率谷次、风池次、完骨次、天柱次、玉枕次 配穴:①支沟、期门、日月 ②支沟、中脘 ③行间、内庭

8. 面神经炎

面神经局限性炎症引起口眼歪斜为主要症状的一种疾病称面神经炎，又称面神经麻痹。

本病可发生于任何年龄，以20~40岁者居多，男性比女性发病率高。面部左右两侧的发病率大致相等，无明显季节性，复发者较少见。临床有周围性与中枢性之分，两者在发病原因和症状方面有很大区别，本节主要论治外周型，后者应参考脑中风后遗症节论治。

本病属中医学"口歪""口僻""口眼歪斜""吊线风"等范畴。多由正气不足，脉络空虚，卫外不固，风邪乘虚侵入而致。风中经络使气血阻痹，导致面部诸经筋失于濡养，肌肉纵缓不收而成症。初起多为实证；久病不愈多表现为虚证。病因多与足阳明、少阳经脉功能失调有关，但亦有因久病而血虚生风者，表现为患侧面肌不自主抽搐。值得注意的是随面部肌筋的损伤，常出现结筋病灶点并引起麻痹，加重病症，应予针对性治疗。

表 9 - 8　面神经炎辨证取穴表

证型	症状	取穴
风邪外袭	主症:晨起口眼歪斜,面㖠麻木 舌苔脉象:舌苔薄白,脉象浮紧 兼症:①耳后疼痛 ②舌本麻木 ③额纹消失 ④露睛流泪 ⑤鼓腮漏气	主穴:牵正、翳风、阳白、头维、率谷、合谷、四白、地仓、颊车、水沟 结筋点:牵正次、阳白次、鱼腰次、四白次、太阳次、率谷次、完骨次、翳风次、天髎次 配穴:①完骨、风池 ②廉泉、夹廉泉、太冲 ③攒竹、印堂、神庭 ④鱼腰、睛明 ⑤下关、颧髎
虚风内动	主症:口眼歪斜,面肌蠕动,口动连眼,面型倒错 舌苔脉象:舌红少苔,脉象弦细 兼症:①目涩无泪 ②眩晕耳鸣 ③舌强麻木 ④潮热颧红	主穴:太溪、血海、牵正、阳白、头维、率谷、合谷、四白、地仓、颊车 结筋点:牵正次、阳白次、鱼腰次、四白次、太阳次、率谷次、完骨次、翳风次、天髎次 配穴:①三阴交、足三里、睛明 ②百会、太冲、阳陵泉 ③廉泉、夹廉泉、水沟 ④肾俞、照海

9. 颞颌关节功能紊乱综合征

因颞颌关节区神经、肌肉功能紊乱而引起张口受限、疼痛、弹响的综合征称颞颌关节功能紊乱综合征。

患者多有颌面部受伤史,咬硬物史,损伤颞颌关节面和周围肌肉、韧带,当受寒或精神刺激时,导致咀嚼肌痉挛并引起下颌运动肌群失衡,从而出现咀嚼弹响,长期可能会引起缺血、代谢物积聚,刺激肌膜内神经而疼痛。本病表现为开口异常、咀嚼弹响疼痛,部分病人兼有头昏、耳鸣、腰酸、听力下降。

本病属中医学"面痛"范畴。多由正气不足,脉络空虚,卫外不固,风邪乘虚侵入而致。风中经络使气血阻痹,导致面部诸经筋失于濡养,开口异常、咀嚼弹响疼痛。值得注意的是随面部肌筋的损伤,常出现结筋病灶点并引起疼痛,加重病症,应予针对性治疗。

表 9 - 9　颞颌关节功能紊乱综合征辨证取穴表

证型	症状	取穴
风邪外袭	主症:开口异常、咀嚼弹响疼痛 舌苔脉象:舌苔薄白,脉象浮紧 兼症:①头昏、腰酸 ②耳鸣、听力下降	主穴:下关、太阳、牵正、翳风、合谷、四白、地仓、颊车 结筋点:下关次、牵正次、四白次、太阳次、率谷次、完骨次 配穴:①完骨、风池、肾俞 ②完骨、翳风
横络卡压	主症:开口异常、咀嚼弹响疼痛,颞颌关节压痛,有痛性硬结 舌苔脉象:舌红少苔,脉象弦细 兼症:①头昏、腰酸 ②眩晕耳鸣	结筋点:下关次、颧髎次、牵正次、四白次、太阳次、率谷次、完骨次、翳风次 配穴:①三阴交、足三里、睛明 ②百会、太冲、阳陵泉

第二节　颈项部经筋痹病

【概述】

颈位于头胸之间，连接头、躯干和上肢。颈部作为支架结构是脊柱颈段。脊柱颈段由七块椎骨组成，其棘突一般分叉且较短。横突具有前后两个结节，是颈部肌肉附着的部位，也是常出现结筋病灶的部位。椎体由椎间盘和周围韧带连结而成。椎弓间则由关节突关节、椎弓间及脊突间韧带连结而成，其中重要的韧带有项韧带、棘间韧带、黄韧带等。韧带的损伤也是颈部经筋病的重要内容。颈部椎体上承头部，下借胸肋支持上肢，能做屈、伸、侧、旋转和环转等各种运动。脊柱各部运动性质和范围，受关节突关节面的方向和形状、椎间盘的厚度、韧带的位置和弹性的限制。而颈椎由于关节突关节面呈水平位，椎间盘相对较厚，所以可作上述各种运动，且运动幅度较大，因此，颈项部的经筋损伤也就较多。人类在出生后首先出现颈曲，以便更好地吸收振荡，保持平衡。横突上有横孔，有椎动脉穿过。当颈部经筋因损伤而挛缩时，可改变颈生理曲度，影响脊髓神经根和椎动脉，从而引起相应症状。

颈部经筋组织丰富，后有项韧带、棘间韧带等，两旁有斜方肌、头夹肌、颈夹肌、椎枕肌群等。侧面有肩胛提肌、胸锁乳突肌、肩胛舌骨肌、二腹肌、斜角肌等。颈前部有胸骨舌骨肌、胸骨甲状肌、甲状舌骨肌及提咽肌组、舌肌组等。由于颈部的特殊位置、活动性质和幅度，决定了以上经筋组织经常受到损伤并因此牵拉各肌附着点引起疼痛。由于颈肌的痉挛和平衡失调，引起颈曲改变，从而激惹脊神经根、椎动脉、椎旁交感神经节等，出现复杂的临床症状。某些肌肉的支配神经有其特殊性，如胸锁乳突肌，当其病损时，常引出该肌肉之外的牵涉反应，出现复杂的临床病症。

第 6 颈椎前结节的前方有颈总动脉越过，并走行于以下两点之间：上点为下颌角与乳突尖端连线的中点；下点为胸锁关节（右侧）或锁骨上小窝（左侧）。两点连线为颈总动脉和颈外动脉的体表投影区。在行各种针法时，应避开此线，防止颈动脉的损伤。

手足三阳经筋均上布于颈项，以线为纲，分述各经筋的分布，提示结筋病灶出现规律。

手足三阳经均上于颈项，手足三阴亦通过经别离合出入，与阳经相合而脉气通于头。人之十四经在颈项部亦着藏于经筋之中，与之并行。故头颈经筋损伤，尤其是经筋的挛缩迫切，痰浊瘀滞必然阻碍经脉气血的运行，从而导致相应经脉发病。经脉内濡脏腑，外润孔窍，故经脉为病常伴发内脏、肢体和头面孔窍病证，所以，在进行经筋辨证的同时，应注意与经脉辨证论治相配合。

本分部经筋病常被现代医学诊断为：落枕、颈部肌肉筋膜炎、颈项韧带钙化症、颈椎病、颈椎综合征、斜角肌损伤综合征、肋锁综合征、第一肋综合征、过度外展综合征、前斜角肌综合征、脐膈神经综合征、颈交感神经麻痹综合征、颈交感神经激惹综合征、颈肋综合征等。

一、手足太阳经筋

足太阳经筋"上挟脊上项。其支者，别入结于舌本。其直者，结于枕骨"。

手太阳经筋"循颈出走太阳之前，结于耳后完骨"，与足太阳经筋合并分布于后项部。

颈项后部由浅而深有颈深筋膜、项韧带、棘间韧带、斜方肌、肩胛提肌、头夹肌、头半棘肌、颈夹肌、椎枕肌分布。

颈深筋膜环绕颈部，上附着于枕外隆凸、上项线、乳突等，下面与背部深筋膜相连续。在后方，则附着于项韧带和第7颈椎棘突。然后向两侧延伸至斜方肌并包绕之。

项韧带为胸椎棘上韧带向颈部的延续，呈三角形的弹力纤维膜。其底部向上，附着于枕外嵴和枕外隆凸；尖部向下，与寰椎后结节及下六位颈椎棘突尖部相连，其后缘游离且肥厚，为斜方肌的附着部。故在颈椎棘突尖部容易出现经筋病灶点，即颈椎棘突1~7，其中颈椎棘突1~2、5~6最为常见。

斜方肌上部起自上项线内1/3处、枕外隆凸、项韧带、颈椎棘突等，肌纤维斜向外下，止于锁骨外1/3处的后缘及其附近骨面。其上项线腱弓处常出现结筋病灶，即风池次。

头夹肌大部肌束起自项韧带下部以及第3胸椎棘突，肌纤维斜向外上，止于上项线的外侧处。部分肌束止于乳突后缘，其乳突止点可出现结筋病灶点，即风池次、完骨次。

颈夹肌为头夹肌下方的肌束，起自第3到第6胸椎棘突，肌束斜向外上，在肩胛提肌深面，止于第2、3颈椎横突的后结节，其止点可出现结筋病灶点天柱次。

肩胛提肌起自上位四个颈椎横突的后结节，肌纤维斜向后下，止于肩胛骨内角和肩胛骨脊柱缘上部。其起点可出现结筋病灶点，即颈横突1~4。止点处的结筋病灶点，即天髎次。

椎枕肌分两对直肌和两对斜肌，位于头半棘肌深面，作用于寰枕及寰枢关节。头后大直肌起自第2颈椎棘突，肌束斜向外上，止于枕骨下项线外侧部。头后小直肌起于寰椎后结节，肌纤维向上，止于下项线内侧部。头上斜肌起自寰椎横突，肌纤维向内上，止于下项线上方外侧部。头下斜肌起自第2颈椎棘突，向外上方，止于寰椎横突，其结筋病灶点，即天柱次、风池次。

以上诸肌均有使颈后伸、旋转、侧屈作用。项韧带、颈深筋膜有限制颈过度前屈的作用。

久视、久坐、长时间高枕仰卧或持续低头工作，则使诸肌、韧带、筋膜附着点处发生牵拉伤。反复损伤则形成粘连、瘢痕，甚至出现钙化斑，而出现结筋病灶点。

【病因病机】

（1）外感：汗出当风、夜卧受寒、久居湿地或涉水淋雨，使风寒湿邪侵袭颈项手足太阳经筋与经脉。手足太阳经筋因寒而收引，因湿而渗出，使致痛物质积聚压迫而出现颈项疼痛。

（2）劳损：久视、久坐、高枕久卧或因工作需要，长期低头伏案，使颈曲变直，甚至反弓，改变了颈项部正常的解剖关系，致使项韧带、斜方肌、椎枕肌、肩胛提肌、头夹肌、棘间韧带等受到超生理范围的牵拉而受伤。受伤的肌肉出现保护性痉挛，不平衡的肌痉挛进一步使颈椎关节失衡偏歪，从而加重颈项疼痛和其他症状。

（3）外伤：急性头部暴力打击、乘车时急刹车的甩鞭样前冲，突然的颈前屈、后伸、侧屈、旋转等都可以造成颈项诸肌及韧带的附着点出现急性损伤。上颈项部的病损又可刺激枕动脉而诱发眩晕。下颈项部，尤其是第 7 颈椎棘突因长期压迫、摩擦可出现皮下组织肥厚机化。

【临床表现】

颈项后部酸胀或疼痛，上项部、枕骨项线疼痛并有硬结者，常合并头痛、眩晕。下项部疼痛，常可触及皮下机化硬块，目前视时，头位不正。项韧带出现剥离征，有压痛并有弹响音。长时间看书、伏案办公时，常诱发后头痛、颈项疼、肩背痛。转颈时偶闻弹响音。项背酸胀、闷痛感可影响休息和睡眠，使人心烦、急躁、易怒，长期不愈可出现记忆力减退、失眠、恶心、呕吐等症。部分病人卡压臂丛神经，出现项痛向肩臂、肘腕、手指放散，手指麻木，甚至伴肌肉萎缩。当激惹颈前交感神经节时，出现视力障碍、耳聋耳鸣、面部潮红、无汗、心悸、胸闷、呼吸不畅、哮喘、气短、心前区憋闷、胸痛等症状。少数病人刺激颈神经 1~2 组成的颈襻时，可表现为颈前痛、声音嘶哑、言语不清、咽部有异物感，吞咽不适，舌体麻木等症。

【检查】

项部由上而下，由浅入深，由中至两旁逐层逐段检查筋结点。枕骨隆凸两侧是斜方肌、夹肌、椎枕肌抵止点，应检查其有否压痛或硬结；寰枢椎主头部旋转，颈椎 5、6 主颈部前屈，故两处棘突所附着之项韧带易出现剥离、压痛。项韧带两缘为斜方肌附着部，可出现拉伤和结筋点。再深层为棘间韧带，其交叉附着在相邻棘突的上下缘。故在棘突下缘或上缘可触及结筋点。肩胛提肌、头夹肌起止点，颈椎横突处亦应触摸其有否结筋病灶点。颈部主动或被动运动障碍或加剧症状亦可提示经筋损伤。

（1）颈后伸受限，后伸则引发眩晕等症，此属颈椎 3~5 失稳。它常因斜方肌上部肌束、头夹肌、颈夹肌、颈半棘肌等劳损合并痉挛引起。

（2）颈旋转受限，旋转诱发眩晕等症，此属颈椎 1~5 失稳。它常因斜方肌上部肌束、椎枕肌、头夹肌、头半棘肌、前斜角肌等劳损合并痉挛引起。

（3）颈前屈受限，前屈诱发眩晕等症，此属颈椎 5~7 失稳，它常由前中斜角肌、提肩胛肌、颈长肌等屈颈肌劳损合并痉挛引起。

所以，常在天柱次、风池次、颈椎棘突 1~7、颈椎横突 1~4、天髎次、肩井次、附分次、膏肓次等可触及结筋病灶点。

【治疗】

颈项部经筋治疗应注意两点：一是对症处理结筋病灶点；二是注意纠正因结筋痉挛而导致的颈椎关节紊乱，用各种方法松解病变及肌肉的痉挛与痉缩，从而纠正颈椎应力失稳。颈部经筋得到松解使异常应力消除后，颈椎的序列得以恢复正常，使椎动脉、颈神经根、颈交感神经节的刺激与压迫随之改善，从而使诸症状亦得以缓解。

1. 早期

病程短、病痛轻，在相关筋结点处可检出压痛，但没有明显的痛性条索或结块。此期可采用（1）毫针疗法（2）火针疗法（3）灸法（4）理筋推拿法（5）水针疗法治疗。

2. 后期

病程较长，反复发作，筋结点因长期反复损伤而出现条索和硬块，用上述方法难于松解者，均应考虑长圆针疗法。

首先检查天柱次、风池次、颈椎横突 1~4、颈椎棘突 1~7、肩井次、天髎次、附分次、风门次、膏肓次等，确定结筋病灶点。触摸其深度，做好标记。常规消毒后，在结筋病灶点注入 0.5ml 局麻药作浸润麻醉。浸润后，病人即感舒适，由此可判断疾病性质，准确定位。沿局麻针头方向和深度，用斜刃长圆针缓慢刺入，先在结筋点浅层行关刺法，再深入深层行恢刺法，使结筋硬结松解。出针后按压 1 分钟以止血。必要时，可在结筋点上注入注射用水或活血化瘀药液。

【注意事项】

（1）凡筋结点无明显阳性体征者，应考虑经筋病以外疾病，应请其他专科专家会诊或转诊。

（2）必须排除颈部椎管内的疾病。必要时作 X 光拍片、C_4、核磁共振等检查。

（3）为鉴别是否为颈管内组织疾病，宣蛰人氏总结出下列鉴别方法可做参考。

对颈椎管内组织损害可疑病例不论有无下肢征象，进行常规踝阵挛检查，以排除早期的高位脊髓压迫型。作 6 种颈部活动范围测定。如果在被动的颈椎过度的前屈、后伸、左右侧屈和左右旋转时均无颈项症状引出，或无头颈背肩臂手症状增重者，基本上可排除颈椎管内组织损害的诊断。

如果上述动作引出颈项痛或头颈背肩臂手症状增重者，可在头颈背部特定部位的压痛点（结筋点）上进行试探性强刺激推拿，如果推拿后症状显著缓解或消失，即使颈椎管内骨赘何等严重，仍不排除头颈背肩部软组织经筋损害。只有在推拿治疗无效时才可考虑颈椎管内病变的诊断，其中包括颈椎管内软组织损害的可能性。此法的正确性极高，可以推荐为颈椎管内外病变引起头颈项背肩臂手痛鉴别诊断的客观依据。

（4）颈部深层有重要血管、神经，颈根及背部深层为肺脏。故行针刺时，一定要在针前触摸清楚结筋病灶点的位置和深度，不可贸然深刺。循经取穴应根据穴位针刺深度为限，以针深限度以上结筋点为准。必要时，可以押手固定或捏起结筋病灶点，以有目的地针治之。

（5）有经络、脏腑病症者，应配合循经辨证取穴或对症配穴治疗。

（6）术后避免劳累，避免复感风寒。

二、手少阳经筋

手少阳经筋"起于小指次指之端，结于腕。中循臂，结于肘，上绕臑外廉，上肩走颈，合手太阳。其支者，当曲颊入系舌本；其支者，上曲牙，循耳前，属目外眦，上乘颔，结于角"。

手少阳经筋在颈部与手太阳经筋相会，布于颈根部。颈根部有臂丛神经穿越，支配肩背上肢的感觉与运动。故在检查时应特别予以注意。

臂丛由颈 5~8 和胸 1 神经的前支组成。臂丛的 5 个神经根在斜角肌间隙中通过。第 5、6 颈神经合成上干，第 7 颈神经单独成为中干，第 8 颈神经与胸 1 神经合成下干。其向下外方从锁骨后侧经过，各干又分成前后股，再组合成外侧束、内侧束、后束，分别支配上肢各部的感觉和肌肉运动。

臂丛上型（上臂型）损伤可致上臂麻痹或疼痛。当影响肌皮神经（$C_5 \sim C_7$）时，屈肘（肱肌、肱二头肌）和前臂旋后（肱二头肌）功能减弱。影响到肩胛上神经（$C_5 \sim C_6$）和腋神经（$C_5 \sim C_6$）时，臂外展（三角肌和冈上肌）和外旋（冈下肌和小圆肌）的功能减退。患者将出现上臂内收、内旋，前臂旋前畸形，前臂外侧麻木感。

臂丛下型损伤，可影响 C_8 颈神经和第 1 胸神经组成的尺神经，患者将出现"爪形手"，拇指不能内收，各指不能内收外展。小指环指掌指关节过伸而指关节屈曲。小指与环指尺侧感觉丧失。

引起上述神经功能减退和异样感的重要原因是手少阳经筋分布区肌肉和筋膜的牵拉与卡压而致。

前斜角肌起自第 3~6 颈椎横突前结节，肌纤维斜向外下方，止于第 1 肋骨内侧缘的斜角肌结节，其起点结筋病灶点，即颈椎横突 3~6；止点结筋病灶，即缺盆次。

中斜角肌位于前斜角肌后方，起自第 2~7 颈椎横突后结节，肌纤维斜向外下，止于第 1 肋骨上面的中斜角肌结节处。其结筋病灶为颈椎横突 2~7 和缺盆次。

后斜角肌起自第 5~7 颈椎横突后结节，肌纤维向外下方，止于第 2 肋外侧面中部粗隆。其止点结筋病灶点为气户次。

前、中斜角肌间有锁骨下动脉和臂丛通过，当其痉挛时，可压迫上述组织而引起上肢功能障碍。如因经筋损伤而组织液渗出，致痛物质堆积，再加以卡压时，则引起相应部位的疼痛，并向上肢放散。

【病因病机】

（1）外感：汗出当风、夜卧受寒、久居湿地或涉水淋雨，使风寒湿邪侵袭颈项手少阳经筋与经脉，手少阳经筋因寒而收引，因收引而阻滞经脉气血，迫切而为沫渗出。内外湿邪裹结，使致痛物质堆积，再因经筋挛缩、卡压而出现颈臂疼痛。

（2）劳损：因工作需要长期一侧颈肩负重，如搬运、挑担等，或长期一侧上肢提重物等使颈肩经筋受到牵拉损伤。睡卧姿势不正，睡枕过高或过低，亦造成颈肩部经筋牵拉损伤。如有先天胸出口结构畸形，则更易造成这种积累性损伤。当局部渗出较多，经筋受到刺激而痉挛时，即会出现颈肩疼痛症状。

（3）暴力外伤：突然的颈部超常活动或肩扛重物挤压颈肩时，可引起经筋损伤和臂丛神经刺激。根据其损伤部位，一般分上型和下型。

上型：颈部后伸侧屈位时，头部突然向对侧旋转，使前斜角肌上部受到牵拉扭转而损伤痉挛。若前斜角肌本身过度发育而肥大，则易发生神经根压迫症状。因神经根受压，又使前斜角肌痉挛加重，从而形成恶性循环。

前斜角肌受臂丛发出的神经支配，当先天性结构畸形，如肩部下垂、高位胸骨、高位第一肋骨、臂丛位置偏后等，使第一肋骨及其间经筋组织长期慢性刺激臂丛神经时，前斜角肌可发生肌痉挛，压迫神经根时可发生病痛。

下型：颈后伸侧屈位时，头部突然向侧屈方向旋转，使前斜角肌下部受到牵拉扭转而损伤痉挛。若前斜角肌肥大，则易造成锁骨上部臂丛及锁骨下动脉受压，亦可发生本病。

先天性畸形，如第七颈椎横突肥大或前、中斜角肌肌腹变异时，前斜角肌损伤合并肌痉挛时，可压迫从肌腹间通过的血管神经，出现神经、血管压迫症状。

各型以颈项部疼痛并向肩背上肢放散为主，尚可出现神经、血管、肌肉症状。

（1）神经症状：患肢有放射性疼痛和麻木触电感，以前臂尺侧、小指及无名指最为明显。高举患肢则症状明显减轻，用力向下牵拉患肢则症状加重。

有时有交感神经刺激症状，如面部出汗，瞳孔扩大，患肢发凉等。少数病人可因交感神经的星状节受锁骨下动脉附近的粘连牵拉而出现霍纳氏征，要特别注意。

（2）血管症状：早期因血管、神经受压后产生血管痉挛，造成动脉血流不足，患肢发凉，晚期出现血管阻塞症状，患肢冰冷，苍白，以致手指营养不良。

（3）肌肉症状：病程久者，患肢肌肉萎缩，以手部最为明显，故握力降低，以致丧失持物能力。

【检查】

颈脊神经根自同位颈椎上缘椎间孔发出后，沿颈椎横突前侧的浅沟，呈斜位向下行走。所以，在每个颈脊椎横突的前侧，均有神经根经过。如第四颈神经根，自椎间孔发出后，位于起始于第三颈椎横突的前斜角肌后侧及第四颈椎横突的前侧。因此，颈神经根在前斜角肌与横突之间易受压迫。因此，首先对手少阳经筋在颈椎横突部肌肉起始点进行触摸检查。颈椎横突分别在同水平的乳突与第六颈椎横突连线前1.5厘米处。故应对颈横突2~7进行按压，注意有否压痛、硬结、条索和肥厚粗大的肌肉痉挛块等结筋病灶点。

锁骨上窝部为臂丛神经干经过的部位。锁骨中1/3的后侧为臂丛神经束经过的部位；锁骨下动脉跨过第一肋骨上缘，位于臂丛与前斜角肌之间。锁骨的中1/3后上缘前方有前斜角肌，内后方是第七颈椎横突，后方是中斜角肌，下方为第一肋骨上缘。当前斜角肌下段痉挛时，可压迫该部位的神经、血管。因此，还应对斜角肌抵止点即锁骨上窝中外侧，第1肋骨斜角肌结节处进行检查，注意前斜角肌有否痉挛、压痛和结块。检查中常能发现在颈椎横突1~7、缺盆次、气户次等出现结筋病灶点。当提肩胛肌受累时，在天髎次、肩井次出现结筋病灶点。当胸锁乳突肌受累时，在完骨次、天牖次、天鼎次、气舍次、天突旁可触及结筋病灶点。

【治疗】

1. 早期

病程短、病痛轻，在相关筋结点处可检出压痛，但没有明显的痛性条索或结块。此期可采用（1）毫针疗法（2）火针疗法（3）灸法（4）理筋推拿法（5）水针疗法治疗。

2. 后期

病程较长，反复发作，筋结点因长期反复损伤而出现条索和硬结。凡用上述方法难于松解者，应考虑长圆针疗法。

首先检查颈椎横突1~7、缺盆次、天鼎次、完骨次、天牖次、气户次、天髎次、肩井次、颈椎棘突1~7、气户次、天突旁等，确定结筋病灶点。触摸其深度，做好标记。常规消毒后，在结筋点处注入0.5ml局麻药作浸润。浸润后颈肩痛应立即减轻或消失，由此可鉴别或验证结筋病灶定位的准确程度。沿局麻针头方向和深度，用斜刃长圆针缓慢刺入，先在结筋点表层行关刺法，再深入其旁行恢刺法，使结筋硬结松解。出针后需压迫1分钟，以防针孔出血。必要时在针后再于结筋点处注入注射用水或川芎嗪等药物。

【注意事项】

（1）凡筋结点处无明显阳性体征者，应考虑经筋病以外原因，必要时，应请有关专科专家会诊或转诊，不可贻误病情。

（2）颈部深层有重要神经、血管通过，肺尖高于颈根部，故对颈横突 1~7、肩井次、缺盆次、天鼎次等结筋病灶点要细心检查，确定深度，不可越过结筋病灶深面操作，毫针、穴位注射、火针等均不可越过毫针法深度。缺盆次不宜针刺，宜采用理筋推拿法。

（3）火针、水针注射、长圆针疗法应注意局部消毒。有毛发覆盖处，应剪除毛发后消毒。

（4）有经络、脏腑合并症者，可配合循经辨证取穴或对症配穴治疗。

（5）术后应避免劳累，避免复感风寒。

三、足少阳经筋

足少阳经筋"其直者，上乘䏚季胁，上走腋前廉，系于膺乳，结于缺盆。直者，上出腋，贯缺盆，出太阳之前，循耳后，上额角，交巅上"。

足少阳经筋主要分布于颈侧、侧胸与偏侧头部。颈侧部穿越神经是重要的痛敏组织，应注意检查。

副神经：自胸锁乳突肌前缘上、中 1/3 交点，经胸锁乳突肌后缘中点，至斜方肌前缘中、下 1/3 交点，其连线即其体表投影线。

耳大神经：亦自胸锁乳突肌后缘中点穿出，向上布于耳下皮肤。

枕小神经：亦经胸锁乳突肌后缘中点穿出，向上布于耳后皮肤，并与枕大神经吻合。

颈横神经：亦经胸锁乳突肌后缘中点穿出，横向颈前，布于颈侧颈前皮肤。

锁骨上神经：亦经胸锁乳突肌后缘中点穿出，向下布于锁骨及胸前皮肤。

臂丛：位于胸锁乳突肌后缘中下 1/3 交点至锁骨中外 1/3 交点连线的稍内侧。

引起上述痛敏组织疼痛的重要原因是足少阳经筋分布的肌肉、筋膜的病理性渗出与卡压。

颈深筋膜浅层附着于诸骨突，又包绕斜方肌后达胸锁乳突肌并包绕之。颈深筋膜中层还包绕颈部脏器，并形成颈动脉鞘。颈深筋膜深层上附于颅底，下融合于前纵韧带，两侧覆盖前、中斜角肌和肩胛提肌鞘。臂丛神经干和锁骨下动脉穿出斜角肌间隙时，携带这层筋膜延伸至腋窝。此筋膜的深面有交感干和膈神经，故颈深筋膜损伤或因颈侧肌肉病理性牵拉可出现复杂的临床症状。

胸锁乳突肌起始部分两个头，胸骨头为圆形短腱，起自胸骨柄前面。锁骨头为肌性，起自锁骨内侧 1/3 处。两部分肌纤维会合向后上方，止于乳突外侧面及上项线的外侧部。

斜方肌（见足太阳经筋）前缘与胸锁乳突肌毗邻，两者在胚胎发育来源方面有关系，两者均受副神经和颈 2（3）神经前支支配，故在肌活动中相互影响，斜方肌上部肌纤维对颈部运动有重要作用，损伤的机会也增加。

颈襻部有几组神经在胸锁乳突肌下穿行，易受其卡压和影响。

颈襻由第 1、2、3 颈神经纤维组成。上根进入并支配肩胛舌骨肌、胸骨舌骨肌及胸骨甲状肌，下根进入并支配上述肌肉下部肌腹。

迷走神经在颈动脉鞘内，分出咽支、颈动脉支、喉上支、心上支、喉返神经支等，支配咽喉颚部诸肌的运动和感觉、颈动脉窦的反射等，参与心丛，故影响心脏的活动。

颈丛位于胸锁乳突肌深面，中斜角肌、肩胛提肌浅面，其浅支为皮神经，深支支配颈深层小肌，且分支为膈神经。

交感神经颈段分上中下三个神经节和椎动脉神经节，颈胸神经节（星状神经节）发出节后纤维，随臂丛分布于上肢、胸部血管。上胸段节前纤维也通过颈交感神经节换元后，分布于面部，管理血管、汗腺、瞳孔、上睑、眶内平滑肌运动。

故胸锁乳突肌痉挛损伤后可引起颈襻诸神经疼痛；咽、喉、颚部感觉和肌肉运动异常；心脏和颈动脉窦反射异常；膈肌活动异常；上肢胸部血管活动异常与颈交感神经麻痹综合征，出现颈部血管扩张、少汗、瞳孔缩小、上睑下垂、眼球内陷等临床症状。

【病因病机】

（1）外感：汗出当风、夜卧受寒、久居湿地或冒雨涉水，风寒湿邪侵袭颈肩部足少阳经筋与经脉。手足少阳所属经筋因寒而收引，肌肉筋膜舒缩失常，致使其着藏的经脉不能正常运行气血。气血瘀滞而溢出脉道，至筋肉肿胀，致痛物质堆积，再加之经筋受损痉挛卡压，则出现偏侧颈肩及上肢手指痛。

（2）劳损：久视、久卧、久坐，尤其俯视或高枕睡卧，使头颈侧面经筋受到长时间牵拉而损伤，处于疲劳而且受损状态的足少阳经筋常出现保护性痉挛，从而形成因伤而痛，因痛而痉，因痉增痛的恶性循环。

（3）外伤：突然超生理范围的颈侧屈、旋转可引起相关肌肉、筋膜附着点的强力拉伤甚至撕裂。裂伤处渗出、出血使组织间肿胀并堆积致痛物质，当受伤肌肉、肌腱、筋膜挛缩时，可卡压周围致痛组织而出现颈肩上肢疼痛。

【临床表现】

平时颈部觉僵硬感，转颈不利，头在正前视时偏歪。当睡卧姿势不当，或感受风寒时，颈部疼痛增剧，颈部旋转活动受限。主动或被动做头部旋转或后伸运动时，常引起胸锁乳突肌或斜方肌痉挛，局部压痛明显，可触及挛块。颈痛常向后头部，胸上部放散。出现咽部异物感、言语不利、面部血管扩张、少汗、瞳孔缩小、上睑下垂、眼球凹陷。

下颈部经筋可涉及斜角肌，引起臂丛神经刺激症状，出现上肢冷痛，手指活动无力等。

若颈部经筋损伤涉及颈深筋膜而牵拉刺激颈总动脉鞘、副神经、交感神经链、膈神经等，可出现相应内脏症状。如上肢发凉、呃逆、心律不齐、心前区闷痛、呼吸不利、胸闷气短等。

【检查】

应注意对胸锁乳突肌起止点及肌腹，斜方肌起止点及上部肌束等进行触诊。同时对各条神经穿越点进行触诊，检查各筋结点有否结筋病灶。常在完骨次、风池次、天髎次、天牖次、天鼎次、扶突次、气舍次、缺盆次、天突旁等触及结筋病灶点。

【治疗】

1. 早期

病程短、病痛轻，在相关筋结点处可检出压痛，但没有明显的痛性条索或结块。此期可采用（1）毫针疗法（2）火针疗法（3）灸法（4）理筋推拿法（5）水针疗法治疗。

2. 后期

病程较长，反复发作，筋结点因长期反复损伤而出现痛性条索和硬结。凡用上述方法难于松解者，应考虑长圆针疗法。

首先检查完骨次、风池次、天髎次、天牖次、扶突次、天突次、天突旁、天柱次、颈椎横突1~7、缺盆次、气舍次等，确定结筋病灶点。触摸其深度，做好标记。常规消毒后，在结筋点处注入0.5ml局麻药作浸润。浸润后颈肩痛应立即减轻或消失，由此可鉴别或验证结筋病灶定位的准确程度。沿局麻针头方向和深度，用斜刃长圆针缓慢刺入，先在结筋点表层行关刺法，再深入其旁行恢刺法，使结筋硬结松解。出针后需压迫1分钟，以防针孔出血。必要时，在针后再于结筋点处注入注射用水或川芎嗪等药物。

【注意事项】

（1）凡筋结点处无明显阳性体征者，应考虑经筋病以外原因，必要时应请有关专科专家会诊或转诊，不可贻误病情。

（2）注意颈根及锁骨上窝处均邻近肺尖，有重要神经、血管通过，故应注意针刺深度，不可在结筋病灶点深面恢刺。缺盆次应禁针。

（3）火针、穴位注射、长圆针疗法应注意局部消毒，有毛发覆盖处，应剪除毛发后消毒。

（4）有经络、脏腑合并症者，可配合循经辨证取穴或对症配穴治疗。

（5）术后应避免劳累，避免复感风寒。

四、手足阳明经筋

手阳明经筋"上臑，结于髃，其支者，绕肩胛，挟脊。直者，从肩髃上颈，其支者，上颊，结于頄。直者，上出手太阳之前，上左角，络头，下右颔"。

足阳阳经筋："至缺盆而结，上颈，上挟口，合于頄。下结于鼻，上合于太阳。太阳为目上网，阳明为目下网。其支者，从颊结于耳前"。

两条经筋主要分布于肩背、胸腹，结于颈前，终于面颊五官。主头颈的前屈、侧倾、旋转运动。当手足阳明经筋损伤涉及下列组织时，会引起颈项痹痛和咽部异样感。

手阳明经筋"上颈""上出手太阳之前"，涉及斜方肌、肩胛提肌、斜角肌、胸锁乳突肌、二腹肌、肩胛舌骨肌等。足阳明经筋"至缺盆而结，上颈"，涉及斜角肌、胸锁乳突肌、甲状舌骨肌、咽上缩肌、咽中缩肌、咽下缩肌、提咽肌组、颏舌肌、茎突舌骨肌、腭舌肌、舌骨舌肌、舌内肌等。

斜方肌起自上项线、枕外隆凸、项韧带等，上部肌束向外下，止于锁骨外侧端。其收缩时可上提肩胛的外侧角，使肩胛骨下角向外旋转。两侧斜方肌同时收缩，可使头颈后伸。颈肩的损伤或劳损可使斜方肌起止点出现结筋病灶点，即风池次、巨骨次等。

肩胛提肌在斜方肌深面起自上4位颈椎横突，向外下止于肩胛内侧角。有上提和内旋肩胛骨的作用，其损伤可在颈椎横突和肩胛内角出现结筋病灶点，即颈椎横突1~4、天髎次。

斜角肌分三束，起自颈椎横突2~7，下至锁骨上窝内的第一、二肋斜角肌粗隆处。其损伤亦可引起颈椎横突和锁骨上窝内的止点出现结筋病灶点，即颈椎横突1~7、缺盆次等。

胸锁乳突肌分两个头，起自胸骨柄前面、锁骨内侧1/3处，两头在锁骨上方会合成肌腹，止于乳突部。该肌损伤可在起止点及肌腹和肌腹后缘等处，可出现结筋病灶点，即天突旁、气舍次、天鼎次、扶突次、完骨次等。

肩胛舌骨肌起自肩胛上缘和肩胛上横韧带，通过颈深筋膜与锁骨相连的中间腱，上腹止于舌骨体外侧部下缘。

胸骨舌骨肌起自胸锁关节囊、胸骨柄及锁骨胸骨端的后面。

胸骨甲状肌起自胸骨柄后面及第一肋软骨，止于甲状软骨斜线。

甲状舌骨肌起自甲状软骨斜线，止于舌骨体外侧及舌骨大角。

二腹肌、茎突舌骨肌与以上舌骨下肌群均抵止舌骨体，其损伤可出现结筋病灶点，即夹廉泉次。起点结筋病灶，即天突旁次、肩胛上等。

缩咽肌组包括上、中、下三对缩肌，会合抵止咽后壁，喉返神经及喉上血管在甲状舌骨肌与咽中缩肌之间通过。

提咽肌组包括腭咽肌、咽鼓管肌、茎突咽肌，它们多在咽缩肌纤维内面贴近咽下行，各肌束下端分散，主要止于咽壁，有上提咽喉，协助吞咽和封闭喉口的作用。

舌肌包括颏舌肌、茎突舌肌、腭舌肌、舌骨舌肌、舌内肌等，共同主持舌体运动，构成舌底，部分附着舌骨体。可在颏底的上廉泉与夹廉泉次出现结筋病灶点。

胸锁前韧带包括锁骨间韧带、肋锁韧带、胸锁关节前韧带。肋锁韧带与锁骨下肌在锁骨内侧下缘可出现结筋病灶点，即气户次。锁骨间韧带受两胸锁关节活动的牵拉和胸骨甲状肌的影响，可出现结筋病灶点，即天突次。胸锁关节前韧带附着面可出现结筋病灶点，即天突旁。

足太阳经筋"上挟脊上项。其支者，别入结于舌本……其支者，出缺盆，邪上出于颛"。从颈项、胸背联系手足阳明经筋，其与颈侧区、颈前区诸筋肉组织，共同主持舌体颌面的运动功能。所以，在手足阳明经筋出现病症时，不仅要注意手足阳明结筋点的检查，而且要注意足太阳颈项胸背部结筋病灶点的检查。

【病因病机】

（1）外感：汗出当风，夜卧受凉，久居湿地或冒雨涉水，风寒湿邪侵袭手足阳明经筋与经脉。手足阳明经筋与经脉因寒而收引，肌肉筋膜舒缩失常，加重着藏其间的经脉涩滞，气血瘀滞致溢出脉道，局部筋肉肿胀，致痛物质堆积，加之经筋肌肉保护性痉挛，故出现颈前痹痛，胸前异样感，舌体运动障碍，构音异常，头面五官相继出现病症。

（2）外伤：突然、超生理范围的肩背部负重，伸屈旋转头颈，使手足阳明经筋相关肌肉、筋膜附着点牵拉伤或撕裂，损伤处出血渗出，使组织肿胀，致痛物质堆积，而受损筋肉的保护性痉挛，进一步加重局部的病理变化。

（3）劳损：久视、久卧、久坐、久站，使颈项不能维持正常体位时，则造成颈项诸肌劳损和疲劳。手足阳明经筋长时间持续牵拉而损伤。处于疲劳状态的筋肉应激反应减低，则更易造成再次损伤，损伤的筋肉组织出血、渗出，使致痛物质堆积而疼痛，因伤痛激惹而导致受损筋肉保护性痉挛，则进一步加重了疼痛，并影响颈前诸肌功能。

【临床表现】

上胸部疼痛，常伴有胸闷，心前区疼痛，呼吸不畅，有时有恶心、厌食、咽部异物感，颈前部不适，咽痛，吞咽异常。舌体和上颚灼痛或刺痛，舌体粗大，口裂减小等。

胸锁乳突肌锁骨头压痛者，可引起眩晕、听力下降、平衡失调、枕部头痛、乳突部疼痛和额部疼痛。当胸锁乳突肌异常时，可引起单侧面部疼痛、咽痛、视力减退、流泪、睑下垂、眼结膜充血、牙痛、眩晕、恶心等。这可能与该肌受副神经与 C_{2-4} 混合神经的支配有关。其腹侧支常与迷走神经混合。副神经与舌下神经吻合，参与三叉神经感觉核与颅神经5、7、9、10的近端纤维互相联系，经尾核又与上下颈椎交感链交通。因此，胸锁乳突肌的结筋病灶可引发胃肠、心肺、五官的广泛症状。

斜角肌受牵连时，可在锁骨上窝肋缘处出现压痛、颈侧疼痛、颈倾斜、旋转不利。甚至出现上肢放散疼痛、麻木、感觉障碍、前臂肌萎缩、肢体暗紫、发凉，诸症均系臂丛神经在斜角肌间被卡压所致。

提肩胛肌结筋病灶，同样可引起头痛、前胸 4～5 肋间神经痛、尺神经分布区牵涉痛，第 4～5 指感觉异常，肩沉重感，肩胛内上角明显压痛等。

【检查】

沿手足阳明经筋，触摸胸前及颈静脉切迹。在胸骨柄处可触及痛性结节，即华盖次、璇玑次，颈静脉切迹处结筋病灶，即天突次。沿锁骨上下缘触摸，胸锁关节前面压痛，即天突旁。锁骨中段上缘，当胸锁乳突肌锁骨头止点，其结筋病灶点，即气舍次。其下缘压缩点，即结筋病灶点气户次。沿锁骨上窝深按，可触及斜角肌粗隆处压痛点，即缺盆次。肩胛内上角压痛结节，即天髎次。肩胛上缘、斜方肌深面压痛，即肩胛舌骨肌起点，痛性条索，即结筋病灶点肩胛上。再沿舌骨体两缘触按，其痛性结节，即夹廉泉次。颏底部结筋病灶，即上廉泉次。沿胸锁乳突肌前缘，平喉结处，触及痛性硬结，即结筋病灶点人迎次。

【治疗】

1. 早期

病程短、病痛轻，在相关筋结点处可检出压痛，但没有明显的痛性条索或结块。此期可采用（1）毫针疗法（2）火针疗法（3）灸法（4）理筋推拿法（5）水针疗法治疗。

2. 后期

病程较长，反复发作，筋结点因长期反复损伤而出现条索和硬结。凡用上述方法难于松解者，应考虑长圆针疗法。

检查紫宫次、华盖次、璇玑次、灵墟次、神藏次、天突次、天突旁、气舍次、缺盆次、气户次、天鼎次、天髎次、肩胛上、风池次、天髎次、颈横突 1～4、扶突次、人迎次、夹廉泉次、上廉泉次等。确定结筋病灶点，触摸其深度，作为标记。常规严格消毒后，在结筋点处注入 0.5ml 局麻药作浸润，浸润后颈项痛应立即减轻或消失，由此可鉴别或验证结筋病灶定位的准确程度。沿局麻针头方向和深度，用斜刃长圆针缓慢刺入，先在结筋点表层行关刺法，再深入其旁行恢刺法，使结筋硬结松解。出针后需压迫 1 分钟，以防针孔出血。必要时，在针后再于结筋点处注入注射用水或川芎嗪等药物。

【注意事项】

（1）凡筋结点处无明显阳性体征者，应考虑经筋病以外原因，必要时，应请有关专科专家会诊或转诊，不可贻误病情。

（2）缺盆次有阳性反应者，宜用推拿理筋法治疗，不宜用各种针法，防止误入胸腔。天鼎次、天突次、天髎次、肩胛上亦不可深刺，防止损伤深部血管和内脏。人迎次不宜双侧同时按压理筋，防止导致心跳骤停。

（3）火针、水针注射、长圆针疗法应注意局部消毒。

（4）有经络、脏腑合并症者，可配合循经辨证取穴或对症配穴治疗。

（5）术后应避免劳累，避免复感风寒。

附：

1. 落枕

颈项急性单纯性强直疼痛，活动受限称作落枕。

本病四季均可发生，多见于成年人。一般在晨起转颈时，突然感到一侧颈项强直、酸痛，不能转侧、俯仰，常有明显压痛，多喜热敷。轻者三、五日自愈，重者其疼痛向头部或上肢放射，可数周不愈。本病多因枕头高低不适、睡眠姿势不当，再感受风寒引发。

落枕是一种常见多发病，因没有致命的危险，常被忽视。但是，若长期得不到及时而恰当的处理，有些可能继发颈部神经血管的刺激和损伤，甚至导致颈椎病。值得注意的是落枕也常常作为颈椎病的一个症状出现，这时，又应该认真鉴别。

（1）颈部肌肉特点：颈部肌肉分为前后两组，每组又分为深、浅两群。

①颈后浅层的肌肉有斜方肌和肩胛提肌。

②颈后中深层的肌肉有头、颈夹肌、骶棘肌的最长肌、半棘肌，以及数目很多、长短不一的横突棘肌、横突间肌和椎枕肌等。

③颈前浅层的肌肉主要有胸锁乳突肌。

④颈前深层的肌肉有外侧的前、中、后三对斜角肌及内侧的椎前肌等。

（2）颈部肌肉的神经支配特点：

①颈部神经分布较多。由于颈部肌肉数目多，特别是小肌肉多，所以，神经分支也多。

②这些肌肉起源不同（如下颌舌骨肌来自胚胎的第一对腮弓，胸锁乳突肌起自胚胎的各对腮弓）。

③肌肉在发生过程中，多数有迁移、合并、分节等变异常。

④腮弓和感觉器官发达，以致体节退变。

以上特点使得神经支配的节段性不明显，加之颈部的神经多且走行复杂，这样受刺激的机会也就增加。其中副神经尤其需要注意。副神经从颈静脉孔前区离开颅腔以后分为两支，其较细的内侧支并入迷走神经并与其同行；其较粗的外侧神经支，行于颈内动静脉之间，终达胸锁乳突肌和斜方肌，并支配二肌。副神经的刺激可引起胸锁乳突肌和斜方肌的功能异常。同样，胸锁乳突肌和斜方肌的变化可引起副神经的刺激。

（3）颈椎特点：

颈椎是人身活动最多、运动范围较大的多轴关节。为了适应功能上的灵活性，各椎间关节比较松弛，特别是为了适应头的前屈、后仰运动，寰枕及寰枢椎之间的椎间关节面形成了圆而较浅的盘状关节面。同时，为了适应头部的回转功能，枢椎齿状突和寰椎前弓形成了齿突前关节（寰枢关节的一部分）。这种多重关节结构虽然适应了头颈运动所需要的灵活性，但也相对地减弱了稳定性。由于头项部经常作频繁的各种复杂运动，这就增加了它损伤的机会，枕高和睡姿不当，更增加了落枕病的发生概率。

本病中医学称之为"颈部伤筋""颈筋急""失枕"。由于枕肌（经筋）长时间牵拉或扭伤并激惹其痉挛，加之风寒侵袭而发病。经筋损伤，尤其是反复损伤而形成的瘢痕条索即"结筋病灶点"卡压伏行于分肉之间的经脉，又使颈部长期或反复发病，形成顽痛。

表9-10　落枕辨证取穴表

证型	症状	取穴
风寒湿痹	主症:颈项僵直,项背疼痛,屈伸受限,环顾不能 舌苔脉象:舌淡苔白,脉浮弦紧 兼症:①头痛目眩 ②恶心呕吐 ③心烦失眠	主穴:后溪、合谷、天柱、大杼、大椎、天宗、天髎、肩井 结筋点:颈椎脊突1~7、风池次、天柱次、天髎次、天宗次、颈椎横突2~5 配穴:①玉枕、完骨 ②内关、天突 ③神门、心俞
横络卡压	主症:反复持久,颈项僵直,项背疼痛,屈伸受限,环顾不能,触诊痛重,可及条索 舌苔脉象:舌淡苔白,脉沉弦紧 兼症:①头痛目眩 ②恶心呕吐 ③心烦失眠	结筋点:颈椎脊突1~7、风池次、天柱次、天髎次、天宗次、颈椎横突2~5、天突旁、气舍次、肩井次 配穴:①玉枕、完骨、合谷 ②内关、天突 ③神门、心俞

2. 颈部肌肉筋膜炎

颈项部肌肉筋膜无菌性炎症又称颈部肌肉筋膜炎。

颈部是连接在头部和躯干之间的部分,其生理为控制身体的姿态和维持头部的平衡活动,无论体力劳动者或是脑力劳动者,都可以因为身体的非正常运动而影响颈部肌肉筋膜的正常状态,使颈部肌肉筋膜劳损而激发病痛。颈部肌肉比较丰富,如果以斜方肌为界,则斜方肌前缘前方的部分为前部,而斜方肌前缘后方的部分为后部,前后交界部正是临床上颈肌筋膜炎的好发部位。

从生理功能上划分,颈部的肌肉可分为三部分:一部分是对颈部起稳定作用的肌肉,其主要功能是控制头部的运动以及保持其稳定性,如颈阔肌、胸锁乳突肌、舌骨上肌群、舌骨下肌群。另一部分是维系双上肢和肩背部运动的肌肉,如斜方肌、肩胛提肌。还有一部分是与胸壁、肋骨运动有关系的肌肉。其中第一、二部分是颈肌劳损的好发部位。

本病主要是由于颈部肌肉急慢性损伤而引起的,故常有急性颈部软组织外伤史,而且,当颈部肌肉、筋膜有不同程度的挫伤后,如处理不当或治疗不及时,又可导致慢性病理过程。人们在日常工作和生活中,因为颈部肌肉的生理需要,颈部肌肉要不断地调整头颈的平衡,使之适应身体的生理需要。日久天长,频繁和大量的运动,可使颈项部肌肉筋膜形成慢性损伤。另外,因为天气的变化,环境的影响,体质的减退,工作量的加重也可导致颈肌肉筋膜的炎症,由于肌肉筋膜炎症而有局部组织液渗出、粘连,又常在颈项肌筋膜的疼痛部位可以触及有索状的硬块,并因筋膜炎的刺激而使肌肉发生痉挛,临床上常可以在颈后和肩部触及疼痛的结筋病灶点。

中医学称本病为"颈部伤筋""颈筋急""失枕"。由于枕肌(经筋)长时间牵拉或扭伤并激惹其痉挛,加之风寒侵袭而发病。经筋损伤,尤其是反复损伤而形成的瘢痕条索即"结筋病灶点"卡压伏行于分肉之间的经脉,又使颈部长期或反复发病,形成顽痛。长期反复的落枕患者应注意与颈椎病鉴别,以免误诊误治。

表 9 – 11　颈部肌肉筋膜炎辨证取穴表

证型	症状	取穴
风寒湿痹	主症:颈项僵痛,项背肿胀,屈伸受限,环顾不能 舌苔脉象:舌淡苔白,脉浮弦紧 兼症:①头痛目眩 　　　②恶心呕吐	主穴:后溪、合谷、天柱、大杼、玉枕、肩井、风池 结筋点:颈椎脊突1～7、风池次、天柱次、天髎次、天宗次、颈椎横突2～5 配穴:①玉枕、完骨 　　　②内关、天突
横络卡压	主症:反复发作,久痹不愈,项背疼痛,屈伸受限,环顾不能,触诊痛重,可及条索 舌苔脉象:舌淡苔白,脉沉弦紧 兼症:①头痛目眩 　　　②恶心呕吐 　　　③心烦失眠	结筋点:颈椎脊突1～7、风池次、天柱次、天髎次、天宗次、颈椎横突2～5、天突旁、气舍次、缺盆次。 配穴:①玉枕、完骨、合谷 　　　②内关、风池、天突 　　　③神门、心俞

3. 颈项韧带钙化症

颈项韧带非正常钙化又称颈项韧带钙化症。

项韧带实际上是一个三角形的弹力纤维膜结构,其底面在上,上方附着于枕外粗隆和枕骨嵴,尖端向下至棘上韧带,前缘与环后结节以及下位颈椎的棘突相连,其后缘游离而肥厚,是斜方肌的附着部。项韧带的主要功能是协助颈肌群支持头颈,并有拮抗脊椎前屈的作用。

软组织钙化与骨化机制至今仍不很明确,但发病的原因可以因年龄的不同而有所区别,青壮年多由于外伤后治疗不当而发生,老年人又可因为颈椎退行性变而项韧带钙化。受外伤时,一定外力的作用使颈项韧带和棘上韧带不同程度的撕裂,出现广泛出血,由于血肿的机化及钙盐沉着而引起项韧带的钙化。如果是颈椎间盘和颈椎关节发生退行性病变时,又可出现颈椎关节不稳,引起受力不均,项韧带因此而负荷不平衡,进而紧张牵拉受伤,继发该损伤部位的项韧带钙化,以致骨化。颈项韧带非正常钙化使颈项部气血运行不畅,从而出现不同程度的酸胀疼痛,重者可导致颈项功能障碍。

表 9 – 12　颈项韧带钙化症辨证取穴表

证型	症状	取穴
风寒湿痹	主症:颈项僵痛肿胀,屈伸受限,环顾不能或疼痛 舌苔脉象:舌淡苔白,脉浮弦紧 兼症:①头痛目眩 　　　②恶心呕吐 　　　③心烦失眠	主穴:后溪、合谷、大杼、颈夹脊 结筋点:颈椎脊突1～7、风池次、天柱次、天髎次 配穴:①玉枕、风池 　　　②内关、中脘 　　　③神门、厥阴俞
横络卡压	主症:反复发作,久痹不愈,项背疼痛,屈伸受限,环顾不能,触诊痛重,可及条索 舌苔脉象:舌淡苔白,脉沉弦紧 兼症:①头痛目眩 　　　②恶心呕吐 　　　③心烦失眠	结筋点:颈椎脊突1～7、风池次、天柱次、天髎次、天宗次、颈椎横突2～5、完骨次 配穴:①玉枕、完骨、合谷 　　　②内关、中脘 　　　③神门、心俞

本病中医学称"颈部伤筋""颈筋急""失枕"。由于颈项韧带钙化牵拉而僵硬痉挛,

长期损伤可出现结筋病灶,当卡压经脉时,或风寒侵袭经脉,气血阻滞,经气不通时,将出现颈项僵直或疼痛。

4. 颈椎病

因颈椎间盘、关节、韧带的退行性改变,引起颈椎的内外平衡失调,刺激或压迫颈部血管、神经、脊髓而产生的一系列症状称颈椎病。

本病多见于中老年人。颈椎病可因外伤、劳损和外感风寒湿邪等引发,颈项部肌肉、韧带等经筋组织的损伤,导致颈部曲线改变,从而引起并加重颈椎病的症状,其主要临床表现为颈、肩、上肢麻木和疼痛,因而颈部活动受限,甚至出现上肢活动障碍和痉挛性瘫痪;或有眩晕、恶心、呕吐、耳鸣、耳聋、视物不清等症状;下肢无力,足如踩棉,感觉迟钝;根据颈部损伤的部位、范围及程度差别,分为颈型、颈神经根型、颈脊髓型、颈交感神经型及椎动脉型等。

中医关于本病的论述散见于"痹病""痿证""头痛""眩晕""项强""项筋急"和"颈肩痛"等病中,多因中老年人肝肾亏损,筋骨退变所致,外伤或感受风寒湿邪、劳伤筋骨等使痰湿交阻而加重病情。值得注意的是,本病多有经筋损伤和结筋病灶,而且它是引起或加重病情的重要原因。可采用椎管内外疾病鉴别法(颈侧弯试验、踝阵挛试验,有无结筋病灶点)进行鉴别。确定为椎管内者应采取手术治疗。而经筋损伤者,应在经脉辨证论治的基础上,同时从经筋辨证论治角度着手治疗。应该指出的是,绝大部分颈椎病都伴有经筋损伤,有结筋病灶并主导着临床症状的轻重。

表 9 – 13　颈椎病辨证取穴表

证型	症状	取穴
肝肾亏损	主症:腰膝酸软,久痹不愈,项背疼痛,屈伸受限,环顾不能,触诊痛重,可及条索 舌苔脉象:舌嫩苔白,脉沉弦紧 兼症:①颈项痛向上肢放散 ②恶心呕吐 ③心悸气短 ④眩晕眼花	主穴:三阴交、肾俞、足三里、志室、风池、天柱、肩井、天髎、曲池 结筋点:颈椎脊突1~7、风池次、天柱次、天髎次、天宗次、颈椎横突2~5、气舍次 配穴:①扶突、曲池、合谷 ②天鼎、内关、天突 ③神门、心俞、气舍、天突 ④风池、完骨、天柱
风寒湿痹	主症:颈项僵痛,项背肿胀,屈伸受限,环顾不能 舌苔脉象:舌淡苔白,脉浮弦紧 兼症:①颈项痛向上肢放散 ②恶心呕吐 ③心悸气短 ④眩晕眼花	主穴:后溪、合谷、天柱、大杼、玉枕、肩井、风池 结筋点:颈椎脊突1~7、风池次、天柱次、天髎次、天宗次、颈椎横突2~5 配穴:①扶突、曲池、合谷 ②人迎、内关、天突 ③神门、心俞、气舍、天突 ④风池、完骨、天柱
横络卡压	主症:反复发作,久痹不愈,项背疼痛,屈伸受限,环顾不能,触诊痛重,可及条索 舌苔脉象:舌淡苔白,脉沉弦紧 兼症:①颈项痛向上肢放散 ②恶心呕吐 ③心悸气短 ④眩晕眼花	结筋点:颈椎脊突1~7、风池次、天柱次、天髎次、天宗次、颈椎横突2~5、天突旁、气舍次、缺盆次(指针弹拨) 配穴:①扶突、曲池、合谷 ②天鼎、内关、天突 ③神门、心俞、气舍、天突 ④风池、完骨、天柱

5. 颈椎综合征

因颈椎周围经筋（软组织）损伤，引发受损筋肉保护性痉挛，从而牵拉颈椎，使其生理曲度改变，压迫刺激颈部血管、神经等组织，引起类似颈椎病一组症状者，称颈椎综合征。

颈部是人体运动较多、灵活性很大的部位之一。正常人的头能仰伸、俯屈各 35°，左右侧弯 45°，左右回旋 30°。俯屈主要靠颈下端的活动，仰伸乃颈中段的主要功能，旋转以寰枢关节为主，侧弯为全部颈椎的协同运动。颈椎运动极为复杂而且频繁，所以容易造成与其有关的软组织（经筋）伤病。

颈部肌肉分为前后两组，每组又分为深、浅两群（详见"落枕"节）。由于各自运动方向和力度不尽相同，常相互牵连造成损伤，尤其是各肌的起止应力点更易损伤而诱发本病。

颈部肌肉的神经支配多而复杂（详见"落枕"节），受刺激的机会增加，其中副神经尤其需要注意。副神经从颈静脉孔前区离开颅腔以后分为两支，其较细的内侧支并入迷走神经与其同行，其外侧粗的神经支，行于颈内动静脉之间，终达胸锁乳突肌和斜方肌，并支配该二肌。副神经的变化可引起胸锁乳突肌和斜方肌的功能异常。同样，胸锁乳突肌和斜方肌的变化可引起副神经的刺激，并表现出相应症状。

颈椎的骨性特点也容易造成软组织损伤：上六颈椎的横突根部有横突孔，在横突孔内有椎动脉通过，它是后颅凹脑血液供应的主要血管之一。所以，当颈椎位置和形态发生变化时，如增生、横突周围软组织钙化、炎症、粘连时，都能挤压或刺激椎动脉，影响血液通行，造成脑血液供应不足。另外，椎管内为脊髓，椎间孔内有脊神经，一旦颈椎及其辅助结构有器质性的病变，就容易损伤脊髓和颈神经，导致脊髓、神经根压迫。此时应做椎管内外疾病鉴别试验进行鉴别。椎管外经筋病可采用针灸治疗。

表 9 - 14　颈椎综合征辨证取穴表

证型	症状	取穴
风寒湿痹	主症：颈项僵痛，项背肿胀，屈伸受限，环顾不能 舌苔脉象：舌淡苔白，脉浮弦紧 兼症：①颈项痛向上肢放散 ②恶心呕吐 ③心悸气短 ④眩晕眼花	主穴：后溪、合谷、天柱、大杼、玉枕、肩井、风池 结筋点：颈椎脊突 1~7、风池次、天柱次、天髎次、天宗次、颈椎横突 2~5 配穴：①扶突、曲池、合谷 ②天鼎、人迎、内关、天突 ③神门、心俞、气舍、天突 ④风池、完骨、天柱
横络卡压	主症：反复发作，久痹不愈，项背疼痛，屈伸受限，环顾不能，触诊痛重，可及条索 舌苔脉象：舌淡苔白，脉沉弦紧 兼症：①颈项痛向上肢放散 ②恶心呕吐 ③心悸气短 ④眩晕眼花	结筋点：颈椎脊突 1~7、风池次、天柱次、天髎次、天宗次、颈椎横突 2~6、天突旁、气舍次、缺盆次（指针弹拨）。 配穴：①扶突、曲池、合谷 ②天鼎、人迎、内关、天突 ③神门、心俞、气舍、天突 ④风池、完骨、天柱

中医学对本病的论述散见于"痹病""痿证""头痛""眩晕""项强""项筋急"和"颈肩痛"等病中，本病可因肝肾亏损、筋骨退变、外伤或感受风寒湿邪、劳伤筋骨等所致，且多有经筋损伤和结筋病灶，而且它是引起或加重病情的重要原因。对此，可采用椎

管内外疾病鉴别法（颈侧弯试验、踝阵挛试验，有无结筋病灶点）进行鉴别。确定为椎管内者应采取手术治疗。而经筋损伤者，应在经脉辨证论治基础上，同时从经筋辨证论治角度着手治疗。应该指出的是，本病绝大部分伴有经筋损伤。

6. 胸腔出口综合征

肩外展时，胸腔上口周围的组织（如第一肋骨或颈肋、锁骨、喙突、胸小肌和前斜角肌等）异常、炎症渗出、挤压、牵拉臂丛神经和有关血管等而发生的临床综合征称胸腔出口综合征。此病也有人混称为斜角肌综合征、颈肋综合征、肋锁综合征、过度外展综合征、肩臂综合征、臂丛综合征等，但各综合征均有区别。

（1）斜角肌：本病主要与前、中斜角肌关系最密切。前、中斜角肌起自2~6颈椎横突的前结节，肌束下行，一前一后止于第1、2肋骨斜角肌结节。此二肌在止点前形成了一个裂隙，此裂孔为臂丛神经和锁骨下动脉的必经通路。斜角肌收缩时，有上提第一肋骨和使颈部发生屈曲的作用。斜角肌的上述解剖生理特点容易引起下列损伤：

①神经和血管通过狭小的斜角肌裂孔时，容易受到斜角肌的挤压。当颈部屈曲（斜角肌收缩）、仰伸（牵拉斜角肌）时，这种挤压就表现得更为明显。

②前斜角肌常有先天性的变异，如斜角肌肥大，或前中斜角肌融合在一起，或神经和血管从其肌腹中穿过等，这样就更容易对神经和血管发生挤压。

③前斜角肌的无菌性炎症发展过程中，可使其与锁骨下动脉、臂丛神经等发生粘连，在斜角肌收缩时牵扯神经和血管。

④组成臂丛神经的脊神经出椎间孔后，沿颈椎横突前方并紧贴于前斜角肌之后向下移行。所以，斜角肌肥厚、畸形、功能异常等也可以挤压和影响其后的神经。

⑤锁骨下动脉出胸腔以后，从第1肋骨上攀搭而过。骨性的第1肋垫衬其下，这就产生了肋骨对血管跨越处的挤压。

⑥头颈和上臂在人体上部活动最频繁，臂丛神经和血管被牵拉、挤压的机会就增多。以上这些因素都可以对血管、神经形成刺激，使其组织变性。而血管壁增厚，管腔变小，血流减少，进一步使神经功能发生障碍，加重临床症状。

（2）喙突和胸小肌：臂丛神经和血管要行经喙突和胸小肌的下方，其生理畸形、病理过程和过度运动时，也容易引起下列损伤：

①当胸小肌和喙突有先天性的异常（如肥大），可以直接挤压其下的神经和血管。

②喙突外伤后（如骨折和血肿形成），也可以直接挤压神经和血管。

③上肢极度外展或上举时，由于肱骨相对位置的抬高，喙突的位置就相对变低。这时就以喙突为支点，神经和血管发生弯曲。这种血管弯曲变形，就会使张力、磨损加大，从而损伤血管和神经而致病。所以在有些情况下，此病与两臂上举并超头的活动过多有关。

（3）颈肋畸形：有的人由于有先天性的颈椎横突肥大，或有颈肋骨（颈肋畸形）。肥大的横突、颈肋可对神经和血管造成刺激和损伤。

①比普通第7颈椎横突稍大而长的小颈肋和第1肋骨之间，常常有个小小的纤维束带连接，这个纤维束带可对神经和血管造成卡压。

②比小颈肋大而长的中型颈肋，其纤维束或肌束与第一肋骨相连接，对神经和血管的挤压程度比小颈肋要更明显。

③大型颈肋和完整颈肋更大，不可避免地造成纤维束、肌束或肋软骨挤压血管和神

经，其后果也往往比较严重。

这些颈肋及其纤维束、肌束、软骨等，常从神经血管的后方衬托其下，也常挤压之，当损伤血管和神经后，即会发生胸腔出口综合征。

（4）先天性的发育异常：如高位胸骨、高位第一肋骨、臂丛神经走行靠后变异，先天性的斜颈等，都可使臂丛神经和血管在胸腔出口处的通路上受到卡压和刺激，而发生胸腔出口综合征，表现为上肢疼痛，麻木，肌肉萎缩，肌力减退，桡动脉搏动触摸不清，患肢发凉，苍白或发红等。

本病属中医学"颈部伤筋""颈筋急""失枕"范畴。由于颈部肌筋（经筋）长时间被牵拉或扭曲损伤并激惹其痉挛而致，风寒湿邪侵袭进一步加重疼痛等症状。经筋损伤，尤其是反复损伤而形成的瘢痕条索即"结筋病灶点"卡压伏行于分肉之间的经脉，使气血因卡压而不通，不通则痛，且常使颈部长期不适或反复发病，常形成顽痛。故在辨证论治时，更要注意经筋辨证论治。

表 9 - 15　胸腔出口综合征辨证取穴表

证型	症状	取穴
风寒湿痹	主症:颈项僵痛,项背肿胀,屈伸受限,环顾不能,叩顶、臂丛牵拉试验(+) 舌苔脉象:舌淡苔白,脉浮弦紧 兼症:①头痛目眩 ②恶心呕吐 ③心烦失眠 ④手指麻木疼痛	主穴:阿是穴、后溪、合谷、天柱、大杼、玉枕、肩井 结筋点:颈椎脊突1~7、风池次、天柱次、天髎次、天宗次、颈椎横突2~5 配穴:①风池、玉枕、完骨 ②风池、内关、天突 ③神门、心俞 ④合谷、曲池
横络卡压	主症:反复发作,久痹不愈,项背疼痛,屈伸受限,环顾不能,触诊痛重,可及条索 舌苔脉象:舌淡苔白,脉沉弦紧 兼症:①头痛目眩 ②恶心呕吐 ③心烦失眠 ④手指麻木疼痛	结筋点:颈椎脊突1~7、风池次、天柱次、天髎次、天宗次、颈椎横突2~7、天突旁、气舍次、缺盆次 配穴:①风池、玉枕、完骨、合谷 ②风池、内关、天突 ③神门、心俞 ④合谷、曲池

7. 肋锁综合征

因锁骨及第1肋间狭窄区域中的斜角肌、颈肋和第1肋骨炎症渗出等压迫臂丛神经及锁骨下动脉，而产生感觉与运动障碍者称肋锁综合征。

肩部负重、第1肋发育畸形、骨软骨瘤、第1肋外生疣、锁骨或第1肋骨折后形成骨痂等使第1肋与锁骨间隙变窄，导致臂丛神经（主要是颈8神经和胸1神经）及锁骨下动脉受压而出现临床症状，表现为上肢疼痛，麻木，肌肉萎缩，肌力减退，桡动脉搏动触摸不清，患肢发凉，苍白或发红等。因骨瘤、骨折畸形等骨性压迫者，应即时手术切除治疗。而更多见者，为上述诸因素导致的无菌性炎症所致。此类型可采用针灸治疗。

本病属中医学"颈部伤筋""颈筋急""失枕"范畴。由于颈部肌筋（经筋）长时间被牵拉或扭曲损伤并激惹其痉挛而致，风寒湿邪侵袭进一步加重疼痛等症状。经筋损伤，尤其是反复损伤而形成的瘢痕条索即"结筋病灶点"卡压伏行于分肉之间的经脉，使气血因卡压而不通，不通则痛，且常使颈部长期不适或反复发病，常形成顽痛。故在辨证论治时，更要注意经筋辨证论治。

表 9 - 16　　肋锁综合征辨证取穴表

证型	症状	取穴
风寒湿痹	主症:颈项僵痛,向手臂内侧放散,臂外展加重,项背肿胀,屈伸受限,环顾不能,挺胸试验(+) 舌苔脉象:舌淡苔白,脉浮弦紧 兼症:①头痛目眩 ②恶心呕吐 ③心烦失眠 ④手指麻木疼痛,或红或紫或凉	主穴:阿是穴、后溪、合谷、肩井、缺盆(弹拨) 结筋点:风池次、天柱次、天髎次、天宗次、颈椎横突2~5 配穴:①风池、玉枕、完骨 ②风池、内关、天突 ③神门、心俞 ④合谷、曲池、扶突
横络卡压	主症:反复发作,久痹不愈,项背疼痛,屈伸受限,环顾不能,触诊痛重,可及条索 舌苔脉象:舌淡苔白,脉沉弦紧 兼症:①头痛目眩 ②恶心呕吐 ③心烦失眠 ④手指麻木疼痛,或红或紫或凉	结筋点:颈椎脊突1~7、风池次、天柱次、天髎次、天宗次、颈椎横突2~6、天突旁、气舍次、缺盆次(弹拨) 配穴:①玉枕、完骨、合谷 ②内关、天突 ③神门、心俞 ④合谷、曲池、扶突

8. 第一肋综合征

因第一肋骨先天畸形导致肋锁间隙相对变窄、炎症渗出,使臂丛神经、血管受压迫而引起的一组上肢感觉、运动障碍综合征称第一肋综合征。

本病患侧上肢疼痛,麻木,肌肉萎缩,肌力减退,桡动脉搏动触摸不清,患肢发凉,苍白或发红。X 线示第一肋发育不全或骨端呈游离状于软组织内、第一肋骨与第二肋骨形成骨性融合或假关节。治疗时首选切除有关异常肋骨,术后后遗症状可采用推拿、针灸和对症治疗。值得注意的是本征多合并相关组织的无菌性炎症,对此,针灸多能取效。

表 9 - 17　　第一肋综合征辨证取穴表

证型	症状	取穴
风寒湿痹	主症:颈项僵痛,项背肿胀,屈伸受限,环顾不能,上肢麻木、疼痛、苍白、发凉,"投降"试验(+),依吨试验(+) 舌苔脉象:舌淡苔白,脉浮细小 兼症:①头痛目眩 ②恶心呕吐 ③心烦失眠 ④手指麻木疼痛	主穴:阿是穴、扶突、后溪、合谷、肩井、缺盆(弹拨)、太渊 结筋点:中府次、风池次、天柱次、天髎次、天宗次、极泉次、颈椎横突2~5 配穴:①风池、玉枕、完骨 ②风池、内关、天突 ③神门、心俞 ④合谷、曲池
横络卡压	主症:反复发作,久痹不愈,项背疼痛,屈伸受限,环顾不能,触诊痛重,可及条索 舌苔脉象:舌淡苔白,脉沉弦紧 兼症:①头痛目眩 ②恶心呕吐 ③心烦失眠 ④手指麻木疼痛。	结筋点:极泉次、风池次、中府次、天髎次、天宗次、颈椎横突2~6、天突旁、气舍次、缺盆次(弹拨) 配穴:①玉枕、完骨、合谷 ②内关、天突 ③神门、心俞 ④合谷、曲池、扶突

本病属中医学"颈部伤筋""颈筋急""失枕"范畴。由于颈部肌筋（经筋）长时间被牵拉或扭曲损伤并激惹其痉挛而致，风寒湿邪侵袭进一步加重疼痛等症状。经筋损伤，尤其是反复损伤而形成的瘢痕条索，即"结筋病灶点"卡压伏行于分肉之间的经脉，使气血因卡压而不通，不通则痛，且常使颈部长期不适或反复发病，常形成顽痛。故在辨证论治时，更要注意经筋辨证论治。

9. 过度外展综合征

由于上肢体位不当或胸小肌痉挛、炎症渗出而致臂丛神经和腋动脉、腋静脉受压而产生的一组综合征称过度外展综合征，又称喙突下－胸小肌综合征。

胸小肌起于第3、4、5肋骨，止于肩胛骨缘突，臂丛神经和腋动脉、腋静脉在腋窝处被胸小肌覆盖。当上肢过度外展上举，致使胸小肌损伤或痉挛时，可导致臂丛神经，腋动、静脉受到压迫而出现症状，表现为上肢疼痛，麻木，肌肉萎缩，肌力减退，桡动脉搏动触摸不清，患肢发凉，苍白或发红等。

本病属中医学"肩痹""颈部伤筋""颈筋急""失枕"范畴。由于颈部肌肉（经筋）长时间被牵拉或扭曲损伤并激惹其痉挛而致，风寒湿邪侵袭进一步加重疼痛等症状。经筋损伤，尤其是反复损伤而形成的瘢痕条索即"结筋病灶点"卡压伏行于分肉之间的经脉，使气血因卡压而不通，不通则痛，且常使颈部长期不适或反复发病，形成顽痛。故在辨证论治时，更要注意经筋辨证论治。

表9－18　过度外展综合征辨证取穴表

证型	症状	取穴
风寒湿痹	主症：颈项僵痛，项背肿胀，屈伸受限，环顾不能，上肢麻木、疼痛、苍白、发凉，外展试验(+) 舌苔脉象：舌淡苔白，脉浮细小 兼症：①头痛目眩 ②恶心呕吐 ③心烦失眠 ④手指麻木疼痛	主穴：阿是穴、扶突、中府、膺窗、乳根、合谷、缺盆(弹拨)、太渊 结筋点：中府次、风池次、天柱次、膺窗次、屋翳次、乳根次、颈椎横突2~5 配穴：①风池、玉枕、完骨 ②风池、内关、天突 ③神门、心俞 ④合谷、曲池
横络卡压	主症：反复发作，久痹不愈，项背疼痛，屈伸受限，环顾不能，上肢麻木、疼痛、苍白、发凉，外展试验(+)。触诊痛重，可及条索 舌苔脉象：舌淡苔白，脉沉弦紧 兼症：①头痛目眩 ②恶心呕吐 ③心烦失眠 ④手指麻木疼痛	结筋点：中府次、极泉次、风池次、天髎次、膺窗次、屋翳次、乳根次、颈椎横突2~5、天突旁、气舍次、缺盆次(弹拨) 配穴：①玉枕、完骨、合谷 ②内关、天突 ③神门、心俞 ④合谷、曲池、扶突

10. 前斜角肌综合征

患肢的臂丛神经血管在穿过前斜角肌与中、后斜角肌间隙时受到卡压和炎症渗出刺激而出现肩臂疼痛、感觉异常，肢体乏力，血运障碍的一组综合征称前斜角肌综合征。

前斜角肌起于第3~6颈椎横突前结节，止于第一二肋斜角肌结节，锁骨下动、静脉及臂丛神经穿行其间。当前斜角肌止点发生变异（如止于第一、二肋的全部）时，斜角肌间隙变小或封闭。当肌肉收缩时就可引起神经血管受压和刺激；前斜角肌止点后移时，也可造成斜角肌裂孔狭窄，前斜角肌本身的移位、痉挛、挛缩或纤维化、炎症渗出，也可以压迫到臂丛神经及血管出现临床症状，表现为上肢疼痛，麻木，肌肉萎缩，肌力减退，桡动脉搏动触摸不清，患肢发凉，苍白或发红。

本病属中医学"颈部伤筋""颈筋急""失枕"范畴。由于颈部肌肉（经筋）长时间被牵拉或扭曲损伤并激惹其痉挛而致，风寒湿邪侵袭进一步加重疼痛等症状。经筋损伤，尤其是反复损伤而形成的瘢痕条索即"结筋病灶"卡压伏行于分肉之间的经脉，使气血因卡压而不通，不通则痛，且常使颈部长期不适或反复发病，常形成顽痛。故在辨证论治时，更要注意经筋辨证论治。

表 9 - 19　前斜角肌综合征辨证取穴表

证型	症状	取穴
风寒湿痹	主症:颈项僵痛,项背肿胀,屈伸受限,环顾不能,上肢麻木、疼痛、苍白、发凉,臂丛牵拉、神经根粘连试验(+) 舌苔脉象:舌淡苔白,脉浮细小 兼症:①头痛目眩 ②恶心呕吐 ③心烦失眠 ④手指麻木疼痛	主穴:扶突、中府、气舍、合谷、缺盆(弹拨)、太渊 结筋点:中府次、风池次、气舍次、天鼎次、缺盆次、颈椎横突 2~6 配穴:①风池、玉枕、完骨 ②风池、内关、天突 ③神门、心俞 ④合谷、曲池
横络卡压	主症:反复发作,久痹不愈,项背疼痛,屈伸受限,环顾不能,触诊痛重,可及条索 舌苔脉象:舌淡苔白,脉沉弦紧 兼症:①头痛目眩 ②恶心呕吐 ③心烦失眠 ④手指麻木疼痛	结筋点:颈椎横突 2~3、扶突次、极泉次、风池次、中府次、天髎次、天鼎次、天突旁、气舍次、缺盆次(弹拨) 配穴:①玉枕、完骨、合谷 ②内关、天突 ③神门、心俞 ④合谷、曲池、扶突

11. 膈神经综合征

因膈神经压迫刺激而产生的综合征称膈神经综合征。

本综合征多见于颈椎综合征患者，系颈椎病压迫刺激膈神经并引起前斜角肌痉挛所致。早期产生膈神经激惹征，长期压迫则出现膈神经抑制现象。主要表现为心前区及胸痛，有时伴上腹痛。疼痛起自颈或锁骨下，多与颈部活动有关。若持续过久可并发呃逆、胸闷、呼吸急促，因而易与心绞痛混淆，故又称"颈椎病性心绞痛"。膈神经抑制时可出现胸闷、气短、胸压迫感，患者常有特殊间断性的喘粗气动作，人称"意识性叹息样呼吸"。当活动适当时症状减轻或消失。胸透可见膈肌活动减弱。

本病属中医学"颈部伤筋""颈筋急""失枕"范畴。由于颈部肌肉（经筋）长时间被牵拉或扭曲损伤并激惹其痉挛而致，风寒湿邪侵袭进一步加重疼痛等症状。经筋损伤，尤其是反复损伤而形成的瘢痕条索，即"结筋病灶点"卡压伏行于分肉之间的经脉，使气血因卡压而不通，不通则痛，且常使颈部长期不适或反复发病，常形成顽痛。故在辨证论治时，更要注意经筋辨证论治。

表9-20　膈神经综合征辨证取穴表

证型	症状	取穴
风寒湿痹	主症:颈项僵痛,上肢麻木、疼痛、苍白、发凉,心前区及胸痛,有时伴上腹痛常有特殊间断性的喘粗气 舌苔脉象:舌淡苔白,脉浮细小 兼症:①头痛目眩 　　　②恶心呕吐 　　　③心烦失眠 　　　④手指麻木疼痛	主穴:扶突、中府、气舍、合谷、缺盆(弹拨)、太渊 结筋点:中府次、风池次、气舍次、天鼎次、缺盆次、颈椎横突2~5 配穴:①风池、玉枕、完骨 　　　②风池、内关、天突 　　　③神门、心俞 　　　④合谷、曲池
横络卡压	主症:久痹不愈,项背疼痛,屈伸受限,心前区及胸痛,有时伴上腹痛常有特殊间断性的喘粗气,触诊痛重,可及条索 舌苔脉象:舌淡苔白,脉沉弦紧 兼症:①头痛目眩 　　　②恶心呕吐 　　　③心烦失眠 　　　④手指麻木疼痛	结筋点:颈椎横突2~5、扶突次、极泉次、风池次、中府次、天髎次、天鼎次、天突旁、气舍次、缺盆次(弹拨) 配穴:①玉枕、完骨、合谷 　　　②内关、天突 　　　③神门、心俞 　　　④合谷、曲池、扶突

12. 颈交感神经麻痹综合征

因颈交感神经麻痹引起瞳孔、眼裂缩小、眼球内陷称颈交感神经麻痹综合征。

自丘脑中枢开始,瞳孔散大神经纤维由三级神经元构成:第一级神经元自丘脑中枢至睫状体脊髓中枢。第二级神经元自睫状体脊髓中枢至颈上神经节。第三级神经元自颈上神经节至神经末梢。与眼睑活动有关的平滑肌为上、下睑板肌,它们受交感神经支配。当颈部病累及颈椎交感神经节或交感神经干时就可出现上述症状。颈椎病综合征、肩、食道、甲状腺、上纵隔、肺尖疾病均可诱发本病。除眼部体征外也可合并同侧面、颈部出汗减少或无汗,血管扩张而皮肤潮红、皮温升高,睑结膜、视网膜、鼓室黏膜充血。眼泪鼻液分泌障碍。儿童常并发单侧虹膜异色综合征。

本病属中医"颈部伤筋""颈筋急""失枕"范畴。由于颈部肌肉(经筋)长时间被牵拉或扭曲损伤并激惹其痉挛而致,风寒湿邪侵袭进一步加重疼痛等症状。经筋损伤,尤其是反复损伤而形成的瘢痕条索即"结筋病灶"卡压伏行于分肉之间的经脉,使气血因卡压而不通,不通则痛,常使颈部长期不适或反复发病,常形成顽痛。故在辨证论治时,更要注意经筋辨证论治。

表9-21　颈交感神经麻痹综合征辨证取穴表

证型	症状	取穴
风寒湿痹	主症:颈项僵痛,瞳孔、眼裂缩小,眼球内陷,面、颈部出汗减少或无汗,血管扩张而皮肤潮红、皮温升高,睑结膜、视网膜、鼓室黏膜充血。眼泪鼻液分泌障碍 舌苔脉象:舌淡苔白,脉浮细小 兼症:①头痛目眩 　　　②恶心呕吐 　　　③心烦失眠 　　　④手指麻木疼痛	主穴:太阳、鱼腰、攒竹、扶突、气舍、合谷、缺盆(弹拨)、太渊 结筋点:太阳次、风池次、气舍次、天鼎次、缺盆次、颈椎横突2~5 配穴:①风池、玉枕、完骨 　　　②风池、内关、天突 　　　③神门、心俞 　　　④合谷、曲池

证型	症状	取穴
横络卡压	主症:久痹不愈,项背疼痛,瞳孔、眼裂缩小,眼球内陷,面、颈部出汗减少或无汗,血管扩张而皮肤潮红,皮温升高,睑结膜、视网膜、鼓室黏膜充血。眼泪鼻液分泌障碍、触诊痛重,可及条索 舌苔脉象:舌淡苔白,脉沉弦紧 兼症:①头痛目眩 ②恶心呕吐 ③心烦失眠 ④手指麻木疼痛	结筋点:颈椎横突2～5、扶突次、太阳次、风池次、天牖次、天髎次、天鼎次、天突旁、气舍次、缺盆次(弹拨) 配穴:①玉枕、完骨、合谷 ②内关、天突 ③神门、心俞 ④合谷、曲池、扶突

13. 颈交感神经激惹综合征

因颈交感神经激惹引起瞳孔散大、眼裂增大、眼球外突称颈交感神经激惹综合征。

自丘脑中枢开始,瞳孔散大神经纤维由三级神经元构成:第一级神经元自丘脑中枢至睫状体脊髓中枢。第二级神经元自睫状体脊髓中枢至颈上神经节。第三级神经元自颈上神经节至神经末梢。与眼睑活动有关的平滑肌为上、下睑板肌,它们受交感神经支配。当颈部病累及颈椎交感神经节或交感神经干时就可出现上述症状。颈椎病综合征、肩、食道、甲状腺、上纵隔、肺尖疾病均可诱发本病。除眼部体征外也可合并同侧面、颈部多汗,心动过速。

本病属中医学"颈部伤筋""颈筋急""失枕"范畴。由于颈部肌肉(经筋)长时间被牵拉或扭曲损伤并激惹其痉挛而致,风寒湿邪侵袭进一步加重疼痛等症状。经筋损伤,尤其是反复损伤而形成的瘢痕条索即"结筋病灶"卡压伏行于分肉之间的经脉,使气血因卡压而不通,不通则痛,常使颈部长期不适或反复发病,常形成顽痛。故在辨证论治时,更要注意经筋辨证论治。

表9-22　颈交感神经激惹综合征辨证取穴表

证型	症状	取穴
风寒湿痹	主症:颈项僵痛,瞳孔散大,眼裂增大,眼球外突,同侧面、颈部多汗,心动过速 舌苔脉象:舌淡苔白,脉浮细小 兼症:①头痛目眩 ②恶心呕吐 ③心烦失眠 ④手指麻木疼痛	主穴:太阳、鱼腰、攒竹、扶突、气舍、合谷、缺盆(弹拨)、太渊 结筋点:太阳次、风池次、气舍次、天鼎次、缺盆次、颈椎横突2～5 配穴:①风池、玉枕、完骨 ②风池、内关、天突 ③神门、心俞 ④合谷、曲池
横络卡压	主症:久痹不愈,项背疼痛,颈项僵痛,瞳孔散大,眼裂增大,眼球外突,同侧面、颈部多汗,心动过速,触诊痛重,可及条索 舌苔脉象:舌淡苔白,脉沉弦紧 兼症:①头痛目眩 ②恶心呕吐 ③心烦失眠 ④手指麻木疼痛	结筋点:颈椎横突2～5、扶突次、太阳次、风池次、天牖次、天髎次、天鼎次、天突旁、气舍次、缺盆次(弹拨) 配穴:①玉枕、完骨、合谷 ②内关、天突 ③神门、心俞 ④合谷、曲池、扶突

14. 颈肋综合征

因第七颈椎的畸形肋骨压迫臂丛和锁骨下动脉而引起的综合征称颈肋综合征。

颈肋多为双侧，其远端有纤维带与第一肋连结，使胸出口缩小，同时挤压前方的臂丛和锁骨下动脉并增加其牵张力，纤维束、肌束或肋软骨挤压血管和神经，其后果也往往比较严重，表现为上肢疼痛、麻木、肌肉萎缩、肌力减退、桡动脉搏动触摸不清。患肢发凉、苍白或发红等。

本病属中医学"颈部伤筋""颈筋急""失枕"范畴。由于颈部肌筋（经筋）长时间被牵拉或扭曲损伤并激惹其痉挛而致，风寒湿邪侵袭进一步加重疼痛等症状。经筋损伤，尤其是反复损伤而形成的瘢痕条索即"结筋病灶"卡压伏行于分肉之间的经脉，使气血因卡压而不通，不通则痛，且常使颈部长期不适或反复发病，常形成顽痛。故在辨证论治时，更要注意经筋辨证论治。

表 9 - 23　颈肋综合征辨证取穴表

证型	症状	取穴
风寒湿痹	主症:颈项僵痛,项背肿胀,屈伸受限,环顾不能,叩顶、臂丛牵拉试验(+) 舌苔脉象:舌淡苔白,脉浮弦紧 兼症:①头痛目眩 ②恶心呕吐 ③心烦失眠 ④手指麻木疼痛	主穴:阿是穴、后溪、合谷、天柱、大杼、玉枕、肩井 结筋点:颈椎棘突 1~7、风池次、天柱次、天髎次、天宗次、颈椎横突 2~5 配穴:①风池、玉枕、完骨 ②风池、内关、天突 ③神门、心俞 ④合谷、曲池
横络卡压	主症:反复发作,久痹不愈,项背疼痛,屈伸受限,环顾不能,触诊痛重,可及条索 舌苔脉象:舌淡苔白,脉沉弦紧 兼症:①头痛目眩 ②恶心呕吐 ③心烦失眠 ④手指麻木疼痛	结筋点:颈椎棘突 1~7、风池次、天柱次、天髎次、天宗次、颈椎横突 1~7、天突旁、气舍次、缺盆次 配穴:①风池、玉枕、完骨、合谷 ②风池、内关、天突 ③神门、心俞 ④合谷、曲池

第三节　肩部经筋痹病

【概述】

肩是上肢与颈项和躯体相连结的部位，又是上肢活动的枢纽。肩部经筋包绕着肩关节，经筋的有序收缩，牵拉相关骨骼，使肩关节沿某运动轴活动，从而产生肢体的运动。肩部外围或肩关节周围肌肉不协调的、无准备的活动，持续长期的劳动损伤等都可以引起肩部经筋的痹痛。肩周疼痛，常因其与颈项胸背的经筋贯通且牵涉到头项、胸背，而出现临床症状。

肩部经筋损伤是非常多见的，其重要原因是由于肩关节是全身最灵活的关节。它由肩胛骨的关节盂和肱骨上端的肱骨头构成。关节盂浅，肱骨头的关节面要比关节盂大 3 倍。肱骨头关节面角度约为 135 度，而关节盂的角度仅为 75 度左右。这些条件虽为肩关节的灵活运动提供了解剖学基础，但在另一方面却又使肩关节缺乏稳定性，成为肩关节容易脱位的因素之一。外伤性肩关节脱位率在全身肘、肩、髋、膝中为41.7%，占第二位，可见，肩部经筋易受损伤。

肩关节面被覆的关节软骨，在肱骨中央部厚，周围部较薄，关节盂则相反，中央薄而周围厚，这样使二者的吻合性得到改善。儿童盂缘和盂唇界线不明显，成人盂缘和盂唇之间界线明显。关节盂的边缘有属纤维软骨的组织加深关节盂。关节盂前缘塌陷或缺损，关节唇前缘撕裂，均可能是造成肩关节习惯性脱位的原因之一，即使外力未造成脱位损伤，但由于肩周经筋过度活动，亦可造成结筋病灶。

肩关节广义的定义是连接上臂与胸廓的一组结构，它的功能是控制肱骨在空间的位置和活动。就功能解剖学和临床实践来看，肩关节与其他关节主要的不同点是：它的功能效应是通过肩（肱）关节、肩锁关节、胸锁关节、肩峰下滑囊（肩峰下关节）、肩胸肌性结合等五个不同部位共同完成的。它们之间协调、同步，有明显的节律性，任何一个环节出了故障，都会改变肩部的正常活动，其中以肩肱关节最为重要。同样，在肩部经筋损伤时，也常有五个不同部位的关节相继或同时损伤的情况。所以，在临证时，不能只注意肩肱关节周围经筋损伤，而应根据这一特点，注意对相关关节经筋的全面检查。

肩关节的韧带少，而且都比较薄弱，所以肩周韧带是易发病区。

喙肱韧带起自肩胛骨喙突根部的外侧缘，斜向外下方，止于肱骨大结节的前面，其后下缘则紧贴关节囊，此韧带有悬吊肱骨头的作用。

盂肱韧带是关节囊前方增厚的部分，可分成上、中、下三部分，分别称之为盂肱上、中、下韧带。盂肱中韧带和盂肱下韧带有限制肩关节外旋的功能。其中盂肱中韧带较为重要，亦有人称之盂肱内韧带，自关节盂的前缘连结至肱内小结节前面。盂肱韧带对肩关节的稳定有一定意义。约有16%的人缺如该韧带。B. F. 认为若无此韧带加强肩关节，关节囊的前壁薄弱，容易发生脱位。自然，那些尚未达到脱位的外力，其实已损伤了这些属于经筋的韧带组织。

肩关节运动灵活，附属筋肉众多，而这些肌肉附着于骨骼端的受力部位，分化出相应的滑液囊。滑液囊可以减少肌腱的摩擦，但它也是经筋被损伤时，首当其冲的受损组织，是经筋病好发的部位。

肩关节周围，几乎所有止于肩关节周围的止腱均可见滑液囊，其主要有：

（1）肩峰下囊：位于肩峰下与冈上肌腱之间。冈上肌腱与关节囊上部相互愈合，构成此囊的底，功能是在肩峰外展时，使大结节在肩峰下运动灵活，因此对肩关节的活动十分有利，故有第二肩关节之称。通常40岁以上的人，肩峰下囊容易发生萎缩与变性，当肩峰下囊底部磨损后，便可以与关节腔相通。肩峰下囊有炎症时，臂外展、外旋都会感到疼痛，肩部的运动发生障碍。

（2）肩胛下肌囊：位于肩胛下肌腱的深面，肩胛骨喙突根部的附近，常与关节腔相通。它以二个开口在盂肱中韧带的上、下方者多见，占40.6%。

（3）结节间滑液囊：为关节的滑膜层，于结节间沟处向下膨出，内有肱二头肌长头腱通过并进入关节腔。

（4）三角肌下囊：位于三角肌与大结节之间。

（5）喙突下囊：位于喙突根部下方，与肩关节囊毗邻。

（6）大圆肌腱下囊：位于大圆肌腱与肱骨内侧面之间。

（7）背阔肌腱下囊：位于背阔肌与大圆肌腱之间。

（8）胸大肌囊：位于胸大肌腱与肱骨前外侧面之间。

（9）喙锁韧带间囊：位于斜方韧带与锥状韧带之间。

（10）肩胛冈滑液囊（斜方肌腱下囊）：位于斜方肌上部肌束和肩胛冈中内侧端之间。

（11）肩胛下角滑囊：位于背阔肌与肩胛下角之间。

（12）肩峰皮下滑液囊：位于肩峰与皮肤之间。

（13）冈下肌滑液囊：位于冈下肌腱与肩关节囊之间。

（14）喙突肌囊：位于喙突尖下方，在肩胛下肌与喙肱肌肌腱之间。

肩部是上肢与胸壁的移行区，通过一系列的韧带和肌肉与躯干相连，这对保证上肢能有最大的灵活、自由运动有重要意义。因此，本区最大的特点是无论在骨关节、韧带、肌肉还是神经血管的配布上均与躯干密切相关。由于肩关节是肩部活动的枢纽，因此，肩部的经筋损伤，不仅表现在肩部，而且常常涉及与之相关的颈、背与上肢。其牵涉痛则常放散到头部、胸背部、胸腔和上肢。

肩关节为球窝关节，故其运动很灵活，作用于这个关节的肌肉可分为两种：一种是短肌，一种是长肌。短肌使肱骨头保持在关节盂内，主要属于回旋肌；长肌使肱骨运动灵活，主要是屈伸肌。

（1）肩关节屈肌群：此肌群包括三角肌前部肌纤维、胸大肌的锁骨部、肱二头肌和喙肱肌。肩关节极度屈曲时，同时伴有肱骨内旋的作用。上述肌肉除喙肱肌外，其余均由第5~6颈神经支配，故损伤臂丛上部时，可严重影响肩关节的屈曲。

（2）肩关节伸肌群：肩关节的伸肌主要有三角肌的后部肌纤维、大圆肌、背阔肌、肱三头肌长头及胸大肌的胸肋部。其中胸大肌的胸肋部在上臂呈屈曲状态时才产生作用，即将向前屈曲的上臂拉回躯干两侧。例如游泳运动时，拉回屈曲的上臂。这些肌肉均由臂丛分支支配。

（3）肩关节外展肌群：主要为三角肌中部肌纤维及冈上肌，当上臂旋外时，肱二头肌长头也参与上臂的外展作用。外展肌由第5~6颈神经支配，因此臂丛上部损伤时也影响肩关节的外展。

（4）肩关节内收肌群：肩关节的内收肌主要有三角肌前部及后部的部分肌纤维、胸大肌、大圆肌、背阔肌、肱三头肌长头和喙肱肌。其神经来自组成臂丛的各神经根。

（5）肩关节旋内肌群：包括三角肌前部肌纤维、胸大肌、肩胛下肌、大圆肌和背阔肌。其神经支配来自组成臂丛的各神经根。

（6）肩关节旋外肌群：包括三角肌后部肌纤维、冈下肌及小圆肌。这三个肌肉的神经来自臂丛的第5~6颈神经的前根。故臂丛上部损伤也影响肩关节的旋外。

临床上由于颈椎和周围经筋病变压迫颈神经根，常出现臂丛神经受伤的症状：如第5~6颈神经根被压迫时，出现肩关节屈曲、外展及旋外各肌群受累的现象，即上臂屈曲、外展、外旋运动受到影响；而对肩关节的内收、内旋运动没有影响。故患者上臂呈后伸、内收及内旋状态。

颈肩部是臂丛神经及其分支贯穿的重要部位，臂丛经颈腋管进入腋窝后，与腋动静脉伴行。其在锁骨下部，分为腋神经、肌皮神经、桡神经、正中神经、尺神经下行支配相应肌肉。另外，臂丛根尚分出肩胛背神经、胸长神经；臂丛干分出肩胛上神经；臂丛束分出上肩胛下神经、下肩胛下神经、胸背神经、胸前外侧神经、胸前内侧神经等，分别支配胸背部诸肌。当肩背及胸部经筋损伤，涩渗聚沫并卡压时，可引起相应支配范围的痹痛。

手三阴三阳经筋及足太阳经筋支脉从肩周前、后、左、右包绕肩关节、肩关节囊及其周围韧带、诸肌及肌附属组织，以线为纲，分述各经筋的分布提示结筋病灶出现规律。

手足三阳、手三阴经脉皆通过肩背及胸部，经筋的损伤亦可卡压相应通行的经脉，尤其是经筋的挛缩迫切，沫痰瘀滞，必然阻碍经脉气血的运行，从而导致相应经脉发病。经脉内濡脏腑，外润孔窍，故经脉为病常伴发内脏、肢体和头面孔窍病证，所以在进行经筋辨证的同时，应注意与经脉辨证论治相配合。

本分部经筋病常被现代医学诊断为：肩袖损伤、肩袖破裂、肩手综合征、小圆肌扭伤、大圆肌及大圆肌下滑囊损伤、冈上肌肌腱断裂、肱二头肌长头腱鞘炎、肱二头肌长头腱滑脱、肱二头肌短头拉伤、三角肌下滑囊炎、肩峰下滑囊炎、疼痛弧综合征、三角肌劳损、肩胛提肌劳损、肩关节周围炎、肩关节挛缩综合征、肩肱关节扭伤及脱位、习惯性肩关节脱位、弹响肩、肩锁关节挫伤与脱位、胸锁关节挫伤与脱位、翼状肩胛、菱形肌损伤、肩胛上神经卡压综合征、冈下肌萎缩、肩关节四边孔综合征、上臂筋膜间隔综合征、喙肱肌与喙肱韧带损伤、腋神经损伤、桡神经损伤、正中神经损伤、尺神经损伤等。

一、手太阳经筋

手太阳经筋"上循臂内廉，结于肘内锐骨之后，弹之应小指之上，入结于腋下。其支者，后走腋后廉，上绕肩胛，循颈，出足太阳之前，结于耳后完骨。其支者入耳中"。主要分布在上肢后侧腋缘面，主上肢后伸、内收运动。其支者，绕肩胛外、下、脊柱缘，主肩带骨的外展、下降、内收和上提运动。暴力性突发无准备的活动、持续性劳损以及反向的被动牵拉，都会损伤手太阳经筋而出现肩部痹痛。手太阳经筋所涉及的下列肌肉及其附着点是常见的结筋病灶点。

肱三头肌长头起于肩胛骨盂下粗隆，其结筋病灶点，即臑俞次。其肌束下行，经小圆肌前、大圆肌后面，然后位于外侧头内侧，并掩盖部分内侧头。在大圆肌肌腱下尚有一滑囊，这些特殊组织结构损伤，可出现结筋病灶点，即为肩贞次。内侧头起自肱骨后面桡神经沟以下区域；外侧头起自肱骨桡神经沟以上区域，两头的损伤，可出现结筋病灶点，即为臂臑次。桡神经是肩臂的痛敏组织，当它受激惹时可出现肩臂腕指的疼痛、麻木、无力。

小圆肌起自肩胛骨腋缘的上 2/3 背面，有牵拉肱骨向后及旋外作用。其起点结筋病灶点即肩痛点次。

大圆肌起自肩胛骨腋缘下部、下角及冈下筋膜，其作用与背阔肌功能相似，使肱骨后伸、内旋及内收，其起点损伤即为下肩痛点。

肩胛下角为背阔肌覆盖，两者间布有肩胛下角滑液囊，是足太阳经筋支脉与手太阳经筋交会点，其损伤则出现结筋病灶点，即银口次。

肩胛骨脊柱缘是大菱形肌、小菱形肌、上后锯肌、提肩胛肌的抵止点，各肌有协同肩胛骨内收、上提等作用。当其损伤时，可出现沿肩胛脊柱缘的系列痛点。肩胛骨浅层被肩胛筋膜、斜方肌覆盖，其深面与第二至七肋骨相邻，经筋组织在各肋骨面更容易被挤压磨损，故由下而上可出现多个结筋病灶点，即膈关次、神堂次、魄户次、膏肓次、附分次等。

手太阳经筋支脉还出走足太阳经筋之前，结于完骨，入注耳中。故足太阳、足少阳、手太阳、手少阳经筋也互相交织重合，在天柱次、风池次、完骨次等处，出现结筋病灶点，并可引出头痛、晕眩、耳鸣、耳聋等症状。

【病因病机】

（1）外感：汗出当风、夜卧受凉、久居湿地或冒雨涉水，风寒湿邪侵袭手太阳经筋与经脉。手太阳经筋与经脉因寒而收引，肌肉筋膜舒缩失常，加重着藏其间的经脉涩滞，气血瘀滞致溢出脉道，局部筋肉肿胀，致痛物质堆积，加之经筋肌肉保护性痉挛，故出现肩后、肩胛腋缘、下角及脊柱缘疼痛。

（2）劳损：久视、久卧、久坐、久站或特殊的持续工作姿势，如拉纤船工、修理工、拔河投掷等运动员、牵拔物体的工作等，被动向前牵拉肩关节的工作，如悬吊上肢的杂技、攀岩，被动牵拉上肢，如搬运、手提重物及肩挑、扛抬、背运等长期负重者均可使手太阳经筋长时间持续牵拉而损伤。处于疲劳状态的筋肉应激反应减低，则更易造成再次损伤。损伤的筋肉组织出血、渗出，使致痛物质堆积，再因伤痛激惹而受损筋肉出现保护性痉挛，则进一步加重了疼痛。

（3）外伤：突然地或超生理范围的肩后伸、前屈、上肢旋前、旋后、外展、前牵与后伸，使手太阳经筋的相关肌肉、筋膜附着点牵拉伤或撕裂，损伤处出血渗出，使组织肿胀，致痛物质堆积，而受损筋肉的保护性痉挛，又进一步加重局部的病理变化和疼痛。

【临床表现】

有明显损伤史者，早期以肩背后部剧烈疼痛为主要表现，严重者不能向伤侧侧卧，可伴有胸闷，呼吸不畅，上肢不能持重，甚至不能作前伸后摆动作。晚期以背部酸痛为主，偶有手指麻木发凉感，仔细检查诸结筋病灶点，可以发现隆起、条索、压痛。滚动按压时，可出现向颈、肩、腰或向前臂放散痛。肩关节内旋受限，内旋抗阻试验阳性。较重病人仰头、耸肩都会发生疼痛，疼痛放散至枕部、耳后，可出现耳鸣、头痛、重听、耳聋症状。

【检查】

首先嘱患者上臂稍外展，用拇指从腋下触摸盂下粗隆，即可发现臑俞次压痛，作前臂抗阻试验时，疼痛会加重。

在肩胛下角到腋窝之间的连线上，可触及大小圆肌起点处的结筋病灶点，即肩痛点次，下肩痛点，局部变硬、发僵或成束状。按压结筋病灶点，再让患者作上臂内旋、内收、后伸等运动时，疼痛会加重。

检查肱骨内侧与肩胛骨外缘间，大圆肌与小圆肌的间隙，此间隙被肱三头肌长头分隔成三边孔和四边孔。三边孔内通过旋肩胛动脉，四边孔内通过腋神经和旋肱后动脉。当三边或四边孔各界相互摩擦即可形成结筋病灶点，大圆肌腱下滑囊、大圆肌与背阔肌间滑囊处都是常见的结筋病灶点，即肩贞次。

触摸肩胛内缘，可发现向上斜行的条索或片状瘢块，嘱病人耸肩并加阻力时，可出现疼痛，为耸肩抗试验阳性。同理，作仰头、挺胸试验也会出现疼痛，此即膈关次、神堂次、膏肓次，附分次、天髎次。

【治疗】

1. 早期

病程短、病痛轻，在相关筋结点处可检出压痛，但没有明显的痛性条索或结块。此期可采用（1）毫针疗法（2）火针疗法（3）灸法（4）理筋推拿法（5）水针疗法治疗。

2. 后期

病程较长，反复发作，筋结点因长期反复损伤而出现痛性条索和硬结。凡用上述方法难于松解者，应考虑长圆针疗法。

检查肩贞次、臑会次、肩痛点次、下肩痛点、银口次、膈关次、神堂次、膏肓次、附分次、天髎次、天柱次、风池次、完骨次、天宗次、天井次，确定结筋病灶点。触摸其深度，做好标记。常规消毒后，在结筋点处注入 0.5ml 局麻药作浸润。浸润后肩周痛应立即减轻或消失，由此可鉴别或验证结筋病灶定位的准确程度。沿局麻针头方向和深度，用斜刃长圆针缓慢刺入，先在结筋点表层行关刺法，再深入其侧，行恢刺法，使结筋硬结松解。出针后需压迫 1 分钟，以防针孔出血。必要时，在针后再于结筋点处注入注射用水或川芎嗪等药物，每点 0.5ml。

【注意事项】

（1）凡筋结点处无明显阳性体征者，应考虑经筋病以外原因，必要时，应请有关专科专家会诊或转诊，不可贻误病情。

（2）肩胛内外缘深层为肋骨与胸腔。在行针刺法时，不可超越相应腧穴规定的针刺深度，防止过深而伤及内脏。

（3）火针、水针注射、长圆针疗法应注意局部消毒，有毛发覆盖处，应剪除毛发后消毒。

（4）有经络、脏腑合并症者，可配合循经辨证取穴或对症配穴治疗。

（5）术后应避免劳累，避免复感风寒。

二、手少阳经筋

手少阳经筋"结于腕，上循臂，结于肘。上绕臑外廉，上肩走颈，合手太阳……其支者，当曲颊入系舌本"。主要分布在上肢后侧，肩胛带，主上肢外展、上提、下降等运动。其支脉入系舌本，也主舌体语言的功能。各种暴力性、突发性、无准备的活动，或持续性劳损，以及反向的被动牵拉，都会损伤手少阳经筋而出现肩部痹痛。

手少阳经筋损伤，下述肌肉及其附着点可出现结筋病灶点。

肱三头肌内侧头起自肱骨后面桡神经沟以下的区域及内外侧两个肌间隔，其外侧头起自肱骨后外侧面、桡神经沟以上区域和外侧肌间隔的上部，在桡神经沟处，常会激惹并发生疼痛点，即消烁次。消烁次又为三角肌止点。

三角肌分三束分别起自锁骨外侧 1/3 外缘、肩峰外侧端、肩胛冈下唇和冈下筋膜。三角肌中束起点的损伤可出现结筋点肩峰。其皮下有肩峰皮下滑液囊，中层有三角肌中束，肌下有肩峰下滑液囊，囊下为冈上肌肌腱。三角肌后束起点及其与斜方肌间有滑液囊相隔，即结筋病灶点冈上。中后束与肩峰后部相抵处，其结筋病灶即肩髎次。三角肌肌束向下方逐渐集中，止于肱骨外侧面的三角肌粗隆，该肌深面有一恒定的较大滑液囊，是常见的结筋病灶点消烁次。

少阳经筋上肩走颈，沿斜方肌上束，上颈抵于枕骨项线，交会于足少阳经筋之风池次。少阳经筋绕臑外，沿冈下肌分布。

冈下肌起于冈下窝和冈下筋膜，冈下窝的结筋病灶点即天宗次。肌纤维向外上集中，经关节囊的后面，止于肱骨大结节和关节囊。其腱与关节囊之间有一滑液囊，肩胛冈外侧与肩关节囊胛间有一韧带，韧带下有肩胛上神经穿过，是常见的结筋病灶点，即冈外。

【病因病机】

（1）外感：汗出当风、夜卧受凉、久居湿地或冒雨涉水，风寒湿邪侵袭手少阳经筋与经脉。经筋与经脉因寒而收引，肌肉筋膜舒缩失常，加重着藏其间的经脉涩滞，气血瘀滞致溢出脉道，局部筋肉肿胀，致痛物质堆积，加之经筋肌肉保护性痉挛，故出现肩后外侧疼痛，肩前屈，上举困难，主动外展，疼痛加重等。

（2）劳损：强力的后伸运动，如投掷、打铁、摇橹等，前臂强力外展或反复劳损，如前臂半屈曲状态下作推按动作等，使三角肌长时间处于紧张收缩状态而导致肌组织变性。同样，长期持久的职业工作需要，超生理范围的大幅度运动，如排球运动员挥臂扣杀，杂技演员背翻、倒立，体操运动员回环转体，平衡支撑，钳工绞螺母，农民肩背提抬重物等等，都可以牵拉、卡压引起劳损，使冈下肌血运障碍，营养不足，津液涩渗，导致肌萎瘫痪和疼痛。

（3）外伤：突然超生理范围的外展、后伸、旋转、暴力牵拉手少阳经筋相关肌肉、筋膜，其附着点牵拉伤或撕裂，损伤处出血渗出，使组织肿胀，致痛物质堆积，而受损筋肉的保护性痉挛，会进一步加重局部的病理变化和疼痛。

【临床表现】

强烈运动或劳动造成急性手少阳经筋相关肌肉、筋膜及附属组织损伤时，表现为受损部位撕裂样剧痛，主要分布在上臂中部后外侧，肩峰隆起处，肩峰后外缘，颈根部，肩胛冈外侧份等处。长期不愈，则表现为肩部外侧隐痛或酸痛，劳累后加重。上臂平举时疼痛或无力，三角肌、冈下肌可出现萎缩，而出现扁平肩及冈下窝下陷现象，亦可出现肌肉挛块、条索。部分人伴有肩背部酸胀不适，疲劳感，甚至因之心烦、不安，影响休息或睡眠。部分人引发项强、舌体麻木、颈痛、后头痛、耳鸣、重听。做上臂外展抗阻试验时，表现出力量不足，冈下肌收缩变形。肩峰下滑囊急性损伤时，可出现肩外展疼痛弧。

【检查】

沿手少阳经筋分布部位，从上臂后外侧，触摸桡神经沟及三角肌止点的结筋病灶点，即消烁次。肩三角肌中束的肌腹及肩峰部的皮下滑囊、肩峰下滑液囊的结筋病灶点，即肩峰。肩峰后外缘的结筋点即肩髎次。斜方肌上束的起点，枕部的风池次，冈下肌肌腹的天宗次，肩胛冈上的滑液囊肩胛冈，肩胛冈外端的冈外，以上结筋病灶点处均可出现压痛、条索、团块等病理表现。尤其是冈外，压之可出现闪电样灼痛感，背部热麻感等。

【治疗】

1. 早期

病程短、病痛轻，在相关筋结点处可检出压痛，但没有明显的痛性条索或结块。此期可采用（1）毫针疗法（2）火针疗法（3）灸法（4）理筋推拿法（5）水针疗法治疗。

2. 后期

病程较长，反复发作，筋结点因长期反复损伤而出现痛性条索和硬结。凡用上述方法难于松解者，应考虑长圆针疗法。

检查风池次、完骨次、肩髎次、肩峰、臑俞次、冈外、肩胛冈、天宗次、臑会次、消泺次，确定结筋病灶点。触摸其深度，做好标记。常规消毒后，在结筋点处注入 0.5ml 局麻药作浸润。浸润后肩痛应立即减轻或消失，由此可鉴别或验证结筋病灶定位的准确程度。沿局麻针头方向和深度，用斜刃长圆针缓慢刺入，先在结筋点表层行关刺法，再深入其旁行恢刺法，使结筋硬结松解。出针后需压迫 1 分钟，以防针孔出血。必要时，在针后再于结筋点处注入注射用水或川芎嗪等药物，每点 0.5ml。

【注意事项】

（1）凡筋结点处无明显阳性体征者，应考虑经筋病以外原因，必要时，应请有关专科专家会诊或转诊，不可贻误病情。

（2）在肩峰行水针疗法时，不宜深刺，不应把药液注入关节囊内。

（3）火针、水针注射、长圆针疗法应注意局部消毒。

（4）有经络、脏腑合并症者，可配合循经辨证取穴或对症配穴治疗。

（5）术后应避免劳累，避免复感风寒。

三、手阳明经筋

手阳明经筋"上循臂，上结于肘外，上臑，结于髃。其支者，绕肩胛，挟脊。直者，从肩髃上颈。其支者，上颊，结于顺。直者，上出手太阳之前，上左角，络头，下右颔"。主要分布在上肢前外侧，主上肢屈曲与肩内收运动。其支脉绕肩胛，分布肩胛上窝，肩胛脊柱间，主肩关节及上臂外展。另一支脉从肩前沿斜方肌上束到颈，有提肩胛作用。另一支脉从颈前，上面颊，主颈前诸肌与舌本运动。手阳明直行经筋从肩髃上颈，分布于手太阳经筋之前，主头部的后伸运动，各种致病性暴力损伤或持续劳损、牵拉伤等都会损伤手阳明经筋而出现肩前外侧痹痛。

手阳明经筋所涉及的下列肌肉、韧带及其附属组织损伤时，可出现结筋病灶点。

三角肌前束起自锁骨外 1/3 前缘，肌纤维向外下集中，抵止肱骨体外侧面的三角肌粗隆。其可使肱骨外展并能前屈、内旋。三角肌中束与前束间，因肌纤维走向不同，功能稍异，尤其是峰前缘可出现结筋病灶点，即肩髃次。

其支脉之一，绕肩胛，走行冈上窝内，即冈上肌。冈上肌起自冈上窝及冈上筋膜，肌束斜向外上方，经肩峰及喙肩韧带的深面，止于肱骨大结节上方，并与肩关节聚合，主上臂的外展起动。其起点为曲垣次，肌腹处为秉风次，肩峰下滑液囊处的肩峰是常见的结筋病灶点。本支还挟脊分布，与手足太阳经筋相合，可在天髎次、大杼次、风门次等出现结筋病灶点。

另一支脉从肩上颈，在肩锁关节囊处，有巨骨次，循斜方肌前束上于颈部，可在肌腹近颈根处有肩井次等结筋病灶点。

斜方肌深部，肩胛上缘与喙突间有一横韧带，其下有肩胛上神经穿过。当上臂强力后伸、外展时，可卡压损伤该纤维管，出现肩胛上神经激惹症状，此即结筋点肩胛上。

另一支脉，从颈前上面颊，结于颧部。在结喉处可出现结筋病灶，即夹廉泉次。直行者，从手足太阳经筋前，行于耳周，上头角，绕前额，至对侧面颊。故手阳明经筋损伤不仅肩前痹痛，而且可涉及颈项、头面、耳周、舌本而出现症状。

【病因病机】

（1）外感：汗出当风、夜卧受凉、久居湿地或冒雨涉水，风寒湿邪侵袭手阳明经筋与经脉。手阳明经筋与经脉因寒而收引，肌肉筋膜舒缩失常，加重着藏其间的经脉涩滞，气血瘀滞致溢出脉道，局部筋肉肿胀，致痛物质堆积，加之经筋肌肉保护性痉挛，故出现肩前、冈上窝、颈背部疼痛，亦可出现头痛、头晕、面颊不适感。

（2）劳损：久视、久卧、久坐、久站，某些特殊劳动姿势使手阳明经筋长时间持续牵拉而损伤。处于疲劳状态的筋肉应激反应减低，则更易造成再次损伤，损伤的筋肉组织出血、渗出，使致痛物质堆积而疼痛。因伤痛激惹而导致受损筋肉保护性痉挛，则进一步加重了疼痛。

（3）外伤：突然、超生理范围的抬举重物或后伸上臂牵拉损伤手阳明经筋的相关肌肉、筋膜，使附着点牵拉伤或撕裂，损伤处出血渗出，使组织肿胀，致痛物质堆积，而受损筋肉的保护性痉挛进一步加重局部的病理变化和疼痛。

【临床表现】

有明显损伤史者，早期以肩前外侧剧痛为主要表现。肩外伤，致肩锁关节损伤者，可出现肩前拒按，疼痛向前臂或手指放散。不能向伤侧侧卧，患肢不能提物。冈上肌损伤者，上肢不能外展，外展阻抗试验阳性。特别是外展起动障碍。

慢性损伤者以肩前酸痛为主，颈肩部困胀闷痛，触摸冈上窝可发现冈上肌萎缩。嘱患者平举双臂时，患侧耸肩，身体向健侧歪斜，且患侧达不到平举高度。有人表现为夜间疼，睡眠中因疼痛常被惊醒。可出现反弓痛（患臂上举再做过伸运动引起或加重疼痛）。当并发肩峰下滑囊病变时，可出现外展疼痛弧。

【检查】

沿手阳明经筋分布，触摸肩前三角肌前束，尤其在肩峰前内侧的痛性结筋点，即肩髃次。向内上触及肩锁关节处，即巨骨次。沿斜方肌上束深面可触及肩胛上，近颈根处可触及肩井次。向后，触及手阳明支脉的冈上肌，在冈上窝肌腹上可触及结筋病灶点秉风次，其起点曲垣次，在夹脊处，尚可触及与手足太阳交会的附分次、风门次。在颈项部，可在风池次触及结筋病灶点。在锁骨内端，可在胸锁关节处触及天突旁。以上结筋病灶点可有压痛、条索、团块等病理表现。

【治疗】

1. 早期

病程短、病痛轻，在相关筋结点处可检出压痛，但没有明显的痛性条索或结块。此期可采用（1）毫针疗法（2）火针疗法（3）灸法（4）理筋推拿法（5）水针疗法治疗。

2. 后期

病程较长，反复发作，筋结点因长期反复损伤而出现痛性条索和硬结。凡用上述方法难于松解者，应考虑长圆针疗法。

检查肩髎次、巨髎次、肩井次、秉风次、曲垣次、附分次、风门次、肩峰、消烁次、肩井次，确定结筋病灶点，触摸其深度，做好标记，常规消毒后，在结筋点处注入 0.5ml 局麻药作浸润。浸润后肩痛应立即减轻或消失，由此可鉴别或验证结筋病灶定位的准确程度。沿局麻针头方向和深度，用斜刃长圆针缓慢刺入，先在结筋点表层行关刺法，再深入其旁行恢刺法，使结筋硬结松解。出针后需压迫 1 分钟，以防针孔出血。必要时，在针后再于结筋点处注入注射用水或川芎嗪等药物，每点 0.5ml。

【注意事项】

（1）凡筋结点处无明显阳性体征者，应考虑经筋病以外原因，必要时，请有关专科专家会诊或转诊，不可贻误病情。

（2）斜方肌上束及其下之肩胛上、肩井次等结筋点，与足太阳经筋交会的风门次、附分次等，其深层为胸腔，注意不可深刺，防止误入胸腔损伤内脏。

（3）火针、水针注射、长圆针疗法应注意局部消毒。有毛发覆盖处，应剪除毛发后消毒。

（4）有经络、脏腑合并症者，可配合循经辨证取穴或对症配穴治疗。

（5）术后应避免劳累，避免复感风寒。

（6）冈上肌肌腱断裂者，应转外科手术缝合处理。

四、手太阴经筋

手太阴经筋"上循臂，结肘中。上臑内廉，入腋下，出缺盆，结肩前髃。上结缺盆，下结胸里，散贯贲，合贲下，抵季胁"。主要分布于上肢屈面桡侧、肩前、胸胁。主上肢屈曲、内收运动。突发无准备的屈臂与内收活动，或持续性劳损，以及反向的被动牵拉，都会损伤手太阴经筋而出现肩部痹痛。

手太阴经筋涉及的下列肌肉及其附属组织损伤后，可出现结筋病灶点。

肱二头肌位于上臂前面皮下，小部分被三角肌和胸大肌遮盖。其长头以长腱起始于肩胛骨的盂上粗隆及关节盂的后缘，此处损伤而出现结筋病灶，即抬肩次。长腱经结节间沟、结节间韧带下穿出肩关节囊，其周围被结节间滑液鞘包围，此处损伤而出现结筋病灶者，即肩内陵次。肱二头肌短头起自肩胛骨喙突尖，其下有喙突滑囊，是常见的结筋病灶点，即中府次。肱二头肌长短两头在肱骨中点处相互愈合形成纺锤状肌腹，向下行为肌腱，经肘关节前面横纹，此处损伤而出现结筋病灶者，即尺泽次。其向下抵止于桡骨粗隆后部，其间有一恒定的肱二头肌桡骨滑液囊。此处损伤而出现结筋病灶，即泽下次。

胸大肌在胸廓前上部浅层，肌束分三部分，上份起自锁骨内侧，此处损伤而出现结筋病灶，即气户次。胸大肌抵止于胸骨前面第 1~6 肋软骨、胸骨前韧带及腹直肌前鞘，此处损伤而出现结筋病灶，即俞府次、或中次、神藏次、灵墟次、神封次、步廊次等。其止点在肱骨大结节嵴，腱下有多个滑液囊，是常见结筋病灶，即天府次。

手太阴经筋损伤可出现肩前疼痛，上臂及肘窝疼痛，有时会有胸闷、胸痛和腹痛症状。

臂丛神经从肩胛喙突下通过，是上肢的痛敏组织，当喙突上附着的经筋损伤时，可引起上肢的麻木、疼痛、功能障碍、肌肉萎缩等症状。

【病因病机】

（1）外感：汗出当风、夜卧受凉、久居湿地或冒雨涉水，风寒湿邪侵袭手太阴经筋与经脉。手太阴经筋与经脉因寒而收引，肌肉筋膜舒缩失常，加重着藏其间的经脉涩滞，气血瘀滞致溢出脉道，局部筋肉肿胀，致痛物质堆积，加之经筋肌肉保护性痉挛，故出现肩痛，肩不能上举后伸，甚至胸闷、心前区疼痛。

（2）劳损：久视、久卧、久坐、久站，或特殊工作需要，上肢高举，后伸位持续负重，使手太阴经筋长时间持续牵拉而损伤，处于疲劳状态的筋肉应激反应减低，则更易造成再次损伤，损伤的筋肉组织出血、渗出，使致痛物质堆积而疼痛。因伤痛激惹而导致受损筋肉保护性痉挛，则进一步加重了疼痛。

（3）外伤：突然暴力性的上肢上举，后伸外旋，使肱二头肌长头在结节间沟中强力摩擦而损伤。肱二头肌短头在上举后伸过程中与喙肱肌交叉错位并牵拉损伤。肱二头肌短头与喙肱肌同起于喙突，在喙肱肌的上方稍偏外。在下臂下垂和平举不超过肩水平时，两肌肌纤维几乎平行，互不摩擦。但当上举过肩时，肱二头肌肌腱向内侧，与喙肱肌强力摩擦，特别是上举极度并旋转时，两肌形成的剪力明显加大。加之，上举后伸时，比垂臂时肱二头肌的起止点间距离明显增长，所以受牵拉的力量进一步增加而造成损伤。胸大肌在强力内收或被动外展后伸时受到牵拉，可造成胸骨旁起点及肱骨小结节嵴处的损伤。上述损伤处渗出、出血使致痛物质堆积，而受损筋肉的保护性痉挛，进一步加重局部的病理变化和疼痛。

【临床表现】

有明显损伤史者，早期以肩前剧痛为主要表现。上臂前屈受限，被动外展疼痛加重。有时疼痛向前臂、肘部、胸部放散。急性期处理不当或不彻底，则转入慢性迁延期。表现为肩部酸胀、困乏疼痛、不适感。手不能拾提重物，上举困难并加重疼痛。作前臂屈曲、外旋阻抗试验呈阳性。上肢下垂后伸可引起反弓痛。胸骨内缘即胸大肌起点亦可有结筋病灶点出现，并常引起胸闷、胸痛、心前区痛、心悸等症状。

【检查】

首先嘱患者上举后伸、外展，此时出现肩部疼痛。触摸结节间沟，可触及痛性索条或硬结，即肩内陵次。肩前内侧、喙突处亦可触及团块样痛性硬结，即中府次。在锁骨下压痛点分别为气户次、云门次。胸骨内缘，胸大肌起点，可触及数个压痛点，亦可有痛性硬结，即俞府次、彧中次、神藏次、灵墟次、神封次、步廊次等。再触及胸大肌止点，在肱骨大结节嵴及胸大肌腱下囊处有痛性条索和硬结，即天府次。肱二头肌止点在桡骨粗隆处，其下有肱二头肌腱下滑囊，其内侧有骨间滑囊，也是常见的结筋病灶点，即泽前次。

【治疗】

1. 早期

病程短、病痛轻，在相关筋结点处可检出压痛，但没有明显的痛性条索或结块。此期可采用（1）毫针疗法（2）火针疗法（3）灸法（4）理筋推拿法（5）水针疗法治疗。

2. 后期

病程较长，反复发作，筋结点因长期反复损伤而出现痛性条索和硬结。凡用上述方法难于松解者，应考虑长圆针疗法。

先在肩内陵次、抬肩次、中府次、泽前次、尺泽次、天府次、俞府次、彧中次、神藏次、灵墟次、神封次、步廊次等切按触摸，确定结筋病灶点。触摸其深度，做好标记，常规消毒后，在结筋后处注入0.5ml局麻药作浸润，浸润后肩痛应立即减轻或消失，由此可鉴别或验证结筋病灶定位的准确程度。沿局麻针头方向和深度，用斜刃长圆针缓慢刺入，先在结筋点表层行关刺法，再深入其旁行恢刺法，使结筋硬结松解。出针后需压迫1分钟，以防针孔出血。必要时在针后再于结筋点处注入注射用水或川芎嗪等药物，每点0.5ml。

【注意事项】

（1）凡结筋点处无明显阳性体征者，应考虑经筋病以外原因，必要时，应请有关专科专家会诊或转诊，不可贻误病情。

（2）中府次位置近胸腔，喙突下有臂丛神经血管通过，故不宜深刺，不能向内斜刺，以防损伤臂丛神经与内脏。俞府次至步廊次的结筋病灶点，位居胸部，不可深刺，防止误入胸腔损伤内脏。

（3）火针、水针注射、长圆针疗法应注意局部消毒。

（4）有经络、脏腑合并症者，可配合循经辨证取穴或对症配穴治疗。

（5）术后应避免劳累，避免复感风寒。

（6）肱二头肌长头肌腱断裂者，应转外科缝合处理。

五、手心主（厥阴）经筋

手厥阴经筋"起于中指，与太阴之筋并行，结于肘内廉。上臂阴，结腋下。下散前后挟胁。其支者，入腋，散胸中，结于贲"。主要分布于上肢内侧面中部，上入腋前，散布于胸肋。主上肢屈曲、内收运动。强力或劳损性屈臂、内收，或反向的牵拉都可能损伤而造成肩臂疼痛。

手心主（厥阴）经筋损伤涉及下列肌肉、韧带及其附属组织时可出现结筋病灶点。

喙肱肌位于上臂上1/2的前内侧，居于肱二头肌短头的深面内侧，起于肩胛骨喙突尖。肌束斜向外下，附着于肱骨中部内侧面、肱骨小结节嵴的下部和内侧肌间隔。此肌作用于肩关节，有屈臂和内收上肢的作用。其起点即中府次，其止点又为肱肌起点，其结筋病灶即肱中次。其肌腹痉挛痛性条索，即举肩次。

胸小肌位于胸大肌深面，起自第3～5肋与肋软骨结合部骨前面，即库房次、屋翳次、膺窗次、乳根次，肌纤维向外上集中，止于肩胛骨喙突。当起点固定时，可牵拉肩胛骨前伸、下降和下回旋。其止点结筋病灶，即中府次。

肩胛下肌位于肩胛下窝内，前面与前锯肌相贴。起于肩胛骨前面。肌纤维斜向外上，移行成扁腱，经肩关节囊前面，抵止于肱骨小结节。其上被喙肱肌肌腹覆盖。其腱与关节囊间有肩胛下肌滑液囊，是常见的结筋病灶点，即举肩次。其收缩可使肱骨旋内，当关节运动时，可向前牵拉肩关节囊。

喙肱韧带连结喙突与肱骨大结节，有保护肱骨头不向前脱位的作用。

手心主（厥阴）经筋损伤后，会引起肩前疼痛，肩强力前屈内收或反向后伸牵拉时疼痛加重。

臂丛是上肢的痛敏组织，其从胸小肌下的喙突下通过，当胸小肌受到激惹痉挛时，可刺激臂丛而出现上肢疼痛、麻木、萎缩和功能障碍。

【病因病机】

（1）外感：汗出当风、夜卧受凉、久居湿地或冒雨涉水，风寒湿邪侵袭手心主（厥阴）经筋与经脉。手心主（厥阴）经筋与经脉因寒而收引，肌肉筋膜舒缩失常，加重着藏其间的经脉涩渗，气血瘀滞致溢出脉道，局部肌肉肿胀，致痛物质堆积，加之经筋肌肉保护性痉挛，故出现肩关节疼痛，胸闷、心悸、上肢放射痛。

（2）劳损：长期反复的肩前屈内收或举臂过头工作，某些特殊工种，如投掷、抡镐、提物、搬运、摇橹等，使手心主（厥阴）经筋长时间持续牵拉而损伤。处于疲劳状态的筋肉应激反应减低，则更易造成再次损伤，损伤的筋肉组织出血、渗出，使致痛物质堆积而疼痛。因伤痛激惹而导致受损筋肉保护性痉挛，则进一步加重了疼痛。

（3）外伤：突然超生理范围的摔臂动作，强力的后牵拉，都可使手心主（厥阴）经筋相关肌肉、筋膜附着点牵拉伤或撕裂，损伤处渗出、出血，使组织肿胀，致痛物质堆积，而受损筋肉的保护性痉挛，进一步加重局部的病理变化和疼痛。

【临床表现】

当肩关节突然向后过伸，或前屈内收受到突然阻力，至极度牵拉喙肱肌、喙肩韧带、胸小肌而立即出现肩臂疼痛。肩前方、锁骨中线上胸肋部触痛明显，局部可有肿胀，触之有捻发音。急性期处理不彻底，转入慢性期，在喙肱肌肌腹及其下方喙肱韧带、肩胛下肌滑液囊处触及痛性团块或索条。在喙突处有肥厚条索，触之可激发或加重上肢放射疼痛或麻木、异样感。前胸锁骨中线下肋骨面亦可有压痛或条索。肩关节后伸，挺胸试验阳性，可诱发并加重向前臂尺侧和手腕部的放散痛，有时伴有烧灼样异常感、手背肿、腕无力等症状。

【检查】

嘱患者患肢后伸，触摸三角肌止点前，喙肱肌止点处，可有压痛与痛性索条，即肱中次。喙突处压痛及团块样索条，即中府次。在喙肱肌肌腹处触摸，其肌腹常有痛性挛块，深按时可触及肩胛下肌肌腱与滑囊，其痛性结块，即举肩次。沿前胸锁骨中线，逐肋循按，出现结节压痛者，即库房次、屋翳次、膺窗次、乳根次。必要时，对手太阴、少阴经筋同时做相关检查。

【治疗】

1. 早期

病程短、病痛轻，在相关筋结点处可检出压痛，但没有明显的痛性条索或结块。此期可采用（1）毫针疗法（2）火针疗法（3）灸法（4）理筋推拿法（5）水针疗法治疗。

2. 后期

病程较长，反复发作，筋结点因长期反复损伤而出现痛性条索和硬结。凡用上述方法难于松解者，应考虑长圆针疗法。

检查中府次、举肩次、肩内陵次、天府次、肱中次、库房次、屋翳次、膺窗次、乳根次、肩髃次等，确定结筋病灶点。触摸其深度，做好标记。常规消毒后，在结筋点处注入0.5ml 局麻药作浸润。浸润后肩痛应立即减轻或消失，由此可鉴别或验证结筋病灶定位准确程度。沿局麻针头方向和深度，用斜刃长圆针缓慢刺入，先在结筋点表层行关刺法，再深入其旁行恢刺法，使结筋硬结松解。出针后需压迫 1 分钟，以防针孔出血。必要时，在针后再于结筋点处注入注射用水或川芎嗪等药物，每点 0.5ml。

【注意事项】

（1）凡筋结点处无明显阳性体征者，应考虑经筋病以外原因，必要时，应请有关专科专家会诊或转诊，不可贻误病情。

（2）中府次位近臂丛及腋动静脉，不可深刺，不可向内上进针，防止误伤臂丛及内脏。屋翳次、库房次、膺窗次、乳根次等深部为胸腔，不宜深刺，不可误入胸腔。

（3）火针、水针注射、长圆针疗法应注意局部消毒。

（4）有经络、脏腑合并症者，可配合循经辨证取穴或对症配穴治疗。

（5）术后应避免劳累，避免复感风寒。

六、手少阴经筋

手少阴经筋"上结于肘内廉。上入腋，交太阴，挟乳里，结于胸中。循贲下系于脐"。主要分布于上肢内侧面尺侧，腋窝前下方及胸壁。主上肢前屈，内收。肩关节的暴力活动，反向的牵拉，都会造成手少阴经筋的损伤而出现肩部疼痛。

肩关节活动多，范围大，其稳定性最差。肩关节囊比较松弛，这虽然能适应关节的灵活性要求，但关节囊对肩关节的束缚作用减弱。由于肩关节囊的前后都有肩袖肌的肌腱加固，唯独其前下方松弛并形成皱褶，成为解剖学薄弱环节。当上臂作超生理范围的支撑、扭转、外展或高抬手臂情况下被阻抗时，使肱骨头向下移位冲击关节囊前下方，引起缺少保护且又松弛的前下方关节囊及周围经筋组织受损，出现结筋病灶点者，此即中极次。

肱二头肌内侧沟是肱二头肌与肱三头肌的分界，两肌运动方向相反，互相摩擦，容易造成损伤，而且沟中有腋动静脉和腋神经通过，容易出现结筋病灶点，即青灵次。

前锯肌属足少阳经筋，但手少阴经筋亦挟乳里，结胸中。其起于第1~9肋骨的外侧面。可因牵拉出现结筋病灶点，即周荣次、胸乡次、天溪次。

其循贲结于脐，与足阳明经筋分布的腹直肌相交会。

【病因病机】

（1）外感：汗出当风、夜卧受凉、久居湿地或冒雨涉水，风寒湿邪侵袭手少阴经筋与经脉。经筋与经脉因寒而收引，肌肉筋膜舒缩失常，加重着藏其间的经脉涩滞，气血瘀滞，致其溢出脉道，局部筋肉肿胀，致痛物质堆积，加之经筋肌肉保护性痉挛，故出现肩关节挛痛，活动功能受限。

（2）劳损：长期上肢高举工作，或长期手支撑工作，迫使肩关节以肩峰为支点，肱骨为杠杆上举，而肱骨头向下冲击，造成关节囊前下方慢性劳损。经筋长时间持续牵拉而疲劳，处于疲劳状态的筋肉应激反应减低，则更易造成再次损伤，损伤的筋肉组织出血、渗出，使致痛物质堆积而疼痛。因伤痛激惹而导致受损筋肉保护性痉挛，则进一步加重了疼痛。

（3）外伤：急性者多为传导暴力致关节囊急性损伤。例如人跌倒时，上肢在外展前伸状态下，手掌着地支撑时，撑地反作用力沿上肢传导至肱骨头，就会使处于外旋下倾的肱骨头冲击前下方关节囊。从高处坠落，用外展的手臂支撑或被阻挡时，同样可使肱骨头向前下方冲击关节囊，同时，也使手少阴经筋的相关肌肉、筋膜附着点牵拉伤或撕裂，损伤处出血渗出，使组织肿胀，致痛物质堆积，而受损筋肉的保护性痉挛，进一步加重局部的病理变化和疼痛。

【临床表现】

肩部疼痛不适，活动障碍，无力。肩关节囊挛缩压迫腋神经与腋动静脉时，可出现肩部疼痛和上肢肿胀。肩周可触及条索状痛性结筋病灶点，尤其是肩上举，手臂过头以后，腋窝部有被牵拉样疼痛，甚至伴有向上肢的放散疼痛、麻电感、灼热感，有部分病人伴有胸肋部窜痛、闷胀，心前区疼痛，腹胀、腹痛。

【检查】

嘱患者举臂，沿手少阴经筋由肘至腋，触摸有否压痛与结筋病灶点，肱二头肌内侧肌间隔及臂筋膜是检查重点之一，常在其间有痛性结块，即青灵次。深触腋窝，其间痛性条索，即极泉次。沿腋缘触摸腋前线诸肋面，其痛性结节即周荣次、胸乡次、天溪次等。沿肋缘向脐腹部触摸，可在肋弓处、脐周腹直肌外缘触及痛性结节，即腹哀次、幽门次等。

【治疗】

1. 早期

病程短、病痛轻，在相关筋结点处可检出压痛，但没有明显的痛性条索或结块。此期可采用（1）毫针疗法（2）火针疗法（3）灸法（4）理筋推拿法（5）水针疗法治疗。

2. 后期

病程较长，反复发作，筋结点因长期反复损伤而出现痛性条索和硬结。凡用上述方法难于松解者，应考虑长圆针疗法。

嘱患者尽量上举患肢，检查青灵次、极泉次、周荣次、胸乡次、天溪次、腹哀次、幽门次确定结筋病灶点。触摸其深度，做好标记。常规消毒后，在结筋点处注入 0.5ml 局麻药作浸润。浸润后肩痛立即减轻或消失，由此可鉴别或验证结筋病灶定位的准确程度。沿局麻针头方向和深度，用斜刃长圆针缓慢刺入，先在结筋点表层行关刺法，再深入其旁行恢刺法，使结筋硬结松解。出针后需压迫 1 分钟，以防针孔出血。必要时，在针后再于结筋点处注入注射用水或川芎嗪等药物。

【注意事项】

（1）凡筋结点处无明显阳性体征者，应考虑经筋病以外原因，必要时，应请有关专科专家会诊或转诊，不可贻误病情。

（2）青灵次深部是腋动静脉及神经干，极泉次下亦为腋动静脉及臂丛神经，故不宜深刺，以推拿理筋法最为安全。周荣次、胸乡次、天溪次、腹哀次、幽门次，深部为胸腔或腹腔，故不可深刺，防止损伤内脏。

（3）有经络、脏腑合并症者，可配合循经辨证取穴或对症配穴治疗。

（4）术后应避免劳累，避免复感风寒。

附：

1. **肩袖损伤**

组成肩袖的肌肉、韧带受到损伤称肩袖损伤。

本病因其中冈上肌腱损伤最多见，故也叫冈上肌综合征（不包括冈上肌肌腱断裂），是肩部的常见多发病。过去认为，肩袖损伤只是肌肉和肌腱本身的病理改变，但从解剖学和组织学的观点看，它也包括邻近软组织（如滑囊、韧带和软骨）的病理改变，所以有人叫它为冈上肌综合征。

肩袖肌指冈上肌、冈下肌、小圆肌和肩胛下肌。它们分别起自肩胛骨冈上窝、冈下窝、肩胛腋缘等，纤维向外移行，其肌腱止于肱骨的大结节。其内层与肩关节囊紧密相贴，外层与三角肌下滑囊壁毗邻，所以肩关节囊、三角肌下滑囊和肩袖诸肌的疾患可以相互蔓延，相互影响，尤其各肌的起止点承受极大拉力更易损伤。肩袖肌除了与其他肌肉协同作用于上臂使其运动外，它的另一个作用是像衣袖一样包绕着肩部，起着固定肱骨头的作用。必须指出的是，冈上肌腱运动时必须通过肩峰和肱骨头形成的骨性狭窄缝隙，由于肱骨头位置不断变化，就经常对冈上肌腱产生挤压。这种机械性的刺激作用，就是冈上肌腱发生损伤的主要原因。

本病属中医学"痹病""肩痹"范畴。多因中老年人肝肾亏损，筋骨退变、劳损所致，外伤或感受风寒湿邪、劳伤筋骨等使痰湿交阻而加重病情。值得注意的是本病多有经筋损伤和结筋病灶，而且它是引起或加重病情的重要原因。经筋损伤者，应在经脉辨证论治基础上，同时从经筋辨证论治角度着手治疗。

表9－24　　肩袖损伤辨证取穴表

证型	症状	取穴
风寒湿痹	主症:肩臂僵痛,屈伸受限,上举下落均疼痛、重者夜间疼,影响休息 舌苔脉象:舌淡苔白,脉浮弦紧 兼症:①反弓疼痛 ②外展出现疼痛弧 ③心烦失眠	主穴:肩髃、肩髎、合谷、秉风、肩井、臑会 结筋点:肩峰、天髎次、天宗次、肩内陵次、肩痛点次、肩髃次、肩髎次 配穴:①肩内陵、举肩 ②曲垣、巨骨 ③神门、心俞
横络卡压	主症:反复发作,久痹不愈,肩背疼痛,屈伸受限,触诊痛重,可及条索 舌苔脉象:舌淡苔白,脉沉弦紧 兼症:①反弓疼痛 ②外展出现疼痛弧	结筋点:肩峰、天髎次、天宗次、肩内陵次、肩痛点次、举肩次、巨骨次、肩髃次、肩髎次、冈外 配穴:①肩内陵、举肩 ②曲垣、巨骨

2. 肩袖破裂

因肩袖肌长期劳损变性，再在外力作用下，使之部分断裂者称肩袖破裂。

肩袖是由起自肩胛骨止于肱骨大结节的冈上肌、冈下肌、小圆肌和肩胛下肌的肌腱形成。各肌腱相互交织，以扁宽的腱膜形成一个半圆形马蹄状，牢固地由前、上、后附于肩关节囊上，且不易分开。其类似短袖状组织结构，故称肩袖或旋转袖。

肩袖肌的主要作用是使肩关节内旋、外旋。长期从事臂力工作者可因外伤或在组织退变、萎缩的前提下，因跌倒时手外展着地，或手持重物，肩关节突然外展上举，肩关节剧烈运动时，导致肩袖部分和完全破裂，且以冈上肌腱为主。单纯横形破裂较轻，一般可以自愈。单纯纵形破裂，多见于年轻人，常在暴力较大时发生，多会伴有肱骨头骨折，裂口处常与喙肱韧带平行。巨大破裂者累及冈上肌腱、冈下肌腱使其发生纵裂，有时伴有肌腱回缩。若累及肱二头肌腱撕裂，既有旋转袖破裂，又有肱二头肌受累，多为向后跌倒，暴力沿肱骨头作用于关节囊前部，冈下肌收缩使腱袖裂开所致。

本病一旦确诊，应采取手术缝合术治疗。术后组织的炎症反应及损伤、粘连、瘢痕诸并发症可采用针灸方法治疗。

本病属中医学"痹病""肩痹"范畴。多因中老年人肝肾亏损，筋骨退变的基础上，又加外伤所致，感受风寒湿邪、劳伤筋骨等使痰湿交阻，可加重病情。值得注意的是本病术后多有经筋损伤和结筋病灶，而且它是引起或加重病情的重要原因。经筋损伤者，应在经脉辨证。

表9-25　肩袖破裂辨证取穴表

证型	症状	取穴
风寒湿痹	主症:修补术后,肩臂僵痛,屈伸受限,上举下落均疼痛,功能受限,遇冷加重 舌苔脉象:舌淡苔白,脉浮弦紧 兼症:①反弓疼痛　②外展出现疼痛弧　③心烦失眠	主穴:肩髃、肩髎、合谷、秉风、肩井、臑会 结筋点:肩峰、天髎次、天宗次、肩内陵次、肩痛点次、臑会次、肩髃次、肩髎次 配穴:①肩内陵、举肩　②曲垣、巨骨　③神门、心俞
横络卡压	主症:手术后仍久痹不愈,肩背疼痛,屈伸受限,触诊痛重,可及条索 舌苔脉象:舌淡苔白,脉沉弦紧 兼症:①反弓疼痛　②外展出现疼痛弧　③心烦失眠	结筋点:肩峰、天髎次、天宗次、肩内陵次、肩痛点次、举肩次、巨骨次、肩髃次、肩髎次、臑会次 配穴:①肩内陵、举肩　②曲垣、巨骨　③神门、心俞

3. 肩手综合征

肩手综合征是以肩部疼痛、肩关节运动障碍伴有同侧手痛与肿胀为特征的疾病,是由多种疾患引起上肢神经功能紊乱而致的疼痛综合征。

本病的发病主要与组织的营养代谢障碍和创伤有关。病变部位的刺激,导致交感神经功能障碍而出现一系列临床症状。也可因为脑血管病变,使运动受限,造成肢体动脉瘀血,最终出现局部组织纤维化。常见的病因有:外伤、动脉病变、肝或肺部疾患、脑血管功能不全、前臂外伤后固定受压和某些药物因素。上述因素可造成神经系统异常或局部静脉瘀血而出现临床症状。

本病属中医学"痹病""肩痹"范畴。多因中老年人肝肾亏损,筋骨退变、劳损所致,外伤或感受风寒湿邪、劳伤筋骨等使痰湿交阻而加重病情。值得注意的是本病多有经筋损伤和结筋病灶,而且它是引起或加重病情的重要原因。经筋损伤者,应在经脉辨证论治基础上,同时从经筋辨证论治角度着手治疗。

表9-26　肩手综合征辨证取穴表

证型	症状	取穴
风寒湿痹	主症:肩臂僵痛,屈伸受限,上举下落均疼痛,功能受限,手指肿痛,遇冷加重 舌苔脉象:舌淡苔白,脉浮弦紧 兼症:①肩痛僵硬　②手指漫肿　③指掌挛缩	主穴:肩髃、肩髎、合谷、秉风、肩井、臑会、八邪、劳宫 结筋点:肩峰、天髎次、天宗次、肩内陵次、肩痛点次、臑会次、肩髃次、肩髎次 配穴:①肩内陵、举肩　②合谷、大陵　③鱼际、太渊
气滞血瘀	主症:肩臂僵痛,屈伸受限,功能受限,手指肿痛,指掌挛缩,遇冷加重 舌苔脉象:舌淡苔白,脉浮弦紧 兼症:①肩痛僵硬　②手指漫肿　③指掌挛缩	主穴:肩髃、肩髎、合谷、秉风、肩井、臑会、八邪、劳宫 结筋点:肩峰、天髎次、天宗次、肩内陵次、肩痛点次、大陵次 配穴:①肩内陵、举肩　②合谷、大陵　③鱼际、太渊

证型	症状	取穴
横络卡压	主症:肩痹不愈,肩背疼痛,屈伸受限,触诊痛重,可及条索 舌苔脉象:舌淡苔白,脉沉弦紧 兼症:①反弓疼痛 ②手掌肌萎 ③手指强直变形	结筋点:肩峰、天髎次、天宗次、肩内陵次、肩痛点次、肩髃次、肩髎次、举肩次、巨骨次、臑会次、大陵次、鱼际次 配穴:①肩内陵、举肩 ②劳宫、大陵 ③神门、劳宫、大陵、曲池

4. 小圆肌捩伤

小圆肌因暴力牵拉而损伤称小圆肌捩伤。

小圆肌系长圆形肌肉,起自肩胛骨腋缘背面上 2/3,斜行向外上,位于冈下肌腱之下,止于大结节下份,形成肩袖的后份。在肩关节囊的后方紧密聚合不易分离。小圆肌有内旋肩关节的作用,当进行投掷、抛物等肩关节猛烈运动时,小圆肌强力扭转或突然收缩,使小圆肌纤维或肌腱附着处撕裂损伤。伤处出现渗出、肿胀,而致肩背部疼痛。处理不及时会形成肌肉纤维化,肌腱挛缩,局部血液循环障碍,而出现慢性病理改变。

本病属中医学"痹病""肩痹"范畴。多因中老年人肝肾亏损,筋骨退变、劳损所致。外伤或感受风寒湿邪、劳伤筋骨等使痰湿交阻而加重病情。值得注意的是本病多有经筋损伤和结筋病灶,而且它是引起或加重病情的重要原因。经筋损伤者,应在经脉辨证论治基础上,同时从经筋辨证论治角度着手治疗。

表 9 - 27　小圆肌捩伤辨证取穴表

证型	症状	取穴
风寒湿痹	主症:肩臂僵痛,屈伸受限,后伸疼痛加重、肩功能受限,遇冷加重 舌苔脉象:舌淡苔白,脉浮弦紧 兼症:①反弓疼痛 ②外展出现疼痛弧 ③手指麻冷	主穴:肩髃、肩髎、合谷、肩痛点、肩内陵 结筋点:肩峰、天髎次、天宗次、肩内陵次、肩痛点次 配穴:①肩内陵、举肩 ②曲垣、巨骨、臑会 ③臑俞、合谷、扶突
横络卡压	主症:久痹不愈,肩背疼痛,屈伸受限,触诊痛重,可及条索 舌苔脉象:舌淡苔白,脉沉弦紧 兼症:①反弓疼痛 ②外展出现疼痛弧 ③指肩冷麻	结筋点:肩痛点次、肩峰、天髎次、天宗次、肩内陵次、冈外、举肩次、巨骨次 配穴:①肩内陵、举肩 ②曲垣、巨骨 ③神门、扶突、合谷

5. 大圆肌及大圆肌下滑囊损伤

大圆肌和大圆肌下滑囊损伤而发生无菌性炎症称大圆肌及大圆肌下滑囊损伤。两者常常是相互影响,同时存在,所以本节将其放在一起讨论。

大圆肌起自肩胛骨下角的背面,肌束通过小圆肌的下方和背阔肌的上方斜行外上,与背阔肌肌腱同止于肱骨小结节嵴。在大圆肌肌腱与肱骨之间,有大圆肌下滑囊,能减少运动时肌腱与肱骨的彼此摩擦。大圆肌有内收、内旋、后伸上臂的作用。在大圆肌的发病过程中,除了直接遭受损伤外,由于它起点处的肩胛骨在经常运动,所以肩胛骨和其他与肩胛骨运动有关系的肌肉,包括其他肩袖肌都有直接的关系。相反,在上肢固定状态下,大圆肌的收缩通过肩胛骨也会影响到与肩胛骨运动有关系的其他肌肉。

大圆肌与背阔肌的生理功能完全相同，但是由于大圆肌和背阔肌肌肉体积的大小差异甚大，肌纤维长短也不一样，所以当两块肌肉同时收缩时，其移动幅度和距离不同，这样就会产生移动的位置差和相对摩擦。加之肌纤维彼此间走行方向处于不平行的扭转状态，同时，两肌肉之间又没有完整滑囊组织相隔，故常由于运动时的剪力及彼此间的直接摩擦而引起慢性劳损性伤病。这种直接摩擦损伤的机制，对于大圆肌下滑囊来说也是主要的致病原因之一。

由于暴力牵拉而使大圆肌作超生理范围的异常运动，是大圆肌发生急性损伤的常见致伤原因。如果急性损伤未得到及时处理，如出血、血肿、组织解剖位置的变异等病理状态没有得到纠正，就会形成与小圆肌、背阔肌、大圆肌下滑囊等组织的粘连。当瘢痕挛缩时可出现顽固的后遗症。

本病属中医学"痹病""肩痹"范畴。多因中老年人肝肾亏损，筋骨退变、劳损所致。外伤或感受风寒湿邪、劳伤筋骨等使痰湿交阻而加重病情。值得注意的是本病多有经筋损伤和结筋病灶，而且它是引起或加重病情的重要原因。经筋损伤者，应在经脉辨证论治基础上，同时从经筋辨证论治角度着手治疗。

表9-28　大圆肌及大圆肌下滑囊损伤辨证取穴表

证型	症状	取穴
风寒湿痹	主症:肩臂僵痛,屈伸受限,后伸疼痛加重、肩功能受限,遇冷加重 舌苔脉象:舌淡苔白,脉浮弦紧 兼症:①反弓疼痛 ②后伸疼痛	主穴:肩贞、臑俞、肩髎、合谷、肩痛点、肩内陵 结筋点:下肩痛点、臑俞次、天髎次、天宗次、肩内陵次、肩痛点次 配穴:①冈外、举肩 ②曲垣、巨骨、臑会
横络卡压	主症:久痹不愈,肩背疼痛,屈伸受限,触诊痛重,可及条索 舌苔脉象:舌淡苔白,脉沉弦紧 兼症:①反弓疼痛 ②后伸疼痛	结筋点:肩贞次、下肩痛点、肩痛点次、天髎次、天宗次、肩内陵次、冈外、举肩次 配穴:①肩内陵、举肩 ②肩贞、肩痛点、下肩痛点

6. 冈上肌肌腱断裂

冈上肌肌腱因长期挤压、劳损而变性，在此基础上又受暴力牵拉时，使部分或完全断裂称冈上肌肌腱断裂。

冈上肌起自肩胛骨的冈上窝，肌束向外延伸并集中，形成肌腱经肩关节囊的上方（有人认为是肩关节囊的增厚部分），止于肱骨大结节，是肩袖肌的一个重要组成部分。它是上肢外展起动肌。当肩外展外旋运动时，首先是它收缩起动肱骨头，将其拉向肩胛骨并使其固定在关节盂内形成支点。当其他肌肉收缩时，再协同其他肌肉使上臂外展，特别是上臂300度以内的外展，是由冈上肌收缩来完成的。在有关肩袖损伤的章节中已经提到冈上肌肌腱损伤的机制。冈上肌肌腱断裂，是在已经发生肌腱损伤变性的前提下，又作上臂外展运动，当突然受到阻力，或者在外展姿势下受到使其内收的暴力时，或者在负重情况下猛烈外展等，都使已变性的肌腱受到过大的牵拉外力而发生断裂。其断裂的部位，常常在肱骨大结节上1.25厘米处（因为肌腱在此处挤压、摩擦而引起的变性最严重），可有完全或部分断裂。有时还并发肩关节囊和邻近组织的撕裂，从而可形成血肿（有关节内，也有关节外的）。冈上肌肌腱断裂伤应即时手术缝合处理，术后后遗症可采用针灸治疗。

　　本病属中医学"痹病""肩痹"范畴。多因中老年人肝肾亏损，筋骨退变、劳损基础上又加外伤所致。感受风寒湿邪、劳伤筋骨等使痰湿交阻而加重病情。值得注意的是本病多有经筋损伤和结筋病灶，而且它是引起或加重病情的重要原因。经筋损伤者，应在经脉辨证论治基础上，同时从经筋辨证论治角度着手治疗。

表 9 - 29　冈上肌肌腱断裂辨证取穴表

证型	症状	取穴
风寒湿痹	主症:肩臂僵痛,外展受限,起动困难,上举下落均疼痛、外展耸肩 舌苔脉象:舌淡苔白,脉浮弦紧 兼症:①反弓疼痛 ②外展出现疼痛弧 ③肩周血肿	主穴:肩髃、肩髎、合谷、秉风、肩井、臑会 结筋点:肩峰、天髎次、天宗次、肩内陵次、臑会次、肩髃次、肩髎次、肩痛点次 配穴:①肩内陵、举肩 ②曲垣、巨骨 ③消烁、臑会
横络卡压	主症:反复发作,久痹不愈,肩背疼痛,屈伸受限,触诊痛重,可及条索 舌苔脉象:舌淡苔白,脉沉弦紧 兼症:①反弓疼痛 ②外展出现疼痛弧 ③肩痛向三角肌、手指放散	结筋点:肩峰、天髎次、天宗次、肩内陵次、肩痛点次、举肩次、巨骨次 配穴:①肩内陵、举肩 ②曲垣、巨骨 ③消烁、臑会、曲池、合谷

7. 肱二头肌长头腱鞘炎

　　肱二头肌长头腱因长期与包绕的腱鞘磨损，导致两者发生无菌性炎症，从而出现肩周疼痛和功能障碍称肱二头肌长头腱鞘炎。

　　肱二头肌长头腱起自肩胛骨的盂上粗隆和盂后唇，其腱行经肩关节囊壁的内上方，绕肱骨头的外上方出关节囊下行，进入较为狭窄的肱骨结节间沟内。在沟的上方又被肱横韧带所固封，因此在此处形成了一个狭窄的管道，肱二头肌长头腱和腱鞘从此管中通过。当肱二头肌收缩时，能使上臂向前屈曲，使前臂向前屈曲及旋后运动。但是，由于肱骨和肱二头肌长头腱在结节间沟以上都不能有长度的变化，其上部分都是相对固定不变的。当上臂运动时，由于肱骨的位置移动而发生变化（有距离的变化），肌腱也随之变化（但无长度的变化），在结节间沟处就不是腱在结节间沟中滑动，而是肱骨的结节间沟扶托或骑跨在肱二头肌的长头腱上来回运动。这样，肱二头肌长头腱与腱鞘之间所承受的摩擦力就要比一般的肌腱在滑液鞘中运动时所承受的摩擦力大得多，因此容易引起本病。

　　肱二头肌的长头腱和腱鞘长期受结节间沟狭窄处粗糙面的机械刺激就会使肌腱发生变性，腱鞘和腱周围其他组织也会发生无菌性的炎症反应，发生肌腱失泽、变黄、粗糙、变硬、变脆等退行性改变，而腱鞘组织则充血，水肿，渗出。渗出液被吸收以后，渗出液内的蛋白质、纤维素析出、沉着，最终引起肌腱与腱鞘的粘连并引起狭窄性腱鞘炎。

　　本病属中医学"痹病""肩痹"范畴。多因中老年人肝肾亏损，筋骨退变、劳损所致。外伤或感受风寒湿邪、劳伤筋骨等使痰湿交阻而加重病情。值得注意的是本病多有经筋损伤和结筋病灶，而且它是引起或加重病情的重要原因。经筋损伤者，应在经脉辨证论治基础上，同时从经筋辨证论治角度着手治疗。

表9-30　肱二头肌长头腱鞘炎辨证取穴表

证型	症状	取穴
风寒湿痹	主症:肩臂僵痛,上举受限,起动困难,上举下落均疼痛。屈肘、外旋、屈肩抗阻试验(+)。 舌苔脉象:舌淡苔白,脉浮弦紧。 兼症:①反弓疼痛 ②向胸部放散 ③向肘部放散	主穴:肩内陵、肩髃、肩髎、合谷、举肩、抬肩 结筋点:肩内陵次、肩峰、天宗次、肩痛点次 配穴:①中府、泽前 ②中府、天府 ③消烁、臑会、泽前
横络卡压	主症:久痹不愈,肩背疼痛,屈伸受限,触诊痛重,可及条索。 舌苔脉象:舌淡苔白,脉沉弦紧。 兼症:①反弓疼痛 ②出现疼痛胸部放散 ③肩痛向肘放散	结筋点:肩内陵次、中府次、肩峰、天宗次、举肩次、泽前次 配穴:①肩内陵、举肩、中府 ②中府、天府 ③泽前、曲池、合谷

8. 肱二头肌长头腱滑脱

肱二头肌长头因结节间沟前方肱横韧带撕裂,肌腱滑脱于沟外,称肱二头肌长头腱滑脱。

该肌起端有2个头,长头腱起自于肩胛骨盂上粗隆和盂后唇,通过肩关节囊,经肱骨结节间沟下降。短头在内侧,起于肩胛骨喙突,两头在臂的中上份合成一个肌腹,并以一个腱止于桡骨粗隆。该肌的作用是屈肘,当前臂处于旋前位时,能使其旋后,还能协助屈肩。退行性病变为本病的内因,损伤为外因。肱二头肌长头腱由肱横韧带维持在结节间沟中,肱横韧带纤维过度牵张或撕裂时,可造成肌腱半脱位或脱位,结节间沟浅者更易发生。上臂处于内旋位置时,肌腱也易于从沟内弹起。旋转袖以及大结节的退行性改变也可增加肌腱的松弛度。主要表现为结节间沟前方肱横韧带撕裂,使肌腱滑脱于沟外。重者常需行横韧带修复术或肌腱重建术,术后或不全滑脱者可采用针灸治疗。

本病属中医学"痹病""肩痹"范畴。多因中老年人肝肾亏损,筋骨退变、劳损所致。外伤或感受风寒湿邪、劳伤筋骨等使痰湿交阻而加重病情。本病术后及不全滑脱者多有经筋损伤和结筋病灶,而且它是引起或加重病情的重要原因。经筋损伤者,应在经脉辨证论治基础上,同时从经筋辨证论治角度着手治疗。

表9-31　肱二头肌长头腱滑脱辨证取穴表

证型	症状	取穴
风寒湿痹	主症:肩臂僵痛,上举受限,上举下落均疼痛并伴弹响。屈肘、外旋、屈肩抗阻试验(+) 舌苔脉象:舌淡苔白,脉浮弦紧 兼症:①反弓疼痛 ②向胸部放散 ③向肘部放散	主穴:肩内陵、肩髃、肩髎、合谷、举肩、抬肩 结筋点:肩峰、肩内陵次、肩痛点次 配穴:①中府、泽前 ②中府、天府 ③消烁、臑会、泽前
横络卡压	主症:久痹不愈,肩背疼痛,屈伸受限,触诊痛重,可及条索 舌苔脉象:舌淡苔白,脉沉弦紧 兼症:①反弓疼痛 ②出现疼痛胸部放散 ③肩痛向肘放散	结筋点:肩内陵次、中府次、肩峰、天宗次、举肩次、泽前次 配穴:①举肩、中府、泽前 ②中府、天府 ③泽前、曲池、合谷

9. 肱二头肌短头拉伤

肱二头肌短头在生活劳动中被拉伤,称肱二头肌短头拉伤。

此症多见于小儿,特别是多发生于才学会走路的幼儿。体操运动员失手、搬运或投掷重物时,也会发生此症。肱二头肌短头腱,起于肩胛骨的喙突,其纤维束向下外移行,在肱二头肌肌腹处与长头会合。其起点稍偏内下方,此又是喙肱肌的起点,二点非常接近,几乎是此二肌肉的同一始发部位,但其间有滑液囊相隔。此二肌腱起始部的纤维走行方向不一致,当上臂下垂时,肱二头肌的短头腱在喙肱肌的上方稍偏外,而喙肱肌的起点在其下方则稍偏内。此二肌腱在上臂不超过肩高水平的运动时,几乎都是平行移动。但当臂上举(习惯是在外旋位上的上举)时,原来位于内侧的喙肱肌就移到了上举臂的外侧,而原在喙肱肌外侧之肱二头肌短头却转到了喙肱肌的内侧。此二肌肉这一相对位置的变化(其起点不变),必然引起其肌腱在邻近起点处的纤维交叉。特别是在上举臂极度旋转时,此种交叉所形成的剪应力将明显加大。同时,由于原来向下之纤维转而向上,所以在其起点处就发生了腱纤维的转折,使起点处的纤维形成了漩涡状畸形,使喙突滑液囊损伤。在臂外展时,肩胛骨的喙突到桡骨粗隆之间的距离比上肢下垂时的距离要大,所以外展上举之臂对肱二头肌短头肌腱的牵拉张力就比平常要大得多。这样,就造成了肱二头肌短头腱起始部容易发生损伤。肱二头肌短头腱的损伤,多发生在其起点邻近。绝大多数情况下,损伤是在臂外展上举并极度外旋的情况下发生的,因为此时其起点处的受力比较集中且大,容易将其呈漩涡状的纤维拉伤。如家长牵拉小儿手臂行走时,由于小儿步态不稳,在即将跌倒时,家长突然用力上提小儿手臂,这样就在外展、上举、极度外旋的位置上,承加了一个突然而又较大的上牵之力。此力作用于肱二头肌短头腱的起始部,就可使其起点邻近的腱发生拉伤。投掷运动员肱二头肌短头腱起点处的拉伤,也是在器械即将出手的一瞬间,发生,机理与此相同。

本病属中医学"痹病""肩痹"范畴。多因肝肾未充,筋骨抗击外力不足所致。外伤或感受风寒湿邪、劳伤筋骨等使瘀湿交阻而加重病情。值得注意的是本病多有经筋损伤和结筋病灶,而且它是引起或加重病情的重要原因。经筋损伤者,应在经脉辨证论治基础上,同时从经筋辨证论治角度着手治疗。

表 9 - 32　肱二头肌短头拉伤辨证取穴表

证型	症状	取穴
风寒湿痹	主症:肩前僵痛肿胀,屈伸受限,上举下落均疼痛,患者不敢捡物,屈臂外旋抗阻时肩前疼痛 舌苔脉象:舌淡苔白,脉浮弦紧 兼症:①反弓疼痛　②外展出现疼痛	主穴:中府、肩髃、合谷、举肩、臑会 结筋点:中府次、肩峰、天髎次、天宗次、肩内陵次、肩痛点次 配穴:①肩内陵、天府　②云门、巨骨
横络卡压	主症:反复发作,久痹不愈,肩前疼痛,屈伸受限,触诊痛重,可及条索 舌苔脉象:舌淡苔白,脉沉弦紧 兼症:①反弓疼痛　②外展出现疼痛弧	结筋点:中府次、云门次、肩髃次、肩峰、肩内陵次、肩痛点次、举肩次、巨骨次 配穴:①肩内陵、举肩　②云门、巨骨、肩髃、肩髎

10. 三角肌下滑囊炎

三角肌下滑囊因长期挤压损伤而发生无菌性炎症者称三角肌下滑囊炎。

三角肌下滑囊常与肩峰下滑囊相通，炎症可相互蔓延，故也叫肩峰下滑囊炎。因为它与冈上肌相邻，所以两者的解剖生理特点和受伤机制都比较相似，特别是两者的临床发病也是休戚相关的。在关于肩袖损伤的章节中已提到此病。与冈上肌容易损伤的解剖生理特点相似，主要是肱骨头在肩峰下滑动时对肩峰下滑囊发生了挤压、摩擦等而诱发此病。肩峰下滑囊因长期受挤压、摩擦等机械刺激，使滑囊壁发生充血、水肿、渗出、增殖、变厚等无菌性炎症反应，继而发生囊壁粘连（自己本身和与周围组织发生的粘连）等病理改变，这就限制了肩关节的活动而发病。

本病属中医学"痹病""肩痹"范畴。多因中老年人肝肾亏损，筋骨退变、劳损所致。外伤或感受风寒湿邪、劳伤筋骨等使痰湿交阻而加重病情。值得注意的是本病多有经筋损伤和结筋病灶，而且它是引起或加重病情的重要原因。经筋损伤者，应在经脉辨证论治基础上，同时从经筋辨证论治角度着手治疗。

表 9-33　三角肌下滑囊炎辨证取穴表

证型	症状	取穴
风寒湿痹	主症:肩臂僵痛肿胀,屈伸受限,上举下落均疼痛、重者夜间疼,影响休息 舌苔脉象:舌淡苔白,脉浮弦紧 兼症:①反弓疼痛　②外展出现疼痛弧　③心烦失眠	主穴:消烁、臂臑、肩髃、肩髎、合谷、秉风、肩井、臑会 结筋点:消烁次、臂臑次、肩峰、天髎次、天宗次、肩内陵次、肩痛点次、肩前 配穴:①肩内陵、举肩　②曲垣、巨骨　③神门、心俞
横络卡压	主症:反复发作,久痹不愈,肩背疼痛,屈伸受限,触诊痛重,可及条索 舌苔脉象:舌淡苔白,脉沉弦紧 兼症:①反弓疼痛　②外展出现疼痛弧	结筋点:消烁次、臂臑次、肩峰、天髎次、天宗次、肩内陵次、肩痛点次、举肩次、巨骨次、肩前 配穴:①肩内陵、举肩　②曲垣、巨骨

11. 肩峰下滑囊炎

肩峰下滑囊炎是由于肩峰与喙肩韧带反复挤压与磨损使肩峰下滑囊产生的外伤性炎症。

本病（参见三角肌下滑囊炎节病机病理）日久，滑囊内滑膜增生、肥厚，并可波及冈上肌，引起冈上肌肌腱炎，二者均属于广义肩周炎范畴。临床常见在肩部轻微外伤或受凉后肩外上部疼痛，并可向颈部或上肢部放射，肩部活动时疼痛加剧。检查可见肩外侧压痛，上臂旋转及外展时出现疼痛，且外展功能障碍，严重时三角肌前缘可见一圆形膨出物。由于本病位置的特殊性，因而单纯内服药物往往难以奏效；

本病属中医学"痹病""肩痹"范畴。多因中老年人肝肾亏损，筋骨退变、劳损所致。外伤或感受风寒湿邪、劳伤筋骨等使痰湿交阻而加重病情。值得注意的是本病多有经筋损伤和结筋病灶，而且它是引起或加重病情的重要原因。经筋损伤者，应在经脉辨证论治基础上，同时从经筋辨证论治角度着手治疗。

表 9 - 34　　肩峰下滑囊炎辨证取穴表

证型		症状	取穴
风寒湿痹		主症:肩臂僵痛肿胀,屈伸受限,上举下落均疼痛,出现肩外展疼痛弧,重者夜间疼,影响休息 舌苔脉象:舌淡苔白,脉浮弦紧 兼症:①反弓疼痛 　　　②外展出现疼痛弧 　　　③心烦失眠	主穴:消烁、臑臑、肩髃、肩髎、合谷、秉风、肩井、臑会 结筋点:肩峰、消烁次、臑臑次、肩内陵次、肩痛点次、肩前 配穴:①肩内陵、举肩 　　　②曲垣、巨骨 　　　③神门、心俞
横络卡压		主症:反复发作,久痹不愈,肩背疼痛,屈伸受限,触诊痛重,可及痛性条索 舌苔脉象:舌淡苔白,脉沉弦紧 兼症:①反弓疼痛 　　　②外展出现疼痛弧	结筋点:肩峰、消烁次、臑臑次、天髎次、天宗次、肩内陵次、肩痛点次、举肩次、巨骨次、肩前 配穴:①肩内陵、举肩 　　　②曲垣、巨骨

12. 疼痛弧综合征

上肢外展上举时,当盂肱关节在45~160度弧度内会引起肩臂疼痛,此弧度之外疼痛消失称疼痛弧综合征。

因冈上肌肌腱炎、腱钙化沉积物堆积、肩峰下滑囊炎、肱骨大结节损伤等使肱骨头与肩峰间隙变窄,上肢外展上举到盂肱关节在45~160度弧度范围时进一步加重,故疼痛出现。值得注意的是本病多有经筋损伤和结筋病灶,而且它是引起或加重病情的重要原因。经筋损伤者,应在经脉辨证论治基础上,同时从经筋辨证论治角度着手治疗。

表 9 - 35　　疼痛弧综合征辨证取穴表

证型		症状	取穴
风寒湿痹		主症:肩臂僵痛肿胀,屈伸受限,上举下落均疼痛,出现肩外展疼痛弧,重者夜间疼,影响休息 舌苔脉象:舌淡苔白,脉浮弦紧 兼症:①反弓疼痛 　　　②外展出现疼痛弧 　　　③心烦失眠	主穴:消烁、臑臑、肩髃、肩髎、合谷、秉风、肩井、臑会 结筋点:肩峰、消烁次、臑臑次、肩内陵次、肩痛点次、肩前 配穴:①肩内陵、举肩 　　　②曲垣、巨骨 　　　③神门、心俞
横络卡压		主症:反复发作,久痹不愈,肩背疼痛,屈伸受限,触诊痛重,可及痛性条索 舌苔脉象:舌淡苔白,脉沉弦紧 兼症:①反弓疼痛 　　　②外展出现疼痛弧	结筋点:肩峰、消烁次、臑臑次、天髎次、天宗次、肩内陵次、肩痛点次、举肩次、巨骨次、肩前 配穴:①肩内陵、举肩 　　　②曲垣、巨骨

13. 三角肌劳损

三角肌在肩关节非生理性活动中造成三角肌劳损者称三角肌劳损。

三角肌起点广泛,自肩胛冈、肩峰、锁骨外1/3份,从前、外、后三方覆盖肩肱关节,使肩保持浑圆的轮廓。其向远端逐渐聚集成扁腱而止于肱骨三角肌粗隆。在三角肌的肌质中有3~4个腱隔,附于腱隔上的肌纤维排列呈鸟羽状,被称为羽状肌(羽状肌是机体内最强有力的肌型)。三角肌是唯一的一块在上肢处于不同位置时均能发力的肌肉。主要作用是：维持肩关节稳定并起主要作用的最强有力的肌肉，其不能使肩关节外展。前部肌束还可使肩关节屈曲和旋内，后部肌束能使肩关节后伸和外旋。

肩部急性损伤、失治或治疗不彻底，或由于上臂单一姿势反复劳作（如前臂半屈曲状态下的推按动作等），使三角肌长时间处在紧张收缩的情况下，导致三角肌结缔组织中胶原纤维变硬、变粗、排列异常、实质细胞减少，使组织失去柔韧性并出现肌肉纤维化、肌组织变硬，血液循环障碍，从而导致局部肌肉酸胀困痛和外展功能障碍。

本病属中医学"痹病""肩痹"范畴。多因中老年人肝肾亏损，筋骨退变、劳损所致。外伤或感受风寒湿邪、劳伤筋骨等使痰湿交阻而加重病情。值得注意的是本病多有经筋损伤和结筋病灶，而且它是引起或加重病情的重要原因。经筋损伤者，应在经脉辨证论治基础上，同时从经筋辨证论治角度着手治疗。

表9-36　三角肌劳损辨证取穴表

证型	症状	取穴
风寒湿痹	主症:肩臂僵痛肿胀,屈伸受限,上举下落均疼痛、重者夜间疼,影响休息。 舌苔脉象:舌淡苔白,脉浮弦紧。 兼症:①反弓疼痛 ②外展出现疼痛弧 ③心烦失眠	主穴:肩髃、肩髎、消烁、臂臑、合谷、秉风、肩井、臑会 结筋点:肩峰、消烁次、臂臑次、肩内陵次、肩痛点次、肩前 配穴:①肩内陵、举肩 ②曲垣、巨骨 ③神门、心俞
横络卡压	主症:反复发作,久痹不愈,肩背疼痛,屈伸受限,触诊痛重,可及条索。 舌苔脉象:舌淡苔白,脉沉弦紧。 兼症:①反弓疼痛 ②外展出现疼痛弧	结筋点:肩峰、消烁次、臂臑次、天髎次、天宗次、肩内陵次、肩痛点次、举肩次、巨骨次、肩前 配穴:①肩内陵、举肩 ②曲垣、巨骨

14. 肩胛提肌劳损

肩胛提肌在生活运动中，因长期负重牵拉造成的损伤称肩胛提肌劳损。

肩胛提肌位于颈部两侧斜方肌深面，起于上四个颈椎的横突，止于肩胛骨内上角，由肩胛背神经支配，主要作用是上提肩胛骨，当肩胛骨固定时能使颈椎向同侧屈曲。长期伏案低头工作、看电视、阅读等，常因姿势不当，肩胛提肌长期处于紧张状态而劳损，或因运动不慎，肩胛提肌拉伤，若处理不当，致使肩胛提肌出现肌的附着点出现无菌性炎性反应、纤维化，导致项背部酸痛和功能障碍，由于该肌起于上四个颈椎的横突，对维持颈椎的稳定起一定的作用，长期肩胛提肌劳损，会导致颈椎失稳进而出现颈椎病或颈椎综合征。

本病属中医学"痹病""肩痹""颈肩痛"范畴。多因中老年人肝肾亏损，筋骨退变、劳损所致。外伤或感受风寒湿邪、劳伤筋骨等使痰湿交阻而加重病情。值得注意的是本病多有经筋损伤和结筋病灶，而且它是引起或加重病情的重要原因。经筋损伤者，应在经脉辨证论治基础上，同时从经筋辨证论治角度着手治疗。

表 9 - 37　肩胛提肌劳损辨证取穴表

证型	症状	取穴
风寒湿痹	主症:颈项僵痛,项背肿胀,屈伸受限,环顾不能 舌苔脉象:舌淡苔白,脉浮弦紧 兼症:①头痛目眩 ②恶心呕吐 ③心烦失眠	主穴:天髎、后溪、合谷、天柱、大杼、玉枕、肩井 结筋点:天髎次、风池次、天柱次、天宗次、颈椎横突 1~4、肩前 配穴:①玉枕、完骨、风池 ②内关、天突、风池 ③神门、心俞
横络卡压	主症:反复发作,久痹不愈,项背疼痛,屈伸受限,环顾不能,触诊痛重,可及条索 舌苔脉象:舌淡苔白,脉沉弦紧 兼症:①头痛目眩 ②恶心呕吐 ③心悸胸闷	结筋点:天髎次、风池次、天柱次、天宗次、颈椎横突 1~6、天突旁、气舍次、缺盆次、肩前 配穴:①玉枕、完骨、合谷、风池 ②内关、天突、风池 ③神门、肺俞、气舍

15. 肩关节周围炎

在中老年阶段发生于肩关节内的反射性交感神经营养不良症称肩关节周围炎。

此病又称为冻结肩、冰冻肩、慢性闭塞性滑囊炎等,因多发于五十岁前后,所以也叫"五十肩",常误称为漏肩风、外伤性肩周炎。值得指出的是:本病与更年期内分泌功能失调有密切关系,而且它有自愈倾向,一般病程在半年左右,愈后基本不留后遗症状。在诊断、治疗方面应与其他年龄阶段所发生的"肩关节周围炎"严格区别。否则,不仅欲速不达,而且给病人带来不必要的治疗痛苦和经济负担。

此类病人大多缓慢起病,以 45~60 岁之间的老年人最为多见,大多是在肩关节周围组织出现退行性变性的基础上,遇到轻微的外力或受风受寒,即可导致反射性交感神经营养不良,从而在肩关节囊内外发生急性无菌性炎症,并伴有明显的疼痛和功能障碍。一般有静止痛,夜间加重,常因疼痛而惊醒,进行性加重的特点,必然形成肩关节冻结和全方位功能严重受限,但肩周压痛点一般不明确或泛泛存在。若患者同时合并某种经筋损伤时,可以检出少数明确压痛点或痛性条索,然而肩冻结程度远远超出这些筋结点对关节功能的影响程度,对检出的筋结点施以奴夫卡因封闭试验,对改善症状基本无效或收效甚微;加之此时多数患者因为怕疼畏动等原因,所以又引起了许多继发性的病理改变,从而发生了肩周炎。

在治疗时,针对本症特点,应进行安抚性治疗,以理疗为主,推拿为辅,不应强行被动牵拉,以免增加患者痛苦,针灸采用平补平泻法,有合并结筋病灶点者可分步分期处理结筋病灶。

本病属中医学"痹病""肩痹"范畴。多因中老年人肝肾亏损,天癸将尽所致,筋骨退变、劳损和外伤、感受风寒湿邪、劳伤筋骨等使痰湿交阻而加重病情。值得注意的是本病亦有经筋损伤和结筋病灶,而且它是引起或加重病情的重要原因。经筋损伤者,应在经脉辨证论治基础上,同时从经筋辨证论治角度着手治疗。

表9-38　肩关节周围炎辨证取穴表

证型	症状	取穴
风寒湿痹	主症:肩周泛泛然疼痛,静止亦痛,进行性加重,肩功能全面受限,手指胂痛,遇冷加重 舌苔脉象:舌淡苔白,脉浮弦紧	主穴:肩髃、肩髎、合谷、秉风、肩井、臑会、消烁、臂臑 结筋点:肩峰、天髎次、天宗次、肩内陵次、肩痛点次、肩前
	兼症:①肩痛僵硬 ②肩臂漫肿	配穴:①肩内陵、举肩 ②合谷、大陵、曲池
气滞血瘀	主症:病程后期肩臂僵痛,屈伸受限,功能开始改善,遇冷加重 舌苔脉象:舌淡苔白,脉浮弦紧	主穴:肩髃、肩髎、合谷、秉风、肩井、臑会、曲池 结筋点:肩峰、天髎次、天宗次、肩内陵次、肩痛点次、大陵次、肩前
	兼症:①肩痛僵硬 ②肩臂漫肿 ③腰膝酸软	配穴:①肩内陵、举肩 ②合谷、大陵、消烁、臂臑 ③三阴交、足三里、太溪

16. 肩关节挛缩综合征

肩关节囊及周围软组织变性挛缩,严重影响其功能的综合征称肩关节挛缩综合征。

肩关节广义的定义是连结上臂与胸廓的一组结构(通过一系列的关节和肌肉与躯干相连),肩部所有结构都直接或间接地为肩关节的自由活动提供了有利条件,包括骨关节、关节囊以及与关节活动有关的肌肉、肌腱、韧带、滑液囊等,故肩关节活动时,它们之间必须协调、同步,有明显的节律性。当任何一个环节出现病理状态,都会改变肩部的正常活动。肩关节退变、外伤,肩部疾病术后,肌腱韧带断裂、冻结肩、肩部滑囊炎、腋神经损伤等,都能引起关节肌腱韧带关节囊挛缩或肩部肌肉萎缩,并出现的肩关节运动功能障碍等临床综合征。

本病属中医学“痹病”“肩痹”范畴。多因中老年人肝肾亏损,筋骨退变、劳损所致。外伤或感受风寒湿邪、劳伤筋骨等使痰湿交阻而加重病情。值得注意的是本病多有经筋损伤和结筋病灶,而且它是引起或加重病情的重要原因。经筋损伤者,应在经脉辨证论治基础上,同时从经筋辨证论治角度着手治疗。

表9-39　肩关节挛缩综合征辨证取穴表

证型	症状	取穴
风寒湿痹	主症:肩部畸形,举臂耸肩,泛泛然疼痛,肩功能全面受限,手指胂痛,遇冷加重 舌苔脉象:舌淡苔白,脉浮弦紧 兼症:①肩痛僵硬、上举困难 ②肩背漫肿、胛缝疼痛	主穴:肩髃、肩髎、合谷、秉风、肩井、臑会。 结筋点:肩峰、天髎次、天宗次、肩内陵次、肩痛点次、肩前 配穴:①肩内陵、举肩 ②大杼、膏肓、神堂、噫嘻、膈关、银口、肩痛点
气滞血瘀	主症:病程后期肩周僵痛,屈伸受限,肩部无力,上肢肿胀,遇冷加重 舌苔脉象:舌淡苔白,脉浮弦紧 兼症:①肩痛僵硬 ②肩臂漫肿 ③腰膝酸软	主穴:肩髃、肩髎、合谷、秉风、肩井、臑会、消烁、臂臑 结筋点:肩峰、天髎次、天宗次、肩内陵次、肩痛点次、膏肓俞次、大杼次、肩胛冈、冈外、臑俞次、肩前。 配伍:①巨骨次、举肩次、下肩痛点 ②消烁次、青灵次、臂中次 ③三阴交、足三里、太溪

17. 肩肱关节扭伤与脱位

肩肱关节超生理范围活动所造成的扭伤和脱位称肩肱关节扭伤与脱位。

肩肱关节是人身上活动最多、运动范围最大、功能最灵活的关节之一，同时也是人身上稳定性最差的关节，所以肩肱关节扭伤和脱位也就最容易发生。

肱盂关节：肱骨头大，肩胛盂浅而小，这样虽适应了肩关节沿各个轴作比较复杂运动的生理要求，但其关节面的杵臼过浅，稳定性较差，从而在进行超生理范围的运动时，容易使其周围起加固关节作用的软组织发生损伤，也容易使关节面之间的接触脱离而发生脱位。

肩关节囊：比较松弛，所以能适应关节的灵活性要求，但对骨的控制力量却相应地变小，一旦肩作超生理范围的运动时，就容易损伤关节囊及其增厚部分（肩袖肌）。当固定肱骨的软组织因损伤起不到固定作用时，就使肱骨头脱出肩胛盂而发生脱位。特别是在关节囊的前后都有肩袖肌的肌腱加固，而唯独在关节囊的前下方比较松弛而形成皱褶，所以肩关节囊的前下方是解剖学的薄弱环节。

韧带：在肩关节囊上方，有起自喙突至肩峰的喙肩韧带，有穿过并紧贴肱骨头外上方的肱二头肌长头腱，所以肱骨头不容易向上脱出。肩关节囊的后面，有肩袖肌的肌腱与关节囊的后壁紧密相贴，所以肩关节的后方也比较牢固，肱骨头也不容易向后脱出。在肩关节囊的前上方有起自喙突的纤维束向外下斜行并与肩关节囊紧密相贴，最终止于肱骨大结节的喙肱韧带，所以肱骨头也不容易向前上方脱出。唯有肩关节的前下方，无加固关节囊的组织，这样就形成了肱骨头容易向前下脱出。

肩肱关节可以作前屈、后伸、内收、外展、内旋、外旋、环转等多轴性的运动，加之其在日常生活中活动频繁，这就形成了其损伤机会较多的生理学因素。一般上臂在进行超生理范围的活动（如摔臂、扭转等）时，由于其解剖生理特点，肩周围软组织拉伤发生的较多但发生脱位病理改变者较少。只有暴力过大时，暴力不但造成其周围加固关节的软组织损伤，还可以使肱骨头离开肩胛盂而发生脱位。

在临床上引起损伤和脱位的直接暴力比较少见，大多数为传导暴力所致。例如，当人跌倒时，上肢在外展后伸位手掌着地支撑时，其反作用力沿上肢传导到肱骨头处，就可以使位置处于外旋偏下的肱骨头冲破关节囊的前壁而进入喙突下间隙，从而引起肩关节周围软组织损伤和肱骨头的喙突下脱位；如果反作用力较大，持续时间长，还可能使肱骨头继续移位至锁骨下，形成锁骨下脱位。使手臂外展的暴力，例如向上猛烈抬高手臂或从高处坠落时，上臂在中途被挡隔也可以形成一个以肩峰为支点、肱骨为杠杆而使肱骨头向下移动的应力。这个力可使肱骨头向下穿破关节囊，撕裂周围的韧带，突入到盂下间隙，从而形成盂下脱位。有时，盂下脱位还可以因上臂内收肌的作用而使肱骨头向前内移行，形成了喙突下脱位。

肩关节脱位后应即时复位，关节囊较大损伤者，应手术修复，术后后遗症可采用针灸治疗。

本病属中医学"脱骱""痹病""肩痹"范畴。多因外伤或中老年人肝肾亏损，筋骨退变，或在劳损基础上，又摔倒时用手支撑所致。在复位或手术修复后，若再受外伤或感受风寒湿邪、劳伤筋骨等使痰湿交阻可引发或加重肩痛。值得注意的是本病也常有经筋损伤和结筋病灶，而且它是引起或加重病情的重要原因。经筋损伤者，应在经脉辨证论治基础上，同时从经筋辨证论治角度着手治疗。

表 9 – 40　肩肱关节扭伤与脱位辨证取穴表

证型	症状	取穴
风寒湿痹	主症:修补术后,肩臂僵痛,屈伸受限,功能受限,遇冷加重 舌苔脉象:舌淡苔白,脉浮弦紧 兼症:①反弓疼痛 ②外展出现疼痛弧	主穴:极泉、举肩、肩髃、肩髎、合谷、秉风、肩井、臑会 结筋点:肩峰、天髎次、天宗次、肩内陵次、肩痛点次、举肩次、肩前 配穴:①肩内陵、天府 ②曲垣、巨骨、消烁、臂臑。
横络卡压	主症:手术后仍久痹不愈,肩背疼痛,屈伸受限,触诊痛重,可及条索 舌苔脉象:舌淡苔白,脉沉弦紧 兼症:①反弓疼痛 ②外展出现疼痛弧 ③心烦失眠	结筋点:极泉次、肩峰、消烁次、臂臑次、天髎次、天宗次、肩内陵次、肩痛点次、举肩次、巨骨、肩前 配穴:①肩内陵、举肩、天府 ②曲垣、巨骨 ③神门、心俞

18. 习惯性肩关节脱位

反复多次肩关节脱位,甚至在轻度牵拉下亦出现肩关节脱位称习惯性肩关节脱位。

习惯性肩关节脱位大多因急性肩关节脱位以后,只注意肱骨头复位而忽视了下列情况造成的:

①对肩关节起稳定作用的软组织的病理改变,未给以及时恰当的处理;

②由于固定时间太短,功能锻炼过早,最后形成了喙肱韧带及关节囊的松弛愈合;

③关节盂缘的破损使关节盂变浅;

④关节囊的裂口未愈合或发生解剖学的变异,从而对肩关节起稳定作用的组织结构被破坏,稳定性变差。

此时如果受到对一般人来说可能是无所谓的外力(如手提不很重的东西,一般的牵拉,甚至走路时的手臂摆动和与朋友握手等),都可能使肩关节再次脱位。另外,有一部分患者,因有先天性缺陷,如肱骨头的发育不良,其球形头呈扁平状,或关节盂缘过低,使盂变浅,或肩袖肌发育不良,或关节囊松弛,尤其是喙肱韧带过长等,都可以使稳定肩关节的力量减弱,从而造成习惯性肩关节脱位。

表 9 – 41　习惯性肩关节脱位辨证取穴表

证型	症状	取穴
风寒湿痹	主症:修补术后,肩臂僵痛,屈伸受限,功能受限,遇冷加重 舌苔脉象:舌淡苔白,脉浮弦紧 兼症:①反弓疼痛 ②外展出现疼痛弧	主穴:极泉、举肩、肩髃、肩髎、合谷、秉风、肩井、臑会 结筋点:肩峰、天髎次、天宗次、肩内陵次、极泉次、肩痛点次、举肩次、肩前 配穴:①肩内陵、天府 ②曲垣、巨骨
横络卡压	主症:手术后仍久痹不愈,肩背疼痛,屈伸受限,触诊痛重,可及条索 舌苔脉象:舌淡苔白,脉沉弦紧 兼症:①反弓疼痛 ②外展出现疼痛弧 ③肩部无力、腰膝酸软	结筋点:极泉次、肩峰、天髎次、天宗次、肩内陵次、肩痛点次、举肩次、巨骨次、肩前 配穴:①肩内陵、举肩、天府 ②曲垣、巨骨 ③足三里、三阴交、太溪、阳陵泉

本病属中医学"脱骱""痹病""肩痹"范畴,多因先天不足,气滞血瘀,寒凝络阻所致。习惯性肩关节脱位应采用手术方法修复失去稳定作用的软组织及有缺陷的关节关系,术后尚有后遗问题者可采用针灸治疗。

19. 弹响肩

因肩关节退变、肌腱韧带老化等原因而导致肩部活动时出现不合槽的弹响和疼痛者称弹响肩。

肩部是上肢与胸壁的移行区,是连接上臂与胸廓的一组结构,它有控制肱骨的位置和活动的功能。肩关节包括肩(肱)关节、肩锁关节、胸锁关节、肩胛骨胸壁关节(肩胸肌性连合)等部分,其中以肩肱关节最为重要。弹响肩多见于肩肱关节弹响和肩胛骨胸壁关节弹响。肩肱关节由肱骨头与肩胛骨的关节盂构成,为球窝关节。肱骨头大,有半球形的关节面,关节盂浅而小,有纤维软骨构成盂唇并附于其周缘,其关节囊松弛。肩胛骨胸壁关节,无关节面、关节囊和关节软骨等结构由肩胛骨和胸廓后壁构成。

肩关节退变,肌腱韧带老化,肩袖破裂损伤,肌肉、肌腱、韧带粘连、挛缩、钙化或骨质增生、肌腱炎、滑囊炎等均可引起肩部关节结构异常,在肩部活动时出现不合槽的弹响和疼痛。故治疗本病应从改善软组织柔韧性入手。

本病属中医学"痹病""肩痹"范畴。多因中老年人肝肾亏损,筋骨退变、劳损所致。外伤或感受风寒湿邪、劳伤筋骨等使痰湿交阻而加重病情。值得注意的是本病多有经筋损伤和结筋病灶,而且它是引起或加重病情的重要原因。经筋损伤者,应在经脉辨证论治基础上,同时从经筋辨证论治角度着手治疗。

表 9-42　弹响肩辨证取穴表

证型	症状	取穴
风寒湿痹	主症:动肩弹响,肩臂僵痛,屈伸受限,功能受限,遇冷加重 舌苔脉象:舌淡苔白,脉浮弦紧 兼症:①反弓疼痛　②外展出现疼痛弧	主穴:极泉、举肩、肩髃、肩髎、合谷、秉风、肩井、臑会 结筋点:肩峰、天髎次、天宗次、肩内陵次、极泉次、肩痛点次、举肩次、肩前 配穴:①肩内陵、天府　②曲垣、巨骨
横络卡压	主症:肩弹响日久,痹痛不愈,肩背疼痛,屈伸受限,触诊痛重,可及条索 舌苔脉象:舌淡苔白,脉沉弦紧 兼症:①反弓疼痛　②外展出现疼痛弧　③心烦失眠	结筋点:极泉次、肩峰、天髎次、天宗次、肩内陵次、肩痛点次、举肩次、巨骨次、肩前 配穴:①肩内陵、举肩、天府　②曲垣、巨骨　③神门、心俞

20. 肩锁关节挫伤与脱位

肩锁关节因非生理性牵拉而损伤,甚至造成脱位者称肩锁关节挫伤与脱位。

肩锁关节由肩峰的前内侧面和锁骨的肩峰端相贴而构成。两骨在肩锁关节相接之处有关节软骨面,亦有自己单独的关节囊。维持肩锁关节稳固性的主要结构有:由肩峰到锁骨的肩锁韧带和由喙突到锁骨的喙锁韧带(喙锁韧带又分为靠体侧的锥状韧带和偏外侧的斜方韧带)。肩锁关节尚被三角肌的前部纤维束和斜方肌的上斜部肌束所覆盖,所以肩锁关节损伤就有可能误诊为此二肌损伤。肩锁关节有20°的活动范围,从而有加大上臂活动范围的作用。

发生在肩部的牵拉或挤压之力，沿肩胛骨传导而作用于肩锁关节上，就可以损伤肩锁关节和起稳定作用的软组织，从而引起肩锁关节的挫伤和脱位。最常见的是人跌倒时肩先着地支撑，其反作用力常沿肱骨传给肩胛骨，又沿肩胛骨传导到肩锁关节处，从而使关节的关节面互相冲撞，轻者发生关节软骨面挫伤，重则撕破关节囊，撕裂韧带，使锁骨向前向上方发生移动，造成肩锁关节脱位。直接暴力引起肩锁关节损伤者，比较少见。暴力直接作用于肩峰处或锁骨上，也能撕裂其韧带和关节囊而发生脱位。锁骨骨折也常并发肩锁关节损伤。因损伤的轻重不同而有下列差异：肩锁关节挫伤、肩锁关节半脱位、肩锁关节全脱位、在肩锁关节脱位合并三角肌和斜方肌撕裂伤，个别患者还可以并发小的撕脱骨折。故在治疗时，应即时复位，手术修复稳定组织。术后后遗症状可采用针灸治疗。

本病属中医学"痹病""肩痹"范畴。多在中老年人肝肾亏损、筋骨退变、劳损的基础上，肩部受直接或间接暴力所致。感受风寒湿邪、劳伤筋骨等使痰湿交阻而加重病情。值得注意的是本病多有经筋损伤和结筋病灶，而且它是引起或加重病情的重要原因。经筋损伤者，应在经脉辨证论治基础上，同时从经筋辨证论治角度着手治疗。

表9-43　肩锁关节挫伤与脱位辨证取穴表

证型	症状	取穴
风寒湿痹	主症：修补术后，肩臂僵痛，屈伸受限，功能受限，遇冷加重 舌苔脉象：舌淡苔白，脉浮弦紧 兼症：①反弓疼痛 ②外展出现疼痛弧	主穴：巨骨、举肩、肩髃、肩髎、合谷、秉风、肩井、云门 结筋点：巨骨次、肩峰、天髎次、天宗次、肩内陵次、云门次、天突旁 配穴：①肩内陵、天府 ②曲垣、抬肩
横络卡压	主症：手术后仍久痹不愈，肩背疼痛，屈伸受限，触诊痛重，可及条索 舌苔脉象：舌淡苔白，脉沉弦紧 兼症：①反弓疼痛 ②外展出现疼痛弧 ③肩部无力、腰膝酸软	结筋点：巨骨次、云门次、肩峰、天髎次、天宗次、肩内陵次、肩痛点次、抬肩次、天突旁 配穴：①肩内陵、举肩、天府 ②曲垣、云门 ③足三里、三阴交、太溪、阳陵泉

21. 胸锁关节挫伤与脱位

胸锁关节因非生理性牵拉而损伤或脱位者称胸锁关节挫伤与脱位。

胸锁关节由胸骨的锁骨切迹和锁骨的胸骨端组成，有胸锁韧带和锁骨间韧带连结，并予以加固。此关节的活动度很小，所以相对比较牢靠，但因为它是上肢与躯干连接的唯一关节，经常受来自上肢的作用力的牵拉亦可致发生本病。胸锁关节挫伤和脱位多数是在间接暴力作用下引起的。在跌倒肩着地或外力直接由肩外侧向内作用于肩锁关节时，其力沿锁骨传导，一部分可直接作用于胸锁关节，而另一部分力以第一肋骨为支点在胸锁关节处发生杠杆作用的应力，并使其应力的方向发生改变，从而使锁骨的胸骨端向外或向内，产生脱位；也可以由于直接暴力作用于锁骨，使其起固定作用的关节囊破裂，韧带撕裂而发生脱位。极少数人可因慢性劳损（如投掷运动员在投掷时做上臂的外旋、外展、后伸等动作时，被动牵拉锁骨），使关节囊、韧带等发生松弛，因而逐渐发生胸锁关节的慢性损伤性疾患。

　　临床可以见到单纯性的胸锁关节损伤，也可以见到与肩锁关节损伤同时发生，以后者较为常见。所以，临床发生锁骨和肩锁关节损伤时，一定要检查和注意胸锁关节，在处理时也要对并发的胸锁关节给予恰当的处理，不然将会产生后遗症。治疗时应首先正确复位，手术修复。术后后遗症状可采用针灸治疗。

　　本病属中医学"痹病""肩痹"范畴。多因中老年人肝肾亏损，筋骨退变、劳损基础上又受外伤所致。感受风寒湿邪、劳伤筋骨等使痰湿交阻而加重病情。值得注意的是本病多有经筋损伤和结筋病灶，而且它是引起或加重病情的重要原因。经筋损伤者，应在经脉辨证论治基础上，同时从经筋辨证论治角度着手治疗。

表9－44　胸锁关节挫伤与脱位辨证取穴表

证型	症状	取穴
风寒湿痹	主症：修补术后，肩臂僵痛，屈伸受限，功能受限，遇冷加重 舌苔脉象：舌淡苔白，脉浮弦紧 兼症：①反弓疼痛 ②外展出现疼痛弧 ③胸闷不适	主穴：俞府、天突、巨骨、举肩、肩髃、肩髎、合谷、秉风、肩井、云门 结筋点：天突旁、俞府次、巨骨次、云门次、肩峰、天髎次、肩内陵次、肩前 配穴：①肩内陵、天府 ②曲垣、抬肩 ③膻中、紫宫
横络卡压	主症：手术后仍久痹不愈，肩背疼痛，屈伸受限，触诊痛重，可及条索 舌苔脉象：舌淡苔白，脉沉弦紧 兼症：①反弓疼痛 ②外展出现疼痛弧 ③肩部无力	结筋点：天突旁、巨骨次、云门次、肩峰、天髎次、天宗次、肩内陵次、肩痛点次、抬肩次、天突旁、肩前 配穴：①肩内陵、举肩、天府 ②曲垣、云门 ③足三里、三阴交、太溪、阳陵泉

22. 翼状肩胛

　　正常人的肩胛骨紧贴胸壁，这主要是由前锯肌和斜方肌的协同收缩来完成的。如果前锯肌和斜方肌麻痹，就可使肩胛骨失去贴胸的作用力。当上臂运动使肩胛骨旋转时，它就可以出现翘起，形成似蟋蟀翅膀样的畸形，临床据此特征而命名为翼状肩胛。

　　前锯肌：起自第一至第九肋的前方（下4～5个肌齿并插入腹外斜肌的肌腹之间），肌束在肩胛骨的下面紧贴胸廓壁向后上移行，止于肩胛骨的脊柱缘，其中大部分肌束止于肩胛下角。此肌束收缩时，有使肩胛骨的下角和外上角向内呈翼状肩胛畸形的回旋运动，所以它除了有协助外展上肢的作用外，还可以与斜方肌共同使肩胛骨贴胸，起到固定肩胛骨的作用。此肌受臂丛发出的胸长神经支配，此神经经锁骨下方向前外下行，到达前锯肌后支配该肌的运动。

　　斜方肌：一侧斜方肌呈三角形，两侧肌肉合并就成了斜方形。它的短腱起自项上线、枕外粗隆、项韧带、全部胸椎的棘突和棘上韧带。其上部肌束向外下，止于锁骨外侧1/3，中部肌束呈水平方向向外止于肩峰。下部肌束向外上止于肩胛冈。由于这三部分肌束的方向不同，所以其收缩时的功能也不一样。在脊柱固定时若三部分肌束同时收缩，可将肩胛骨拉向脊柱，并可使肩胛骨沿矢状轴将下角转向外，将外上角转向上；若只有上部肌束收缩时，可使肩胛骨上升；下部肌束收缩时，可使肩胛骨下降。当斜方肌与前锯肌同时收缩时，一个力向脊柱方向牵拉肩胛骨，而另一个力向胸壁牵拉肩胛骨的脊柱缘，此二力的合力指向胸壁，就使肩胛骨紧紧地贴靠胸壁。斜方肌受副神经（第十一对颅神经）支配。此神经自颈静脉孔穿出颅腔后分为两支，一为较细的内侧支并入迷走神经，另一支行于颈内动、静脉之间，在胸锁乳突肌的深面斜向后外，穿入斜方肌并支配该肌。肩胛骨与胸壁之间所以能发生 60 度的外旋运动，与此二肌有密切关系。

凡是能够损伤胸长神经和副神经的一切因素，（如较长时间承担较大负荷的背、扛、抬工作及前锯肌、斜方肌损伤痉挛等）均可能压迫此二神经而使其损伤，引起功能障碍，使其支配的肌肉发生瘫痪或萎缩。当肩胛骨失去肌肉对它贴胸的作用力以后，运动时就会发生肩胛骨内侧缘翘起，形成翼状肩胛畸形。

胸长神经和副神经，也可以因一次急性直接暴力的牵拉或钝挫而致伤。此类损伤的表现以神经功能发生障碍比较多见，很少有神经断裂的发生，所以致病因素解除以后，其功能就可以逐渐恢复正常。

本病属中医学"痿证""痹病""肩痹"范畴。多因中老年人肝肾亏损，筋骨退变、劳损所致。外伤或感受风寒湿邪、劳伤筋骨等使痰湿交阻而加重病情。值得注意的是本病多有经筋损伤和结筋病灶，而且它是引起或加重病情的重要原因。经筋损伤者，应在经脉辨证论治基础上，同时从经筋辨证论治角度着手治疗。

表 9-45　翼状肩胛辨证取穴表

证型	症状	取穴
风寒湿痹	主症:上举无力,臂难过头,渐扩故肩胛翼状翘起。每因风寒受湿加重 舌苔脉象:舌淡苔白,脉浮弦紧 兼症:①疲倦无力 ②肩胛少动,翼状畸形	主穴:扶突、意舍、人迎、肩井、银口、风池、神堂、噫嘻、膈关、胸乡、食窦、周荣、气舍 配穴:①足三里、三阴交、太溪 ②阳陵泉、关元、气海
横络卡压	主症:上举无力,臂难过头,渐扩故肩胛翼状翘起。肩胛颈胸周围可及结筋条索 舌苔脉象:舌淡苔白,脉浮弦紧 兼症:①疲倦无力 ②肩胛少动,翼状畸形	结筋病灶点:扶突次、意舍次、人迎次、肩井次、银口次、风池次、神堂次、噫嘻次、膈关次、胸乡次、食窦次、周荣次、气舍次 配穴:①足三里、三阴交、太溪 ②阳陵泉、关元、气海

23. 菱形肌损伤

菱形肌在上肢非生理性负重工作中被牵拉损伤称菱形肌损伤，也叫菱形肌紊乱综合征。

本病是引起肩背部疼痛的一个重要原因。菱形肌位于斜方肌的深面，在肩胛提肌的内下方。它起自颈椎 6~7 和胸椎 1~4 的棘突，肌束斜行向外下，止于肩胛骨的脊柱缘。它收缩时，若肩胛骨固定不动，就能使头仰伸；而脊柱固定不动时，又可以上提肩胛骨。

人的上肢功能特别发达，手提、肩挑等在人日常生活中最多见，也是上肢的主要生理功能。而菱形肌在提肩胛骨时却起着主要作用，这也就是它容易发生损伤的解剖生理学因素。远程的肩挑，长时间的背负，较大重量的手提等，都可以造成菱形肌超量负荷，久之就可以造成菱形肌（也包括肩胛提肌）的劳损。一次超大重量的负荷，或在耸肩情况下的暴力打击，也常能导致菱形肌急性损伤性疾病。

本病属中医学"痹病""肩痹"范畴。多因中老年人肝肾亏损，筋骨退变、劳损所致。外伤或感受风寒湿邪、劳伤筋骨等使痰湿交阻而加重病情。值得注意的是本病多有经筋损伤和结筋病灶,而且它是引起或加重病情的重要原因。经筋损伤者,应在经脉辨证论治基础上,同时从经筋辨证论治角度着手治疗。

表 9 - 46　　菱形肌损伤辨证取穴表

证型	症状	取穴
风寒湿痹	主症:颈背闷胀酸痛,时向肩、颈、腰部放散,肩胛内缘有深压痛。每因风寒受湿加重 舌苔脉象:舌淡苔白,脉浮弦紧 兼症:①背痛向项部放散 ②肩胛内缘疼痛向腰部放散	主穴:大椎、银口、风池、神堂、噫嘻、膈关、天宗 结筋点:颈椎脊突4~7、胸椎脊突1~4、神堂次、噫嘻次、膈关次、膏肓俞次 配穴:①风池、天柱、天髎 ②银口、肓门、志室、肾俞
横络卡压	主症:肩胛内缘及周围可触及结筋条索,酸胀疼痛,并可放散。仰头挺胸抗阻试验(+) 舌苔脉象:舌淡苔白,脉沉弦紧 兼症:①背痛向项部放散 ②肩胛内缘疼痛向腰部放散	结筋点:膏肓俞次、大抒次、风池次、神堂次、噫嘻次、膈关次、颈椎脊突4~7、胸颈椎脊突1~4 配穴:①风池、天柱、天髎 ②银口、肓门、志室、肾俞

24. 肩胛上神经卡压综合征

肩胛上神经在肩胛切迹处骨纤维管内移卡压而引起的综合征称肩胛上神经卡压综合征。

肩胛上神经起自颈4~6神经根所形成的臂丛上干,经斜方肌、肩胛舌骨肌深面下行,再通过肩胛切迹处骨纤维管进入冈上窝,又沿冈盂切迹转入冈下窝。肩胛上神经在肩胛切迹处骨纤维管相对固定,当上肢活动时,尤其是抡锤、投掷类大力运动会受牵拉、磨损,引起本病。其持续肩痛,夜间尤甚,常向颈、腋部放散。肩处展外旋无力。冈上、冈下、三角肌多存有肌萎缩,局部常有压痛。

本病属中医学"痹病""肩痹"范畴。多因中老年人肝肾亏损,筋骨退变、劳损所致。外伤或感受风寒湿邪、劳伤筋骨等使痰湿交阻而加重病情。值得注意的是本病多有经筋损伤和结筋病灶,而且它是引起或加重病情的重要原因。经筋损伤者,应在经脉辨证论治基础上,同时从经筋辨证论治角度着手治疗。

表 9 - 47　　肩胛上神经卡压综合征辨证取穴表

证型	症状	取穴
风寒湿痹	主症:肩背闷胀酸痛,时向肩、颈部放散,肩胛窝有深压痛。每因风寒受湿、劳累而加重 舌苔脉象:舌淡苔白,脉浮弦紧 兼症:①背痛向项部放散 ②肩胛内缘疼痛向腰部放散	主穴:大椎、银口、风池、神堂、噫嘻、膈关、天宗 结筋点:颈椎脊突4~7、胸椎脊突1~4、肩胛上、冈外、天宗次、膈关次、膏肓俞次 配穴:①风池、天柱、天髎 ②银口、肓门、志室、肾俞
横络卡压	主症:肩胛窝及周围可触及结筋条索,酸胀疼痛,并可放散。每因风寒受湿、劳累而加重 舌苔脉象:舌淡苔白,脉沉弦紧 兼症:①背痛向项部放散 ②肩胛内缘疼痛向腰部放散	结筋点:肩胛上、冈外、天宗次、风池次、神堂次、噫嘻次、膈关次、颈椎脊突4~7、胸颈椎脊突1~4 配穴:①风池、天柱、天髎 ②银口、肓门、志室、肾俞

25. 冈下肌萎缩

冈下窝萎陷,冈下肌萎缩无力称冈下肌萎缩,又称冈下肌损伤综合征。

冈下肌位于肩胛骨背面的下窝内,它起自冈下窝内的骨面。上部的肌纤维平行向外,下部的肌束斜行向外上，在肩胛骨外侧缘的上方移行为腱。其腱继续向外移行，最终止于肱骨大结节的中部。它有外旋和内收上臂的作用。其肌腱通过肩关节后方时，与关节囊紧密相贴，形成了关节囊的增厚部分。

冈上肌和冈下肌都受肩胛上神经的支配。肩胛上神经来源于第5（或第4~6）颈神经的前支，神经出椎间孔后，向外下行，通过肩胛骨上缘的肩胛切迹和肩胛横韧带所形成的小间隙到冈上窝，分支支配冈上肌。其主干继续向下，经过肩胛颈进入冈下窝，支配冈下肌。肩胛上动脉与肩胛上神经相伴行。此动脉在经过的沿途上也发支供给冈上肌和冈下肌。

冈下肌的萎缩由于神经、血管的损伤引起。肩胛上神经从肩胛切迹和肩胛颈处通过，当肩胛骨运动时，特别是在作超生理范围的大幅度运动时（如排球运动员的挥臂大扣杀，体操运动员的回环转体、木马支撑，武术杂技演员的倒立、背翻、钳工抡臂，农民的背、扛、抬等），都可以对肩胛上神经发生挤压作用，久之可能引起无菌性炎症和组织变性，从而使肩胛上神经的功能发生障碍，使它所支配的肌肉瘫痪。若这种损伤发生在肩胛切迹处时，冈上肌和冈下肌就会同时萎缩；若损伤发生在肩胛颈处时，就只有冈下肌的萎缩。另外，与肩胛上神经伴行的肩胛上动脉，也可以因为在肩胛切迹和肩胛颈处受到机械刺激而发生损伤，结果使血管管腔变小，血流减少，从而也可能使冈上肌和冈下肌的营养不良而发生变性和萎缩。另外，与肩胛上神经伴行的肩胛上动脉，也可以因为在肩胛切迹和肩胛颈处受到机械刺激而发生损伤，结果使血管管腔变小，血流减少，从而也可能使冈上肌和冈下肌的营养不良而发生变性和萎缩。

本病属中医学"痹病""肩痹"范畴。多因中老年人肝肾亏损，筋骨退变、劳损所致。外伤或感受风寒湿邪、劳伤筋骨等使痰湿交阻而加重病情。值得注意的是本病多有经筋损伤和结筋病灶，而且它是引起或加重病情的重要原因。经筋损伤者，应在经脉辨证论治基础上，同时从经筋辨证论治角度着手治疗。

表9-48　冈下肌萎缩辨证取穴表

证型	症状	取穴
风寒湿痹	主症:肩背闷胀酸痛,时向肩部放散,肩胛下窝有深压痛。每因风寒受湿加重 舌苔脉象:舌淡苔白,脉浮弦紧 兼症:①背痛向肩部放散 ②肩胛上缘疼痛向背部放散	主穴:天宗、臑俞、肩井、肩髎、臑会、消烁 结筋点:颈椎横突4~7、天宗次、臑俞次、冈外、冈上、秉风次 配穴:①肩内陵、肩贞 ②肩痛点、银口
横络卡压	主症:肩胛上缘、冈下窝及周围可触及结筋条索,酸胀疼痛,并可放散。上臂外旋抗阻试验(+) 舌苔脉象:舌淡苔白,脉沉弦紧 兼症:①背痛向肩部放散 ②肩胛上缘疼痛向背部放散	结筋点:颈椎横突4~7、天宗次、臑俞次、冈外、冈上、肩胛上、秉风次、肩痛点次、下肩痛点 配穴:①肩内陵、肩贞 ②肩痛点、银口

26. 肩关节四边孔综合征

肩关节四边孔间隙内容物挤压所引起的综合征称肩关节四边孔综合征。

肩关节四边孔是由骨、关节、肌肉构成的四边形间隙，其上边为小圆肌，下为大圆肌、外为肩肱关节和肱骨颈、内为肱三头肌长头，其中有腋神经与血管通过。当向后滑倒、重物坠击腋位部及劳损伤及肩胛区肌筋组织，引起间隙内容物挤压，则发生本病。间隙内有大量小静脉丛，伤后血肿受四边孔限制不易弥散，更易形成粘连和疤痕，进一步加重病情。其中腋神经和桡神经分支最易受损，表现为三角肌、肱三头肌瘫痪，三角肌区感觉障碍。

本病属中医学"痹病""肩痹"范畴。多因中老年人肝肾亏损，筋骨退变、劳损所致。外伤或感受风寒湿邪、劳伤筋骨等使痰湿交阻而加重病情。值得注意的是本病多有经筋损伤和结筋病灶，而且它是引起或加重病情的重要原因。经筋损伤者，应在经脉辨证论治基础上，同时从经筋辨证论治角度着手治疗。

表 9-49　肩关节四边孔综合征辨证取穴表

证型	症状	取穴
风寒湿痹	主症：三角肌、肱三头肌瘫痪，三角肌区感觉障碍每因风寒受湿加重 舌苔脉象：舌淡苔白，脉浮弦紧 兼症：①背痛向肩部放散 ②肩胛上缘疼痛向背部放散	主穴：天宗、臑俞、肩井、肩髎、臑会、消烁 结筋点：肩痛点次、下肩痛点、天宗次、臑俞次、冈外冈上、秉风次 配穴：①肩内陵、肩贞 ②肩痛点、银口
横络卡压	主症：三角肌、肱三头肌瘫痪，三角肌区感觉障碍，肩关节四边孔及周围可触及结筋条索，酸胀疼痛，并可放散。上臂外旋抗阻试验（+） 舌苔脉象：舌淡苔白，脉沉弦紧 兼症：①背痛向肩部放散 ②肩胛上缘疼痛向背部放散	结筋点：肩痛点次、下肩痛点、天宗次、臑俞次、冈外、冈上、肩胛上、秉风次、肩痛点次、下肩痛点 配穴：①肩内陵、肩贞 ②肩痛点、银口

27. 上臂筋膜间隔综合征

因上臂暴力损伤，使前或后筋膜间隔血运障碍而出现缺血性肌损害者称上臂筋膜间隔综合征。

上臂可分为前（屈肌）筋膜间室和后（伸肌）筋膜间室。前筋膜间室内有肱二头肌、肱肌、正中神经、桡神经及肱动静脉等；后筋膜间室内主要为肱三头肌和尺神经。上臂筋膜间室的容量较大，结构不够坚韧，有较大伸展性。当内压增高、肌肉组织肿胀时，筋膜不足以限制间室内容物体积的扩张，因而产生上臂筋膜间室综合征的机会也较少。但是，当肱骨骨折、上臂严重挤压伤、其他直接暴力致伤上臂、非生理性上臂活动过多，内外侧肌间沟反复磨损、因昏迷使一侧上臂长时间卧于硬地之上遭受压迫而引起臂肌供血障碍，局部出现缺血性挛缩、缺血性肌萎缩或肌肉坏死时亦可发生。

本病属中医学"痹病""肩痹"范畴。多因中老年人肝肾亏损，筋骨退变、劳损所致。外伤或感受风寒湿邪、劳伤筋骨等使痰湿交阻而加重病情。值得注意的是本病多有经筋损伤和结筋病灶，而且它是引起或加重病情的重要原因。经筋损伤者，应在经脉辨证论治基础上，同时从经筋辨证论治角度着手治疗。

表 9 – 50　上臂筋膜间隔综合征辨证取穴表

证型	症状	取穴
风寒湿痹	主症:上臂闷胀酸痛,时向肩部或肘部放散,上臂有张力性包块且有深压痛,每因风寒受湿加重 舌苔脉象:舌淡苔白,脉浮弦紧 兼症:①前侧臂痛,向肩部放散 ②伸侧疼痛,向肘部放散	主穴:极泉、青灵、臂中、泽前、臑会、消烁 结筋点:极泉次、青灵次、臑俞次、臂中次 配穴:①肩内陵、举肩、抬肩、肩贞 ②肩痛点、天井
横络卡压	主症:上臂闷胀酸痛,时向肩部或肘部放散,上臂有挛性包块或肌萎缩且有深压痛。可触及痛性条索或硬结,每因劳累而疼痛加重 舌苔脉象:舌淡苔白,脉浮沉弦紧 兼症:①前侧臂痛,向肩部放散 ②伸侧疼痛,向肘部放散	结筋点:极泉次、青灵次、臑俞次、臂中次、肩内陵次、举肩次、抬肩次、肩贞次、天井次 配穴:①肩内陵、举肩、抬肩、肩贞 ②肩痛点、天井、肘髎

28. 喙肱肌与喙肱韧带损伤

喙肱肌及喙肱韧带在上臂非生理性活动中受损并影响肩部功能者称喙肱肌与喙肱韧带损伤。

喙肱肌属臂肌前群浅层肌肉,位于肱二头肌内侧,它与肱二头肌短头以腱性共同起于喙突,斜向外下,止于肱骨内侧,正好是三角肌的止端相邻之骨面,作用是协助肩关节前屈和内收。喙肱韧带是连结喙突与肱骨大结节的韧带,其紧贴肩关节囊的前上方,能加固并防止肱骨头向前上方脱出。由于肩关节突然向后过伸或前屈内收遇到阻力、手掌支撑用力过猛,均可导致喙肱肌及喙肱韧带损伤。常见于体操运动员等,肩关节脱位也可伴有该肌肉韧带损伤,伤后多会形成喙肱肌部分肌纤维断裂,喙肱韧带或喙肱肌附着处撕裂,以后局部出现炎性渗出,浸润性水肿等,长期不愈,会影响肩关节功能。

本病属中医学"痹病""肩痹"范畴。多因中老年人肝肾亏损,筋骨退变、劳损所致。外伤或感受风寒湿邪、劳伤筋骨等使痰湿交阻而加重病情。值得注意的是本病多有经筋损伤和结筋病灶,而且它是引起或加重病情的重要原因。经筋损伤者,应在经脉辨证论治基础上,同时从经筋辨证论治角度着手治疗。

表 9 – 51　喙肱肌与喙肱韧带损伤辨证取穴表

证型	症状	取穴
风寒湿痹	主症:胸与肩闷胀酸痛,时向肩部或肘部放散,肩上举、后伸均受限,上臂及喙突可有包块且有深压痛,每因风寒受湿加重 舌苔脉象:舌淡苔白,脉浮弦紧 兼症:①肩前侧臂痛,向胸部放散 ②肩侧疼痛,向肘部放散	主穴:中府、云门、举肩、青灵、臂中、肩内陵、巨骨 结筋点:中府次、云门次、举肩、青灵次、臂中次、肩内陵次、巨骨次 配穴:①肩髃、抬肩、天府、气户 ②泽前、天井、肘
横络卡压	主症:肩前与胸部闷胀酸痛,时向胸部或肘部放散,上臂内上缘有挛性包块且有深压痛。可触及痛性条索或硬结,每因劳累而疼痛加重 舌苔脉象:舌淡苔白,脉沉弦紧 兼症:①肩前侧臂痛,向胸部放散 ②肩侧疼痛,向肘部放散	结筋点:中府次、云门次、举肩、青灵次、臂中次、肩内陵次、巨骨次、肩峰、肩髎次 配穴:①肩髎、抬肩、天府、气户 ②泽前、天井、肘髎

29. 腋神经损伤

腋神经在腋部非正常负重或肩周急慢性损伤而受伤害者称腋神经损伤。

腋神经是臂丛后束的分支,在腋窝位于腋动脉的后方,贴肩胛下肌前面下行,在肩胛下肌下缘处转向后与旋肱后动脉伴行,穿四边孔绕肱骨外髁颈至三角肌深面。分成较小的前支和较大的后支:前支支配三角肌中部和前部,后支支配小圆肌和三角肌后部,跨越三角肌后缘,成为上臂外侧皮神经,支配三角肌和相应的皮肤感觉。肱骨外髁颈骨折,肩关节脱位或使用腋杖不当时,都可以损伤腋神经,使神经缺损或脱水变性,出现腋神经相应所支配的肌肉瘫痪、感觉障碍。在治疗时,首先应即时解除并压腋神经的原因,术后遗留症状可用针灸方法治疗。

本病属中医学"痹病""痿证"范畴,多因中老年人肝肾亏损,筋骨退变、劳损所致。外伤或感受风寒湿邪、劳伤筋骨等使痰湿交阻而加重病情。值得注意的是本病多有经筋损伤和结筋病灶,而且它是引起或加重病情的重要原因。经筋损伤者,应在经脉辨证论治基础上,同时从经筋辨证论治角度着手治疗。

表 9 - 52　腋神经损伤辨证取穴表

证型	症状	取穴
风寒湿痹	主症:胸与肩闷胀酸痛,三角肌萎缩无力,臂不能上举,上臂肱缘及喙突可有包块且有深压痛。肩感觉减退,可见方肩,诸症每因风寒受湿加重 舌苔脉象:舌淡苔白,脉浮弦紧 兼症:①肩前侧麻木 ②肩麻木疼痛,向肘部发展	主穴:中府、云门、举肩、极泉、青灵、臂中、肩内陵、巨骨 结筋点:中府次、云门次、举肩、青灵次、臂中次、肩内陵次、巨骨次 配穴:①肩髃、抬肩、臑会 ②泽前、天井、肘髎
横络卡压	主症:肩前与胸部闷胀酸痛,三角肌无力,肩峰突出,形成方肩,肩周感觉消失并向肘部手指发展,上臂内上缘有挛性包块且有深压痛。可触及痛性条索或硬结,每因劳累而疼痛加重 舌苔脉象:舌淡苔白,脉沉弦紧 兼症:①肩前侧臂痛,向胸部发展 ②肩侧疼痛,向肘部发展	结筋点:极泉次、中府次、云门次、举肩、青灵次、臂中次、肩内陵次、巨骨次、肩峰、肩髎次 配穴:①肩髃、抬肩、天府、气户 ②泽前、天井、肘髎、曲泽

30. 桡神经损伤

桡神经从颈至前臂的循行中被暴力挤压、锐器刺割、肱骨骨折等导致桡神经的损伤,功能发生障碍者称桡神经损伤。

桡神经是臂丛神经中最大的一支混合神经,由颈5、6脊神经的前支合成;出椎间孔后经颈椎横突前和前斜角肌后的间隙下行,经过前、中斜角肌形成的裂隙跨胸腔上口,穿过肩胛骨喙突的下方和腋窝至上臂;在上臂肱骨干上段的内侧行于肱动脉之后,向外向下与肱动脉并行,再经桡神经沟下行(在肱骨中段外侧,向前向下斜行)。在桡神经沟内分为深浅两支:浅支较细,在肱桡肌深面绕到前臂背侧,下降到达手背和手指;深支穿过旋后肌到前臂背侧,行于深浅伸肌之间,形成骨间背侧神经。桡神经在行程中发出肌支,支配上肢伸肌并司上肢背侧皮肤、手背外侧 2/3 的皮肤、第 1～2 指和中指外侧半皮肤的感觉。

臂丛神经在腋窝以上部位的损伤，可参考颈椎病和胸腔出口综合征等章节辨证论治。桡神经在上臂部分的慢性损伤亦不少见，大多数情况下都为急性损伤，如暴力挤压、锐器刺割、肱骨骨折等继发伤，使得桡神经的功能发生障碍而发病。

本病属中医学"痹病""痿证"范畴，多因中老年人肝肾亏损，筋骨退变、劳损所致。外伤或感受风寒湿邪、劳伤筋骨等使痰湿交阻而加重病情。值得注意的是本病多有经筋损伤和结筋病灶，而且它是引起或加重病情的重要原因。经筋损伤者，应在经脉辨证论治基础上，同时从经筋辨证论治角度着手治疗。

表 9－53　桡神经损伤辨证取穴表

证型	症状	取穴
肘上损伤	主症:前臂背肌无力或瘫痪,垂腕畸形,手外侧皮肤感觉障碍 舌苔脉象:舌淡苔白,脉沉弦紧 兼症:①合并猿手征 ②爪手畸形	主穴:天鼎、扶突、气舍、中府、极泉、消烁、尺泽 结筋点:扶突次、缺盆次、极泉次、消烁次、泽前次 配穴:①曲泽、泽下 ②少海、小海
肘下损伤	主症:前臂背肌无力或瘫痪,但可不见垂腕畸形,不出现皮肤感觉异常,但伸腕抗阻试验(+) 舌苔脉象:舌淡苔白,脉沉弦紧 兼症:①合并猿手征 ②爪手畸形	主穴:手三里、泽前、尺泽、扶突、极泉、消烁 结筋点:手三里次、泽前次、扶突次、缺盆次、极泉次、消烁次、泽前次 配穴:①曲泽、泽下 ②少海、小海

31. 正中神经损伤

正中神经因上肢损伤而卡压并出现功能障碍者称正中神经损伤。

正中神经是由臂丛神经内侧束和外侧束各发出一个分支，在腋动脉的外前方合并而成的混合神经。它发自颈 6～7 的脊神经节前支（腋窝以上的解剖学特点，可参考颈椎病和胸腔出口综合征等有关章节）。它在腋窝部位走行于腋动脉的外前方，随肱动脉下行，经肱二头肌内侧沟至肘窝，向下穿过旋前圆肌，行于前臂正中沟内，继续下行通过腕管到达手掌部，并在掌腱膜的深面分为三支，最终达到手指的皮肤。正中神经支配前臂除尺侧腕屈肌和指深屈肌的尺侧半以外的全部前臂屈肌，还支配手掌的大鱼际肌（除拇收肌外）和桡侧的两个蚓状肌，同时司手掌桡侧半、外侧三个半手指掌面和末节指背面皮肤的感觉。

正中神经在上臂部，因为位置比较深，所以除骨折后的骨茬能够损伤正中神经外，其他一般的致伤因素都不容易作用到它，所以比较少见。但是在前臂的上部、下部和腕管部，因其行经位置比较表浅，周围的组织比较多，后方又有性质很硬的骨茬垫衬，所以一旦遇到致伤因素如碰撞、打击、割裂、骨折、脱位等，都能使正中神经发生损伤而发病。

本病属中医学"痹病""痿证"范畴，多因中老年人肝肾亏损，筋骨退变、劳损所致。外伤或感受风寒湿邪、劳伤筋骨等使痰湿交阻而加重病情。值得注意的是本病多有经筋损伤和结筋病灶，而且它是引起或加重病情的重要原因。经筋损伤者，应在经脉辨证论治基础上，同时从经筋辨证论治角度着手治疗。

表 9 - 54　正中神经损伤辨证取穴表

证型	症状	取穴
腕上损伤	主症：前臂屈肌无力或瘫痪，大鱼际萎缩，呈猿手畸形，手 1 ~ 3 指和环指外侧皮肤感觉障碍 舌苔脉象：舌淡苔白，脉沉弦紧 兼症：①合并垂腕畸形 　　　②爪手畸形	主穴：天鼎、扶突、中府、极泉、青灵、消烁、尺泽、泽前 结筋点：扶突次、缺盆次、极泉次、泽前消烁次、泽前次 配穴：①尺泽、泽下 　　　②少海、小海
腕下损伤	主症：掌肌无力或瘫痪，拇指不能对掌，手 1 ~ 3 指和环指外侧皮肤感觉障碍 舌苔脉象：舌淡苔白，脉沉弦紧 兼症：①合并垂腕征 　　　②爪手畸形	主穴：大陵、泽下、扶突、极泉、臂中、消烁 结筋点：大陵次、臂中次、扶突次、极泉次、消烁次、泽前次 配穴：①曲泽、泽下 　　　②少海、小海

32. 尺神经损伤

尺神经因上肢损伤而卡压并出现功能障碍者称尺神经损伤。

尺神经为臂丛神经内侧束向下而形成的混合神经，它发自颈 7 到胸 1 脊神经的前支；与正中神经和肱动脉同行，在上臂的中下份离开正中神经向内下行到肘部；经过肱骨内上髁的尺神经沟（此时仅在皮下），绕过尺骨内侧而到达前臂，并继续沿前臂尺侧沟下行（在尺侧腕屈肌与指浅屈肌之间下行），经腕横韧带浅面尺侧至手。其在豌豆骨平面分为深浅两支。浅支分布于手掌内侧的皮肤并至小指和环指尺侧半的皮肤。深支伴尺动脉的深支而行，支配小鱼际肌、全部骨间肌、第三第四蚓状肌、拇收肌和拇短屈肌。它在手腕以上发出肌支，支配尺侧腕屈肌和指深屈肌的内侧半。在前臂下 1/3 处发出手背支，下行于尺侧腕屈肌和尺骨之间，转至手臂，发小支至小指和环指尺侧半，负责这里的皮肤感觉。

直接暴力（如打击、割裂伤、骨折、肘关节脱位等），都可直接使尺神经损伤而发病。神经周围组织的病变，特别是尺神经沟处的筋膜肥厚，韧带钙化，关节囊挛缩，骨质增生，骨刺形成，滑囊及其他软组织无菌性炎症等，都可以刺激和影响尺神经，使其发生损伤。慢性劳损，如自行车运动员因手扶车把时，以手腕尺侧为着力点支撑上体，以致挤压长时间地挤压，使尺神经发生损伤；又如射击运动员的支持带，长期压迫尺神经，也可能致伤。此外，长期伏案从事书写、作画等工作，也可以使尺神经受挤压、碰撞等刺激而发生慢性损伤。

本病属中医学"痹病""痿证"范畴，多因中老年人肝肾亏损，筋骨退变、劳损所致。外伤或感受风寒湿邪、劳伤筋骨等使痰湿交阻而加重病情。值得注意的是本病多有经筋损伤和结筋病灶，而且它是引起或加重病情的重要原因。经筋损伤者，应在经脉辨证论治基础上，同时从经筋辨证论治角度着手治疗。

表 9 - 55　尺神经损伤辨证取穴表

证型	症状	取穴
肘上损伤	主症:前臂屈肌无力或瘫痪,小鱼际萎缩,呈爪手畸形,手掌内侧皮肤感觉障碍 舌苔脉象:舌淡苔白,脉沉弦紧 兼症:①合并垂腕畸形 　　　②猿手畸形	主穴:天鼎、扶突、中府、极泉、青灵、少海、小海、尺泽、泽前 结筋点:扶突次、缺盆次、极泉次、泽前消烁次、泽前次 配穴:①尺泽、泽下、手三里 　　　②泽前、曲泽
肘下损伤	主症:掌肌无力或瘫痪,四、五指不能对掌,手指和环指外侧皮肤感觉障碍,指间夹持无力,拇指不能内收 舌苔脉象:舌淡苔白,脉沉弦紧 兼症:①合并垂腕征 　　　②猿手畸形	主穴:大陵、神门、腕骨、少海、小海、扶突、极泉、臂中、青灵 结筋点:大陵次、神门次、腕骨次、扶突次、极泉次、泽前次 配穴:①尺泽、泽下 　　　②曲泽、泽前

第四节　肘部经筋痹病

【概述】

　　肘关节为肱骨下端与桡、尺骨上端构成的屈戌关节,实际上包括肱尺、肱桡和尺桡近侧三个关节。由于肘两侧有坚强的侧副韧带保护,使肘关节不能横向运动。肘前后肌肉发达,关节囊又松弛,虽有利于肘的屈伸运动,但也容易引起其损伤。肘是上肢的中间关节,介于上臂与前臂之间,使二者构成一个机械链。其重要功能是与肩关节一起,使手能在距身体一定距离的空间停留或自如移动,从而使手能够充分发挥其功能。所以,手的活动,无一不涉及肘的运动。故上肢不协调的活动,疲劳性工作,及外感、内伤均可损伤肘部的经筋而发生痹痛。

　　手三阴三阳经筋分布于肘臂部,手太阳经筋"结于腕,上循臂内廉,结于肘内锐骨之后,弹之应小指之上,入结于腋下"。其涉及尺侧腕伸肌群、肱三头肌、肘关节囊、尺侧副韧带、肘臂筋膜等。手少阳经筋"起于小指次之端,结于腕。上循臂,结于肘。上绕臑外廉,上肩走颈",其涉及指伸诸肌、旋后肌、肱三头肌、三角肌、肘关节囊、肘臂筋膜等。手阳明经筋"上循臂,上结于肘外,上臑,结于髃。"其涉及桡侧伸腕诸肌,指伸诸肌,拇长伸肌,旋后肌,肱桡肌,肱三头肌,三角肌,肘关节囊,桡侧副韧带,臂筋膜等。手太阴经筋"起于大指之上,循指上行,结于鱼后,行寸口外侧,上循臂,结肘中,上臑内廉,入腋下,出缺盆,结肩前髃"。其涉及桡侧屈腕诸肌、肱肌、肱二头肌、三角肌、胸大肌、胸小肌、肘关节囊、臂筋膜等。手心主(厥阴)经筋"起于中指,与太阴之筋并行,结于肘内廉,上臂阴,结腋下,下散前后挟胁"。其涉及屈指诸肌、旋前圆肌、肱二头肌、喙肱肌、胸大肌、胸小肌、前锯肌、肘关节囊、臂筋膜等。手少阴经筋"起于小指之内侧,结于锐骨,上结肘内廉,上入腋,交太阴,挟乳里,结于胸中"。其涉及尺侧指屈诸肌,旋前圆肌、喙肱肌、肱二头肌、胸大小肌、前锯肌、肘关节囊、肘尺侧副韧带、臂筋膜等。

　　手三阴三阳经筋,分别从肘的前后左右包绕肘关节,向上连结肩周经筋,向下延续至指腕，反映着上肢运动力线即潜在的经筋损伤的线性分布规律。

肘是上肢的枢纽，上肢的任何活动，都离不开肘的协调和配合。手是劳动器官，人一生都从事着工作，而肘为手的正常功能的发挥，起着稳定手臂体位的辅助工作。所以，肘的劳损性伤害是常见的。

肱骨在肘部变得扁平，肘的前部肌肉粗大而有力，后侧薄弱，故肘关节有后脱位的倾向，据临床统计，肘脱位占肩、肘、髋、膝脱位的第一位（50.1%）。在肘关节脱位时，必然首先引起肘周围经筋的损伤。即使外力未达到导致脱位的程度，肘周围的经筋已承受了非正常的运动伤害，所以，肘部经筋损伤是常见的。

肘关节两侧有副韧带加强。内侧为尺侧副韧带，呈三角形，分成前、后、斜三部，分别起自内上髁前下和鹰嘴，止于喙突内、鹰嘴内侧缘与喙突上。三部分的纤维互连，成为尺侧的保护网。

外侧有桡侧副韧带，起自外上髁，止于环状韧带和桡骨切迹缘。

环状韧带扁而有力，环状围绕桡骨颈，附于尺骨桡切迹的前后缘，有固定桡骨小头的作用。桡侧手阳明、手太阴经筋损伤，常会引起该韧带撕裂，致桡骨小头半脱位，从而导致肘部顽痛和无力。

为保证肘部肌腱的正常功能，肘部亦有滑液囊分布。

（1）肱二头肌桡骨囊：位于肱二头肌止腱与桡骨粗隆之间，长期劳损致该囊发炎时，肱二头肌收缩、肘关节活动和前臂旋后时，可引起疼痛。

（2）肱二头肌尺桡间滑囊：位于肱二头肌肌腱与尺骨之间。

（3）鹰嘴滑囊：位于鹰嘴肱三头肌肌腱扩张部与皮肤之间，可因长期用肘摩擦而发炎，引起肘痛。

（4）肱三头肌腱间滑囊：位于肱三头肌止腱腱间和肱三头肌肌腱与肱骨之间。可因三头肌劳损、外伤而发炎，引起肘痛。

肘作为上肢机械链的枢纽，联系着指腕与肩背。故其发病可牵涉前臂、上臂甚至指腕和肩背。

上臂前肌群的肱二头肌，起自肩关节盂上缘和喙突，止于桡骨粗隆。喙肱肌位于肱二头肌内侧，与肱二头肌短头共腱，起于喙突，斜向外下，止于肱骨中部内侧，并与三角肌止点相对。有时喙肱肌分成长短肌，短肌止于肩关节囊或肱骨近侧，长肌止于内侧肌间隔。肱肌位肱二头肌深面，起于肱骨体下半之内外侧面及内外侧肌间隔，上连三角肌止端，下止于尺骨粗隆及喙突。

上臂后群肌有肱三头肌，起自肩胛盂下粗隆和肱骨内外侧。内外侧头分别起自肱骨桡神经沟的上下缘，其损伤可引起桡神经的伤害。三头形成扁腱，大部止于鹰嘴，部分止于肘关节囊和前臂筋膜。上述肌群的起止点及桡神经、肌间隔常出现结筋病灶点。

起自肘部的前臂肌众多而细小，共有19块。但其起点集中在肱骨内外髁。构成屈指、屈腕、旋前肌群和伸指、伸腕、旋后肌群。

前者，由桡至尺侧，浅层有旋前圆肌、桡侧腕屈肌、掌长肌、指浅屈肌和尺侧腕屈肌。这些肌肉以屈肌总腱，起自肱骨内上髁和髁上嵴外，旋前圆肌尚有一束起于尺骨喙突内侧的深头。深层有拇长屈肌及指深屈肌，分别起于桡骨掌面与尺骨前、内侧面。诸肌下行并移行为肌腱，抵止于腕关节掌面或穿过腕管抵止于指骨，当非生理性屈指、屈腕、屈肘过度时，常造成其相应起点，即肱骨内上髁出现结筋病灶点而产生疼痛，并影响肘关节功能。严重时，则沿相应肌肉、肌腱蔓延，可致前臂、腕、指疼痛和功能减退。

后者，由桡至尺侧，浅层有肱桡肌、桡侧伸腕长肌、桡侧伸腕短肌、指总伸肌、小指固有伸肌、尺侧腕伸肌和肘后肌。深层有旋后肌、拇长展肌、拇短伸肌、拇长短伸肌、食指固有伸肌等。它们分别起自肱骨外上髁及髁上嵴，部分还起于外侧肌间隔、尺骨背侧面、骨间膜、桡骨体背面等。诸肌下行，并移行为肌腱，抵止于腕关节伸面或穿过腕背侧横韧带，抵止于指骨，当非生理性伸指、伸腕、伸肘过度时，常造成其相应起点，即肱骨外上髁、尺桡骨近端背侧骨突疼痛，影响肘关节功能。严重时，则沿相应肌肉、肌腱蔓延，可致肘、前臂、腕、指疼痛或功能减退。

运动肘关节的主要肌肉有：

屈肘：肱二头肌。辅助肌有肱桡肌、桡侧腕屈肌和桡侧腕长短伸肌。

旋后：旋后肌。辅助肌有肱二头肌、拇长伸肌、拇长展肌。

旋前：旋前方肌。辅助肌有桡侧腕屈肌、掌长肌、桡侧腕屈肌。

伸肘：肱三头肌及肘肌。

肘关节是桡神经、尺神经、正中神经穿行部位。

桡神经经肱三头肌长头和内侧之间，向后行走。至肱骨背侧的桡神经沟内，紧贴螺旋形沟中，走在肱三头肌内侧头和外侧头之间。在肱骨下 1/3 处，穿过外侧肌间隔。在肱肌与肱桡肌之间，过肘并入前臂掌侧，其在肱骨外上髁平面处，分成深（骨间背神经）、浅两支，深支在旋后肌内，绕过桡骨外侧面。上述入沟点、出沟点、穿筋膜点、旋后肌内段等，在经筋损伤时，皆可出现相应的结筋病灶点，引起痹痛。

尺神经沿肱骨中部下行，然后穿过内侧肌间隔，在肱三头肌内侧头前面行至肱骨内上髁背面的尺神经沟内，再进入前臂掌侧，伴尺侧血管下行至腕、指。肘部经筋损伤卡压尺神经可出现结筋病灶点而引起疼痛。

正中神经在臂中部伴肱动脉下行，至肘部，经旋前圆肌两头之间，进入前臂，紧贴指浅屈肌深面下行，由桡侧腕屈肌腱与掌长肌腱间浅出，至掌指。尺神经与正中神经在上述肌间穿行点，皆可因经筋损伤而引起伤害出现痹痛。

手三阴、三阳经脉皆着藏在手三阴、三阳经筋之中，穿越上肢筋肉，跨过肘部关节。当肘部经筋损伤时，可影响相应经脉气血的运行，从而导致相应内脏的功能障碍。

发生于本范围的痹痛常被诊断为：肘管综合征、肱骨内上髁炎、肘尺侧疼痛综合征、肱骨外上髁炎、鹰嘴后滑囊炎、肘关节脱位、旋前圆肌综合征、前臂屈肌劳损伤、旋后肌综合征、前臂筋膜间室综合征、缺血性肌痉挛等。

一、手太阳经筋

手太阳经筋"结于腕，上循臂内廉，结于肘内锐骨之后，弹之应小指之上，入结于腋下。其支者，后走腋后廉，上绕肩胛"。主要分布于肘伸面尺侧，主肘关节后伸，维持肘功能的稳定，并有保护尺神经的作用。手太阳经筋损伤涉及到以下组织，会影响肘功能的发挥，影响尺神经的功能。

肱三头肌起自肩胛盂下粗隆及肱骨桡神经沟上下缘，止于尺骨鹰嘴，主肘关节后伸。肱三头肌尺侧缘在肘屈伸运动中承受应力和磨损，因此，容易造成损伤而出现结筋病灶点，此即小海次。

肘尺侧副韧带起自肱骨内上髁，分前、中、后三束向下，呈扇形止于尺骨冠突、鹰嘴内侧面。肘尺侧副韧带从尺侧加强肘关节，防止肘关节过度外展，也易损伤。尺侧副韧带不是完整的一条，为适应肘的活动功能而分成三束。当肘伸直时，前中二束紧张，屈肘时，后束紧张，虽然三者在不同体位时，都有保护肘关节的作用，但因其不同体位有不同纤维束紧张，也造成束与束间的相对受力不均，引起损伤。

前臂屈肌群多起于肘部的肱骨内上髁。手的频繁运动可造成前臂肌群的劳损。虽然这些肌肉属手三阴经筋，但其起点毗邻手太阳经筋，其在肱骨内上髁的损伤、肿胀和粘连，亦可涉及肱三头肌尺缘及尺副韧带，出现结筋病灶点。

肘关节有提携作用，也有一定支撑功能。由于肘关节有 15 度的外翻携物角，当上举持重，尤其是支撑状态时，会顺应携物角而外翻，使尺侧副韧带负荷增加而劳损。

肱骨内上髁与尺骨鹰嘴间属手太阳经筋所系。两骨之间覆盖一层腱膜，且共同构成骨性纤维管即肘尺管。管内有尺神经通过。尺侧腕屈肌起端，分成两头，分别附着于肱骨内上髁与尺骨鹰嘴，且形成一腱弓，并常有一纤维在其上横跨，此即肘尺管的出口。屈肘时，腱膜因鹰嘴前移而绷紧，出口变形，管腔变小。而且屈度越大，管腔越小，因此而压迫尺神经，使之损伤。同时，屈肘会使尺管出口底层的肘关节囊和内侧副韧带绷紧抬高，进一步压迫尺神经。而且，在屈肘时，尺神经本身，也在紧绷状态，其受伤的机会进一步增加。

肘关节只有 180 度以内的屈伸功能，不能外翻，也不能内翻。这虽然有利于肘关节的稳定，但对于其相邻的肩、腕关节而言，其不能适应肩、腕灵活复杂的运动要求。而肩腕关节内收、外展、旋转的运动常迫使在其间起中间链作用的肘关节发生超生理范围的肘过伸或内外翻，从而造成肘内侧副韧带及肘尺管的损伤。

【病因病机】

（1）外感：汗出当风、夜卧受凉、久居湿地或冒雨涉水，风寒湿邪侵袭手太阳经筋与经脉。手太阳经筋与经脉因寒而收引，肌肉筋膜舒缩失常，加重着藏其间的经脉卡压，气血瘀滞，溢出脉道，局部筋肉肿胀，使致痛性物质堆积，加之经筋肌肉保护性痉挛，故出现肩肘及前臂的疼痛和功能障碍。

（2）外伤：突然超生理范围的屈肘、伸肘，强力的内翻和外翻，尤其是外翻，可以造成手太阳经筋的急性损伤。如跌倒时，手掌着地支撑，使身体重力与手支撑力交会于肘关节，而肘关节有 15 度外翻携物角，自然会加重外翻，甚至损伤尺侧副韧带与尺管。武术、体操等运动中，人体倒立，举重支撑等，使肘关节支撑力突然加大，如碰撞、打击、挤压、扳手腕等，都会使尺侧筋肉、韧带组织破坏、纤维断裂、血管损伤而致出血、瘀血、血肿、渗出。致使相关组织肿胀，致痛物质堆积，而受损筋肉的保护性痉挛，进一步加重局部的病理变化和疼痛。

（3）劳损：急性损伤未得到合理处理，可转致慢性损伤。常见于从事手工操作的工人，如编织、钳工、厨师。某些需要长期做双手支撑的职业，如武术、体操、划船、杂技运动员、锻工、摔跤、投抛类职业，使手太阳经筋长时间持续牵拉而疲劳。处于疲劳状态的肌肉应激反应降低，则更易造成再次损伤，损伤的筋肉组织出血、渗出，使致痛物质堆积，导致受损筋肉保护性痉挛，则进一步加重了疼痛。

【临床表现】

急性损伤多较剧烈，呈撕裂样疼，同时，可见肘尺侧皮下瘀血、肿胀、拒按。慢性期多为肘部持续钝痛。开始或反复重复动作时疼痛加重，活动一段时间或休息时减轻，大多数人伴有前臂无力感，突然肘软无力，工作能力下降。

有人肘部酸胀或疼痛，伴四、五指或小鱼际麻木或刺痛、屈曲无力、屈肘位加重。肘内侧疼痛可向前臂尺侧或心前区放散，伸肘位诸症可减轻。有的手掌尺侧或尺侧一个半手指皮肤感觉障碍、麻木，小鱼际肌萎缩，小指外展无力，腕掌屈和尺侧翻腕无力。按压肘尺管会引起放射样异样或麻刺感等。

循手太阳经筋触摸，在肱骨内上髁鹰嘴侧可触及肥厚、结节、条索样压痛，即小海次。向内触及鹰嘴尺缘，为肱三头肌肌腱损伤而形成硬结，即肘尖次，向上沿肱三头肌触及外侧头起点痛性结节，即消烁次。三头肌长头起点，肩胛盂下粗隆，即臑俞次。检查肱骨内上髁是否肥厚与压痛，此即结筋病灶点肱骨内上髁。慢性劳损者，应注意手太阴及手少阳经筋的合并损伤和检查。

【治疗】

1. 早期

病程短、病痛轻，在相关筋结点处可检出压痛，但没有明显的痛性条索或结块。此期可采用（1）毫针疗法（2）火针疗法（3）灸法（4）理筋推拿法（5）水针疗法治疗。

2. 后期

病程较长，反复发作，结筋点因长期反复损伤而出现痛性条索和硬结。凡用上述方法难于松解者，应考虑长圆针疗法。

检查臑俞次、肩贞次、臂臑次、小海次、肱骨内髁、肘尖次、四渎次、消烁次，确定结筋病灶点。触摸其深度，做好标记。常规消毒后，在结筋点处注入0.5ml局麻药作浸润。浸润后肘痛应立即减轻或消失，由此可鉴别或验证结筋病灶定位的准确程度。沿局麻针头方向和深度，用斜刃长圆针缓慢刺入，先在结筋点表层行关刺法，再深入其旁行恢刺法，使结筋硬结松解。出针后需压迫1分钟，以防针孔出血。必要时，针后再于结筋点处注入注射用水或川芎嗪等药物，每点0.5ml。

【注意事项】

（1）凡筋结点处无明显阳性体征者，应考虑经筋病以外的原因，必要时，应请有关专科专家会诊或转诊，不可贻误病情。

（2）小海次位置近尺神经，在针刺时，遇有触电感时，不可继续进针，并应退出或改变方向进针。行长圆针恢刺时，应沿尺神经走行方向举针，不可触及或损伤尺神经。

（3）行火针、水针注射、长圆针疗法时，注意局部严格消毒，防止感染。

（4）有经络、脏腑合并症者，可配合循经辨证取穴或对症配穴治疗。

（5）术后应避免劳累或冒犯风寒。

（6）急性损伤后，应排除撕脱骨折，必要时拍片检查。有骨折或尺神经严重粘连者，应考虑手术疗法。

二、手少阳经筋

手少阳经筋"结于腕，上循臂，结于肘。上绕臑外廉，上肩走颈。"主要分布在肘臂伸面，主肩肘后伸、外展和旋后。手少阳经筋损伤涉及下述组织时，会影响肘臂的功能，引起痹痛。

肱三头肌起自肩胛盂下粗隆及肱骨桡神经沟上下缘，止于尺骨鹰嘴，主肘关节后伸。在强力伸肘或被动屈肘时，可引起其起止点受力而损伤，出现结筋病灶点，即臑俞次、天井次、消烁次、肘尖次。

肱三头肌在行至肘部时，为减轻末端的摩擦与受力情况，在肘部有多个滑囊加以保护，位于肘后的鹰嘴皮下滑囊能抗击肘部触地时对肘与肱三头肌肌腱的损伤，但长期反复的肘支撑必然要损伤鹰嘴滑液囊，从而出现结筋病灶点，即肘尖次。同时，肱三头肌肌腱下滑液囊位于肌腱与鹰嘴之间，还有韧带与骨之间滑液囊、肌腱与韧带之间滑液囊。它们分别保护肘与肌腱。当肘外伤或肱三头肌牵拉时，这些肘后滑囊首先会承受伤害，也容易形成结筋病灶点，即天井次。

肘关节囊的前后壁甚为松弛，特别是当前臂微屈位时，使肱二头肌与三头肌处于最放松状态，失去肌腱对肘关节的加固作用。当肘关节受到外力冲击时，关节错动或异常活动较大，从而损伤关节囊。而肘的肱尺关节中，尺骨半月切迹大且弧度长，能扣住肱骨滑车，对尺骨向前移位限制作用强。相反，尺骨前的冠突较小，半月切迹面积小，弧线短，卡扣肱骨滑车的面积小，限制尺骨后移位的作用小。尤其是在肘微屈位时，冠状突已处于肱骨滑车的前下方，完全失去了对尺骨后移位的卡扣作用，故肘受外力时，关节囊后壁受冲击最重，也就最容易损伤，而出现结筋病灶。

旋后肌起于肱骨外上髁、肘关节桡侧副韧带、环状韧带和尺骨旋后肌嵴，止于桡骨中上1/3骨干的外侧面。功能是使前臂旋后。桡神经在肱骨外上髁以上约4厘米处分为深浅两支进入旋后肌（桡管中段）。桡神经深支经旋后肌浅纤维弓进入旋后肌两层之间的神经间隙（桡管下段）中，并继续下行至手。当旋后肌损伤、牵拉、劳损时，会压迫桡神经深支，出现伸指肌功能异常和萎缩，其结筋病灶点即四渎次、手三里次。

【病因病机】

（1）外感：汗出当风、夜卧受凉、久居湿地或冒雨涉水，风寒湿邪侵袭肘手少阳经筋与经脉。手少阳经筋与经脉因寒而收引，肌肉筋膜舒缩失常，加重着藏其间的经脉的卡压，气血瘀滞，局部筋肉肿胀，致痛物质堆积，加之经筋肌肉保护性痉挛，故出现肘关节疼痛，后伸和被动屈肘时加重，有时有肘臂与手指无力，肌肉萎缩的症状。

（2）外伤：直接暴力致伤，或传导暴力所引起。直接撞击肘部，突然暴力性伸肘或屈肘，使肘后滑液囊受到强力挤压、摩擦而引发其损伤。肱三头肌的牵拉可使其起始与抵止点受到损伤。人跌倒时，前臂多在微屈位状态下，手掌着地支撑，人体重力与支撑力交会于肘关节，使屈肘位所导致的尺骨冠突已处于肱骨滑车前下方的肘关节失稳状态，尺骨向后移位，轻则使关节囊后壁受冲击而损伤，重则造成肘关节后脱位。关节囊与周围组织损伤渗出、出血，造成组织水肿，致痛物质堆积，而受损筋肉的保护性痉挛，进一步加重局部的病理变化和疼痛。

（3）劳损：长期从事肘支撑性工作，如煤矿工匍匐爬行，射击运动员肘支撑卧射，战士匍匐训练，摔跤运动员倒地碰撞，手球、足球守门员扑球等都可以刺激肘后滑液囊使之出现血管扩张、组织增生、囊壁变厚、相互粘连等病理变化。从事肘振动性工作，如矿工风镐操作等可使肘关节过多振动，尤其屈肘工作时，容易造成关节囊后壁的劳损。前臂旋后旋前过多的职业，如排球、乒乓球、网球、羽毛球运动员，木工、编织工等，使旋后肌劳损肥厚，桡神经支受压迫和刺激。总之，肘部手少阳经筋长时间持续牵拉而疲劳损伤。处于疲劳状态的筋肉应激反应减低，则更易造成再次损伤。损伤的筋肉组织出血、渗出，使致痛物质堆积而疼痛。因伤痛激惹而导致受损筋肉保护性痉挛，则进一步加重了神经卡压和疼痛症状。

【临床表现】

急性损伤期，肘后部即刻出现红肿疼痛，进行性加重，肘后滑液囊肿胀、波动、变硬、疼痛。肘关节囊损伤者常合并关节内出血、渗液，甚至合并尺骨后脱位和尺骨冠状骨折。

慢性损伤者，多与职业有关，逐渐出现肘后持续性钝痛，伸肘时加重，极度屈肘亦加重，肘后三头肌腱下和鹰嘴处可触及痛性团块。肘旋转，前臂旋后时，出现手指麻木、异常感，拇指伸直受限，重则各指间关节和掌指关节不能伸直，前臂旋后功能障碍，伸指肌萎缩等，桡骨小头前下方可有痛性硬结。

【检查】

沿手少阳经筋触摸，在鹰嘴处触及疼性团块，即结筋病灶点肘尖次。鹰嘴上方，触及肱三头肌腱间、腱下团块及深层关节囊压痛，即天井次。肘前下，桡骨小头后下痛性结节，即四渎次。沿肱三头肌向上触摸，可在其内、外侧头起始部触及痛性硬结，即消烁次，肩胛盂下粗隆触痛，即臑俞次。

【治疗】

1. 早期

病程短、病痛轻，在相关筋结点处可检出压痛，但没有明显的痛性条索或结块。此期可采用（1）毫针疗法（2）火针疗法（3）灸法（4）理筋推拿法（5）水针疗法治疗。

2. 后期

病程较长，反复发作，筋结点因长期反复损伤而出现痛性条索和硬结。凡用上述方法难于松解者，应考虑长圆针疗法。

首先检查臑俞次、肘尖次、天井次、消烁次、四渎次、手三里次、小海次等。确定结筋病灶点。触摸其深度，做好标记。常规消毒后，在结筋点处注入 0.5ml 局麻药作浸润。浸润后肘痛应立即减轻或消失，由此可鉴别或验证结筋病灶定位的准确程度。沿局麻针头方向和深度，用斜刃长圆针缓慢刺入，先在结筋点表层行关刺法，再深入其旁行恢刺法，使结筋硬结松解。出针后需压迫 1 分钟，以防针孔出血。必要时，在针后再于结筋点处注入川芎嗪等药物，每点 0.5ml。

【注意事项】

（1）凡筋结点处无明显阳性体征者，应考虑经筋病以外原因，必要时，应请有关专科专家会诊或转诊，不可贻误病情。

（2）肘外伤或跌扑手撑地后造成肘部肿胀畸形者，应拍 X 光片，排除肘关节脱位或骨折。

（3）火针、水针注射、长圆针疗法应注意局部消毒。

（4）有经络、脏腑合并症者，可配合循经辨证取穴或对症配穴治疗。

（5）术后应避免劳累或冒犯风寒。

三、手阳明经筋

手阳明经筋"上循臂，上结于肘外。上臑，结于髃"。主要分布于肘臂伸面桡侧，主肩肘后伸、外展、旋后运动。手阳明经筋损伤引起下述组织伤害时，则影响肘功能，尤其是前臂旋后活动。

肱三头肌起于肩胛盂下粗隆，肱骨干桡神经沟上下骨面，止于尺骨鹰嘴、肘关节囊、前臂筋膜。其起止点，尤其是三头肌桡侧缘肘关节附近，在屈伸与前臂旋转活动过度频繁时，可造成损伤而出现结筋病灶点。

前臂伸肌除伸拇长、短肌与外展拇长肌外，伸腕、伸指肌都起自肱骨外上髁。主屈肘的肱桡肌也起于外上髁。所以伸腕、伸指动作都会在肱骨外上髁产生集中应力，造成急性或慢性劳损。屈肘状态，虽然伸肌对外上髁的牵拉应力消失，但是，主屈肘的肱桡肌又对肱骨外上髁出现牵拉，产生应力。所以，肱骨外上髁在伸肘或屈肘运动中，都会受到牵拉，非生理性的肘关节活动，特别是伸指腕活动常造成肘外侧手阳明经筋损伤而出现结筋病灶点，即肱骨外髁。

伸腕活动中，桡侧腕短伸肌恰在诸伸腕肌起点中心，其受力最重，故最容易损伤。

肘桡侧副韧带同时起于肱骨外上髁，其纤维向下，与桡骨环状韧带的纤维相融合，所以伸腕、前臂旋转、肘内翻活动，不仅损伤肱骨外上髁处附着的伸腕诸肌腱，而且常伴有环状韧带的损伤。长期的环状韧带损伤，使其变性、松弛，也可出现桡骨小头半脱位等并发症。

桡神经自肱骨后方，穿外侧肌间隔到前臂前方，并行走于桡管中。在肘部，桡管外侧为肱桡肌、桡侧腕长伸肌及其下方的桡侧腕短伸肌。后侧为桡骨小头，内侧为肱二头肌肌腱。上述肌腱损伤时，不仅引起肱骨外上髁疼痛，而且，会影响或卡压桡神经深支或浅支，出现中指抗阻力试验阳性，桡骨小头压痛并向上臂、前臂放散，前臂肌无力等症状。

【病因病理】

（1）外感：汗出当风、夜卧受凉、久居湿地或冒雨涉水，风寒湿邪侵袭肘部手阳明经筋与经脉。手阳明经筋与经脉因寒而收引，肌肉筋膜舒缩失常，加重着藏其间的经脉的卡压，气血瘀滞致津液溢出脉道，局部筋肉肿胀，致痛物质堆积，加之经筋肌肉保护性痉挛，故出现肘部桡侧痹痛，伸腕或伸指抗阻试验阳性。

（2）外伤：手阳明经筋分布于肘臂桡侧，位于身体前外侧，容易受到直接暴力的损伤。

人们在劳动中，前臂在外旋位上的肘关节屈曲多见。如果手持重物时，重力使肘部产生一个使前臂内旋且内翻的作用力，也强迫伸腕诸肌要维持一定的张力来维持外旋的姿势，这就对肘外侧副韧带产生牵拉。伸腕肌与外侧副韧带的共同牵拉，可以造成肘外侧的损伤和疼痛。突然、强力地提举重物，亦可发生急性损伤。如网球、乒乓球反手击球时，使前臂强力外旋并伸腕、伸肘，从而造成急性损伤。

（3）劳损：多发生于从事手工操作的人，如钳工、木工、电工、铁匠、厨师、理发师、编织工、家族主妇等特别是举臂状态下。长期的前臂旋转、肘屈、牵拉肘部手阳明经筋，造成相关肌肉、韧带疲劳，处于疲劳状态的筋肉应激反应减低，则更易造成再次损伤，损伤的筋肉组织出血、渗出，使致痛物质堆积而疼痛。因伤痛激惹而加重受损筋肉保护性痉挛，又进一步加重了疼痛。

【临床表现】

直接暴力损伤者，在受伤部位出现红肿、出血、渗出和疼痛。多数患者属慢性劳损引起，都是长期从事伸腕工作的人。如厨师操刀、钳工用锤、理发师举臂操剪、网球运动员持拍反抽等，长期在特殊姿势下工作，形成手阳明经筋的慢性发病过程。

早期多表现为肘臂外侧酸困不舒，有疲劳感，工作时加重，休息后减轻或消失。但不少人有手持重物，甚至是日常用品，如脸盆、热水瓶突发肘痛，患臂突然无力，持物不牢，甚至有脱手现象。久之，可出现持续性疼痛，甚至不能举臂和持重。可在肱骨外上髁、肱桡关节间隙、桡尺环状韧带、桡骨小头下方，甚至沿伸腕肌群走行部位出现压痛。做持物伸腕、伸腕阻抗、前臂外旋抗阻试验可呈阳性。疼痛部位常可触及结筋病灶点。

【检查】

沿肱三头肌起止点及桡侧缘触摸，可在盂下粗隆处触及结筋病灶点，即臑俞次。在桡神经沟附近触及结筋病灶点，即消泺次。在肱骨外上髁及其内侧、肱桡关节处触及肥厚变硬的结筋病灶点，即肱骨外髁。在桡骨小头前下可触及桡管下段的结筋病灶点，即手三里次。在前臂伸面，旋后肌腱弓出口处，触及结筋病灶点，即四渎次。

【治疗】

1. 早期

病程短、病痛轻，在相关筋结点处可检出压痛，但没有明显的痛性条索或结块。此期可采用（1）毫针疗法（2）火针疗法（3）灸法（4）理筋推拿法（5）水针疗法治疗。

2. 后期

病程较长，反复发作，结筋点因长期反复损伤而出现条索和硬结。凡用上述方法难于松解者，应考虑长圆针疗法。

先检查臑俞次、肩贞次、消泺次、肱骨外髁、手三里次、四渎次等，确定结筋病灶点。触摸其深度，做好标记。常规消毒后，在结筋点处注入 0.5ml 局麻药作浸润。浸润后肘痛应立即减轻或消失，由此可鉴别或验证结筋点定位准确程度。沿局麻针头方向和深度，用斜刃长圆针缓慢刺入，先在结筋点表层行关刺法，再深入其旁行恢刺法，使结筋硬结松解。出针后需压迫 1 分钟，以防针孔出血。必要时，在针后再于结筋点处注入注射用水或川芎嗪等药物，每点 0.5ml。

【注意事项】

（1）凡筋结点处无明显阳性体征者，应考虑经筋病以外原因，必要时，应请有关专科专家会诊或转诊，不可贻误病情。

（2）桡神经沿肱骨干外侧肌间隔穿出，沿肱二头肌肌腱桡侧缘过肘下行，故在肱骨外缘行针时，注意不能损伤桡神经。

（3）火针、水针注射、长圆针疗法注意局部消毒。

（4）有经络、脏腑合并症者，可配合循经辨证取穴或对症配穴治疗。

（5）术后应避免劳累或冒犯风寒。

四、手太阴经筋

手太阴经筋"结于鱼后，行寸口外侧，上循臂，结肘中。上臑内廉，入腋下，出缺盆，结肩前髃"。主要分布于上肢屈面桡侧，主肘屈曲、旋后运动。手太阴经筋损伤涉及下述组织时，会引起肘关节痹痛。

肱桡肌位于前臂掌侧面外侧皮下，为扁长梭状肌。起自肱骨外上髁上方和外侧肌间隔，肌腹向下，移行成肌腱，止于桡骨茎突基底部。由于此肌越过肘关节的前方，起止点又远离肘关节的运动轴，是有力的屈肘肌。当前臂旋前时，该肌有旋后作用。而前臂旋后时，又有旋前作用。其内侧自上而下与肱二头肌、肱肌、旋前圆肌和桡侧腕屈肌，深层与桡侧腕长伸肌相邻。强力屈肘常损伤肱桡肌起点，出现结筋病灶点。肱二头肌腱与肱桡肌在肘平面交错点处，亦可出现结筋病灶点。

肱二头肌起自肩胛骨盂上粗隆和喙突，其长头肌腱经结节间沟，与短头会合成肌腹，其远端肌腱经肘前面，再经旋前圆肌和旋后肌之间向后，抵止于桡骨粗隆后面。其肌腱与桡骨粗隆前面之间，有一恒定的滑液囊，是常出现的结筋病灶点。

【病因病机】

（1）外感：汗出当风、夜卧受凉、久居湿地或冒雨涉水，风寒湿邪侵袭肘手太阴经筋与经脉。手太阴经筋与经脉因寒而收引，肌肉筋膜舒缩失常，加重着藏其间的经脉的卡压，使气血瘀滞，致痛物质堆积，加之筋肉保护性痉挛，故出现肘臂疼痛。

（2）劳损：从事举臂屈肘工作的人，如理发师、木工、铁匠、厨师等，长期在肘屈、伸活动中工作，使肱二头肌、肱桡肌肌束交错处摩擦损伤，其起止点受力可出现结筋病灶点。经筋长时间持续牵拉而损伤，处于疲劳状态的筋肉应激反应减低，则更易造成再次损伤。损伤的筋肉组织出血、渗出，使致痛物质堆积而疼痛。因伤痛激惹而导致受损筋肉保护性痉挛，则进一步加重了病情。

（3）外伤：突然超生理范围的主动屈肘或被动伸肘，使手太阴经筋涉及的相关肌肉、筋膜附着点牵拉伤或撕裂，损伤处出血渗出，使组织肿胀，致痛物质堆积，而受损筋肉的保护性痉挛，进一步加重局部的病理变化和疼痛。

【临床表现】

急性牵拉最容易损伤肱桡肌起点，出现肘外侧疼痛综合征。由于其起端与肌腹的肿胀、充血，有时可激惹其深面穿行的桡侧神经浅支，而出现肘臂疼痛，并向前臂背侧或手指放散。肱二头肌受牵拉者，在其起止点及结节间沟处，可出现肩前痛点。两肌在肘窝部的交会点常同时出现疼痛。

慢性劳损仅出现前臂疲劳感，活动过多则肘与前臂酸痛。有时会出现腕背伸无力或腕阻抗试验阳性。极少数发生垂腕畸形、手背外侧皮肤麻木、感觉异常、迟钝或运动障碍。

【检查】

沿肱桡肌起点，触摸肱骨外上髁上方，其肌腱肥厚压痛者，即结筋病灶点肱骨外髁。向内下方，触摸肘平面，肱二头肌与该肌交会点有否触痛，其痛性结节，即尺泽次，触其肌腹常有压痛，其与旋前肌交会处，可出现结筋病灶点，即臂中次。触摸桡骨粗隆处，肱二头肌腱下滑囊，其结筋病灶点，即泽前次。向上则按压肩胛盂上粗隆即抬肩次。再触压喙突下滑液囊，其痛点即中府次。结节间沟痛性结节，即肩内陵次。

【治疗】

1. 早期

病程短、病痛轻，在相关筋结点处可检出压痛，但没有明显的痛性条索或结块。此期可采用（1）毫针疗法（2）火针疗法（3）灸法（4）理筋推拿法（5）水针疗法治疗。

2. 后期

病程较长，反复发作，结筋点因长期反复损伤而出现痛性条索和硬结。凡用上述方法难于松解者，应考虑长圆针疗法。

检查肱骨外髁、尺泽次、泽前次、肩内陵次、抬肩次、中府次、臂中次、手三里次，确定结筋病灶点。触摸其深度，做好标记。常规消毒后，在结筋点处注入0.5ml局麻药作浸润。浸润后肘痛应立即减轻或消失，由此可鉴别或验证结筋病灶定位的准确程度。沿局麻针头方向和深度，用斜刃长圆针缓慢刺入，先在结筋点表层行关刺法，再深入其旁行恢刺法，使结筋硬结松解。出针后需压迫1分钟，以防针孔出血。必要时，在针后再于结筋点处注入注射用水或川芎嗪等药物，每点0.5ml。

【注意事项】

（1）凡筋结点处无明显阳性体征者，应考虑经筋病以外原因，必要时，应请有关专科专家会诊或转诊，不可贻误病情。

（2）火针、水针注射、长圆针疗法应注意局部消毒。

（3）有经络、脏腑合并症者，可配合循经辨证取穴或对症配穴治疗。

（4）术后应避免劳累或冒犯风寒。

五、手心主（厥阴）经筋

手心主（厥阴）经筋"起于中指，与太阴之筋并行，结于肘内廉。上臂阴，结腋下，下散前后挟胁"。主要分布于肘臂屈面中线上，主肘与前臂屈曲，旋前。手心主（厥阴）经筋所涉及的下列组织损伤时，会出现肘与前臂痹痛症状。

肱二头肌起自肩胛盂上粗隆和喙突，下行抵止桡骨粗隆。在抵止点处，除在肱二头腱下有一固有滑液囊外，在腱尺侧，即桡骨与尺骨之间亦有一骨间滑囊，肱肌亦抵止尺骨粗隆部，在前臂屈伸和旋转运动中，使其损伤，则出现结筋病灶点，即泽下次。

肱二头肌除抵止桡骨粗隆外，尚有一层腱膜斜向尺侧，覆盖肘关节前面，移行于尺侧前臂深筋膜。此腱膜在肘表层，肘关节活动时，其移行范围相对较大，又有紧张前臂筋膜的作用，而前臂肌活动，使筋膜紧张时，同样也会牵拉肱二头肌腱膜而造成损伤。正中神经亦潜行于腱膜之下，所以，肱二头肌腱膜损伤，也可能激惹正中神经而出现结筋病灶点，即曲泽次、泽前次。

肱肌与喙肱肌分别起止于肱骨中部，是力的交会点，容易出现反相牵拉损伤，形成结筋病灶点，即肱中次。

旋前圆肌起自肱骨内上髁和前臂筋膜，止于桡骨外侧面中部，有旋前和屈肘作用。在肘窝和前臂上段，正中神经在肱二头肌腱膜下穿过，并在旋前圆肌二头之间的腱弓下穿越进入前臂，继而经过指浅屈肌的前缘下行至腕管。旋前圆肌腱弓劳损，肥厚粘连，常激惹正中神经而出现结筋病灶点，即泽前次。旋前圆肌下缘压痛，即臂中次。

前臂前内侧面，为手厥阴经筋分布区，有包括屈肘、屈腕、屈指和前臂旋前等的9块肌肉，它们分四层排列，但缺少腱鞘分隔保护。当前臂剧烈屈伸旋转活动时，会造成肌间摩擦而出现损伤。

【病因病机】

（1）外感：汗出当风、夜卧受凉、久居湿地或冒雨涉水，风寒湿邪侵袭肘部手心主

（厥阴）经筋与经脉。手心主（厥阴）经筋与经脉因寒而收引，肌肉筋膜舒缩失常，加重着藏其间的经脉涩渗，气血瘀滞，局部筋肉肿胀，致痛物质堆积，加之经筋肌肉保护性痉挛，故出现肘臂痹痛。

（2）外伤：手心主（厥阴）经筋分布肘前最凸面，容易受外来撞击的伤害。更多见的是前臂猛烈、过度的屈曲、旋前运动，或被动的后伸、旋后牵拉，而造成肱二头肌腱止点、腱膜、旋前圆肌及诸屈肌损伤，如棒球投掷手、网球、乒乓球运动员、网前大力叩杀等暴力均可引起诸肌损伤，而且多在其起止点。当正中神经受到损害时，会出现支配肌的无力和感觉障碍。

（3）劳损：从事屈肘旋臂职业的人，如木工、钳工、提琴手等，经常使前臂旋转伸屈，致使诸屈肌磨损肿胀，尤其是旋前圆肌过度旋前时，使手心主（厥阴）经筋长时间持续牵拉而损伤。处于疲劳状态的筋肉应激反应减低，则更易造成再次损伤，损伤的筋肉组织出血、渗出，使致痛物质堆积而疼痛。因伤痛激惹导致受损筋肉保护性痉挛，则进一步加重了疼痛。

某些职业性的旋前工作，使旋前圆肌肥厚增粗，当前臂旋前时，正中神经被旋前圆肌和尺骨抬高，相对地被肱骨和肌腱弓扭曲、卡压，从而会出现急性或慢性神经激惹症状。

【临床表现】

急性期多出现在搬提重物或投掷、叩打网球、抽击乒乓球等剧烈运动后，出现前臂疼痛、肿胀，屈肘、屈指、屈腕困难并加重疼痛，肘前曲泽次、泽前次、肱骨内上髁、臂中次常有明显压痛。

慢性劳损者，仅觉肘前酸痛，有时向桡侧掌面三个手指放散。或先出现屈指无力，或合并前臂手指疼痛。工作时疼痛加重，或伴有桡侧掌面三指的感觉障碍，或烧灼样、针刺样疼痛。有时还有手指和腕抽搐，拇对掌肌无力等。

【检查】

沿手心主（厥阴）经筋首先检查肱二头肌肌腱尺侧缘曲泽次有否压痛，有否麻刺放射感，再检查尺骨粗隆处有否压痛，检查旋前圆肌肌腱弓有否压痛与疼痛放散，其痛性结节即泽下次。泽下次阳性者，应沿肱肌检查肱中次，沿肱二头肌检查肩内陵次、中府次等。向下沿桡骨尺骨间隙触诊，其痛性硬结即泽前次。查肱骨内上髁，检查桡骨粗隆，其痛性结节即肱骨内髁和泽下次。前臂中部旋前圆肌压痛，即臂中次。

【治疗】

1. 早期

病程短、病痛轻，在相关筋结点处可检出压痛，但没有明显的痛性条索或结块。此期可采用（1）毫针疗法（2）火针疗法（3）灸法（4）理筋推拿法（5）水针疗法治疗。

2. 后期

病程较长，反复发作，结筋点因长期反复损伤而出现痛性条索和硬结。凡用上述方法难于松解者，应考虑长圆针疗法。

检查曲泽次、泽下次、臂中次、肱骨内髁、泽前次、肩内陵次、中府次、肱中次等，确定结筋病灶点。触摸其深度，做好标记。常规消毒后，在结筋点处注入0.5ml局麻药作浸润。浸润后肘痛应立即减轻或消失，由此可鉴别或验证结筋病灶定位的准确程度。沿局麻针头方向和深度，用斜刃长圆针缓慢刺入，先在结筋点表层行关刺法，再深入其旁行恢刺法，使结筋硬结松解。出针后需压迫 1 分钟，以防针孔出血。必要时，在针后再于结筋点处注入注射用水或川芎嗪等药物，每点 0.5ml。

【注意事项】

（1）凡筋结点处无明显阳性体征者，应考虑经筋病以外原因，必要时，应请有关专科专家会诊或转诊，不可贻误病情。

（2）曲泽次、泽前次等邻近正中神经、肱动脉及静脉，在行各种针法时，均不可深刺，防止损伤神经与血管。

（3）火针、水针注射、长圆针疗法应注意局部消毒。

（4）有经络、脏腑合并症者，可配合循经辨证取穴或对症配穴治疗。

（5）术后应避免劳累或冒犯风寒。

六、手少阴经筋

手少阴经筋"起于小指内侧，结于锐骨，上结肘内廉。上入腋，交太阴，挟乳里，结于胸中"。主要分布上肢屈面尺侧，主肘关节屈曲，前臂旋前运动。手少阴经筋所涉及的下述组织损伤时，会引起肘部痹痛。

前臂臂筋膜比较发达，上续于臂筋膜，在肘窝前，与肱二头肌腱膜交织而增厚，有保护和限制前臂屈肌群的作用。前臂旋转和肘屈伸活动都会牵拉紧张该筋膜。不合理的活动，可造成臂筋膜损伤而出现肘臂痹痛。

尺侧腕屈肌分两头，起于肱骨内上髁、前臂筋膜和尺骨鹰嘴、尺骨背面上 2/3 缘。两头之间形成腱弓，尺神经从中通过。肌纤维向下移行成短腱，经腕横韧带深面附着于豌豆骨，并续为豆钩韧带和豆掌韧带。其抵止点腱下常有小滑液囊。当尺侧腕屈肌损伤后，常会引起肱骨内上髁附着部、腱弓间、腕横韧带卡压点及豌豆骨前滑液囊、腕尺管的病变，而出现结筋病灶点，即肱骨内上髁、小海次、神门次。

除肱桡肌外，其余大部分屈腕肌、屈指肌、旋前圆肌均起于肱骨内上髁。在屈肘、屈指、旋转前臂时，肱骨内上髁受到极大应力，是临床常见多发的痹痛点。

对肘起主要固定作用的肘内侧副韧带也起自肱骨内髁，肘臂持重、支撑损伤时，也会牵拉肱骨内上髁，加重其痹痛。

手是劳动器官，生活工作中要频繁进行复杂的屈伸旋转活动，特别是从事手工作业工作，使肱骨内上髁负担沉重，损伤机会增加，附于其上的相关肌腱和腱周组织常被涉及而损伤，引起或加重肘关节痹痛。

【病因病机】

（1）外感：汗出当风、夜卧受凉、久居湿地或冒雨涉水，风寒湿邪侵袭肘部手少阴经筋与经脉。手少阴经筋与经脉因寒而收引，肌肉筋膜舒缩失常，加重着藏其间的经脉的痹阻，气血瘀滞，局部筋肉肿胀，致痛物质堆积，加之经筋肌肉保护性痉挛，故出现肘臂尺侧痹痛。

（2）外伤：突然超生理范围的屈肘、屈指、旋转前臂，使手少阴经筋相关肌肉、筋膜附着点发生牵拉或撕裂，损伤处血渗出，使组织肿胀，致痛物质堆积，而受损筋肉的保护性痉挛，进一步加重局部的病理变化和疼痛。

（3）劳损：从事手工劳作的人，过多的屈肘、屈指、旋转前臂，使肱骨内上髁附着的诸屈肌、尺侧副韧带、肘筋膜劳损，出现组织变性、增生、粘连、钙化、骨膜反应等病理变化。肘部手少阴经筋长时间持续牵拉而疲劳。处于疲劳状态的筋肉应激反应减低，则更易造成再次损伤，损伤的筋肉组织出血、渗出，使致痛物质堆积而疼痛。因伤痛激惹而导致受损筋肉保护性痉挛，则进一步加重肘臂疼痛。

【临床表现】

直接暴力撞击会出现急性损伤，局部红肿疼痛，皮下瘀血，剧痛。突然跌倒，手支撑着地，尤其是后支撑掌触地，高举重物等都会出现被动肘外翻损伤，甚至撕裂相关手少阴经筋组织，肘内侧红肿，出血，疼痛。

慢性损伤则更多见于从事高尔夫球、羽毛球、乒乓球、投掷等运动员，从事屈肘屈腕的内旋前臂的工种，如钳工、铁匠、厨师、杂技演员等，慢性劳损肱骨内上髁附着的诸屈肌腱、肘尺侧副韧带等手少阴经筋，而出现肘内侧酸胀不适，逐渐变成轻度疼痛。手工劳作时，疼痛加重，休息时减轻。严重者可发展成持续钝疼。检查时可触及肱骨内上髁肿胀、隆起肥厚。做屈腕屈肘前臂内旋抗阻试验出现肱骨内上髁疼痛。X光拍片检查，有时可见肱骨内上髁骨膜反应或增生。尺神经受激惹者，可出现放散疼痛。

【检查】

沿手少阴经筋检查肱骨内上髁及周围有否压痛和痛性肥厚、条索，其结筋病灶点，即肱骨内髁。触摸肘尺管，有痛性结节者，即小海次。前臂尺桡间，在中部触及痛性结节，即臂中次。豌豆骨前痛性结节，即神门次。上臂内侧肌间沟压痛，即青灵次。

【治疗】

1. 早期

病程短、病痛轻，在相关筋结点处可检出压痛，但没有明显的痛性条索或结块。此期可采用（1）毫针疗法（2）火针疗法（3）灸法（4）理筋推拿法（5）水针疗法治疗。

2. 后期

病程较长，反复发作，结筋点因长期反复损伤而出现痛性条索和硬结。凡用上述方法难于松解者，应考虑长圆针疗法。

检查肱骨内髁、少海次、小海次、臂中次、泽下次、泽前次、神门次、青灵次、腕骨次等确定结筋病灶点。触摸其深度，做好标记。常规消毒后，在结筋点处注入0.5ml局麻药作浸润。浸润后肘痛应立即减轻或消失，由此可鉴别或验证结筋病灶定位的准确程度。沿局麻针头方向和深度，用斜刃长圆针缓慢刺入，先在结筋点表层行关刺法，再深入其旁行恢刺法，使结筋硬结松解。出针后需压迫1分钟，以防针孔出血。必要时，在针后再于结筋点处注入川芎嗪等药物，每点0.5ml。

【注意事项】

（1）凡筋结点处无明显阳性体征者，应考虑经筋病以外原因，必要时，应请有关专科专家会诊或转诊，不可贻误病情。

（2）小海次、泽前次位置近尺、正中神经，针刺时，应注意不可刺伤尺、正中神经。针刺过程中，遇有触电感时，应提起并改变方向进针或操作。

（3）火针、水针注射、长圆针疗法应注意局部消毒。

（4）有经络、脏腑合并症者，可配合循经辨证取穴或对症配穴治疗。

（5）术后应避免劳累或冒犯风寒。

附:

1. 肘管综合征

尺神经在肘管内因牵拉和摩擦而发生慢性炎症反应和尺神经麻痹称为肘管综合征。

在肘部有一条跨过尺侧腕屈肌起点的纤维组织带（即弓状韧带），在肘部形成了类似管状的肘管组织结构，尺神经由其内通过，所以尺神经在这里常因牵拉和摩擦而发生损伤，表现出因挤压而发生慢性炎症反应。一般不是在损伤以后的短时期内发生，而是数周以后才发生，所以也称此病为"迟发性尺神经炎"。目前主要治疗方法是手术切断弓状韧带，术后做长臂石膏固定两周。去除石膏后，逐渐参加一些活动。对轻型或术后病人可采用针灸方法治疗，一般情况下神经功能是可以恢复的。

本病属中医学"痿病""痹病"范畴，多因中老年人肝肾亏损，筋骨退变、劳损所致。外伤或感受风寒湿邪、劳伤筋骨等使痰湿交阻而加重病情。值得注意的是本病多有经筋损伤和结筋病灶，而且它是引起或加重病情的重要原因。经筋损伤者，应在经脉辨证论治基础上，同时从经筋辨证论治角度着手治疗。

表9-56　肘管综合征辨证取穴表

证型	症状	取穴
风寒湿痹	主症:前臂屈腕无力手尺侧皮肤麻木,遇寒加重 舌苔脉象:舌淡苔白,脉常	主穴:阿是穴、小海、扶突、泽下、泽前 结筋点:小海次、泽下次、肱骨肉髁
横络卡压	主症:前臂屈肌无力或瘫痪,小鱼际萎缩,呈爪手畸形,手掌内侧皮肤感觉障碍 舌苔脉象:舌淡苔白,脉沉弦紧 兼症:①合并垂腕畸形 　　　②猿手畸形	主穴:阿是穴、少海、小海、天鼎、扶突、中府、极泉、青灵、尺泽、泽前 结筋点:少海次、小海次、扶突次、缺盆次(指针弹拨)、泽下次、泽前次 配穴:①尺泽、泽下、扶突、手三里 　　　②泽前、曲泽、扶突

2. 肱骨内上髁炎

肱骨内上髁因非生理性屈肘而诱发无菌性炎症，继发肘内侧疼痛和功能障碍者称肱骨内上髁炎。

本病多发于高尔夫、羽毛球运动员，故也称为高尔夫或羽毛球肘。学生因长期伏案书写，肘部常受桌面摩擦也可发生，故也称学生肘。它也可以发生在铁饼、标枪等投掷项目的运动员身上。凡是在工作中，有过多的屈腕、屈指和内旋前臂动作的工种，如钳工、铁皮工、厨师、杂技演员等，也可以发生此病。

在前臂，除肱桡肌以外，大部分主要的屈肌和旋前肌都起自肱骨内上髁。所以，当屈腕、屈指的肌肉收缩时，主要的牵拉应力就集中在肱骨内上髁上。频繁而且集中用力，可造成损伤。对肘关节起主要固定作用的肘内侧副韧带，也起自肱骨内上髁处，当肘关节活动时，也常常对其起点产生牵拉的应力。人的手在生活中进行着频繁的各种复杂活动，特别是从事手工作业的人，过劳使内上髁的负担加重，损伤的机会也增加，久之即可能形成一种异常的刺激，引起慢性组织损伤而发病。另外，直接暴力也可以使肘被动外翻，使内侧副韧带牵拉肱骨内上髁，也可引起损伤。

本病属中医学"肘痹""肘劳""痹病"范畴，多因中老年人肝肾亏损，筋骨退变、劳损所致。外伤或感受风寒湿邪、劳伤筋骨等使痰湿交阻而加重病情。值得注意的是本病多有经筋损伤和结筋病灶，而且它是引起或加重病情的重要原因。经筋损伤者，应在经脉辨证论治基础上，同时从经筋辨证论治角度着手治疗。

表 9 – 57　肱骨内上髁炎辨证取穴表

证型	症状	取穴
风寒湿痹	主症:肘内侧僵痛肿胀,屈伸受限,内旋屈腕抗阻试验(+)。每因受凉加重 舌苔脉象:舌淡苔白,脉浮弦紧 兼症:①肘外翻疼痛 　　　②屈肘肘前疼痛	主穴:阿是穴、少海、小海、合谷、曲泽、泽下 结筋点:肱骨内髁 配穴:①曲池、四渎 　　　②曲泽、泽前、臂中
横络卡压	主症:肘内侧僵痛肿胀,屈伸受限,反复发作,久痹不愈,内旋屈腕抗阻试验(+)。每因受凉加重,触诊痛重,可及条索 舌苔脉象:舌淡苔白,脉沉弦紧 兼症:①肘外翻疼痛 　　　②屈肘肘前疼痛	结筋点:肱骨内髁、少海次、小海次、曲泽次、泽前次 配穴:①曲池、四渎、上廉 　　　②曲池、臂中、上廉

3. 肘尺侧疼痛综合征

此病是肘尺侧副韧带、屈腕肌和旋前圆肌等多种软组织损伤的总称，又名肘尺侧软组织损伤。这几种软组织由于解剖位置相近，生理功能大致相同，如果一种组织损伤，其余组织可继发发病。

肘尺侧副韧带起自肱骨内上髁（与屈腕肌同起于一点），分为前、中、后三束向下，呈扇形止于尺骨，前到冠状突，后到鹰嘴的内侧面。其功能是防止肘关节过度外展。因为三束的止点不同，所以能防止肘关节在不同位置上的过度外展。当肘关节伸直时，其前、中束紧张，防止肘关节外展，而当肘屈曲时，其后束又紧张，防止肘关节外展，从而保证了肘关节不论处在何种体位下都有韧带加固，都能防止过度外展。

在前臂，除肱桡肌以外，所有主要的屈肌都起自肱骨内上髁处，除旋前圆肌止于桡骨中部以外，其他诸肌都达到腕部和手部。它们是腕和手屈曲运动的主要动力装置，还有使前臂旋转的功能。手频繁运动能使其肌肉的负担加重，从而造成前臂内侧肌群过度牵拉肘内侧起点，故容易发生劳损。

肘关节的肱尺关节运动特点是：只有在 180 度以内的屈伸运动，而没有内外翻的功能。这种生理特点有利于肘关节的稳定性，但是对人身上位置相邻、关系密切，最灵活的肩和腕关节的适应性来说，就不能随它们做各种复杂的运动。因而肩和腕的运动，往往迫使肘关节发生超生理范围的异常运动（如引起肘过伸和内外翻等），这样就容易伤及肘关节及邻近的软组织。一般这种支撑的应力并不很大，时间也不会太长。如果由于人体位置的变化（如跌倒时手掌着地支撑，武术、体操运动员和杂技演员的倒立动作），都可将肘关节变为受力很大的支撑关节。特别是由于肘关节有 15 度的外翻携物角，所以支撑状态的肘关节就常在外翻位。在这个姿势上，肘尺侧副韧带张力增大，肌肉的负荷加重，从而使它容易发生劳损性疾病。肘和前臂的结构适应于其运动时的灵活性，因为它既有能屈曲的肱尺关节和肱桡关节，又有能旋转的桡尺关节。这样，灵活性大了，而稳定性却相对地变小，从而使损伤的机会也大大增多。

急性直接损伤是外界暴力作用于受伤的局部（如碰撞、打击、挤压等），使肘内侧的肌肉、韧带发生挫伤、挤压伤而发病。间接损伤是由于肘内翻的暴力（如大力侧扳、跌倒时手掌着地支撑等）使前臂过度外展，剧烈牵拉肘内侧副韧带和内侧的肌肉群而受伤。此外，前臂急骤内旋，或在内旋位上急骤外旋，或手提过重的东西，或玩扳手腕游戏时腕屈曲内旋用力等，都可以间接引起肘和前臂内侧屈肌和内侧副韧带等软组织损伤。急性损伤后没有得到及时合理的处理，使病情延误而转为慢性损伤。原发性的慢性损伤者，多见于从事手工操作的人，如编织、钳工、厨师等。

本病属中医学"痹病""肘痹""肘劳"范畴，多因中老年人肝肾亏损，筋骨退变、劳损所致。外伤或感受风寒湿邪、劳伤筋骨等使痰湿交阻而加重病情。值得注意的是本病多有经筋损伤和结筋病灶，而且它是引起或加重病情的重要原因。经筋损伤者，应在经脉辨证论治基础上，同时从经筋辨证论治角度着手治疗。

表9-58　肘尺侧疼痛综合征辨证取穴表

证型	症状	取穴
风寒湿痹	主症:肘内侧僵痛肿胀,屈伸受限,内旋屈腕抗阻试验(+)。每因受凉加重 舌苔脉象:舌淡苔白,脉浮弦紧 兼症:①肘外翻疼痛　②屈肘肘前疼痛	主穴:阿是穴、青灵、少海、小海、合谷、曲泽、泽下 结筋点:肱骨内髁 配穴:①四渎、合谷　②曲池、泽前、臂中
横络卡压	主症:肘内侧僵痛肿胀,屈伸受限,反复发作,久痹不愈,内旋屈腕抗阻试验(+)。每因受凉加重,触诊痛重,可及条索 舌苔脉象:舌淡苔白,脉沉弦紧 兼症:①肘外翻疼痛　②屈肘肘前疼痛	结筋点:肱骨内髁、肘尖次、少海次、小海次、曲池次 配穴:①少海、小海、四渎　②曲泽、泽前、合谷、泽下

4. 肱骨外上髁炎

肱骨外上髁炎多发于网球运动员，而且与反手击球时前臂外旋状态下的伸腕、伸肘动作有关，所以也叫网球肘。近几年来，有人认为肱骨外上髁炎常并发肘关节囊、滑膜、肌肉等周围软组织的损伤，所以也称它为肘外侧疼痛综合征、肱桡肌滑囊炎等。

本病除运动员外，多发于钳工、木工、电工、铁皮工、厨师、手工编织、理发师等从事手工作业的人，特别是在举臂状态下以手从事工作为主的人。

在前臂背侧，除伸拇长、短肌与外展拇长肌外，其他主要伸腕和伸指的肌肉全部起自肱骨外上髁。同时主要屈前臂的肌肉（肱桡肌）也起自外上髁。所以伸腕伸指的动作，就对外上髁产生了比较集中的牵拉应力。在屈肘时，虽然伸肌对外上髁的牵拉作用消失，而屈前臂的肱桡肌又对其产生了牵拉力。不论肘和腕的屈伸，都在外上髁处有牵拉的应力产生。

伸腕肌群中，桡侧腕短伸肌对伸腕起主要作用。而桡侧腕短伸肌的起点，恰好在其他诸肌肉起点的中心（也在外上髁的中间处）。所以，在前臂背侧诸肌中，桡侧腕短伸肌的损伤就经常发生，最早出现，症状也最明显，影响也较大。

肘桡侧副韧带起自肱骨外上髁，其纤维向下，与桡骨环状韧带的纤维相融合。所以凡是前臂旋转的动作和肘内翻的动作，都对外上髁经常发生牵拉作用。人们在手工作业中，活动的特点就是靠伸腕抬臂拿起手中工具使其产生一定的势能，然后靠屈肌用力，引导工具下降，使势能变为动能而做功。这种上和下的动作，都是由肌肉的收缩来完成的。而伸肌的用力与屈肌的用力相比，前者用力要大而猛。这样对伸肌起点的牵拉应力就比屈肌起点的牵拉应力要大。加之不论是屈腕还是伸腕都对外上髁有牵拉之应力，这就使外上髁负担加重，成为容易发生损伤的生理学因素。

人们在活动中，以前臂在外旋位上的肘关节屈曲为多见。如果手持重物活动，由于重力的关系就在肘部产生一个使前臂内旋且内翻的作用力。这样就形成了伸腕肌要有一定张力来维持外旋的姿势，同时也对肘外侧副韧带发生了牵拉，从而使其起点（肱骨外上髁）发生损伤的机会就增多，也容易使肘外侧软组织发生劳损。肱骨外上髁位于身体前外侧，容易受到直接暴力的作用而致伤。肘关节囊下与桡骨环状韧带相连，上与肱骨内外上髁相接，同时肘外侧副韧带下端也与环状韧带相融合，上端与外上髁相接。所以，一旦其中一个组织受到损伤，就将很快向周围其他组织蔓延，形成了整个肘外侧疼痛的病症。肘关节的活动多，受伤的机会也就多。因为肘关节的灵活性常常不能适应肩和腕关节的灵活活动，加之稳定性较小，也就容易发生损伤。

本病属中医学"肘痹""肘劳""痹病"范畴，多因中老年人肝肾亏损，筋骨退变、劳损所致。外伤或感受风寒湿邪、劳伤筋骨等使痰湿交阻而加重病情。值得注意的是本病多有经筋损伤和结筋病灶，而且它是引起或加重病情的重要原因。经筋损伤者，应在经脉辨证论治基础上，同时从经筋辨证论治角度着手治疗。

表 9－59　肱骨外上髁炎辨证取穴表

证型	症状	取穴
风寒湿痹	主症：肘外侧僵痛肿胀，屈伸受限，外旋伸腕抗阻试验(+)。每因受凉加重 舌苔脉象：舌淡苔白，脉浮弦紧 兼症：①肘内翻疼痛　②伸肘前臂疼痛、无力	主穴：阿是穴、曲池、手三里、合谷、天井 结筋点：肱骨外髁 配穴：①上廉、下廉、肘尖　②四渎、上廉
横络卡压	主症：肘外侧僵痛肿胀，屈伸受限，反复发作，久痹不愈，外旋伸腕抗阻试验(+)。每因受凉加重，触诊痛重，可及条索 舌苔脉象：舌淡苔白，脉沉弦紧 兼症：①肘内翻疼痛　②伸肘前臂疼痛	结筋点：肱骨外髁、曲池次、泽前次、泽下次、手三里次 配穴：①曲池、手三里　②手三里、四渎、天井

5. 鹰嘴后滑囊炎

长期碰撞和挤压肘后鹰嘴滑囊而导致发炎者称鹰嘴后滑囊炎。挖煤工人在矿井中运煤时用肘支撑着地匍匐前行，长期碰撞和挤压肘后滑囊而导致发炎者甚多，所以也叫矿工肘。从解剖和生理角度来看，它是肘关节后滑囊发生了以炎性反应为主要病理变化的伤病，所以也叫肘后滑囊炎。

滑囊是位于各个关节附近的辅助装置，是一种囊腔状结构，呈扁圆形，外壁为结缔组织，内层为滑膜，内盛有滑液，能减少各毗邻组织在运动中的相互摩擦。肘后滑囊的数目较多，有位于肘后皮下的鹰嘴皮下滑囊，位于肱三头肌腱与鹰嘴之间的肘后腱下滑囊，还有位于韧带与骨之间的滑囊及肌腱与韧带之间和腱间的滑囊等，临床上总称它们为肘后滑囊。长期碰、撞、挤、压肘后部，例如射击运动员卧射时的肘支撑，摔跤运动员倒地时的碰、撞，足球守门员侧身扑球时肘部着地，战士侧身匍匐前进，都可能使滑囊受到机械刺激而发生无菌性炎症反应。此外，也可以由肘后其他组织的炎症蔓延而成。滑囊的炎症，也可以扩散到周围其他组织。受刺激后，滑囊壁血管扩张，组织增生，分泌增加，但是滑液浓度变稀。其后，囊壁肥厚，变性粘连，滑液分泌减少，呈现慢性炎症反应。发炎的滑囊可以只有一个，也可以是几个滑囊同时发生，有时还常并发周围的其他组织的炎症反应。

本病属中医学"痹病""肘痹""肘劳"范畴，多因中老年人肝肾亏损，筋骨退变、劳损所致。外伤或感受风寒湿邪、劳伤筋骨等使痰湿交阻而加重病情。值得注意的是本病多有经筋损伤和结筋病灶，而且它是引起或加重病情的重要原因。经筋损伤者，应在经脉辨证论治基础上，同时从经筋辨证论治角度着手治疗。

表9-60　鹰嘴后滑囊炎辨证取穴表

证型	症状	取穴
风寒湿痹	主症：肘后侧僵痛肿胀，屈伸受限，伸肘抗阻试验（+）。每因受凉加重 舌苔脉象：舌淡苔白，脉浮弦紧 兼症：①肘内翻疼痛 ②伸肘前臂疼痛、无力	主穴：阿是穴、天井、肘尖、曲池、手三里、合谷 结筋点：肘尖次、天井次 配穴：①上廉、下廉 ②上廉、四渎
横络卡压	主症：肘后侧僵痛肿胀，屈伸受限，反复发作，久痹不愈，伸肘抗阻试验（+）。每因受凉加重，触诊痛重，可及条索 舌苔脉象：舌淡苔白，脉沉弦紧 兼症：①肘内翻疼痛 ②伸肘前臂疼痛	结筋点：天井次、肘尖次、手三里次、曲泽次 配穴：①手三里、臂中 ②手三里、四渎、曲池、手三里、合谷、天井

6. 肘关节脱位

肘关节脱位，包括有肱尺关节脱位、肱桡关节脱位和桡尺关节脱位等，其中以肱尺关节后脱位最为多见。

尺骨的半月切迹在肱骨滑车上做轴承样滑动，从而前臂可做屈伸运动。当前臂伸直时，尺骨的鹰嘴突嵌入肱骨后面的鹰嘴窝内，既能防止肘关节过伸，又能防止尺骨向上滑脱。而当肘关节完全屈曲时（约140度），尺骨的冠状突又嵌入肱骨前的冠状突窝，这样就更能防止其向后滑脱。另外，当肘关节微屈（约100～140度之间）时，尺骨鹰嘴从鹰嘴窝中脱出，而冠状突又未嵌入冠状突窝内，尺骨的半月切迹的凹面向后上，其卡扣的作用最差，这时肘关节（实际上是肱尺关节）向上向后的稳定性就最差。肘关节囊的前后壁甚为松弛，特别是当前臂微屈时（也就是在肱二头肌和肱三头肌最放松时），它们对肘关节都失去了加固的作用，因而这时肘关节的稳定性最小。

尺骨后面的鹰嘴突大于它前面的冠状突。因此，鹰嘴突的半月切迹大，弧线长，扣住肱骨滑车的面积就大，对尺骨向前移位的阻力（限制）也就大。而尺骨前的冠状突较小，半月切迹面积也小，弧线短，扣住肱骨滑车的面积也小。特别是在肘微屈曲时，冠状突已处于肱骨滑车的前下方，这时就可能完全失去了对尺骨向后上移动的卡扣作用，从而肘关节在这个角度上最容易发生脱位。当人跌倒手掌着地支撑时，不是肘关节的伸直位，也不是肘关节的完全屈曲位，常常恰好是在100～140度之间的肘关节向后上稳定性最差的姿势。由于手着地支撑时的反作用力沿尺骨传导到肱尺关节处时，也正好是肱尺关节稳定性最小的时候。这时的外力方向与肘关节不稳定方向相一致。这样，外力与肘解剖缺陷相合，就形成了肱尺关节最容易向后上脱出的致伤原因。

由于传导暴力的方向不同（主要是受伤时的动作不同），所以向后上脱位的尺骨上端可以向内或向外发生偏倚，形成侧方脱位。治疗时，应即时正确复位，必要时还须采取手术复位和对关节囊等软组织损伤进行修复。术后可采用针灸对后遗症进行治疗。

本病属中医学"脱骱""痹病""肘痹"范畴，多因中老年人肝肾亏损，筋骨退变、劳损又加上肢超常支撑所致。外伤或感受风寒湿邪、劳伤筋骨等使痰湿交阻而加重病情。值得注意的是本病多有经筋损伤和结筋病灶，而且它是引起或加重病情的重要原因。经筋损伤者，应在经脉辨证论治基础上，同时从经筋辨证论治角度着手治疗。

表 9 - 61　　肘关节脱位辨证取穴表

证型	症状	取穴
风寒湿痹	主症:修补术后,肘臂僵痛,屈伸受限,功能障碍,遇冷加重 舌苔脉象:舌淡苔白,脉浮弦紧 兼症:①屈肘障碍疼痛 ②伸肘障碍疼痛	主穴:阿是穴、天井、肘尖、肘髎、消泺、四渎、曲池、泽前、泽下、小海、少海 结筋点:天井次、肘尖次、泽前次、泽下次、小海次、少海次 配穴:①尺泽、曲泽、合谷 ②合谷、手三里
横络卡压	主症:修补术后,肘臂僵痛,屈伸受限,功能障碍,遇冷加重 舌苔脉象:舌淡苔白,脉浮弦紧 兼症:①屈肘障碍疼痛 ②伸肘障碍疼痛	结筋点:天井次、肘尖次、泽前次、泽下次、小海次、少海次 配穴:①尺泽、曲泽 ②手三里、泽下、小海、少海、合谷

7. 旋前圆肌综合征

因旋前圆肌损伤卡压正中神经等组织而出现前臂内旋障碍疼痛等综合征，称旋前圆肌综合征。

旋前圆肌呈长圆形，与桡侧腕屈肌、掌长肌、尺侧腕屈肌共同起于肱骨内上髁和前臂筋膜，止于桡骨外侧面中部，形成肘窝的内侧界，有旋前和屈肘的功能。受正中神经支配，在肘窝和前臂上段，正中神经在肱二头肌腱膜下穿过，并在旋前圆肌二头之间的腱弓下穿越进入前臂，继而经过指浅屈肌的前缘，而后在指浅屈肌与指深屈肌之间进入腕管。由于前臂反复强烈旋前的活动，前臂旋前时，正中神经往往被旋前圆肌和尺骨抬高，又被肱骨或肌腱弓所扭曲、卡压。某些旋臂较多的运动（如棒球投掷运动员，小提琴演奏员，木工，钳工等长期从事前臂旋前工作）使旋前圆肌肥厚，则更易发病。本病多为男性，单侧多见。

本病属中医学"痹病""肘痹""肘劳"范畴，多因中老年人肝肾亏损，筋骨退变、劳损所致。外伤或感受风寒湿邪、劳伤筋骨等使痰湿交阻而加重病情。值得注意的是本病多有经筋损伤和结筋病灶，而且它是引起或加重病情的重要原因。经筋损伤者，应在经脉辨证论治基础上，同时从经筋辨证论治角度着手治疗。

表9-62　旋前圆肌综合征辨证取穴表

证型	症状	取穴
风寒湿痹	主症:前臂内侧僵痛肿胀,屈伸受限,内旋屈腕抗阻试验(+)。每因受凉加重 舌苔脉象:舌淡苔白,脉浮弦紧 兼症:①肘外翻疼痛 　　　②屈肘肘前疼痛	主穴:阿是穴、曲泽、泽前、少海、小海、合谷 结筋点:曲泽次、泽前次、肱骨内髁、泽下次 配穴:①曲池、四渎 　　　②曲池、孔最
横络卡压	主症:前臂内侧僵痛肿胀,屈伸受限,反复发作,久痹不愈,内旋屈腕抗阻试验(+)。每因受凉加重,触诊痛重,可及条索 舌苔脉象:舌淡苔白,脉沉弦紧 兼症:①肘外翻疼痛 　　　②屈肘肘前疼痛	结筋点:曲泽次、泽下次、泽前次、肱骨内髁 配穴:①少海、小海 　　　②臂中、合谷、曲泽、泽下

8. 前臂屈肌劳损伤综合征

前臂屈肌众多而复杂,但肌间缺乏腱鞘保护,而手臂因劳动活动频繁,故容易损伤,其部分或全部受累者,称前臂屈肌损伤,又称前臂屈肌群损伤综合征。

前臂屈肌位于前臂的前面和内侧面,包括屈肘,屈腕,屈指和使前臂旋前的肌肉共9块,分四层排列。当前臂猛烈过度后伸,或搬提重物,前臂大力屈曲,旋前等,均可导致前臂屈肌肌纤维或肌腱拉伤,其中尤以肌腱附着处的损伤为多见。急性损伤后可出现前臂剧烈疼痛,屈肘或屈腕屈指困难,在肱骨内上髁处及前臂前面有明显压痛,有些患者有前臂近端轻度肿胀。若处理不当则可形成慢性肌腱炎或肱骨内上髁无菌性病炎症而出现肘部慢性疼痛。

本病属中医学"痹病""肘痹""肘劳"范畴,多因中老年人肝肾亏损,筋骨退变、劳损所致。外伤或感受风寒湿邪、劳伤筋骨等使痰湿交阻而加重病情。值得注意的是本病多有经筋损伤和结筋病灶,而且它是引起或加重病情的重要原因。经筋损伤者,应在经脉辨证论治基础上,同时从经筋辨证论治角度着手治疗。

表9-63　前臂屈肌劳损伤综合征辨证取穴表

证型	症状	取穴
风寒湿痹	主症:前臂内侧僵痛肿胀,屈指受限,屈腕抗阻试验(+)。每因受凉加重 舌苔脉象:舌淡苔白,脉浮弦紧 兼症:①肘外翻疼痛 　　　②肘内翻疼痛	主穴:阿是穴、臂中、曲泽、泽前、少海、小海、合谷 结筋点:曲泽次、泽前次、肱骨内髁 配穴:①曲池、四渎 　　　②泽下、尺泽、泽前
横络卡压	主症:前臂内侧面僵痛肿胀,屈指屈腕受限,反复发作,久痹不愈,屈腕抗阻试验(+)。每因受凉加重,触诊痛重,可及条索 舌苔脉象:舌淡苔白,脉沉弦紧 兼症:①肘外翻疼痛 　　　②肘内翻疼痛	结筋点:臂中次、曲泽次、泽下次、泽前次、肱骨内髁 配穴:①少海、小海 　　　②尺泽、合谷、曲泽、泽下

9. 旋后肌综合征

旋后肌损伤而引起的前臂旋后疼痛和肘功能障碍称旋后肌综合征。

该肌是一块较短而且位置较深的肌肉，被肱桡肌、腕伸肌、肘后肌等所遮盖，起于肱骨外上髁、肘关节桡侧副韧带及环状韧带和尺骨旋后肌嵴，止于桡骨中上 1/3 骨干的外侧面。功能使前臂旋后。桡神经穿过臂外侧肌间隔后，经肱骨外上髁嵴与肱肌、肱二头肌、肱桡肌、桡侧腕长伸肌之间（桡管上段），再下行，经由肱骨外髁至桡骨小头下缘，外侧为桡侧腕短伸肌，内侧为肱肌和肱二头肌腱，后侧为肱桡关节囊，环状韧带之间通过。桡神经在肱骨外上髁以上约 4 厘米处分为前后两支进入旋后肌（桡管中段）；桡神经深支经旋后肌浅纤维弓进入旋后肌两层之间的神经间隙（桡管下段），后继续下行到手。桡管下段在旋后肌两层之间较为固定，活动度小，易受压迫。在前臂旋前时，桡管下段容积更小，因外伤退变的刺激、桡骨小头畸形、纤维弓增厚、桡骨上 1/3 骨折畸形愈合、网球肘等均可造成桡神经受压。前臂反复旋转，旋后肌肥大，也可以使桡神经受压变性，以上原因均可发生本病。

本病属中医学"痹病""肘痹""肘劳"范畴，多因中老年人肝肾亏损，筋骨退变、劳损所致。外伤或感受风寒湿邪、劳伤筋骨等使痰湿交阻而加重病情。值得注意的是本病多有经筋损伤和结筋病灶，而且它是引起或加重病情的重要原因。经筋损伤者，应在经脉辨证论治基础上，同时从经筋辨证论治角度着手治疗。

表 9 - 64　旋后肌综合征辨证取穴表

证型	症状	取穴
风寒湿痹	主症:前臂内侧僵痛肿胀,屈指受限,屈腕抗阻试验(+)。每因受凉加重 舌苔脉象:舌淡苔白,脉浮弦紧 兼症:①肘外翻疼痛　②肘内翻疼痛	主穴:阿是穴、臂中、曲泽、泽前、少海、小海、合谷 结筋点:曲泽次、泽前次、肱骨内髁 配穴:①曲池、四渎　②曲池、尺泽
横络卡压	主症:前臂内侧面僵痛肿胀,屈指屈腕受限,反复发作,久痹不愈,屈腕抗阻试验(+)。每因受凉加重,触诊病重,可及条索 舌苔脉象:舌淡苔白,脉沉弦紧 兼症:①肘外翻疼痛　②肘内翻疼痛	结筋点:臂中次、曲泽次、泽下次、泽前次、肱骨内髁 配穴:①曲池、四渎、上廉　②曲池、臂中、上廉

10. 骨间前神经卡压综合征

骨间前神经被指浅屈肌腱弓纤维带卡压而拇指、食指麻痹者称骨间前神经综合征。

骨间前神经是从旋前圆肌远侧缘穿出的正中神经运动支，其支配拇长屈肌和食指深屈、旋前方肌，后两者可有尺神经双重支配，该支起点远侧 1 厘米处有一纤维带跨越，当过度、疲劳性前臂旋后时，使纤维带绷紧，可引起骨间前神经卡压出现本病。开始为肘前疼痛，拇食指远端指间关节屈曲无力，久之，拇长屈肌瘫痪，出现"捻指征"，但一般手肌无瘫痪，手感觉正常。本病属中医学"痹病""肘痹""肘劳"范畴，多因中老年人肝肾亏损，筋骨退变、劳损所致。外伤或感受风寒湿邪、劳伤筋骨等使痰湿交阻而加重病情。值得注意的是本病多有经筋损伤和结筋病灶，而且它是引起或加重病情的重要原因。经筋损伤者，应在经脉辨证论治基础上，同时从经筋辨证论治角度着手治疗。

表9-65　骨间前神经卡压综合征辨证取穴表

证型	症状	取穴
风寒湿痹	主症:前臂内侧僵痛肿胀,屈伸受限,拇、食指麻痹,每因受凉加重 舌苔脉象:舌淡苔白,脉浮弦紧 兼症:①肘外翻疼痛　②屈肘,肘前疼痛	主穴:阿是穴、曲泽、泽前、少海、小海、合谷、 结筋点:曲泽次、泽前次、泽下次、臂中次、大陵次 配穴:①曲池、四渎　②曲池、孔最
横络卡压	主症:前臂内侧僵痛肿胀,屈伸受限,拇、食指麻痹,反复发作,久痹不愈,每因受凉加重,触诊痛重,可及条索 舌苔脉象:舌淡苔白,脉沉弦紧 兼症:①肘外翻疼痛　②屈肘,肘前疼痛	结筋点:曲泽次、泽前次、泽下次、臂中次、大陵次 配穴:①少海、小海　②臂中、合谷、曲泽、泽下

11. 前臂筋膜间室综合征

前臂的深筋膜上端是上臂深筋膜的延续、下端到达腕掌侧和背侧韧带,似筒状包裹着前臂,又以尺桡骨及骨间膜将其分为:前臂掌侧筋膜间室和前臂背侧筋膜间室。当室内容物损伤、渗出等膨胀并引起神经、肌肉功能障碍等症状时,称前臂筋膜间室综合征,也叫前臂筋膜间隔综合征。

前臂掌侧筋膜间室内容纳了前臂9块肌肉,数量较多,又有尺、桡动脉的主要分支及尺神经、正中神经从中通过,所以其筋膜紧张度较高。加之前臂屈肌供血需求较高,若筋膜间室压力增高,很容易形成筋膜间室综合征。前臂背侧筋膜间室内,容纳了前臂伸肌、桡神经和血管,内容较少,不如掌侧筋膜紧张,所以发病的机会也就少。尺桡骨折并发血管损伤,大量血液瘀滞、前臂骨折包扎过紧、使用分骨垫不当、前臂严重挤压伤、昏迷后前臂长期压于躯干之下、血友病发生前臂内出血,都可导致前臂筋膜间室压力增高而发病。病理改变早期主要是肌肉和神经由于高压和血液供应障碍而发生组织变性和坏死。后期可以发生缺血性肌痉挛和挛缩,最终造成发生肌肉萎缩和血管、神经损害。

有前臂撞击或挤压的外伤史,当即疼痛,患者自然采用按抚或热敷,若数小时之后出现前臂疼痛,且成渐进性加剧者,应注意本病的鉴别诊断,尤其在指和腕屈伸时尤甚,逐渐出现伸、屈指无力而被动处于松弛的功能位者更应注意。前臂掌侧筋膜间室综合征有尺神经和正中神经损伤的体征。前臂背侧筋膜间室综合征有桡神经损伤的体征,其各自分布区的肌肉运动功能和皮肤感觉减弱或消失(详见本章神经损伤)。检查时见前臂掌或背侧有纵行肿胀、饱满,触按较硬,有明显压疼。可有尺桡动脉搏动的减弱或消失。一般都有前臂和腕、手部的运动障碍,或表现手部畸形,出现爪形、猿手(见尺、桡、正中神经损伤节),皮肤颜色大多正常,偶尔而可有张力性水疱,有条件时测间室内压,若超过30毫米Hg即可确诊。前臂筋膜间室综合征受累肌肉以前臂深层肌受累最常见,如掌侧的拇长屈肌、指深屈肌、旋前方肌;背侧的旋后肌、拇长展肌、拇长伸肌、拇短伸肌、示指固有伸肌等。因为它们紧贴尺桡骨和骨间膜,对压力的缓冲余地少,所以临床多出现症状和体征。本综合征急进型应紧急行减压处理,外固定过紧应适当放松,骨折、内出血者,适当方法乃至手术处理。术后后遗症状可采用针灸方法治疗。

　　本病属中医学"痹病""肘痹"范畴，多因中老年人肝肾亏损，筋骨退变、劳损的基础上，再受暴力而致。外伤或感受风寒湿邪、劳伤筋骨等使痰湿交阻而加重病情。值得注意的是本病多有经筋损伤和结筋病灶，而且它是引起或加重病情的重要原因。经筋损伤者，应在经脉辨证论治基础上，同时从经筋辨证论治角度着手治疗。

表 9-66　前臂筋膜间室综合征辨证取穴表

证型	症状	取穴
风寒湿痹	主症:前臂内侧或背侧僵痛肿胀,屈指受限,屈腕抗阻试验(+)。每因受凉加重 舌苔脉象:舌淡苔白,脉浮弦紧 兼症:①肘外侧疼痛 ②肘内侧疼痛	主穴:阿是穴、臂中、曲泽、泽前、少海、小海、四渎、合谷 结筋点:臂中次、四渎次、曲泽次、泽前次、肱骨内髁 配穴:①阳溪、支正、外关、上廉 ②泽下、尺泽、间使、内关
横络卡压	主症:前臂内侧或背侧僵痛肿胀,屈指受限,屈腕抗阻试验(+)。反复发作或迁延日久,检查可及痛性条索或结节,每因受凉加重 舌苔脉象:舌淡苔白,脉沉弦紧 兼症:①肘外侧疼痛 ②肘内侧疼痛	结筋点:臂中次、四渎次、曲泽次、泽前次、肱骨内髁、肱骨外髁、阳溪次、阳池次、阳谷次 配穴:①阳溪、支正、外关 ②泽下、间使、内关。

12. 缺血性肌痉挛

　　腕屈肌、指屈肌和手掌部的小肌肉缺血并发生不同程度的前臂肌营养障碍、功能失常、组织坏死，甚至形成瘢痕挛缩，限制腕、指的背伸，称缺血性肌痉挛。

　　大多数的病因是：肱骨髁上骨折后错位的骨端压迫了肱动脉，使其血流减少，导致前臂手掌供血部位缺血；或者因为骨折断端的刺激，使肱动脉发生了痉挛，血流减少，供血不足；还可能因为骨断端刺破血管壁使血液外溢，引起前臂缺血；也可以因为肱骨内髁的移位使肱二头肌肌腱在肘上与肱动脉形成交叉而压迫肱动脉，使前臂供血减少；有少数患者因为外伤，血管内血栓形成而影响了前臂的血液供应。但由于石膏、夹板、纸壳等不适当的外固定，造成血液循环障碍；直接损伤肱动脉，以致发生供血障碍而引起伤病者，却比较少见。上述因素使前臂的组织（特别是肌肉）发生了缺血性营养不良以后，就会引起功能失常，组织变性，坏死，最后导致瘢痕挛缩等病理改变，从而限制腕和指的背伸，因末梢神经缺血引起神经末梢变性和功能障碍等，引起临床症状。本综合征急进型应紧急行减压处理，外固定过紧应适当放松，骨折、内出血者，适当方法乃至手术处理。术后后遗症状可采用针灸方法治疗。

　　本病属中医学"痹病""痿证"范畴，多因中老年人肝肾亏损，筋骨退变、劳损所致。外伤或感受风寒湿邪、劳伤筋骨等使痰湿交阻而加重病情。值得注意的是本病多有经筋损伤和结筋病灶，而且它是引起或加重病情的重要原因。经筋损伤者，应在经脉辨证论治基础上，同时从经筋辨证论治角度着手治疗。

表 9 – 67　缺血性肌痉挛辨证取穴表

证型	症状	取穴
风寒湿痹	主症:前臂内侧或背侧僵痛肿胀,屈指受限,屈腕抗阻试验(+),前臂、手掌萎缩。每因受凉加重 舌苔脉象:舌淡苔白,脉浮弦紧 兼症:①肘外侧疼痛　②肘内侧疼痛	主穴:阿是穴、臂中、曲泽、泽前、少海、小海、四渎、合谷、鱼际、劳宫 结筋点:臂中次、四渎次、曲泽次、泽前次、肱骨内髁、肱骨外髁 配穴:①阳溪、支正、外关、上廉　②泽下、尺泽、间使、内关
横络卡压	主症:前臂内侧或背侧僵痛肿胀,屈指受限,屈腕抗阻试验(+)前臂、手掌萎缩。反复发作或迁延日久,检查可及痛性条索或结节,每因受凉加重 舌苔脉象:舌淡苔白,脉沉弦紧 兼症:①肘外侧疼痛　②肘内侧疼痛	结筋点:臂中次、四渎次、曲泽次、泽前次、肱骨内髁、肱骨外髁、阳溪次、阳池次、阳谷次 配穴:①阳溪、支正、外关、上廉　②泽下、尺泽、间使、内关

第五节　指腕部经筋痹病

【概述】

　　腕是前臂和手之间的移行区,包括桡骨、尺骨远端,腕骨,掌骨基底,桡腕关节,腕尺关节,腕掌关节及相关的筋肉。前臂的肌腱及滑液囊均经过腕部。这些结构以特殊增厚的深筋膜与腕骨保持密切联系。这种解剖关系使腕部包容了广泛的运动功能,以适应手的复杂活动,同时也造成被约束的诸多腱鞘与肌腱相互磨损而易导致伤害,出现结筋病灶点。

　　手三阴、三阳经筋分布于腕掌周围。手太阳经筋"起于小指之上,上结于腕,上循臂内廉,结于肘内锐骨之后,弹之应小指之上"。其涉及小指展肌、豆掌韧带、豆钩韧带、钩骨肌管、腕尺侧副韧带、腕背侧横韧带、尺侧腕伸肌等。手少阳经筋"起于小指次指之端,结于腕。上循臂,结于肘。上绕臑外廉,上肩走颈,合手太阳"。其涉及伸指诸肌及其肌腱、腕背侧横韧带、腕尺侧副韧带、腕尺管、钩骨管等。手阳明经筋"起于大指次指之端,结于腕。上循臂,上结肘外,上臑,结于髃"。其涉及诸伸指肌及指肌腱、腕背侧横韧带、腕桡侧副韧带、拇指长短肌及拇指长短展肌等。手太阴经筋"起于大指之上,循指上行,结于鱼后。行寸口外侧,上循臂,结肘中。上臑内廉,入腋下,出缺盆,结肩前髃"。其涉及拇指长短屈肌及肌腱、桡侧腕屈肌、腕掌侧横韧带等。手心主(厥阴)经筋"起于中指,与太阴之筋并行,结于肘内廉,上臂阴,结腋下"与手太阴涉及组织雷同,主要分布于前臂中部,涉及旋前圆肌等。手少阴经筋"起于小指之内侧,结于锐骨,上结肘内廉,上入腋"。其涉及小指长短屈肌及小鱼际肌、尺侧腕副韧带、尺管、桡侧腕屈肌等。腕部经筋最容易受损的部位在腕管区和鼻烟窝区,在掌指部,则多见于掌指关节面水平的屈指肌腱鞘中。

　　运动腕关节的肌群可分为四群:即屈肌、伸肌、内收肌和外展肌。

　　(1) 腕屈肌群:腕关节的屈曲运动主要有桡侧腕屈肌、尺侧腕屈肌,其次是拇长展肌和掌长肌。

（2）腕伸肌群：腕关节的主要伸肌为桡侧腕长伸肌、桡侧腕短伸肌和尺侧腕伸肌，其次是指总伸肌、食指固有伸肌、小指固有伸肌和拇长伸肌。

（3）腕内收（尺侧倾）肌群：手腕的内收运动，主要靠尺侧腕屈肌和尺侧腕伸肌两群肌肉。比较起来，腕内收运动的范围较外展范围大。

（4）腕外展（桡侧倾）肌群：腕外展运动主要靠桡侧腕屈肌、桡侧腕长伸肌和桡侧腕短伸肌，其次是拇长展肌、拇短伸肌和拇长伸肌。

发生于本范围的痹痛常被诊断为：桡骨茎突狭窄性腱鞘炎、尺侧腕伸肌腱滑脱、桡尺远侧关节分离和三角纤维软骨盘损伤、腕尺侧管综合征、腕桡侧管综合征、腕周围韧带损伤、腕背隆突综合征、腕管综合征、腱鞘囊肿、拇长屈肌腱腱鞘炎（扳机指）、第1、2、3、4、5指屈肌肌腱腱鞘炎等。

一、手太阳经筋

手太阳经筋"起于小指之上，上结于腕，上循臂内廉，结于肘内锐骨之后，弹之应小指之上"。主要分布于小指及腕臂尺侧伸面。主小指、腕背伸与外展运动。手太阳经筋损伤涉及下列组织，则会影响指腕及前臂功能，引起痹痛。

小指展肌位于手内侧缘皮下，起自豌豆骨和豆钩韧带，肌纤维斜向下内，止于小指第一指骨底内侧，一部分移行于小指的指背腱膜。小指展肌起始部参与钩骨肌管的构成，其间有尺神经和血管通过。小指展肌及钩骨肌管损伤时可压迫激惹尺神经而出现腕部痹痛，出现结筋病灶点腕骨次。

小指固有伸肌位于指总伸肌的内侧，并逐渐移行于指背腱膜，止于小指中节和末节指骨底背面，其有伸掌指关节的作用。

尺侧腕伸肌位于前臂背面尺侧皮下，起自肱骨外上髁，前臂筋膜和尺骨后缘，肌纤维向下移行成长腱，在尺骨后面，经腕背侧韧带的深面，止于第5掌骨底。其有伸腕并使手内收的作用。小指固有伸肌与尺侧腕伸肌损伤均可损伤腕横韧带及钩骨肌管，从而影响尺神经功能。后者起始部损伤，尚可引起肱骨外上髁周围的痹症。前臂筋膜的臂后侧面被肱三头肌腱膜增强，并成为前臂前层肌的起始部。在前臂远端的腕关节附近增厚，形成腕背侧韧带（伸肌支持带），其深面深入各伸肌腱之间，形成5～6个骨性纤维管。尺侧骨管内分别有小指固有伸肌腱与尺侧腕伸肌腱及其腱鞘通过。在腕尺侧，腕掌侧韧带与腕背侧韧带之间构成了一个腕尺侧管。其中有尺动脉和尺神经通过。前臂筋膜起始部及远端骨性纤维管、腕尺管容易损伤并形成结筋病灶点。

腕尺侧副韧带起自尺骨茎突，并与三角软骨盘的尖端会合，向前不仅止于豌豆骨和腕横韧带的内侧，一部分向内侧，止于三角骨背侧与内侧面，有防止腕过度桡倾的作用。过度频繁的腕活动可损伤尺侧副韧带，引起腕部痹痛，即阳谷次。

【病因病机】

（1）外感：汗出当风、夜卧受凉、久居湿地或冒雨涉水，风寒湿邪侵袭腕部手太阳经筋与筋脉。手太阳经筋与经脉因寒而收引，肌肉筋膜舒缩失常，加重着藏其间的经脉的卡压，气血瘀滞，局部筋肉肿胀，致痛物质堆积，加之经筋肌肉保护性痉挛，故出现腕、肘部痹痛。

（2）外伤：腕、前臂背面直接外伤，损及手太阳经筋相关肌肉及其他组织，引起局部出血、渗出而疼痛。腕关节剧烈运动，使腕背侧伸肌支持带过度紧张，当跌仆时，手背着地或用力过猛，尺侧腕伸肌突然强力收缩，迫使腕过度弯曲和侧倾，从而导致诸伸肌肌腱与腕背支持带、腕尺管、钩骨肌管急性损伤。当各腱附着点牵拉伤或撕裂，损伤处出血渗出，使组织肿胀，致痛物质堆积。而受损筋肉的保护性痉挛，进一步加重局部的病理变化和疼痛。

（3）劳损：长期从事用腕力的作业，如排球、网球、乒乓球运动员，铸造工、钳工、厨师、编织工、理发师等，使腕部伸肌及韧带发生慢性牵拉伤。长期带弹性手表带，用掌根按压车把、用掌根槌击、按摩都可以造成手太阳经筋疲劳损伤。疲劳状态下，肌肉应激反应减低，则更易造成再次损伤。损伤的肌肉组织出血、渗出，使致痛物质堆积而疼痛。因疼痛激惹而导致受损肌肉保护性痉挛，则进一步加重了疼痛。

【临床表现】

急性损伤或倒地时手背着地，使尺侧腕伸肌、尺侧副韧带撕脱或发生断裂伤，即刻出现剧痛和肿胀。

急性期处理不恰当，或由慢性腕部劳损引起的慢性阶段，常呈现腕部钝痛、无力，偶有持物脱落。向桡侧倾腕或用力时，出现尺侧疼痛加重。当尺管、钩管肌管受到损害时，可因尺神经在其中被压迫、绞窄、摩擦而出现神经刺激症状。轻者仅为腕与手部尺侧疼痛，麻木无力，夜间常因痛惊醒。疼痛可放散至肘部尺侧。屈腕抗阻实验阳性。尺神经受压较重时，则出现手无力、麻木，无名指与小指感觉迟钝，肌肉萎缩。

【检查】

沿手太阳经筋，首先触压小指、腕关节尺侧缘。钩骨附近痛性结节，即腕骨次。尺骨茎突或腕背尺侧痛性结节，即阳谷次。触摸肘内肱骨内上髁的痛性结节，即肱骨内髁。肘关节尺侧，肱骨内髁下方痛性结节，即小海次。

【治疗】

1. 早期

病程短、病痛轻，在相关筋结点处可检出压痛，但没有明显的痛性条索或结块。此期可采用（1）毫针疗法（2）火针疗法（3）灸法（4）理筋推拿法（5）水针疗法治疗。

2. 后期

病程较长，反复发作，筋结点因长期反复损伤而出现痛性条索和硬结。凡用上述方法难于松解者，应考虑长圆针疗法。

先检查腕骨次、阳谷次、神门次、小海次、肱骨内上髁、四渎次等，确定结筋病灶点。触摸其深度，做好标记。常规消毒后，在结筋点处注入0.5ml局麻药作浸润。浸润后腕痛应立即减轻或消失，由此可鉴别或验证结筋病灶点定位的准确程度。沿局麻针头方向和深度，用斜刃长圆针缓慢刺入，先在结筋点表层行关刺法，再深入其旁行恢刺法，使结筋硬结松解。出针后需压迫1分钟，以防针孔出血。必要时，在针后再于结筋点处注入川芎嗪等药物，每点0.5ml。

【注意事项】

（1）凡筋结点处无明显阳性体征者，应考虑经筋病以外原因，必要时，应请有关专科专家会诊或转诊，不可贻误病情。

（2）阳谷次、腕骨次下有尺神经和血管通过。不可深刺，不可横向挑割。如遇触电感应停止操作。

（3）火针、水针注射、长圆针疗法应注意局部消毒。

（4）有经络、脏腑合并症者，可配合循经辨证取穴或对证配穴治疗。

（5）术后应避免劳累或冒犯风寒。

二、手少阳经筋

手少阳经筋"起于小指次指之端，结于腕。上循臂，结于肘。上绕臑外廉，上肩走颈，合手太阳"。主要分布在指腕肘臂伸面中部，具有指腕肘前臂后伸、外旋等功能。手少阳经筋损伤涉及下列组织时，可引起腕部痹痛。

诸指伸肌、尺侧腕伸肌、小指伸肌、桡侧腕短伸肌、桡侧腕长伸肌共同起自肱骨外上髁。诸肌延至前臂下部，形成四条肌腱，经腕背伸肌支持带深面，抵止于第2～5指指骨背面，有伸腕伸指功能。当以上诸肌部分或全部在腕背横韧带处磨损时，可出现痹痛，此即阳池次。拇长短展肌与拇长短伸肌、食指固有伸肌均起自尺骨和桡骨中部的背面及介于二者之间的骨膜，肌纤维斜向外下移行成长腱，分别抵止于第一掌骨底与第一指骨底的背面，有使拇食指和全手外展内收的作用。当拇指长短展肌与长短伸肌起始部受损时，可引起前臂背侧手少阳经筋痹痛。

前臂背侧筋膜在腕部增厚，形成伸肌支持带，有约束、保护伸指肌腱的作用。但两者亦有相互磨损的解剖基础，当伸肌支持带因损伤而肥厚、变性、粘连时，也会引起相应伸肌的活动障碍，从而引起腕部痹痛。肘肌与旋后肌都与诸伸指肌交错，方向各异，容易摩擦牵拉，形成结筋病灶点，即四渎次。

【病因病机】

（1）外感：汗出当风、夜卧受凉、久居湿地或冒雨涉水，风寒湿邪侵袭腕臂部手少阳经筋与经脉。手少阳经筋与经脉因寒而收引，肌肉筋膜舒缩失常，加重着藏其间的经脉涩滞，气血瘀滞溢出脉道，局部筋肉肿胀，致痛物质堆积，加之经筋肌肉保护性痉挛，故出现肘腕及前臂伸面痹痛，伸指伸腕功能障碍。

（2）外伤：直接暴力打击，可致手少阳经筋急性损伤而肿胀、疼痛，伸指伸腕功能障碍。更多见者是突然、暴发性手持重物或抛掷物体；突然摔倒时，手掌或手背着地支撑，使肘腕诸伸肌、展肌被突然强力牵拉而致伤。相关肌肉、筋膜附着点发生牵拉伤或撕裂，损伤处出血渗出，使组织肿胀，致痛物质堆积，而受损筋肉的保护性痉挛，进一步加重局部的病理变化和疼痛。

（3）劳损：长期从事用腕工作的职业，如编织工、木匠、按摩师、杂技演员、赛车手等，使手少阳经筋长时间持续牵拉而疲劳损伤。处于疲劳状态的筋肉应激反应减低，则更易造成再次损伤。损伤的筋肉组织出血、渗出，使致痛物质堆积而疼痛。因伤痛激惹而导致受损筋肉保护性痉挛，则进一步加重了疼痛。有时还可出现囊性团块。

【临床表现】

大多有腕背侧急性损伤史或慢性劳损过程，首先表现为腕背、臂中线部位疼痛。依伤情不同，可为撕裂样突发剧痛，亦可为间断式持续性钝痛，一般都有腕活动受限，背伸或掌屈都使疼痛加重。多伴有腕无力，持物至某一角度时突然因腕无力而持物掉落。一般有局部肿胀、压痛，但没有骨折样轴压痛及纵扣痛。屈腕抗阻试验阳性。

【检查】

沿手少阳经筋触摸检查。在肱骨外上髁周围常可触及痛性压痛点，即结筋病灶点肱骨外髁。其下方压痛或痛性结节，即结筋病灶点小海次。沿尺桡骨间隙触摸，其压痛点或痛性结节，即四渎次。至腕关节面背侧，触及痛性隆起或结节、条索，即结筋病灶点阳池次。有时在手背可能触及囊性团块。

【治疗】

1. 早期

病程短、病痛轻，在相关筋结点处可检出压痛，但没有明显的痛性条索或结块。此期可采用（1）毫针疗法（2）火针疗法（3）灸法（4）理筋推拿法（5）水针疗法治疗。

2. 后期

病程较长，反复发作，筋结点因长期反复损伤而出现痛性条索和硬结。凡用上述方法难于松解者，应考虑长圆针疗法。

检查肱骨外上髁、小海次、四渎次、阳池次、阳溪次、阳谷次等，确定结筋病灶点。触摸其深度，做好标记。常规消毒后，在结筋点处注入0.5ml局麻药作浸润。浸润后腕痛应立即减轻或消失，由此可鉴别或验证结筋病灶定位的准确程度。沿局麻针头方向和深度，用斜刃长圆针缓慢刺入，先在结筋点表层行关刺法，再深入其旁行恢刺法，使结筋硬结松解。

针后需压迫1分钟，以防针孔出血。必要时，在针后再于结筋点处注入川芎嗪等药物，每点0.5ml。

【注意事项】

（1）凡筋结点处无明显阳性体征者，应考虑经筋病以外原因，必要时，应请有关专科专家会诊或转诊，不可贻误病情。

（2）火针、水针注射、长圆针疗法应注意局部消毒。腕背部囊性筋结应纵向挑拨并挤压，挤出囊液，术后宜加压包扎2天。

（3）有经络、脏腑合并症者，可配合循经辨证取穴或对症配穴治疗。

（4）术后应避免劳累和冒犯风寒。

三、手阳明经筋

手阳明经筋"起于大指次指之端，结于腕。上循臂，上结肘外。上臑，结于髃"。主要分布于前臂背面桡侧。主腕背伸、指背伸和拇指外展。手阳明经筋损伤，涉及下列组织时，会引起腕及拇指等功能障碍和痹痛。

桡侧腕长伸肌位于前臂桡侧缘皮下，近侧部的大部分在肱桡肌与桡侧腕短伸肌间的浅面，肌腹呈长纺锤形，于肱桡肌起点的下方起自肱骨外上髁和臂外侧肌间隔。肌纤维向下移行于长腱，该腱自上而下位于拇长展肌腱、拇短伸肌腱和拇长伸肌腱的深面而与之斜向交叉，经腕背侧韧带的深面至手背，止于第二掌骨底的背侧。此肌收缩时，主要是伸腕，同时协助屈肘和使手外展，并有使前臂旋后的作用。

桡侧腕短伸肌也是棱形肌，位于前臂外侧皮下，桡侧腕长伸肌的深侧，指总伸肌的浅面，肌腹较桡侧腕长伸肌略短。起自肱骨外上髁和前臂骨间膜，肌束向下移行成长而扁的肌腱，位于桡侧腕长伸肌腱的内侧，止于第三掌骨底的背侧。于其止点处，腱与第二掌骨基底部背侧之间，有桡侧腕短伸肌囊。此肌有伸腕并协助手外展的作用。

旋后肌位于前臂背面上方，紧贴桡骨上 1/3，为短而扁的肌肉，自前而后被肱桡肌、桡侧腕长伸肌、桡侧腕短伸肌、指总伸肌和尺侧腕伸肌所遮盖，起自肱骨外上髁、桡骨环状韧带、尺骨旋后肌嵴，肌纤维斜向下外，并向前包绕桡骨上端，止于桡骨上 1/3 的前面。其作用使前臂旋后，其旋后作用比较完善，并不因手的位置而影响其旋后作用。

拇长展肌位于前臂中部，居于尺侧腕伸肌、指总伸肌的深面和拇短肌的上方，为梭形肌。在肘肌和旋后肌止点的下方，起自尺骨和桡骨中部的背面及介于二者之间的骨间膜，肌纤维斜向下外移行于长腱，在前臂下外侧与桡侧腕长短伸肌腱斜行交叉，经上述两肌腱的浅面下行，经腕背侧韧带的深面至手，止于第一掌骨底的外侧。此肌收缩时使拇指和全手外展，并使前臂旋后。

拇短伸肌紧贴拇长展肌的外侧，为较小的梭形肌。在拇长展肌起点的下方起自桡骨面及其邻近的骨间膜，肌纤维斜向下外方移行于长腱，紧贴拇长展肌腱的外侧下行，其行程与拇长展肌腱相同，止于拇指第一节指骨底的背侧。此肌收缩时，伸拇指第一节指骨，并使拇指外展。

拇长伸肌位于前臂背面中部，指总伸肌和尺侧腕伸肌的深面，其内侧为食指固有伸肌，外侧自上而下为拇长展肌和拇短伸肌，起自尺骨后面中 1/3 和邻近的骨间膜，肌束斜向下方，在指总伸肌腱的外侧移行于长腱，越过桡侧腕短伸肌腱和桡侧腕长伸肌腱的浅面，经腕背侧韧带深面，斜向拇指背面，止于拇指末节指骨底的背面。此肌收缩时，使拇指内收，伸指关节，并使前臂旋后。

上述诸肌肌腱与腱鞘均通过腕伸肌支持带深面，并分隔成六个骨性纤维管，其中桡侧第一个骨性纤维管有拇长展肌和拇短伸肌两条肌腱与腱鞘通过，其肌腱在桡骨茎突处有105 度折角，有时还有迷走腱并存，从而更增加了与腕伸肌支持带的磨损机会，当过多频繁的腕背伸、拇外展等运动时，可造成腱鞘损伤、急性炎症及粘连、狭窄等后果，从而使肌腱滑动不利而出现痹痛，其痛性结节即结筋病灶点列缺次。强力的背伸或被动过度掌屈，也可牵拉诸肌起点，尤其是肱骨外上髁及周围筋膜，从而出现各肌起点的损伤和痹痛，此即结筋病灶点肱骨外髁。旋后肌内有桡神经深支穿行，并与腱弓摩擦，易出现结筋病灶点即手三里次。

【病因病机】

（1）外感：汗出当风、夜卧受凉、久居湿地或冒雨涉水，风寒湿邪侵袭腕部手阳明经筋与经脉。手阳明经筋与经脉因寒而收引，肌肉筋膜舒缩失常，加重着藏其间的经脉涩滞，气血瘀滞，溢出脉道，局部筋肉肿胀，致痛物质堆积，加之经筋肌肉保护性痉挛，故出现腕部痹痛、功能障碍。

（2）外伤：突然、超生理范围的腕背伸、掌屈、尺倾桡偏等，都可能损伤手阳明经筋相关肌肉、筋膜，使附着点发生牵拉伤或撕裂，损伤处出血、渗出，使组织肿胀，致痛物质堆积，而受损筋肉的保护性痉挛，进一步加重局部的病理变化和疼痛。

（3）劳损：从事手工劳动及家庭主妇，因指腕活动过多，使肌腱与腱鞘不断摩擦，或使手阳明经筋长时间持续牵拉而损伤。处于疲劳状态的筋肉应激反应减低，则更易造成再次损伤，损伤的筋肉出血、渗出，使致痛物质堆积而疼痛。因伤痛激惹而导致受损筋肉保护性痉挛，则进一步加重了疼痛。

【临床表现】

腕部疼痛以桡侧茎突部、腕背或拇指周围为主。拇指活动范围受限。重者，疼痛可向前臂放散。桡骨茎突处肿胀、压痛明显，拇指外展阻抗或背伸时，疼痛加重，尤其在四指紧握拇指，被动腕尺偏时，桡骨茎突处剧痛。因诸伸肌腱在腕部尚存有 30 度折角，故也容易出现痹痛点。不少病人，其相应受损肌的起点亦有损伤，故在肘外侧、臂中桡骨缘等处出现疼痛。

【检查】

沿手阳明经筋触摸，在桡骨茎突处触及痛性结节，即结筋病灶点列缺次。在腕背桡侧按压，触及痛性条索时，即阳溪次。在臂中部，尺桡骨间触及痛性条索，即结筋病灶点四渎次。在肱骨外髁及周围，触及痛性结节，即结筋病灶点肱骨外髁。在其下方旋后肌腱弓的痛性结节，即手三里次。

【治疗】

1. 早期

病程短、病痛轻，在相关筋结点处可检出压痛，但没有明显的痛性条索或结块。此期可采用（1）毫针疗法（2）火针疗法（3）灸法（4）理筋推拿法（5）水针疗法治疗。

2. 后期

病程较长，反复发作，筋结点因长期反复损伤而出现痛性条索和硬结，凡用上述方法难于松解者，应考虑长圆针疗法。

检查肱骨外上髁、手三里次、四渎次、列缺次、阳溪次等，确定结筋病灶点。触摸其深度，做好标记。常规消毒后，在结筋点处注入 0.5ml 局麻药作浸润。浸润后腕痛应立即减轻或消失，由此可鉴别结筋病灶定位的准确程度。沿局麻针头方向和深度，用斜刃长圆针缓慢刺入，先在结筋点表层行关刺法，然后深入其旁行恢刺法，使结筋硬结松解。出针后需压迫 1 分钟，以防针孔出血。必要时，在针后再于结筋点处注入川芎嗪等药物，每点 0.5ml。

【注意事项】

（1）凡筋结点处无明显阳性体征者，应考虑经筋病以外原因。必要时，应请有关专科专家会诊或转诊，不可耽误病情。

（2）列缺次位于近腕桡侧第一骨性纤维管，凡属桡骨茎突狭窄性腱鞘炎者，宜沿腱鞘方向纵行切割，应使表层切开即可。但注意鞘内有桡神经支伴行者，不可损伤。在操作中遇有触电样麻刺感时，应提针改变方向进针或操作。

（3）火针、水针注射、长圆针疗法应注意局部消毒。

（4）有经络、脏腑合并症者，可配合循经辨证取穴或对症配穴治疗。

（5）术后应避免劳累或冒犯风寒。

四、手太阴经筋

手太阴经筋"起于大指之上，循指上行，结于鱼后。行寸口外侧，上循臂，结肘中。上臑内廉，入腋下，出缺盆，结肩前髃"。主要分布于拇指屈面、鱼际及肘臂屈面桡侧。主拇指屈曲、内收、肘腕屈曲。手太阴经筋损伤涉及下述组织时，会引起拇指、掌腕痹痛。

拇长屈肌起自桡骨前面中部，指浅屈肌起点与旋前方肌止点之间和邻近的骨间膜。有时可有小肌束起自肱骨内上髁和尺骨。肌纤维向远端移行成长腱，通过腕管至手。在拇短屈肌浅头、拇短屈肌深头、拇收肌之间，进入拇指的骨性纤维管和拇指腱鞘，止于拇指末节掌面。该肌在内侧腕管内，包以拇长屈肌腱鞘。在拇指骨性纤维管内，包括拇指腱滑液鞘。有屈拇指和协助屈腕功能。当该肌损伤，尤其是其肌腱通过腕、掌指关节前两籽骨间狭窄处劳损时，可引起拇指或腕痹痛，屈指屈腕功能障碍。其结筋病灶点分别为掌指1及太渊次。

拇短展肌位于手掌鱼际外侧皮下，拇短屈肌的外侧，遮盖着拇指对掌肌和拇短屈肌的一部分，为长三角形的扁肌。起自腕横韧带和舟骨结节，肌纤维斜向下外方，附着于拇指近侧指骨底的桡侧和桡侧籽骨。此肌收缩时，使拇指外展。

拇短屈肌位于鱼际的尺侧，部分位于皮下，部分位于拇收肌和拇指对掌肌之间。此肌有深浅两个头：浅头起自腕横韧带；深头较弱，起自小多角骨和第2~3掌骨底，与拇短展肌并列，止于拇指第一节指骨底的桡侧缘和桡侧籽骨。此肌收缩时，主要是屈拇指，并协助拇指内收和对掌活动。拇短屈肌受正中神经（C_6、C_7）支配。

拇指对掌肌位于拇短展肌的深面，较以上两肌为大，为扁形肌。起自腕横韧带和大多角骨结节，肌纤维斜向下外方，止于第一掌骨外侧缘的全长，直至掌骨小头。此肌收缩时，牵拉第一掌骨向手掌方向移动，产生对掌运动。拇指对掌肌受正中神经（C_6、C_7）支配。

拇收肌是桡侧群肌中位置最深的肌，位于拇短屈肌和拇长屈肌腱的深面。起点有二个头：即斜头和横头。斜头起自头状骨；横头起自头状骨和第三掌骨的前面。斜横两头的肌束，向桡侧方向集中，止于拇指第一节指骨底的尺侧及其籽骨。此肌收缩时，使拇指内收和屈曲。拇收肌受尺神经（C_8）支配。

以上四块肌肉，分别由三条神经支配，有三种不同功能。当其中某块肌肉或神经损伤时，则出现相应症状。同时，从功能的障碍状况，也可判断出那条神经出现病变。正中神经主拇指对掌；桡神经主拇指外展、背伸；尺神经主拇指内收。各肌的起止点损伤，也可出现结筋病灶点即鱼际次、太渊次，可引起相应部位及指、腕关节的痹痛。

桡侧腕屈肌位于前臂前面中部皮下，外侧为旋前圆肌和肱桡肌，内侧为掌长肌，是一块典型的梭状肌。它以粗壮的肌腹，起自肱骨内上髁和前臂筋膜，肌纤维向外下方移行于细长的腱。其腱穿经腕横韧带下面，沿大多角骨沟到手掌，止于第2~3掌骨基底部的掌侧面。肌腱经过大多角骨沟内时，周围包绕腱滑液鞘，称桡侧腕屈肌腱鞘。此肌主要是屈腕关节，但因止点偏外，从而也可使手外展和前臂旋前。桡侧腕屈肌受正中神经（$C_{6\sim8}$）支配。

肱桡肌（图5-95）起自肱骨外上髁上嵴，下行止于桡骨茎突，有协助屈肘、前臂旋后的作用，强力屈肘及旋臂可损伤该肌起止点，出现结筋病灶，即肱骨外髁、太渊次。

前臂筋膜在腕关节附近增厚，形成腕掌侧韧带，其深面又称腕横韧带。腕横韧带为坚韧的横行纤维，连结腕尺侧和桡侧隆起，与腕骨共同构成骨性纤维管，即腕管。管内通过指浅、指深屈肌腱和拇长屈肌腱及其腱鞘、正中神经。腕横韧带在桡侧分为两层，附着于大多角骨结节附近，形成腕桡侧管。管内通过桡侧腕屈肌腱及包绕于其周围的腱滑液鞘。当腕桡侧管、腕管与桡侧腕屈肌腱与腱鞘磨损时，可出现腕部痹痛及结筋病灶点，即太渊次、大陵次。腕桡侧副韧带布于腕桡侧，过度尺屈时亦可损伤而出现或加重太渊次的症状。

【病因病机】

（1）外感：汗出当风、夜卧受凉、久居湿地或冒雨涉水，风寒湿邪侵袭腕部手太阴经筋与经脉。手太阴经筋与经脉因寒而收引，肌肉筋膜舒缩失常，加重着藏其间的经脉涩滞，气血瘀滞致溢出脉道，局部筋肉肿胀，致痛物质堆积，加之经筋肌肉保护性痉挛，故出现拇指、腕关节痹痛，功能障碍等。

（2）外伤：拇指掌腕部直接撞伤，跌仆倒地时掌指撑地，突然超生理范围的拇指背伸、腕尺倾等暴力性活动导致手太阴经筋相关肌肉、筋膜附着点发生牵拉伤或撕裂，损伤处出血、渗出，使组织肿胀，致痛物质堆积，而受损筋肉的保护性痉挛，进一步加重局部的病理变化和疼痛。

（3）劳损：长期从事手指、肘腕频繁屈伸、旋转的工作，手拇指过度活动，手腕频繁屈伸，引起肌腱和腱鞘、腕桡管反复摩擦导致其疲劳和损伤。手太阴经筋长时间持续牵拉而疲劳。处于疲劳状态的筋肉应激反应减低，则更易造成再次损伤。损伤的筋肉组织出血、渗出，使致痛物质堆积而疼痛。因伤痛激惹而导致受损筋肉保护性痉挛，则进一步加重了疼痛。

【临床表现】

急性外伤，即刻出现指腕部肿痛，活动受限。慢性劳损者，常因拇指屈肌腱通过掌骨头和第一指基底部两籽骨间的狭窄通道时，被磨损发炎、渗出、增粗，当有梭形样或葫芦样膨大，其通过更加困难。屈拇指时出现疼痛、弹响、绞锁等症状。掌指关节处的痛性结筋点，即掌指1。

拇指收肌损伤，可使其桡骨面起点处压痛肿胀，拇指对掌或捏拿物体时疼痛、无力。桡骨缘之痛性结节，即结筋病灶点鱼际次。

腕桡管有桡侧腕屈肌腱及腱鞘通过，当桡管损伤时，可卡压该肌腱鞘而出现疼痛、结节、绞窄等，桡侧副韧带因尺屈而损伤时，亦加重症状。此处痛性结节，即结筋病灶点太渊次。拇指长、短展肌，拇指长短屈肌在桡骨中段的起点被牵拉损伤时，亦可出现前臂屈面的肿胀疼痛，其痛性结筋病灶点，即臂中次。桡侧腕屈肌起点在肱骨内髁及前臂筋膜，肱骨内髁及其周围可出现结筋病灶点，即肱骨内髁。肱桡肌损伤，亦可在肱骨内髁出现结筋病灶。

【检查】

沿手太阴经筋触摸，在第一掌指关节处有压痛、结节者，即结筋病灶点掌指1，在第一掌骨内侧缘触摸，其痛性结节处，即结筋病灶点鱼际次。再检查腕关节面，桡侧缘，其压痛、结块和痛性条索，即结筋病灶点太渊次。向上沿桡骨缘触摸，在中部出现压痛和结节条索者，即结筋病灶点臂中次。在肱骨内外上髁及其周围，触及痛性结节者，即结筋病灶点肱骨外、内髁。做拇指掌屈抗阻试验出现阳性反应，做腕关节掌屈、腕屈抗阻试验亦可出现阳性反应。

【治疗】

1. 早期

病程短、病痛轻，在相关筋结点处可检出压痛，但没有明显的痛性条索或结块。此期可采用（1）毫针疗法（2）火针疗法（3）灸法（4）理筋推拿法（5）水针疗法治疗。

2. 后期

病程较长，反复发作，筋结点因长期反复损伤而出现条索和硬结。凡用上述方法难于松解者，应考虑长圆针疗法。

检查掌指：臂中次、太渊次、鱼际次、泽下次、尺泽次、泽前次、肱骨外髁、肱骨内髁等，确定结筋病灶点。触摸其深度，做好标记。常规消毒后，在结筋点处注入 0.5ml 局麻药作浸润，浸润后指腕痛应立即减轻或消失，由此可鉴别或验证结筋病灶定位的准确程度。沿局麻针头方向和深度，作斜刃长圆针缓慢刺入，先在结筋点表层行关刺法，再深入其旁行恢刺法，使结筋硬结松解。出针后需压迫 1 分钟，以防针孔出血。必要时，在针后再于结筋点处注入川芎嗪等药物，每点 0.5ml。

【注意事项】

（1）凡筋结点处无明显阳性体征者，应考虑经筋病以外原因，必要时，应请有关专科专家会诊或转诊，不可贻误病情。

（2）在掌指 1 处行长圆针治疗时，可采用直径 1.2 毫米粗长圆针。在操作时，应纵行沿指纵行中线与舟骨连线方向做拇指屈肌腱腱鞘纵行切割法。其深度以彻底切开腱鞘浅面壁层与脏层为准，不可再深刺而损伤肌腱。术后，可用强的松龙 0.3ml，作鞘内局部封闭。

（3）火针、水针注射、长圆针疗法应注意局部消毒。

（4）有经络、脏腑合并症者，可配合循经辨证取穴或对症配穴治疗。

（5）术后应避免劳累或冒犯风寒。

五、手心主（厥阴）经筋

手心主（厥阴）经筋"起于中指，与手太阴之筋并行，结于肘内廉。上臂阴，结腋下"。主要分布在中三指及腕、肘、臂屈面中部。负责指、腕、肘臂的屈曲与旋前运动。手心主（厥阴）经筋损伤涉及下列组织时，可发生屈指、屈腕、屈肘和前臂旋前功能障碍和痹痛。

掌长肌位于前臂屈面止中部位，起自肱骨内上髁和前臂筋膜，肌纤维斜向下方，移行成细长肌腱，经腕横韧带的浅面，与掌腱膜相连。主要有协助诸肌屈腕、紧张掌腱膜、使前臂旋前的作用。该肌损伤可引发起止处的腕肘痹痛。亦可引起腕横韧带的损伤挤压，加重腕管的变形，引起腕部疼痛。

指浅屈肌位于前臂第一层诸肌的深面，由前臂深层肌分化而来。起点宽大，分两个头：一个是肱骨头，起自肱骨内上髁和尺骨喙突；另一个是桡骨头，起自肱骨上 1/2 的掌侧面（即前臂前面深层各肌起点的上方），两头在中间的腱弓处相互愈合。腱弓的深面有正中神经和尺动、静脉通过。肌纤维向下移行于四个肌腱，这些肌腱在腕部排列分成两层，至中指和环指的肌腱位于第 2 至第 5 指的肌腱浅面。四个肌腱经过腕管和手掌而分别进入第 2~5 指的骨性纤维管和纤维鞘，各腱于各指的第一节指骨中部分成二股，分别抵止于各指的第二节指骨底的掌侧面的两缘，同时各股的外侧纤维过指浅屈肌腱的背侧面而止于对侧缘，各腱在通过腕管时，包以指腱滑液鞘。

此肌收缩时，主要是屈掌关节和近侧指关节，并协助屈肘、屈腕。指浅屈肌起端和腱弓被牵拉损伤，可引起肘痹及前臂痛，其结筋病灶点即臂中次和泽下次，当通过腕管互相磨损时，出现结筋病灶点即大陵次。按压时可引起腕管处疼痛、手指麻木。当各掌指关节处腱鞘因劳损而发炎、渗出、粘连、卡压时，可引起屈指困难和痹痛，即结筋病灶点掌指2~4。

指深屈肌位于前臂内侧，指浅屈肌的深面和尺侧腕屈肌的外侧，肌腹较大呈梭形。起自旋前方肌起点和肱肌止点之间的尺骨体上2/3的前面、前缘、内侧面和邻近的骨间膜，肌纤维向远侧移行于肌腱。此肌肌腱位于指浅屈肌腱的深面，经过腕管时与指浅屈肌腱包于同一个指总屈肌腱鞘内。经过手掌后分别进入指腱滑液鞘，穿过指浅屈肌腱的二脚之间，止于第2~5指的末节指骨底的掌侧面。此肌收缩时，屈第2~5指的末节指骨、手关节和腕关节。指深屈肌与指浅屈肌均是由于手指的精细动作而逐渐分化而来的，这两块肌肉在低等猿类远远不如人类发达。指深屈肌的桡侧由尺神经支配。

指深屈肌与指浅屈肌起止走行相似，其有共同的损伤病理，在起止点，腕管、掌指关节处也会出现相同的痹痛与功能障碍，其中在掌指关节掌面的腱鞘处损伤而形成的结筋病灶点，即掌指2~4。

前臂筋膜在腕关节附近增厚，形成腕掌侧韧带和深层的腕横韧带。腕横韧带为坚韧的横行纤维，连结腕尺侧隆起和腕桡隆起，该韧带与腕肌沟共同构成一个骨性纤维管，即腕管。管内通过指浅屈肌腱、指深屈肌腱、拇长屈肌腱和正中神经。指浅屈肌腱和指深屈肌腱周围包以指总屈肌腱鞘，拇长屈肌腱周围包以拇长屈肌腱鞘，前者又称腕尺侧囊，后者又称腕桡侧囊，二囊之间经常互相交通。上述两囊的近侧端超越腕横韧带近侧缘以上2.5厘米左右。其结筋病灶点即神门次、大陵次、太渊次。腕管病变对诸肌腱和正中神经的损害，会引起腕部和手掌手指的疼痛、麻木等症。

【病因病机】

（1）外感：汗出当风、夜卧受凉、久居湿地或冒雨涉水，风寒湿邪侵袭腕指手心主（厥阴）经筋与经脉。手心主（厥阴）经筋与经脉因寒而收引，肌肉筋膜舒缩失常，加重着藏其间的经脉涩滞，气血瘀滞致溢出脉道，局部筋肉肿胀，致痛物质堆积，加之经筋肌肉保护性痉挛，故出现指、腕、前臂的疼痛，指腕功能障碍。

（2）外伤：突然、超生理范围的屈腕或被动伸腕，使腕管或手心主（厥阴）经筋相关肌肉、筋膜附着点牵拉受伤或撕裂，损伤处出血、渗出，使组织肿胀，致痛物质堆积，而受损筋肉的保护性痉挛，进一步加重局部的病理变化和疼痛。

（3）劳损：长期繁重的手工操作，使诸指屈肌肌腱在掌指关节、腕管处摩擦损伤。同时，手心主（厥阴）经筋长时间持续牵拉而疲劳，处于疲劳状态的筋肉应激反应减低，则更易造成再次损伤，损伤的筋肉组织出血、渗出，致痛物质堆积而疼痛，因伤痛激惹而导致受损筋肉保护性痉挛，则进一步加重了疼痛。

【临床表现】

由于掌指关节处的屈指腱鞘与肌腱在通过各掌骨头时，相互摩擦而损伤。长期的炎症反应使腱鞘增厚，肌腱梭条状增粗，从而在掌指关节处可触到痛性硬结，此即结筋病灶点掌指2~4。有时屈指时出现弹跳或弹响。可在腕管及臂中、肘内侧出现痛性压痛点，此即结筋点大陵次、臂中次、泽下次、肱骨内髁等。

腕部常因为由腕骨与掌侧腕横韧带组成的骨性纤维管——腕管损伤肥厚狭窄，容量下降，加之从腕管内通过的各屈指肌腱损伤以及因之发生的肿胀，更加重了腕管对内容物的压迫。其中通过的正中神经被挤压时，不仅出现腕部疼痛、夜间加重的痹痛，而且常伴桡侧手掌及 3 个半手指疼痛、麻木、功能障碍、大鱼际萎缩等。嘱病人用力握拳屈腕时，手麻痛感会加重。被动腕关节背伸时，亦引起或加重患手麻痛。个别人还有手部皮肤肿胀、发亮，指甲增厚等神经营养障碍现象。叩击试验阳性（用手指叩击腕桡侧腕屈肌和掌长肌腱之间的正中神经干，若患肢有触电样的窜麻或刺痛，说明腕管内压增高，腕管内组织损伤）。压脉带试验阳性（用血压计气囊带缠束上臂，然后充气，使气囊压力维持在舒张压与收缩压之间 1 分钟。此时因手臂腕管内组织充血而出现手麻、胀痛加重者为阳性）。

值得注意的是，腕管内正中神经的激惹，有时是源于颈根部臂丛神经的刺激和压迫。因此，凡有腕管综合征者，还要注意对颈部手足太阳、少阳经筋的检查。

【检查】

沿指腕及臂肘手心主（厥阴）经筋检查，第 2～4 掌指关节处有痛性结节者，即结筋病灶点掌指 1～4。触压腕横韧带，有痛性结节或索条，即结筋病灶点大陵次。向上沿尺桡骨间，在中段触及痛性结节者，即臂中次。再触压肱骨内髁及周围，其痛性结节即肱骨内髁。向内触及肱二头肌尺侧缘，其压痛或窜痛处，即曲泽次。当曲泽次、大陵次有明显窜麻压痛，叩击试验阳性者，还应检查颈横突 3～6、缺盆次、中府次、极泉次、青灵次等。触压桡骨粗隆处各肌腱弓，其压痛处，即尺泽下次。

【治疗】

1. 早期

病程短、病痛轻，在相关筋结点处可检出压痛，但没有明显的痛性条索或结块。此期可采用（1）毫针疗法（2）火针疗法（3）灸法（4）理筋推拿法（5）水针疗法治疗。

2. 后期

病程较长，反复发作，筋结点因长期反复损伤而出现痛性条索和硬结，首先检查掌指 2～4，大陵次、臂中次、曲泽次、泽下次、肱骨内髁、青灵次、极泉次、中府次、颈横突 3～6，确定结筋病灶点。触摸其深度，做好标记。常规消毒后，在结筋病灶点处注入 0.5ml 局麻药作浸润。浸润后指腕痛应立即减轻或消失，由此可鉴别或验证结筋病灶定位的准确程度。沿局麻针头方向和深度，用斜刃长圆针缓慢刺入，先在结筋点表层行关刺法，再深入其旁行恢刺法，使结筋硬结松解。出针后需压迫 1 分钟，以防针孔出血。必要时，在针后再于结筋点处注入川芎嗪等药物，每点 0.5ml。

【注意事项】

（1）凡筋结点处无明显阳性体征者，应考虑经筋病以外原因，必要时，应请有关专科专家会诊或转诊，不可贻误病情。

（2）针掌指次可用 1.2 毫米直径长圆针，应将浅层腱鞘、壁脏层切开，但不可深及屈指肌腱。针大陵次时，如遇触电感，应改变进针方向，作水针注射时，局麻和术后注射总液体量不可过多。如缺盆次有压痛时，应用理筋按摩和弹拨法治疗，禁用长圆针等针法。针刺极泉次、青灵次时，注意不可损伤腋、肱动静脉。

（3）火针、水针注射、长圆针疗法应注意局部消毒。

（4）有经络、脏腑合并症者，可配合循经辨证取穴或对症配穴治疗。

（5）术后应避免劳累或冒犯风寒。

六、手少阴经筋

手少阴经筋，"起自小指之内侧，结于锐骨，上结肘内廉，上入腋。"主要分布于指腕肘臂的屈面尺侧，主小指、腕、肘的屈曲、内收。手少阴经筋损伤波及下述组织时，常引起指腕肘臂的痹痛和功能障碍。

尺侧腕屈肌位于前臂内侧缘皮下，指浅屈肌的内侧，为长而扁平的半羽状肌。起自肱骨内上髁和前臂筋膜，分两头，一头是尺骨头，一头起自尺骨鹰嘴和尺骨背侧缘上 2/3。两头之间有尺神经通过。肌纤维向下移行于短腱，经腕横韧带深面，附着于豌豆骨，并续于豆钩韧带和豌豆掌韧带。在其止点处，常发现一小滑液囊，称尺侧腕屈肌囊，此肌为强大的屈肌，同时协助屈肘并使腕向尺侧屈（或倾）。尺侧腕屈受尺神经（C_7）支配。尺侧腕屈肌损伤可引起肱骨内髁处痹痛，肘尺管及腕管和尺侧腕屈肌囊的痹痛，出现肘、腕功能障碍。

指深浅腕屈肌亦通过腕管，通过指腱鞘抵止于小指指骨。在其起止点及通过腕管处，指腱鞘的掌指关节处可出现磨损而痹痛，影响指腕功能。腕横韧带亦可因过度的指腕活动受损，而引起痹痛。

小指对掌肌起自钩骨钩与腕横韧带，止于第 5 掌骨内缘，有收小指和对掌作用。其损伤可引起腕横韧带的牵拉损伤，出现腕痹疼痛。

【病因病机】

（1）外感：汗出当风、夜卧受凉、久居湿地，冒雨涉水，风寒湿邪侵袭腕指手少阴经筋与经脉。手少阴经筋与经脉因寒而收引，肌肉筋膜挛缩失常，加重着藏其间的经脉涩滞，气血瘀滞致溢出脉道，局部筋肉肿胀，致痛物质堆积，加之经筋肌肉保护性痉挛，故出现指、腕痹痛，功能障碍。

（2）外伤：突然、超生理范围的腕屈曲、桡倾，或被动伸腕使手少阴经筋相关肌肉、筋膜附着点牵拉受伤或撕裂，损伤出血渗出，使组织肿胀，致痛物质堆积，而受损筋肉的保护性痉挛，进一步加重局部的病理变化和疼痛。

（3）劳损：长期从事手工劳动或运用指腕的运动员，使手少阴经筋长时间持续牵拉而损伤。处于疲劳状态的筋肉应激反应减低，则更易造成再次损伤，损伤的筋肉组织出血、渗出，使致痛物质堆积而疼痛，因伤痛激惹而导致受损筋肉保护性痉挛，则进一步加重了疼痛。

【临床表现】

腕部剧烈运动或跌仆时手掌触地支撑，使尺侧腕屈肌过度牵拉而损及其起止点及腕管。可表现为肘内侧肿胀、疼痛，腕关节尺侧及掌部疼痛，腕活动障碍，持物无力等。

手工业者手持工具劳作，因长期频繁用指用腕及手持工具的挤压，可引起诸指腱鞘的机械刺激和磨损，尤其是腕尺侧缘和掌指关节处，容易出现结节性疼痛，起始阶段仅感手指僵硬不适，活动不灵，逐渐出现钝痛，手持工具时加重。严重时，指关节不能完全伸直或出现交锁，有时出现屈伸时弹响，可伴有腕管部疼痛，前臂及肘内髁处疼痛。

【检查】

沿手少阴经筋触摸检查，第五掌指关节处有痛性硬结，即掌指 5。按压尺侧掌根，可触及尺侧腕屈肌囊的损伤压痛或痛性结节，即神门次。向上沿尺骨缘按压在中部可触及痛性结节或向小指侧窜痛，即臂中次。再触摸肱骨内髁周围，其压痛点即肱骨内髁。其于尺骨粗隆处痛性结节，即泽下次。

【治疗】

1. 早期

病程短、病痛轻，在相关筋结点处可检出压痛，但没有明显的痛性条索或结块。此期可采用（1）毫针疗法（2）火针疗法（3）灸法（4）理筋推拿法（5）水针疗法治疗。

2. 后期

病程较长，反复发作，筋结点因长期反复损伤而出现痛性条索和硬结。凡用上述方法难于松解者，应考虑长圆针疗法。

检查掌指 5、神门次、大陵次、臂中次、泽下次、肱骨内髁等，确定结筋灶点。触摸其深度，做好标记。常规消毒后，在结筋点处注入 0.5ml 局麻药作浸润。浸润后指腕痛立即减轻或消失，由此可鉴别或验证结筋病灶定位的准确程度。沿局麻针头方向和深度，用斜刃长圆针缓慢刺入，在结筋点表层行关刺法。再深入其旁行恢刺法，使结筋硬结松解。出针后需压迫 1 分钟，以防针孔出血。必要时，在针后再于结筋点处注川芎嗪等 0.5ml。

【注意事项】

（1）凡筋结点处无明显阳性体征者，应考虑经筋病以外原因，必要时，应请有关专科专家会诊，不可贻误病情。

（2）掌指 5 应在指腱鞘上层纵行切割，但不可损伤肌腱。腕管内注射时，不可超过 2ml。

（3）火针、腕管内注射、长圆针疗法应注意局部消毒。

（4）有经络、脏腑合并症者，可配合循经辨证取穴或对症配穴治疗。

（5）术后应避免劳累或冒犯风寒。

附：

1. 桡骨茎突狭窄性腱鞘炎

拇长展肌和拇短伸肌的肌腱与桡侧腕伸肌的肌腱在桡骨茎突腱鞘内长期互相挤压、摩擦而发生无菌性炎症称桡骨茎突狭窄性腱鞘炎。

此病多发于钳工、锻工、电工、农村妇女及长期从事手工作业的人，是由于拇长展肌和拇短伸肌的肌腱与桡侧腕伸肌的肌腱在桡骨茎突处被包绕在一个腱鞘内，并相互交叉，长期互相挤压、摩擦，从而加重了对腱鞘的机械刺激而引起的。此病起初，只有腕后桡侧不适，常因疲劳而加重，以后腕后桡侧和拇指背部逐渐出现持续性钝疼。运动时加重，特别是在拇指外展背伸时加重。在急性期，疼痛比较剧烈，亦可以向前臂部放射；严重时患者夜不能入睡。检查时，可见桡骨茎突处肿胀并且有压疼，用拇指轻轻按压住肿胀的部位，让患者做拇指的伸展运动，不仅疼痛加重，还可以在按压的拇指指腹下出现捻发音。如做拇指的伸展抗阻试验，可以出现疼痛。如将拇指屈曲靠近掌心，其余四指成握拳状压于拇指之上，使拳主动或被动向尺侧倾斜时就会出现桡骨茎突处的疼痛反应。

本病属中医学"腕痹病""痹病"范畴，多因中老年人肝肾亏损，筋骨退变、劳损所致。外伤或感受风寒湿邪、劳伤筋骨等使痰湿交阻而加重病情。值得注意的是本病多有经筋损伤和结筋病灶，而且它是引起或加重病情的重要原因。经筋损伤者，应在经脉辨证论治基础上，同时从经筋辨证论治角度着手治疗。

表9-68 桡骨茎突狭窄性腱鞘炎辨证取穴表

证型	症状	取穴
风寒湿痹	主症:腕前外侧僵痛肿胀,屈伸受限,外展伸腕抗阻试验(+)、握拇指腕尺倾疼痛。每因受凉加重 舌苔脉象:舌淡苔白,脉浮弦紧 兼症:①腕外翻疼痛 ②屈腕肘前疼痛	主穴:阿是穴、列缺、曲池、手三里、四渎、合谷 结筋点:列缺次、肱骨外髁 配伍:①阳溪次 ②阳池次
横络卡压	主症:腕外侧僵痛肿胀,屈伸受限,反复发作,久痹不愈,外展伸腕抗阻试验(+)、握拇指尺倾疼痛。每因受凉加重,触诊痛重,可及条索 舌苔脉象:舌淡苔白,脉沉弦紧 兼症:①腕外翻疼痛 ②屈腕肘前疼痛	结筋点:列缺次、阳溪次、手三里次、四渎次、肱骨外髁 配穴:①太渊、养老、四渎 ②列缺、阳溪、手三里、臂中

2. 尺侧腕伸肌腱滑脱

尺侧腕伸肌腱因腕伸支持带约束力下降,在腕活动时脱离原位称尺侧腕伸肌腱滑脱。

尺侧腕伸肌为前臂尺侧最浅的肌肉,起于肱骨外上髁,在尺骨后内侧下行至尺骨小头上方不远处完全形成扁腱,经腕尺侧伸肌支持带的深面,止于第五掌骨基底的尺侧,该肌的主要功能是伸腕及协助腕向尺侧倾斜。腕背侧伸肌支持带对前臂伸肌肌腱具有约束和防止其滑脱的作用。腕部受伤后,或腕关节剧烈运动时可导致腕背侧伸肌支持带过度牵张或撕裂,使其约束能力降低。在此病变基础上,若跌仆手背着地或用力过猛,尺侧腕伸肌突然收缩,迫使腕部过度背伸及侧倾。另外,旋转活动使腕部关节超出其正常活动范围时,均可导致该肌肌腱脱离原位而发本病。

本病属中医学"腕痹""痹病"范畴,多在中老年人肝肾亏损,筋骨退变、劳损基础上,再受暴力所致。外伤或感受风寒湿邪、劳伤筋骨等使痰湿交阻而加重病情。值得注意的是本病多有经筋损伤和结筋病灶,而且它是引起或加重病情的重要原因。经筋损伤者,应在经脉辨证论治基础上,同时从经筋辨证论治角度着手治疗。

表9-69 尺侧腕伸肌肌腱滑脱辨证取穴表

证型	症状	取穴
风寒湿痹	主症:腕尺侧僵痛肿胀,屈伸受限,尺倾伸腕抗阻试验(+)、旋腕疼痛。每因受凉加重 舌苔脉象:舌淡苔白,脉浮弦紧 兼症:①腕外翻疼痛 ②屈腕肘前疼痛	主穴:阿是穴、神门、四渎、合谷、养老 结筋点:神门次、阳谷次、阳池次 配穴:①腕骨、支正 ②养老、阳谷、阳池
风寒湿痹	主症:腕尺侧僵痛肿胀,屈伸受限,尺倾伸腕抗阻试验(+)、旋腕疼痛。久痹反复,可触及痛性结节,每因受凉加重 舌苔脉象:舌淡苔白,脉象弦紧 兼症:①腕外翻疼痛 ②屈腕肘前疼痛	结筋点:神门次、阳谷次、阳池次 配穴:①腕骨、支正、养老 ②养老、阳谷、阳池

3. 桡尺远侧关节分离和三角纤维软骨盘损伤

因腕暴力旋转或跌仆支撑造成桡尺远端韧带及三角软骨损伤,并使关节松弛者称桡尺远侧关节分离和三角纤维软骨盘损伤。

前臂尺桡骨以桡尺近侧与远侧关节、骨间膜相连结。桡尺近端关节可以视为肘关节的一部分。骨间膜为一坚韧的纤维组织膜，连结桡尺两骨的骨间嵴，其纤维主要是由桡骨至尺骨方向走行（即由外上斜向内下）。此膜在两骨之间传递动力。桡尺远端关节，由桡骨远侧端的尺骨切迹、尺骨小头下方的关节面以及关节的三角纤维软骨盘共同构成。关节囊较薄弱，关节盘为一三角形的纤维软骨板，三角形的底附着于桡骨的尺骨切迹下缘，尖附着于尺骨茎突的根部。桡尺近端和远端关节是联合关节，属于车轴关节的类型。运动时是以桡骨小头中心与三角纤维软骨盘的尖端之连线为轴心而形成前臂旋转运动的纵轴。所以，桡骨上端即沿此轴转动，而桡骨下端连同三角纤维软骨盘围绕尺骨小头旋转。桡尺远端关节的三角纤维软骨盘又与腕尺侧副韧带、桡尺远端关节囊及桡腕掌侧和背侧韧带相连，以加固桡尺远端关节。所以，桡尺远端关节的软组织损伤，也常累及此软骨盘以及与此软骨盘有关的腕尺侧副韧带、桡腕掌侧和背侧副韧带。尺桡骨远端骨折、错位，可能撕破骨间膜和骨间韧带，使桡尺远端关节发生分离，同时可能使两骨远端之间距离加大，从而会相继撕裂附着于此二骨之上的三角纤维软骨盘和与此盘相连的腕尺侧副韧带。此外，跌倒时手掌着地支撑，前臂在支撑的同时还有旋转动作，也会在骨的两端形成一个剪应力，使桡尺远端关节两骨分离，从而损伤三角纤维软骨盘。在桡尺远端关节分离，撕裂三角纤维软骨盘时，也可能并发桡尺远侧关节囊撕裂、腕尺侧副韧带损伤。骨间膜和骨间韧带的损伤，往往是桡尺远端关节分离时必然会发生。

本病属中医学"腕痹""痹病"范畴，多因中老年人肝肾亏损，筋骨退变、劳损基础上，再受暴力所致。外伤或感受风寒湿邪、劳伤筋骨等使痰湿交阻而加重病情。值得注意的是本病多有经筋损伤和结筋病灶，而且它是引起或加重病情的重要原因。经筋损伤者，应在经脉辨证论治基础上，同时从经筋辨证论治角度着手治疗。

表 9 - 70　桡尺远侧关节分离和三角纤维软骨盘损伤辨证取穴表

证型	症状	取穴
风寒湿痹	主症:腕背侧僵痛肿胀,屈伸受限,尺桡分离试验(+)旋腕疼痛。每因受凉加重 舌苔脉象:舌淡苔白,脉浮弦紧 兼症:①腕外翻疼痛 ②屈腕肘前疼痛	主穴:阿是穴、阳池、养老、四渎、合谷 结筋点:阳池次 配穴:①腕骨、支正 ②养老、阳谷、阳溪
风寒湿痹	主症:腕背侧僵痛肿胀,屈伸受限,尺桡分离试验(+)、旋腕疼痛。久痹反复,可触及痛性结节,每因受凉加重 舌苔脉象:舌淡苔白,脉沉弦紧 兼症:①腕外翻疼痛 ②屈腕肘前疼痛	结筋点:阳池、阳溪次、阳谷次 配穴:①腕骨、支正 ②养老、阳谷、阳池

4. 腕尺侧管综合征

因腕尺管损伤而引起内容物压迫而出现尺神经血管压迫症状群称腕尺侧管综合征。

腕尺侧管由豌豆骨、钩骨、腕横韧带、腕掌侧韧带等构成的骨性纤维管。起于豌豆骨近端到钩状骨远端，其桡侧为腕横韧带及小鱼际肌起始部，顶部的近侧是腕掌侧韧带，远侧由掌肌和掌腱膜的纤维组成。由于腕关节经常反复用力作业，或因弹性手表带压迫、枕手位睡卧、使用掌根击打、掌根按扶自行车把等原因使尺神经在腕尺侧管内受到压迫、绞窄、摩擦所致，腕部腱鞘囊肿、骨折、瘢痕挛缩等亦可使尺神经受到卡压而发本病。

本病属中医学"腕痹""痹病"范畴，多因中老年人肝肾亏损，筋骨退变、劳损所致。外伤或感受风寒湿邪、劳伤筋骨等使痰湿交阻而加重病情。值得注意的是本病多有经筋损伤和结筋病灶，而且它是引起或加重病情的重要原因。经筋损伤者，应在经脉辨证论治基础上，同时从经筋辨证论治角度着手治疗。

表9-71　腕尺侧管综合征辨证取穴表

证型	症状	取穴
风寒湿痹	主症:腕尺侧僵痛肿胀,屈伸受限,尺倾伸腕抗阻试验(+)、旋腕疼痛,小指麻木,屈伸无力。每因受凉加重 舌苔脉象:舌淡苔白,脉浮弦紧 兼症:①腕外翻疼痛 ②屈腕肘前疼痛	主穴:阿是穴、神门、阳谷、四渎、合谷、养老 结筋点:神门次、阳谷次 配穴:①腕骨、支正 ②养老、阳池
风寒湿痹	主症:腕尺侧僵痛肿胀,屈伸受限,尺倾伸腕抗阻试验(+)、旋腕疼痛,小指麻木。久痹反复,可触及痛性结节,每因受凉加重 舌苔脉象:舌汗苔白,脉沉弦紧 兼症:①腕外翻疼痛 ②屈腕肘前疼痛	结筋点:神门次、阳谷次、腕骨次 配穴:①腕骨、支正、四渎 ②养老、阳谷、阳池、臂中

5. 腕桡侧管综合征

由于桡侧管损伤而卡压拇长短肌和伸展肌腱而出现腕痛者称腕桡侧管综合征。

在腕部桡侧桡骨茎突部浅沟与前臂深筋膜形成间一个狭窄的纤维性管道。拇长肌腱（其起于尺桡骨中部背侧，止于第一掌骨基底部，主拇指外展）和伸拇短肌腱（起于桡骨背侧止于第一指骨基底背侧，主拇指背伸）都从该处通过。由于腕部过劳或反复运动，肌腱在纤维性管道中频繁活动，长期磨损，使肌腱、腱鞘发生炎性改变而腱鞘壁增厚，管腔狭窄、肌腱肿胀变粗而出现临床症状。

本病属中医学"腕痹病""痹病"范畴，多因中老年人肝肾亏损，筋骨退变、劳损所致。外伤或感受风寒湿邪、劳伤筋骨等使痰湿交阻而加重病情。值得注意的是本病多有经筋损伤和结筋病灶，而且它是引起或加重病情的重要原因。经筋损伤者，应在经脉辨证论治基础上，同时从经筋辨证论治角度着手治疗。

表9-72　腕桡侧管综合征辨证取穴表

证型	症状	取穴
风寒湿痹	主症:腕前外侧僵痛肿胀,屈伸受限,外展伸腕抗阻试验(+)、腕尺倾疼痛。每因受凉加重 舌苔脉象:舌淡苔白,脉浮紧 兼症:①腕外翻疼痛 ②屈腕肘前疼痛	主穴:阿是穴、阳溪、列缺、曲池、手三里、四渎、合谷 结筋点:阳溪次、列缺次、鱼际次 配穴:①鱼际、神门 ②阳池、外关
横络卡压	主症:腕外侧僵痛肿胀,屈伸受限,反复发作,久痹不愈,外展伸腕抗阻试验(+)、腕尺倾疼痛。每因受凉加重,触诊痛重,可及条索 舌苔脉象:舌淡苔白,脉沉弦紧 兼症:①腕外翻疼痛 ②屈腕肘前疼痛	结筋点:阳溪次、列缺次、鱼际次、手三里次、四渎次、肱骨外髁 配穴:①太渊、阳溪、列缺 ②手三里、四渎

6. 腕周围韧带损伤

因腕暴力打击或旋转用力而损伤腕周韧带者称腕周围韧带损伤。

手腕的前、后、内、外有四条与关节囊紧密相连的重要韧带,从各个方向加固腕关节。这四条韧带如下:

(1) 桡腕掌侧韧带:宽阔而坚韧,位于腕关节囊的前外侧,上方起自桡骨下端的前缘和茎突,斜向内下至舟骨、月骨、三角骨和头状骨的掌侧面。

(2) 桡腕背侧韧带:位于关节囊的背面,上方起自桡骨下端的后缘,斜向内下止于舟骨、月骨、三角骨的背面。此韧带较前者薄而松弛,以适应屈腕比伸腕角度要大的生理功能活动特点。

(3) 腕桡侧副韧带:起自桡骨茎突部的前面,向下分散止于舟骨、头状骨和大多角骨,有防止手过度尺倾的作用。

(4) 腕尺侧副韧带:起自尺骨茎突,并与三角纤维软骨盘的尖端相会合,向下分为两部分,一部分向前止于豌豆骨和腕横韧带的内侧,一部分向背侧止于三角骨的背侧面和内侧面,有防止手过度桡倾的作用。

上述四条主要韧带,从四个侧面维持手在活动时的平衡,并有增加腕关节稳定性的作用。此外,在前臂的远端和腕关节附近,由于筋膜增厚形成了腕掌侧韧带、腕背侧韧带和位于腕掌侧韧带深面、横跨腕骨桡侧隆起和尺侧隆起之间的腕横韧带。此韧带与腕骨的弓形槽之间形成了腕管。当非生理性用腕时,就会损伤这些稳定腕关节的韧带,使关节失稳而疼痛。

本病属中医学"腕痹""痹病"范畴,多因中老年人肝肾亏损,筋骨退变、劳损所致。外伤或感受风寒湿邪、劳伤筋骨等使痰湿交阻而加重病情。值得注意的是本病多有经筋损伤和结筋病灶,而且它是引起或加重病情的重要原因。经筋损伤者,应在经脉辨证论治基础上,同时从经筋辨证论治角度着手治疗。

表 9 - 73　腕周围韧带损伤辨证取穴表

证型	症状	取穴
风寒湿痹	主症:腕周僵痛肿胀,屈伸受限,某方向腕抗阻试验(+)、腕尺或桡倾疼痛。每因受凉加重 舌苔脉象:舌淡苔白,脉浮弦紧 兼症:①伸腕疼痛　②屈腕肘前疼痛	主穴:阿是穴、阳溪、阳池、阳谷、神门、大陵、太渊、鱼际、四渎、合谷 结筋点:阳溪次、阳池次、阳谷次、神门次、大陵次、太渊次 配穴:①养老、外关　②内关、臂中
横络卡压	主症:腕周僵痛肿胀,屈伸受限,反复发作,久痹不愈,多向腕抗阻试验(+)、腕尺或桡倾疼痛。每因受凉加重,触诊痛重,可及条索 舌苔脉象:舌淡苔白,脉沉弦紧 兼症:①伸腕疼痛　②屈腕肘前疼痛	结筋点:阳溪次、阳池次、阳谷次、列缺次、神门次、太渊次、大陵次、鱼际次、手三里次、四渎次、肱骨外髁、臂中次 配穴:①四渎、养老、外关　②臂中、内关、间使

7. 腕背隆突综合征

腕背隆突疼痛称腕背隆突综合征。

腕背隆突综合征病因不明，一般认为与腕部劳损有关。可见腕背有局限性隆突，腕疼痛，屈曲、背伸疼痛加重，故腕功能受限。

本病属中医学"腕痹""痹病"范畴，多因中老年人肝肾亏损，筋骨退变、劳损所致。外伤或感受风寒湿邪、劳伤筋骨等使痰湿交阻而加重病情。值得注意的是本病多有经筋损伤和结筋病灶，而且它是引起或加重病情的重要原因。经筋损伤者，应在经脉辨证论治基础上，同时从经筋辨证论治角度着手治疗。

表9-74 腕背隆突综合征辨证取穴表

证型	症状	取穴
横络卡压	主症:腕背僵痛肿胀,屈伸受限,反复发作,久痹不愈,可及条索 舌苔脉象:舌淡苔白,脉沉弦紧 兼症:①伸腕疼痛 ②屈腕肘前疼痛	结筋点:阳溪次、阳池次、阳谷次、列缺次、神门次 配穴:①四渎、养老、外关、阿是穴 ②臂中、内关、间使、阿是穴

8. 腕管综合征

因腕管和管内内容物损伤而出现手腕指麻木疼痛等症状者称腕管综合征。

腕管是由8块腕骨从底到两侧组成弓形骨槽，其上覆盖以腕横韧带，使之形成一个管道状结构。管内除有掌长肌以外，还有8条屈指肌肌腱和它们的滑液鞘通过，另外，还有正中神经从腕管前方的桡侧通过。因其基底的两侧都是骨性组织，上面又是紧张而坚韧的腕横韧带，所以它的内容物很少受到因手掌着地支撑及手拿重物时的外界作用力的刺激，从而可以保护从其内通过的神经、肌腱、腱鞘。但是，由于腕管容积不能改变，当腕管内组织发生水肿、肥厚、管腔变小，使其内压力增大时，它也不容易以向外扩散的方式来减轻对其内部组织的压力，从而出现正中神经与屈指肌腱压迫综合征即腕管综合征。由于尺神经和尺动脉不经过腕管而从腕横韧带的前面通过，并紧靠豌豆骨的桡侧进入手掌，发生腕管综合征时，尺神经不受腕管内压力的影响，不出现症状，故由此可以作为本征与其他疾病鉴别诊断的依据。

由于腕骨脱位、骨折、腕横韧带肥厚等使腕管变形，或者由于骨折出血，肌腱、腱鞘发炎、肿胀、磨损而增粗，使腕管内容物的体积增大或腕管容积相对变窄，从而使腕管内的压力增大，压迫管内通过的组织而发生临床症状。其中，以正中神经对压力最敏感，所以它的临床症状也出现得最早，因管内外无菌性炎症、神经营养障碍、组织变性、变形，而出现手腕指麻木疼痛等症状等症状。

本病属中医学"腕痹""痹病"范畴，多因中老年人肝肾亏损，筋骨退变、劳损所致。外伤或感受风寒湿邪、劳伤筋骨等使痰湿交阻而加重病情。值得注意的是本病多有经筋损伤和结筋病灶，而且它是引起或加重病情的重要原因。经筋损伤者，应在经脉辨证论治基础上，同时从经筋辨证论治角度着手治疗。

表9-75　腕管综合征辨证取穴表

证型	症状	取穴
风寒湿痹	主症:腕掌指僵痛肿胀麻木,夜间疼痛,屈伸受限,正中神经压迫试验(+)旋腕疼痛。每因受凉加重 舌苔脉象:舌淡苔白,脉浮弦紧 兼症:①腕外翻疼痛 　　　②屈腕肘前疼痛	主穴:阿是穴、大陵、内关、间使、神门、太渊 结筋点:大陵次、神门次、太渊次 配穴:①腕骨、支正 　　　②合谷、养老、劳宫
横络卡压	主症:腕掌指僵痛肿胀麻木,夜间疼痛,屈伸受限,正中神经压迫试验(+)旋腕疼痛。久痹不已,于腕管可触及痛性结节,每因受凉加重 舌苔脉象:舌淡苔白,脉沉弦紧 兼症:①腕外翻疼痛 　　　②屈腕肘前疼痛	结筋点:大陵次、太渊次、神门次 配穴:①腕骨、支正、内关、臂中 　　　②合谷、养老、劳宫、四渎

9. 腱鞘囊肿

腱鞘囊肿是在腱鞘上出现的局限性的囊性肿物。

本病常呈圆丘状隆起而突出皮肤。一般可以没有任何不舒服的表现,但可能有轻度的压疼。若日久囊壁变得肥厚,触摸时也有发硬和疼痛感觉。本病多为腱鞘滑膜层的囊状增生,也有一部分是由关节囊的薄弱部分通过肌腱的间隙向外膨出而引起,此囊肿常与关节囊相通,治疗后有部分病人可复发,但仍可针灸治疗。

本病属中医学"痹病""筋痹"范畴,多因气滞血痰,寒凝络阻所致。

表9-76　腱鞘囊肿辨证取穴表

证型	症状	取穴
早期	主症:腕或足背出现卵圆囊块,压之酸胀或微痛,与肌腱相连,无红肿 舌苔脉象:舌淡苔白,脉象正常 兼症:①屈腕疼痛 　　　②伸腕疼痛	主穴:阿是穴、局部取穴 配穴:①外关、四渎 　　　②内关、臂中
后期	主症:腕或足背出现卵圆囊块,压之酸胀或微痛,与肌腱相连,无红肿 舌苔脉象:舌淡苔白,脉象正常 兼症:①屈腕疼痛 　　　②伸腕疼痛	主穴:取局部结筋灶点,以长圆针恢刺后,挤出内容物加压包扎之 配穴:①外关、四渎 　　　②内关、臂中

10. 拇长屈肌腱腱鞘炎（扳机指）

拇长屈指肌腱及腱鞘在通过掌指关节附近的狭窄间隙时,被摩擦损伤而发生无菌性炎症称拇长屈肌肌腱腱鞘炎。

伸屈手指和手腕的肌肉（手肌除外）,都起于肘部和前臂。肌腹在腕上部就开始移行为肌腱,经腕关节后,直达指的近节指骨及远节指骨,各条肌腱均有腱鞘包绕。腱鞘分为腱滑液鞘和腱纤维鞘两个部分。前者呈双层套筒状,两端封闭,内层（脏层）紧贴腱的表面;外层（壁层）包在内层的外面,与纤维鞘紧密相连。滑液鞘的两层之间有少量的滑液。在手指部的腱滑液鞘外面,包有由坚韧的结缔组织形成的腱纤维鞘。腱滑液鞘和纤维鞘总称为腱鞘。腱鞘有约束肌腱的作用，其间含有滑液，能使肌腱在鞘内滑动时的摩擦减少，以适应腕和指在日常生活和工作中的频繁活动。临床所谓的腱鞘炎，一般都是指肌腱滑液鞘发炎而言。不论是屈肌还是伸肌的肌腱和腱鞘，都是要通过腕关节和指关节，而其腱纤维鞘在第一、二节指骨体处环状纤维增厚形成了指环韧带，另有纤维交叉形成了十字韧带，在此二韧带将肌腱在手指处加以束系固定。

拇长屈肌腱在第一掌骨头的掌侧，通过掌骨及两籽骨间沟与横跨其上的韧带所构成的狭窄管道继续下行，再通过屈拇短肌狭窄的深浅头之间而到达手指。它在这些狭窄的通道上在运动时受到机械性刺激，所以就容易损伤拇长屈肌腱的腱鞘而发生炎症反应。人在日常生活和工作中频繁地用手，这使肌腱在腱鞘内不停地来回滑动。当肌腱和腱鞘通过关节的骨性隆起处、深筋膜和韧带的固定处时，因机械性的刺激，可使腱鞘在早期发生充血、水肿、增生、肥厚等无菌性的炎症反应。如病情继续发展，可使腱鞘的柔韧性变小，脆性增大、腱鞘与肌腱发生不同程度的粘连、肌腱变性、变形，出现受损部位变细，两端水肿变粗，或损伤部组织增生变粗，形成中间膨大、两端较细的纺锤形。临床表现以拇指掌侧面的疼痛不适最为多见，有时可以有向腕部的放射疼。疼痛以开始工作时和休息以后重新工作时为重，而在工作开始后的一段时间内可以减轻或消失。大部分患者影响到拇指伸屈的灵活性，工作时感到僵硬。检查时，可见拇指掌侧有肿胀，也可以呈现拇指的屈曲畸形；活动时可以有弹响音，这是膨大的肌腱通过狭窄的腱鞘时所发出的声音，故有人称它为扳机指。触摸第一掌骨颈部掌侧面时，可以感到有肥厚的呈结节状的病变组织，而且有压疼。做屈拇抗阻试验时，患处出现疼痛。

本病属中医学"指腕痹""痹病"范畴，多因中老年人肝肾亏损，筋骨退变、劳损所致。外伤或感受风寒湿邪、劳伤筋骨等使痰湿交阻而加重病情。值得注意的是本病多有经筋损伤和结筋病灶，而且它是引起或加重病情的重要原因。经筋损伤者，应在经脉辨证论治基础上，同时从经筋辨证论治角度着手治疗。

表9-77　拇长屈肌肌腱腱鞘炎（扳机指）辨证取穴表

证型	症状	取穴
风寒湿痹	主症:拇掌指与腕前外侧僵痛肿胀,屈伸受限,拇指屈指抗阻试验(+)、屈拇时或有弹响和疼痛。每因受凉加重 舌苔脉象:舌淡苔白,脉浮弦紧 兼症:①腕外翻疼痛 ②屈腕肘前疼痛	主穴:阿是穴、劳宫 结筋点:掌指1 配穴:①太渊、养老、内关 ②列缺、阳溪、手三里、四渎
横络卡压	主症:拇掌指与腕前外侧僵痛肿胀,屈伸受限,拇指屈指抗阻试验(+)、屈拇时或有弹响和疼痛。掌指关节压痛且有疼痛性结节,每因受凉加重 舌苔脉象:舌淡苔白,脉象弦紧 兼症:①腕外翻疼痛 ②屈腕肘前疼痛	结筋点:掌指1 配穴:①太渊、养老、大陵、内关 ②列缺、阳溪、手三里、四渎

11. 手指屈肌腱腱鞘炎（扳机指）

手2、3、4、5指屈指浅肌和屈指深肌腱在通过掌骨茎部一个由骨和韧带所形成的狭窄缝隙时，因摩擦力加大而引起腱鞘炎症者称手2、3、4、5指屈肌腱腱鞘炎。

其发病机制可见拇长屈肌腱腱鞘炎节。手持工具劳动时，工具的柄部挤压撞击腱鞘，也可能引起炎症。开始发病时，手指僵硬不舒服，运动不灵活，逐渐出现持续性钝痛，在手指活动和握拿工具时加重；严重时，可使指间关节不能完全伸直，或有假交锁现象。触诊时，掌骨头处压疼。做屈指抗阻试验时，出现疼痛。随着病情好转，炎症吸收，疼痛和其他症状可以全部消失，但往往会遗留有手指屈伸时发出弹响声音的现象，这就是扳机指。

本病属中医学"指痹""痹病"范畴，多因中老年人肝肾亏损，筋骨退变、劳损所致。外伤或感受风寒湿邪、劳伤筋骨等使痰湿交阻而加重病情。值得注意的是本病多有经筋损伤和结筋病灶，而且它是引起或加重病情的重要原因。经筋损伤者，应在经脉辨证论治基础上，同时从经筋辨证论治角度着手治疗。

表 9 - 78　手指屈肌肌腱腱鞘炎（扳机指）

证型	症状	取穴
风寒湿痹	主症:第2~5指掌指与腕前外侧僵痛肿胀,屈伸受限,诸指屈指抗阻试验(+)、屈指时或有弹响和疼痛。每因受凉加重 舌苔脉象:舌淡苔白,脉浮弦紧 兼症:①腕外翻疼痛 ②屈腕肘前疼痛	主穴:阿是穴、阳溪、列缺、曲池、手三里、劳宫 结筋点:掌指2~5 配穴:①太渊、养老 ②列缺、阳溪、手三里、四渎
横络卡压	主症:第2~5指掌指与腕前外侧僵痛肿胀,屈伸受限,诸指屈指抗阻试验(+)、屈指时或有弹响和疼痛。掌指关节压痛且有疼痛性结节,每因受凉加重 舌苔脉象:舌淡苔白,脉象弦紧 兼症:①腕外翻疼痛 ②屈腕肘前疼痛	结筋点:掌指2~5 配穴:①太渊、养老、臂中、内关 ②列缺、阳溪、手三里、四渎

第六节　胸背部经筋痹病

【概述】

胸背是头项、腰腹和上肢的支撑连结组织。它有来自上肢、腰腹下肢的诸经筋包绕，并皆上走于颈项、头面。所以，胸背部经筋病多发，而且常牵涉到头项、腰腹和四肢。

当胸背部外感风寒湿邪，或因不协调、无准备的活动，或由于长期持续的劳动损伤，都可以引起胸背部经筋的疾病，当胸背部经筋损伤而阻碍着藏其中的经脉，使气血不能正常运行时，则津液涩渗，聚沫成痰。当经脉收缩压迫或因损伤而出现保护性痉挛卡压时，就会产生胸背疼痛。胸背部经筋因与头项、腰腹和四肢的经筋贯通联系，故常牵涉到头项、腰腹、上肢、下肢出现筋性疼痛。同样头项、腰腹、四肢的经筋疾病，也常影响胸背部，会出现胸背部的相继损伤和反应。

上述各经筋和其所涉及的筋肉和韧带，因不同方向、不同层次的不协调活动都可以造成劳损和牵拉伤，最终形成胸背部痹病。

胸背经筋损伤有其特殊的解剖学原因，胸背部由胸廓和肩带骨构成，其后有脊柱、肩胛骨，前有胸骨、肋骨与肋软骨构成骨性支架，限制了胸背的活动范围。但是，上部颈项下部腰脊都是灵活运动的结构。当人体劳动、运动，需要灵活屈伸旋转时，胸部处于被动地位，所以容易被牵拉损伤。

上肢是人体的劳动器官，上肢的任何劳动活动和持续提举，都要通过肩带肌主动牵动或被动地作用于胸背部，终生劳动，必然造成胸背经筋的老化和劳损。

肩是人体负重部位之一，肩挑背扛重物，直接重压在胸背部，使胸椎后凸加深，改变了胸廓正常组织结构状态，这不仅牵拉损伤肌筋组织，而且会损伤关节韧带。胸廓的构成本来就较复杂，有肋骨与椎体间的肋椎关节；肋骨结节与脊椎横突间的肋横关节；肋骨与胸骨间的胸肋软骨，还有肋间关节，肋软骨联合等结构。这些关节的关节囊和附属组织在胸廓变形时发生异位和嵌顿，可引起经筋痹痛。不正确的劳动姿势和不正确的休息体位及在久视、久坐、久站、久卧状态下，长久不能维持正确的姿势时，都可造成胸背经筋的劳损。

胸背部上下的颈项与腰腹部经筋皆起于或止于胸背，尤其是上肢肩带肌都抵止于肩及颈背脊柱。所以颈项、腰腹、上肢的急慢性损伤会牵涉到胸背部。同样，胸背部的痹痛也常传导到颈项、腰背，甚至放散至头颈、上肢。

足三阳、足少阴及手三阴、手三阳经筋上于胸背，并以线为纲，分述各经筋的分布，提示结筋病灶出现规律。

足三阳、足少阴及手三阴、手三阳经皆上于胸背部，经筋的损伤亦可卡压相应通行的经脉，尤其是经筋的挛缩迫切，沫痰瘀滞必然阻碍经脉气血的运行，从而导致相应经脉发病。经脉内濡脏腑，外润孔窍，故经脉为病常伴发内脏、肢体和头面孔窍病症，出现肺、心包、心、肾、胆、膀胱、胃等脏腑病症。所以在进行经筋辨证的同时，应注意与经脉辨证论治相配合。

本分部经筋病常被现代医学诊断为：胸腔出口综合征、肋锁综合征、第一肋综合征、过度外展综合征、前斜角肌综合征、胸壁挫伤、胸大肌、胸小肌、前锯肌劳损、肌劳损性胸痛、滑脱性肋骨综合征、胸椎小关节、脊肋关节紊乱（胸部岔气）、胸肋软骨炎、胸背肌肉筋膜炎、棘突骨膜炎和棘上棘间韧带损伤等。

一、手足太阳、足少阴经筋

足太阳经筋"起于足小指……上结于臀，上挟脊上项。其支者，别入结于舌本。其直者，结于枕骨。"

手太阳经筋"起于小指之上……其支者，后走腋后廉，上绕肩胛，循颈出走太阳之前，结于耳后完骨。其支者，入耳中……"。

足少阴经筋"起自小趾下……循脊内，挟脊，上至项，结于枕骨，与足太阳之筋合。"

三条经筋循胸背脊柱周围分布，主脊柱的屈、伸、侧倾与旋转运动。外感、内伤、劳损等伤及下述组织时，即会引起胸背痹痛，甚至因着藏其间的经脉受损，将引起胸腹经络脏腑疾病，出现胸闷、气短、心悸、心前区疼痛、脘腹疼痛等症状。

胸椎棘上韧带由弹性纤维膜形成，有保护和限制脊柱过度前屈的作用。起相同作用的还有棘间韧带，其纤维交错起止于相邻棘突的上下缘。当其损伤时，可在损伤部位，即棘突顶端或顶端的上下缘可触及痛性硬结、条索或浮动剥离感，引起胸背部痹痛和功能受限。其结筋病灶点可依所在胸椎棘突命名为胸棘突 1~12。

胸腰筋膜浅层起自胸、腰骶椎的棘间韧带，并逐渐变薄与颈筋膜连续，向下变厚终止于髂骨嵴，向外止于肋骨角，覆盖骶棘肌的浅面。深层位于骶棘肌的前面，分隔骶棘与腰方肌后，附着于腰椎横突、髂嵴和第十二肋。胸腰筋膜包绕诸多肌肉，这些背肌有强有力的收缩力和负荷功能。肌肉的强力活动和病变容易损伤胸腰筋膜，而出现结筋病灶点。尤其是胸腰筋膜在与胸椎同序列的固有神经、血管孔，其间通过脊神经后支，是薄弱区，是常出现结筋病灶的部位。

脊柱周围长短肌肉众多，达 140 余块。其中与脊柱后伸活动关系密切的骶棘肌（竖棘肌）最为重要。它是人体最长、最大、负重最多的肌肉之一，也是最易劳损而出现结筋病灶点的组织。其起自骶骨背面和髂嵴后部，纤维向上分三列，外侧称髂肋肌，近脊柱侧为棘肌，两者之间为最长肌。髂肋肌又分三束：①腰髂肋肌止于下位肋骨脊柱端。②背髂肋肌起自腰髂的止点，上行抵于上六肋脊柱端。③项髂肋肌起自背髂肋肌止点的内侧，向上止于下段颈椎横突。最长肌亦分两束：①背最长肌分两束向上，内侧束抵止上段腰椎和胸椎横突；外侧束止于所有肋骨近脊肋关节处。②项最长肌起自上段胸椎横突，止于颈椎横突。上述各肌在胸背部的起止点接近相应背俞穴投影区。胸背筋膜的皮神经穿出孔也与之相应，故将这些结筋病灶点以相近背俞次命名。

手太阳经筋"上绕肩胛，循颈出走太阳之前"，与足太阳经筋交会，并涉及下列筋肉：斜方肌在胸背部，起自全部胸椎棘突，肌纤维横行或斜向上，止于肩峰、肩胛冈内外侧。背阔肌在胸背部，也起自下位胸椎棘突，止于肱骨小结节嵴。菱形肌在斜方肌深面，起自下位颈椎和上四位胸椎棘突，止于肩胛骨内缘。上后锯肌在菱形肌深面，起自下部项韧带、颈椎棘突和上位胸椎棘突，止于第 2~5 肋外侧面。下后锯肌在背阔肌深面，起自下位胸椎与上位腰椎棘突，止于第 9~12 肋骨角内侧。起于胸椎棘突的还有夹肌，它们位于斜方肌、菱形肌、上后锯肌的深面。头夹肌起于项韧带下部与胸 1~3 棘突，止于上项线与乳突。颈夹肌起于胸 3~6 棘突，止于颈 1~3 椎横突。上述诸肌均与棘上韧带相交织，都有协同骶棘肌背伸的作用，其损伤后所形成的结筋病灶点与棘上韧带损伤的结筋病灶点相重合，但因其止点不同，其深浅层次有别，与相牵连的颈、上肢、肋部出现牵涉痛或结筋病灶点有所差异。

背深层肌尚有起于横突的横突棘肌。半棘肌分头颈背半棘肌，分别起自颈 2 至胸 12 横突，止于枕部上下项线与颈、胸棘突。

多裂肌起自由骶至腰、胸椎横突、颈 4~7 颈椎关节突处，止于颈 2 以下全部椎骨棘突。回旋肌又在多裂肌深面，起止于上下位椎骨横突与棘突之间。背深层肌起点、止点的损伤和结筋病灶点，与相应背俞次和结筋点棘突序号相重叠，故可依解剖序号命名。然而，也必须认识到，背部结筋病灶点的深浅层次是不同的，治疗时应针至病所，不可不及，更不可过深。

再深部是肋头关节、肋头辐状韧带，肋横突关节、肋横突韧带。当不协调或无准备的胸背活动时，可引起滑膜损伤或嵌顿，可出现"岔气"样突发疼痛。因其部位深，慎用针法，而用理筋侧扳法或扩胸扳法进行复位，较为安全可靠。

腰方肌位于腹腔后壁，脊柱两侧。起于髂嵴后部，止于第 12 肋和第 1~4 腰椎横突。

腰方肌与腰大肌间有多条胸腹神经通过。故当胸背损伤，涉及腰方肌时，不仅背痛不舒，而且会影响腹内相应脏腑和组织的反应。

【病因病机】

（1）外感：汗出当风、夜卧受凉、久居湿地或冒雨涉水，风寒湿邪侵袭手足太阳、少阴经筋与经脉。手足太阳、足少阴经筋与经脉因寒而收引，肌肉筋膜舒缩失常，加重着藏其间的经脉涩滞，气血瘀滞致溢出脉道，局部筋肉肿胀，致痛物质堆积，加之经筋肌肉保护性痉挛，故出现腰背疼痛。

（2）外伤：背部的直接打击、碰撞、挤压、扭转，某些杂技、运动员强力超生理范围的反弓背桥，或过度屈腰致使棘突、棘上韧带、脊柱周围诸肌肉主动牵拉、碰撞、挤压或被动过牵，使肌肉、韧带起止处受损。相关肌肉、筋膜附着点牵拉受伤或撕裂，损伤处出血、渗出，使组织肿胀，致痛物质堆积引起胸背部痹痛，而受损筋肉的保护性痉挛，进一步加重局部的病理变化和疼痛。

（3）劳损：长期从事低头、弯腰工作，某些特殊姿势工种，如汽车修理工、打捞工等，长期被动牵拉手足太阳、足少阴经筋相关组织。某些办公室工作人员、电脑、写作、编织等工作者，使背肌长期处于静力工作状态。持续工作会造成背肌的疲劳，处于疲劳状态下的筋肉应激反应降低，则更容易造成重复损伤。损伤的筋肉组织出血、渗出。使致痛物质堆积而疼痛。同时，因伤痛激惹而导致的受损筋肉保护性痉挛，又进一步加重了背部疼痛。

【临床表现】

有背部明显外伤史者，即刻出现受损部位疼痛、肿胀、皮下出血。因胸廓由肋骨支撑于脊柱与胸骨之间，背部的外力打击可沿肋骨传导致胸前，造成胸肋关节的损伤和疼痛。胸背的急性损伤常因疼痛影响正常呼吸运动，使呼吸表浅，胸式呼吸减弱，严重者则迫使患者含胸收腹，不能直腰。

慢性背痛常不剧烈，开始仅为酸胀不舒，背脊僵硬呈板硬状态。逐渐加重，休息亦不缓解。致腰屈背随，出现驼背。偶有阵发的烧灼、刺疼、窜麻感，屈伸腰背时加重。甚至立、坐、卧、行或改变姿势时背部痛而且感到不便或困难。患者不自主的出现姿势不正，腰发僵，背如板，步行时上身少动，站立时，躯体偏倚。仔细用触摸法检查背部诸结筋病灶点，常可出现痛性团块、条索或肥厚。有人合并胸闷、呼吸不畅、心前区疼痛、胃脘部疼痛、呃逆、纳差等。

【检查】

沿脊柱棘突逐一触摸其顶端及顶端上下缘，确定结筋病灶点，即颈椎棘突 1~7、胸椎棘突 1~12。再沿脊柱两侧背俞穴周围，由浅至深，逐层寻找相应结筋病灶点，即胸段各背俞次。沿肩胛骨脊柱缘寻找结筋病灶点，即风门次、附分次、膏肓次、神堂次、膈关次等。在上背部有触痛者，常在颈项和枕骨项线处有相应结筋病灶点即天柱次、风池次等。在下背部或第 12 肋缘有结筋病灶点者，在腰与髂嵴处亦可有相应结筋病灶点。急性腰背痛或急性外伤者，应注意相应胸肋关节处的结筋病灶点。

【治疗】

1. 早期

病程短，病痛轻，在相关筋结点处可检出压痛，但没有明显的痛性条索和结块。此期可采用（1）毫针疗法（2）火针疗法（3）灸法（4）理筋推拿法（5）水针疗法治疗。

2. 后期

病程较长，反复发作，筋结点因长期反复损伤而出现痛性条索和硬结。凡用上述方法难于松解者，应考虑长圆针疗法。

检查天柱次、风池次、胸椎棘突 1～12、大杼次、风门次、肺俞次、厥阴俞次、心俞次、督俞次、胃脘下俞次、膈俞次、肝俞次、胆俞次、脾俞次、胃俞次、中焦俞次、天髎次、膏肓俞次、神堂次、膈关次、银口次、大肠俞次等。确定结筋病灶点。触摸其深度，做好标记。常规消毒后，在结筋病灶点处注入 0.5ml 局麻药作浸润。浸润后胸背痛应立即减轻或消失，由此可鉴别或验证结筋病灶定位的准确程度。沿局麻针头方向和深度，用斜刃长圆针缓慢刺入，先在结筋点表层行关刺法，再深入其旁行恢刺法，使结筋硬结松解。出针后需压迫 1 分钟，以防针孔出血。必要时，在针后再于结筋点处注入川芎嗪等药物。

【注意事项】

（1）凡筋结点处无明显阳性体征者，应考虑经筋病以外原因，必要时，应请有关专科专家会诊或转诊，不可贻误病情。

（2）胸椎棘突各结筋病灶点，不宜用粗针恢刺。水针注射时，亦不可注入药液过多。脊柱旁各结筋病灶点，中浅层可用针法，深层慎用针法，避免误入胸腔，造成内脏损伤。

（3）火针、水针注射、长圆针疗法应注意局部消毒。

（4）有经络、脏腑合并症者，可配合循经辨证取穴或对症配穴治疗。

（5）术后应避免劳累，避免复感风寒。

二、手足少阳经筋

足少阳经筋"……其直者，上乘眇季胁，上走腋前廉，系于膺乳，结于缺盆。直者，上出腋，贯缺盆，出太阳之前……。"主要分布躯体侧面，主身体侧倾、旋转，协助前屈、后倾。有支撑上肢，协助肩臂内收、外展的作用。足少阳经筋损伤涉及下述组织时，会出现前胸、侧腹、腰臀痹痛。

前锯肌在胸廓侧面，起于第 1～9 肋的外侧面，止于肩胛骨内缘和下角的前面。肋骨固定时，使肩胛骨前伸、上回旋，与斜方肌共同作用，使上臂上举。当肩胛骨固定时，下部肌纤维收缩可提肋，协助深呼吸。该肌劳损则出现胸壁痹痛，尤其是靠近上臂处。上肢活动时症状加重，重者深呼吸亦疼痛。在食窦次、胸乡次、天溪次及胸小肌共同起点处，即乳根次、膺窗次、屋翳次等出现结筋病灶点。

在胸部，足少阳经筋被手太阴、手厥阴经筋的胸大肌与胸小肌覆盖，而且共同主持上臂的活动，统称为胸上肢肌。足少阳经筋的结筋病灶点有时与胸大肌的结筋病灶点相重合。

背阔肌（图 5-18）部分纤维起自第 10～12 肋，止于肱骨小结节嵴。有使肩关节后伸、内旋和内收的功能。上肢固定时，可拉躯干向上臂靠拢，提肋骨，协助呼吸。该肌损伤时，可在起点处出现结筋病灶点，即京门次、章门次、银口次等。

腹内斜肌在腹外斜肌的深面，起自胸腰筋膜和竖脊肌肌鞘等处，部分纤维亦抵止于第 10～12 肋下缘。亦有侧屈，旋转脊柱的作用，当其损伤时，亦可在肋骨止点处出现结筋病灶点。

腹外斜肌在腹前内侧，其起点在第 5～12 肋表面，止于腹白线、髂嵴等处。有牵引骨盆，侧屈回旋脊柱的作用。当其损伤时，可在起点处出现结筋病灶点。

腹横肌在腹外斜肌深面，起自第7~12肋内侧面、胸腰筋膜等，有协助呼吸、咳嗽、呕吐等功能。当其损伤时，亦可在肋骨起点处，出现结筋病灶点。上述腹肌在肋骨起（止）点的结筋病灶点与背阔肌相近，即京门次、章门次、日月次、期门次。

肋间内外肌位于肋间隙内，分深浅层交错起止于相邻肋骨上下缘，主呼吸运动。该肌损伤会激惹其间的肋间神经而疼痛。

腰方肌在腹腔后壁，脊柱两侧。部分纤维上于第12肋下缘。有协助脊柱侧屈作用。当其损伤时，可在肋缘下出现结筋病灶点，即中焦俞次。

手少阳经筋"……上绕臑外廉，上肩走颈，合（足）太阳……"涉及上臂外侧三角肌、冈下肌、冈上肌、提肩胛肌及与足太阳交会的斜方肌、菱形肌、竖脊肌等。其损伤后的结筋病灶，分别为肩峰、肩髎次、天宗次、肩胛冈、天髎次、秉风次、曲垣次等。

【病因病机】

（1）外感：汗出当风、夜卧受凉、久居湿地或冒雨涉水，风寒湿邪侵袭手足少阳经筋与经脉。手足少阳经筋与经脉因寒而收引，肌肉筋膜舒缩失常，加重着藏其间的经脉涩滞，气血瘀滞致溢出脉道，局部肌肉肿胀，致痛物质堆积，加之经筋肌肉保护性痉挛，故出现胸胁痹痛、胸闷、上肢活动障碍等症状。

（2）外伤：侧胸部被直接撞击、挤压，使手足少阳经筋牵拉损伤。手足少阳经筋所涉及的有关肌肉及其骨附着点会出现肌肉撕裂伤，肿胀渗出而疼痛。相应肋骨挤压，可引起远端胸肋关节、脊肋、肋横突关节挫伤或关节囊、韧带牵拉伤，从而出现前胸、后背的疼痛，上肢的强力上举、内收等活动，突然超生理性的上体屈伸、转体、倒立，使相关肌肉、筋膜附着点牵拉受伤或撕裂，损伤处出血渗出，使组织肿胀，致痛物质堆积，而受损筋肉的保护性痉挛，进一步加重局部的病理变化和疼痛。

（3）劳损：从事手工及弯腰工作的作业，使手足少阳经筋长时间牵拉而损伤。处于疲劳状态的筋肉应激反应减低，则更容易造成重复损伤。损伤的筋肉组织出血，渗出，使致痛物质堆积而疼痛。因伤痛激惹而导致的受损筋肉保护性痉挛，则进一步加重疼痛反应。11~12为浮肋，与腹壁长期摩擦，也容易造成损伤。

【临床表现】

急性外伤可造成外伤部位肿胀，出血和疼痛。且常合并前胸及后背胸肋关节与脊肋、脊横突关节处的传导损伤和疼痛。剧痛常使患者呼吸变浅，睡卧转侧都感不便或疼痛。外伤导致的上体突然转位，牵拉手足少阳经筋所涉及的相关肌肉起止点损伤，可在侧胸肋面上，出现疼痛。

慢性损伤与职业有关，长期从事手工劳动，如搬运、编织、举重、抛掷等工作者较易患病。或从事上体活动较多的职业，如杂技、摔跤、锅炉工，及网球、乒乓球运动员等，长期因转体或频繁强力甩臂活动，牵拉手足少阳经筋所属肌肉，引起各起或止点的慢性劳损，可在肋骨各筋结处出现结筋病灶点及胸肋疼痛，亦可伴有心前区闷痛、心悸、失眠、胃脘闷痛、食欲减退、胸闷、气短、呼吸不畅、腹痛等症状，有时伴有头痛、头晕。

【检查】

首先做胸廓挤压试验，排除肋骨骨折后，检查各结筋病灶点，沿肋骨表面触摸，尤其注意11、12肋末端，锁骨中线上各肋表面、腋前线各肋表面有否结筋病灶点。在上臂外侧肌群，冈下肌、提肩胛肌、冈上肌等附着部，注意有否相应的结筋病灶点。上臂的上举阻抗和内收阻抗试验，有助于发现胸大肌、胸小肌、前锯肌的上述结筋病灶点。

【治疗】

1. 早期

病程短，病痛轻，在相关筋结点处可检出压痛，但没有明显的痛性条索或结块。此期可采用（1）毫针疗法（2）火针疗法（3）灸法（4）理筋推拿法（5）水针疗法治疗。

2. 后期

病程较长，反复发作，筋结点因长期反复损伤而出现痛性条索和硬结。凡用上述方法难于松解者，应考虑长圆针疗法。

检查食窦次、天溪次、库房次、膺窗次、天宗次、秉风次、曲垣次、天髎次、中焦俞次、乳根次、章门次、期门次、日月次、京门次、肾俞次、肺俞次、心俞次确定结筋病灶点。触摸其深度，做好标记。常规消毒后，在结筋病灶点处注入0.5ml局麻药作浸润。浸润后胸肋痛应立即减轻或消失，由此可鉴别或验证结筋病灶定位的准确程度。沿局麻针头方向和深度，用斜刃长圆针缓慢刺入，先在结筋病灶点表层行关刺法，再深入其旁行恢刺法，使结筋硬结松解。出针后需压迫1分钟，以防针孔出血。必要时，在针后再于结筋病灶点处注入川芎嗪等药物。

【注意事项】

（1）凡筋结点处无明显阳性体征者，应考虑经筋病以外原因，必要时，应请有关专科专家会诊或转诊，不可贻误病情。

（2）侧胸部各结筋点均在肋骨浅面或上下缘，其下为胸腔。故各针刺法不可越过肋骨浅面，防止误入胸腔，损伤内脏。

（3）火针、水针注射、长圆针疗法应注意局部消毒。

（4）有经络、脏腑合并症者，可配合循经辨证取穴或对症配穴治疗。

（5）术后应避免劳累，避免复感风寒。

三、足阳明经筋

足阳明经筋"其直者，上循伏兔，上结于髀，聚于阴器。上腹而布，至缺盆而结，上颈"。主要分布于胸前，联系颈胸与腹，两侧与足少阳、手三阴经筋毗邻。当足阳明经筋损伤涉及下述组织时，可出现胸部痹痛。

胸廓前由胸骨和肋骨连结而成。胸骨由胸骨柄、胸骨体、剑突组成，且表面不平滑，从而造成其表层附着组织受力不均而容易出现损害。前胸表面交织附着胸肋辐射韧带、肋间韧带、肋剑突韧带，又都在胸骨体上的三条横行弱峰上通过，韧带表层又有两侧胸大肌腱膜互相交错于中线，其损伤后形成的结筋病灶点与韧带层相互重叠。即中庭次、膻中次、玉堂次、紫宫次、华盖次、璇玑次等。

剑突为前胸中线的游离端，尤其是有向前翘生者在屈体弯腰时常造成其末端与表层腹白线的摩擦，故常出现结筋病灶点，即鸠尾次。

胸骨柄上宽而下狭，前面向前隆起，其两侧为胸大肌、胸锁乳突肌的附着部。而附着部下方即胸锁关节、胸锁前韧带及关节囊，是容易受损伤出现结筋病灶的部位，胸骨柄上缘附着锁骨间韧带，在胸锁关节及颈部活动时，倍受牵拉故会损伤，其结筋病灶点，即天突次、天突旁。

手太阴、手少阴、手厥阴经筋皆布于胸胁，下到季肋或脐，与足阳明经筋重合，其所属腹直肌起自耻骨上缘，肌纤维直向上，止于第5~7肋软骨的前面和剑突，主脊柱前屈。当从事弯腰活动时，可牵拉其起点，造成损伤。而这些结筋点，即膺窗次、乳根次等。腹直肌跨越肋骨联合处，因摩擦亦容易出现结筋病灶点，即幽门次、腹哀次等。

胸骨两侧与第1~7肋形成关节，其表面又是手太阴经筋胸大肌起点，也是容易出现结筋病灶点，即俞府次、彧中次、神藏次、灵墟次、神封次、步廊次等。

胸骨柄后面的两侧有胸骨舌骨肌及胸骨甲状肌附着。两肌受到损伤时，常出现咽部不适和有异物感等。

【病因病机】

（1）外感：汗出当风、夜卧受凉、久居湿地或冒雨涉水，风寒湿邪侵袭足阳明经筋与经脉。足阳明经筋与经脉因寒而收引，肌肉筋膜舒缩失常，加重着藏其间的经脉涩滞，气血瘀滞致溢出脉道，局部筋肉肿胀，致痛物质堆积，加之经筋肌肉保护性痉挛，故出现胸痹疼痛、胸闷、呼吸不畅、咳嗽等。

（2）外伤：胸廓结构庞大且暴露，容易受到外力的撞击及挤压，前胸的损伤会导致足阳明经筋及相交织的手太阴、足少阳等经筋的相继受伤害而胸痛，并常伴发呼吸不畅。

突然超生理范围的上肢举重、躯体负重、转体旋转也会损伤其相关肌肉、筋膜。当附着点牵拉受伤或撕裂，损伤处出血、渗出时，使组织肿胀，致痛物质堆积，而受损筋肉的保护性痉挛，进一步加重局部的病理变化和疼痛。

（3）劳损：长期从事手工作业，肩背负重、弯腰工作的人，如搬运工、运动员、杂技工作者、挑夫，包括久视、久卧、久坐、久站的特殊工作，足阳明结筋长时间持续受牵拉而疲劳损伤。处于疲劳状态的筋肉应激反应减低，则更容易造成重复损伤。损伤的筋肉组织出血，渗出，使致痛物质堆积而疼痛。因伤痛激惹而导致受损筋肉保护性痉挛，则进一步加重了疼痛。

【临床表现】

急性损伤局部肿胀、疼痛。常因胸肋关节受损，或外力沿肋骨传导，致前胸或后背疼痛。重者，影响深呼吸，不能转身，不敢侧卧。

慢性劳损则在胸骨中线及两缘，出现多处痛性条索或团块，按之疼痛并向侧胸或胸内放散。有人伴有心慌、气短、胸闷、心前区疼痛、咳嗽、腹痛、消化功能减退等症状。上胸部的损伤或劳损，还可出现斜颈、咽部异物感等症状，甚至有恶心、呃逆等反应。

【检查】

沿足阳明经筋，触摸胸骨剑突末端的痛性结节，即结筋病灶点鸠尾次。再触摸肋骨联合，由内而外，可触及两个或多个痛性结节，即幽门次、腹哀次等。沿胸骨中线由下而上亦可触及多个痛性索条，即中庭次、膻中次、玉堂次、紫宫次、华盖次、璇玑次、天突次等。沿胸骨两缘，触摸各胸肋关节表面，亦常发现与手太阴经筋交错的痛性结节，即步廊次、神封次、灵墟次、彧中次、俞府次、天突旁等。

【治疗】

1. 早期

病程短，病痛轻，在相关筋结点处可检出压痛，但没有明显的痛性条索或结块。此期可采用（1）毫针疗法（2）火针疗法（3）灸法（4）理筋推拿法（5）水针疗法治疗。

2. 后期

病程较长，反复发作，筋结点因长期反复损伤而出现痛性条索和硬结。凡用上述方法难于松解者，应考虑长圆针疗法。

检查鸠尾次、中庭次、膻中次、玉堂次、紫宫次、华盖次、璇玑次、天突次、幽门次、腹哀次、灵墟次、步廊次、彧中次、天突旁等确定结筋病灶点。触摸其深度，做好标记。常规消毒后，在结筋点处注入 0.5ml 局麻药作浸润。浸润后胸肋痛应立即减轻或消失，由此可鉴别或验证结筋病灶定位的准确程度。沿局麻针头方向和深度，用斜刃长圆针缓慢刺入，先在结筋点表层行关刺法，再深入其旁行恢刺法，使结筋硬结松解。出针后需压迫 1 分钟，以防针孔出血。必要时，在针后再于结筋点处注入川芎嗪等药物，每点0.3ml。

【注意事项】

（1）凡筋结点处无明显阳性体征者，应考虑经筋病以外原因，必要时，应请有关专科专家会诊或转诊，不可贻误病情。

（2）胸骨上下及两侧缘诸筋结点，肋骨联合诸结筋病灶点均在胸或腹腔表面，故不可深刺。各种针法均不可越过骨面浅层，防止误入胸或腹腔。

（3）火针、水针注射、长圆针疗法应注意局部消毒。

（4）有经络、脏腑合并症者，可配合循经辨证取穴或对症配穴治疗。

（5）术后应避免劳累，避免复感风寒。

附：

1. 胸腔出口综合征

肩外展时，因胸腔上口周围的组织（如第一肋骨或颈肋、锁骨、喙突、胸小肌和前斜角肌等）异常、炎症渗出等挤压、牵拉臂丛神经和有关血管而发生的临床综合征称胸腔出口综合征。此病也有人混称为斜角肌综合征、颈肋综合征、肋锁综合征、过度外展综合征、肩臂综合征、臂丛综合征等，但各综合征均有区别。

（1）斜角肌：本病主要与前、中斜角肌关系最密切。前、中斜角肌起自 2~6 颈椎横突的前结节，肌束下行，一前一后止于第 1、2 肋骨斜角肌结节。此二肌在止点前形成了一个裂隙，为臂丛神经和锁骨下动脉的必经通路。斜角肌收缩时，有上提第 1 肋骨和使颈部发生屈曲的作用。斜角肌的上述解剖生理特点容易引起下列损伤：

①神经和血管通过狭小的斜角肌的裂孔时，容易受到斜角肌的挤压。当颈部屈曲（斜角肌收缩）、仰伸（牵拉斜角肌）时，这种挤压就表现得更为明显。

②前斜角肌常有先天性的变异，如斜角肌肥大，或前中斜角肌融合在一起，或神经和血管从其肌腹中穿过等，这样就更容易对神经和血管发生挤压。

③前斜角肌的无菌性炎症发展过程中，可使其与锁骨下动脉、臂丛神经等发生粘连，在斜角肌收缩时牵扯神经和血管。

④组成臂丛神经的脊神经出椎间孔后，沿颈椎横突前方并紧贴于前斜角肌之后向下移行。所以，斜角肌肥厚、畸形、功能异常等也可以挤压和影响其后的神经。

⑤锁骨下动脉出胸腔以后，从第 1 肋骨上攀搭而过。骨性的第 1 肋垫衬其下，这就产

生了肋骨对血管跨越处的挤压。

⑥头颈和上臂在人体上活动最频繁，臂丛神经和血管被牵拉、挤压的机会就增多。以上这些因素都可以对血管、神经形成刺激，使其组织变性。而血管壁增厚，管腔变小，血流减少，进一步使神经功能发生障碍，加重临床症状。

（2）喙突和胸小肌：臂丛神经和血管要行经喙突和胸小肌的下方，其生理畸形、病理过程和过度运动时，也容易引起下列损伤：

①当胸小肌和喙突有先天性的异常（如肥大），可以直接挤压其下的神经和血管。

②喙突外伤后（如骨折和血肿形成），也可以直接挤压神经和血管。

③上肢极度外展或上举时，由于肱骨相对位置的抬高，喙突的位置就相对变低。这时就以喙突为支点，神经和血管发生弯曲。这种血管弯曲变形，就会使张力、磨损加大，从而损伤血管和神经而致病。所以在有些情况下，此病与两臂上举并超头的活动过多有关。

（3）颈肋畸形：有的人由于有先天性的颈椎横突肥大，或有颈肋骨（颈肋畸形）。肥大的横突、颈肋可对神经和血管造成刺激和损伤。

①比普通第7颈椎横突稍大而长的小颈肋和第1肋骨之间，常常有个小小的纤维束带连接，这个纤维束带可对神经和血管造成卡压。

②比小颈肋大而长的中型颈肋，其纤维束或肌束与第1肋骨相连接，对神经和血管的挤压程度比小颈肋要更明显。

③大型颈肋和完整颈肋更大，不可避免地造成纤维束、肌束或肋软骨挤压血管和神经，其后果也往往比较严重。

这些颈肋及其纤维束、肌束、软骨等，常从神经血管的后方衬托其下，也常挤压之，当损伤血管和神经后，即会发生胸腔出口综合征。

（4）先天性的发育异常：如高位胸骨、高位第一肋骨、臂丛神经走行靠后变异，先天性的斜颈等，都可使臂丛神经和血管在胸腔出口处的通路上受到卡压和刺激，而发生胸腔出口综合征，表现为上肢疼痛，麻木，肌肉萎缩，肌力减退，桡动脉搏动触摸不清，患肢发凉，苍白或发红等。

表9－79　胸腔出口综合征辨证取穴表

证型	症状	取穴
风寒湿痹	主症:颈项僵痛,项背肿胀,屈伸受限,环顾不能,叩顶、臂丛牵拉试验(+) 舌苔脉象:舌淡苔白,脉浮弦紧 兼症:①头痛目眩 ②恶心呕吐 ③心烦失眠 ④手指麻木疼痛。	主穴:阿是穴、后溪、合谷、天柱、大杼、玉枕、肩井。 结筋点:颈椎棘突1~7、风池次、天柱次、天髎次、天宗次、颈椎横突1~2 配穴:①风池、玉枕、完骨 ②风池、内关、天突 ③神门、心俞 ④合谷、曲池
横络卡压	主症:反复发作,久痹不愈,项背疼痛,屈伸受限,环顾不能,触诊痛重,可及条索 舌苔脉象:舌淡苔白,脉沉弦紧 兼症:①头痛目眩 ②恶心呕吐 ③心烦失眠 ④手指麻木疼痛	结筋点:颈椎棘突1~7、风池次、天柱次、天髎次、天宗次、颈椎横突1~7、天突旁、气舍次、缺盆次 配穴:①风池、玉枕、完骨、合谷 ②风池、内关、天突 ③神门、心俞 ④合谷、曲池

本病属中医学"颈部伤筋""颈筋急""失枕"范畴。由于颈部肌筋（经筋）长时间被牵拉或扭曲损伤并激惹其痉挛而致，风寒湿邪侵袭进一步加重疼痛等症状。经筋损伤，尤其是反复损伤而形成的瘢痕条索即"结筋病灶点"卡压伏行于分肉之间的经脉，使气血因卡压而不通，不通则痛，且常使颈部长期不适或反复发病，常形成顽痛。故在辨证论治时，更要注意经筋辨证论治。

2. 肋锁综合征

因锁骨及第1肋间狭窄区域中内容物的炎症渗出，压迫臂丛神经及锁骨下动脉而产生感觉与运动障碍者称肋锁综合征。

肩部负重、第1肋发育畸形、骨软骨瘤、第1肋外生疣、锁骨或第1肋骨折后形成骨痂等使第1肋与锁骨间隙变窄，导致臂丛神经（主要是颈8神经和胸1神经）及锁骨下动脉受压而出现临床症状，表现为上肢疼痛，麻木，肌肉萎缩，肌力减退，桡动脉搏动触摸不清，患肢发凉，苍白或发红等。因骨瘤、骨折畸形等骨性压迫者，应即时手术治疗，而更多见者，为上述诸因素导致的无菌性炎症所致。此类型可采用针灸治疗。

本病属中医学"颈部伤筋""颈筋急""失枕"范畴。由于颈部肌筋（经筋）长时间被牵拉或扭曲损伤并激惹其痉挛而致，风寒湿邪侵袭进一步加重疼痛等症状。经筋损伤，尤其是反复损伤而形成的瘢痕条索即"结筋病灶点"卡压伏行于分肉之间的经脉，使气血因卡压而不通，不通则痛，且常使颈部长期不适或反复发病，常形成顽痛。故在辨证论治时，更要注意经筋辨证论治。

表9-80　肋锁综合征辨证取穴表

证型	症状	取穴
风寒湿痹	主症:颈项僵痛向手臂内侧放散,臂外展加重,项背肿胀,屈伸受限,环顾不能,挺胸试验(+) 舌苔脉象:舌淡苔白,脉浮弦紧 兼症:①头痛目眩 ②恶心呕吐 ③心烦失眠 ④手指麻木疼痛或红或紫或凉	主穴:阿是穴、后溪、合谷、肩井、缺盆(弹拨) 结筋点:风池次、天柱次、天髎次、天宗次、颈椎横突1·2 配穴:①风池、玉枕、完骨 ②风池、内关、天突 ③神门、心俞 ④合谷、曲池、扶突
横络卡压	主症:反复发作,久痹不愈,项背疼痛,屈伸受限,环顾不能,触诊痛重,可及条索 舌苔脉象:舌淡苔白,脉沉弦紧 兼症:①头痛目眩 ②恶心呕吐 ③心烦失眠 ④手指麻木疼痛或红或紫或凉	结筋点:颈椎脊突1~7、风池次、天柱次、天髎次、天宗次、颈椎横突1~6、天突旁、气舍次、缺盆次(弹拨) 配穴:①玉枕、完骨、合谷 ②内关、天突 ③神门、心俞 ④合谷、曲池、扶突

3. 第一肋综合征

因第1肋骨先天畸形导致肋锁间隙相对变窄，压迫臂丛神经、血管所引起的一组上肢感觉、运动障碍综合征称第1肋综合征。

本病患侧上肢疼痛，麻木，肌肉萎缩，肌力减退，桡动脉搏动触摸不清，患肢发凉，苍白或发红。X线示第1肋发育不全或骨端软组织肿胀、第1肋骨与第2肋骨形成骨性融合或假关节。治疗时首选切除有关异常肋骨，手术后遗症状可采用推拿、针灸和对症治疗。值得注意的是本病多合并相关组织的无菌性炎症，对此，针灸多能取效。

本病属中医学"颈部伤筋""颈筋急""失枕"范畴。由于颈部肌筋（经筋）长时间被牵拉或扭曲损伤并激惹其痉挛而致，风寒湿邪侵袭进一步加重疼痛等症状。经筋损伤，尤其是反复损伤而形成的瘢痕条索即"结筋病灶点"卡压伏行于分肉之间的经脉，使气血因卡压而不通，不通则痛，且常使颈部长期不适或反复发病，常形成顽痛。故在辨证论治时，更要注意经筋辨证论治。

表9-81 第1肋综合征辨证取穴表

证型	症状	取穴
风寒湿痹	主症：颈项僵痛，项背肿胀，屈伸受限，环顾不能，上肢麻木、疼痛、苍白、发凉，"投降"试验(+)，依吨试验(+) 舌苔脉象：舌淡苔白，脉浮细小 兼症：①头痛目眩 ②恶心呕吐 ③心烦失眠 ④手指麻木疼痛	主穴：阿是穴、扶突、后溪、合谷、肩井、缺盆（弹拨）、太渊 结筋点：中府次、风池次、天柱次、天髎次、天宗次、极泉次、颈椎横突1~2 配穴：①风池、玉枕、完骨 ②风池、内关、天突 ③神门、心俞 ④合谷、曲池
横络卡压	主症：反复发作，久痹不愈，项背疼痛，屈伸受限，环顾不能，触诊痛重，可及条索 舌苔脉象：舌淡苔白，脉沉弦紧 兼症：①头痛目眩 ②恶心呕吐 ③心烦失眠 ④手指麻木疼痛	结筋点：极泉次、风池次、中府次、天髎次、天宗次、颈椎横突1~6、天突旁、气舍次、缺盆次（弹拨） 配穴：①玉枕、完骨、合谷 ②内关、天突 ③神门、心俞 ④合谷、曲池、扶突

4. 过度外展综合征

由于上肢过度外展或胸小肌痉挛所导致的臂丛神经和腋动脉、腋静脉受压而产生的一组综合征称过度外展综合征，又称喙突下－胸小肌综合征。

胸小肌起于第3、4、5肋骨，止于肩胛骨喙突，臂丛神经和腋动脉、腋静脉在腋窝处被胸小肌覆盖。当上肢过度外展上举，使胸小肌损伤或痉挛时，可导致臂丛神经，腋动、静脉受到压迫而出现症状，表现为上肢疼痛，麻木，肌肉萎缩，肌力减退，桡动脉搏动触摸不清，患肢发凉，苍白或发红等。

本病属中医学"肩痹""颈部伤筋""颈筋急""失枕"范畴。由于颈部肌肉（经筋）长时间被牵拉或扭曲损伤并激惹其痉挛而致，风寒湿邪侵袭进一步加重疼痛等症状。经筋损伤，尤其是反复损伤而形成的瘢痕条索即"结筋病灶点"卡压伏行于分肉之间的经脉，使气血因卡压而不通，不通则痛，且常使颈部长期不适或反复发病，形成顽痛，更要注意经筋辨证论治。

表9－82 过度外展综合征辨证取穴表

证型	症状	取穴
风寒湿痹	主症:颈项僵痛,项背肿胀,屈伸受限,环顾不能,上肢麻木、疼痛、苍白、发凉,外展试验(+) 舌苔脉象:舌淡苔白,脉浮细小 兼症:①头痛目眩 ②恶心呕吐 ③心烦失眠 ④手指麻木疼痛	主穴:阿是穴、扶突、中府、膺窗、乳根、合谷、缺盆(弹拨)、太渊 结筋点:中府次、风池次、天柱次、膺窗次、屋翳次、乳根次、颈椎横突1～2 配穴:①风池、玉枕、完骨 ②风池、内关、天突 ③神门、心俞 ④合谷、曲池
横络卡压	主症:反复发作,久痹不愈,项背疼痛,屈伸受限,环顾不能,上肢麻木、疼痛、苍白、发凉,外展试验(+)。触诊痛重,可及条索 舌苔脉象:舌淡苔白,脉沉弦紧 兼症:①头痛目眩 ②恶心呕吐 ③心烦失眠 ④手指麻木疼痛	结筋点:中府次、极泉次、风池次、天髎次、膺窗次、屋翳次、乳根次、颈椎横突1～2、天突旁、气舍次、缺盆次(弹拨) 配穴:①玉枕、完骨、合谷 ②内关、天突 ③神门、心俞 ④合谷、曲池、扶突

5. 前斜角肌综合征

患肢的臂丛神经血管在穿过斜角肌间隙时受到前斜角肌卡压刺激而出现肩臂疼痛、感觉异常、肢体乏力、血运障碍的一组综合征称前斜角肌综合征。

前斜角肌起于第3～6颈椎横突前结节,止于第1、2肋斜角肌结节,锁骨下动、静脉及臂丛神经穿行其间。当前斜角肌止点发生变异（如止于第1、2肋的全部）时,使斜角肌间隙变小或封闭,可引起神经血管受压和刺激;前斜角肌止点后移时,也可造成斜角肌裂孔狭窄,前斜角肌本身的移位、痉挛、挛缩或纤维化、炎症渗出,也可以压迫到臂丛神经及血管出现临床症状,表现为上肢疼痛,麻木,肌肉萎缩,肌力减退,桡动脉搏动触摸不清,患肢发凉,苍白或发红。

表9－83 前斜角肌综合征辨证取穴表

证型	症状	取穴
风寒湿痹	主症:颈项僵痛,项背肿胀,屈伸受限,环顾不能,上肢麻木、疼痛、苍白、发凉,臂丛牵拉、神经根粘连试验(+) 舌苔脉象:舌淡苔白,脉浮细小 兼症:①头痛目眩 ②恶心呕吐 ③心烦失眠 ④手指麻木疼痛	主穴:扶突、中府、气舍、合谷、缺盆(弹拨)、太渊 结筋点:中府次、风池次、气舍次、天鼎次、缺盆次、颈椎横突1～6 配穴:①风池、玉枕、完骨 ②风池、内关、天突 ③神门、心俞 ④合谷、曲池
横络卡压	主症:反复发作,久痹不愈,项背疼痛,屈伸受限,环顾不能,触诊痛重,可及条索 舌苔脉象:舌淡苔白,脉沉弦紧 兼症:①头痛目眩 ②恶心呕吐 ③心烦失眠 ④手指麻木疼痛。	结筋点:颈椎横突1～3、扶突次、极泉次、风池次、中府次、天髎次、天鼎次、天突旁、气舍次、缺盆次(弹拨) 配穴:①玉枕、完骨、合谷 ②内关、天突 ③神门、心俞 ④合谷、曲池、扶突

本病属中医学"颈部伤筋""颈筋急""失枕"范畴。由于颈部肌肉（经筋）长时间被牵拉或扭曲损伤并激惹其痉挛而致，风寒湿邪侵袭进一步加重疼痛等症状。经筋损伤，尤其是反复损伤而形成的瘢痕条索即"结筋病灶点"卡压伏行于分肉之间的经脉，使气血因卡压而不通，不通则痛，且常使颈部长期不适或反复发病，常形成顽痛。故在辨证论治时，更要注意经筋辨证论治。

6. 胸壁挫伤

胸壁是以胸椎、胸骨、肋骨和肋软骨及其有关的关节的支架，其与覆盖其上的软组织共同组成的筒状结构。当其被撞击或挤压而造成损伤者称胸壁挫伤。

肋骨呈长条状并稍有弯曲和扭转的半圆形，后端连结于胸椎体及其横突，前端借肋软骨与胸骨相连，呈弧形的肋骨体较细并有弹性，当外界暴力作用于胸部时，其力的方向不是成直线地传导，而是沿肋骨的弧线传至肋椎关节和肋软骨。由于肋软骨的缓冲作用，从而减少了暴力使肋骨发生骨折的概率。但是，外力冲击胸壁时，不仅直接作用局部软组织，同时外力也会传导至肋椎和胸肋关节，且常常遭到损伤。

肋间肌是呼吸肌，胸部的挫伤常常可以影响呼吸功能。

肋间隙内有肋间血管和神经，由于局部受损和无菌性的炎症蔓延，常可以侵犯肋间神经，造成沿肋间隙的放射性疼痛。

胸腔内有心脏、肺脏、膈肌，右下有肝，左下有脾，均为重要脏器，所以对胸部的损伤应注意有无并发内脏的破裂伤；胸部肌肉与上肢有密切联系，如胸大肌、背阔肌等，故胸壁软组织伤病也常常可以影响到上肢运动。

打击、碰撞、挤压、憋气用力、身体的扭转或睡姿不当等都可致发胸部软组织结构和位置的变异损伤，如肋软骨的组织损伤、变性，肌肉骨膜的断裂，无菌性的炎症、瘀血水肿，以上病理变化常累及肋间神经和血管而引起疼痛。由于致伤的作用力沿肋骨传导，胸壁局部损伤常引起远端的肋椎关节和胸肋关节发生损伤性的病理变化，一般为无菌性炎症反应。同时关节囊周围的软组织也会有组织变性、破坏和无菌性的炎症反应。

表9-84　胸壁挫伤辨证取穴表

证型	症状	取穴
早期	主症:胸痛、气短、胸闷,胸廓挤压试验(-) 舌苔脉象:舌淡苔白,脉象正常 兼症:①胸前疼痛 ②脊柱旁疼痛	主穴:局部取穴、膻中、合谷 配穴:①俞府、彧中、神藏、灵墟、神封、步廊、膺窗、乳根 ②华佗夹脊、肺俞、心俞、厥阴俞、督俞、膈俞
后期	主症:胸痛、气短、胸闷,胸廓挤压试验(-)长期不愈,可触及痛性结节 舌苔脉象:舌淡苔白,脉象正常 兼症:①胸前疼痛 ②脊柱旁疼痛	结筋点:①胸前痛:俞府次、彧中次、神藏次、灵墟次、神封次、步廊次、膺窗次、乳根次。 ②后胸痛:肺俞次、心俞次、厥阴俞次、督俞次、膈俞次 配穴:①膻中、合谷 ②华佗夹脊

本病中医学称之为"胸部伤筋""胸痹""岔气"。由于胸部肌肉（经筋）被直接打击或长时间被牵拉或扭曲损伤并激惹其痉挛、渗出所致，风寒湿邪侵袭进一步加重疼痛等

症状。经筋损伤,尤其是反复损伤而形成的瘢痕条索即"结筋病灶点"卡压伏行于分肉之间的经脉,使气血因卡压而不通,不通则痛,且常使胸部长期不适或反复发病,形成顽痛。故在辨证论治时,更要注意经筋辨证论治。

7. 胸大肌、胸小肌、前锯肌劳损

胸大肌、胸小肌与前锯肌劳损,是指该组肌肉因超过生理极限反复舒缩或持续收缩过久所导致的一种慢性损伤,称胸大肌、胸小肌与前锯肌劳损。

胸大肌、胸小肌与前锯肌统称为胸上肢肌,均起自胸廓外,止于上肢带骨或肱骨。胸大肌作用使肱骨内收和内旋,如上肢固定则可上提躯干,也可提肋以助吸气。胸小肌作用是拉肩胛骨喙突,使之向前,当肩胛骨固定时,可上提肋骨,以助吸气。前锯肌作用是牵拉胛骨向前和紧贴胸廓,下部肌束使肩胛骨下角外旋,助臂上举;肩胛骨固定时可上提肋骨,有助深吸气。在运动或工作时,上肢操劳过度、反复做引体向上等暴力动作,或持久地维持某一体位,即胸上肢肌反复地收缩或持久地收缩,常导致慢性疲劳性损伤。临床上急性暴力致伤也可发生。

本病中医学称之为"胸部伤筋""胸痹""岔气"。由于胸部上肢肌(经筋)被直接打击或长时间被牵拉或扭曲损伤并激惹其痉挛、渗出而致,风寒湿邪侵袭进一步加重疼痛等症状。经筋损伤,尤其是反复损伤而形成的瘢痕条索即"结筋病灶点"卡压伏行于分肉之间的经脉,使气血因卡压而不通,不通则痛,且常使胸部长期不适或反复发病,形成顽痛。故在辨证论治时,更要注意经筋辨证论治。

表9-85　胸大肌、胸小肌、前锯肌劳损辨证取穴表

证型	症状	取穴
风寒湿痹	主症:胸痛、气短、胸闷,上肢发力劳作时加重,胸廓挤压试验(-) 舌苔脉象:舌淡苔白,脉象正常 兼症:①胸前疼痛 　　　②脊柱旁疼痛	主穴:局部取穴、膻中、中府、天府、肩贞、举肩、合谷 配穴:①俞府、彧中、神藏、灵墟、神封、步廊、膺窗、乳根 　　　②华佗夹脊、肺俞、心俞、厥阴俞、督俞、膈俞
横络卡压	主症:胸痛、气短、胸闷,胸廓挤压试验(-)、长期不愈,可触及痛性结节 舌苔脉象:舌淡苔白,脉象正常 兼症:①胸前疼痛 　　　②脊柱旁疼痛	结筋点:①胸前痛:彧中次、神藏次、灵墟次、神封次、步廊次、膺窗次、乳根次、中府次、天府次 　　　②后胸痛:肺俞次、心俞次、厥阴俞次、膈俞次、举肩次 配穴:①膻中、合谷 　　　②华佗夹脊

8. 肌劳损性胸痛

因胸廓肌肉的劳损引起的胸痛称肌劳损性胸痛。

胸廓由胸椎、椎间盘、肋间肌和位于其外面的前锯肌、后锯肌、胸大、胸小肌等组成。人需终生呼吸,但特别是长时间和剧烈的呼吸,可使呼吸肌发生劳损(如长跑运动员的胸疼)。另外,胸廓前、后壁有许多肌肉直接参与上肢和头颈部的运动,所以这些肌肉的劳损,也常引起胸痛。临床还有胸部外伤未得到及时而有效的治疗、运动过量、胸部关节的损伤、外感湿冷等均导致微循环障碍而出疼痛。早期胸部肌肉及其他软组织以水肿、渗出等无菌性炎症反应为主。继而出现组织间的粘连、变性,直到肌肉发生张力增高

和痉挛。后期多是损伤肌肉的挛缩或瘢痕形成。

本病中医学称之为"胸部伤筋""胸痹""岔气"。由于胸部肌肉（经筋）被直接打击或长时间被牵拉或扭曲损伤并激惹其痉挛、渗出而致，风寒湿邪侵袭进一步加重疼痛等症状。经筋损伤，尤其是反复损伤而形成的瘢痕条索即"结筋病灶点"卡压伏行于分肉之间的经脉，使气血因卡压而不通，不通则痛，且常使胸部长期不适或反复发病，形成顽痛。故在辨证论治时，更要注意经筋辨证论治。

表9－86　肌劳损性胸痛辨证取穴表

证型	症状	取穴
风寒湿痹	主症:胸痛、气短、胸闷,用上肢劳作时加重,胸廓挤压试验(−) 舌苔脉象:舌淡苔白,脉象正常 兼症:①胸前疼痛 ②脊柱旁疼痛	主穴:局部取穴、膻中、合谷 配穴:①俞府、彧中、神藏、灵墟、神封、步廊、膺窗、乳根 ②华佗夹脊、肺俞、心俞、厥阴俞、督俞、膈俞
横络卡压	主症:胸痛、气短、胸闷,胸廓挤压试验(−)、长期不愈,可触及痛性结节 舌苔脉象:舌淡苔白,脉象正常 兼症:①胸前疼痛 ②脊柱旁疼痛	结筋点:①胸前痛:俞府次、彧中次、神藏次、灵墟次、神封次、步廊次、膺窗次、乳根次。 ②后胸痛:肺俞次、心俞次、厥阴俞次、督俞次、膈俞次 配穴:①膻中、合谷 ②华佗夹脊

9. 滑脱性肋骨综合征

肋与肋软骨、软骨间联合因外伤而导致的滑脱和疼痛等综合征称滑脱性肋骨综合征，又称滑脱性肋骨、卡哒响肋、肋骨滑动、肋端综合征、滑脱性肋软骨、移动性肋骨、创伤性肋间神经炎等。

本症多因胸部的急性挫伤而发生，也可以是原因不明的慢性发病过程。损伤以后发生者主要表现为相应肋软骨、软骨联合的肋下缘疼痛或深部痛。这种表现有时易被怀疑为胸腹部内脏损伤。若用手指从肋弓下钩住肋下缘向外牵拉，出现卡哒的响声，同时疼痛加重者，就应该想到有可能是滑脱性肋骨综合征。它的治疗方法除作宽胶布的半周粘贴固定外，其他与胸壁挫伤相同。

表9－87　滑脱性肋骨综合征辨证取穴表

证型	症状	取穴
早期	主症:胸痛、气短、胸闷,胸廓挤压试验(−) 舌苔脉象:舌淡苔白,脉象正常 兼症:①胸前疼痛。 ②脊柱旁疼痛	主穴:局部取穴、膻中、合谷 配穴:①俞府、彧中、神藏、灵墟、神封、步廊、膺窗、乳根 ②华佗夹脊、肺俞、心俞、厥阴俞、督俞、膈俞
后期	主症:胸痛、气短、胸闷,胸廓挤压试验(−),长期不愈,可触及痛性结节 舌苔脉象:舌淡苔白,脉象正常 兼症:①胸前疼痛 ②脊柱旁疼痛	结筋点:①胸前痛:俞府次、彧中次、神藏次、神封次、步廊次、膺窗次、乳根次。 ②后胸痛:肺俞次、心俞次、厥阴俞次、督俞次、膈俞次 配穴:①膻中、合谷 ②华佗夹脊

本病中医学称之为"胸部伤筋""胸痹""岔气"。由于胸部肌筋（经筋）被直接打击或长时间被牵拉或扭曲损伤并激惹其痉挛、渗出而致，风寒湿邪侵袭进一步加重疼痛等

症状。经筋损伤，尤其是反复损伤而形成的瘢痕条索即"结筋病灶点"卡压伏行于分肉之间的经脉，使气血因卡压而不通，不通则痛，且常使胸部长期不适或反复发病，形成顽痛。故在辨证论治时，更要注意经筋辨证论治。

10. 胸椎小关节、脊肋关节紊乱（胸部岔气）

由于身体扭转不当，导致胸椎小关节、脊肋关节及软组织损伤，表现胸肋部疼痛、闷胀、呼吸不畅等一系列症状，称为胸椎小关节、脊肋关节紊乱综合征，俗称为胸部岔气。

脊肋关节包括肋椎关节和肋横突关节。肋椎关节由肋骨小头关节面与胸椎椎体两侧的肋凹及椎间盘构成。第11、12肋骨头仍只与其相当的椎体的肋凹及椎间盘相关节，第2~10肋骨非但与其相当的椎体相关节，同时还与其上一节的椎体相关节。肋横突关节是由第1~10肋骨的肋结节关节面与相应的胸椎横突上的肋凹构成。在肋横突关节面的内侧有韧带相连，内侧纤维介于横突前和肋颈之后，外侧纤维介于横突尖和肋结节最外部分之间。肋横突前韧带的内缘与椎体之间围成一孔，有肋间神经后支和肋动脉通过。胸椎小关节属于滑膜关节，由上下相邻关节突构成，胸椎的关节突呈冠状位，近乎垂直椎间关节由脊神经后支的内侧支发出的关节支支配。肋椎关节和肋横突关节均为平面关节，关节囊松弛。因此，胸椎在姿势不正、身体过分扭转或遭受外力冲击时，关节的活动不协调，肋椎关节与肋横突关节往往易发生错位（半脱位）或使松弛的关节滑膜嵌夹于关节间隙，由于关节滑膜有感觉神经末梢，对痛觉敏感，故立即发生疼痛、活动受限等。治疗时应注意用推拿法复位，其后遗症状可采用针灸治疗。

本病中医学称之为"胸部伤筋""胸痹""岔气"。由于胸部肌筋（经筋）被直接打击或长时间被牵拉或扭曲损伤并激惹其痉挛、渗出而致，风寒湿邪侵袭进一步加重疼痛等症状。经筋损伤，尤其是反复损伤而形成的瘢痕条索即"结筋病灶点"卡压伏行于分肉之间的经脉，使气血因卡压而不通，不通则痛，且常使胸部长期不适或反复发病，形成顽痛。故在辨证论治时，更要注意经筋辨证论治。

表9-88　胸椎小关节、脊肋关节紊乱（胸部岔气）辨证取穴表

证型	症状	取穴
早期	主症:胸痛、气短、胸闷,胸廓挤压试验(-) 舌苔脉象:舌淡苔白,脉象正常 兼症:①胸前疼痛 ②脊柱旁疼痛	主穴:局部取穴、膻中、合谷 配穴:①俞府、彧中、神藏、灵墟、神封、步廊、膺窗、乳根 ②华佗夹脊、肺俞、心俞、厥阴俞、督俞、膈俞
后期	主症:胸痛、气短、胸闷,胸廓挤压试验(-)、长期不愈,可触及痛性结节 舌苔脉象:舌淡苔白,脉象正常 兼症:①胸前疼痛 ②脊柱旁疼痛	结筋点:①胸前痛:俞府次、彧中次、神藏次、灵墟次、神封次、步廊次、膺窗次、乳根次。 ②后胸痛:肺俞次、心俞次、厥阴俞次、督俞次、膈俞次 配穴:①膻中、合谷 ②华佗夹脊

11. 胸肋软骨炎

胸肋软骨因本身和胸肋关节周围组织损伤引起的疼痛称胸肋软骨炎。

本病属于慢劳损引起，故多呈慢性发病过程（或由急性损伤未得到恰当的处理迁延而成），常与上肢损伤性牵拉或患者睡觉时总向一侧侧卧的卧姿有关。临床表现除有局部

疼痛的症状外，检查时可有肋软骨处的压疼和胸廓挤压疼，但它多发生在 2～4 肋骨处（滑脱性肋骨综合征多发生在 7～10 肋）。本病有时也会被误认为是胸腔脏器的慢性疾病。胸肋软骨炎常有胸肋关节周围组织损伤，故某些不良生活习惯的纠正（改变睡眠时的姿势、办公时避免胸壁挤压桌缘上），症状常可以减轻或自愈，对症状比较明显者，可以按胸壁挫伤处理。

本病中医学称之为"胸部伤筋""胸痹""岔气"。由于胸部肌筋（经筋）被直接打击或长时间被牵拉或扭曲损伤并激惹其痉挛、渗出而致，风寒湿邪侵袭进一步加重疼痛等症状。经筋损伤，尤其是反复损伤而形成的瘢痕条索即"结筋病灶点"卡压伏行于分肉之间的经脉，使气血因卡压而不通，不通则痛，且常使胸部长期不适或反复发病，形成顽痛。故在辨证论治时，更要注意经筋辨证论治。

表 9 - 89　胸肋软骨炎辨证取穴表

证型		症状	取穴
早期		主症:胸痛、气短、胸闷,胸廓挤压试验(-) 舌苔脉象:舌淡苔白,脉象正常 兼症:①胸前疼痛 　　　②脊柱旁疼痛	主穴:局部取穴、膻中、合谷、气户、膺窗、乳根、俞府、 　　　彧中、神藏 配穴:①灵墟、神封、步廊、膻中、紫宫 　　　②华佗夹脊、肺俞、心俞、厥阴俞、督俞、膈俞
后期		主症:胸痛、气短、胸闷,胸廓挤压试验(-)、 　　　长期不愈,可触及痛性结节 舌苔脉象:舌淡苔白,脉象正常 兼症:①胸前疼痛 　　　②脊柱旁疼痛	结筋点:①胸前痛:天突旁、俞府次、彧中次、神藏次、 　　　灵墟次、神封次、步廊次、膺窗次、乳根次 　　　②后胸痛:肺俞次、心俞次、厥阴俞次、督俞 　　　次、膈俞次 配穴:①膻中、合谷 　　　②华佗夹脊

12. 胸背肌肉筋膜炎

胸背部筋膜及肌肉组织水肿、渗出及纤维性变并伴有一系列临床症状者称为胸背部肌肉筋膜炎，又叫胸背部纤维织炎。

胸背部皮肤下为浅筋膜，并向颈部浅筋膜移行，还有纤维束与深筋膜相连。胸背部深筋膜与项部深筋膜和腰部深筋膜相连续。胸背筋膜包绕项部和腰部的浅层肌与深层肌。

腰部的深筋膜即腰背筋膜，又可分浅、中、深三层，其中浅层是三层中最厚的一层，位于背阔肌和下后锯肌的深侧，骶棘肌的表面，向上与项部深筋膜连续，向下附着于髂嵴和骶外侧嵴；中层位于骶棘肌与腰方肌之间，在骶棘肌外侧缘与浅层愈合，构成腹肌起始的腱膜；深层是三层中比较薄弱的一层，位于腰方肌的前面，是腹内筋膜的一部分，也叫腰方筋膜。

胸背部肌肉分为四层，第一层为斜方肌和背阔肌；第二层在项部有颈夹肌、提肩胛肌和菱形肌，在背部有上后锯肌和下后锯肌；第三层为骶棘肌；第四层为腰方肌与腰大肌以及脊柱两侧的诸旋转短肌等。胸背部的筋膜与肌肉有共同完成稳定胸廓、脊柱，加强椎骨间的连接，协助脊柱与上肢带骨活动的功能。当遇下列情况：

（1）寒冷：患者胸背部受寒冷因素的刺激，致使局部血管收缩，缺血及瘀血等，进而产生局部组织的纤维织炎，对气候改变十分敏感。

（2）潮湿：常与前者并存致病。在空气潮湿环境中，皮肤代谢功能失调（尤其是排汗功能），以致皮下的筋膜处血流速度减慢，代谢产物潴留而引起组织的充血、渗出等。

（3）慢性劳损：胸背部肌肉局部的慢性损伤引起局部的瘀血、渗出、水肿，进而产生纤维化改变，使末梢神经受卡压而出现症状，多见于胸背部肌肉、筋膜处于高张力状态较久的工作者。

（4）某些病毒感染及风湿病发作期可出现胸背部纤维织炎，详细机理尚不清楚，可能与自身的免疫反应有关。

本病早期形态学上可无任何改变，但当病程进入一定阶段后，则可显示肌筋膜组织内充血、肿胀、渗出性改变，其结缔组织中的白色纤维出现挛缩及瘢痕化，并渐形成细小的结节。散在的结节亦可连接成块状，如果细小的神经分支被包绕，由于白色纤维组织的挛缩可出现末梢神经卡压症状，胸背筋膜的固有神经孔裂伤、粘连也可构成背部持续疼痛的解剖学基础。临床上压痛点即在该处，结节密集部位的肌肉组织在显微镜下观察，可见横纹消失，附近的小血管多、管壁增厚或厚薄不均等特点。

本病属中医学"胸部伤筋""胸痹"范畴。由于胸部肌筋（经筋）被直接打击或长时间被牵拉或扭曲损伤并激惹其痉挛、渗出而致，风寒湿邪侵袭进一步加重疼痛等症状。经筋损伤，尤其是反复损伤而形成的瘢痕条索即"结筋病灶点"卡压伏行于分肉之间的经脉，使气血因卡压而不通，不通则痛，且常使胸部长期不适或反复发病，形成顽痛。故在辨证论治时，更要注意经筋辨证论治。

表9-90　胸背肌肉筋膜炎辨证取穴表

证型	症状	取穴
风寒湿痹	主症：背痛常伴气短、胸闷,胸廓挤压试验(-),前屈、后伸受限 舌苔脉象：舌淡苔白,脉象正常 兼症：①胸前疼痛　②脊柱旁疼痛	主穴：局部取穴、华佗夹脊、相应背俞、膻中、合谷 配穴：①膺窗、气户、乳根　②肺俞、心俞、厥阴俞、督俞、膈俞。
横络卡压	主症：背痛伴气短、胸闷,胸廓挤压试验(-),长期不愈,可触及痛性结节 舌苔脉象：舌淡苔白,脉象正常 兼症：①胸前疼痛　②脊柱旁疼痛	结筋点：肺俞次、心俞次、厥阴俞次、督俞次、膈俞次、胸椎棘突1～12、大杼次、膏肓俞次、神堂次、膈关次 配穴：①膻中、合谷　②华佗夹脊

13. 棘突骨膜炎和棘上、棘间韧带损伤

椎体棘突骨膜与其附着的棘上韧带和棘间韧带附着于棘突被直接打击、牵拉和劳损并引发临床症状者称棘突骨膜炎和棘上棘间韧带损伤。在棘突的棘上和棘间韧带附着处没有骨膜组织，所以"棘突骨膜炎"的提法虽不合适。但鉴于大家都已习惯了这个名称，所以在这里仍沿用，而棘突骨膜炎，也叫棘突疼或接吻滑囊炎。

（1）凡是躯干过伸的动作，都能使棘突之间发生彼此挤压、撞碰，从而使韧带起始部发生病理改变。如武术、体操运动员、杂技舞蹈演员，由于下腰活动多，且幅度大，超过了一般的生理运动范围，所以常使棘突之间挤压，从而使棘突和韧带损伤。

（2）在腰屈曲时牵拉韧带，特别是过度屈腰时，也可以造成棘上和棘间韧带过度牵拉而使其损伤或发生组织变性而发病。所以，凡是长期弯腰工作的人，都可能有不同程度的棘上或棘间韧带的劳损。

（3）暴力的直接打击、钝挫和扭转，都能使棘上或棘间韧带直接发生损伤。

病理可见：急性损伤者有韧带部分或全部断裂及纤维束松弛、肿胀；慢性劳损者，常可见到局部组织增生，肥厚，形成瘢痕，有囊状改变。从镜下看，可见韧带的胶原纤维变性（玻璃样变及脂肪性变）、断裂、溶解、钙化、骨化，小血管增生，韧带与骨连接处的潮线涨潮，骨质增生及韧带的囊性变等。在棘突的韧带附着处，可见末端病样改变。

急性损伤者，在受伤当时就有撕裂样、针刺样或刀割样的剧疼，致使活动受限。检查时，可见局部肿胀和有压疼，多数患者伴有背肌不同程度的保护性痉挛。

慢性劳损者，可有过多的下腰或长期弯腰工作的历史。开始发病时，出现局部的酸困不适，逐渐发展到疼痛。检查时，可以触摸到肥大而质硬的棘突和呈片状或条索状的病变组织，触有明显的压痛，有时还有韧带剥离和浮动感。棘间韧带损伤时，在棘突之间的近棘突及偏旁可以触摸到较软的囊肿，压痛，必要时可作 X 线造影检查。正常情况下，造影剂注射到棘突间一侧时，由于棘间韧带的阻隔，造影剂透不会渗至对侧。若有棘间韧带断裂，造影剂就可渗透到对侧且显影。

本病中医学称之为"胸部伤筋""胸痹"。由于胸部肌筋（经筋）被直接打击或长时间被牵拉或扭曲损伤并激惹其痉挛、渗出而致，风寒湿邪侵袭进一步加重疼痛等症状。经筋损伤，尤其是反复损伤而形成的瘢痕条索即"结筋病灶点"卡压伏行于分肉之间的经脉，使气血因卡压而不通，不通则痛，且常使胸部长期不适或反复发病，形成顽痛。故在辨证论治时，更要注意经筋辨证论治。

表 9 - 91　棘突骨膜炎和棘上、棘间韧带损伤辨证取穴表

证型	症状	取穴
风寒湿痹	主症:棘突压痛明显,背痛常伴气短、胸闷,胸廓挤压试验(-),前屈、后伸受限 舌苔脉象:舌淡苔白,脉象正常 兼症:①胸前疼痛 ②脊柱旁疼痛	主穴:阿是穴、陶道、大椎、命门、华佗夹脊、膻中、合谷 配穴:①膺窗、气户、乳根 ②肺俞、心俞、厥阴俞、督俞、膈俞
横络卡压	主症:棘突可触及痛性结节,长期不愈,背痛伴气短、胸闷,胸廓挤压试验(-) 舌苔脉象:舌淡苔白,脉象正常 兼症:①胸前疼痛 ②脊柱旁疼痛	结筋点:胸椎棘突 1 ~ 12。肺俞次、心俞次、厥阴俞次、督俞次、膈俞次、大杼次、膏肓俞次、神堂次、膈关次 配穴:①膻中、合谷 ②华佗夹脊

14. 肋间神经痛

一个或几个肋间部位沿肋间神经分布区发生经常性疼痛并有发作性加剧的特征称肋间神经痛。

原发性者较少见，继发性者多与邻近器官和组织的感染、外伤或异物及胸椎小关节紊乱压迫等有关。此外，带状疱疹亦常是本病发生的原因。

中医学认为本病属"胸胁痛"范畴。《灵枢·五邪》指出："邪在肝，则两胁中痛。"阐明本病的发生主要是由于肝胆病变。多因情志失调，跌扑闪挫，经筋损伤卡压经脉或阴血亏虚所致。

表9-92　肋间神经痛辨证取穴表

证型	症状	取穴
肝郁气滞	主症:胸胁疼痛,走窜不定,胸闷不舒,嗳气纳呆 舌苔脉象:舌苔薄白,脉象弦滑 兼症:①往来寒热 　　　②口苦咽干 　　　③肋间疱疹 　　　④跌扑瘀血	主穴:胸夹脊、肝俞、胆俞、胃俞、脾俞、期门、日月、丘墟、阳陵泉 结筋点:心俞次、厥阴俞次、膈俞次、肝俞次、胆俞次 配穴:①太冲、支沟、外关 　　　②行间、内庭 　　　③阴陵泉、丰隆、丘墟、阿是穴 　　　④阿是穴、神藏、灵墟、步廊
精血亏虚	主症:胁痛隐隐,虚烦不眠,头晕目眩 舌苔脉象:舌红少苔,脉细弦数 兼症:①心悸怔忡 　　　②失眠多梦 　　　③五心烦热	主穴:血海、太溪、胸夹脊、肝俞、胆俞、胃俞、脾俞、期门、日月、丘墟、阳陵泉 结筋点:心俞次、厥阴俞次、膈俞次、肝俞次、胆俞次 配穴:①神门、内关 　　　②神门、三阴交 　　　③照海、志室

第七节　腰腹部经筋痹病

【概述】

　　腰腹部是人体的枢纽和中心,下肢的支撑功能与上肢的劳动活动,两种不同的力学要求在腰腹部汇集。腰不仅活动度大,受力强,而且运动模式复杂,所以,腰腹部经筋是较易损伤的部位。

　　腰部脊柱上承头胸部,并借助肋骨支撑上体,借髋骨支撑下肢。在人体作任何运动时,均起着支撑平衡作用。脊柱的支撑与保护作用,要借助腰背诸肌和由腹肌的收缩而产生的腹压来调节和维持。故腰腹部非生理性过度活动,常造成背肌与腹肌的同时损伤。

　　腰部运动灵活,运动幅度大。故其经筋损伤多见。尤其腰骶部,正处于活动幅度较大的脊柱腰段与活动甚微的骨盆的交接处,又同时位于腰段生理前凸与骶尾生理后凸的交接处,运动时,杠杆作用较大,故更容易受伤。不论行走、站立、劳动或坐位时,腰骶部关节都处在运动和负重状态。因此维持腰骶部关节的经筋组织,如关节囊、韧带、肌肉、筋膜等容易损伤。腰骶部也是众多肌肉起止和韧带附着处,是运动的受力点,容易发生劳损。当负荷过度时,可发生肌肉、韧带的撕裂、扭伤、断裂,继而引起充血、水肿、出血。其刺激会激发周围肌肉痉挛,从而进一步加重上述反应并引起疼痛。急性损伤后,不正确的处理,可发生机化、粘连与瘢痕,牵拉周围肌肉,缩小运动范围,使之更容易出现反射性痉挛,造成不正常体姿而加重疼痛症状。

　　下腰部椎间孔相对较小,而通过的神经根较粗。腰骶部畸形较多,使其应力不平衡,加之姿势不良等更加重上述结构的异常。在此基础上,其周围经筋组织容易发生损伤,并加重上述病理改变,引起或加重腰痛。

　　腹前壁由腹直肌与锥状肌构成,腹外侧壁由腹外斜肌、腹内斜肌、腹横肌构成。它们分别起自下位肋软骨、剑突及胸肋筋膜等处,抵止于耻骨联合、髂嵴、腹股沟韧带等处。当足少阳、阳明、太阴、厥阴、少阴经筋损伤时,在其相关肌肉的起止点处,可出现病灶结筋点。

腹股沟韧带下，髂腰肌由髂腰筋膜包绕，形成肌腔隙，其间有股神经和股外侧皮神经通过，当剧烈的髋关节过伸时，可造成内容物损伤，压迫股神经，出现股四头肌的萎缩，若兼股外侧皮神经的损伤同时，则股外侧皮肤感觉迟钝、麻木。

腹股沟区血管腔隙内有股动脉和静脉通过，在行各种针法时，要注意避免其损伤。血管腔隙内侧为股管，是腹腔内围绕髂外血管的腹膜外组织向下伸延的漏斗形囊，股管有腹内容物疝出的可能，在此出现包块时应注意鉴别，不可针刺，以防损伤疝囊内容物。

卵圆窝位于耻骨结节下外方3厘米处，是阔筋膜形成的一圆形浅窝，其间有大隐静脉注入股静脉。故此处的肿块，应鉴别清楚，不可盲目用针针刺。

足三阳、三阴经筋包绕腰腹部，手太阴、少阴、心主（厥阴）经筋亦达季胁或脐。诸经筋以线为纲，分述各经筋的分布，提示结筋病灶出现规律。

足三阳、三阴经包绕腰腹部，手太阴、少阴、心主（厥阴）经亦达季胁或脐。经筋的损伤亦可卡压相应通行的经脉，尤其是经筋的挛缩迫切，痰湿阻滞必然阻碍经脉气血的运行，从而导致相应经脉发病。经脉内濡脏腑，外润孔窍，故经脉为病常伴发内脏、肢体和头面孔窍病证，出现肺、心包、心、肾、胆、膀胱、胃等脏腑病症。所以在进行经筋辨证的同时，应注意与经脉辨证论治相配合。

本分部经筋病常被现代医学诊断为腰背肌肉筋膜炎、岔气、脊柱侧弯或后凸性腰背痛、第3腰椎横突综合征、腰椎间盘脱出、腰椎间盘脱出综合征、侧隐窝狭窄综合征、腰椎椎管狭窄征、臀上皮神经炎、髂腰综合征、腰痛性眩晕综合征、剑突综合征、腹肌损伤等。

一、足太阳经筋

足太阳经筋"结于臀，上挟脊，上项"。主要分布在腰背部。主脊柱的后伸、侧倾、旋转，拮抗人体前屈运动。足太阳经筋损伤，涉及下列组织时，可发生腰痹疼痛、腹痛、下肢放散痛等。

背部最浅层的经筋组织是皮下脂肪与胸腰筋膜。

腹后壁的浅筋膜同相邻的浅筋膜层连续，其结缔组织纤维分隔形成的小房含大量脂肪，浅筋膜层中有皮神经和皮血管，它们都是小支，发自深层的神经和血管，当皮下脂肪发炎并包绕或卡压时，尤其是反复慢性损伤，形成脂肪团块，若包裹神经与血管时，常会引起腰部的痹痛。

胸腰筋膜是覆盖于背肌及腰骶部的厚韧弹性纤维组织，但有薄弱区。这是由于背及腰部的皮肤由胸及腰神经后支支配，这些神经出相应神经孔后，穿过各层肌肉，到达胸腰筋膜的固有神经孔，然后，穿过神经孔达到皮肤。由于胸腰部活动多，幅度大，用力强，常至神经孔撕裂、渗出、出血，甚至使筋膜下层组织通过神经孔疝穿出，造成神经孔与周围组织、神经支卡压或粘连。因血流不畅，组织液渗出和卡压，故出现腰腹部痹痛。触摸腰部脊柱两侧，常在相对应的神经孔附近，触及痛性结节或索条，此即结筋病灶点三焦俞次、肾俞次、气海俞次、大肠俞次等。

腹后壁深筋膜是一层薄的纤维膜，上续胸廓背面的深筋膜，侧方连续于腹前外侧壁的深筋膜层，向下附着于髂嵴，内侧方于人体正中平面附着于各腰椎棘突，连接各棘突游离端的棘间韧带。因此，深筋膜固有神经孔的损伤而引起的痹痛，其症状可牵涉到较广的范围。病人难以具体描述，要医生仔细体检才能准确诊断。

后正中线筋膜下即棘上、棘间韧带，分别附着于腰椎各棘突末端及相邻棘突上下缘。有限制腰过度前屈的作用。过度的前屈将损伤其附着点，其痛性结节，多在棘突顶端和上下缘处。当极度后伸，又会使相邻棘突末端上下缘互相撞击，也会造成损伤。其痛性结筋病灶点，即腰椎棘突 1 ~ 5。

背阔肌见于腹后壁的内侧区和外侧区的上部。此肌以腱纤维起始于髂嵴后部、第 7 胸椎至第 5 腰椎的棘突和棘上韧带、骶中嵴和胸腰筋膜后层，另有肌纤维起自竖脊肌外侧方的髂嵴外唇后部和下位 3 ~ 4 肋。起自下位肋的肌纤维形成 3 ~ 4 个肌齿，同腹外斜肌的下位肌齿交错。起始后，腱纤维移行为肌纤维，和肌性起始的肌纤维共同行向上外侧方，越过肩胛骨下角时，有时有起自该下角的肌纤维加入，最后以一长约 7 厘米的扁腱止于肱骨的结节间沟。故背阔肌各起点，越过肩胛下角点，与肱三头肌交错点常出现结筋病灶点而痹痛，即腰椎棘突 1 ~ 5、胸椎棘突 7 ~ 12、银口次、京门次、章门次、肩贞、肩内陵次等。

背阔肌的外侧部行经腹外斜肌起始部的浅面，肌外侧缘同腹外斜肌后缘和髂嵴围成一小的三角形间隙，称下腰三角。下腰三角的底层是腹内斜肌和胸腰筋膜，有时也有腹横肌。腹内斜肌的浅面仅有结缔组织（筋膜层）和皮肤，这说明，下腰三角是腹后壁的薄弱区之一，腰疝可由此突出。此薄弱区长期受腹内容的冲击，也可出现结筋病灶点，此结筋病灶与足少阳经筋共属，即腰眼次。

上部背肌由臂丛后束的胸背神经（C_{6-8}）支配，所以腰背痛有时会牵涉到颈项疼痛，有时会沿臂丛神经分布范围放散。

下后锯肌位于胸部和腹后壁的接壤处，扁薄而呈不规整的四边形，为背阔肌和斜方肌（部分）所覆盖。此肌以薄层腱膜起自第 11 胸椎至第 2 腰椎的棘突和棘上韧带，腱膜同胸腰筋膜腰部及背阔肌的起始腱膜相融合。起始后，行向上外侧方，转为肌性，以四个肌齿止于第 9 ~ 12 肋的下缘，可达肋角的外侧，此肌的最下部纤维是上腰三角的上界。其深层有第 12 肋，近肋小头处连至第 1 腰椎横突的腰肋韧带，是腰背活动时的受力点，也容易出现结筋病灶，即中焦俞次。

胸腰筋膜是包被躯干后面深层肌的筋膜，腰区由三层组成。三层筋膜中，后层与中层在竖脊肌外侧缘相遇，联合成一筋膜板续向外侧方，至腰方肌外侧缘时前层也加入，共同形成腹横肌的腱膜性肌起始缘。腹横肌的起始腱膜，比腹内斜肌的筋膜起始宽很多。连同上文描述的背阔肌和下后锯肌，可以看出，胸腰筋膜既是间隔各肌的筋膜，也是一些骨骼肌腱膜性肌起始的附着部位。

胸腰筋膜后层（浅层）在三层中最为坚厚，附着于腰椎棘突及棘上韧带，向外侧方被覆竖脊肌，终于肌的外侧缘。更向外侧方，为腹外斜肌的游离后缘。所以，竖脊肌外缘也是腹肌牵拉的应力点，故容易出现结筋病灶点。即志室次、肓门次。

竖脊肌是一大型纵肌，位于整个脊柱的后外侧方或棘突两旁，在颈、胸、腰部都能见到，但是，在肌的形体大小和组成方面，各部竖脊肌有所不同。竖脊肌在腰部较厚实，宽约 8.5 厘米（约一掌），活体易于扪摸，并能在腹后壁表面触到标志肌外侧缘的浅沟。

竖脊肌腰部在腹后壁上部分为三个肌柱。外侧柱为腰髂肋肌柱，属伸和侧屈脊柱肌。内侧柱是棘肌，属伸脊柱肌。

在最长肌的深层，另有呈 2~3 层排列的许多小肌，它们都自横突起始，斜向上内侧方，止于棘突，故总称为横突棘肌。三层小肌中，最浅层的是半棘肌，中间层为多裂肌，回旋肌居最深层。

竖脊肌和横突棘肌有时被分称为背部固有肌的浅组和深组。竖脊肌在屈躯干过程中有明显收缩，使屈曲过程平稳，协调，防止躯干出现折刀现象，这一功能同它的伸脊柱功能同样重要。同理，侧屈时对侧竖脊肌也参与活动，起拮抗作用。咳嗽和用力时竖脊肌无收缩。平地行走中，竖脊肌在摆腿期和支撑期都呈现时相性活动。双侧竖脊肌收缩能防止整个人体的不平衡，以及躯干出现回旋和侧屈。横突棘肌的作用在于稳定相邻椎骨，控制它们在脊柱整体运动中的活动，以保证竖脊肌有效地执行功能。因此，横突棘肌在很大程度上是与姿势活动有关的骨骼肌。

竖脊肌最长、最强，负荷也最重，腰又是频繁活动和用力的部位。所以，竖脊肌的各起止点，各层肌束之间常出现损伤。其结筋病灶点的表面投影，与各背俞结筋点相重叠。

胸腰筋膜中层居竖脊肌与腰方肌之间，内侧附于腰椎横突尖和横突间韧带，向下附至髂嵴，外侧方于竖脊肌外侧缘处同胸腰筋膜浅层合并，构成筋膜性的竖脊肌鞘，容纳强有力的竖脊肌。胸腰筋膜中层上方附着在第 12 肋和腰肋韧带，后者自第 1 腰椎横突底连至第 12 肋颈及下缘，有时则附至第 11 肋，分隔下后锯肌与胸膜。

胸腰筋膜后层与中层合并成胸腰筋膜板，筋膜板下部的侧方有腹内斜肌起始。由此起始的腹内斜肌肌纤维走向前上方，其后上缘即上腰三角的下外侧界，位于下腰三角的上内侧方，肋下神经和第 1 腰神经之间，为背阔肌所覆盖。三角的边界是：上边侧界为第 12 肋和下后锯肌的下缘；下外侧界为腹内斜肌的后上缘；内侧界为沿竖脊肌外侧缘的凹沟。上腰三角的底面是胸腰筋膜板、腹横肌起始腱膜和腰肋韧带，三角的尖是第 12 肋游离端。上腰三角的上部有肋下血管及神经通行，下部有第 1 腰神经前支及髂腹下神经、髂腹股沟神经通过。当其损伤时，常会出现腰痛合并腹痛、膝髋股内侧疼痛。其在上腰三角处的结筋病灶点，即中焦俞次、三焦俞次。

第四、五腰椎横突到髂骨翼后部内侧面布有髂腰韧带，其可加强骶髂关节的连结，同时，可补偿腰骶间棘上韧带的减少和缺失。因此，它也承受了较大拉力，也就容易损伤而出现结筋病灶。其结筋病灶点即关元俞次、腰椎横突 5。

腰深部有腰方肌，起于髂腰韧带、髂嵴，止于第 12 肋内侧及腰 1~4 横突尖。与之毗邻的是腰大肌。腰大肌起自全部腰椎横突前面和下缘、全部椎体和 12 肋下缘，肌纤维向外下，从腹后壁向外下入腹肌沟，跨髋关节囊前，止于股骨小转子。腰大肌起始部有一系列腱弓，其中通过腰动静脉与腰交感干的交通支。腰大肌在体表的投影，在足太阳经筋范围，但从其走行来看，它正符合足太阴经筋"其内者，著于脊"的描述。也与足少阴经筋"循脊内挟膂，上至项"，和足厥阴经筋"上循阴股，结于阴器，络诸筋"的循行相关联。事实上，腰大肌的损害，也常放散至腹股沟及股膝内侧部。而腰大肌与腰方肌之间有腰丛和骶丛以及自上而下的髂腹下神经，髂腹股沟神经，生殖股神经，股外侧皮神经，股神经，闭孔神经，腰骶干与骶 2、3 神经支组成的坐骨神经。由此也不难理解，腰部经筋损伤会伴发腰膝酸软、腹痛、性功能障碍、内分泌及内脏功能失调等一系列症状。

以上腰部的深层肌肉包括竖脊肌、腰方肌、腰大肌等在弯腰或反弓伸背时，会在横突末端摩擦损伤，腰方肌、腰大肌等又起自横突，也会造成牵拉伤，故在横突尖端附近会出现结筋病灶,即结筋病灶点腰椎横突 1~4。

【病因病机】

(1) 外感:汗出当风、夜卧受凉、久居湿地或冒雨涉水,风寒湿邪侵袭足太阳经筋与经脉。足太阳经筋与经脉因寒而收引,肌肉筋膜舒缩失常,加重着藏其间的经脉涩滞,气血瘀滞致溢出脉道,局部筋肉肿胀,致痛物质堆积,加之经筋肌肉保护性痉挛,故出现腰痛、腹痛、腰腿痛等。

(2) 外伤:突然超生理范围的转体、屈伸反拱、负重、撞击等使足太阳相关肌肉、筋膜附着点牵拉受伤或撕裂,损伤处出血、渗出,使组织肿胀,致痛物质堆积,而受损筋肉的保护性痉挛,进一步加重局部的病理变化和疼痛。

(3) 劳损:久视、久坐、久站、久行等都需要腰背肌静力性紧张,容易发生背肌疲劳。长期从事体力劳动,负重工作,如司售人员、搬运工、举重等运动员,使足太阳经筋长时间持续牵拉而疲劳损伤。处于疲劳状态的筋肉应激反应减低,则更容易造成重复损伤。损伤的筋肉组织出血,渗出,使致痛物质堆积而疼痛。因伤痛激惹而导致受损筋肉保护性痉挛,则进一步加重了疼痛。

【临床表现】

急性外伤或牵拉伤多在受伤后,在相应部位出现剧痛,呈撕裂样或刀割样。病人腰活动受限,检查时,可见受伤部位肿胀、瘀血、拒按。多数人都有背肌不同程度的保护性痉挛。

慢性劳损者都有长期弯腰或坐位工作史,早期以局部腰酸困不适为主,逐渐产生疼痛,休息会好转,但休息后再开始工作或活动时疼痛明显,活动一段时间后反而减轻,所以大部分人早晨起床困难,洗盥活动后,又减轻。长期得不到正确治疗,可转变为持续疼痛并伴发复杂症状。

根据足太阳经筋损伤的部位不同,症状可有差异。棘上韧带损伤主要有棘突尖端压痛,触之觉棘突上韧带肥厚,出现结节或条索,有的有浮动感和剥离征。

胸腰筋膜损伤在腰背肌浅面时,可在皮下触之肥厚肿胀,相应的皮下脂肪层可有团块和压痛。尤其是下腰部,团块较多而且活动度大。若裂伤固有神经孔并有裂疝时,疝出团块常相对固定,且疼痛明显。

竖脊肌的不同肌束和深浅不同层次都可能损伤,其压痛较深,且多伴有痉挛性肌束,疼痛通常向臀部或下肢放散。竖脊肌深面与腰椎横突毗邻,当长期弯腰劳动等活动,使两者相互摩擦,可造成慢性劳损。尤其第2、3腰椎横突处触到痛性条索和紧张肌束。当起始于腰1~3横突孔的臀上皮神经受到激惹时,可引起臀股外侧窜痛,重者可至膝下小腿和足背外侧。因臀上皮神经刺激,引起脊神经反应时,可出现相关肌肉痉挛并疼痛。臀上神经受激惹还可出现臀中肌痉挛和疼痛。竖脊肌损伤合并腰大肌、腰方肌损伤或痉挛时,可引起腹痛,腹股沟、小转子等处疼痛,甚至伴内脏功能失调,出现月经失调,性功能障碍、尿频尿急、腹痛、大便失调等。髂腰韧带损伤时,髂嵴后部内缘压痛,因下腰肌肉痉挛,出现患侧髂嵴升高,上肢缩短征,重者可出现跛行。患侧直腿抬高试验、屈髋屈膝试验、外展外旋试验可引起疼痛。

【检查】

沿足太阳经筋触摸,先触按各棘突,以确定各棘突的结筋病灶点。再沿竖脊肌由浅入深,触膜各背俞周围,注意深浅层次,以痛性硬结为准,确定结筋病灶点。然后沿竖脊肌外缘触摸，可检查出胸腰筋膜外缘与腹肌起点的结筋病灶点。沿十二肋表面或下缘，触及上腰三角及腰方肌结筋病灶点（即中焦俞次）。沿竖脊肌外缘向内下深按，可触及腰椎各横突的结筋病灶点。在第五腰椎横突及髂嵴内部，检查髂腰韧带的结筋病灶点。

【治疗】

1. 早期

病程短，病痛轻，在相关筋结点处可检出压痛，但没有明显的痛性条索或结块。此期可采用（1）毫针疗法（2）火针疗法（3）灸法（4）理筋推拿法（5）水针疗法治疗。

2. 后期

病程较长，反复发作，筋结点因长期反复损伤而出现痛性条索和硬结。凡用上述方法难于松解者，应考虑长圆针疗法。

检查腰椎棘突 1~5、腰椎横突 1~5、中焦俞次、三焦俞次、肾俞次、气海俞次、大肠俞次、关元次、肓门次、志室次、腰宜次、骶棘突 1~5、髀关次等，确定结筋病灶点。触摸其深度，做好标记。常规消毒后，在结筋点处注入 0.5ml 局麻药作浸润。浸润后腰痛应立即减轻或消失，由此可鉴别或验证结筋病灶定位的准确程度。沿局麻针头方向和深度，用斜刃长圆针缓慢刺入，先在结筋点表层行关刺法，再深入其旁行恢刺法，使结筋硬结松解。出针后需压迫 1 分钟，以防针孔出血。必要时，在针后再于结筋点处注入川芎嗪等药物。

【注意事项】

（1）凡筋结点处无明显阳性体征者，应考虑经筋病以外原因，必要时，应请有关专科专家会诊或转诊，不可贻误病情。

（2）腰部深层为腹腔，故在背俞、横突点等针刺时，不可深刺，防止误入腹腔或刺中肾脏。各腰椎棘突均不可深刺，以防损及脊髓。

（3）火针、水针注射、长圆针疗法应注意局部消毒。

（4）有经络、脏腑合并症者，可配合循经辨证取穴或对症配穴治疗。

（5）术后应避免劳累，避免复感风寒。

二、足少阳经筋

足少阳经筋"前者结于伏兔之上，后者结于尻。其直者，上乘眇季胁。上走腋前廉，系于膺乳，结于缺盆。"主要分布于股外侧、侧腹及季胁，后与足太阳经筋会合，前与足阳明、太阴经筋交会。故足少阳经筋损伤不仅引起侧腹、季胁痹痛，而且引起腰背、下肢、胸腹的反应。足少阳经筋主躯干的侧屈与旋转。当该经筋损伤涉及下述组织时，可引起腰腹疼痛。

腹外斜肌位于胸下部和腹部的外侧，为腹肌中最宽大的阔肌。外半部是肌腹，呈长方形；内半部是腱膜。此肌遮盖胸廓下部及腹内斜肌，以 8 个肌齿起自第 5~12 肋骨的外面，上部肌齿与前锯肌肌齿交错；下部肌齿与背阔肌肌齿交错。肌纤维与肋间外肌方向一致，这可能是由于在种系发生上，肋间外肌与腹外斜肌同源之故。其后部止于髂嵴，前部移行为腱膜，参与形成腹白线。其下缘止于髂前上棘和耻骨结节，并形成腹股沟韧带。

腹内斜肌在腹外斜肌的深面，肌纤维由外下方向内上方斜行，起自髂嵴前 1/3、腹股沟韧带外侧 2/3 及腰背筋膜，止于下三位肋软骨、腹白线和耻骨嵴。

腹横肌起自下六位肋软骨的内侧面（与膈肌起始部交错）、腰背筋膜、髂嵴前 2/3 及腹股沟韧带外侧 1/2，止于腹白线和耻骨嵴。

腹外斜肌、腹内斜肌与腹横肌的三层肌纤维互相交织，组成天然屏障，增强了腹壁的保护作用，由于其起点和止点与不同甚至完全相反走向的肌肉共同起止一处，容易受伤，出现结筋病灶点。在胸肋部，与前锯肌交错，可加重食窦次、天溪次的损伤。在季肋部，与背阔肌交错，可加重京门次、章门次的损伤。在下位胸肋软骨区加重膺窗次、乳根次、期门次、日月次的损伤，在腰背部，牵拉胸腰筋膜，加重志室次、肓门次等的负担。在前腹壁，牵拉腹直肌鞘膜，引起梁门次、关门次、水道次、归来次等一系列损伤。

三层肌纤维在下腹形成腹股沟韧带，并参与组成腹股沟管。腹股沟管为胚胎时，睾丸下降的路径，成为一肌与腱的裂隙，其内通过精索和来自生殖股神经的提睾神经、来自腰丛的髂腹肌沟神经，以及交感神经纤维（女性有子宫圆韧带）等通过，是下腹壁的薄弱区，容易出现腹内容物疝。此时，不可误为痛性团块的结筋病灶点处理，应严加区别。

腹外斜肌后缘与髂嵴围成的下腰三角，也是后腹壁的薄弱区，可出现腹腔内容物疝出，注意与其周围经筋损伤的腰眼次相鉴别。

腹内斜肌起始部与十二肋围成的上腰三角是腹背肌交错附着的地方，容易出现结筋病灶点，即中焦俞次。

臀上皮神经在髂嵴上跨越，在髂嵴骨性纤维管处，常被磨损卡压而出现结筋病灶点即腰宜次。

【病因病机】

（1）外感：汗出当风、夜卧受凉、久居湿地或冒雨涉水，风寒湿邪侵袭足少阳经筋与经脉。足少阳经筋与经脉因寒而收引，肌肉筋膜舒缩失常，加重着藏其间的经脉涩滞，气血瘀滞致溢出脉道，局部筋肉肿胀，致痛物质堆积，加之经筋肌肉保护性痉挛，故出现胸肋、腰腹疼痛。

（2）外伤：突然超生理范围的旋转躯体、后伸内收下肢，如体操、杂技工作，可引起足少阳经筋相关肌肉、筋膜附着点牵拉受伤或撕裂，损伤处出血、渗出，使组织肿胀，致痛物质堆积，而受损筋肉的保护性痉挛，进一步加重局部的病理变化和疼痛。

（3）劳损：长期从事体力劳动，弯腰工作，肩背负重，以及转体用力的工作，如钳工、锅炉工、装卸工、体操运动员、投掷运动员、杂技演员等，因长期的转体、弯腰可使足少阳经筋用力劳损或被动牵拉，造成各肌的疲劳和附着点的损伤。长期的牵拉损伤和处于疲劳状态的筋肉应激反应减低，则更容易造成再次损伤。损伤的筋肉组织出血、渗出，使致痛物质堆积而疼痛。因伤痛激惹而导致受损筋肉保护性痉挛，则进一步加重了疼痛。

【临床表现】

急性外伤或暴力性牵拉伤，可出现肌附着点或损伤肌腹处的剧痛和肿胀，皮下可出现瘀血斑，腰腹功能障碍，表现为呼吸变浅，不敢伸腰，甚至因疼痛而咳嗽、排便无力。

慢性劳损者表现为胸肋部闷胀或疼痛，可合并气短、呼吸不畅、胁下胀满、胃脘疼痛、心悸、心前区疼痛等，有人表现为下腹隐痛，弯腰引起髂嵴及腰痛并向股小腿外侧放散。当下肢供血不良时，则表现为肢体发凉，阴部湿肿。

【检查】

直接暴力打击者，应注意有否骨折和内脏损伤。胸廓挤压痛者，应怀疑肋骨损伤。腹膜刺激征阳性者，应进一步检查是否内脏破裂伤。排除上述可能者，再沿足少阳经筋各肌的起止点，逐一触摸，胸肋部腋前线的痛性结节，即天溪次、食窦次等，锁骨中线下胸部痛性结筋点，膺窗次、乳根次、日月次、期门次、章门次等。腰上三角，12肋下缘常可触及痛性结节，即中焦俞次、三焦俞次。腹直肌外缘各腱划折点亦可触及痛性结节，即梁门次、关门次、水道次、归来次等。腹股沟外份可触及痛性挛块，即府舍次。腹股沟中部、股动脉搏动处外缘，可有麻窜感，即气冲次。腰下三角处可触及痛性结节，即腰眼次。髂嵴缘上或髂前下棘可有痛性结节，即腰宜次、五枢次、维道次。竖脊肌外缘可触及志室次、肓门次。

【治疗】

1. 早期

病程短，病痛轻，在相关筋结点处可检出压痛，但没有明显的痛性条索或结块。此期可采用（1）毫针疗法（2）火针疗法（3）灸法（4）理筋推拿法（5）水针疗法治疗。

2. 后期

病程较长，反复发作，筋结点因长期反复损伤而出现痛性条索和硬结。凡用上述方法难于松解者，应考虑长圆针疗法。

检查胸部天溪次、食窦次、膺窗次、乳根次、京门次、日月次、期门次、章门次、腹哀次、梁门次、关门次、水道次、归来次、气冲次、府舍次、五枢次，腰背部中焦俞次、三焦俞次、肓门次、志室次、腰宜次、腰眼次等，确定结筋病灶点。触摸其深度，做好标记。常规消毒后，在结筋病灶点处注入0.5ml局麻药作浸润。浸润后胸腹痛应立即减轻或消失，由此可鉴别或验证结筋病灶定位的准确程度。沿局麻针头方向和深度，用斜刃长圆针缓慢刺入，先在结筋点表层行关刺法，再深入其旁行恢刺法，使结筋硬结松解。出针后需压迫1分钟，以防针孔出血。必要时，在针后再于结筋病灶点处注入川芎嗪等药物。

【注意事项】

（1）凡筋结点处无明显阳性体征者，应考虑经筋病以外原因，必要时，应请有关专科专家会诊或转诊，不可贻误病情。

（2）胸、腹、背及腹股沟区均近胸腹腔，故上述诸结筋病灶点不可深刺，防止损伤内脏。气冲次尤应注意，不可向内深刺，防止损伤其旁的股动静脉。如遇麻窜感时，应提针并重新改变方向针刺。

（3）火针、水针注射、长圆针疗法应注意局部消毒。

（4）有经络、脏腑合并症者，可配合循经辨证取穴或对症配穴治疗。

（5）术后应避免劳累，避免复感风寒。

三、足阳明经筋

足阳明经筋"上结于膝外廉，直上结于髀枢，上循胁，属脊……直其者，上循伏兔，上结于髀，聚于阴器，上腹而布，至缺盆而结"。主要分布在股前侧、腹、胁肋，属络脊柱。还分布于阴器、腹前壁，至胸前。有前屈大腿、旋转躯干和收腹的功能。当足阳明经筋损伤涉及下述组织时，可引起腰腹疼痛。

股四头肌的长头，起自髂前下棘，其余三头起自股骨，共成扁腱，止于胫骨粗隆。股直股起点在腹股沟的肌腔隙内，其被损伤时不仅引起腹痛，而且由于肌腔隙内压增加，卡压其腔隙内的股神经，会引起神经麻痹、股四头肌无力和营养障碍性萎缩。其结筋病灶点即维道次、气冲次。

腹外斜肌起自第5～12肋，部分纤维抵止于髂嵴，腹内斜肌起自胸腰筋膜，部分纤维抵止于腹股沟，是足阳明经筋"上循胁，属脊"的分布范围。当腹外、腹内斜肌损伤时，可引起侧腹痛和腰脊痹痛。其胸腰筋膜的结筋病灶点，即志室次、肓门次等。其胁肋部结筋病灶点，即京门次、章门次、日月次、期门次等。

股内收肌群，也属于足阳明经筋"聚于阴器"的分布范围，耻骨肌、短收肌等亦抵止于耻骨上下支，此处的结筋病灶，即阴廉次、足五里次等。其起点在股骨小转子下、耻骨肌滑囊处，其结筋病灶点，即髀关下。

足阳明经筋还"上腹而布，至缺盆而结"，分布于腹前壁，内有腹直肌、锥状肌，也与足太阴经筋"循腹里，结于肋，散胸中"的描述一致。

腹直肌位于腹前壁正中线的两侧，居腹直肌鞘内，为上宽下窄的带形多腹肌。两侧腹直肌内侧缘以白线相隔，因白线在脐以上呈带状，脐以下为线形，故两侧腹直肌上部距离较远（约1厘米多），而下方几乎相贴。腹直肌起自第5～7肋软骨的前面和剑突，肌纤维直向下方，止于耻骨上缘（耻骨结节与耻骨联合之间）及耻骨联合的前面。肌纤维被数个锯齿状的腱划分隔。此肌的主要功能是使胸廓和骨盆相互接近（即弯曲脊柱）。如起床时，胸锁乳突肌收缩使头仰起，颈椎屈曲，腹直肌收缩使胸、腰椎屈曲，髂腰肌收缩使髋关节屈曲，实现起床的动作。此外，腹直肌还可帮助维持腹压和协助呼吸。腹直肌与胸小肌反向牵拉，常使腹直肌起点出现结筋病灶点，即乳根次、膺窗次等。腹直肌跨越肋骨联合时，因摩擦较重亦可出现结筋病灶点，即幽门次、腹哀次等。腹直肌与剑突游离端的磨损，可出现结筋病灶点，即鸠尾次。腹直肌外侧缘是腹外斜肌、腹内斜肌、腹横肌的附着缘，是受牵拉的地方，尤其是腹直肌腱划处，受力更为明显，故可造成损伤而出现结筋病灶点，即梁门次、关门次、水道次、归来次等。腹两侧的腹直肌腱鞘在中线相交错，随着腹肌向两侧牵拉和腹直肌因前屈在腱划、弓形线等处的特殊曲折处受伤，出现结筋病灶点，即上脘次、中脘次、建里次、下脘次、关元次等。腹直肌抵止于耻骨联合，其结筋病灶点，即曲骨次、横骨次等。

锥状肌为长三角形的小扁肌，在脐与耻骨联合线的中点以下，居腹直肌鞘内，腹直肌下端的前面。起自耻骨上支前面（耻骨结节与耻骨联合之间），肌纤维斜向内上方，止于白线。该肌在单孔类和有袋类动物比较发达，在人类已经退化。但因为其在腹白线止点残废留下遗痕，使腹直肌前屈时，在此屈折而容易出现结筋病灶点，即关元次。

【病因病机】

（1）外感：汗出当风、夜卧受凉、久居湿地或冒雨涉水，风寒湿邪侵袭足阳明经筋与经脉。足阳明经筋与经脉因寒而收引，肌肉筋膜舒缩失常，加重着藏其间的经脉涩滞，气血瘀滞致溢出脉道，局部筋肉肿胀，致痛物质堆积，加之经筋肌肉保护性痉挛，故出现胸背、腰腹和下肢痹痛。

（2）外伤：突然超生理范围的屈髋、屈体及踢球对脚，可使足阳明经筋相关肌肉、筋膜附着点牵拉受伤或撕裂，损伤处出血、渗出，使组织肿胀，致痛物质堆积，而受损筋肉的保护性痉挛，进一步加重局部的病理变化和疼痛。

（3）劳损：从事弯腰工作或转体屈髋动作的工种，如装卸、举重、投掷、杂技、足球、跨栏等运动或工作，使胸腹诸肌及股四头肌、内收肌群长期劳损或疲劳。损伤或长期处于疲劳状态的筋肉应激反应减低，则更容易造成再次损伤。损伤的筋肉组织出血、渗出，使致痛物质堆积而疼痛。因伤痛激惹而导致受损筋肉保护性痉挛，则进一步加重了疼痛。

【临床表现】

急性腹部外伤或突然强力扭转而致腹肌损伤者，常立即在损伤部位出现剧痛、肿胀或皮下瘀血。腰前屈腹痛，不能伸腰。

慢性劳损者常有胸痛、胸闷、肋痛、脘腹疼痛、腰背酸楚、脊肋角疼痛。部分人有下腹疼痛，伸大腿时加重，有时伴有下肢冷痛、麻木、股膝无力萎缩。少数病人还可伴有月经不调、性功能障碍、二便失常等症状。

【检查】

沿足阳明经筋检查腹直肌、腹内外斜肌及胸腰腱膜、腹股沟区、股四头肌等，可在下位肋软骨与肋骨交界处、剑突处触及痛性结节，即乳根次、步廊次、幽门次、鸠尾次等。沿腹白线及腹直肌外缘可触及痛性硬结或条索，即中脘次、下脘次、关元次、曲骨次、梁门次、关门次、水道次、归来次、横骨次等。腹股沟区可触及麻痛点，即气冲次，其痛性挛块，即府舍次、维道次。腰背部脊肋角处痛性结节，即中焦俞次、三焦俞次。下腰三角处痛性结节，即腰眼次。竖脊肌外缘，痛性条索，即肓门次、志室次等。

【治疗】

1. 早期

病程短，病痛轻，在相关筋结点处可检出压痛，但没有明显的痛性条索或结块。此期可采用（1）毫针疗法（2）火针疗法（3）灸法（4）理筋推拿法（5）水针疗法治疗。

2. 后期

病程较长，反复发作，筋结点因长期反复损伤而出现痛性条索和硬结。凡用上述方法难于松解者，应考虑长圆针疗法。

检查膺窗次、乳根次、步廊次、幽门次、腹哀次、鸠尾次、中脘次、下脘次、关元次、梁门次、关门次、水道次、归来次、曲骨次、横骨次、气冲次、府舍次、腰眼次、志室次、中焦俞次、三焦俞次、肓门次等，确定结筋病灶点。触摸其深度，做好标记。常规消毒后，在结筋病灶点处注入0.5ml局麻药作浸润。浸润后腹痛应立即减轻或消失，由此可鉴别或验证结筋病灶定位的准确程度。沿局麻针头方向和深度，用斜刃长圆针缓慢刺入，先在结筋点表层行关刺法，再深入其旁行恢刺法，使结筋硬结松解。出针后需压迫1分钟，以防针孔出血。必要时，在针后再于结筋病灶点处注入川芎嗪等药物。

【注意事项】

（1）凡筋结点处无明显阳性体征者，应考虑经筋病以外原因。必要时，应请有关专科专家会诊或转诊，不可贻误病情。

（2）胸、腹、背部各刺灸点均不可深刺，防止误入腹腔和胸腔，不可损伤肾脏。对腹股沟及腰下三角的包块要仔细鉴别，不可在疝囊上行各种针法。取府舍穴、气冲次，不可向内深刺，防止损伤股动静脉。

（3）火针、水针注射、长圆针疗法应注意局部消毒。

（4）有经络、脏腑合并症者，可配合循经辨证取穴或对症配穴治疗。

（5）术后应避免劳累，避免复感风寒。

四、足太阴经筋

足太阴经筋"上循阴股，结于髀，聚于阴器，上腹，结于脐。循腹里，结于肋，散胸中。其内者，著于脊"。主要分布在大腿内侧、阴部、腹前壁、胸肋部，而且向腹后壁分布并附着于脊柱。主髋屈曲、内收，弯腰收腹。足太阴经筋损伤涉及下述组织时，可出现腰腹痹痛。

股内收肌群起于耻骨上下支及耻骨联合，也是足太阴经筋的一部分。内收肌群的强力内收或被动外展，可造成其起点的损伤。股内收肌群受闭孔神经支配，闭孔神经激惹，可反射性地引起其腰段脊髓的反射性疼痛，从而出现腰痛。其在耻骨上下支的痛性条索即结筋病灶点阴廉次、足五里次等。

缝匠肌起自髂前上棘，肌纤维向内下，抵止于胫骨粗隆。主大腿旋外、外展前屈和小腿旋内屈曲。该肌强力收缩时，可引起髂前上棘起点撕裂损伤，并引起下腹疼痛。起点的内下方有股外侧皮神经干通过，缝匠肌起端的严重损伤，可引起该神经干的卡压，出现股外侧的感觉异常和麻木。起点的痛性结节，即五枢次。

足太阴经筋"聚于阴器，上腹，结于脐。循腹里，结于肋，散胸中"。是对腹直肌、锥状肌的描述和概括。腹直肌与锥状肌的起止、循行与常见结筋病灶点可见本章第三节的足阳明经筋的分布。而这些结筋病灶点，同时反映足太阴经筋的损伤。

足太阴经筋"其内者，著于脊"，是对腹后壁腰大肌的描述。腰大肌的起止、循行与常见结筋病灶点，可见本章第一节足太阳经筋的分析。在腰部，可触及其在腰椎横突的起点，当其损伤时，可表现为腰椎横突的肥厚、条索、硬结和压痛，这就是结筋病灶点腰椎横突1~4。腰大肌肌纤维向前内，在髂窝与起于此的髂肌相合，共腱通过腹股沟肌腔隙，抵止于股骨小转子。该肌腱越过髋关节前，覆盖髂股韧带，其痛性结块即结筋病灶点府舍次、气冲次等，故腰大肌刺激髋关节韧带与关节囊、滑液囊时，可出现髋关节疼痛和功能障碍。腰大肌与髂肌共腱抵止前，腱下有腰大肌滑液囊（小转子囊）与骨面相隔。但它也是容易损伤的部位，即髀关次。股骨小转子下，有耻骨肌起于耻骨肌线，此处痛性团块，即髀枢下。

【病因病机】

（1）外感：汗出当风，夜卧受凉，久居湿地或冒雨涉水，风寒湿邪侵袭足太阴经筋与经脉。足太阴经筋与经脉因寒而收引，肌肉筋膜舒缩失常，加重着藏其间的经脉涩滞，气血瘀滞致溢出脉道，局部筋肉肿胀，致痛物质堆积，加之经筋肌肉保护性痉挛，故出现腰痛腹痛或腰腹及下肢疼痛等综合综合征。

（2）外伤：强力屈髋或屈髋时受突然阻力，如摔跤蹩绊、踢球对脚、跨栏跌绊，强力的腰背后伸或突然负重收腹，使相关肌肉、筋膜附着点牵拉受伤或撕裂，损伤处出血、渗出，使组织肿胀，致痛物质堆积，而受损筋肉的保护性痉挛，进一步加重局部的病理变化和疼痛。

（3）劳损：长期从事体力劳动，负重搬运、杂技、舞蹈、竞技运动员，因长期反复的屈髋、转体，使足太阴经筋长时间持续牵拉而损伤。处于疲劳状态的肌肉应激反应减低，则更容易造成再次损伤。损伤的筋肉组织出血、渗出，使致痛物质堆积而疼痛。因伤痛激惹而导致受损筋肉保护性痉挛，则进一步加重了疼痛。

【临床表现】

急性直接暴力打击可在受撞击处出现肿痛、瘀血和功能障碍。强力的主动屈伸腰背，运动中转体、跌绊，大腿强力内收被突然碰阻或牵拉，都会引起股内收肌群、腰大肌、腹直肌等牵拉伤，立即出现髋痛或腹痛，常伴有腰部剧痛。

慢性劳损者，表现为腰酸疼痛、腹壁疼痛、髋部胀痛，外展疼痛加重，主动内收亦疼痛。下蹲、腿跨上自行车困难。部分病人伴有胸闷、腹痛、下肢无力、膝酸软、小便不利、大便次数异常、月经不调、性功能障碍等，髋外展及内收抗阻试验阳性。

【检查】

腰腹痛者，应沿足太阴经筋触摸检查。股骨小转子及腰大肌腱下滑液囊处可有痛性结节，即髀关次。向上触及腹股沟肌腔隙，常可触及痛性挛块，即结筋病灶点气冲次、维道次、府舍次。髂前上棘的痛性结节，即五枢次。向内触及耻骨上支或下支，此处痛性条索，即阴廉次、足五里次。再转体触摸腰大肌在腰椎横突的起点，其痛性肥厚、索条、团块，即结筋病灶点腰椎横突 1～4。有腹痛及伴随症状者，应检查腹直肌起止点及腹白线、腹直肌鞘两侧缘的诸结筋病灶点，即膺窗次、乳根次、腹哀次、幽门次、鸠尾次、中脘次、关元次、曲骨次、梁门次、归来次等。

【治疗】

1. 早期

病程短，病痛轻，在相关筋结点处可检出压痛，但没有明显的痛性条索或结块。此期可采用（1）毫针疗法（2）火针疗法（3）灸法（4）理筋推拿法（5）水针疗法治疗。

2. 后期

病程较长，反复发作，筋结点因长期反复损伤而出现痛性条索和硬结。凡用上述方法难于松解者，应考虑长圆针疗法。

腰腹及下肢痛：检查腰椎横突 1～4、府舍次、髀关次、髀关下、气冲次、阴廉次、足五里次、五枢次。

前腹壁痛：检查鸠尾次、腹哀次、幽门次、中脘次、乳根次、梁门次、关元次、归来次、曲骨次、横骨次等，确定结筋病灶点。触摸其深度，做好标记。常规消毒后，在结筋病灶点处注入 0.5ml 局麻药作浸润。浸润后腰腿痛或腹痛应立即减轻或消失，由此可鉴别或验证结筋病灶定位的准确程度。沿局麻针头方向和深度，用斜刃长圆针缓慢刺入，先在结筋病灶点表层行关刺法，再深入其旁行恢刺法，使结筋硬结松解。出针后需压迫 1 分钟，以防针孔出血。必要时，在针后再于结筋病灶点处注入川芎嗪等药物。

【注意事项】

（1）凡筋结点处无明显阳性体征者，应考虑经筋病以外原因，必要时，应请有关专科专家会诊或转诊，不可贻误病情。

（2）背部及胸腹部腧穴或结筋病灶点均近胸腔或腹腔，故行各种针法均不宜深刺，防止误入胸腹腔或伤及后腹壁的肾脏。

（3）火针、水针注射、长圆针疗法应注意局部消毒。

（4）有经络、脏腑合并症者，可配合循经辨证取穴或对症配穴治疗。

（5）术后应避免劳累，避免复感风寒。

五、足少阴经筋

足少阴经筋"并太阴之筋而上，循阴股，结于阴器。循脊内，挟脊，上至项，结于枕骨，与足太阳之筋合"。主要分布于大腿内侧，联属于阴部，向上循脊柱内及两侧，循腰而上。主屈髋，髋股内收，脊柱的前屈与旋转。足少阴经筋损伤，涉及下述组织时，亦可引起腰腹痹痛。

肌内收肌群包括耻骨肌、长收肌、股薄肌、短收肌、大收肌等，起于闭孔外面的耻骨和坐骨的上下支，抵止于股骨粗线内侧唇和胫骨内侧粗隆。此群肌肉主大腿的内收与旋外。除耻骨肌一部分由股神经支配外，余者均由闭孔神经支配。股神经与闭孔神经均发自脊髓腰段，当股内收肌群起止点损伤而激惹时，常反射性地出现腰深部疼痛，且常常伴有膝部不适或疼痛。足少阴经筋循阴股而上，再循脊，挟脊，上至项。其走行涉及脊柱两侧足太阳经筋深层组织和腰大肌。腰大肌起自12肋膈角、全部腰椎椎体、椎间盘、横突，与髂肌相合，抵止于股骨小粗隆。主屈髋和髋内收、脊柱前屈等作用，腰大肌的起点在脊柱旁各椎体间形成裂隙，其间有脊神经根、血管通过。在其前方，有内脏神经的交感链毗邻分布，在其上方有输尿管依附。在腰大肌肌腹及腰大肌与腰方肌的肌间隙中，穿过第12肋间神经、髂腹下神经、髂腹股沟神经、股外侧皮神经、生殖股神经、股神经、闭孔神经、腰骶干、坐骨神经等，故腰大肌损伤会出现繁多的临床症状。如当椎体旁脊神经根与血管受激惹时，会出现腰部酸软、疼痛、僵硬、活动不便或功能障碍。当穿越腰大肌与腰方肌间隙的神经受激惹时，将出现各自分布支配区的异常症状。第12肋间神经、髂腹肌沟神经、髂腹下神经激惹时，常出现腰痛合并前腹壁、腹股沟区的疼痛。股外侧皮神经受激惹时，可出现腹股沟与股外侧皮肤的感觉异常。股神经受卡压时，会引起股四头肌萎缩、无力、膝部酸软或疼痛。闭孔神经受激惹时，会引起股内收肌群的痉挛、疼痛和膝内侧痹痛。生殖股神经受卡压时，会引起外阴部感觉迟钝、异样感，导致性功能障碍，会阴部疼痛。腰骶干以及内脏神经链受激惹时，会出现胃肠功能异常，消化功能减退，大便或稀或干。当输尿管受刺激时，可引起尿频尿急或排尿不畅等。综上所述，足少阴经筋，包括足太阴、太阳、厥阴经筋的损伤，均可出现类"肾虚"诸证。临证时，又应与单纯肾功能低下相鉴别。

【病因病机】

（1）外感：汗出当风、夜卧受凉、久居湿地或冒雨涉水，风寒湿邪侵袭足少阴经筋与经脉。足少阴经筋与经脉因寒而收引，肌肉筋膜舒缩失常，加重着藏其间的经脉涩滞，气血瘀滞致溢出脉道，局部筋肉肿胀，致痛物质堆积，加之经筋肌肉保护性痉挛，故出现腰酸、股膝疼痛诸症。

（2）外伤：腰、腹、股部直接打击。大腿强力内收而遇突然阻力，如猛踢重物、踢足球时被对脚拦球，摔跤运动员拐绊、摔扭跌仆等。杂技演员、舞蹈演员未充分热身就做劈叉训练等，引起大腿内收肌群的撕裂。相关肌肉、筋膜附着点牵拉受伤或撕裂，损伤处出血、渗出，使组织肿胀，致痛物质堆积，而受损筋肉的保护性痉挛，进一步加重局部的病理变化和疼痛。

（3）劳损：长期从事站立，负重搬运，弯腰工作，尤其是骑跨运动员，如骑马、摩托车手等，使足少阴经筋长时间持续牵拉而疲劳损伤。处于疲劳状态的筋肉应激反应减低，则更容易造成再次损伤。损伤的筋肉组织出血、渗出，使致痛物质堆积而疼痛。因伤痛激惹而导致受损筋肉保护性痉挛，则进一步加重了疼痛。

【临床表现】

暴力性损伤当即出现大腿内侧及胸腹疼痛，呈持续性胀疼或撕裂样剧痛。重者可有腰、膝、髋剧痛，不能伸直。走路时足尖支撑，不能踏实，故出现跛行。

急性损伤治疗不当，或长期劳损，则大腿内侧酸痛，腰不能伸直且酸楚疼痛，而腰痛如折者亦不少见。膝周尤其是内上方疼痛，亦有足跟痛者。有人伴有腹痛、大便异常、小便不利、腰膝酸软、月经不调、性功能障碍、下肢无力、股四头肌萎缩，大腿外展试验阳性。大腿内收抗阻试验阳性。

【检查】

沿足少阴经筋触摸耻骨上下支，其痛性硬结、索条、团块，即结筋病灶点阴廉次、足五里次等。沿足太阳经筋腰段深层，触摸各背俞深层触痛与结节块，即中焦俞次、三焦俞次、肾俞次、气海俞次、大肠俞次等。沿竖脊肌外侧缘，向腰椎横突方向深按，触摸横突深面附着的腰大肌、腰方肌结筋病灶点，即腰椎横突1~5。凡腰椎横突有结筋病灶点者，应顺腰大肌在腹股沟韧带下触摸其痛性挛块，即府舍次、维道次、气冲次。在股骨小转子滑囊处，触摸有痛性结节者，即髀关次。有膝内上疼痛者，触摸髌骨内上方，其痛性结节即血海次。

【治疗】

1. 早期

病程短，病痛轻，在相关筋结点处可检出压痛，但没有明显的痛性结筋条索者，可采用（1）毫针疗法（2）火针疗法（3）灸法（4）理筋推拿法（5）水针疗法治疗。

2. 后期

病程较长，反复发作，筋结点因长期反复损伤而出现痛性条索和硬结。凡用上述方法难于松解者，应考虑长圆针疗法。

检查阴廉次、足五里次、髀关次、府舍次、气冲次、维道次、横骨次、肾俞次、大肠俞次、中焦俞次、志室次、肓门次、腰椎横突1~4、血海次等，确定结筋病灶点。触摸其深度，做好标记。常规消毒后，在结筋病灶点处注入0.5ml局麻药作浸润。浸润后腰腿痛应立即减轻或消失，由此可鉴别或验证结筋病灶定位的准确程度。沿局麻针头方向和深度，用斜刃长圆针缓慢刺入，先在结筋点表层行关刺法，再深入其旁行恢刺法，使结筋硬结松解。出针后需压迫1分钟，以防针孔出血。必要时，在针后再于结筋病灶点处注入川芎嗪等药物。

【注意事项】

（1）凡筋结点处无明显阳性体征者，应考虑经筋病以外原因，必要时，应请有关专科专家会诊或转诊，不可贻误病情。

（2）背部及腹股沟处结筋病灶点不可深刺，防止误入腹腔或损伤肾脏。

（3）火针、水针注射、长圆针疗法应注意局部消毒。

（4）有经络、脏腑合并症者，可配合循经辨证取穴或对症配穴治疗。

（5）术后应避免劳累，避免复感风寒。

六、足厥阴经筋

足厥阴经筋"结于内辅之下，上循阴股，结于阴器，络诸筋"。主要分布于股骨内侧，主大腿内收。但足厥阴又络诸筋，对足太阴、少阴，乃至足太阳、少阳、阳明均有络属关系。所以，足厥阴经筋就不只是分布于股骨内侧，不过其疾病是以阴股转筋，阴器不用为特征。股阴系足太阴、少阴共同分布之处。阴器关系足阳明、太阴、少阴诸经筋，所以说，足厥阴经筋虽有具体的分布，即在足太阴、少阴之间上行，与诸经筋会于阴器，但同时，它又是诸筋的主持，其病以转筋抽搐、性功能障碍为主要表现。所以足厥阴经筋损伤可涉及广泛的肌肉组织。其中，又以股内侧肌群为主。由浅入深，由上而下为耻骨肌、长收肌、短收肌、大收肌、股薄肌。当足厥阴经筋所涉及的上述组织损伤时，就会出现腰腹疼痛，膝股转筋和阴部疾病。

耻骨肌为长方形的短肌，位于大腿上部前面的皮下，髂腰肌的内侧，长收肌的外侧，其深面紧贴短收肌和闭孔外肌。此肌为股三角的后壁，并与髂腰肌共同形成髂耻窝。起自耻骨梳和耻骨上支，肌束斜向后下外方，绕过股骨颈向后，借扁腱止于股骨小转子以下的耻骨线。腱之深面有小的耻骨肌囊。此肌收缩时，使大腿屈曲、内收和旋外。耻骨肌受股神经的分支。偶尔也有闭孔神经的分支支配。其起点的痛性结节即横骨次和阴廉次，其抵止点周围，即耻骨囊及耻骨肌线处痛性结块，即结筋病灶点髀枢下。

长收肌位于大腿上部前内侧的皮下，耻骨肌的内侧，上部居短收肌的前面，下部位于大收肌的前面。为一长三角形的扁肌，构成股三角的内侧界。其以短腱起自耻骨体和耻骨上支前面上部，肌束斜向外下方，逐渐移行于宽阔的扁腱，止于股骨粗线内侧唇中下三分之一。该肌在大腿外展时可经过皮肤扪到其起点，可作为确定耻骨结节的标志。此肌收缩时，使大腿内收并旋外，长收肌受闭孔神经的前支（L_2，L_3）支配。其起端痛性结节，即阴廉次。其止端前与其他肌腱共同构成股管收肌管，收肌管是股神经血管通过的管腔，其出入口容易出现结筋病灶点，出口痛性结筋病灶点，即箕门次。入口筋结病灶点为阴包次。

股薄肌位于大腿最内侧的皮下，覆盖大收肌，为带状长肌，与长收肌起点并列，借宽腱起于耻骨下支的前面（耻骨联合附近）。肌束向下移行于长腱，经股骨内上髁和膝关节后方的内侧，在缝匠肌腱的深面止于胫骨粗隆内侧，腱的深面有一滑液囊。此肌收缩时，使大腿内收，屈小腿并使屈曲的小腿旋内。股薄肌受闭孔神经前支（$L_{2~4}$）支配。其起端结筋病灶点，即阴廉次、足五里次，止点结筋病灶点即阴陵上。

短收肌位于大腿前内侧的上方，位于长收肌和耻骨肌的深面，大收肌的前面，耻骨肌的内侧，为近似三角形的扁肌。在长收肌和股薄肌起点的外侧起自耻骨下支，其肌束向下逐渐变宽阔，抵止于股骨粗线的上1/3。此肌使大腿屈曲并内收。短收肌受闭孔神经前支（$L_{2~4}$）支配。其起端结筋病灶点，即足五里次，其止端与耻骨肌毗邻，结筋病灶即髀关下。

大收肌位于大腿的内侧，其前面上方为短收肌，下方为长收肌，其内侧为股薄肌，后面紧贴半腱肌、半膜肌和股二头肌，为内收肌中最宽大的三角形肌肉。该肌起自坐骨结节、坐骨下支和耻骨下支的前面，肌束呈放射状，斜向外下方，上部肌束几乎呈水平方向，愈向下侧愈倾斜，分为前后两层，前层止于股骨嵴内侧唇的全长，后层移行于短腱向下止于股骨内上髁（内收肌结节），此腱与股骨之间有一裂隙，为收肌管的下口，称为腱裂孔或内收肌下裂孔，该肌收缩时使大腿内收，上部肌束还有使大腿旋外的作用。大收肌受闭孔神经后支（L_2，L_3）和坐骨神经的分支（L_4，L_5）支配。其起端结筋病灶点，在臀后为承扶次，股前面为足五里次。收肌管下孔的结筋病灶点即阴包次。其止点的结筋病灶点，即血海次。

【病因病机】

（1）外感：汗出当风、夜卧受凉、久居湿地或冒雨涉水，风寒湿邪侵袭足厥阴经筋与经脉。足厥阴经筋与经脉因寒而收引，肌肉筋膜舒缩失常，加重着藏其间的经脉涩滞，气血瘀滞致溢出脉道，局部筋肉肿胀，致痛物质堆积，加之经筋肌肉保护性痉挛，故出现股内侧痹痛，腰痛、腹痛。

（2）外伤：多为暴力牵拉伤。如猛踢重物，摔跌时踢绊，滑倒劈叉，杂技、体操运动员过度体能训练，突然、超生理范围的大腿后伸，外展或强力内收、前屈，使相关肌肉、筋膜附着点牵拉受伤或撕裂，损伤处出血、渗出，使组织肿胀，致痛物质堆积，而受损筋肉的保护性痉挛，进一步加重局部的病理变化和疼痛。

（3）劳损：长期从事弯腰、负重、奔跑工作，或舞蹈、杂技演员压腿劈叉，运动员腿部超体能训练等，使足厥阴经筋长时间持续牵拉而疲劳损伤。处于疲劳状态的肌肉应激反应减低，则更易造成再次损伤。损伤的筋肉组织出血、渗出，使致痛物质堆积而疼痛。因伤痛激惹而导致受损筋肉保护性痉挛，则进一步加重了疼痛。

【临床表现】

急性拉伤常有大腿内侧肌肉撕裂声和剧痛，局部肿胀、皮下瘀血、大腿功能障碍。为减痛而被迫处于屈体弯腰拳腿的强迫位。

劳损者多与工作和生活习惯有关，如从事骑马、开摩托者，大腿内收肌群慢性劳损，出现大腿根酸楚、胀痛，大腿不能外展，或外展引起疼痛或疼痛加重。常伴有腰痛、小腹不适或疼痛。较重的内收肌群损伤，不仅引起起点处结筋病灶疼痛，而且导致止点处结筋病灶出现疼痛，从而引起膝部疼痛、小腿麻木或牵涉疼痛。部分人引起会阴、尿道、外阴部疼痛，性功能障碍，妇女月经不调等。

【检查】

沿足厥阴及足太阴、少阴经筋触摸检查内收肌群，其在耻骨上支止点可触及痛性结节，即结筋点阴廉次。在耻骨梳处触及痛性结节，即横骨次，在耻骨下支处触及痛性团块，为结筋病灶点足五里次。向下循股骨从上而下触压，小转子下可触及痛性条索，即结筋病灶点髀关下。沿缝匠肌向下触摸，中段下可触及痛性条索，即收肌管上口的结筋病灶点箕门次。再向下，于下段可触及痛性结节即结筋病灶点阴包次。再向下，平股骨髁上缘处，深按时触及深部痛性团块，即大收肌结节，其结筋病灶点即血海次。严重的腰腹痛，常在腹股沟外侧可触及痛性挛块，即府舍次。在股骨小转子处触及结筋病灶点，即髀关次。在腰部第 1~4 腰椎横突触及痛性结节，即结筋病灶点腰椎横突 1~4。伴有膝部疼痛者，可在胫骨粗隆内侧触及痛性结节，即结筋病灶点阴陵上、膝关次等。再沿股薄肌、缝匠肌肌腱触摸，可在膝内侧触及痛性条索，即结筋病灶点髎髎次、髎膝间。

【治疗】

1. 早期

病程短，病痛轻，在相关筋结点处可检出压痛，但没有明显的痛性条索或结块。此期可采用（1）毫针疗法（2）火针疗法（3）灸法（4）理筋推拿法（5）水针疗法治疗。

2. 后期

病程较长，反复发作，筋结点因长期反复损伤而出现痛性条索和硬结。凡用上述方法难于松解者，应考虑长圆针疗法。

检查阴廉次、足五里次、髀关下、箕门次、阴包次、血海次、府舍次、气冲次、髀关次、阴陵上、髎膝间、膝关次、腰椎横突 1~4、志室次、肓门次等确定结筋病灶点。触摸其深度，做好标记。常规消毒后，在结筋病灶点处注入 0.5ml 局麻药作浸润。浸润后腰腿痛应立即减轻或消失，由此可鉴别或验证结筋病灶定位的准确程度。沿局麻针头方向和深度，用斜刃长圆针缓慢刺入，先在结筋病灶点表层行关刺法，再深入其旁行恢刺法，使结筋硬结松解。出针后需压迫 1 分钟，以防针孔出血。必要时，在针后再于结筋病灶点处注入川芎嗪等药物。

【注意事项】

（1）凡筋结点处无明显阳性体征者，应考虑经筋病以外原因，必要时，应请有关专科专家会诊或转诊，不可贻误病情。

（2）阴廉次、足五里次、气冲次等位置近腹股沟和股管，此处的痛性团块应与腹股沟疝、股疝相鉴别，针刺时，避免股神经、股动静脉与大隐静脉的损伤。

（3）火针、水针注射、长圆针疗法应注意局部消毒。

（4）有经络、脏腑合并症者，可配合循经辨证取穴或对症配穴治疗。

（5）术后应避免劳累，避免复感风寒。

附：

1. 腰背肌肉筋膜炎

腰背肌肉筋膜的无菌性炎症称腰背肌肉筋膜炎，又称腰肌劳损、功能性腰疼、腰部纤维组织炎、腰筋膜疼痛综合征等。

本病是引起腰疼的重要疾病，但因无明显的外伤史，外表又看不出显著的器质性改变，大部分患者生活可以自理，也能继续工作，仅表现为疼痛不舒，因此，常被忽视，得不到即时治疗，从而影响生活质量劳动能力的发挥，所以应予高度重视。

（1）背部肌肉很多，就骶棘肌而言，它起自骶骨背面和髂嵴后部，纤维向上分成三列上行，外侧称为髂肋肌，靠近脊柱者为棘肌，处于二者之间的是最长肌。1）髂肋肌肌纤维向上分为三束：①腰髂肋肌（止于下六肋）。②背髂肋肌（起自腰髂肋肌的止点，止于上六肋）。③项髂肋肌（起自背髂肋肌止点的内侧，止于下段颈椎的横突）。2）最长肌肌纤维向上分为：①背最长肌内侧束止于上段腰椎和胸椎的横突，外侧束止于所有的肋骨。②项最长肌起自上段胸椎横突，止于颈椎横突。这些肌肉（包括最长肌）主要有伸脊柱的作用，是人体最长、最大、负重量最重的肌肉，这种生理特点就决定了它容易发生劳损性的病症。

（2）腰背部的筋膜分深浅两层。浅层起自胸、腰、骶椎的棘间韧带，并逐渐变薄与颈筋膜相连续；向下较厚而发达，终止于髂骨嵴，外侧止于肋骨角，整个覆盖于骶棘肌浅面；深层位于骶棘肌的前面，分隔骶棘肌和腰方肌，附着于腰椎横突及髂嵴和第十二肋。在腰部的骶棘肌外侧缘处，深浅筋膜会合构成了骶棘肌鞘。腰背筋膜浅层很薄，但肌肉收缩时的张力较大，它就容易发生撕裂。包绕骶棘肌的筋膜，由于它与肌肉连接紧密，所以肌肉的病变很容易影响到筋膜。

（3）腰背筋膜上有固有神经孔，出入筋膜到达皮肤的血管、神经，还有腰1、2、3的后外侧支形成的臀上皮神经及骶1、2、3的后外侧支形成的臀中皮神经，均位置表浅，易受外力的作用。尤其是强大的臀肌对这些神经的卡压是引起渗出和腰背疼痛的主要原因。

（4）临床观察到腰部压痛点的分布常与脂肪的分布有关，手术时见到的脂肪变性和脂肪团块疝包绕神经支也是腰痛的一个重要病理改变。所以，腰背部的脂肪病变与腰背筋膜炎的发生是有密切关系的。

急性的肌肉筋膜外伤，多由于受伤组织当时未能得到及时恰当的治疗或参加功能锻炼过早、过晚、不适宜等，可以使损伤组织的修复受到影响而产生后遗症。后遗症有破裂的筋膜未愈合，血肿机化后形成了瘢痕，肌肉筋膜无菌性炎症的渗出、粘连、挛缩。特别是损伤以后未能做到解剖学复位的软组织，在异常的位置上增生、修复，既造成了与周围组织粘连而发生了病理改变，也影响正常的生理活动。

慢性损伤又分为静力性劳损和运动性劳损。

静力性劳损是在静止状态下，由于肌张力长期处于增大的异常状态，使软组织的血液循环减少，代谢物潴留，久之，使其弹性、韧性发生改变，以至变性。姿势不正或长时间在某种体位下工作，常可以发生脊柱的后凸、侧歪、腰骶角增大等畸形，从而破坏了脊柱的内在平衡，引起一部分腰背肌肉筋膜的张力改变。这种肌肉、筋膜长期处于紧张状态，发生损伤的可能性大大增加，也常常是静力性腰肌劳损的发病过程。

运动性劳损指长期超生理负担量地工作，可使肌肉充血水肿，发生无菌性的炎症以至变性等而发病（如搬运工人、割田插秧的农民就容易发生此种腰肌劳损）。

另外，背部受凉可以影响腰背肌肉筋膜血流动力学的变化，使供血发生障碍，也可使血管壁渗透性受到影响而加重腰背部病理反应，从而导致腰背肌肉筋膜的炎症。

维生素 E 是参加组织氧代谢的物质，其缺乏也会使组织有氧代谢发生障碍，使无氧代谢增加，从而影响全身生化过程的正常进行。而活动多、负担重，需要大量氧气和养料量的背肌对维生素 E 的缺乏非常敏感，反应也最早，最明显。所以，维生素 E 缺乏同腰背肌肉筋膜炎的发生有密切关系。

各种引起脊柱畸形的因素，都是间接的发病原因。因为脊柱畸形会破坏其内在的平衡，机体为取得新的内在平衡，就常常靠肌肉、筋膜紧张度来调节。长期这种非正常的额外负担，就会加重部分肌肉的工作量而致发劳损。

神经血管的畸形，也是容易受损伤而致发疾病的一个常见原因。如（1）筋膜的撕裂：筋膜的撕裂（形态有纵裂，也有横裂），常有脂肪从裂孔中突出形成内疝，或有神经支从中通过而被挤压，这就发生了临床症状。（2）筋膜的撕裂粘连：正常筋膜本身很光滑，且层次分明，但由于渗出的纤维素沉着，就使得筋膜与筋膜、筋膜与周围组织之间发生了丝棉样的粘连，其中常常有血管神经通行。粘连的组织之间相互挤压或牵拉而导致临床症状。（3）神经支的压迫：筋膜裂隙愈合形成瘢痕，压迫其中的神经支而发生症状。（4）神经支的走经畸形或位置变异：由于神经支先天性畸异走行或后天性损伤移位，如神经或血管在穿过或绕过骶棘肌时，使之受到骶棘肌收缩的刺激而产生临床症状。（5）

脂肪变性：急性或慢性损伤使肌肉、筋膜和脂肪遭到破坏或变性而引起渗出疼痛，或者因肌肉筋膜间出血和血肿压迫而引起疼痛。(6) 末端病样改变：肌肉、肌腱、筋膜的起始部和止点发生了末端病样改变而引起了疼痛。(7) 血管怒张：成丛的静脉血管网（似伸膝筋膜炎的改变），当受刺激时发生疼痛。(8) 肌肉痉挛：是引起疼痛的常见原因，有时与其他病理改变同时并存。

本病属中医学"腰部伤筋""腰痹"范畴。由于腰部肌筋（经筋）被直接打击或长时间被牵拉或扭曲损伤并激惹其痉挛、渗出而致，风寒湿邪侵袭进一步加重疼痛等症状。经筋损伤，尤其是反复损伤而形成的瘢痕条索即"结筋病灶点"卡压伏行于分肉之间的经脉，使气血因卡压而不通，不通则痛，且常形成顽痛。故在辨证论治时，更要注意经筋辨证论治。

表 9 - 93　腰背肌肉筋膜炎辨证取穴表

证型	症状	取穴
风寒湿痹	主症：腰背痛常伴气短、胸闷,胸廓挤压试验(-),腰前屈、后伸受限 舌苔脉象：舌淡苔白,脉象正常 兼症：①胸前疼痛 ②脊柱旁疼痛	主穴：局部取穴、华佗夹脊、后溪、陶道、命门、腰阳关、大肠俞、膻中、合谷 配穴：①膺窗、气户、乳根 ②肺俞、心俞、厥阴俞、督俞、膈俞
横络卡压	主症：腰背痛伴气短、胸闷,胸廓挤压试验(-),长期不愈,可触及痛性结节 舌苔脉象：舌淡苔白,脉象正常 兼症：①胸前疼痛 ②脊柱旁疼痛	结筋点：胸椎棘突 3 - 骶椎棘突 4、膈俞次、膏肓俞次、神堂次、膈关次、肓门次、诸背俞次、腰宜次、腰眼次、上、次、中、下髎次 配穴：①膻中、合谷 ②华佗夹脊、腰阳关

2. 岔气

腰背扭挫伤而致椎间小关节紊乱、肌肉、韧带急性损伤而突发的腰痛称岔气，又称闪腰岔气。

腰部解剖复杂：

(1) 骨的特点（椎骨间的小关节紊乱是岔气的重要原因）：下胸到腰段椎间关节间隙呈矢状缝，以便于脊柱的前屈后伸运动。这种关节的关节面，只有近似平面的关节软骨相贴，而无杵臼相对，加之它们都有各自独立而且比较松弛的关节囊，所以，一旦在作超生理范围的运动时，就容易发生脱位、半脱位。

(2) 韧带的特点：椎体前有前纵韧带，后有后纵韧带。椎弓间有黄韧带，棘突间有棘间和棘上韧带。这些韧带坚强有力，对稳定脊柱起着重要作用。而脊柱的活动主要靠无坚强韧带加固的椎间小关节来完成，这样脊柱小关节就成了脊椎诸结构中稳定性较差的薄弱环节，成了椎体间小关节容易发生脱位的解剖学因素。另外，后纵韧带向下移行，在腰骶连接处逐渐变窄，脊柱腰骶关节的后外侧处就失去了前纵韧带的覆盖，使约束力减弱，此处成了椎间盘脱出的好发部位。

(3) 肌肉特点：脊柱周围有长短不等、大小不一的肌肉总共约 140 多条。人体在正常活动时，都是这些肌肉在神经系统的调节下发生协调的收缩与放松来完成每一个随意动作的，即使在静止状态下，也是神经系统作用于肌肉，使其保持一定的张力，来维持人体一定姿势的，因此，肌肉的协调是十分重要的。

在肌肉生理反应方面也有某些特点：①肌牵张反射：一次小而快速的拉长力，可以引起肌肉快而大的收缩（如髌腱反射）；②反肌牵张反射：一次慢而大的拉长肌肉之力，不是引起肌肉的收缩，而恰好相反，被牵拉的肌肉连同协同肌一起放松（如腓肠肌痉挛时，用脚背伸的大力牵拉可使肌肉解痉）；③肌肉的应激机能在不同条件下而不同：有准备状态下对刺激反应快，无准备状态下对刺激反应迟缓。所以，在正常情况下，这样数目多而生理反应特殊的肌肉，对于同一刺激或对不同强度的刺激，就能发生各种反应速度和收缩程度不完全一样的反应，有时也会出现完全相反的反应状态。

腰背筋膜的特点：腰背筋膜分深浅两层：筋膜在覆盖浅层肌肉群的部位很薄。这就成了容易发生撕裂的薄弱环节。另外，在腰背筋膜中，出入到达皮肤的血管，神经很多。所以腰背筋膜的病变，除致使本身发病以外，还很容易影响到这些血管和神经而发病（参见腰背肌肉筋膜炎节）。

脊神经从椎间孔穿出后，有的行走于背部肌肉之间，并发出分支分布于附近的肌肉，这就形成了肌肉发生异常收缩或有病理改变时就容易侵犯脊神经的解剖学特点。

本病属中医学"腰部伤筋""腰痹"范畴。由于腰部肌筋（经筋）被直接打击或长时间被牵拉或扭曲损伤并激惹其痉挛、渗出而致，风寒湿邪侵袭进一步加重疼痛等症状。经筋损伤，尤其是反复损伤而形成的瘢痕条索即"结筋病灶点"，卡压伏行于分肉之间的经脉，使气血因卡压而不通，不通则痛，且常形成顽痛。故在辨证论治时，更要注意经筋辨证论治。

表 9 - 94　岔气辨证取穴表

证型	症状	取穴
风寒湿痹	主症:突发腰背痛,偶伴腹疼,腰前屈、后伸受限。 舌苔脉象:舌淡苔白,脉象正常 兼症:①腹部疼痛 　　　②脊柱旁疼痛	主穴:局部取穴、华佗夹脊、后溪、命门、大肠俞、腰阳关、肾俞 配穴:①关元俞、气海俞、中脘、髀关 　　　②肝俞、胆俞、志室
横络卡压	主症:腰背痛伴腹痛,长期不愈,可触及痛性结节 舌苔脉象:舌淡苔白,脉象正常 兼症:①腹部疼痛 　　　②脊柱旁疼痛	结筋点:胸椎棘突 6 - 骶椎棘突 4、肓门次、志室次、肾俞次、气海俞次、关元俞次、上、次、中、下髎次、腰椎横突 1~4 配穴:①中脘、合谷、髀关 　　　②华佗夹脊、腰阳关

3. 脊柱侧弯或后凸性腰背痛

脊柱偏离中轴线谓脊柱侧弯。脊柱后凸加大或反生理弯曲称后凸畸形。因脊柱侧弯或后凸引起的腰背部疼痛不适，称之为脊柱侧弯性或后凸性腰背痛。

脊柱为人体的中轴，其由 33 节椎骨组成（其中颈椎 7 节，胸椎 12 节，腰椎 5 节，骶椎 5 节和尾椎 4 节，由于后两者多呈融合状，故实际参与活动的仅 26 个椎骨），它们借助其周围丰富的肌群、韧带与关节囊组成一个活动自如，并且有强大支撑力的链条状结构。正常人的脊柱从后面看是直的，从侧面观呈颈曲、腰曲向前，胸曲与骶曲向后，呈"S"型。其主要功能是吸收振荡保护脊髓，维持人体直立、活动时都能将头颈与躯干的负荷力传导至骨盆等。若有腰骶部先天性结构不良、瘦长无力型体形或后天脊柱外伤、腰部劳损、工作姿势不良、过度肥胖、手术后卧床过久、产后恢复欠佳时，就易导致腰部肌肉萎弱无力、韧带松弛和腰椎结构稳定性下降，出现腰椎正常排列和应力改变，从而使肌腱、韧带的过度牵扯，常引起慢性疼痛。

病理检查时可见肌肉和韧带组织的纤维样改变和无菌性炎症改变。特别是在肌腱、韧带附着点处，是腰背疼痛的主要根源之一。

本病属中医学"腰部伤筋""腰痹"范畴。由于腰部肌筋（经筋）被直接打击或长时间被牵拉或扭曲损伤并激惹其痉挛、渗出而致，风寒湿邪侵袭进一步加重疼痛等症状。经筋损伤，尤其是反复损伤而形成的瘢痕条索即"结筋病灶点"，卡压伏行于分肉之间的经脉，使气血因卡压而不通，不通则痛，且常使胸部长期不适或反复发病，形成顽痛。椎管内合并脊髓压迫者应手术治疗。椎管外有经筋损伤者，应在经脉辨证论治基础上，同时从经筋辨证论治着手治疗。

表 9 - 95　脊柱侧弯或后凸性腰背痛辨证取穴表

证型	症状	取穴
风寒湿痹	主症:脊柱侧弯或后突,腰背痛偶伴腹疼,腰前屈、后伸受限 舌苔脉象:舌淡苔白,脉象正常 兼症:①腹部疼痛 ②脊柱旁疼痛	主穴:局部取穴、华佗夹脊、后溪、命门、大肠俞、腰阳关、肾俞 配穴:①关元俞、气海俞、中脘、髀关 ②肝俞、胆俞、志室
横络卡压	主症:脊柱侧弯或后突,腰背痛伴腹痛,长期不愈,可触及痛性结节 舌苔脉象:舌淡苔白,脉象弦紧 兼症:①腹部疼痛 ②脊柱旁疼痛	结筋点:胸椎棘突 1 - 骶椎棘突 4、肓门次、志室次、肾俞次、气海俞次、关元俞次、上、次、中、下髎次、腰椎横突 1～4、府舍次、髀关次 配穴:①中脘、合谷、髀关 ②华佗夹脊、腰阳关

4. 第 3 腰椎横突综合征

因第 3 腰椎横突附着组织劳损而导致的腰腹腿痛等称第 3 腰椎横突综合征。

正常腰椎呈生理性前凸，前凸的顶位于第 3 腰椎，其又为五个腰椎椎体的活动中心，是腰椎前屈、后伸、左右旋转活动的枢纽。五个腰椎的横突在发育过程中所受拉力大小不等，其长短也不一，方向也各不相同。第 3 腰椎横突最长，次为第 2、1、5 腰椎的横突最短，并向后方倾斜。腰椎横突是腰背筋膜前层的附着处，各横突间有横突间肌及横突间韧带。横突又是腰方肌、腰大肌和横突间肌的起止点，腹内斜肌等腹肌通过腱膜也起于此，故其对腰背部运动和稳定起重要作用。

臀上皮神自腰椎 1～3 椎间孔发出，穿出横突间韧带骨纤维孔之后，走行于腰椎 1～3 横突的背面，并紧贴骨膜，经达横突间沟，再穿过起始于横突的肌肉至腰臀及股、小腿外侧甚至足背。

由于第 3 腰椎的横突最长，故作为腰部活动的杠杆所受的作用力最大，附着于其上的所有韧带、肌肉、筋膜、腱膜承受到的拉力也最大，故较易于损伤。损伤轻者产生横突及肌肉附着处撕裂、出血、血肿形成。严重者可引起横突撕脱骨折。这些改变可导致肌紧张、肌痉挛、疤痕形成及粘连等可刺激或压迫脊神经后支的外侧支。同时，被束缚在肌肉、筋膜之间的神经束受到嵌压，血供不足而发生水肿变性，引起臀上皮神经痛和腹痛。

肉眼可见第三腰椎横突处腰方肌、腰大肌及横突棘肌起止点有痛性增厚或条索，镜下观察肌肉附着处肿胀、充血、水肿并结缔组织增生与粘连。

本病属中医学"腰部伤筋""腰痹"范畴。由于腰部肌筋（经筋）被直接打击或长时间被牵拉或扭曲损伤并激惹其痉挛、渗出而致，风寒湿邪侵袭进一步加重疼痛等症状。经筋损伤，尤其是反复损伤而形成的瘢痕条索即"结筋病灶点"，卡压伏行于分肉之间的经脉，使气血因卡压而不通，不通则痛，且常形成顽痛。故在辨证论治时，更要注意经筋辨证论治。

表9-96 第3腰椎横突综合征辨证取穴表

证型	症状	取穴
风寒湿痹	主症：腰背痛,常向股外侧及小腿足背放散,偶伴腹疼,腰前屈、后伸受限 舌苔脉象：舌淡苔白,脉象正常 兼症：①腹部疼痛 ②脊柱旁疼痛	主穴：局部取穴、华佗夹脊、后溪、命门、大肠俞、腰阳关、肾俞、腰宜、中空 配穴：①关元俞、气海俞、中脘、髀关 ②肝俞、胆俞、志室
横络卡压	主症：腰背痛,向股与小腿甚至足背放散,偶伴腹痛,长期不愈,可触及痛性结节 舌苔脉象：舌淡苔白,脉象正常 兼症：①腹部疼痛 ②脊柱旁疼痛	结筋点：腰椎横突1~4、腰椎棘突1-骶椎棘突4、肓门次、志室次、肾俞次、腰宜次、中空次、上、次、中、下髎次、府舍次 配穴：①中脘、合谷、志室、髀关 ②华佗夹脊、腰阳关

5. 腰椎间盘脱出

因椎间盘纤维环破裂和髓核脱出压迫相应脊髓、神经根而出现放射性腰腿痛等综合征称腰椎间盘脱出征，又称髓核脱出征、纤维环破裂征。

据统计，"腰椎间盘脱出征"约占门诊腰疼病人的15%。由于它继发的坐骨神经痛同腰、臀、腿部的软组织伤病不易鉴别，有时放射科仅凭放射影像阳性即做出诊断，实际上大有扩大化的倾向，应与腰部软组织损伤所引起的类似疼痛症相鉴别。

椎间盘为位于椎体间的盘状组织结构，其长度的总合约占脊柱全长的1/4。从组织结构看，分为下列三个部分：

髓核：位于椎间盘的中间，为形似鱼眼珠样的半胶冻状物质，成分是半胶冻状的基质，其中包括含软骨细胞和纤维母细胞的波状纤维网。随着年龄的增长，水分逐渐减少，成人时逐渐变成固体状态，到老年时就成了固体。青壮年人因髓核还没有变成固体尚为胶冻状（半固体状），故髓核可变形，不稳定，当外力作用时就易被挤压变形并发生移位而脱出。

纤维环：围绕髓核的环状纤维组织，由纵形和斜形的两种纤维相互交错，呈编织状结构。其上下与软骨板紧密相连，形成一密封的纤维腔。若将腰段的椎间盘横断切开，就可以看到纤维环的后方比前面相对的更薄，这就形成了解剖学上容易向后方脱出的薄弱环节。

软板：可以认为是椎间盘的上盖和下底，它与椎体的松质骨紧密连接，有良好的弹性和韧性，对于缓冲外力、维持脊柱椎体间内在平衡有着重要的作用。

前纵和后纵韧带维持着脊柱的稳定性，也从前后加固和限制着脊柱（包括椎间盘在内）的超生理范围运动。但是，后纵韧带在向下移行到腰骶部时就逐渐变窄（约只有上段的1/2宽），而在人体正常运动时，这里的活动范围又最大，这就形成了椎间盘容易由这里突出的解剖学基础。

椎间孔是神经根的必经之路，一旦椎间盘向后外突出，有可能压迫神经根走行的通道上，而产生临床症状。

椎间盘不但有连接椎体、稳固脊柱的作用，而且由于椎间盘在正常状态下可以变形，弥补椎体在运动时不能变形和限制脊柱活动范围的不足，使脊柱的稳定性和灵活性相统一。如人体前屈时，椎间盘的前缘由于椎体挤压而上下变窄，其后缘则因牵拉而上下变宽，髓核随其前后缘的变化向后偏移，反之亦然，这样就增加了脊柱的灵活性。椎间盘在受力以后，还可以通过形态的变化改变作用力的方向，使外力均匀地分布于整个椎体上，以维持脊柱的内在平衡。由于椎间盘的垫衬避免了椎体骨之间的直接接触，起到缓冲作用。如人从高处跳下时就可以减少或防止发生颅底和椎体的骨折。行走时头之所以感觉不到下肢传来的冲击力量，都与椎间盘的缓冲作用也有关系。

腰椎是腰部唯一的支柱，它支撑了人体一半多的体重。对于作为软组织的椎间盘来说，是一个较大的负担。加之脊柱运动时，作用于椎间盘上的受力点不断发生变化，经数十年的反复承重和形变，就会引起椎间盘组织的变性。另外又由于衰老，还会发生弹性变小，脆性增大等退行性变，在此基础上，若脊柱和椎间盘受到足以破坏它的外力时，就可使纤维断裂，形成纤维环的裂隙。髓核由于挤压从裂口中外移，形成髓核脱出症。一次超过纤维环所能承受的最大外界暴力，如背、扛、抬重物，或高处跳下，或急性腰扭伤等，就可能使纤维环破裂并使髓核脱出而发病。

本病属中医学"腰部伤筋""腰痹"范畴。风湿寒邪的侵袭是引起椎间盘组织变性而脱出的先决条件。由于风、湿、寒等外因使椎间盘的血流动力学发生了改变，致使局部供血障碍，营养供应不足，从而使椎间盘组织发生了营养不良，或者使已变性的间盘组织加重了病理改变，在此基础上，当外力作用时，就容易发生纤维环的破坏，使髓核外移而形成椎间盘脱出症。重型或有严重合并症者应手术治疗，但对椎管内外鉴别试验属椎外损伤或合并腰臀软组织损伤者应检查其结筋病灶点，可从经筋辨证论治角度处理。

表 9 - 97　腰椎间盘脱出辨证取穴表

证型	症状	取穴
风寒湿痹	主症:腰背痛,常向股及小腿、足背外侧放散,偶伴腹疼,腰前屈、后伸受限 舌苔脉象:舌淡苔白,脉象正常 兼症:①腹部疼痛 ②脊柱旁疼痛	主穴:局部取穴、华佗夹脊、命门、大肠俞、腰阳关、肾俞、腰宜、中空 配穴:①关元俞、气海俞、髀关 ②肝俞、胆俞、志室
横络卡压	主症:腰背痛,向股与小腿甚至足背放散,偶伴腹痛,长期不愈,可触及痛性结节 舌苔脉象:舌淡苔白,脉象正常 兼症:①腹部疼痛 ②脊柱旁疼痛	结筋点:腰椎横突 1~4、腰椎棘突 1 - 骶椎棘突 4、肓门次、志室次、肾俞次、腰宜次、中空次、外承扶、上、次、中、下髎次、小肠俞次、膀胱俞次、中膂俞次、白环俞次、髀关次、府舍次 配穴:①中脘、合谷、髀关 ②华佗夹脊、腰阳关

6. 腰椎间盘脱出综合征

腰部疼痛并向骶、髋、下肢放散，腰椎影像学检查符合"腰椎间盘脱出或膨出"诊断，直腿抬高试验常呈阴性，且侧弯试验阴性、弓弦试验阴性、腰臀髋股可检出"结筋病灶点"，对结筋病灶点进行按压、弹拨等试验性治疗后，病人腰腿痛可不同程度缓解，故将这组类似真性"腰椎间盘脱出征"的一组综合征称为"腰椎间盘脱出综合征"。

本病属中医学"腰部伤筋""腰痹"范畴。本病在中老年人中为常见多发病，按"腰椎间盘脱出症"治疗（包括手术）常不能完全消除症状，是临床难题之一，但从经筋理论与临床疼痛诊疗学角度检查，常可发现系列结筋病灶点并引发类似的腰椎间盘脱出综合征。本综合征是因腰部肌筋（经筋）被直接打击或长时间被牵拉或扭曲损伤并激惹其痉挛、渗出而致，风寒湿邪侵袭进一步加重疼痛等症状。经筋损伤，尤其是反复损伤而形成的瘢痕条索即"结筋病灶点"，卡压伏行于分肉之间的经脉，使气血因卡压而不通，不通则痛，且常形成顽痛。故在辨证论治时，更要注意经筋辨证论治。

表9-98 腰椎间盘脱出综合征辨证取穴表

证型	症状	取穴
风寒湿痹	主症:腰背痛,常向股及小腿、足背外侧放散,偶伴腹疼,腰前屈、后伸受限 舌苔脉象:舌淡苔白,脉象正常 兼症:①腹部疼痛 ②脊柱旁疼痛	主穴:局部取穴、华佗夹脊、命门、大肠俞、腰阳关、肾俞、腰宜、中空 配穴:①关元俞、气海俞、髀关 ②肝俞、胆俞、志室、肓门
横络卡压	主症:腰背痛,向股与小腿甚至足背放散,偶伴腹痛,长期不愈,可触及痛性结节 舌苔脉象:舌淡苔白,脉象正常 兼症:①腹部疼痛 ②脊柱旁疼痛	结筋点:腰椎横突1~4、腰椎棘突1-骶椎棘突4、肓门次、志室次、肾俞次、腰宜次、中空次、外承扶、上、次、中、下髎次、小肠俞次、膀胱俞次、中膂俞次、白环俞次、髀关次、府舍次 配穴:①中脘、合谷、髀关 ②华佗夹脊、腰阳关、命门

7. 侧隐窝狭窄综合征

侧隐窝前后径小于3毫米，且合并腰腿疼痛者称侧隐窝狭窄综合征。

腰椎椎管侧隐窝是椎管两侧的延伸部，其外侧为椎弓根的内壁，内侧为硬膜囊及硬膜外结缔组织（脂肪、血管丛等），前方是椎体后缘的外侧部和相应的椎间盘，后方由黄韧带的外侧部、上关节突的前面及相应椎板上缘组成。侧隐窝内有从硬膜囊内穿出的神经根通过，并向外进入椎间孔。腰椎椎管侧隐窝的有无与形状决定于椎孔的形态：腰1椎孔以椭圆形为主，但大部分无侧隐窝；腰2、3椎孔以三角形为主，大部分有不明显的侧隐窝；腰4、5椎孔以三叶形为主，且大部分有侧隐窝，一般认为，5毫米以上为正常。

腰椎侧隐窝狭窄症除了发育上（如三叶形椎管）存在着狭窄症的因素外，狭窄的另一个重要因素是退行性病变所致。椎间盘退变，纤维环膨出，椎间隙变窄，下位椎骨的上关节突上升、下关节突的后移、造成相邻椎体的轻度滑脱，使椎管的矢状径缩短，久之可导致创伤性关节炎，小关节突肥大，黄韧带肥厚钙化，自后方突入侧隐窝；间盘的退变造成椎间失稳，椎体后上缘增生，从前方向后突入侧隐窝，亦可促成侧隐窝狭窄。

此时应采用椎管内外疾病鉴别法，确定为椎管内者应手术治疗。有椎管外经筋损伤者，应在经脉辨证论治基础上，同时从经筋辨证论治着手治疗。

本病属中医学"腰部伤筋""腰痹"范畴。本病在中老年人中为常见多发病，遵"侧隐窝狭窄综合征"治疗（包括手术）常不能完全消除症状，是临床难题之一，但从经筋理论与临床疼痛诊疗学角度检查，常可发现系列结筋病灶点并引发腰椎间盘脱出类似综合征。本综合征是因腰部肌筋（经筋）被直接打击或长时间被牵拉或扭曲损伤并激惹其痉挛、渗出而致，风寒湿邪侵袭进一步加重疼痛等症状。经筋损伤，尤其是反复损伤而形成的瘢痕条索即"结筋病灶点"，卡压伏行于分肉之间的经脉，使气血因卡压而不通，不通则痛，且形成顽痛。故在辨证论治时，更要注意经筋辨证论治。

表 9 - 99　　侧隐窝狭窄综合征辨证取穴表

证型	症状	取穴
风寒湿痹	主症:腰背痛,常向股外侧及小腿足背放散,偶伴腹疼,腰前屈、后伸受限 舌苔脉象:舌淡苔白,脉象正常 兼症:①腹部疼痛　②脊柱旁疼痛	主穴:局部取穴、华佗夹脊、命门、大肠俞、腰阳关、肾俞、腰宜、中空 配穴:①关元俞、气海俞、髀关　②肝俞、胆俞、志室
横络卡压	主症:腰背痛,向股与小腿甚至足背放散,偶伴腹痛,长期不愈,可触及痛性结节 舌苔脉象:舌淡苔白,脉象正常 兼症:①腹部疼痛　②脊柱旁疼痛	结筋点:腰椎横突 1～4、腰椎棘突 1 - 骶椎棘突 4、肓门次、志室次、肾俞次、腰宜次、中空次、外承扶、上、次、中、下髎次、小肠俞次、膀胱俞次、中膂俞次、白环俞次、髀关次、府舍次 配穴:①中脘、合谷、髀关　②华佗夹脊、腰阳关

8. 腰椎椎管狭窄综合征

脊椎椎管，神经根管，或椎间孔因先天性或后天各种因素（退变、外伤、失稳及其他，也包括骨性或纤维、结缔组织结构异常），导致单一平面或多平面的一处或多处管腔内径减少而引起马尾、神经根压迫综合征称腰椎椎管狭窄综合征。

腰椎由前方的椎体、后方的椎弓、棘突及侧方的横突所构成，椎体后缘、后关节与椎弓间形成椎孔。各椎孔相互叠加而成腰椎管。椎管的前壁为椎体后面、椎间盘后缘及后纵韧带，两侧为椎弓根，后方为椎板、后关节和黄韧带。腰椎椎管平腰 1～2 椎处为脊髓圆锥，以下为马尾神经，其被硬膜包围的部分形成硬膜囊，各神经根自硬膜鞘发出后在椎管内的一段称为神经根管，分别自相应椎间孔穿出。

单一椎骨包括椎体、椎弓及由椎弓发出的突起（上下关节突、横突和棘突）。椎体较粗厚，正常成人，其横径约为 45～50 毫米（女性约 30～35 毫米），高约 22～25 毫米。椎体上下边缘有隆起的骨环，称为骺环。椎间盘的软骨板位于其中。两侧椎弓与椎板相连，呈弓状，后者与椎体共同形成一连续骨环就是椎孔。椎弓根位于椎体后外侧，起于椎体上部，与椎体大致呈垂直排列并向后突起，其上、下各有一切迹。椎板左右各一个，呈扁平状。各椎体间有椎间盘连接，椎弓间有上下关节突组成的小关节连接，周围有由各韧带连结而形成的腰段脊柱。各椎孔相互叠加而成腰椎管。

腰椎管的前壁为椎体后面、椎间盘后缘及后纵韧带，侧后方为椎弓根、椎板、后方小关节突关节和连接上下椎板间的黄韧带。椎管内，腰 2 以上为脊髓圆锥，以下为马尾神经。此外，椎管壁与硬膜囊间有发自硬膜囊的神经根、脂肪、疏松结缔组织和血管。在新生儿下腰椎管与颈、胸及上腰椎椎管近侧趋于卵圆形。成年后下腰部椎管逐渐演变成三角形或三叶草形。这种椎管形态学变化虽增加了腰骶部负载强度，但由于椎管与马尾和脊神经根之间空间减少，当构成椎管之骨性或纤维结缔组织发生改变时，可使椎管矢、横径减少，造成神经组织压迫性损害。

腰神经根管是指神经根自硬脊膜囊发出，斜向外下，直至出椎间孔外口所经的管道。这一概念只适用于腰和骶段神经根。神经根管可分为入口、中间区和出口三个区：

（1）入口区：指神经根自离开硬膜囊至峡部的上缘区域。椎间关节的内侧，关节囊和黄韧带构成后壁。无论是骨质增生、关节突肥大、黄韧带肥厚及椎间盘膨出导致的间隙狭窄等均位于该区。

（2）中间区：相当于椎弓峡部区，为真骨性区。峡部为其后壁，峡部所对的椎体后侧为前壁，故较少发生狭窄。但若峡部崩裂、增生，原发三叶形椎管、椎弓根异常短缩等引起该区狭窄。

（3）出口区：主要指椎间孔。前壁为椎体、椎间盘，后壁为后关节的外侧。正常椎间孔的大小差异可达50%，故椎间盘后外侧脱出，后关节增生及滑脱等可引起该部位狭窄压迫神经根。

侧隐窝是椎管两侧的延伸部，其外界是椎弓根内壁，后方是上关节突前壁，黄韧带外侧部及相应椎板上缘，前方是椎体后缘的外侧部分及相应的椎间盘，内侧与硬膜及硬膜外脂肪、血管丛相邻。侧隐窝内有从硬膜囊内穿出的神经根通过，并向外进入椎间孔。腰椎有无侧隐窝及侧隐窝的深浅，与椎管的解剖学形态有关。腰1椎孔以椭圆形为主，大部分无侧隐窝；腰2、3椎孔以三角形为主，大部分有不明显的侧隐窝；腰4、5椎孔以三叶形为主，大部分有明显的侧隐窝。侧隐窝最狭窄的部分是在同一椎弓根的喙状突起上缘，此外因上关节突的水平部向前倾斜之故。侧隐窝因腰椎退行性改变可发生狭窄，卡压路径的腰骶神经根引起根性损害。

侧椎弓根之间有一椎间孔。其上半部前壁为上位椎体的下后部，下半部为上下椎体间之间盘的侧后部；上下壁为椎弓根的切迹，后壁为相邻椎骨上下关节突与黄韧带形成的关节突关节的前内侧部。此间穿有神经根和动、静脉。腰椎椎间孔自上腰至腰骶逐渐减小，但穿出的神经根却逐渐增粗。

椎管狭窄可按患者的局部病变区域或特殊的病理实质进行分类，有神经根管狭窄和椎间孔狭窄等分型。先天性发育性腰椎管狭窄症由先天椎管发育不全造成，主要表现形式为：①椎体关节突发育畸形；②椎体组件，如椎板、椎弓根的比例失常；③椎管和椎管内容物（脊髓、神经根）之间的比例失常而致病，但本型罕见。临床所遇大多为各种退化等因素所致，获得性腰椎管狭窄的重要成因是构成椎管的骨性与纤维结缔组织的退行性改变所致。病变的开始可以仅仅是反复轻微损伤，肥大性脊柱炎是这一病理变化的最终结果。这一病理演变过程是漫长的，在这一过程中可并发有椎间盘突出，侧隐窝狭窄或中央性椎管狭窄等，此外，也见有发生多平面的椎管狭窄，脊柱滑脱等病变。

每一椎间平面就是腰椎后方小关节突关节和前方椎间盘所形成的三关节复合体，各构件可以相互间造成影响，腰椎三关节复合体的退行性变化是最终形成腰椎管狭窄症的病理基础：

1）小关节突关节病理性改变：含有软骨和滑液成分的可动性小关节及后方为胶原纤维关节囊病理改变有以下几方面：①滑膜反应。②关节软骨纤维形成。③关节软骨不规整和粗糙退变。④骨赘形成。⑤关节突骨折。⑥关节内游离体。⑦关节囊松弛性失稳。

2）椎间盘病理性改变：①年龄变化：儿童和青少年期的髓核呈胶冻状。随着年龄不断增加，到成年时可见髓核中纤维组织增加而退变。②纤维环退变撕裂。

3）椎间盘内破坏：在轻微机械性损伤的基础上，再加上生物化学和免疫学因素的影响，最终可导致椎间盘内破坏。椎间盘可从一侧到另一侧，或从前到后不完全性破坏，但并不发生椎间盘突出。椎间盘高度可以显著地降低，纤维环可以在椎间盘四周膨出。其结果可以导致病变椎节明显不稳。

4）椎间盘吸收：随着椎间盘退变的进一步发展和椎间盘内容物的不断丢失，椎间隙逐渐变窄而成为椎体之间的薄层纤维组织。在椎间盘吸收过程中，腰椎处于不稳定状态，直至椎体周边骨赘形成使椎间固定，同时还可以发生小关节僵硬，椎间孔形变。

5）椎间盘高度降低后，腰椎三关节复合体的内在平衡受到破坏。

6）黄韧带病变：黄韧带是连接脊椎的重要结构，随伸屈运动增厚或变薄。退变增厚的黄韧带，既可以参与骨性组织增生致椎管狭窄，又见有单独因自身肥厚而致病的。

7）多椎节平面病变：腰椎多椎节平面退变是腰椎退变的最终阶段，其结果常表现有腰椎的旋转侧弯畸形。可以同时造成中央椎管和侧隐窝的狭窄，严重嵌夹马尾和脊神经根。

8）退变性脊椎滑脱：可引起局限性椎管狭窄，关节突变扁呈扇形，边缘骨赘形成并由后外侧突入椎管；当一侧关节突的退变破坏比另一侧严重时，上位脊椎对下位脊椎就会发生旋转，导致侧隐窝和椎管的变形及狭窄引起相应的神经根压迫。

椎管的狭窄主要表现在椎管矢状径狭小，横经（椎弓根间距）的意义较为次要。一般认为，如矢径小于13毫米，横径小于18毫米，可定为椎管狭窄。有的作者将矢径数值10~12毫米定为相对狭窄，如小于10毫米则为绝对狭窄。有严重合并症的腰椎椎管狭窄征应手术治疗。但多数都合并腰骶部软组织损伤，从而引发或加重症状，此时应采用椎管内外疾病鉴别法，确定为椎管内者应手术治疗。有椎管外经筋损伤者，应在经脉辨证论治基础上，同时从经筋辨证论治着手治疗。

表9-100　腰椎椎管狭窄综合征辨证取穴表

证型	症状	取穴
风寒湿痹	主症:腰背痛,偶向股外侧及小腿足背放散,偶伴腹疼,腰前屈、后伸受限 舌苔脉象:舌淡苔白,脉象正常 兼症:①腹部疼痛 ②脊柱旁疼痛	主穴:局部取穴、华佗夹脊、命门、大肠俞、腰阳关、肾俞、腰宜、中空 配穴:①关元俞、气海俞、髎关 ②肝俞、胆俞、志室
横络卡压	主症:腰背痛,向股与小腿甚至足背放散,偶伴腹痛,长期不愈,可触及痛性结节 舌苔脉象:舌淡苔白,脉象沉紧 兼症:①腹部疼痛 ②脊柱旁疼痛	结筋点:腰椎横突1~4、腰椎棘突1-骶椎棘突4、肓门次、志室次、肾俞次、腰宜次、中空次、外承扶、上、次、中、下髎次、小肠俞次、膀胱俞次、中膂俞次、白环俞次、髎关次、府舍次 配穴:①中脘、合谷、气冲、髎关 ②华佗夹脊、腰阳关

本病属中医学"腰部伤筋""腰痹"范畴。本病在中老年人中为常见多发病，遵"腰椎椎管狭窄征"治疗（包括手术）常不能完全消除症状，是临床难题之一，但从经筋理

论与临床疼痛诊疗学角度检查，常可发现系列结筋病灶点并引发腰椎椎管狭窄征类似综合征。本综合征是因腰部肌筋（经筋）被直接打击或长时间被牵拉或扭曲损伤并激惹其痉挛、渗出而致，风寒湿邪侵袭进一步加重疼痛等症状。经筋损伤，尤其是反复损伤而形成的瘢痕条索即"结筋病灶点"卡压伏行于分肉之间的经脉，使气血因卡压而不通，不通则痛，且形成顽痛。故在辨证论治时，更要注意经筋辨证论治。

9. 臀上皮神经炎

臀上皮神在行程中被卡压或移位牵拉并引起炎性渗出和腰腿疼痛者称臀上皮神经炎。

臀上皮神是由第1~3腰神经的后支发出，在背肌的深面向外下行，由髂嵴之上穿过背肌，斜行跨过髂嵴的中点，达到臀部，有时尚分布至股、小腿、足背外侧，司臀中部和外上方的皮肤感觉。其在行程中被卡压或移位时，引起腰腿疼痛。在腰部急性软组织损伤中，约有40%~60%的病人是臀上皮神经在走行中间的移位（即所谓的筋出槽）或卡压而造成的，应该特别引起注意。

臀上皮神经在髂嵴下行走于比较表浅的皮下，加之要穿行髂嵴骨性纤维管到达臀部，因髂嵴高突外翻使之形成了相应的弧形曲线，当它受到致伤因素作用时（如碰撞、挤压、转身、弯腰、摩擦牵拉等），可以发生无菌性的炎症、组织变性、扭转和解剖位置的变移等。其病理变化的主要表现为有鞘的粗纤维髓鞘消失，轴突裸露，周围的组织可以有渗出、水肿和结缔组织增生，从而使神经组织周围纤维化以至粘连等，导致引起神经的变粗、畸形。臀上皮神经是第1~3腰神经后支发出的纤维，所以它的损伤常可以反射性地出现下肢和腰部的疼痛。

本病属中医学"腰部伤筋""腰痹"范畴。由于腰部肌筋（经筋）被直接打击或长时间被牵拉或扭曲损伤并激惹其痉挛、渗出而致，风寒湿邪侵袭进一步加重疼痛等症状。经筋损伤，尤其是反复损伤而形成的瘢痕条索即"结筋病灶点"，卡压伏行于分肉之间的经脉，使气血因卡压而不通，不通则痛，且常使腰部长期不适或反复发病，形成顽痛。故在辨证论治时，更要注意经筋辨证论治。

表9-101　臀上皮神经炎辨证取穴表

证型	症状	取穴
风寒湿痹	主症:腰背痛,常向股外侧及小腿足背放散,偶伴腹疼,腰前屈、后伸受限 舌苔脉象:舌淡苔白,脉象正常 兼症:①腹部疼痛 ②脊柱旁疼痛	主穴:肓门、志室、华佗夹脊、后溪、命门、大肠俞、腰阳关、肾俞、腰眼、腰宜、中空 配穴:①关元俞、气海俞、髀关 ②肝俞、胆俞、志室
横络卡压	主症:腰背痛,向股与小腿甚至足背放散,偶伴腹痛,长期不愈,可触及痛性结节 舌苔脉象:舌淡苔白,脉象正常 兼症:①腹部疼痛 ②脊柱旁疼痛	结筋点:腰椎横突1~4、肓门次、志室次、肾俞次、腰宜次、中空次、外承扶、上、次、中、下髎次、小肠俞次、膀胱俞次、中髎俞次、白环俞次、髀关次、府舍次、气冲次 配穴:①中脘、合谷、气冲、髀关 ②华佗夹脊、腰阳关

10. 髂腰韧带综合征

因髂腰韧带损伤引起的腰背部疼痛综合征称髂腰韧带综合征。

髂腰韧带连结于第五腰椎横突与髂嵴的后上部，将第五腰椎系挂于髂骨，同时有补偿缺失的棘上韧带和后纵韧带的作用。这条韧带实际上是下肢支撑人体上半身重量的一个主要组织。加之第五腰椎在整个椎骨中活动度较大，支撑的作用最大，其稳定性又较差，受外力作用发生形态、位置变化的机会也最多，这正是髂腰韧带容易发生损伤的解剖生理学基础。其病理变化主要为韧带的变性、断裂、韧带附着处的末端病样改变等。本征与神经根性下腰痛和非特异性下腰不同，但因为其主要表现为下腰疼，所以临床容易与腰背肌肉筋膜炎相混。如果此病的下腰疼伴有放射性，也常常与坐骨神经痛不易鉴别。

病属中医学"腰部伤筋""腰痹"范畴。由于腰部肌筋（经筋）被直接打击或长时间被牵拉或扭曲损伤并激惹其痉挛、渗出而致，风寒湿邪侵袭进一步加重疼痛等症状。经筋损伤，尤其是反复损伤而形成的瘢痕条索即"结筋病灶点"卡压伏行于分肉之间的经脉，使气血因卡压而不通，不通则痛，且常使腰部长期不适或反复发病，形成顽痛。故在辨证论治时，更要注意经筋辨证论治。

表 9 – 102　髂腰韧带综合征辨证取穴表

证型	症状	取穴
风寒湿痹	主症:腰背痛,或向股外侧及小腿足背放散,偶伴腹疼,腰前屈、后伸受限 舌苔脉象:舌淡苔白,脉象正常 兼症:①腹部疼痛　②脊柱旁疼痛	主穴:腰眼、腰宜、中空、命门、大肠俞、腰阳关、肾俞 配穴:①关元俞、气海俞、髀关　②志室、腰奇
横络卡压	主症:腰背痛,或股与小腿甚至足背放散,偶伴腹痛,长期不愈,可触及痛性结节 舌苔脉象:舌淡苔白,脉象正常 兼症:①腹部疼痛　②脊柱旁疼痛	结筋点:腰椎横突 4~5、腰椎棘突 4 – 骶椎棘突 4、腰眼次、腰宜次、中空次、外承扶、上髎次、小肠俞次、膀胱俞次、髀关次、府舍次、气冲次 配穴:①中脘、肓门、气冲、髀关　②华佗夹脊、腰阳关

11. 腰痛性眩晕综合征

因长期腰痛而引起的以腰痛、眩晕为主要表现的综合征称腰痛性眩晕综合征。

慢性诸腰背肌劳损、肌筋膜炎可在肌止点引起无菌性炎症、纤维化等病理改变，而这些病理变化不仅引起疼痛，而且会反射性地引起肌痉挛和另一肌止点的牵拉损伤。腰部骶棘肌、胸腰筋膜都自腰上行，分别止于颈胸椎棘突、椎板及后肋、颈筋膜，因此，腰肌劳损、胸腰筋膜炎都直接或间接地引起颈项部软组织，使其紧张性增高，刺激张力感受器，产生异常冲动而引起眩晕头昏、背痛胸闷、眼花耳鸣，部分尚有咽部不适、异物感等一系列综合征。

病属中医学"腰部伤筋""腰痹""眩晕"范畴。由于腰部肌筋（经筋）被直接打击或长时间被牵拉或扭曲损伤并激惹其痉挛、渗出而致，风寒湿邪侵袭进一步加重疼痛等症状。经筋损伤，尤其是反复损伤而形成的瘢痕条索即"结筋病灶点"，卡压伏行于分肉之间的经脉，使气血因卡压而不通，不通则痛，且常使胸腰部长期不适或反复发病，形成顽痛。故在辨证论治时，更要注意经筋辨证论治。

表9－103　腰痛性眩晕综合征辨证取穴表

证型	症状	取穴
风寒湿痹	主症:腰背痛,或向胸背放散,偶伴眩晕、腰前屈、后伸受限 舌苔脉象:舌淡苔白,脉象正常 兼症:①腹部疼痛 ②脊柱旁疼痛	主穴:腰眼、风池、腰宜、中空、命门、大肠俞、腰阳关、肾俞 配穴:①关元俞、气海俞、髀关 ②志室、腰奇
横络卡压	主症:腰背痛向颈项放散,偶伴眩晕、咽部异物感,长期不愈,可触及痛性结节 舌苔脉象:舌淡苔白,脉象正常 兼症:①腹部疼痛 ②脊柱旁疼痛	结筋点:腰椎横突4~5、腰椎棘突4－骶椎棘突4、腰眼次、腰宜次、中空次、上髎次、小肠俞次、膀胱俞次、风池次、天柱次、完骨次、天突次 配穴:①中脘、育门、气冲、髀关 ②华佗夹脊、腰阳关

12. 剑突综合征

胸骨剑突增生及周围组织发生非特异性炎性病变而且并发疼痛等临床表现者称之为剑突综合征。

剑突在出生时为透明软骨,3岁以后出现骨化中心,逐渐扩大至完全骨化,中年时剑突与胸骨体已骨性愈合。剑突部表面有腹直肌、腹白线覆盖愈,有左右两侧 $T_4 \sim T_8$ 的肋间神经和膈神经重叠交错分布。在人体前屈、后伸时,覆盖其上的腹直肌与之摩擦,日久可继发慢性损伤而疼痛,常出现骨膜纤维性增厚,骨质增生等病理变化。

剑突为胸骨的下端,后面正对第9胸椎,剑胸结合部两侧与第7肋软骨相连,剑突后方的纵隔内有心包、心脏及出入心脏的大血管,还有食管、胸导管以及它们周围的结缔组织及肺脏。剑突下后为腹腔内脏,有肝胆、胰腺、胃肠,故剑突综合征常表现出上述内脏功能异常。同时,各种纵隔或胸腹腔内脏器的异常也可致剑突部疼痛。剑突部位疼痛发作时,也可向胸、腹部乃至肋间部放射,此属筋性内脏病,应从经筋治疗入手,方能取效。

表9－104　剑突综合征辨证取穴表

证型	症状	取穴
风寒湿痹	主症:前胸剑突压痛明显,深呼吸时加重,偶伴腹疼、两胁疼、胸闷、心前区疼、腰背痛、腰前屈、后伸受限 舌苔脉象:舌淡苔白,脉象正常 兼症:①腹部疼痛 ②脊柱旁疼痛 ③胸闷气短 ④心悸、心前区疼痛	主穴:局部取穴、鸠尾、膻中、乳根、中脘、合谷 配穴:①上脘、建里 ②华佗夹脊 ③中庭、中府 ④内关、神门
横络卡压	主症:前胸剑突压痛明显,反复发作多年,可触及痛性肥厚索条,深呼吸时加重,偶伴腹疼、两胁疼、胸闷、心前区疼、腰背痛、腰前屈、后伸受限 舌苔脉象:舌淡苔白腻,脉象沉细 兼症:①腹部疼痛 ②脊柱旁疼痛 ③胸闷气短 ④心悸、心前区疼痛	主穴:局部取穴 结筋点:鸠尾次、膻中次、乳根次、中脘次、幽门次、梁门次、腹哀次、曲骨次 配穴:①上脘、建里 ②华佗夹脊 ③中庭、中府 ④内关、神门

本病属中医学"胸部伤筋""胸痹"范畴。由于胸腹部肌筋（经筋）被直接打击或长时间被牵拉或扭曲损伤并激惹其痉挛、渗出而致，风寒湿邪侵袭进一步加重疼痛等症状。经筋损伤，尤其是反复损伤而形成的瘢痕条索即"结筋病灶点"，卡压伏行于分肉之间的经脉，使气血因卡压而不通，不通则痛，且常使胸部长期不适或反复发病，形成顽痛。故在辨证论治时，更要注意经筋辨证论治。

13. 腹肌损伤

腹肌损伤是指腹肌因直接暴力或突然收缩或反复舒缩等原因所致的损伤，临床上多以腹肌疼痛为主要表现。

腹肌指构成腹前壁、侧壁和后壁的肌组织。腹前壁有一对纵行的直肌，两侧是三层宽阔的扁肌，这三层肌的肌束方向彼此交叉，并在腹前壁处形成广阔的腱膜。其上附着于胸廓下部，下附着于骨盆，后附着竖脊肌腱膜或脊柱。腹肌可分为前外侧群和后群两组：前外侧群包括腹外斜肌、腹内斜肌、腹横肌和腹直肌。其作用是共同保护腹腔脏器，收缩时可以缩小腹腔，增加腹压以协助排便，分娩，呕吐，又可牵降肋骨而助呼气，能使脊柱稳定并可前屈、侧屈与旋转；后群包括腰大肌与腰方肌，腰方肌作用是下降和固定 12 肋，并使脊柱侧屈，腰大肌作用是使髋关节前屈和旋外，下肢固定时可使躯干前屈。腹部被直接撞击，运动时急性牵拉和慢性劳损等都可直接或间接使腹肌的损伤。直接暴力所致者可见局部的皮肤损伤或皮下出血等，镜下可见肌肉毛细血管损伤，肌纤维肿胀，断裂等，急性牵拉伤也可见局部肌纤维与毛细血管的损伤、肿胀；慢性损伤主要是肌纤维的无菌性炎症与粘连变性等。临床表现腹肌部位疼痛，呼吸、咳嗽或解大小便时疼重。局部有肿胀，瘀斑或压痛，主动前屈侧屈或旋转脊柱等动作受限，常伴有胸闷、胸痛、慢性腰痛、心前区、肋间、肝胆区、脾曲、上腹疼痛。腹肌急性损伤，特别是暴力撞击伤应注意有无内脏损伤。

表 9 - 105　腹肌损伤辨证取穴表

证型	症状	取穴
风寒湿痹	主症:腹痛,常伴前胸剑突痛,深呼吸时加重,两胁疼、胸闷、心前区疼、腰背痛,腰前屈、后伸受限 舌苔脉象:舌淡苔白,脉象弦紧 兼症:①剑突和两胁部疼痛 ②脊柱旁疼痛 ③胸闷气短 ④心悸、心前区疼痛	主穴:局部取穴、乳根、期门、日月、章门、京门、上脘、中脘、下脘、关元、归来、曲骨、合谷 配穴:①鸠尾、膻中、梁门 ②华佗夹脊、肓门、志室 ③中庭、中府 ④内关、神门
横络卡压	主症:腹痛明显,反复发作多年,于肋端、肋骨联合部、腹直肌外缘及腹白线、耻骨联合可触及痛性肥厚索条,深呼吸时加重,偶伴两胁疼、胸闷、心前区疼、腰背痛,腰前屈、后伸受限 舌苔脉象:舌淡苔白腻,脉象沉细 兼症:①剑突部疼痛 ②脊柱旁疼痛 ③胸闷气短 ④心悸、心前区疼痛	主穴:局部取穴 结筋点:期门次、日月次、章门次、京门次、乳根次、上、中、下脘次、幽门次、梁门次、腹哀次、关元次、归来次、曲骨次、府舍次、髀关次、肓门次、志室次、腰椎横突1~3 配穴:①鸠尾、梁门 ②华佗夹脊、肓门、志室 ③中庭、中府 ④内关、神门

本病属中医"胸痛"、"胸腹痛"、"腰腹痛"范畴。由于腹部肌筋（经筋）被直接打击或长时间被牵拉或扭曲损伤并激惹其痉挛、渗出而致，风寒湿邪侵袭进一步加重疼痛等症状。经筋损伤，尤其是反复损伤而形成的瘢痕条索即"结筋病灶点"，卡压伏行于分肉之间的经脉，使气血因卡压而不通，不通则痛，且常使胸部长期不适或反复发病，形成顽痛。故在辨证论治时，更要注意经筋辨证论治。

第八节　骶髋部经筋痹病

【概述】

骶髋部即骨盆，它由髋骨、骶骨和尾骨借耻骨联合、骶髂关节和附着的经筋组织、坚强的韧带紧密连续而构成。骨盆是腰与下肢的交会枢纽。在人体运动过程中，承受着巨大应力，所以，附着于其上的经筋也极易受伤而出现结筋病灶点。

髂骨翼外侧面上，有明显的骨嵴，是臀部强大肌肉（臀大肌、臀中肌、臀小肌、阔筋膜张肌等）的附着部。髂骨翼内侧面后部，有一较大的耳状面，它与骶骨的同名面形成骶髂关节，骶骨"悬挂"在骶髂关节面上，但由于前倾的结构特点，加重了骶骨因承受体重压力而向前下方移位倾向，因而加重了骶髂骨间韧带承受的应力和负担。

耻骨体、坐骨体和髂骨体组成髋臼窝以容纳股骨头，并形成髋关节。髋关节使骨盆与下肢连成一体并承受体重。耻骨支、坐骨支、髂骨也是下肢肌肉附着的地方，下肢活动会加重附着点的应力，可造成损伤。

骶骨由五块骨结合而起，其有4对骶孔，骶神经从中穿行，骶管裂孔有第5对骶神经通过。骶骨孔外侧面两侧有骨性隆起，移作骶关节嵴和骶外侧嵴，其不平滑的表面，可加重附着其上的神经支和韧带的劳损而出现结筋病灶点。

骶髋部承受上体的活动剪力和体重压力，髋关节还要完成下肢的屈伸旋转运动。过度劳损常致附着于骶髋部的肌肉、韧带和神经等经筋组织损伤，从而出现结筋病灶点。

1. 髋肌

髋肌部分起自躯干骨，部分起于骨盆，分别包绕髂关节的四周，止于股骨。按其位置可分为两群，位于骨盆内者叫髋内肌，位于骨盆外者称髋外肌。

（1）髋内肌：髋内肌包括腰大肌、腰小肌、髂肌、梨状肌、闭孔内肌、尾骨肌。

（2）髋外肌：这群肌肉主要位于臀部，故又称臀肌，按其位置的深浅，分为三层：浅层自前而后有阔筋膜张肌和臀大肌，中层有臀中肌、梨状肌、闭孔内肌（后两个肌肉主要位于骨盆内）和股方肌，深层有臀小肌和闭孔外肌。

2. 下肢游离肌

（1）大腿肌：大腿肌由三群组成，分别位于股骨的前面、内侧和后面，即股前群、股内侧群和股后群。

①股前肌群：浅层有缝匠肌，深层有股四头肌。

②股内侧肌群：浅层有耻骨肌、长收肌、股薄肌，深层有短收肌和大收肌。

③股后侧肌群：大腿后部由三块肌肉构成，有股二头肌、半腱肌、半膜肌。

髋关节是典型的球窝关节，坚固而灵活。其结构与人体直立所需的负重与行走功能相适应，特点是：髋臼周边有软骨性髋臼唇使之加宽加深，并超出半圆；股骨头呈球状，与髋臼相匹配；股骨头凹处有圆韧带与髋臼相连，增加其稳定性；股骨颈狭长，与股骨干形成角度，具有力学意义，也增加髋的活动范围；周围有紧张而强大的韧带保护；周围有丰厚的肌肉覆盖。因此，髋关节远较肩关节稳定，脱位机会相对较少。稳定是负重的条件，活动是行走的需要，只有在稳定的基础上，活动才有意义。可以说，负重是髋关节最重要的功能。

髋关节由诸多韧带固定加强，其主要有：髂股韧带（位于髋关节前面，呈人字形，由髂前下棘到股骨大转子间线）、耻股韧带（位于髋关节前内侧，起于耻骨上支，向外下与关节囊融合）、坐股韧带（位于髋关节后方，由坐骨体到大转子根部）。此外尚有股骨头韧带（位于关节囊内）、轮匝带（位于关节囊后侧）、髋臼横韧带（位于髋关节髋臼唇周）等。

髋关节由丰厚的肌肉覆盖，这些肌肉对髋关节的稳定性和活动起着重要作用。

（2）髋关节的运动方向与有关肌肉

①外展：主要有臀中肌、臀小肌和阔筋膜张肌，三者均由臀上神经支配。平均活动范围是 36 度。

②内收：主要有大收肌、长收肌、短收肌、耻骨肌、股薄肌等，均由闭孔神经支配。活动范围约 25 度。

③屈曲：主要是髂腰肌，由腰丛和股神经支配。股直肌、缝匠肌、长收肌和耻骨肌亦参加屈曲运动。前二者受股神经支配，后二者则由闭孔神经支配。正常屈曲范围 128 度至 135 度。

④伸直：主要是臀大肌，由臀下神经支配。腘绳肌和大收肌坐骨部亦参加其伸直活动。均由坐骨神经支配，正常伸直即中立位为 0 度，但可以过伸 20 度。

⑤内旋：阔筋膜张肌，臀小肌的前部纤维。旋转范围约 35 度。

⑥外旋：主要是臀大肌、闭孔外肌、股方肌、闭孔内肌、梨状肌和上下孖肌等，闭孔外肌由闭孔神经支配，后五者由骶丛支配。旋转范围是 51.3 度。

（3）肌肉作用与髋关节活动的动态关系

髋关节的活动有赖于各肌肉的协同，即一组肌肉紧张，而另一组松弛。而且，在各个方向的活动中，肌肉的职能也不是一成不变的。每一个方向的运动伊始，都受到附近肌肉的影响。如外展肌群从伸直位开始使髋外展时，其前部纤维起内旋作用，后部纤维起外旋作用。又如闭孔内肌是外旋小肌，从屈曲位开始外旋时则先起外展作用，而臀中肌的前部纤维则起内旋作用。同样，在屈髋时，臀大肌部分纤维在转子外滑向前部而起内收作用。

（4）肌肉作用与髋关节的稳定性

髋关节主要功能是负重和行走，其中两个因素是必不可少的：一个稳定的无疼痛的关节作为负重的支点；良好有效的外展肌。二者之一有毛病都会产生骨盆的倾斜。要维持骨盆的水平位置，因得到与之拮抗的腰方肌和骶棘肌组的牵拉，外展肌的作用加强。所以，保护外展肌的功能对维持髋关节稳定性有着重大意义。关节囊周围的小肌肉，既参与髋关节的各种方向活动，更重要的是在维持人体直立时加强关节囊的张力，以增加髋关节的稳定性。同时，这些肌肉也分别承受着巨大应力，其损伤也是常见的。在每块肌肉的起止点处，尤其是其滑液囊、神经穿出穿入孔、韧带附着处可出现结筋病灶点。

根据髋部运动范围和病态姿势，可推测所损伤的肌肉群，再根据各条肌肉起止及特殊易损结构，找到结筋病灶，进行针对性治疗。

3. 骶髋下肢易损结构

（1）梨状肌上孔与下孔

梨状肌上孔位于梨状肌上缘与坐骨大孔上缘之间，梨状肌下孔位于梨状肌下缘与坐骨大孔下缘之间。两孔为臀部和下肢的某些神经血管穿出骨盆之处，故确定其位置有重要的临床意义。自髂后上棘与尾骨尖连线的中点到髂后上棘和大转子划二条连线，这二条连线即梨状肌上下缘的体表投影，梨状肌上孔处臀上神经穿出点容易损伤，可出现痛性结节，即结筋病灶点秩边次。下孔的结筋病灶点，即环跳次。

（2）闭膜管

闭膜管位于耻骨上支的下方，由耻骨闭孔沟与闭孔内肌围成，孔的方向是自外上向前下方，长约 2~2.5 厘米，有内、外二口，内口由闭孔沟的起端与闭孔内肌及其筋膜围成，外口位于耻骨肌的深面，由闭孔沟的末端与闭孔外肌及其筋膜围成。管内有闭孔神经及血管通过。外口处的痛性结节，即结筋病灶点足五里次。

（3）血管腔隙和肌腔隙

血管腔隙位于腹股沟韧带的深面，界于大骨盆腔与大腿前面之间，两腔隙之间隔以髂耻韧带，此韧带起自腹股沟韧带的深面，斜向后内方，止于髂耻隆起。血管腔隙较小，位于内侧，其前上界为腹股沟韧带，后下界为耻骨肌筋膜和耻骨韧带（或称库伯韧带），内侧界为陷窝称为股管。肌腔隙位于外侧，较血管腔隙大，前上界为腹股沟韧带，后下界及外侧界为髂骨，内侧为髂耻韧带，肌腔隙内通过髂腰肌和股神经，在肌腔隙外部，常有髂腰肌损伤后所形成的痛性挛块，此即结筋病灶点府舍次。内侧部近股动脉搏动处外侧是股神经干，也可出现疼痛麻窜的结筋病灶点，即气冲次。

（4）股三角

股三角位于大腿前上方的内侧，为一三角形区域，三角的底边向上，为腹股沟韧带。三角的尖向下，为长收肌和缝匠肌的交角，约距腹股沟韧带下方 10~15 厘米，其外侧界为缝匠肌内侧缘，内侧界为长收肌外侧缘。股三角的底呈沟状，内侧为耻骨肌和长收肌，外侧为髂腰肌和股内肌，耻骨肌与髂腰肌所围成的沟叫髂耻沟。股三角内有股血管、神经和淋巴结。股三角外侧是髂腰肌腱下滑液囊和止点，即结筋病灶点髀关次。

（5）收肌管

收肌管位于缝匠肌的深面，为肌肉之间的三棱形的间隙，其前壁为缝匠肌深面的股收肌腱板，由大收肌浅层的肌腱和长收肌肌腱的下端分出的腱纤维构成。此腱板由上述二肌起始后，向外附着于股内肌；管的外侧壁为股内肌，管的后壁为大收肌。管有上、下二口。上口称上腱裂孔，位于股骨前内侧面，该孔前界为股收肌腱板的近侧缘，外界为股外侧肌，后上界为长收肌。下口称下腱裂孔，其边缘由大收肌浅层的下缘及其肌腱和股骨内上髁围成。此管的长短，视其起自长收肌和大收肌的腱纤维的多少而定，一般长约 6~7 厘米。管内有血管和隐神经通过。收肌管下口因组织卡压摩擦而出现的结筋病灶点，即阴包次。上口出现的痛性结节，即箕门次。

（6）股管

位于血管腔隙的最内侧，为一小的间隙，长约 1.25 厘米，是腹横筋横向下突出的漏斗形的盲囊。上口名股环，有四个边，前上方为腹股沟韧带，后下方为耻骨肌筋膜和耻骨，内侧界为陷窝韧带，外侧界为股血管鞘，实际上，上口遮以疏松结缔组织膜（腹横筋膜于此处较为疏松），称为内筛板，并形成一个位于腹股沟韧带下方的小窝，称为股凹，凹内有淋巴结及脂肪。股管的下端为卵圆窝，被筛状筋膜封闭。有时腹腔内容物如肠管可经此孔脱出至股部形成股疝，尤其是在女性股管较宽，形成股疝的机会更多，故此处出现痛性包块时，应注意鉴别，不可误伤疝内容物。

（7）臀筋膜

臀筋膜覆盖于臀部，臀部的皮下筋膜中含有丰富的脂肪组织，与臀大肌共同形成臀部的凸隆外形。臀部的固有筋膜不甚发达，但其上外侧部（遮盖臀中肌的部分）较致密，具有腱膜性质，与肌肉紧密相贴，由筋膜的深面向臀大肌的肌束之间发出许多小的纤维隔，分隔各个肌束，因而该层筋膜与肌肉的结合非常牢固。该筋膜周围与臀部周围骨性结构愈着，即内侧愈着于骶骨背面，上方与髂嵴外唇愈着，并和腰筋膜延续，向下移行于大腿的阔筋膜、臀筋膜上方与胸腰筋膜交错，相互反向牵拉。尤其其间有臀上皮神经通过，容易使臀上皮神经在骨纤维管内卡压而出现结筋病灶点，此即腰宜次。

（8）大腿筋膜

①大腿浅筋一般含脂肪组织较多，向上续于腹壁的浅筋膜，向下续于小腿的浅筋膜，在腹股沟韧带稍下方，浅筋膜分为深、浅两层。深层为腹浅筋膜深层的延续，该层筋膜于此和大腿阔筋膜相愈合，向内侧沿精索的外侧斜行，附着于耻骨结节、耻骨弓，最后与会阴浅筋膜（深筋膜浅层，又称科列斯筋膜）相续。在大腿浅筋膜与深筋膜之间，含有皮静脉、皮神经和淋巴结等。

②深筋膜或称大腿固有筋膜或阔筋膜，为全身最厚的筋膜，与全身其他处的深筋膜一样，附着于下肢的骨性部分及韧带，例如，上端附着于髂前上棘、腹股沟韧带、耻骨结节、耻骨联合、耻骨弓、坐骨结节、骶结节韧带、骶中棘、髂嵴外唇，并延续于臀筋膜；下端附着于胫骨内、外髁，胫骨粗隆和膝关节周围的其他韧带和肌腱，并有一部分移行于小腿深筋膜和筋膜。阔筋膜在大腿内侧比较薄弱，而在大腿外侧甚为发达，外侧部的由两层较薄的环形纤维、当中夹以坚强的纵行纤维而成为一纵行的带状腱囊，叫髂胫束（图 5－36）或髂胫韧带。其上方起自髂嵴外唇（前方至髂前上棘，后方至髂结节），下方止于胫骨外髁。此束前部纤维为阔筋膜张肌的腱膜，后部纤维为臀大肌的肌腱的延续部分。实际上，髂胫束为阔筋膜张肌与臀大肌的结合腱。髂胫束的筋结病灶点常出现在中上或中下 1/3 交点处，即上风市次和风市次。

③大腿的筋膜鞘自阔筋膜的深面向肌肉发出三个肌间隔，分隔大腿的各群肌肉，形成数个筋膜鞘。自大腿外侧的筋膜沿阔股外肌与股二头股之间向深部发出一层厚的筋膜突，称为外侧肌间隔，分隔大腿股前肌群（屈髋肌）和股后肌群（伸髋肌），该肌间隔比较发达，抵止于股骨粗线的外侧唇。在大腿内侧，自阔筋膜向深部发出一筋膜突，称为内侧肌间隔，界于股内肌与内收肌群之间，较薄弱，抵止于股骨粗线的内唇。在大腿后面还有一后肌间隔，此隔不显著，界于大收肌与半膜肌之间，分隔髋收肌和髋伸肌群。因而包绕大腿周围的阔筋膜，被这三个肌间隔分隔成三个筋膜鞘，前鞘内有屈髋肌，后鞘内有伸髋肌，内侧鞘内有收肌群。这些鞘分别由阔筋膜、肌间隔和股骨骨膜形成，其性质属于骨性

纤维鞘，各鞘之间不完全独立，而是互相交通。大腿筋膜对下肢游离肌有保护作用，所以，直接的外力打击或暴力性牵拉伤，大腿筋膜也会被损伤，并与深部肌纤维黏着，而形成结筋病灶点。所以，在各肌起点的表层，会出现痛性结节。检查时须注意，同时，又不能因在表层检查出痛性结筋点，而忽略深层的损伤。

引起骶髋部疼痛的痛敏组织是分布于其上的感觉神经支。

在髋部分布的神经支有：

闭孔神经：其前支在闭孔附近发出髋臼支到髋臼切迹和髋臼窝，亦有分支到关节囊前面。

股神经：其股直肌的返支与闭孔神经的耻骨肌肌支的一个分支结合一起，支配髋关节的前面与下面。

坐骨神经：其关节支在坐骨神经的基部发出到髋关节囊的后面。

臀上神经：其从臀小肌支发出分支到关节囊后面。

骶丛：其从股方肌肌支的一个分支到关节囊后面。

上述的神经为感觉支，并与膝关节的感觉支同源，所以临床上的髋关节周围疾病，常首先表现为膝关节疼痛。此外，髋关节滑膜无神经支配。

在臀部分布的感觉神经有：

臀上皮神经：来源于第11胸神经至第4腰神经的后外侧皮支，一般分前、中、后三支穿越竖脊肌、胸腰筋膜、髂嵴骨性纤维管后，分布于臀后外侧皮肤，其最长支可超过臀沟至股后部。

臀中皮神经：来自第1~3骶神经后支，穿过骶孔，分布于臀内侧和骶骨后面皮肤。

臀下皮神经：自臀大肌深面发出，起自股后皮神经，绕过臀大肌下缘折向上方，布于臀下部皮肤。

髂腹下神经：为腰神经丛的分支，在髂嵴前、中1/3交界处发出外侧皮支，该支穿腹内及腹外斜肌，在浅筋膜内下行，分布于髂前部皮肤。

坐骨神经：是全身最大的神经，在臀大肌深面，越过梨状肌下缘，进入股部，行于大收肌与股二头肌长头之间，下降至腘窝上角处，分为二终支。内侧为胫神经，其较大，在腘窝垂直下行；外侧为腓总神经，较小，斜向外下方，沿股二头肌内侧下行。坐骨神经干横断面呈椭圆形，在股部其横径约10毫米，前后径约4毫米，内侧部比外侧部稍大。

上述神经支在臀、髂嵴、下肢的某些特殊结构中，可以受到卡压或激惹，从而出现痹痛和分布区的感觉异常。

足三阳、三阴经筋包绕骶髋部，诸经筋以线为纲，分述各经筋的分布，提示结筋病灶出现规律。

足三阳、三阴经环绕骶髋部，经筋的损伤亦可卡压相应通行的经脉，尤其是经筋的挛缩迫切，沫痰阻滞必然阻碍经脉气血的运行，从而导致相应经脉发病。经脉内濡脏腑，外润孔窍，故经脉为病常伴发内脏、肢体和头面孔窍病证。所以在进行经筋辨证的同时，应注意与经脉辨证论治相配合。

本分部经筋病常被现代医学诊断为下列疾病：臀肌挫伤和臀肌筋膜炎、臀肌痉挛及挛缩症、臀肌滑囊炎、注射性臀肌及臀上皮神经损伤、骶尾部软组织损伤、脊髓和马尾神经损伤综合征、阔筋膜张肌及阔筋膜张肌筋膜炎、梨状肌综合征、坐骨神经及其分支的损伤、注射性坐骨神经损伤、闭孔神经综合征、孖肌损伤综合征、骶髂关节及其韧带损伤、髋关节脱位、髋关节扭伤、髂腰肌损伤、髂腰肌痉挛、髂腰肌小粗隆末端病、股外侧皮神经损伤、股骨大转子滑囊炎、弹响髋、股四头肌损伤、股四头肌萎缩、大腿内侧肌肉摒伤和断裂、内收肌管综合征、缝匠肌损伤、27 股薄肌综合征、腘绳肌损伤等。

一、足太阳经筋

足太阳经筋 "与腘中并，上结于臀。上挟脊上项。" 主要分布于臀股后面与骶骨后面。主髋及大腿后伸、外旋或内旋。当下肢固定时，又能侧倾或后倾骨盆，使躯干后伸等。足太阳经筋损伤涉及下述组织时，会引起臀腰及髋股痹痛。

成人骶骨由五块骶椎融合而成，上与第五腰椎相连，下与尾骨相连。因骶骨背面粗糙而隆起，形成脊柱的后曲，附着于其上的足太阳经筋容易损伤。

骶尾骨后面有棘上韧带连续和骶尾后浅韧带的覆盖，而这些韧带又是臀大肌腱膜交织处。背阔肌腱膜，也可达骶骨棘突。故当髋股前屈、内收及腰背前屈旋转时，可牵拉骶椎各棘突点而出现损伤，出现结筋病灶点，即骶椎棘突 1~4。

臀大肌在骨盆后外侧面臀部皮下，起自髂骨翼外面、骶尾骨背面及骶结节韧带，止于股骨臀肌粗隆和髂胫束。主髋股后伸、旋转及骨盆侧倾、后倾。起自骶尾骨背面的腱纤维覆盖着骶骨后孔。骶后孔内有臀内皮神经穿出并分布于臀内侧皮肤。在其行程中，骶骨背面粗糙而凸凹，加之臀大肌腱膜的牵拉卡压，故在四个骶骨孔及其周围，易出现结筋病灶点，即上髎次、次髎次、中髎次、下髎次。臀大肌起自骶骨缘、骶结节韧带，而骶骨耳状面与髋骨形成骶髂关节，其关节背侧面隆凸不平，加之臀大肌起点牵拉，骶结节韧带与臀大肌间有时出现滑液囊，故在骶骨外缘可出现多个结筋病灶点，即膀胱俞次、小肠俞次、中膂俞次、白环俞次及髂后上棘。其止点有多个滑液囊，止点处痛性结节，即结筋病灶点外承次。

梨状肌被臀大肌覆盖，亦属于足少阳经筋，其起于骶骨前面，止于股骨大转子。主大腿外旋、外展和骨盆后倾。其在股骨大转子止点处有多个滑液囊间隔，是常见的结筋病灶点，即髀枢内。梨状肌上孔和下孔是臀上神经与坐骨神经穿出处，也是梨状肌、臀大肌收缩时引起卡压刺激的部位，常出现结筋病灶点，即秩边次、环跳次。

股二头肌在大腿后面，长头起自坐骨结节，短头起于股骨粗线，止于腓骨小头。其长头与半膜肌、半腱肌共同起于坐骨结节，有滑液囊相隔。坐骨结节还有皮下滑液囊和脂肪垫保护，此处可出现结筋病灶点，即承扶次。股二头肌肌腱越过膝关节时，与外侧副韧带间有滑囊相隔，此处痛性结节在屈膝到某一角度时出现疼痛弧。其结筋病灶点，即浮郄次。股二头肌止点的损伤，在腓骨小头前方滑囊处可出现结筋病灶点，即腓骨小头。

支配股二头肌的神经来自坐骨神经，其入肌点集中在肌的第 2/4 区下部和第 3/4 区上部。由于肌的收缩牵拉，而大腿筋膜相对固定使入肌神经支在此出现矛盾运动而损伤，此痛性结节，即结筋病灶点外殷上、外直立。

半腱肌与半膜肌同股二头肌共同起于坐骨结节，止于胫骨上端内侧、内侧髁后面。它们协调收缩，可使小腿内外旋、大腿后伸、骨盆后倾。其起点处结筋病灶点是承扶次，止点处结筋病灶点为合阳内。二腱越过腘窝时，有滑液囊相隔，其下有腓肠肌内侧头止点与滑液囊，此处的痛性结节，即阴谷次。

半腱与半膜肌的支配神经亦来自坐骨神经，各分两个分支，分别从第 1/4 区、2/4 区、3/4 区穿筋膜入肌，故此处的矛盾运动可引起损伤，出现结筋病灶点，即殷上次、直立次、内殷上、内直立。

骶髂关节由骶骨耳状面与髂骨耳状面相贴构成，其吻合处凹凸相嵌，有强大的骶髂骨间韧带的加强。臀大肌在其表面磨损可出现结筋病灶点，即上髎次、次髎次、中髎次、下髎次与小肠俞次、膀胱俞次、中膂俞次、白环俞次等。

【病因病机】

（1）外感：汗出当风，夜卧受凉，久居湿地或冒雨涉水，风寒湿邪侵袭骶髋部足太阳经筋与经脉。足太阳经筋与经脉因寒而收引，肌肉筋膜舒缩失常，加重着藏其间的经脉涩滞，气血瘀滞致溢出脉道，局部筋肉肿胀，致痛物质堆积，加之经筋肌肉保护性痉挛，故出现腰骶臀股痹痛。

（2）外伤：骶髋部直接打击、碰撞等可造成直接暴力损伤。但更多见的是后仰摔伤，当人跌倒时，身体不由自主地要前屈、下蹲，以降低重心，矫正平衡。但突然的强力前屈，可牵拉臀大肌、梨状肌、骶髂间韧带等组织。上述组织在紧张状态下，臀部猛力着地，必然引起上述组织的强烈牵拉而受伤。臀大肌与足少阳经筋的臀中肌、臀小肌毗邻，但肌纤维方向不同，又被臀筋膜紧密包绕，容易出现彼此的牵拉伤。髋部伸屈旋转，不仅牵拉臀部肌肉，而且牵拉腘绳肌，使肌二头肌、半腱肌、半膜肌被暴力牵拉而受伤。杂技演员、舞蹈演员及武术运动员的前踢脚、劈叉、倒踢紫金冠等动作。不仅损伤臀肌，而且牵拉损伤腘绳肌。各肌、筋膜的牵拉伤或撕裂，使损伤处出血、渗出，组织肿胀，致痛物质堆积，而受损筋肉的保护性痉挛，进一步加重局部的病理变化和疼痛。

（3）劳损：长期从事弯腰、背部负重工作，演员、运动员压腿训练，足球运动员踢球和碰撞拐绊，武术摔跤的超常训练，使骶臀经筋长时间持续牵拉而疲劳损伤。处于疲劳状态的筋肉应激反应减低，则更易造成再次损伤。损伤的筋肉组织出血、渗出，使致痛物质堆积而疼痛。因伤痛激惹而导致受损筋肉保护性痉挛，则进一步加重了疼痛。

【临床表现】

急性外伤可出现腰骶、臀髋部撕裂样疼痛。臀肌痉挛而出现痛性团块，撕裂处肿胀、出血，皮下可有瘀斑。

慢性劳损者多与弯腰转体较多的职业工作有关。劈叉、压腿、踢球、搬运等长期牵拉臀肌、梨状肌、腘绳肌，使其起止受力点慢性牵拉伤出现腰骶部钝疼、髋股短缩感。走路或蹲坐时出现腰骶部钝疼、髋前区短缩感，走路或蹲坐到某一体位时会突然加重。臀内皮神经受激惹时，可有臀内侧皮肤麻痛，常向同侧下肢放散，有时可达小腿后侧和足背。梨状肌发生保护性痉挛时，可激惹坐骨神经、臀下神经，引起臀部刀割样跳痛。咳嗽、喷嚏等增加腹压时，常加重疼痛。疼痛可向大腿后侧、外侧、足底放散。梨状肌投影区深压可激发或加重疼痛。做大腿内旋位直腿抬高试验、内旋阻抗试验呈阳性。腘绳肌伴随损伤者，常在三肌共同起点坐骨结节处出现钝痛或剧痛，端坐时加重，骑自行车、骑马、骑摩托时疼痛加剧。腘绳肌肌腹、膝后抵止处出现痛性结节。

长期得不到正确治疗，可出现臀肌、腘绳肌挛缩和痛性包状。肌质变硬而无弹性，局部皮肤水肿，静脉怒张。渐致出现步态异常，跛行。特别是跑步时，双下肢呈外旋、外展状，屈髋受限，步幅变小，如跳跃前进，类似"鸭步"。坐位时，双膝不自主分开，不能靠拢。下蹲困难或不能完全下蹲。勉强下蹲会出现双膝向外闪，出现"划圈征"或双髋外展、外旋、双膝分开的"蛙腿征"，偶有屈髋弹响。

【检查】

沿足太阳经筋，首先检查骶骨棘突及周围有否压痛，其痛性结节，即结筋病灶点骶椎棘突1～4。再沿骶骨后孔和髂后上棘触摸，在骶后孔周围可触及痛性条索，即结筋病灶点上髎次、次髎次、中髎次、下髎次及髂后上棘。再沿骶骨外侧面触摸，常在骨突处触及痛性条索，即结筋病灶点膀胱俞次、小肠俞次、中膂俞次、白环俞次。沿梨状肌投影区，深触梨状肌上孔和下孔，上孔处的结筋病灶点即秩边次，下孔的痛性结节，即环跳次。沿大转子尖端内缘，深按时有条索疼痛者，即结筋病灶点髀枢内，沿臀肌线可触及臀大肌腱下滑液囊的压痛点，此即外承扶。屈髋位触摸坐骨结节，可触及腘绳肌起点及坐骨结节滑液囊的损伤状况，伸髋位触摸时，臀大肌下滑囊覆盖结节上，如出现或加重压痛，说明臀大肌下滑囊亦有损伤，此即结筋病灶点承扶次。腘绳肌各神经入肌点可出现结筋点，分别是殷上次、直立次、外殷上、内殷上、外直立、内直立。股二头肌越过股骨外髁时，在外侧可出现痛性结节，即浮郄次。其抵止点的痛性结节系腱下滑囊损伤，为结筋病灶点腓骨小头。半膜半腱越过股骨内髁时，可在肌间滑囊和深部腓肠肌内侧头滑液囊出现痛性结节，此即阴谷次。半膜肌抵止点处的滑囊损伤，即内合阳。

【治疗】

1. 早期

病程短、病痛轻，在相关筋结点处可检出压痛，但没有明显的痛性条索或结块。此期可采用（1）毫针疗法（2）火针疗法（3）灸法（4）理筋推拿法（5）水针疗法治疗。

2. 后期

病程较长，反复发作，筋结点因长期反复损伤而出现痛性条索和硬结。凡用上述方法难于松解者，应考虑长圆针疗法。

检查骶椎棘突1～4、髂后上棘、上髎次、中髎次、次髎次、下髎次、小肠俞次、白环俞次、膀胱俞次、中膂俞次、秩边次、环跳次、髀枢内、承扶次、外承扶、殷上次、直立次、浮郄次、阴谷次、腓骨小头、内合阳等，确定结筋病灶点。触摸其深度，做好标记。常规消毒后，在结筋点处注入0.5ml局麻药作浸润。浸润后腰腿痛应立即减轻或消失，由此可鉴别或验证结筋病灶定位的准确程度。沿局麻针头方向和深度，用斜刃长圆针缓慢刺入，先在结筋点表层行关刺法，再深入其旁行恢刺法，使结筋硬结松解。出针后需压迫1分钟，以防针孔出血。必要时，在针后再于结筋病灶点处注入川芎嗪等药物。

【注意事项】

（1）凡筋结点处无明显阳性体征者，应考虑经筋痹痛以外原因，必要时，应请有关专科专家会诊或转诊，不可贻误病情。

（2）环跳次毗邻坐骨神经干和臀下血管，不宜深刺。如遇触电感时，应提针并改变方向进针或操作，水针注射时，应避开坐骨神经。

（3）火针、水针注射、长圆针疗法应注意局部消毒。

（4）有经络、脏腑合并症者，可配合循经辨证取穴或对症配穴治疗。

（5）术后应避免劳累，避免复感风寒。

二、足少阳经筋

足少阳经筋"结于膝外廉。其支者，别起外辅骨，上走髀。前者结于伏兔之上，后者结于尻。其直者，上乘䏚季胁。"主要分布于膝股臀胁之侧。主下肢外展、内收、髋旋转、屈伸运动。足少阳经筋损伤，涉及下述组织时，会引起骶髋部痹痛。

臀中肌位于臀上皮下，下部为臀大肌覆盖。起自髂骨背面、髂嵴外唇和阔筋膜，上与腹部三扁肌相续，下与梨状肌毗邻，外与阔筋膜张肌交织。肌纤维向下集中，形成短腱，止于股骨大转子尖端的上面和外侧面。止点前有臀中肌浅囊和深囊，与骨面和梨状肌相隔。臀中肌是主要的下肢外展肌，但下肢外展力明显弱于内收肌群，当腰臀承受外力时，髋关节多转向内收而牵拉外展肌，使之受伤。臀中肌在单足持重时，对固定骨盆有重要的作用，所以，久行、长跑等单足交换支撑的动作，必然要劳损臀中肌。臀中肌肌束受伤、挛缩形成粗大索条极为多见，此即结筋病灶点腱胯次。臀筋膜紧密贴附于臀中肌表层，共同抵止于髂嵴外唇等处。腰背部的背阔肌筋膜、胸腰筋膜也共同抵止于髂嵴。两组肌肉与筋膜反向牵拉，加重了各自起止于髂嵴处的损伤。臀上皮神经由第1~3腰神经后支发出，在背肌深面下行，从髂嵴前穿过背肌，分2~5支，斜行跨过髂嵴中点内份的骨性纤维管，呈弧形进入臀部。由于髂嵴上筋膜与各肌抵止点的病损，极易使这里的骨性纤维管受压、变形。加之弯腰、转体更加重了这种病损，从而压迫臀上皮神经而出现结筋病灶点即腰宜次。

臀小肌位于臀中肌深面，与臀中肌共同抵止于股骨大转子尖端。臀中肌的浅滑液囊和深滑液囊受两肌肌腱的挤压可发生损伤，此痛性结节即髀枢内。

阔筋膜张肌位于髋部和大腿外侧，居缝匠肌与臀中肌之间，被阔筋膜包绕，越过股骨大转子后形成髂胫束。其起点在髂前上棘处与缝匠肌交织在一起，此处可牵拉受伤而出现结筋病灶点，即五枢次。其在大转子尖端处有滑液囊相隔，此处的损伤结筋病灶点即髀枢上。阔筋膜张肌越过大转子凸面，是摩擦的受力点，臀大肌在此移行成腱膜参与髂胫束，并有滑液囊形成。此处在人体侧面最凸，也最容易受到挤压和撞伤。某些工作，如士兵匍匐训练，侧身滚爬，因摩擦还会出现皮下滑液囊损伤。大转子最凸处常出现结筋病灶点即髀枢。阔筋膜张肌在股外侧中上1/3交点处移行成髂胫束，也是肌纤维在腱组织上受力的地方，是常见的结筋病灶点，即上风市次。髂胫束在股骨中下1/3处，与股外侧肌、股骨侧面重叠，易出现结筋病灶点，即风市次。阔筋膜张肌受臀上神经支配，其入肌点在肌腹中上后侧缘，是神经的牵拉点，容易出现结筋病灶点，即中空次。髂胫束抵止于胫骨外侧髁，也可牵拉出现结筋病灶点，此即阳陵泉次。

梨状肌是足少阳经筋的重要组成部分，其分布与特殊结构和常见结筋病灶点，见本章第一节。梨状肌上孔结筋病灶点为秩边次，下孔为环跳次，止点为髀枢内。

【病因病机】

（1）外感：汗出当风、夜卧受凉、久居湿地或冒雨涉水，风寒湿邪侵袭臀股部足少阳经筋与经脉。足少阳经筋与经脉因寒而收引，肌肉筋膜舒缩失常，加重着藏其间的经脉涩滞，气血瘀滞致溢出脉道，局部筋肉肿胀，致痛物质堆积，加之经筋肌肉保护性痉挛，故出现腰臀骶髋部痹痛。

（2）外伤：足少阳经筋在人体侧，容易遭受外伤、撞击或挤压而受伤。做跨越或分脚跳跃，臀中肌、臀小肌、梨状肌与阔筋膜张肌共同强力收缩，强力的牵拉，可使相关肌肉起止点或肌腹损伤，强力的髋内收，可使足少阳经筋相关肌肉被动牵拉，同样会引起外展诸肌的损伤。相关肌肉、筋膜附着点牵拉受伤或撕裂，损伤处出血渗出，使组织肿胀，致痛物质堆积，而受损筋肉的保护性痉挛，进一步加重局部的病理变化和疼痛。

（3）劳损：从事弯腰转体工作，如体操、武术等分腿跳跃运动，或足背外旋踢球，可使腿外展诸肌长期重复收缩而劳损。从事髋内收运动，旋转下肢活动，如滑冰交叉换刀的转弯等，又因强力内收而被动牵拉，也会造成外展肌群的疲劳。处于疲劳状态的筋肉应激反应减低，则更易造成再次损伤。损伤的筋肉组织出血、渗出，使致痛物质堆积而疼痛。因伤痛激惹而导致受损筋肉保护性痉挛，则进一步加重了疼痛。

【临床表现】

急性撞击、挤压、碰撞，使臀肌外侧肌肉损伤，出现局部青肿、疼痛。突然跌倒时，屈体弯腰状态下，下肢内旋内收，致诸外展肌牵拉损伤，在倒地之前，有髋股部肌肉撕裂样剧痛，可伴有撕裂声。伤后不久，臀部出现皮下瘀血、疼痛，下肢功能受限，不能主动外展或外展抗阻疼痛。被动使大腿内收亦引起臀部疼痛。长期从事弯腰、旋转骨盆、外展下肢工作的人，如体操、足球、竞走、长跑运动员，杂技、舞蹈演员，装卸搬运、拉纤船工等，臀股部外展肌长期主动收缩或被动牵拉造成损伤，常在髂嵴、臀上部、大转子、股外侧出现酸痛，闷胀，久之，当腿外展或被动内收时，可引起剧痛。蹲坐或改变体位时，在某一角度会出现剧痛，使腰臀突然无力，下肢不能支撑。臀上皮神经受到激惹时，可出现腰臀剧痛，呈牵拉样、撕裂样、抽筋样各种疼痛而跛行。坐下时患侧臀部不能着椅，出现避痛的强迫姿势。疼痛可放射到大腿外侧，一般不超过膝关节，但不少也窜至小腿和足背。

慢性期损伤以腰膝酸软、胀痛为主。做腰侧倾屈伸试验时，可诱发或加重腰臀疼痛。直腿抬高试验角度变小，如被动加大角度时，患侧臀部出现离床现象，但放射疼痛不沿坐骨神经从大腿后向足心窜麻。

足少阳经筋损及梨状肌时，可出现腰骶部剧痛。腹压增加时，如咳嗽、喷嚏、排便、排尿时，可引起或加重腰骶疼痛。其疼痛多向大腿后侧与足心放射。可出现跛行或行走困难。直腿抬高试验阳性。大腿内旋状态下，做直腿抬高试验，角度明显减小，而大腿外旋状态下做直腿抬高试验，角度可增加。按压梨状肌投影区会引起触痛。

阔筋膜张肌与缝匠肌共同起于髂前上棘，而股外侧皮神经正从其下方通过。当结筋病灶点五枢次较重时，可卡压或刺激该神经干，出现大腿前外侧皮肤麻木、感觉迟钝，或有异样如蚁行、烧灼等感觉。常在站立、行走、大腿外展时加重。

臀中肌在外展肌中起主要作用，故上述诸损伤首先被臀中肌承受。臀中肌起点损伤容易引起臀上皮神经及其骨性纤维管的伤害。臀中肌肌腹也容易被撕裂拉伤而出现粗大痛性挛块和压痛。

阔筋膜张肌与臀中肌毗邻，其肌腹的损伤互相刺激和牵连，尤其是其支配神经穿入点也正值肌腹损伤处，从而会出现该肌肌腹压痛，并向大腿外侧、膝外侧放散。有人称之为"扳机点"。此处可触及粗糙硬块或条索，即结筋病灶点中空次。

阔筋膜张肌、臀大肌的腱膜在大转子处增厚组成髂胫束，其下有滑液囊与骨面相隔。上述外展内收大腿的活动，可挤压刺激该滑液囊并造成损伤，出现髋部钝痛，甚至有弹响和压痛。触诊可感觉大转子肥厚、肿胀，甚至有波动感。此即结筋病灶点髀枢。

【检查】

沿足少阳经筋分布区逐一触摸，首先检查髂嵴内侧部，常在最高点内 2 厘米以内髂嵴缘上，可触及 2~5 个条索，有压痛和结节者，即结筋病灶点腰宜次。向下可触摸嵴外唇下 2 厘米处，常有粗大痛性索条，此即结筋病灶点腱胯次。向外下方可触及阔筋膜张肌"扳机点"，此即结筋病灶点中空次。再检查大转子顶端内侧缘，此处的臀中肌浅囊或深囊的压痛，即结筋病灶点髀枢内。有梨状肌或坐骨神经刺激症状者，应按压梨状肌投影区，尤其是其上下孔处进行检查。其下孔在髂后上棘与尾骨尖连线中点和大转子最高点连线上。从髂后上棘与大转子最高点连线中点作一垂直线，其与大转子与骶骨裂孔连线的交点，正值梨状肌下孔。其压痛性结节，即环跳次。环跳次上方，髂后上棘与大转子连线上，即梨状肌上孔。其痛性结节，即结筋病灶点秩边次。检查髂前上棘的肌起点，此处的痛性结节，即结筋病灶点五枢次。再沿股外侧，触摸髂胫束的紧张度及痛点，在股骨中上 1/3 交点处者，即结筋病灶点上风市次，股骨中下 1/3 交点处，即风市次。其抵止点，即阳陵泉次。

【治疗】

1. 早期

病程短、病痛轻，在相关筋结点处可检出压痛，但没有明显的痛性条索或结块。此期可采用（1）毫针疗法（2）火针疗法（3）灸法（4）理筋推拿法（5）水针疗法治疗。

2. 后期

病程较长，反复发作，筋结点因长期反复损伤而出现痛性条索和硬结。凡用上述方法难于松解者，应考虑长圆针疗法。

检查骶椎棘突 1~4、腰宜次、五枢次、腱胯次、秩边次、环跳次、中空次、髀枢上、髀枢、髀枢内、上风市、风市次、阳陵次等确定结筋病灶点。触摸其深度，做好标记。常规消毒后，在结筋病灶点处注入 0.5ml 局麻药作浸润。浸润后腰腿痛应立即减轻或消失，由此可鉴别或验证结筋病灶定位的准确程度。沿局麻针头方向和深度，用斜刃长圆针缓慢刺入，先在结筋病灶点表层行关刺法，再深入其旁行恢刺法，使结筋硬结松解。出针后需压迫 1 分钟，以防针孔出血。必要时，在针后再于结筋点处注入川芎嗪等药物。

【注意事项】

（1）凡筋结点处无明显阳性体征者，应考虑经筋病以外原因，必要时，应请有关专科专家会诊或转诊，不可贻误病情。

（2）针刺五枢次时，注意不可向内深刺，防止误入腹腔。针刺环跳次时，注意不可损伤坐骨神经，如遇放射性窜麻感时，应提出针体，改变方向进针或操作。

（3）火针、水针注射、长圆针疗法应注意局部消毒。

（4）有经络、脏腑合并症者，可配合循经辨证取穴或对症配穴治疗。

（5）术后应避免劳累，避免复感风寒。

三、足阳明经筋

足阳明经筋"上结膝外廉，直上结于髀枢，上循胁属脊。……其直者，上循伏兔，上结于髀，聚于阴器，上腹而布。"主要分布在髋股正前方和股内侧与阴部。主髋部屈曲、腰腹前屈运动。其下结于膝，上结于髀，且上行到脊背。主干还聚于阴部，上腹而布。当足阳明经筋损伤，涉及下述组织时，可出现骶髀乃至腰腹阴部痹痛。

股四头肌位于大腿前面和内侧面，从三面包绕股骨，三头起自股骨，股直肌长头起自髂前下棘，四块肌肉合成扁腱，跨越膝关节，止于胫骨结节。股四头肌面积大，肌力强，容易受外力碰撞，挤压受伤。同时，由于其活动量大也容易在各自起止点出现结筋病灶。

股直肌有屈髀作用，其起点，即髂前下棘可能被拉伤，其腱下有髂耻滑液囊，可出现结筋病灶点维道次。此处的渗出、出血可影响腹股沟肌腔隙，破坏股神经功能，使下肢功能障碍，其结筋病灶，即维道次、气冲次。严重的肌腔隙损伤和内压增加，还会挤压血管腔隙，从而影响股动脉与股静脉的功能，出现下肢冷痛，循环障碍等症状。股直肌抵止于髌骨上缘，且受力较重，容易出现病损，影响膝关节功能并出现痹痛，此结筋病灶点，即鹤顶次。

股外侧肌宽大而扁，位于股部前外侧，大部被阔筋膜张肌和髂胫束所遮盖，故与足少阳经筋交会。其起自股骨粗线外侧唇及大转子根部，故又与足太阳经筋相互影响。其肌纤维向内下斜行，止于髌骨外缘。髌外缘中上方常出现结筋病灶点，即髌外上、髌外。

股内侧肌位于股前内侧面，一部分被缝匠肌遮盖，后方又与长收肌、大收肌毗邻，与内收肌群相互影响。其肌纤维向外下斜行，止于髌骨内缘。由于骨盆与下肢结构的特殊性，即髀关节间横距宽，而膝关节间横距窄。造成膝关节有微小的外展。髌骨在髌腱激烈活动时，就有一个向外滑脱的倾向。为矫正这个倾向，肌内侧肌抵止点从髌骨上缘向下移，比股外侧肌抵止点相对略低，而且其肌腹也特别粗大。其结筋点也较外侧多见，即髌内上、髌内。由于髌骨的频繁活动与位移运动，使髌周组织分化出髌骨副支持带，从髌下内外侧缘至胫骨内外髁加强其抗髌摆动作用。其附着点常成为损伤点，即髌内下、髌外下、胫骨内侧髁、胫骨外侧髁等结筋病灶点。也是内侧较外侧多见。

股中间肌在股直肌与股骨之间，起自股骨转子间线和前方骨面，止于髌骨上缘中点。虽然其肌肉较弱小，但其下部腱纤维的深束，植入膝关节囊的上部，并与囊前脂肪组织邻近，其活动过程中，可造成髌上囊和脂肪组织的损伤，从而出现髌上缘深部疼痛和结筋病灶，此亦为鹤顶次。

股四头肌在大腿前下方共成扁腱，扁腱上缘是诸肌肌纤维附着处，也就是肌纤维的受力点，所以，也可以出现结筋病灶点，即伏兔次、关兔次。

股四头肌包绕髌骨并形成髌韧带抵止胫骨结节。其间有多个皮下和腱下滑囊、脂肪垫等，也是常见的损伤点，即髌下、胫骨结节等。

耻骨肌起自耻骨上支，止于股骨粗线。其损伤可致起止点及腱下滑囊出现结筋病灶点，即阴廉次、髀枢下等。

【病因病机】

（1）外感：汗出当风，夜卧受凉，久居湿地或冒雨涉水，风寒湿邪侵袭股髀部足阳明经筋与经脉。足阳明经筋与经脉因寒而收引，肌肉筋膜舒缩失常，加重着藏其间的经脉涩滞，气血瘀滞溢出脉道，局部筋肉肿胀，致痛物质堆积，加之经筋肌肉保护性痉挛，故出现骶髀至膝周痹痛和功能障碍。

（2）外伤：髀股活动多，在人体正前，面积大，较容易受外力碰撞、打击，可出现急性经筋损伤。突然、超生理范围的弹跳、踢摔、负重起立、上下坡等使足阳明经筋相关肌肉、筋膜附着点的牵拉受伤或撕裂，损伤处出血、渗出，使组织肿胀，致痛物质堆积，而受损筋肉的保护性痉挛，进一步加重局部的病理变化和疼痛。

（3）劳损：长期从事负重、蹲起较多的工作，如搬运、挑担、爬山、举重、舞蹈、杂技等，使足阳明经筋长时间持续牵拉而疲劳。处于疲劳状态的筋肉应激反应减低，则更易造成再次损伤。损伤的筋肉组织出血、渗出，使致痛物质堆积而疼痛。而伤痛激惹导致受损筋肉保护性痉挛，则进一步加重疼痛。

【临床表现】

急性撞击、打击等外伤，常即刻出现局部肿痛。暴力性的运动如抬重物、举重等，当负重情况下，由蹲位站起时，造成肌起止点突然撕裂样疼痛，可出现局部肿胀、出血、皮下溢血。导致屈髋、伸膝功能障碍疼痛。屈髋、伸膝抗阻试验阳性。被动伸髋、伸膝疼痛加重。

慢性劳损常出现各结筋病灶区的酸楚胀闷感，劳累后加重。逐渐发展为髋股和膝部疼痛。髋部疼痛可伴有腹股沟处有痛性包块，可合并腰腹疼痛，下肢发凉，股四头肌萎缩，下肢无力，感觉障碍。膝周常出现疼痛，伸屈膝时加重。可伴有髌前肿胀和膝关节积液，病人上下楼疼痛，下蹲困难等。

【检查】

急性损伤应注意有无骨折或撕脱骨折。注意韧带、肌腱有否断裂及其程度。慢性劳损性足阳明经筋损伤，应沿足阳明经筋，由上而下或由下而上触摸各筋结区。首先触摸腹股沟区，注意髂前下棘处有否痛性结块，此即结筋病灶点维道次。如结块巨大，应继续触摸股动脉搏动有否改变，与对侧比较，以发现其异常，股动脉外侧，即结筋病灶点气冲次。同时应注意足太阴经筋损伤，在腹股沟外侧的结筋病灶点，即府舍次。股内收疼痛者，应检查耻骨上下支有否压痛，其结筋病灶点即阴廉次、足五里次等。股骨小转子耻骨肌滑液囊处可有触痛，即髀关下。沿股四头肌向下触摸，可在肌腱上方，有时可触及痛性结节，即关兔次、伏兔次等。在膝关节周围亦可发现痛性结筋点，即鹤顶次、髌内上、髌内、髌内下，胫骨内髁、髌下、胫骨结节、髌外下、髌外、髌外上、胫骨外侧髁等。

【治疗】

1. 早期

病程短、病痛轻，在相关筋结点处可检出压痛，但没有明显的痛性条索或结块。此期可采用（1）毫针疗法（2）火针疗法（3）灸法（4）理筋推拿法（5）水针疗法治疗。

2. 后期

病程较长，反复发作，筋结点因长期反复损伤而出现痛性条索和硬结。凡用上述方法难于松解者，应考虑长圆针疗法。

检查维道次、髀关次、髀关下、气冲次、府舍次、阴廉次、上风市次、关兔次、伏兔次、鹤顶次、髌内上、髌内、髌内下、髌下、髌外下、髌外、髌外上、胫骨内侧髁、胫骨外侧髁、胫骨结节等，确定结筋病灶点。触摸其深度，做好标记。常规消毒后，在结筋病灶点处注入 0.5ml 局麻药作浸润。浸润后髋股痛应立即减轻或消失，由此可鉴别或验证结筋病灶定位的准确程度。沿局麻针头方向和深度，用斜刃长圆针缓慢刺入，先在结筋点表层行关刺法，再深入其旁行恢刺法，使结筋硬结松解。出针后需压迫 1 分钟，以防针孔出血。必要时，在针后再于结筋病灶点处注入川芎嗪等药物。

【注意事项】

（1）凡筋结点处无明显阳性体征者，应考虑经筋病以外原因，必要时，应请有关专科专家会诊或转诊，不可贻误病情。

（2）针刺气冲次时，应注意不可损伤其内侧的股动脉和股静脉，故不宜向内深刺。针刺时，出现麻窜感时，应提针并改变方向进针或操作。在鹤顶次行水针注射时，应严格消毒，非必要时，注射液不宜注入髌上囊内。

（3）火针、水针注射、长圆针疗法应注意局部消毒。

（4）有经络、脏腑合并症者，可配合循经辨证取穴或对症配穴治疗。

（5）术后应避免劳累，避免复感风寒。

四、足太阴经筋

足太阴经筋"其直者，络于膝内辅骨。上循阴股，结于髀，聚于阴器，上腹结于脐。循腹里，结于肋，散胸中。其内者，著于脊"。主要分布髋股内侧前面。主屈髋抬腿及髋关节内收的作用。当下肢固定，又有屈腰腹，转体等功能。当足太阴经筋损伤涉及下列组织时，可引起髋股部痹痛。

缝匠肌位于大腿内侧前面皮下，细长而呈带状，其肌纤维纵贯肌腹全长，是全身独一无二的特例。肌纤维过长，收缩时相也过长，不容易与短肌协同一致，所以，容易损伤。其起自髂前上棘，与共起此处的阔筋膜张肌及髋关节的髂股韧带及髂耻滑液囊相互影响。肌纤维自外上向内下斜行，在股骨下端，绕过收肌结节后方，与股薄肌、半膜肌、半腱肌共同构成大鹅掌（趾），经各肌腱滑车，转向膝关节内侧面的前下方，止于胫骨粗隆内侧小腿筋膜。其起点因多条肌肉起始，容易损伤而出现结筋病灶点，即五枢次。其下方为股直肌及髂股韧带、髂耻囊，位置近于结筋病灶点维道次、府舍次、气冲次，该肌向下覆盖股骨小转子，小转子是本经筋所属腰大肌与髂肌的抵止点，并有腱下滑液囊，是常见的结筋病灶点，即髀关次。该肌在大腿中1/3段，覆盖着大腿收肌管，其出口结筋点，即箕门次。再向下覆盖大收肌止点收肌结节。此处的结筋点，即血海次。至膝关节内侧，在其滑车及腱鞘间，沿膝内侧副韧带结止及两点间，可出现结筋病灶点，即髎髎次、髎膝间、膝关次。其抵止于胫骨粗隆处，亦可出现结筋病灶点，即阴陵上。

腰大肌起止与结筋病灶点可见上一节。

收肌管位于缝匠肌深面。由大收肌浅层肌腱和长收肌腱的下端纤维构成腱板，并由股内侧肌、大收肌组成，其上下孔因肌肉活动而改变形态和容量，常卡压磨损其间通过的股神经（隐神经）与血管而出现结筋病灶点，即箕门次与阴包次。大收肌、长收肌等为内收肌群，其抵止耻骨上下支，故当收肌管受损害时，也常在耻骨上下支抵止处出现结筋病灶点，即阴廉次、足五里次等。大收肌止点，亦常同时受伤，此即血海次。

耻骨肌止端亦被缝匠肌覆盖。其止点在股骨粗线上部，小转子下。其腱下有滑液囊，也是好发结筋病灶区，即髀关下。髀关下出现阳性反应时，要继续检查其起点的耻骨上支。出现结筋病灶点者，即阴廉次。

【病因病机】

（1）外感：汗出当风、夜卧受凉、久居湿地或冒雨涉水，风寒湿邪侵袭髋股部足太阴经筋与经脉。足太阴经筋与经脉因寒而收引，肌肉筋膜舒缩失常，加重着藏其间的经脉涩滞，气血瘀滞致溢出脉道，局部筋肉肿胀，致痛物质堆积，加之经筋肌肉保护性痉挛，故出现髋股内收时疼痛。

（2）外伤：直接暴力打击，可造成缝匠肌等急性损伤，在微屈膝、髋关节的情况下，突然转体，内旋下肢可牵拉紧张的缝匠肌，出现足太阴经筋急性拉伤。当足太阴经筋相关肌肉、筋膜牵拉受伤或撕裂，损伤处出血、渗出，使组织肿胀，致痛物质堆积，而受损筋肉的保护性痉挛，进一步加重局部的病理变化和疼痛。

（3）劳损：长期从事长跑、投掷、武术、体操、足球运动或从事搬运、炼钢等需重负的体力工作，使足太阴经筋长时间持续牵拉而疲劳。处于疲劳状态的筋肉应激反应减低，则更易造成损伤。损伤的筋肉组织出血、渗出，使致痛物质堆积而疼痛。因伤痛激惹而导致受损筋肉保护性痉挛，则进一步加重了疼痛。

【临床表现】

急性打击和负重转体等暴力损伤，可使受伤处出现撕裂样疼痛，可见血肿、肿胀、紫癜瘀血。缝匠肌等位于皮下，常可触及其痛性包块和条索。

慢性劳损者常表现为大腿前内侧、髋前内方酸胀、钝痛、发僵感。劳累时加重，逐渐出现疼痛、麻木等。屈髋抗阻时加重，被动髋后伸时，髋与大腿前内侧疼痛。在髂前上棘至髌骨外缘连线上，可出现多个痛性结块。重时可牵涉到膝内侧及胫骨粗隆处疼痛，出现痛性结筋病灶点，并影响膝关节活动功能。有人出现收肌管损伤，在其上下口处出现疼痛，甚至引起膝内侧、小腿内侧、足趾疼痛、麻木、下肢温度下降，皮肤苍白、足背动脉搏动减弱等，也常合并大腿根部疼，下肢后伸时疼痛加重。部分病人出现腰痛、腹痛，二便失调，月经失常，性功能障碍等，亦可出现大腿外侧麻木。

【检查】

急性损伤者，应检查损伤局部，尤其是牵拉扭伤者，应对足太阴经筋所涉及的肌肉起止区重点检查，排除撕脱骨折、韧带断裂伤。其常有严重出血与肿胀、韧带处凹陷或缺失。慢性劳损者应在各结筋病灶点处进行触摸。髂前上棘的痛性结节即五枢次。腹股沟外侧可触及痛性结节，即维道次、府舍次。沿缝匠肌向下触摸股骨小转子处腰大肌抵止点及滑液囊，其痛性结节，即髀关次。其下方耻骨肌止点与滑液囊痛性结节，即髀关下。缝匠肌中段，收肌管上口触及痛性结节，即箕门次。其下口的痛性结节，即阴包次。再触摸收肌结节，其痛性结节即血海次。伴有膝内侧疼痛者，应检查股骨内髁有否压痛。其痛性结节，即结筋病灶点髎髎次。向下于关节间隙水平常可触及结筋病灶，即髎膝间。胫骨内髁及胫骨粗隆处亦可触及痛性结节，即结筋病灶点阴陵上、膝关次。伴大腿根疼痛者，应检查耻骨上下支肌止点，其痛性结节，即阴廉次、足五里次。有伴腰腹痛者，还应检查气冲次、腰椎横突1~4等。

【治疗】

1. 早期

病程短、病痛轻，在相关筋结点处可检出压痛，但没有明显的痛性条索或结块。此期可采用（1）毫针疗法（2）火针疗法（3）灸法（4）理筋推拿法（5）水针疗法治疗。

2. 后期

病程较长，反复发作，筋结点因长期反复损伤而出现痛性条索和硬结。凡用上述方法难于松解者，应考虑长圆针疗法。

检查五枢次、府舍次、维道次、髀关次、箕门次、阴包次、血海次、髎髎次、髎膝间、膝关次、阴陵上、阴廉次、足五里次等，确定结筋病灶点。触摸其深度，做好标记。常规消毒后，在结筋病灶点处注入 0.5ml 局麻药作浸润。浸润后髋股痛应立即减轻或消失，由此可鉴别或验证结筋病灶定位的准确程度。沿局麻针头方向和深度，用斜刃长圆针缓慢刺入，先在结筋病灶点表层行关刺法，再深入其旁行恢刺法，使结筋硬结松解。出针后需压迫 1 分钟，以防针孔出血。必要时，在针后再于结筋病灶点处注入川芎嗪等药物。

【注意事项】

（1）凡筋结点处无明显阳性体征者，应考虑经筋病以外原因，必要时，应请有关专科专家会诊或转诊，不可贻误病情。

（2）在维道次、府舍次行各种针法时，不应向内上深刺，避免误入腹腔。

（3）火针、水针注射、长圆针疗法应注意局部消毒。有毛发覆盖处，应剪除毛发后消毒。

（4）有经络、脏腑合并症者，可配合循经辨证取穴或对症配穴治疗。

（5）术后应避免劳累，避免复感风寒。

五、足厥阴、少阴经筋

足厥阴经筋"上结于内辅之下，上循阴股，结于阴器，络诸筋"。

足少阴经筋"与太阳之筋合而上结于内辅之下，并太阴之筋而上，循阴股，结于阴器。循脊内，挟脊，上至项，结于枕骨，与足太阳之筋合。"

两条经筋在股部的循行分布总体上属下肢内收肌群，涉及诸内收肌。同时，两者都联络其他经筋，共同完成或协助完成各经筋的功能。足厥阴有"络诸筋"的循行分布与作用，足少阴经筋则"并足太阴之筋……与足太阳之筋合而上……并太阴之筋而上……与太阳之筋合"的描述，充分说明了少阴经筋与太阴、厥阴、太阳经筋有着不可分割的关系。本节将两条经筋并列为一节，除突出体现两条经筋在髋部是对内收肌肌群的分布和功能的高度概括外，将阐述两经筋与其他经筋的相关分布与协同功能。这其中所涉及的大收肌等能体现这一特征。

大收肌位于大腿内侧深面，起于坐骨结节、坐骨支，与短收肌、长收肌共同起于耻骨下支。止于股骨粗线内侧唇上 2/3 处和股骨内上髁。其起自坐骨结节者与足太阳经筋循行分布重合，且在功能上也相同，有后倾骨盆的作用。其抵止点在股骨粗线、股骨内上髁，又被足太阴经筋覆盖，也具有内收、后伸、外旋大腿的作用，有向同侧侧倾骨盆的作用。

股薄肌位于大腿最内侧，起自耻骨下支，止于胫骨内踝。其循行分布内毗邻足太阴经筋，后与足太阳经筋汇合，且与足阳明、足少阳、足太阴经筋等在阴部、大腿根部交会。它有使大腿内收、屈曲，小腿屈曲、旋内的作用。

长收肌位于大腿内侧深面，起于坐骨结节、坐骨支、耻骨下支。止于股骨粗线内侧唇上 2/3 处和股骨内上髁。其起自坐骨结节者与足太阳经筋循行分布重合，且在功能上也相同，有后倾骨盆的作用。其抵止点在股骨粗线，又被足太阴经筋覆盖，也具有内收、后伸、外旋大腿的作用，有向同侧侧倾骨盆的作用。

仅从骨盆运动而言，当骨盆前倾或后伸时，必然会连累躯干和大腿，当髋关节作屈伸运动不当时，会出现相关联经筋的病损和痹痛。骨盆前倾会涉及足阳明经筋的股直肌，足太阴经筋的髂肌、腰大肌、缝匠肌、耻骨肌，足少阴经筋的股薄肌、闭孔肌，足少阳经筋的臀中肌与臀小肌前部肌束、梨状肌。骨盆后倾则涉及足太阳经筋的臀大肌、股二头肌、半腱肌、半膜肌，足少阳经筋的腹外斜肌、臀中肌后部肌束，足阳明经筋的腹直肌，足厥阴经筋的大收肌等。骨盆侧倾则涉及足少阳经筋的臀中肌和臀小肌、阔筋膜张肌等。骨盆旋转还涉及足太阳经筋的臀大肌与足少阳经筋的梨状肌等。由此可知，由骨盆和髋关节相互作用而进行各种活动时，会同时牵涉广泛的经筋活动，这也就是足厥阴、少阴经筋"络诸筋""主骨生髓，藏精荣筋"的生理学依据。其引起髋周疼痛也将涉及广泛的相关经筋的结筋病灶点。其分布可参照本章第一至四节。

【病因病机】

（1）外感：汗出当风、夜卧受凉、久居湿地或冒雨涉水，风寒湿邪侵袭足厥阴、少阴经筋与经脉。足厥阴、少阴经筋与经脉因寒而收引，肌肉筋膜舒缩失常，加重着藏其间的经脉涩滞，气血瘀滞致溢出脉道，局部筋肉肿胀，致痛物质堆积，加之经筋肌肉保护性痉挛，故出现髋股痹痛。

（2）外伤：大腿内侧、骨盆部被直接打击，可出现局部经筋损伤。更多见的是下肢强力内收突然受阻，或者超生理范围的骨盆前屈、后伸、旋转，使足三阴、三阳经筋相关肌肉、筋膜附着点牵拉受伤或撕裂，损伤处出血、渗出，使组织肿胀，致痛物质堆积，而受损筋肉的保护性痉挛，进一步加重局部的病理变化和疼痛。

（3）劳损：长期从事弯腰工作，从事体操、武术、竞走等剧烈持久的摆动、旋转骨盆的运动及足球、摔跤、踢蹬、骑马、攀崖、跨步救球类需持续髋关节大幅度内收活动的运动等，使足三阴三阳经筋长时间持续牵拉而疲劳。处于疲劳状态的筋肉应激反应减低，则更易造成损伤。损伤的筋肉组织出血、渗出，使致痛物质堆积而疼痛。而伤痛激惹而导致受损筋肉保护性痉挛，则进一步加重了疼痛。

【治疗】

1. 早期

病程短、病痛轻，在相关筋结点处可检出压痛，但没有明显的痛性条索或结块。此期可采用（1）毫针疗法（2）火针疗法（3）灸法（4）理筋推拿法（5）水针疗法治疗。

2. 后期

病程较长，反复发作，筋结点因长期反复损伤而出现痛性条索和硬结。凡用上述方法难于松解者，应考虑长圆针疗法。

检查阴廉次、足五里次、气冲次、府舍次、维道次、五枢次、髀关次、髀关下、箕门次、阴包次、血海次、阴谷次、承扶次，腱胯次等确定结筋病灶点。触摸其深度，做好标记。常规消毒后，在结筋点处注入 0.5ml 局麻药作浸润。浸润后髋股痛应立即减轻或消失，由此可鉴别或验证结筋病灶定位的准确程度。沿局麻针头方向和深度，用斜刃长圆针缓慢刺入，先在结筋点表层行关刺法，再深入其旁行恢刺法，使结筋硬结松解。出针后需压迫 1 分钟，以防针孔出血。必要时，在针后再于结筋点处注入川芎嗪等药物。

【注意事项】

（1）凡筋结点处无明显阳性体征者，应考虑经筋病以外原因，必要时，应请有关专科专家会诊或转诊，不可贻误病情。

（2）在气冲次、环跳次等行各种针法时，注意不可伤及股动脉、静脉及股神经、坐骨神经。深刺中遇波动感时，应停止进针，防止刺伤动脉。针刺中遇有窜麻感时，应提针后改变方向操作。

（3）火针、水针注射、长圆针疗法应注意局部消毒。有毛发覆盖处，应剪除毛发后消毒。

（4）有经络、脏腑合并症者，可配合循经辨证取穴或对症配穴治疗。

（5）术后应避免劳累，避免复感风寒。

附：

1. 臀肌挫伤和臀肌筋膜炎

臀部的肌肉及筋膜损伤，造成以臀上区域疼痛为主要表现的疾患称臀肌挫伤和臀肌筋膜炎。

臀肌挫伤在软组织损伤中极为常见，约占臀部软组织损伤的 52.29%。臀肌主要有臀大肌、臀中肌、臀小肌，由于臀肌宽、厚、大的解剖特点，能使外力经过缓冲而消失在肌肉之中，所以损伤也就多发生在臀部肌肉本身。

三块臀肌都起自髂骨翼外面并覆盖着髂骨，因其宽大、肥厚，在外观上就形成了丰厚隆凸的臀部。肌束向外延续，肌腱止于股骨的臀肌粗隆和大转子。臀肌紧张有防止躯干前倾的作用，也有外展、内旋、外旋大腿的功能。若下肢固定不动，一侧臀肌收缩，有使骨盆向同侧倾斜的作用。臀肌对于维持人体的直立有很重要的作用，也有缓冲外来冲撞的作用。人跌倒时在很多情况下都是以躯干后仰，臀部坐地而发生损伤。人在跌倒时会出现一种保护性反应：身体不由自主地向前屈，并向下蹲以试图降低重心，矫正身体失去的平衡。因此也容易造成后仰位臀部先着地的受伤过程。由于臀肌垫其下，所以臀肌的损伤就经常产生。

臀筋膜位于臀大肌、臀中肌、臀小肌周围将臀肌紧密包裹，特别是这三块肌肉纤维的走行方向不一致，也使这三块肌肉之间的筋膜在运动时常发生相互成角的剪应力，从而在臀肌大力收缩时就容易使臀筋膜也拉伤或撕裂。臀部的深筋膜，向上附于髂嵴和骶骨外侧部，向下延续于股部后面的筋膜。它分为浅、深二层，包绕臀大肌，覆盖臀中肌和阔筋膜张肌。浅层较薄，但致密，以纤维隔伸入肌肉内，故不易与肌肉剥离。在臀部外上方，臀筋膜为坚强的腱膜层，覆盖臀中肌并沿该肌附着于其深面；臀筋膜的下方在大转子外面与阔筋膜张肌及臀大肌浅层的腱纤维合并，构成髂胫束。当发生下列情况时可发生损害：

①臀部的挫伤、挤伤，例如从高处坠落、滑倒或挤压伤，并发生臀部筋膜的损伤性炎症。在臀肌损伤恢复不良或治疗不当时，可遗留臀肌筋膜的慢性损伤。

②可因局部药物注射、炎症和感染所致局部炎症和感染，特别是臀部反复注射某些刺激性较大的药物，可引起局部肌肉和筋膜组织的无菌性炎症反应，继续发展可成为筋膜的挛缩硬化。

③全身性风湿病或链球菌感染可造成臀肌筋膜的肿胀、疼痛和炎症反应。

④臀部受凉、风寒侵袭亦可诱发本病。在本病初、中期，形态学上可无任何改变，当病情发展到一定阶段，可出现筋膜与肌肉内充血，肿胀及渗出改变，或结缔组织挛缩及瘢痕化，并渐形成结节，结节可压迫微血管致使炎症渗出，并激惹神经末梢而产生疼痛等一系列症状，并在结节处可有明显的压痛点。

本病属中医学"臀股风""腰部伤筋""腰痹"范畴。由于腰部肌筋（经筋）被直接打击或长时间被牵拉或扭曲损伤并激惹其痉挛、渗出而致，风寒湿邪侵袭进一步加重疼痛等症状。经筋损伤，尤其是反复损伤而形成的瘢痕条索即"结筋病灶点"，卡压伏行于分肉之间的经脉，使气血因卡压而不通，不通则痛，且常使臀部长期不适或反复发病，形成顽痛。故在辨证论治时，更要注意经筋辨证论治。

表 9 - 106　臀肌挫伤和臀肌筋膜炎辨证取穴表

证型	症状	取穴
风寒湿痹	主症:腰臀痛,常向股外侧及小腿足背放散,腰前屈、后伸受限 舌苔脉象:舌淡苔白,脉象正常	主穴:志室、华佗夹脊、命门、大肠俞、腰阳关、肾俞、腰宜、秩边、中空、环跳
	兼症:①骶部疼痛 ②脊柱旁疼痛	配穴:①上、次、中、下髎 ②华佗夹脊、腰眼
横络卡压	主症:腰臀痛,向股与小腿甚至足背放散,长期不愈,可触及痛性结节 舌苔脉象:舌淡苔白,脉象正常	结筋点:腰椎棘突 1 - 骶椎棘突 4、腰宜次、中空次、外承扶、上、次、中、下髎次、小肠俞次、膀胱俞次、中髎俞次、白环俞次、髀枢内
	兼症:①骶部疼痛 ②脊柱旁疼痛	配穴:①上、次、中、下髎 ②华佗夹脊、腰阳关

2. 臀肌痉挛及挛缩症

臀肌因损伤而痉挛与挛缩，且合并臀部疼痛和骶髋功能障碍者称臀肌痉挛及挛缩症，又称为臀大肌挛缩症。

从临床报道来看，臀肌邻近组织亦多受到影响。该病一般先始于臀肌痉挛，逐渐纤维化，最后挛缩硬化。发生本病的主要因素包括：

（1）臀肌的先天性发育不全；

（2）臀部反复的药物注射造成的肌肉刺激；

（3）个体因素如某些人对某种药物极为敏感，局部应用即产生明显的组织反应性炎症；

（4）肌肉风湿样变也是促发本病的因素之一。

本病多为慢性过程，臀部肌肉早期痉挛或轻度肿胀。如系药物注射引起，则多在注射后很快出现症状。受累肌肉有血管损害和炎症反应，造成局部微循环的障碍。随着炎症的消退，肌肉组织出现纤维增生，最终导致纤维化和瘢痕挛缩。肉眼观察可见病变组织呈纤维条索状，质地坚硬，无弹性，无收缩力。因缺血而色泽苍白，与正常肌肉组织形成明显的对比，亦可二者相互混杂存在。在光学显微镜下可见大量纤维组织，纤维排列紊乱，成纤维细胞增多。纤维化组织中央夹杂着残留的正常肌纤维和少量脂肪组织。亦可见到肌纤维变细，无横纹及吞噬细胞增多等现象。

临床可表现为：

（1）步态异常，特别是跑步时，双下肢呈外旋、外展状。由于屈髋受限，步幅较小，有如跳跃前进，称此为"跳步征"或"鸭步"。

（2）站立时，双下肢不能完全靠拢，轻度外旋。由于臀大肌上部肌纤维挛缩，肌肉容积缩小，相对显出臀部尖削的外形，称此为"尖臀征"。

（3）坐位时，双膝分开，不能靠拢。

（4）蹲位时有两种表现：一部分病人表现为下蹲过程中，当髋关节屈曲近 90 度时，屈髋受限，不能完全蹲下，此时双膝向外闪动，划一弧形，然后再靠拢，才能完全蹲下，称"划圈征"。另一部分病人则表现为下蹲时双髋呈外展、外旋位，双膝分开，状如蛙腿屈曲状，称为"蛙腿征"。这两种不同的临床表现是由于病变程度及范围不同所致。后者病变往往较前者重而广泛。

（5）髋部弹响，屈伸髋关节时，在股骨大粗隆表面有索带滑过而产生弹响。

（6）臀部常可触及一条与臀大肌或阔筋膜张肌肌纤维走行方向一致的挛缩束带，当髋关节内旋、内收时更为明显，其宽度为 2~7 厘米。

（7）骨盆 X 线可见"假性双髋外翻"，股骨颈干角大于 130 度，股骨小粗隆明显可见。

本病属中医学"臀股风""腰部伤筋""腰痹"范畴。由于腰部肌筋（经筋）被直接打击或长时间被牵拉或扭曲损伤并激惹其痉挛、渗出而致，风寒湿邪侵袭进一步加重疼痛等症状。经筋损伤，尤其是反复损伤而形成的瘢痕条索即"结筋病灶点"，卡压伏行于分肉之间的经脉，使气血因卡压而不通，不通则痛，且常使臀部长期不适或反复发病，形成顽痛。故在辨证论治时，更要注意经筋辨证论治。

表 9 - 107　臀肌痉挛及挛缩症辨证取穴表

证型	症状	取穴
风寒湿痹	主症:腰臀痛,常向股外侧及小腿足背放散,腰前屈、后伸受限,下蹲呈"蛙腿、划圈"征 舌苔脉象:舌淡苔白,脉象沉紧 兼症:①骶部疼痛 ②脊柱旁疼痛	主穴:华佗夹脊、命门、大肠俞、腰阳关、肾俞、腰宜、中空、健胯、环跳、秩边 配穴:①上、次、中、下髎 ②华佗夹脊、腰阳关
横络卡压	主症:腰臀痛,向股与小腿甚至足背放散,下蹲呈"蛙腿、划圈"征。长期不愈,可触及痛性结节或条索。可出现屈髋弹响 舌苔脉象:舌淡苔白,脉象正常 兼症:①骶部疼痛 ②脊柱旁疼痛	结筋点:腰椎棘突 1 - 骶椎棘突 4、腰宜次、中空次、外承扶、上、次、中、下髎次、小肠俞次、膀胱俞次、中臀俞次、白环俞次、髀枢内、髀枢上、髀枢、健胯次 配穴:①上、次、中、下髎 ②华佗夹脊、腰阳关

3. 臀肌滑囊炎

臀肌滑囊的无菌或有菌性炎症并伴局部疼痛、活动受限者称之为臀肌滑囊炎。

臀肌滑囊有：

（1）臀大肌转子囊（位于臀大肌腱与大转子之间）；

（2）臀中肌转子囊（有二，前方的一个在臀中肌止腱与大转子之间，后方的一个在臀中肌止腱与梨状肌之间），臀小肌转子囊（位于臀小肌止腱和大转子之间）；

（3）臀肌间囊（为臀大肌抵止于股骨臀肌粗隆深面的二三个滑囊）等。

这些滑囊大小不一，滑囊壁分为两层，外层为薄而致密的纤维结缔组织，内层为滑膜内皮细胞，其起源于原始的间叶组织，有分泌滑液的功能。囊腔为裂隙状，内含少量滑液。其在坚韧结构的两个摩擦面之间，增加润滑，减少摩擦和压力。

本病主要由创伤、细菌感染、类风湿或痛风症等引起，其中以创伤性滑囊炎（又叫非特异性滑囊炎）为多见，其发病机制主要是由于滑囊受到过分的摩擦或压迫等机械性刺激而发生轻度的炎性反应，使滑液分泌增多。急性期囊壁水肿、渗出，囊内积液为血性，以后呈黄色。到慢性期多为黏液，也有囊液稀薄者。囊壁仍有水肿，并有肥厚或纤维化，滑膜增生，有的囊底或肌腱内有钙质沉着、粘连等。

本病属中医学"臀股风""腰部伤筋""腰痹"范畴。由于腰部肌筋（经筋）被直接打击或长时间被牵拉或扭曲损伤并激惹其痉挛、渗出而致，风寒湿邪侵袭进一步加重疼痛等症状。经筋损伤，尤其是反复损伤而形成的瘢痕条索即"结筋病灶点"，卡压伏行于分肉之间的经脉，使气血因卡压而不通，不通则痛，且常使臀部长期不适或反复发病，形成顽痛。故在辨证论治时，更要注意经筋辨证论治。

表9-108　臀肌滑囊炎辨证取穴表

证型	症状	取穴
风寒湿痹	主症:腰臀痛,常向股外侧及小腿足背放散,腰前屈、后伸受限 舌苔脉象:舌淡苔白,脉象沉紧 兼症:①骶部疼痛 ②脊柱旁疼痛	主穴:志室、华佗夹脊、命门、大肠俞、肾俞、腰宜、中空、健胯、上风市、环跳、秩边 配穴:①上、次、中、下髎 ②华佗夹脊、腰阳关
横络卡压	主症:腰臀痛,向股与小腿甚至足背放散,长期不愈,可触及痛性结节 舌苔脉象:舌淡苔白,脉象正常 兼症:①骶部疼痛 ②脊柱旁疼痛	结筋点:髀枢内、髀枢上、髀枢、外承扶、腰宜次、中空次、上、次、中、下髎次、小肠俞次、膀胱俞次、中膂俞次、白环俞次、环跳次、秩边次、上风市次 配穴:①上、次、中、下髎 ②华佗夹脊、腰阳关

4. 注射性臀肌及臀上皮神经损伤

因注射药物而导致的物理或化学性刺激损伤了臀部肌肉和行经该处的臀上皮神经称注射性臀肌及臀上皮神经损伤。

臀大肌起于髂嵴外面、骶结节韧带、骶尾骨后外面，止于股骨臀肌粗隆，部分止于髂胫束，为覆盖臀区血管神经的唯一肌肉。其作用为伸并外旋大腿。神经支配来自臀下神经，深面有臀中肌、臀小肌、梨状肌、孖肌、闭孔内肌、股方肌及疏松结缔组织。臀上皮神经来自 $T_{12} \sim L_3$ 神经的外侧支，穿过背部深肌后，又穿出腰背筋膜进入浅层，越过髂嵴至臀部，分外、中、内三支，行走于臀部皮下脂肪中。臀部肌肉注射对臀肌及臀上皮神经直接造成物理和化学的刺激损伤，使臀肌的上半部，部分肌肉组织发生纤维瘢痕化，甚至肌肉组织完全被纤维瘢痕组织代替，可深及肌肉全层，甚至侵及臀中、小肌。另外纤维瘢痕所形成的条索状硬结，在患者弯腰或仰卧时，条索状瘢痕经常挤压臀上皮神经而发病。

本病属中医学"臀股风""腰部伤筋""腰痹"范畴。由于腰部肌筋（经筋）被直接打击或长时间被牵拉或扭曲损伤并激惹其痉挛、渗出而致，风寒湿邪侵袭进一步加重疼痛等症状。经筋损伤，尤其是反复损伤而形成的瘢痕条索即"结筋病灶点"卡压伏行于分肉之间的经脉，使气血因卡压而不通，不通则痛，且常使臀部长期不适或反复发病，形成顽痛。故在辨证论治时，更要注意经筋辨证论治。

表9-109　注射性臀肌及臀上皮神经损伤辨证取穴表

证型	症状	取穴
风寒湿痹	主症:腰背痛,常向股外侧及小腿足背放散,偶伴腹疼,腰前屈、后伸受限 舌苔脉象:舌淡苔白,脉象正常 兼症:①腹部疼痛 ②脊柱旁疼痛	主穴:肓门、志室、华佗夹脊、后溪、命门、大肠俞、肾俞、腰宜、中空、环跳、秩边 配穴:①关元俞、气海俞、中脘、髀关 ②肝俞、胆俞、志室、腰阳关
横络卡压	主症:腰背痛,向股与小腿甚至足背放散,偶伴腹痛,长期不愈,可触及痛性结节 舌苔脉象:舌淡苔白,脉象正常 兼症:①腹部疼痛 ②脊柱旁疼痛	结筋点:腰椎横突1~4、肓门次、志室次、肾俞次、腰宜次、中空次、外承扶、上、次、中、下髎次、小肠俞次、膀胱俞次、中膂俞次、白环俞次、髀关次、府舍次、环跳次、秩边次 配穴:①中脘、合谷、髀关 ②华佗夹脊、腰阳关

5. 骶尾部软组织损伤

骶尾部有最强大的竖脊肌起始部附着,当受外伤或竖脊肌强力收缩而造成其损伤并出现疼痛者称骶尾部软组织损伤。

骶尾部软组织主要包括皮肤、浅筋膜及骶尾联合处的韧带、尾骨肌等。人体背部最长的肌肉骶棘肌起自骶骨背面。骶尾椎处的椎间盘,主要是纤维性的,中年以后常骨化成不动关节。骶尾前面和后面分别有前后纵韧带加强。骶骨裂孔呈八字形,高约2厘米,宽1厘米,通常被棘上韧带的延续部骶尾后浅韧带所封闭。该韧带富有弹性和韧性,紧邻皮下。尾骨肌协助骶尾关节固定骶骨和尾骨,防止骶骨上端因承受重量而过度前倾。当跌倒时,骶尾部着地,或被直接打击,暴力作用于骶尾软组织,使肌肉韧带及其间神经、血管等造成损伤,刺激神经末梢则出现疼痛。当腰肌劳损而累及其起始部软组织时亦可出现临床症状。检查可见局部肿胀,皮下出血;镜下可见毛细血管损伤,肌纤维肿胀、渗出、断裂及纤维化等微细结构的变化。

表9-110　骶尾部软组织损伤辨证取穴表

证型	症状	取穴
风寒湿痹	主症:腰背及骶尾部痛,常向股外侧及小腿足背放散,偶伴腹疼,腰前屈、后伸受限 舌苔脉象:舌淡苔白,脉象正常 兼症:①腹部疼痛 ②脊柱旁疼痛	主穴:上、次、中、下髎、腰奇、腰眼、命门、大肠俞、肾俞、腰宜、中空 配穴:①关元俞、气海俞、髀关 ②志室、腰阳关
横络卡压	主症:腰背骶尾部痛,向股与小腿甚至足背放散,偶伴腹痛,长期不愈,可触及痛性结节 舌苔脉象:舌淡苔白,脉象正常 兼症:①腹部疼痛 ②脊柱旁疼痛	结筋点:腰椎棘突4-骶椎棘突4、上、次、中、下髎次、腰宜次、中空次、小肠俞次、膀胱俞次、环跳次、秩边次 配穴:①中脘、合谷、髀关 ②华佗夹脊、腰奇

本病属中医学"臀股风""腰部伤筋""腰痹"范畴。由于腰部肌筋(经筋)被直接打击或长时间被牵拉或扭曲损伤并激惹其痉挛、渗出而致,风寒湿邪侵袭进一步加重疼痛等症状。经筋损伤,尤其是反复损伤而形成的瘢痕条索即"结筋病灶点"卡压伏行于分

肉之间的经脉，使气血因卡压而不通，不通则痛，且常使臀部长期不适或反复发病，形成顽痛。故在辨证论治时，更要注意经筋辨证论治。

6. 脊髓和马尾神经损伤综合征

因椎管内外骨或软组织损伤被卡压所引起的脊髓和马尾神经损伤综合征称脊髓和马尾神经损伤综合征。

脊髓和马尾神经在脊椎椎管内，椎体如果骨折、脱位和硬膜外血肿等，会使椎管的管腔相对变窄，压迫脊髓、马尾神经和神经根；椎管外软组织损伤，尤其是慢性损伤所形成的结筋病灶常会卡压神经根或神经干而引发本病。故临床脊髓损伤有四种病理改变：

①脊髓无器质性损坏，只有功能性改变；

②脊髓受压迫，压迫的因素如不去除，可以发生组织的损坏；

③脊髓或马尾神经一次较强损伤并直接破坏；

④软组织损伤压迫，使其功能减弱或麻痹。

应注意脊髓与神经根损伤在身体感觉异常平面并不在同一水平，这是因为在人体胚胎时期，脊髓的节段与相应椎骨的位置相对处在同一水平上，但在生长发育过程中，由于脊椎生长较快，脊髓生长较慢，脊髓被相对上提，所以成人脊髓在椎管内的上提到第一或二腰椎下缘以上，因此脊髓节段就比同节椎体的位置相应地向上移升。这样，就形成了椎体损伤与脊髓损伤节段性上的不一致。

另外，本病应做椎管内外疾病鉴别试验，在治疗时应注意区别。椎管外经筋病可采用针灸治疗。对②、③型病理改变者应即时采取手术处理，术后后遗症状可采用针灸治疗。

本病属中医学"臀股风""腰部伤筋""腰痹"范畴。由于腰及骶尾部肌筋（经筋）被直接打击或长时间被牵拉或扭曲损伤并激惹其痉挛、渗出而致，风寒湿邪侵袭进一步加重疼痛等症状。经筋损伤，尤其是反复损伤而形成的瘢痕条索即"结筋病灶点"，卡压伏行于分肉之间的经脉，使气血因卡压而不通，不通则痛，且常使腰臀部长期不适或反复发病，形成顽痛。故在辨证论治时，更要注意经筋辨证论治。

表 9 - 111　脊髓和马尾神经损伤综合征辨证取穴表

证型	症状	取穴
风寒湿痹	主症:损伤早期出现弛缓性截瘫,无椎体骨折和重症滑脱,偶伴腹痛 舌苔脉象:舌淡苔白,脉象正常 兼症:①腹部疼痛 ②脊柱旁疼痛	主穴:损伤椎体取华佗夹脊、秩边、环跳、命门、大肠俞、肾俞、腰宜、中空 配穴:①关元俞、气海俞、髀关 ②肝俞、胆俞、志室
横络卡压	主症:损伤中后期,感觉与神经反射逐渐恢复,但肌力仍弱,腰背痛,向股与小腿甚至足背放散,偶伴腹痛,长期不愈,可触及痛性结节 舌苔脉象:舌淡苔白,脉象沉紧 兼症:①腹部疼痛 ②脊柱旁疼痛	结筋点:损伤椎体横突与棘突、秩边次、环跳次、志室次、肾俞次、腰宜次、中空次、外承扶、上、次、中、下髎次、小肠俞次、膀胱俞次、中膂俞次、白环俞次、髀关次、府舍次 配穴:①中脘、合谷、髀关 ②华佗夹脊

7. 阔筋膜张肌及阔筋膜张肌筋膜炎

阔筋膜张肌及阔筋膜张肌筋膜的无菌性炎症称阔筋膜张肌及阔筋膜张肌筋膜炎。

阔筋膜张肌起自髂前上棘及髂嵴的前部，肌束向下行，夹在阔筋膜的两层之间，止于大转子上缘，最终由髂胫束（阔筋膜的增厚部分）止于胫骨外上髁的上端，其有紧张阔筋膜和屈大腿的作用。

阔筋膜是大腿部位的固有筋膜，也是全身最厚的筋膜，上方与会阴和臀部的筋膜相连续，向下移行为腘筋膜和小腿固有筋膜。筋膜内侧较薄弱，而外侧则很发达，增厚部分形成伸张于髂嵴与胫骨外侧髁之间的宽约 4～5 厘米的坚强韧带——髂胫束。其上部分为两层，包藏阔筋膜张肌。

人体站立时，此肌收缩使髂胫束紧张，约束大腿外侧的肌肉，增加其紧张度和收缩力。同时还能起到固定膝关节而维持站立姿势的作用。由于人体大腿部位的肌肉体积大，力量大，活动又频繁，所以阔筋膜的张力也随之增大，磨损的机会也增多。加之，它所处的位置比较表浅，又容易受到外界的风、寒、湿等因素的影响故更易发病。

本病发病原因除直接外伤和慢性劳损外，常有风寒、潮湿、劳累、病毒感染和维生素 E 缺乏等因素相随，使阔筋膜的血流动力学发生改变，新陈代谢过程发生障碍，组织发生变性，从而导致发生无菌性炎症反应。另外，腰 4～5，骶 1 的神经根（即支配该肌的臀上神经）因病理、物理因素的刺激或其他组织的压迫等，使阔筋膜张肌的肌张力增大或发生痉挛，以致最后引起阔筋膜肌肉与筋膜炎症反应：主要是纤维蛋白渗出，纤维母细胞增生，乃致形成病理性的小结节和组织粘连。

其病理变化可以分为三期：第一期为较轻微的炎性渗出期。第二期是纤维组织增生变厚期，此期可产生疼痛性结节、血管壁增厚、神经纤维发生炎症反应。第三期是炎症逐渐消退，但有痛性结节及部分组织之间形成的粘连，从而导致髋周及股外侧甚至膝关节疼痛。

本病属中医学"臀股风""腰部伤筋""腰痹"范畴。由于腰骶及髂部肌筋（经筋）被直接打击或长时间被牵拉或扭曲损伤并激惹其痉挛、渗出而致，风寒湿邪侵袭进一步加重疼痛等症状。经筋损伤，尤其是反复损伤而形成的瘢痕条索即"结筋病灶点"，卡压伏行于分肉之间的经脉，使气血因卡压而不通，不通则痛，且常使臀部长期不适或反复发病，形成顽痛。故在辨证论治时，更要注意经筋辨证论治。

表 9 - 112　阔筋膜张肌及阔筋膜张肌筋膜炎辨证取穴表

证型	症状	取穴
风寒湿痹	主症:腰腿痛,屈髋时大腿肌外侧麻木或肿痛,麻痛常向膝外侧及小腿足背放散,偶伴足趾冷痛 舌苔脉象:舌淡苔白,脉象浮紧 兼症:①小腿部疼痛　②膝外侧疼痛	主穴:中空、腰宜、健胯、髀关、风市、上风市、伏兔、上伏兔、外膝眼 配穴:①阳陵泉、膝阳关　②膝眼、丰隆、足三里
横络卡压	主症:腰腿痛,屈髋时大腿外侧麻木或肿痛,常向股膝外侧与小腿甚至足背放散,偶伴足趾、小腿冷痛,长期不愈,可触及痛性结节和条索 舌苔脉象:舌淡苔白,脉象沉紧 兼症:①小腿足趾部疼痛　②膝内侧疼痛	结筋点:五枢次、中空次、健胯次、肌髀枢、髀枢上、髀关次、髀关下、髌上、髌外上、髌外、髌外下、胫骨外髁、成骨次、成腓间、腓骨小头、阳陵次 配穴:①阳陵泉、膝阳关　②膝眼、丰隆、足三里

8. 梨状肌综合征

由于梨状肌损伤而引起的痛性疾病统称梨状肌综合征。

梨状肌起自小骨盆的后内面，即2、3、4骶椎的前面，沿小骨盆壁向外下移行并逐渐集中，然后从坐骨大孔中间穿过而将坐骨大孔分隔为上下两孔，最终以腱止于股骨大转子内侧缘。其作用能外旋大腿。

梨状肌在后面与骶髂前韧带相紧贴，而前面有第1、2、3骶神经通过，并隔盆部的腹膜和筋膜与盆腔内的直肠、膀胱和女性生殖器官相毗邻。在梨状肌上孔中有臀上动脉、静脉和臀上神经通过；在梨状肌下孔中有臀下动脉、静脉、臀下神经和坐骨神经通过。因人体的个体差异很大，常有神经和血管的先天变异，坐骨神经与梨状肌的这些解剖学特点，成了引起梨状肌综合征的常见条件。以下情况可引发本病：

（1）梨状肌在正常情况下收缩时的形态变化，可以直接牵拉、挤压周围的血管神经，从而使其发生慢性的功能性或器质性的病理改变。这对有先天性神经和血管变异者更容易发病。

（2）梨状肌受伤后，它本身发生水肿、痉挛，或者梨状肌有先天性的变异时，它的上、下口相对变小，遂使其周围的组织发生病变。

（3）患者在大腿过度外旋（旋转跌倒时）的暴力作用下，可直接牵拉梨状肌而使梨状肌受伤的。

（4）由于周围组织的疾病（如盆腔炎、骶髂关节炎等）蔓延到梨状肌，引起了无菌性炎症反应，从而发生损害。

其主要病理变化为梨状肌及周围组织的无菌性炎症改变和组织的变性，也可以有梨状肌与周围组织的粘连，同时激惹相关神经、血管而出现腰臀疼痛并常向下肢放散等临床综合征。

本病属中医学"臀股风""腰部伤筋""腰痹"范畴。由于腰部肌筋（经筋）被直接打击或长时间被牵拉或扭曲损伤并激惹其痉挛、渗出而致，风寒湿邪侵袭进一步加重疼痛等症状。经筋损伤，尤其是反复损伤而形成的瘢痕条索即"结筋病灶点"，卡压伏行于分肉之间的经脉，使气血因卡压而不通，不通则痛，且常使腰臀部长期不适或反复发病，形成顽痛。故在辨证论治时，更要注意经筋辨证论治。

表9－113　梨状肌综合征辨证取穴表

证型	症状	取穴
风寒湿痹	主症:腰臀痛,向股外侧及小腿足背放散,偶伴腹疼,腰前屈、后伸受限,直腿抬高试验<60°(+)而>60°(-) 舌苔脉象:舌淡苔白,脉象正常 兼症:①腹部疼痛　②脊柱旁疼痛	主穴:环跳、秩边、委中、上、次、中、下髎、腰宜、中空、承山、昆仑 配穴:①关元俞、气海俞、髀关　②志室、大肠俞
横络卡压	主症:腰臀痛,向股与小腿甚至足背放散,偶伴腹痛,长期不愈,可触及痛性结节,直腿抬高试验<60°(+)而>60°(-) 舌苔脉象:舌淡苔白,脉象沉紧 兼症:①腹部疼痛　②脊柱旁疼痛	结筋点:环跳次、秩边次、腰椎棘突4-骶椎棘突4、上、次、中、下髎次、腰宜次、中空次、小肠俞次、膀胱俞次、白环俞次、中膂俞次、外承扶、上风市次 配穴:①中脘、合谷、髀关　②华佗夹脊、大肠俞

9. 坐骨神经及其分支的损伤

坐骨神经及其分支因外伤或周围软组织无菌性炎症浸润、压迫而出现相应神经激惹症状称坐骨神经及其分支的损伤。

　　坐骨神经是腰4、5，骶1、2、3神经合成的混合神经，是全身最粗大和行径最长的神经，所以也是损伤机会最多的神经。坐骨神经从腰骶丛发出后，在腹膜后紧贴骨盆内后壁向下外行走，自梨状肌下孔出骨盆，在臀大肌的深面经股骨大转子和坐骨结节之间降至大腿后面，行于大腿诸屈肌之间，在接近腘窝时分为胫神经和腓总神经（有的在出坐骨大孔前就已分为胫神经和腓总神经）。坐骨神经在分支以后，其位于内侧较粗的为胫神经，它沿腘窝正中线下降，在小腿处，位于浅深两层肌肉之间降至内踝的后方，在分裂韧带的深面分为分布于足底内侧的足底内侧神经和分布于足底外侧的足底外侧神经，司足底的肌肉运动和皮肤感觉。其外侧分支为腓总神经，其沿腘窝外侧界下降，绕过腓骨小头的下外方，在穿过腓骨长肌至小腿时又分为分布于小腿前诸肌、足背肌和第一趾背间皮肤的腓深神经和分布于腓骨长、短肌及除第一趾间隙以外趾背皮肤的腓浅神经。坐骨神经干直径为2厘米左右，是最粗最长的一根周围神经。在下行过程中，内外侧各分出肌支；内侧肌支支配内收大肌、半腱肌、半膜肌和股二头肌长头，外侧肌支支配股二头肌短头。在臀大肌深部，行经股骨大转子和坐骨结节之间，坐骨神经干进入大腿，垂直下行支配所有小腿和足部的肌肉和皮肤。

　　坐骨神经和它分支的延续部分若受到急性或慢性挤压、牵拉、摩擦等致伤刺激，会使神经纤维发生变性、裂断和无菌性的炎症反应，同时也可能发生神经周围组织的病理反应，最后形成各种组织的增生、肥厚、组织间粘连等，使坐骨神经及其分支受损而发病。临床引起坐骨神经疼的原因很多，但是大部分为继发性的，如全身性的急性感染、盆腔的慢性炎症、肿瘤的压迫、血管的疾病、代谢的障碍（多见糖尿病）、解剖的变异和一些正常的生理过程（如妊娠）等。椎间盘突出、梨状肌损伤、骨盆和股骨的骨折、脱位等以及其他致伤因素直接作用于坐骨神经及其分支者，亦可引起本病。坐骨神经损伤临床比较多见，其发病率高，症状明显，能限制人的下肢运动，所以是一种危害较大的常见病。

　　本病属中医学"臀股风""腰臀部伤筋""腰痹"范畴。由于腰臀部肌筋（经筋）被直接打击或长时间被牵拉或扭曲损伤并激惹其痉挛、渗出而致，风寒湿邪侵袭进一步加重疼痛等症状。经筋损伤，尤其是反复损伤而形成的瘢痕条索即"结筋病灶点"，卡压伏行于分肉之间的经脉，使气血因卡压而不通，不通则痛，且常使臀部及腰腿长期不适或反复发病，形成顽痛。故在辨证论治时，更要注意经筋辨证论治。

表9－114　坐骨神经及其分支的损伤辨证取穴表

证型	症状	取穴
风寒湿痹	主症:腰臀痛,向股外侧及小腿足背放散,偶伴腹疼,腰前屈、后伸受限,直腿抬高试(+) 舌苔脉象:舌淡苔白,脉象正常 兼症:①腹部疼痛 ②脊柱旁疼痛	主穴:环跳、秩边、委中、上、次、中、下髎、腰宜、中空、陵后、阳陵泉 配穴:①关元俞、气海俞、髀关 ②志室、大肠俞
横络卡压	主症:腰臀痛,向股与小腿甚至足背放散,偶伴腹痛,长期不愈,可触及痛性结节、直腿抬高试验(+) 舌苔脉象:舌淡苔白,脉象沉紧 兼症:①腹部疼痛 ②脊柱旁疼痛 ③小腿外侧麻木疼痛	结筋点:环跳次、秩边次、腰椎棘突4－骶椎棘突4、上、次、中、下髎次、腰宜次、中空次、小肠俞次、膀胱俞次、白环俞次、中膂俞次、外承扶、上风市次、委阳次、陵后次、陵下次、光明次 配穴:①中脘、合谷、气冲、髀关 ②华佗夹脊、大肠俞 ③委阳、陵后、陵下、昆仑、光明

10. 注射性坐骨神经损伤

因不合理的臀部注射而导致的坐骨神经损伤称注射性坐骨神经损伤。

坐骨神经是由腰4、5神经和骶1、2、3神经所组成，在坐骨大孔下部，自梨状肌下方穿出骨盆，进入臀部，坐骨神经在这个平面往往异常分为外侧的腓总神经与内侧的胫神经，但仍相辅平行而下（详见坐骨神经及其分支的损伤节）。

将臀部后面近似四方形区域以垂直和平行中线分成四等份，在外上1/4区域为进行肌肉注射的安全区。由于临床上有时肌肉注射时若超出这个界限，或是针刺过深或是过于偏向下方，可导致刺伤坐骨神经；儿童臀部较小，这种损伤尤为多见。损伤机制可分为针头直接损伤、药物刺激、瘢痕压迫等，若合并感染，尚有细菌的毒性刺激，临床出现坐骨神经痛及相关支配肌群、皮肤运动感觉障碍。

直接刺伤者，可见神经纤维的部分缺损与中断，或神经束内血肿压迫，药物直接刺激可引起神经粘连，变性甚至坏死。如药物注入神经鞘内或神经束间，再因药物刺激性强或合并感染，一般可造成神经坏死瘢痕化。在显微镜下观察，最先见神经内及神经周围组织的急性无菌性炎症，随之出现轴突变性，破坏和髓鞘消失，成纤维细胞浸润，神经发生纤维性变。

本病属中医学"臀股风""腰臀部伤筋""腰痹"范畴。由于腰部肌筋（经筋）被直接刺伤、药物刺激、打击或长时间被牵拉或扭曲损伤并激惹其痉挛、渗出而致，风寒湿邪侵袭进一步加重疼痛等症状。经筋损伤，尤其是反复损伤而形成的瘢痕条索即"结筋病灶点"，卡压伏行于分肉之间的经脉，使气血因卡压而不通，不通则痛，且常使臀部及腰腿长期不适或反复发病，形成顽痛。故在辨证论治时，更要注意经筋辨证论治。

表9-115　注射性坐骨神经损伤辨证取穴表

证型	症状	取穴
风寒湿痹	主症:腰臀痛,常向股外侧及小腿足背放散,偶伴腹疼,腰前屈、后伸受限,直腿抬高试验(+) 舌苔脉象:舌淡苔白,脉象正常 兼症:①腹部疼痛 ②脊柱旁疼痛	主穴:华佗夹脊、肾俞、腰宜、中空、健胯、环跳、秩边 配穴:①关元俞、气海俞、髀关 ②肝俞、胆俞、志室
横络卡压	主症:腰臀痛,向股与小腿甚至足背放散,偶伴腹痛,长期不愈,可触及痛性结节,直腿抬高试验(+) 舌苔脉象:舌淡苔白,脉象沉紧 兼症:①腹部疼痛 ②脊柱旁疼痛 ③小腿外侧麻木疼痛	结筋点:腰宜次、中空次、外承扶、上、次、中、下髎次、小肠俞次、膀胱俞次、中膂俞次、白环俞次、环跳次、秩边次 配穴:①中脘、合谷、髀关 ②华佗夹脊 ③委阳、陵后、陵下、昆仑、光明

11. 闭孔神经综合征

闭孔神经因某种原因受到刺激而引起腰腹腿痛等综合征称闭孔神经综合征。

闭孔神经起始于腰2~4神经的前支，从腰大肌内侧缘穿出，与闭孔动脉并行穿过小骨盆和闭孔管，并有分支分布于闭孔外肌及髋关节。然后分为前后两支：前支出闭孔外肌上缘，在短收肌的前面下降，分布于长收肌、股薄肌及耻骨肌。有时有皮支由长收肌下缘到大腿内中部;后支穿闭孔外肌后,在短收肌的后面下降,分布于短收肌及大收肌,并有分支穿大收肌到膝关节,支配大腿内侧至膝内侧的皮肤感觉。

引起本病的原因主要包括骨盆部外伤、盆腔内的炎症、感染、手术创伤和粘连或闭孔管狭窄,刺激压迫闭孔神经,引发神经的自发性上行放电,在大脑皮层形成疼痛感觉。亦可因闭孔疝、盆腔内肿瘤或盆内压增高等因素引起,但从临床上看,骨盆及腰臀部肌肉筋膜的急慢性损伤是主要诱发原因,适于针灸治疗。在合理处理骨盆骨折、闭孔疝、肿瘤后,仍有后遗症状者,亦可采用针灸治疗。根据刺激和压迫的程度及时间长短,闭孔神经可有不同程度的损害。

本病属中医学"臀股风""腰部伤筋""腰痹"范畴。由于腰部肌筋(经筋)被直接打击或长时间被牵拉或扭曲损伤并激惹其痉挛、渗出而致,风寒湿邪侵袭进一步加重疼痛等症状。经筋损伤,尤其是反复损伤而形成的瘢痕条索即"结筋病灶点",卡压伏行于分肉之间的经脉,使气血因卡压而不通,不通则痛,且常使臀部及腰腿长期不适或反复发病,形成顽痛。故在辨证论治时,更要注意经筋辨证论治。

表 9 - 116　闭孔神经综合征辨证取穴表

证型	症状	取穴
风寒湿痹	主症:腰髋痛,常向股膝内侧及小腿足背放散,偶伴腹疼,腰前屈、后伸受限 舌苔脉象:舌淡苔白,脉象浮紧 兼症:①腹部疼痛 ②脊柱旁疼痛	主穴:肓门、志室、华佗夹脊、命门、大肠俞、肾俞、腰宜、中空、足五里、阴廉、髀关 配穴:①关元俞、气海俞、中脘 ②肾俞、志室
横络卡压	主症:腰髋痛,向股膝内侧与小腿甚至足背放散,偶伴腹痛,长期不愈,可触及痛性结节 舌苔脉象:舌淡苔白,脉象沉紧 兼症:①腹部疼痛 ②膝内侧疼痛	结筋点:承扶次、外承扶、腰椎横突 1~4、腰椎棘突 1-骶椎棘突 4、肾俞次、上、次、中、下髎次、中膂俞次、白环俞次、髀关次、府舍次、阴廉次、足五里次 配穴:①中脘、合谷、气冲、髀关 ②鹤顶、血海、箕门

12. 孖肌损伤综合征

孖肌牵拉伤并引起腰、腹、腿痛等综合征称称孖肌损伤综合征。

上孖肌起于坐骨小孔上缘,下孖肌起于坐骨小孔下缘,越过髋关节的后面,止于股骨转子窝的内侧面,有外旋外展髋关节的作用。坐骨神经紧贴其上向下走行。当下肢突然大力的外展、外旋或在外展、外旋位时肌肉大力收缩,或强制成中立位时(如滑倒时、足球运动员铲球时都会产生这种动作)大力牵拉该肌使其发生损伤。有时也可因为臀部肌肉和坐骨神经无菌性炎症的蔓延而使其发病。孖肌肌体积小,其损伤常被漏诊,应特别注意。

本病属中医学"臀股风""腰部伤筋""腰痹"范畴。由于腰部肌筋(经筋)被直接打击或长时间被牵拉或扭曲损伤并激惹其痉挛、渗出而致,风寒湿邪侵袭进一步加重疼痛等症状。经筋损伤,尤其是反复损伤而形成的瘢痕条索即"结筋病灶点",卡压伏行于分肉之间的经脉,使气血因卡压而不通,不通则痛,且常使臀部及腰腿长期不适或反复发病,形成顽痛。故在辨证论治时,更要注意经筋辨证论治。

表9 - 117　孖肌损伤综合征辨证取穴表

证型	症状	取穴
风寒湿痹	主症:腰髋痛,常向股膝内侧及小腿足背放散,偶伴腹疼,腰前屈、后伸受限 舌苔脉象:舌淡苔白,脉象浮紧 兼症:①腹部疼痛　　②脊柱旁疼痛	主穴:华佗夹脊、命门、大肠俞、肾俞、腰宜、中空、环跳、秩边、承扶 配穴:①关元俞、气海俞、髀关　　②肝俞、胆俞、志室
横络卡压	主症:腰髋痛,向股膝内侧与小腿甚至足背放散,偶伴腹痛,长期不愈,可触及痛性结节。 舌苔脉象:舌淡苔白,脉象沉紧。 兼症:①腹部疼痛　　②脊柱旁疼痛　　③小腿外侧麻木疼痛	结筋点:承扶次、外承扶、腰椎横突1~4、腰椎棘突1 - 骶椎棘突4、上、次、中、下次、中膂俞次、白环俞次、髀关次、府舍次 配穴:①中脘、合谷、髀关　　②华佗夹脊　　③委阳、陵后、陵下、昆仑、光明

13. 骶髂关节及其韧带损伤

当骶髂关节及其加强关节稳定的韧带过度牵拉并引起髋周疼痛者称骶髂关节及其韧带损伤。

骶髂关节是由骶骨和髂骨的耳状关节面相贴而构成的,其相吻处的关节面凹凸不平,但在组成关节时彼此凹凸相嵌,紧密相贴。此关节前后均有坚强的韧带加固,以增大稳定性。韧带中起主要作用的是位于关节后上方由骶骨粗隆到髂骨粗隆的骶髂骨间韧带(这是人体上最坚强的韧带,它可以使骶髂关节几乎不动,对骨盆支撑躯干起着重要的作用);此外,还有起自从骶骨和尾骨外侧缘,分别止于坐骨结节和坐骨棘的骶结节韧带和骶棘韧带,此二韧带将坐骨大切迹和坐骨小切迹围成坐骨大孔和坐骨小孔,其孔内都有神经血管通过。所以,当骶髂关节及其加强关节稳定的韧带遭到损伤时,常引起髋与坐骨孔内的血管和神经刺激而引起髋周疼痛。

本病属中医学"臀股风""腰部伤筋""腰痹"范畴。由于腰部肌筋(经筋)被直接打击或长时间被牵拉或扭曲损伤并激惹其痉挛、渗出而致,风寒湿邪侵袭进一步加重疼痛等症状。经筋损伤,尤其是反复损伤而形成的瘢痕条索即"结筋病灶点",卡压伏行于分肉之间的经脉,使气血因卡压而不通,不通则痛,且常使臀部长期不适或反复发病,形成顽痛。故在辨证论治时,更要注意经筋辨证论治。

表9 - 118　骶髂关节及其韧带损伤辨证取穴表

证型	症状	取穴
风寒湿痹	主症:腰臀及髋痛,常向股外侧及小腿足背放散,偶伴腹疼,腰前屈、后伸受限 舌苔脉象:舌淡苔白,脉象正常 兼症:①腹部疼痛　　②脊柱旁疼痛	主穴:华佗夹脊、肾俞、腰宜、中空、健膀、环跳、秩边 配穴:①关元俞、气海俞、髀关　　②肝俞、胆俞、志室
横络卡压	主症:腰臀及髋痛,向股与小腿甚至足背放散,偶伴腹痛,长期不愈,可触及痛性结节 舌苔脉象:舌淡苔白,脉象正常 兼症:①腹部疼痛　　②脊柱旁疼痛	结筋点:髀枢、髀枢内、环跳次、腰宜次、中空次、外承扶、髂后上棘、小肠俞次、膀胱俞次、中膂俞次、白环俞次、秩边次 配穴:①中脘、合谷、髀关　　②华佗夹脊

14. 髋关节脱位

因外力造成股骨头与髋臼位置异常者称髋关节脱位。

髋关节是典型的杵臼关节，由股骨头和髋臼构成，有关节囊和韧带相连，并靠这些软组织予以加固。髋关节脱位，不仅是骨的病变，还因为脱位时并发有关的软组织损伤，所以也是一种严重的软组织伤病。髋臼为一骨性的圆窝，虽然下方有个切迹，但被髋臼横韧带覆盖，并形成了关节盂缘，加深了关节窝，弥补了这一缺陷，这对髋关节的稳定起到了很重要的作用。一般髋关节脱位，就必然要损伤到髋臼的关节盂缘。髋关节囊在髂骨附着于髋臼周缘和髋臼横韧带。在股骨端，前方附着于转子间线，后方附着于股骨颈的中段，囊壁的前上方较厚，也较紧张而坚韧，而其后下方却较薄而松弛，这正是股骨头容易向后穿破关节囊引起脱位的解剖学因素。

在髋关节囊周围有下列韧带：①呈丫字形，尖起自髂前下棘，分叉经关节前方，向下止于转子间线的髂股韧带；②纤维呈环形增厚所形成的轮匝带；③从耻骨到股骨并紧贴关节囊，位于其内前方的耻骨囊韧带；④从坐骨到股骨，紧贴关节囊，位于其内后方的坐骨囊韧带等。它们都加强了髋关节的稳定性，所以一旦脱位引起关节囊损伤，就会有这些韧带的损伤。在髋关节内，还有从股骨头到髋臼底部的圆韧带。它对股骨头的固定作用甚微，但有从其内部通过到达股骨头的供血血管。所以脱位引起的圆韧带断裂，就会损伤到达股骨头的血管，使其失去血液供应，最终发生股骨头无菌性坏死。

正常人在直立时，下肢对于上体的支撑之力在股骨颈干颈角处发生了130度左右的转折，最后由股骨头作用于髋臼的底部而起作用。在髋关节屈曲状态下，受到来自股骨的暴力时，就会由前向后沿股骨纵轴传向股骨头（如汽车急刹车），惯性使人体向前冲，若膝部顶于前方的障碍物时，股骨头的作用力不是恰好作用在正合槽而稳定性的髋臼底部，而是顶撞在髋臼后面略向外翻的髋臼缘上。因为这时股骨头嵌入髋臼的部分相对较少，稳定性最差，暴力就可使股骨头脱出髋臼，顶破较薄的关节囊后方，撕裂坐骨囊韧带，从而形成髋关节后脱位。

当暴力使髋关节外展外旋的角度超出正常的生理范围时，由大转子顶住了髋臼的上缘，并且以此为支点形成一个杠杆的作用力，使股骨头顶破关节囊的前下方，撕裂耻骨囊韧带，向髋臼前下方移位，从而形成髋关节前脱位。

当暴力由外向内直接作用于股骨大转子时（如侧身跌倒大转子着地及髋外侧的碰撞、打击、挤压等），都可以使股骨头顶破髋臼底和骨盆向内穿入，从而形成髋关节中心型脱位。

本病临床比较多见，据统计在大关节脱位中居第三位。临床以后脱位的发病率为最高。各型脱位均严重损伤周围软组织，故应即时正确复位，复位后尚有后遗症状者，可采用针灸治疗。

本病属中医"脱臼""脱骱""腰腿痛""痹病"范畴。由于髋部被直接打击或长时间被牵拉或扭曲损伤而致。肌筋（经筋）也同时受到不同程度的损伤并激惹其痉挛、渗出，风寒湿邪侵袭进一步加重疼痛等症状。经筋损伤，尤其是反复损伤而形成的瘢痕条索即"结筋病灶"，卡压伏行于分肉之间的经脉，使气血因卡压而不通，不通则痛，且常使髋部长期不适或反复发病，形成顽痛。故在辨证论治时，更要注意经筋辨证论治。

表 9 - 119　髋关节脱位辨证取穴表

证型	症状	取穴
风寒湿痹	主症:髋关节痛,整复后仍有功能受限,髋痛常向股膝内侧及小腿内背放散,偶伴腹痛 舌苔脉象:舌淡苔白,脉象浮紧 兼症:①股部疼痛 　　　②小腿外侧麻木疼痛	主穴:腰宜、中空、环跳、秩边、承扶、髀关、阴廉、足五里 配穴:①风市、上风市 　　　②陵后、陵下、昆仑、光明
横络卡压	主症:髋关节痛,整复后仍有功能受限,髋痛常向股膝内侧与小腿甚至足背放散,偶伴腹痛,长期不愈,可触及痛性结节 舌苔脉象:舌淡苔白,脉象沉紧 兼症:①股部疼痛 　　　②小腿外侧麻木疼痛	结筋点:髀关次、府舍次、足五里次、气冲次、横骨次、髀枢内、承扶次、外承扶、上、次、中、下髎次、中膂俞次、白环俞次 配穴:①环跳、秩边、髀关 　　　②陵后、陵下、昆仑、光明

15. 髋关节扭伤

因扭挫伤致使髋关节囊和关节周围的韧带、肌肉发生了微细的撕裂伤,关节的软骨面也可发生了挫伤,然尚未发生脱位者称髋关节扭伤。

本病多在行进中由于动作失调或因路面不平脚下踩空,使髋关节随之发生了急剧的、超生理范围的扭转、碰撞而致。小儿最容易发生,因为小儿常常无节制和不协调活动,又因肌力不足,重心不稳,动作不协调,所以,容易失去身体平衡。而儿童调节平衡的能力较差,因而容易引起伤病。这种损伤的病理改变还没有达到使关节脱位的程度,只是这些软组织的张力改变或者发生了微细撕裂。它与髋关节脱位相比较,还是一种轻微的伤病。主要症状是髋关节周围疼痛,常常呈牵扯样的锐痛,活动时加重,坐卧休息时减轻。大多数患者有活动时的跛行,有时用足尖着地支撑,行走呈跳跃状步态。严重的病例还可能完全不能运动。患侧髋关节与健侧肿胀和隆起,按压时有深在性的压痛。有些患者在髋关节周围可以触摸到发硬的条索状组织,而且此处的压疼也最明显。除了肌筋脱槽外,多由肌肉和韧带的细微损伤造成的出血、炎症及反射性肌束痉挛（肌牵张反射）所致。

表 9 - 120　髋关节扭伤辨证取穴表

证型	症状	取穴
风寒湿痹	主症:髋关节痛,整复后仍有功能受限,髋痛常向股膝内侧及小腿足背放散,偶伴腹疼 舌苔脉象:舌淡苔白,脉象浮紧 兼症:①股部疼痛 　　　②小腿外侧麻木疼痛	主穴:腰宜、中空、环跳、秩边、承扶髀关、阴廉、足五里 配穴:①风市、上风市 　　　②陵后、陵下、昆仑、光明
横络卡压	主症:髋关节痛,整复后仍有功能受限,髋痛常向股膝内侧与小腿甚至足背放散,偶伴腹痛,腰膝酸软,尿频尿急,长期不愈,可触及痛性结节和条索 舌苔脉象:舌淡苔白,脉象沉紧 兼症:①股部疼痛 　　　②小腿外侧麻木疼痛	结筋点:髀关次、府舍次、足五里次、气冲次、横骨次、髀枢、髀枢内、承扶次、外承扶、上、次、中、下髎次、中膂俞次、白环俞次 配穴:①风市、上风市 　　　②陵后、陵下、昆仑、光明

本病属中医学"臀股风""腰部伤筋""腰痹"范畴。由于髋部肌筋（经筋）被直接打击或长时间被牵拉或扭曲损伤并激惹其痉挛、渗出而致，风寒湿邪侵袭进一步加重疼痛等症状。经筋损伤，尤其是反复损伤而形成的瘢痕条索即"结筋病灶点"，卡压伏行于分肉之间的经脉，使气血因卡压而不通，不通则痛，且常使髋部长期不适或反复发病，形成顽痛。故在辨证论治时，更要注意经筋辨证论治。

16. 髂腰肌损伤

髂腰肌因不合理运动牵拉而损伤称髂腰肌损伤。

髂肌大部分纤维起于髂窝部，部分起于髂筋膜，髂前下棘和骶髂骨翼，内侧部分并入腰大肌，部分止于髋关节囊及股骨小转子。髂筋膜覆盖髂腰肌的表面，经髂耻沟前面遮盖耻骨肌，称髂耻筋膜。该间隙内有髂腰肌及股神经。

本病多为运动性损伤，且与运动动作特点有关，多见于田径项目中的跑、跳、跨栏等。由于大力屈髋或过度后伸大腿致使髂肌受牵拉造成髂腰肌某个部分的损伤，发生小的活动性出血，血流向髂窝，在髂骨与髂肌下形成血肿，并压迫股神经而使股四头肌麻痹。有下述情况和症状者，应特别注意：

（1）有使髂腰肌受伤的特征性动作，如跨栏、跳高、体操中的跳马等，急性扭转或过伸大腿而受损。

（2）不能起立，卧位时髋呈屈曲外旋畸形，强迫伸直时疼痛。

（3）股四头肌麻痹，大腿前部知觉障碍，特别是膝部知觉消失。

（4）在髂窝部可触到有压痛的肿块，穿刺时可抽出积血。

（5）偶有贫血及便秘。

（6）腰肌造影、B超、钡灌肠可明确诊断。

本病急性期并合并股神经麻痹者应采用手术方法紧急处理，立即清除血肿，解除对神经的压迫，以利肢体的早日康复。术后尚有后遗症状者或慢性损伤者可采用针灸治疗。

表 9 - 121　髂腰肌损伤辨证取穴表

证型	症状	取穴
风寒湿痹	主症:髋及腹股沟肿痛,术后仍有髋关节功能受限,髋痛常向股膝内侧及小腿足背放散,偶伴腹痛 舌苔脉象:舌淡苔白,脉象浮紧 兼症:①股部疼痛 ②小腿外侧麻木疼痛	主穴:气冲、髀关、伏兔、上伏兔、承扶、阴廉、足五里 配穴:①风市、上风市 ②陵后、陵下、昆仑、光明
横络卡压	主症:髋及腹股沟肿痛,术后仍有髋关节功能受限,髋痛常向股膝内侧与小腿甚至足背放散,股四头肌无力、萎缩,偶伴腹痛,腰膝酸软、尿频尿急,长期不愈,可触及痛性结节和条索 舌苔脉象:舌淡苔白,脉象沉紧 兼症:①股部疼痛 ②小腿外侧麻木疼痛	结筋点:髀关次、府舍次、足五里次、气冲次、五枢次、横骨次、髀枢、髀枢内、髀关下、上伏兔次、伏兔次 配穴:①风市、上风市 ②陵后、陵下、昆仑、光明

本病属中医学"腰部伤筋""腰痹"范畴。由于腰部肌筋（经筋）被直接打击或长时间被牵拉或扭曲损伤并激惹其痉挛、渗出而致，风寒湿邪侵袭进一步加重疼痛等症状。

经筋损伤，尤其是反复损伤而形成的瘢痕条索即"结筋病灶"，卡压伏行于分肉之间的经脉，使气血因卡压而不通，不通则痛，且常使髂窝与髋部长期不适或反复发病，形成顽痛。故在辨证论治时，更要注意经筋辨证论治。

17. 髂腰肌痉挛

髂腰肌因疲劳或暴力刺激而痉挛称髂腰肌痉挛。

本病常突然发生，表现为腹后壁的剧烈疼痛，弯腰不能直立，仰卧位时腿不能伸直，休息后可逐渐缓解，按触髂窝和腹股沟韧带下有压痛和变硬的条索状组织。如诊断明确，可让患者俯卧，压屈小腿至足跟触臀部，持续 1~3 分钟，以伸展髂腰肌，痉挛可迅速解除。反复发作或处理不当亦可形成机化和肿块，甚至压迫股神经出现股四头肌麻痹和营养障碍等。

本病属中医学"臀股风""腰部伤筋""腰痹"范畴。由于腰部肌筋（经筋）被直接打击或长时间被牵拉或扭曲损伤并激惹其痉挛、渗出而致，风寒湿邪侵袭进一步加重疼痛等症状。经筋损伤，尤其是反复损伤而形成的瘢痕条索即"结筋病灶"，卡压伏行于分肉之间的经脉，使气血因卡压而不通，不通则痛，且常使髂窝与髋部长期不适或反复发病，形成顽痛。故在辨证论治时，更要注意经筋辨证论治。

表 9-122　髂腰肌痉挛辨证取穴表

证型	症状	取穴
风寒湿痹	主症:髋及腹股沟肿痛,髋关节功能受限,髋痛常向股膝内侧及小腿足背放散,偶伴腹痛 舌苔脉象:舌淡苔白,脉象浮紧 兼症:①腹部疼痛 　　　②脊柱旁疼痛	主穴:气冲、髀关、伏兔、上伏兔、承扶、阴廉、足五里 配穴:①关元俞、气海俞、阴廉、足五里 　　　②华佗夹脊、志室、肓门
横络卡压	主症:髋及腹股沟肿痛,有髋关节功能受限,髋痛常向股膝内侧与小腿甚至足背放散,偶伴腹痛,长期不愈,可触及痛性结节和条索 舌苔脉象:舌淡苔白,脉象沉紧 兼症:①腹部疼痛 　　　②脊柱旁疼痛 　　　③腰膝酸软、尿频尿急	结筋点:髀关次、府舍次、足五里次、气冲次、五枢次、横骨次、髀枢、髀枢内、髀关下、上伏兔次、伏兔次、腰椎横突 1~4 配穴:①关元俞、髀关、阴廉、足五里 　　　②华佗夹脊、志室、肓门 　　　③三阴交、阴陵泉

18. 髂腰肌小粗隆末端病

髂腰肌肌腱止点区腱末端由于过度频繁抬腿动作，逐渐损伤并引起腰髋部疼痛称髂腰肌小粗隆末端病。

髂腰肌腱止点有末端病变，腱周围组织粘连及炎症，小粗隆前面之滑囊发炎。表现为运动员跨栏时，后腿过栏向前屈曲用力时疼痛。屈髋抗阻时痛，当健膝屈曲 30 度，患侧下肢置 "4" 字试验位（股骨外旋小粗隆转向前方）时，指诊小粗隆部腱止点，可有滑囊炎症表现，如有增厚、压之酸胀疼痛。侧卧位屈髋屈膝，指诊髂腰肌较健侧僵硬，脊椎横突附着点和髂窝部压痛感强烈。X 线摄片，晚期可见小粗隆部骨质密度增高，有时可见到腱的钙化影。早期可手法治疗：先取侧卧位（患侧在上）屈髋屈膝，对腰大肌脊柱附着点、髂窝部施以刚柔适度的剥离、点按等手法，然后仰卧位，患侧下肢伸直或外展，同法操作。术后应指导患者进行髂腰肌伸展练习。手法治疗可每日 1 次。症状严重时，运动员应停训或减少训练量。亦可取患侧下肢成"4"字位，做痛点封闭。对顽固不愈的病例，应手术治疗，切除滑囊和粘连的腱围组织，亦应将髂腰肌腱纵向切开以松解压迫，改进血运。手术后尚有后遗症状者可采用针灸治疗。

本病属中医学"臀股风""腰部伤筋""腰痹"范畴。由于髂窝与髋部肌筋（经筋）被直接打击或长时间被牵拉或扭曲损伤并激惹其痉挛、渗出而致，风寒湿邪侵袭进一步加重疼痛等症状。经筋损伤，尤其是反复损伤而形成的瘢痕条索即"结筋病灶点"，卡压伏行于分肉之间的经脉，使气血因卡压而不通，不通则痛，且常使髂窝与髋部长期不适或反复发病，形成顽痛。故在辨证论治时，更要注意经筋辨证论治。

表 9 – 123　髂腰肌小粗隆末端病辨证取穴表

证型	症状	取穴
风寒湿痹	主症:髋及腹股沟肿痛,术后仍有髋关节功能受限,髋痛常向股膝内侧及小腿足背放散,偶伴腹疼 舌苔脉象:舌淡苔白,脉象浮紧 兼症:①腹部疼痛　②脊柱旁疼痛	主穴:气冲、髀关、伏兔、上伏兔、承扶、阴廉、足五里 配穴:①关元俞、气海俞、阴廉、足五里　②华佗夹脊、志室、肓门
横络卡压	主症:髋及腹股沟肿痛,术后仍有髋关节功能受限,髋痛常向股膝内侧与小腿甚至足背放散,偶伴腹痛,长期不愈,可触及痛性结节和条索 舌苔脉象:舌淡苔白,脉象沉紧 兼症:①腹部疼痛　②脊柱旁疼痛　③腰膝酸软、尿频尿急	结筋点:髀关次、府舍次、足五里次、气冲次、五枢次、横骨次、髀枢、髀枢内、髀关下、上伏兔次、伏兔次、腰椎横突1~4 配穴:①关元俞、髀关、阴廉、足五里　②华佗夹脊、志室、肓门　③三阴交、阴陵泉

19. 股外侧皮神经损伤

股外侧皮神经因直接外力致伤，或运动中肢体过度后伸牵拉致伤称股外侧皮神经损伤。

股外侧皮神经起自第2、3、4腰神经前支的后股，下行穿过腰大肌外侧缘、髂筋膜、和髂肌，从腹股沟韧带下进入大腿后分为前后两支，前支支配缝匠肌、耻骨肌，分布于大腿前内侧皮肤，后支为股外侧皮神经，穿过缝匠肌，行于阔筋膜两层之间，主司大腿前外侧皮肤感觉。由于股外侧皮神经在穿过缝匠肌、阔筋膜张肌处位置表浅，容易遭受直接外力致伤，或运动中肢体过度后伸牵拉，臀部软组织劳损也常波及阔筋膜张肌，髋关节骨折、脱臼、髂腰肌血肿等均可刺激或压迫股外侧皮神经引起支配区感觉异常。

多数患者无明显外伤史，自觉大腿内或前外侧皮肤麻木，有蚁走感或烧灼感，行走或站立时加剧。检查大腿内或外侧皮肤感觉迟钝或过敏，以触觉和温度觉障碍为主。髂胫束呈痉挛性条索，压痛明显，臀部诸肌肉亦有压痛、串麻感。髋关节功能多不受限。X线拍片可排除其他疾病。

本病属中医"风证""痹病"范畴。由于髋与股部肌筋（经筋）被直接打击或长时间被牵拉或扭曲损伤并激惹其痉挛、渗出而致，风寒湿邪侵袭进一步加重疼痛等症状。经筋损伤，尤其是反复损伤而形成的瘢痕条索即"结筋病灶点"，卡压伏行于分肉之间的经脉，使气血因卡压而不通，不通则痛，且常使髋与股部长期不适或反复发病，形成顽痛。故在辨证论治时，更要注意经筋辨证论治。

表9-124　股外侧皮神经损伤辨证取穴表

证型	症状	取穴
风寒湿痹	主症:髋股麻木或肿痛,麻痛常向股膝外侧及小腿足背放散,偶伴腹疼 舌苔脉象:舌淡苔白,脉象浮紧 兼症:①腹部疼痛 　　　②脊柱旁疼痛	主穴:气冲、髀关、伏兔、上伏兔、承扶、上风市、风市 配穴:①关元俞、气海俞、气冲 　　　②华佗夹脊、志室、肓门
横络卡压	主症:髋股麻木或肿痛,髋麻痛常向股膝外侧与小腿甚至足背放散,偶伴腹痛,长期不愈,可触及痛性结节和条索 舌苔脉象:舌淡苔白,脉象沉紧 兼症:①腹部疼痛 　　　②脊柱旁疼痛	结筋点:五枢次、府舍次、足五里次、气冲次、髀枢、髀关下、上风市次、风市次、髀关次、上伏兔次、伏兔次、腰椎横突1~4 配穴:①关元俞、气海俞、气冲、髀关 　　　②华佗夹脊、志室、肓门

20. 股骨大转子滑囊炎

股骨大转子滑囊由于各种机械性刺激使囊壁发生病理改变称股骨大转子滑囊炎。

股骨大转子滑囊位于股骨大转子和臀大肌抵止部之间,所以也叫臀大肌转子滑囊,是含有滑液的囊状组织结构。在关节活动时,有减少臀大肌和大转子之间相互摩擦的作用。急性暴力作用(如碰撞、打击)或多次慢性机械刺激(如战士卧倒后,侧身匍匐前进;足球守门员侧身扑球;自行车运动员长途骑行等)直接或间接地使滑液囊受到摩擦、挤压等都可以发病。由于各种机械性刺激作用于滑囊,使囊壁发生了病理改变。其早期表现为囊壁血管扩张、充血和渗出增加,滑液分泌旺盛。后期囊壁增厚,滑膜纤维化,内膜细胞发生退行变性,囊液分泌减少。因为囊壁对滑液的吸收减少更显著,就发生了囊内滑液潴留,使滑囊肿大,囊液性质也随之变稀。炎症继续蔓延可使滑囊周围组织亦发生炎性改变,最终使得滑囊与周围组织之间发生病理粘连而出现髋与大转子周围疼痛,有时还伴有弹响。

表9-125　股骨大转子滑囊炎辨证取穴表

证型	症状	取穴
风寒湿痹	主症:髋及大转子后侧麻木或肿痛,麻痛常向股膝外侧及小腿足背放散,常伴髋关节功能障碍和腰痛 舌苔脉象:舌淡苔白,脉象浮紧 兼症:①髋部疼痛 　　　②脊柱旁疼痛	主穴:承扶、中空、髀关、环跳、秩边、伏兔、上伏兔、上风市、风市 配穴:①居髎 　　　②华佗夹脊、肓门、志室
横络卡压	主症:髋及大转子后侧麻木或肿痛,麻痛常向股膝外侧及小腿足背放散,常伴髋关节功能障碍和腰痛。长期不愈,可触及痛性结节和条索 舌苔脉象:舌淡苔白,脉象沉紧 兼症:①髋周疼痛 　　　②脊柱旁疼痛	结筋点:承扶次、髀枢次、髀枢上、髀枢内、上风市次、风市次、上伏兔次、伏兔次、小肠俞次、膀胱俞次、中膂俞次、白环俞次 配穴:①环跳、秩边 　　　②华佗夹脊、肓门、志室

本病属中医学"臀股风""腰部伤筋""腰痹"范畴。由于髋部肌筋(经筋)被直接打击或长时间被牵拉或扭曲损伤并激惹其痉挛、渗出所致,风寒湿邪侵袭进一步加重疼痛

等症状。经筋损伤，尤其是反复损伤而形成的瘢痕条索即"结筋病灶点"，卡压伏行于分肉之间的经脉，使气血因卡压而不通，不通则痛，且常使髋部长期不适或反复发病，形成顽痛。故在辨证论治时，更要注意经筋辨证论治。

21. 弹响髋

髋关节在活动时可以发出一种响声称"弹响髋"。

臀大肌的抵止部分覆盖在股骨大转子上面，由于臀大肌的病理变化而形成纤维束增厚变性，在运动时可以与坐骨结节或与大转子相接触并摩擦弹动而发生髋部的响音。髂腰肌从腹股沟韧带的下面通过，行经股骨大转子的前方，止于股骨小转子，所以腰大肌在活动时可以与髋骨或股骨小转子相摩擦弹动而发出响音。髂胫束可以因为损伤而发生慢性炎症和增生，其纤维可使髂胫束增厚成索状变形，运动时由于它从大转子上向前向后滑动，也可出现髋关节附近的响音。大转子滑囊的炎症可使囊壁增厚，纤维粘连。在活动时，它和大转子发生摩擦，也可以产生髋部弹响。髋关节囊和周围韧带等组织的钙化、瘢痕挛缩、组织粘连等，在活动时彼此之间相互摩擦，可能发出响音。凡是使股骨头和髋臼接触不良的一切因素，如臼缘的破损、髋臼的变形、臼窝内的游离体、股骨头的变形等，都可以因为活动时不合槽而发生弹响音。本症发生率很高，但由于症状不明显，病理改变又不很严重，所以，对人们健康的危害也不十分大。不过，因为髋关节活动时有响音，常常使患者精神紧张，久之可引起髋周疼痛甚至腰腿疼痛。在清除异物，修复髋臼破损、变形等器质损伤后，仍有弹响并伴疼痛者，可采用针灸治疗。

本病属中医学"臀股风""腰部伤筋""腰痹"范畴。由于髋部肌筋（经筋）被直接打击或长时间被牵拉或扭曲损伤并激惹其痉挛、渗出而致，风寒湿邪侵袭进一步加重疼痛等症状。经筋损伤，尤其是反复损伤而形成的瘢痕条索即"结筋病灶点"，卡压伏行于分肉之间的经脉，使气血因卡压而不通，不通则痛，且常使髋部长期不适或反复发病，形成顽痛。故在辨证论治时，更要注意经筋辨证论治。

表 9 - 126　弹响髋辨证取穴表

证型	症状	取穴
风寒湿痹	主症：髋及大转子弹响伴麻木或肿痛，麻痛常向股膝外侧及小腿足背放散，常伴髋关节功能障碍和腰痛 舌苔脉象：舌淡苔白，脉象浮紧 兼症：①髋部疼痛 ②脊柱旁疼痛	主穴：中空、居髎、环跳、秩边、髀关、伏兔、上伏兔、承扶、上风市、风市 配穴：①太冲、合谷 ②华佗夹脊、肓门、志室
横络卡压	主症：髋及大转子活动弹响并伴麻木或肿痛，麻痛常向股膝外侧及小腿足背放散，常伴髋关节功能障碍和腰痛。长期不愈，可触及痛性结节和条索 舌苔脉象：舌淡苔白，脉象沉紧 兼症：①髋周疼痛 ②脊柱旁疼痛	结筋点：髀枢次、髀枢上、髀枢内、承扶次、外承扶、上风市次、风市次、髀关次、府舍次、足五里次、气冲次、髀关下、上伏兔次、伏兔次 配穴：①环跳、秩边 ②华佗夹脊、肓门、志室

22. 股四头肌损伤

股四头肌因打击或因弹跳、踢跳、强力起跑等猛烈收缩而撕裂伤称股四头肌损伤。

股四头肌是人身上体积最大的一块肌肉，由股直肌，股外侧肌、股内侧肌和股中间肌组成。其中股直肌比较独立，其他三块肌肉互相联合，并从股骨的前方、内前方、外前方三个方向包围股骨大部分。股四头肌的四个头于股骨下端合成一扁腱，跨过膝关节前面，包绕髌骨，往下借髌韧带止于胫骨结节。

（1）股直肌：位于股中间肌的前面，处于大腿前面的皮下，上起髂前下棘及髋臼的上缘，以扁腱与其他三肌会合，共同止于髌骨上缘。

（2）股外侧肌：是股四头肌中最宽的扁肌，位于股骨前外侧部分，被阔筋膜张肌和髂胫束所遮盖。它起自股骨粗线外侧唇及大转子根部，向内下斜行，与股中间肌会合，而其中一部分遮盖了股中肌的外侧，止于髌上缘外侧。

（3）股内侧肌：位于股骨前内侧面，一部分被缝匠肌下端所遮盖，后方与长收肌和大收肌相毗邻。它起自股骨粗线内侧唇及内侧肌间隔。纤维斜向外下行，止于髌骨上缘内侧。

（4）股中间肌：位于股直肌和股骨之间，外侧是股外侧肌，内侧为股内侧肌。它起自股骨的转子间线和前方的骨面，止于髌上缘正中。其下部腱纤维的深束，植入了膝关节囊的上部。它是这四块肌肉中比较弱小的一块。

股四头肌是唯一能伸小腿的肌肉，也是人身上最强大的伸肌，除能伸膝关节外，股直肌还有屈大腿的作用。股四头肌负担重，又位于大腿的前面，容易遭受过度牵拉和碰撞打击，所以损伤的机会就比较多。如弹跳、踢跳、强力起跑使股四头肌猛裂收缩，或由于负重上下坡、负重起立、运动员蹲杠铃和跑动时跪地跌倒等过度牵拉股四头肌，可使肌肉纤维和它的间质发生了不同程度的裂断，肌肉抵止部位也可以有组织断裂撕脱，或者由于血管破裂，血液溢于组织之间，形成肌肉内血肿和骨膜下血肿等异常变化，并出现临床症状。

本病属中医学"股部伤筋""痹病"范畴。由于股部肌筋（经筋）被直接打击或长时间被牵拉或扭曲损伤并激惹其痉挛、渗出而致，风寒湿邪侵袭进一步加重疼痛等症状。经筋损伤，尤其是反复损伤而形成的瘢痕条索即"结筋病灶点"，卡压伏行于分肉之间的经脉，使气血因卡压而不通，不通则痛，且常使股膝部长期不适或反复发病，形成顽痛。故在辨证论治时，更要注意经筋辨证论治。

表 9 - 127　股四头肌损伤辨证取穴表

证型	症状	取穴
风寒湿痹	主症：大腿、髋、腹股沟、膝麻木、肿痛，麻痛常向股膝内侧及小腿足背放散，偶伴腹疼 舌苔脉象：舌淡苔白，脉象浮紧 兼症：①腹部疼痛 ②脊柱旁疼痛	主穴：气冲、髀关、伏兔、上伏兔、承扶、上风市、风市、鹤顶 配穴：①关元俞、气海俞、中脘 ②华佗夹脊、居髎
横络卡压	主症：大腿、髋、腹股沟、膝麻木、肿痛，髋麻痛常向股膝内侧与小腿甚至足背放散，偶伴腹痛，长期不愈，可触及痛性结节和条索 舌苔脉象：舌淡苔白，脉象沉紧 兼症：①腹部疼痛 ②脊柱旁疼痛	结筋点：维道次、五枢次、上风市次、风市次、髀关次、府舍次、地五里次、气冲次、髀枢、髀关下、上伏兔次、伏兔次、腰椎横突 1~4 配穴：①关元俞、气海俞 ②华佗夹脊、肓门、志室

23. 股四头肌萎缩

股四头肌肌容量减少称股四头肌萎缩。

本病多因废用而萎缩。由于久病卧床，或下肢骨折后长期固定，或膝、髋关节的病变迫使活动减少，使股四头肌处于绝对静止的状态，使血流减少，肌纤维变细，体积缩小，张力降低则引起本病。特别是股四头肌的内侧头萎缩，在股四头肌四个头中出现得最早。另外，寒冷、疲劳、外伤、感染、代谢障碍等因素都可以直接或间接影响股四头肌的正常生理、生化过程，甚至发生病理变化，相继发生不同程度的代谢障碍，使肌肉体积变小，张力降低，造成萎缩。股神经的病损以及供给股四头肌血液的血管病变，也可以使股四头肌的神经营养不良而发生萎缩。某些全身性的疾病（如截瘫、营养不良、肿瘤等），在发生全身性肌肉萎缩的同时，股四头肌的萎缩也将最先发生，而且最为明显。由于股四头肌是稳定膝关节的重要组织，故本病除髋股无力外，常伴膝关节疼痛。外观见股四头肌肌肉体积变小，饱满的外部形态消失，张力降低，肌力变小，重量减轻。镜下可以见到肌纤维变细（但其绝对数变化不大），除有部分的肌纤维的内核增殖以外，结构上也无明显变化。其纤维性间质和血管，由于增殖和肌纤维的相对变小，显得特别清晰和明显。在其间质组织中，还有较多的淋巴细胞浸润等。

本病属中医"痿证""痹病"范畴。由于股膝部肌筋（经筋）被直接打击或长时间被牵拉或扭曲损伤并激惹其痉挛、渗出而致，风寒湿邪侵袭进一步加重疼痛等症状。经筋损伤，尤其是反复损伤而形成的瘢痕条索即"结筋病灶点"，卡压伏行于分肉之间的经脉，使气血因卡压而不通，不通则痛，且常使股膝部长期不适或反复发病，形成顽痛。故在辨证论治时，更要注意经筋辨证论治。

表 9 - 128　　股四头肌萎缩辨证取穴表

证型	症状	取穴
风寒湿痹	主症：大腿肌萎缩无力、髋及膝麻木或肿痛，麻痛常向股膝内侧及小腿足背放散，偶伴腹疼 舌苔脉象：舌淡苔白，脉象浮紧 兼症：①腹部疼痛　②脊柱旁疼痛	主穴：气冲、髀关、伏兔、上伏兔、承扶、上风市、风市、血海、鹤顶、梁丘 配穴：①关元俞、气海俞、气冲　②华佗夹脊、肓门、志室
横络卡压	主症：大腿肌萎缩无力、髋及膝麻木或肿痛常向股膝内侧与小腿甚至足背放散，偶伴腹痛，长期不愈，可触及痛性结节和条索 舌苔脉象：舌淡苔白，脉象沉紧 兼症：①腹部疼痛　②脊柱旁疼痛	结筋点：维道次、五枢次、上风市次、风市次、髀关次、府舍次、足五里次、气冲次、髀枢、髀关下、上伏兔次、伏兔次、腰椎横突 1～4 配穴：①关元俞、气海俞、中脘　②华佗夹脊、肓门、志室

24. 大腿内侧肌肉捩伤和断裂

大腿内侧肌群（耻骨肌、长收肌、短收肌、大收肌、股薄肌）直接或间接被牵拉伤，造成部分或全部撕裂称大腿内侧肌肉捩伤和断裂。

（1）耻骨肌：起自耻骨上支和耻骨梳，止于股骨粗线内侧唇上端。

（2）长收肌：位于耻骨肌内侧，起自耻骨上支和耻骨体，止于股骨粗线内侧唇的中1/3处。

（3）短收肌：位于长收肌的深面，起自耻骨下支，止于股骨粗线内侧唇上1/3处。

（4）大收肌：在短收肌的后面，起自坐骨结节、坐骨下支和耻骨下支的前面，止于股骨粗线内侧唇的全长和内收肌结节。

（5）股薄肌：位于大腿内侧的最浅层，起自耻骨下支，止于胫骨粗隆内侧。

以上诸肌的主要功能是内收和外旋大腿。耻骨肌、长收肌、短收肌越过髋关节的前方，故还有屈大腿的作用。而股薄肌除内收大腿以外，还有使小腿屈曲和内旋的作用。当内收肌猛烈收缩或大腿强力内收又突然遇到阻力时（如踢足球时的对脚，篮、排球运动员左右移动时脚内侧的踢碰、摔跌等），或对内收肌长期而过度牵拉（如骑马，故又称"骑士腿"）时，都可以使内收肌的肌纤维发生变性、断裂、血管破裂、间质破坏，局部出血，血肿机化、组织修复及各种异常的组织粘连、瘢痕挛缩等，更导致和加重内收肌群的伤病。引起股外展不能和疼痛等临床症状。

本病属中医"腰腿痛""痹病"范畴。由于股部肌筋（经筋）被直接打击或长时间被牵拉或扭曲损伤并激惹其痉挛、渗出而致，风寒湿邪侵袭进一步加重疼痛等症状。经筋损伤，尤其是反复损伤而形成的瘢痕条索即"结筋病灶点"，卡压伏行于分肉之间的经脉，使气血因卡压而不通，不通则痛，且常使髋股部长期不适或反复发病，形成顽痛。故在辨证论治时，更要注意经筋辨证论治。

表 9 - 129　大腿内侧肌肉挫伤和断裂辨证取穴表

证型	症状	取穴
风寒湿痹	主症:大腿肌萎缩无力、髋及膝麻木或肿痛,麻痛常向股膝内侧及小腿足背放散,分髋疼痛,偶伴腰腹疼,4字试验(+)	主穴:足五里、气冲、髀关、伏兔、上伏兔、承扶、血海、内膝眼
	舌苔脉象:舌淡苔白,脉象浮紧	
	兼症:①腹部疼痛	配穴:①合谷、中脘
	②脊柱旁疼痛	②华佗夹脊、肓门、志室
横络卡压	主症:大腿肌萎缩无力、髋及膝麻木或肿痛常向股膝内侧与小腿甚至足背放散,分髋疼痛,偶伴腹痛,长期不愈,可触及痛性结节和条索,4字试验(+)	结筋点:足五里次、横骨次、阴廉次、维道次、五枢次、府舍次、气冲次、髀关次、髀关下、上伏兔次、伏兔次、腰椎横突1~4、鹤顶次、髌骨内上、髌内、髌内下、胫骨内髁、血海次、膝关次
	舌苔脉象:舌淡苔白,脉象沉紧	
	兼症:①腹部疼痛	配穴:①关元俞、气海俞、中脘
	②脊柱旁疼痛	②华佗夹脊、肓门、志室
	③膝内侧疼痛	③内膝眼、血海

25. 内收肌管综合征

因大腿收肌管卡压内容物而出现的股膝和小腿内侧疼痛、麻窜等综合征称内收肌管综合征又称内收肌管出口综合征。

内收肌管在大腿内侧中 1/3 处，是个由肌肉腱膜所形成的管道（前侧和外侧是股内侧肌腱膜、后侧及内侧为内收长肌和内收大肌的腱膜），在此管内有股动脉和股神经通过。由于此管是肌腱膜形成的，实际上此结构是股内侧肌和股内收肌的肌间隙。所以内收肌管的管壁是比较坚韧而活动的，其管腔的容积常常是随肌肉的收缩而发生变化的，这正是内收肌管综合征发生的解剖生理学基础。其常在腿部活动时发生，这与大腿内侧肌肉的收缩挤压和牵拉了内收肌管的内容物有直接关系。特别是与股内侧肌和内收肌在收缩时所形成的剪刀状应力挤压了神经和血管最为密切。其主要病理变化是股动脉局部的粥样硬化、急性或慢性非血栓性动脉闭塞、股动脉管腔变窄等。股神经主要是因为缺血而发生的无菌性炎症反应，也有隐神经的炎症改变和腘静脉的血栓形成等病理变化。

本病属中医“腿痛”“痹病”范畴。由于股部肌筋（经筋）被直接打击或长时间被牵拉或扭曲损伤并激惹其痉挛、渗出而致，风寒湿邪侵袭进一步加重疼痛等症状。经筋损伤，尤其是反复损伤而形成的瘢痕条索即“结筋病灶”，卡压伏行于分肉之间的经脉，使气血因卡压而不通，不通则痛，且常使股膝部长期不适或反复发病，形成顽痛。故在辨证论治时，更要注意经筋辨证论治。

表 9－130　内收肌管综合征辨证取穴表

证型	症状	取穴
风寒湿痹	主症：大腿肌及膝麻木或肿痛，麻痛常向股膝内侧及小腿足背放散，分髋疼痛，偶伴足趾冷痛，4 字试验(+) 舌苔脉象：舌淡苔白，脉象浮紧 兼症：①小腿部疼痛 ②膝内侧疼痛	主穴：箕门、阴包、血海、足五里、气冲、髀关、伏兔、上伏兔、血海、内膝眼 配穴：①阴陵泉、地机 ②膝眼、膝关
横络卡压	主症：大腿肌及膝麻木或肿痛，常向股膝内侧与小腿甚至足背放散，分髋疼痛，偶伴足趾、小腿冷痛，长期不愈，可触及痛性结节和条索，4 字试验(+) 舌苔脉象：舌淡苔白，脉象沉紧 兼症：①小腿足趾部疼痛 ③膝内侧疼痛	结筋点：箕门次、阴包次、血海次、维道次、气冲次、髀关次、髀关下、上伏兔次、伏兔次、鹤顶次、髌内上、髌内、髌内下、胫骨内髁、膝关、髎膝间 配穴：①阴陵泉、地机 ②内膝眼、膝关

26. **缝匠肌损伤**

缝匠肌直接或间接捩伤称缝匠肌损伤。

缝匠肌位于股骨的前面，是全身最长的一块肌肉。起自髂前上棘，与股外侧皮神经干毗邻，肌束斜向内下，经过股直肌和股内侧肌的前面，到达膝关节的内侧，止于胫骨结节内侧面的后方，参与鹅掌的构成，而且其腱下布有鹅掌滑液囊。它有屈大腿、屈小腿和使膝关节发生内扣的作用。

缝匠肌比较细而且长，跨越了髋和膝两个大关节。大腿和小腿的活动比较多，而且功能复杂，此肌在下肢活动中又必须参与，这就是它容易发生损伤的解剖生理学基础。直接暴力使缝匠肌损伤者，比较少见。最常发生的是跑动中突然转体，使髋膝关节在微屈体位上发生了急剧的内旋，从而对缝匠肌产生了暴力牵拉，或使处在紧张状态下的缝匠肌又受到旋转暴力牵拉而发生损伤。慢性损伤者，以骑兵为多见，主要是膝关节内扣时造成了缝匠肌劳损而发病。

本病属中医“腿痛”“痹病”范畴。由于髋股部肌筋（经筋）被直接打击或长时间被牵拉或扭曲损伤并激惹其痉挛、渗出而致，风寒湿邪侵袭进一步加重疼痛等症状。经筋损伤，尤其是反复损伤而形成的瘢痕条索即“结筋病灶点”，卡压伏行于分肉之间的经脉，使气血因卡压而不通，不通则痛，且常使髋股部长期不适或反复发病，形成顽痛。故在辨证论治时，更要注意经筋辨证论治。

表9-131　缝匠肌损伤辨证取穴表

证型	症状	取穴
风寒湿痹	主症:大腿肌及股内侧麻木或肿痛,麻痛常向膝内侧及小腿足背放散,偶伴足趾冷痛,4字试验(+) 舌苔脉象:舌淡苔白,脉象浮紧 兼症:①小腿部疼痛 ②膝内侧疼痛	主穴:髀关、箕门、阴包、血海、足五里、气冲、伏兔、上伏兔、血海、内膝眼 配穴:①阴陵泉、地机 ②膝眼、膝关
横络卡压	主症:大腿肌及股内侧麻木或肿痛,常向股膝内侧与小腿甚至足背放散,偶伴足趾、小腿冷痛,长期不愈,可触及痛性结节和条索,4字试验(+) 舌苔脉象:舌淡苔白,脉象沉紧 兼症:①小腿足趾部疼痛 ③膝内侧疼痛	结筋点:五枢次、髀关次、髀关下、箕门次、阴包次、血海次、维道次、鹤顶次、髌内上、髌内、髌内下、胫骨内髁、髎髎次、髎膝间、膝关次、阴陵上 配穴:①阴陵泉、地机 ②内膝眼、膝关

27. 股薄肌综合征

股薄肌受外力牵拉劳损而引起的综合征称股薄肌综合征。

在膝伸直状态下髋关节极度外展时,因股薄肌止点离髋关节旋转点最远,又经达两个关节,承受牵拉力较太,故常会造成股薄肌附着于耻骨下支和耻骨联合交界处损伤。表现为腹股沟外环处疼痛,常放散至闭孔神经分布区,如髋部、股内侧、膝上部。股薄肌起压点痛明显。

本病属中医"腿痛""痹病"范畴。由于髋股部肌筋(经筋)被直接打击或长时间被牵拉或扭曲损伤并激惹其痉挛、渗出而致,风寒湿邪侵袭进一步加重疼痛等症状。经筋损伤,尤其是反复损伤而形成的瘢痕条索即"结筋病灶点",卡压伏行于分肉之间的经脉,使气血因卡压而不通,不通则痛,且常使髋股部长期不适或反复发病,形成顽痛。故在辨证论治时,更要注意经筋辨证论治。

表9-132　股薄肌综合征辨证取穴表

证型	症状	取穴
风寒湿痹	主症:耻骨下支及联合处麻木或肿痛,麻痛常向膝内侧及小腿足背放散,偶伴足趾冷痛,4字试验(+) 舌苔脉象:舌淡苔白,脉象浮紧 兼症:①小腿部疼痛 ②膝内侧疼痛	主穴:横骨、箕门、阴包、血海、足五里、气冲、伏兔、上伏兔、血海、内膝眼 配穴:①阴陵泉、地机 ②膝眼、膝关
横络卡压	主症:耻骨下支及联合处麻木或肿痛,向股膝内侧与小腿甚至足背放散,偶伴足趾、小腿冷痛,长期不愈,可触及痛性结节和条索,4字试验(+) 舌苔脉象:舌淡苔白,脉象沉紧 兼症:①小腿足趾部疼痛 ②膝内侧疼痛	结筋点:横骨次、足五里次、箕门次、阴包次、血海次、维道次、鹤顶次、髌内上、髌内、髌内下、胫骨内髁、髎髎次、髎膝间、膝关次、阴陵上 配穴:①阴陵泉、地机 ②内膝眼、膝关

28. 腘绳肌损伤

腘绳肌(股二头肌、半腱肌、半膜肌)在肌肉起始部位损伤者称腘绳肌末端病;发生在肌腹处者，常称为腘绳肌损伤或腘绳肌劳损。

　　腘绳肌除股二头肌的短头以外，都起自坐骨结节。为防止不同肌束间的矛盾运动损伤，其间隔有滑液囊。股二头肌的长头与起自股骨粗隆下半段的短头，在股骨后部下 1/3 处合并，并逐渐形成肌腱止于腓骨小头外侧，半腱肌止于胫骨结节内侧，半膜肌止于胫骨内髁外侧和后侧。诸肌由坐骨神经和闭孔神经分支支配，其入肌点均在各肌中、上 1/4 区分两支入肌，各入肌点被长期牵拉，可出现结筋病灶点。它们都有屈大腿和小腿的作用。另外，股二头肌还有外旋小腿，半腱肌、半膜肌有内旋小腿的作用。

　　腘绳肌的解剖特点如下：

　　①此三条肌肉的起始部都聚拢在一起，其生理功能又基本相同，所以它们收缩时对坐骨结节处的牵拉作用的力量就比较集中；

　　②这些肌肉与它的拮抗肌（股四头肌）比较，肌肉体积小，力量弱。有人测定腘绳肌收缩的力量的总和只有股四头肌收缩力的一半；

　　③肌肉的体形小而细长，特别是肌腱部分比较长，也就是说，此肌不能主动收缩的部分（被动牵拉的部分）与其他肌肉相比相对地较长；

　　④坐骨结节是人端坐时的支撑点，长期承受着上半身体重的压力，特别是长期在端坐体位下工作或长途、长时间骑马或骑自行车时，这种作用力就更为突出；

　　⑤某些职业因素的特殊要求，如运动员、杂技演员、戏剧舞蹈演员在练功过程中经常要做拔筋、踢腿等超生理范围的动作，从而对股后肌群发生了比较大的牵拉力。

　　以上这些特点，都是造成腘绳肌容易损伤的解剖生理学基础。打击、碰撞等急性暴力直接作用于大腿后部，或者各种超生理范围的运动（如踢腿、压腿、劈叉等异常牵拉），或及急剧的伸膝、伸髋动作（如短跑运动员的起跑，羽毛球、排球运动员的向前跨步接球等），都可以因承受较大牵拉力，使肌纤维及其间质组织的解剖形态、组织结构发生病理改变而发病。

　　本病属中医"腿痛""痹病"范畴。由于股后部肌筋（经筋）被直接打击或长时间被牵拉或扭曲损伤并激惹其痉挛、渗出而致，风寒湿邪侵袭进一步加重疼痛等症状。经筋损伤，尤其是反复损伤而形成的瘢痕条索即"结筋病灶点"，卡压伏行于分肉之间的经脉，使气血因卡压而不通，不通则痛，且常使股膝部长期不适或反复发病，形成顽痛。故在辨证论治时，更要注意经筋辨证论治。

表 9 - 133　　腘绳肌损伤辨证取穴表

证型	症状	取穴
风寒湿痹	主症:大腿后侧麻木或肿痛,麻痛常向膝及小腿足背放散,偶伴足趾冷痛 舌苔脉象:舌淡苔白,脉象浮紧 兼症:①小腿部疼痛　②膝内侧疼痛	主穴:承扶、殷门、直立、委中、委阳、阴谷 配穴:①阴陵泉、地机、阳陵泉、飞阳　②膝眼、膝关
横络卡压	主症:大腿后侧麻木或肿痛,常向股膝与小腿甚至足背放散,偶伴足趾、小腿冷痛,长期不愈,可触及痛性结节和条索 舌苔脉象:舌淡苔白,脉象沉紧 兼症:①小腿足趾部疼痛　②膝内侧疼痛	结筋点:承扶次、外承扶、上殷门、外殷门、内殷门、直立次、内直立、外直立、阴谷次、委阳次、腓骨小头 配穴:①阴陵泉、地机、阳陵泉、飞阳　②内膝眼、膝关

第九节　膝部经筋痹病

【概述】

膝关节，是全身最复杂，负重最大，受剪力最重的关节，所以，膝关节不仅有复杂的结构以保持其稳定性，而且有强大的经筋组织予以加强，经筋在膝腘部的损伤十分多见。

膝关节主要由股骨下端与胫骨上端组成。由于有一定旋转活动，所以属于严格类型的铰链式关节，亦称之为屈戌关节。它的特点是：（1）主要活动为屈与伸，但也可以沿纵轴作一定旋转运动。（2）结构复杂，含有半月板、交叉韧带等成分。（3）关节前方有人体最大的籽骨以加强关节的功能。（4）滑膜面积大，病变也多。（5）膝关节位于下肢的枢纽部位，有极重的负重功能。

膝关节是股骨下端与胫骨上端的连接，腓骨不介入。关节的前面是髌韧带。股骨与胫骨之间有纤维软骨半月板，而且，交叉韧带在关节内把二者相连。关节腔内衬有膜，并构成许多膜囊，膝关节周围强大的韧带和肌肉，使其稳定性增加。

1. 股骨下段

股骨下段由两个近似圆形的内外髁组成。两髁向前稍突，但向后则突出明显。两髁的前后轴线不平行，呈前窄后宽。当股骨垂直时，内髁在下方超出外髁0.5厘米，这种结构刚好补偿了股骨纵轴的内倾斜。两髁间的前面与髌骨后面构成关节，形成滑车，称髌面。当小腿伸直时，可容纳髌骨。而后面由髁窝把二者分开，髁间窝底粗糙，有两个压迹，交叉韧带附于其上。

外髁关节面比内髁的宽，但后者比前者长。内髁后方比外髁更为弯曲。这种特点对屈曲膝关节时，股骨在胫骨上外旋有很大作用。

除了上述区别外，两髁基本相同。股骨髁侧位观之，后面弯度比前面大，但下方关节面比上方者平坦。整个股骨髁的弯曲半径均不相同，因此，髁的旋转没有一个真正的轴。

双髁关节面与股骨轴线在内侧相交成一角，称为内角，正常时为100度。但股骨机械轴线与股骨解剖轴线不平行，所呈的角度约为6度，这使髌骨有向外移位的倾向。

2. 胫骨上段

胫骨上段膨大而形成两髁，亦称关节平台。髁的关节面成浅凹而与股骨髁相接。内侧髁关节面呈卵圆形而微凹，而外侧髁则如三角形而微凸。所以如无半月板，股骨两髁与胫骨平台不匹配。胫骨外侧髁的前外侧面观稍为隆起，称髂胫束粗隆，为强大的髂胫束后部附着点标志，也是结筋病灶点阳陵泉次分布区。内侧髁后方则有一深的横沟，为半膜肌主要附着处，是结筋病灶点合阳外所在。

胫骨两髁各有一棘突组成髁间隆起，其高度稍有变异。在隆突之前后分别为髁间前区与后区。交叉韧带的胫骨端和半月板的前后角附着于其上。髁间隆起本身并非任何韧带之附着点。当交叉韧带受到突然而强大的张力时，常在髁间前区的底部发生骨折，使髁间隆起移位。因此，临床上看到髁间隆起骨折常意味着交叉韧带损伤。多数患者同时伴有半月板前角的撕裂。

　　胫骨关节面之前下方约一拇指宽处为胫骨粗隆，为髌韧带附着处。也是结筋病灶点胫骨结节分布区。

3. 髌骨

　　髌骨稍呈三角形，为人体最大的籽骨。髌骨发生于股四头肌腱内。其底朝上尖朝下。髌骨的前面粗糙，股四头肌腱与髌韧带的纤维覆盖其上。股四头肌腱主要附着于髌骨的底和两边。其腱性纤维向两旁扩展而与阔筋膜构成髌骨支持带。髌韧带主要附着于髌骨尖部的前面与后面。是髌周结筋病灶常出现的区域。

　　髌骨后关节面的软骨厚薄不一，最厚可达 7 毫米，中央有一纵行嵴把髌骨分为外内两部分，后者最侧部弯向前方，髌的关节面从外到内大体分为外、中、内 3 个关节面。髌骨上下两部向前方弯曲，在外、中关节面里又可分为上、中、下三部，总计 7 个关节小面。当膝伸直时，髌上两个关节面与股骨关节面相接，半屈膝时则为中部两关节面为主，全屈时为下部关节面，而此时内侧关节面与股骨髁间窝之内缘月形面相接触。这种多关节面结构在功能上对运动有利。但也易造成损伤。

4. 滑膜

　　膝关节具有全身最大的滑膜，内衬于囊内面。滑膜囊起自关节的软骨边缘，然后反折于关节囊内。部分滑膜隆起形成皱襞，按其位置分为三组：髌上皱襞，位于髌上囊与关节腔之间；髌内皱襞，为关节囊内侧部的带状突起；髌下皱襞，又称滑膜韧带，位于前交叉韧带前方。这些皱襞为胚胎的膜性残留，约在 20%～40% 正常人中出现。

5. 膝关节内脂肪垫

　　在滑膜与关节囊之间，常有一层脂肪，便于关节活动。这些脂肪组织充填关节面不相适应的空间，形成脂肪垫。

　　（1）髌下脂肪垫：充填在髌骨、股骨髁下方、胫骨髌上方和髌韧带之间，并向两侧伸延，超出髌骨内外缘 1 厘米左右。在髌骨两侧向上伸展者称为翼状皱襞。另一部分则在髌下皱襞之下，共同组成所谓黏膜韧带。髌下脂肪垫与髌下极愈着，因外伤而被牵拉、钳夹、压迫时，也会引起关节内干扰症状，常见的结筋病灶点即髌下。

　　（2）前髌上脂肪垫：位于股四头肌腱后面和髌上滑液囊之间。

　　（3）后髌上脂肪垫：位于股骨下端前面骨膜与髌上滑液囊之间。深浅两层结筋病灶点即鹤顶次。

　　（4）腘脂肪垫：位于腘肌腱滑液囊外。其结筋病灶点即合阳次。

6. 黏液囊

　　膝关节周围有许多肌腱，因此滑液囊也较多。

　　（1）膝关节前面的滑液囊：有 4 个，它们是髌上滑液囊、髌前皮下滑液囊、髌下滑液囊和髌韧带下滑液囊。其中髌上滑液囊最大，在股四头肌腱的深面，髌骨基底上方。多数情况下与关节腔相通。髌前皮下滑液囊因位于髌韧带与皮肤之间，所以使膝部活动范围加大。因其部位表浅，故易受刺激而发炎。形成结筋病灶点即髌前。后两个滑液囊毗邻髌下脂肪垫，其结筋病灶点，即髌下。

　　（2）膝关节外侧滑液囊：有 5 个，它们是：腘肌腱滑液囊，位于腘管上口；腓肠肌外侧头囊，位于股二头肌深面，腓肠肌外侧头起点处；腘肌滑液囊，位于股骨外髁腘肌起点处；股二头肌与腓侧副韧带间囊位于腓侧副韧带与股二头肌腱之间的滑液囊，其结筋病灶点分别为合阳次、委阳次、浮郄次、腓骨小头等。其中腘肌腱滑液囊常与关节腔通，因此，滑膜亦在此伸延。腘肌腱在外侧半月板，胫骨上端和胫腓上关节处通过此滑液囊与关节腔相隔。该滑囊又成为关节腔在半月板上下交通的要道。

（3）膝关节内侧滑液囊：有6个，它们是：鹅足（趾）囊，位于缝匠肌腱、股薄肌腱、半腱肌腱浅面与胫侧副韧带之间；缝匠肌腱下滑液囊，位于半膜肌的深鹅足（趾）与关节囊之间，有时与关节腔相通；半膜肌囊，位于腓肠肌内侧头的浅部，1/3与关节腔相通；腓肠肌内侧囊，位于腓肠肌内侧头起始部的深部，与关节腔及半膜肌囊相通；半膜肌与胫侧副韧带之间亦有滑液囊；半膜肌与半腱肌之间的滑液囊。其结筋病灶点分别为阴陵上、合阳内外、阴谷次等。

所谓腘窝囊肿即Baker氏囊肿，是半膜肌或腓肠肌等的滑液囊慢性扩大。有时，膝关节滑膜囊也可向腘窝突出，其结筋病灶即委中次、合阳次、委阳次等。

7. 膝关节囊

膝关节囊上起自股骨髁间线，但两侧仅高于关节边缘1.25厘米，所以股骨的内外上髁均在关节囊外，下止于胫骨关节面远侧边缘的0.3~0.6厘米。关节囊薄而松弛，但质地坚韧。关节囊周围与坚强的韧带相接，前面是股四头肌腱、髌骨、髌骨支持带；外侧面有从腘弓状韧带来的纵行纤维使关节囊加厚和增强，腓侧副韧带不与关节囊连接但起加强作用，腘肌在其下缘位于纤维囊与滑膜囊之间，关节囊内侧面的纵行纤维相连于股骨与胫骨侧面，并与内侧半月板的中1/3相连，其中从股骨到半月板之间的纤维相对地坚强，因而也称为内、外侧韧带，从半月板到胫骨的纤维较为薄弱。胫侧副韧带加强关节囊内侧的后方；关节囊的后面起自股骨平面的下缘，所以髁间窝位于关节囊内但在滑膜囊外。关节囊的后面较薄，但得到腘斜韧带和腘弓状韧带的纤维而增强，腓肠肌内外侧头也起加固作用。关节囊布有感觉神经，当周围经筋组织病变或关节内半月板损伤并刺激相应部位关节囊时，可出现相应部位疼痛和结筋病灶点。

8. 韧带

膝关节的韧带为各关节中最复杂者，根据功能，可分为伸膝韧带、侧副韧带、交叉韧带等四组。

（1）伸膝韧带：为伸膝装置的主要部分。

髌韧带：起自髌骨下缘和尖部的后面，内侧起点低于外侧1.25厘米，止于胫骨粗隆。止点处结筋病灶点，即胫骨结节。

髌内、外侧支持带：又称髌副韧带。分浅、深两层，浅层垂直，深层横行，均属股四头肌的纤维腱性扩张部分，所以又称肌四头肌腱扩张部。内外侧支持带的表面有膝固有筋膜覆盖，并在外侧与髂胫束、内侧与缝匠肌的腱性纤维相连，使其力量加强。髌内外侧副支持带在髌缘处常出现结筋病灶点，即髌内下、髌外下。而且髌内外副支持带外侧也常在胫骨内外髁处摩擦损伤，出现结筋病灶点，即胫骨内髁、胫骨外髁。股四头肌腱和髌骨，本不属韧带，但由于与上述两韧带相连，也共同组成伸膝装置。

（2）侧副韧带：限制膝关节的侧向运动，保持膝关节的稳定性。

腓侧副韧带：起自股骨外上髁上方，止于腓骨小头下方。该韧带圆索状，十分强大，不与关节囊外侧相连，而膝下血管从其深面穿过。该韧带在屈膝时松弛，其余位置均紧张。由于股二头肌腱附着于该韧带的后缘，所以当屈膝时，股二头肌把该韧带向后拉紧。腓侧副韧带一般不易损伤，若发生损伤时，常伴腓总神经的牵拉或断裂，应予注意。其结筋病灶点可在起止点及血管穿行处出现，即成骨次、腓骨小头、成腓间。

胫侧副韧带：起自股骨内侧收肌结节之下，止于胫骨的内侧，相当于胫骨结节水平。该韧带呈宽阔的带状，其前部纤维较直，与关节囊分离，其间有疏松结缔组织和 1~3 个黏液囊，半膜肌腱在该韧带与胫骨之间扩展，而膝中下血管在此扩展部与韧带之间穿行。其后部纤维向下、后方斜行，至内侧半月板水平斜向前方止于胫骨。因此，后部韧带在中部宽阔，并与关节囊、半月板紧紧相连。胫侧副韧带的前部纤维在膝关节所有位置都处于紧张状态，而后部纤维在屈膝时松弛，由于后部纤维与内侧半月板相连，所以膝关节半屈状态而受到旋转力牵拉时易发生胫侧副韧带和内侧半月板的损伤。其结筋病灶点亦在起止点及血管穿过处出现，即髎髎次、膝关次、髎膝间。

（3）交叉韧带：膝交叉韧带位于关节囊内，但止在滑膜囊之外。所以，它们位于膝关节前面的滑膜囊后壁之外，注意不宜针刺，防止关节感染。

前交叉韧带：起自胫骨上端关节面的髁间隆起的前面和内、外侧半月板的前角，与胫骨内髁相邻，斜向上后方，向外止于股骨外髁的内面。前交叉韧带在膝屈曲时平均长度约2.7厘米。前交叉韧带可防止胫骨向前移动，并与侧副韧带、关节囊后方增厚部一起限制膝部过伸。并在小腿固定的情况下，防止股骨内旋。前交叉韧带在膝关节任何位置下保持紧张，以维持膝关节的稳定性。

后交叉韧带：起自胫骨上端髁间隆起的后部，外侧半月板的后角，接近腘切迹，然后斜向上前方，向内跨过前交叉韧带的后方，止于股骨内髁的内侧面。当膝关节伸直时，后交叉韧带松弛，而屈膝时则紧张。其功能是防止胫骨在股骨上面向后移动。

（4）其他关节内韧带

滑膜黏液韧带：即髌下皱襞，前已述及。

横韧带：联结两半月板的前角，出现率为55.53%。

半月板腓侧韧带：起自外侧半月板的后缘，在后交叉韧带的后方，止于股骨内髁，出现率为94.67%。

半月板股骨前韧带：起自外侧半月板的前部，在后交叉韧带的前方，向内上行走，止于股骨内髁，出现率为13%。

冠状韧带：为关节囊纤维增厚部，联结半月板外侧面与胫骨髁之边缘。

9. 半月板

由纤维软骨组成，上面微凹，与股骨内外髁相适应。下面平坦，与胫骨平台关节面相接。外缘肥厚，借冠状韧带与胫骨两髁相连，内缘薄而游离。半月板外侧缘与角部由膝下内外侧的动脉分支供应，但内缘由滑液营养。一般半月板无神经支配。半月板分内外两个。半月板损伤，刺激关节囊或膝内外侧副韧带时可出现结筋病灶点，即成腓间、髎膝间。

10. 神经

膝关节前部由股神经的肌皮支，闭孔神经前支及隐神经支配。后部由坐骨神经、胫神经、腓总神经和闭孔神经后支等支配。所以，膝关节经筋痹痛可以扩展牵涉到相关神经支及其支配区出现牵涉痛。同样，上述神经的高位损伤也可表现为两膝腘部相应部位放射疼痛。由此也提示对膝关节疼痛应全面检查和辨证。

11. 膝周肌肉

大腿肌分为前肌群：缝匠肌、股四头肌；膝内侧肌群：耻骨肌、长收肌、股薄肌、短收肌、大收肌；股后肌群：股二头肌、半腱肌、半膜肌等。这些肌肉或以肌腱包绕膝腘部，加强关节稳定性，或通过本身的功能影响膝关节的稳定性。

小腿肌分为前群、外侧群和后群，因小腿旋转机能甚微，所以在小腿缺乏旋转肌，其旋转机能来自大腿肌。将各群肌肉排列如下：前群为足的伸肌，有胫骨前肌、拇长伸肌、趾长伸肌。后群：为足的屈肌，分深浅两层：浅层有腓肠肌、比目鱼肌、跖肌；深层有腘肌、趾长屈肌、胫骨后肌、拇长屈肌。外侧群：为足外翻肌，有腓骨长肌、腓骨短肌。

运动膝关节的肌群

伸肌群：主要的膝关节伸肌是股四头肌。当足固定不动时，臀大肌和腓肠肌使股骨下端向后，比目鱼肌向后牵拉胫骨上端，臀大肌及阔筋膜张肌借髂胫束使小腿伸直，因而上述诸肌对膝关节的伸直也起到一定作用。

屈肌群：膝关节的主要屈肌有半腱肌、半膜肌、股二头肌和缝匠肌。小腿后面的肌肉中，有些对膝关节的屈曲也有一定作用，例如腓肠肌、跖肌和小腿肌。由于这些肌肉紧贴膝关节，所以仅在膝关节屈曲后，才能发挥其屈膝的作用。

旋内肌群：膝关节在屈曲时方有旋转作用，其包括半腱肌、半膜肌、缝匠肌、股薄肌和腘肌。

旋外肌群：股二头肌为膝关节主要的旋外肌。当膝关节在屈曲状态时，阔筋膜张肌借髂胫束对小腿旋外也起一定作用。

运动踝关节的肌群

跖屈肌群：踝关节的主要跖屈肌肉是腓肠肌和比目鱼肌，该二肌的作用是提起足跟。例如胫骨后肌、足拇长屈肌、趾长屈肌、腓骨长肌和腓骨短肌，因其肌腱皆由踝关节后面进入足底，故对足的跖屈也起一定辅助作用。

背屈肌群：踝关节的主要背屈肌是胫骨前肌和第三腓骨肌。长伸肌和趾长伸肌对于足的背屈也有辅助作用。

足内翻肌：主要有胫骨后肌和胫骨前肌，其他，如拇长屈肌和趾长屈肌对足内翻也有辅助作用。

足外翻肌：主要为腓长肌、腓骨短肌和第三腓骨肌，其他如趾长伸肌的外侧对足的外翻动作也起辅助作用。

根据膝、踝运动障碍的特点可判断受损肌群，检查其中结筋病灶点，以利全面准确治疗。

12. 腘窝与腘筋膜

腘窝位于膝关节的后面，呈菱形，由上、下两个三角组成，上三角位膝关节平面上方，其内侧界为半膜肌和半腱肌，外侧界为股二头肌；下三角位于膝关节平面下方，其内侧界为腓肠肌内侧头，外侧界为腓肠肌外侧头及跖肌肌腹。腘窝的底由三部分组成，由上而下为股骨下端的腘平面，膝关节囊，腘肌及腘肌表面的腘肌筋膜。腘窝的后面被腘筋膜封闭，窝内通过血管、腓总神经、胫神经，并含有脂肪组织和淋巴结。

腘筋膜位于膝关节的后面，分深浅两层。浅层遮盖腘窝的浅面，其深面有腘血管及神经通过，腘筋膜有小隐静脉和其他皮下静脉、淋巴管以及神经穿过。该层筋膜纤维多为横行。深层遮盖腘肌，该层筋膜的外侧较薄弱，内侧特别坚强，并多属垂直纤维，这是由半腱肌的肌腱，借此筋膜抵止于胫骨线的缘故。腘窝浅层筋膜和深层筋膜可因腘肌、半膜肌肌腱的牵拉而损伤，出现结筋病灶点。其居腘窝中内侧，即结筋病灶点委中次。腘窝外侧沟由股二头肌与腓肠肌外侧头围成，其中有腓总神经通过，在对结筋病灶点委阳次进行治疗时，应注意对腓总神经的保护。

13. 特殊结构

（1）小腿腘管

小腿腘管位于小腿后面浅层肌与深层肌之间，其前方为胫骨后肌，后方为比目鱼肌，内侧为趾长屈肌、外侧为拇长屈肌。其入口由腘肌和比目鱼肌腱弓围成；下口位于比目鱼肌内侧缘移行于跟腱处和胫骨后肌之间。管内有胫动静脉和胫神经通过。入口是常见的结筋病灶点，即合阳次。下口表层为腓肠肌肌纤维移行于跟腱处，也是常见的结筋病灶点，即承山内。

（2）肌腓骨下管

肌腓骨下管为小腿腘管的分支，界于足拇长屈肌与腓骨之间，管内有腓动脉和其伴行静脉通过。其表层为腓肠肌外侧头，其肌纤维移行于跟腱处，也是常见的结筋病灶点，即承山外。

（3）小腿筋膜

小腿筋膜上方续于阔筋膜和腘筋膜，附着于关节周围的骨突和韧带（即髌、髌副支持韧带）、胫骨粗隆、胫骨内外髁和腓骨小头；筋膜的下方于踝关节周围增厚，形成踝关节周围的肌腱支持带。筋膜的上部较厚，有股二头肌、半膜肌、半腱肌和股薄肌的腱纤维增强，并且有胫骨和趾长伸肌起始于其深面。筋膜的前内侧面与胫骨内面的骨膜相愈着。筋膜的前外面和后面均包绕小的肌肉。在小腿的外侧面，由筋膜深面向腓骨的前缘和后缘发出两个肌间隔，前方的叫胫骨前肌间隔，界于趾长伸肌与腓骨长短肌之间，后方的叫腓骨后肌间隔，分隔腓骨长短肌和拇长屈肌。小腿筋膜的外侧部分，前、后肌间隔和腓骨外面的骨膜共同形成一骨性纤维鞘，即外侧鞘，鞘内含有腓骨长、短肌。小腿前面的肌群与后面的肌群借小腿骨间膜隔开。骨间膜的前面，胫骨前外侧面的骨膜，小腿筋膜的前部和前肌间隔，共同围成一骨性纤维鞘，即前鞘，其内含有小腿的伸肌群。骨间膜的后面，胫腓骨面的骨膜，后肌间隔和小腿筋膜的后面所形成的骨性纤维鞘，为后鞘，鞘内含有小腿屈肌群。腿后面的屈肌分为两层，所以小腿筋膜的后面也分为两层，浅层位于腓肠肌浅面，称腓肠肌筋膜；深层位于比目鱼肌和小腿深层屈肌之间，这层筋膜的两侧与胫、腓骨的骨膜和小腿后面的筋膜浅层相愈着，因此后鞘被小腿筋膜深层分为两个鞘，浅面的鞘系单纯的纤维性鞘，其内包含小腿三头肌。该鞘向下逐渐窄小，包含跟腱及多量脂肪组织。位于深面的鞘为骨性纤维鞘，含有趾长屈肌、胫骨后肌和拇长屈肌。小腿筋膜深层又称小腿深横筋膜，上方与比目鱼肌肌腱弓相连，向下逐渐坚韧，尤其在跟骨与内踝之间的部分更坚韧。小腿筋膜包绕和约束着小腿诸肌，也是承受外力损伤和小腿肌收缩牵拉的组织，尤其在各肌腱附着点附近，容易出现结筋病灶点。小腿筋膜在踝周围形成支持带。当支持带与各肌肌腱和腱鞘出现矛盾运动时，可发生磨损而出现结筋病灶点。

足三阳、三阴经筋包绕膝胭部，诸经筋以线为纲，分述各经筋的分布，提示结筋病灶出现规律。足三阳、三阴经环绕膝胭部，经筋的损伤亦可卡压相应通行的经脉，尤其是经筋的挛缩迫切，沫痰阻滞必然阻碍经脉气血的运行，从而导致相应经脉发病。经脉内濡脏腑，外润孔窍，故经脉为病常伴发内脏、肢体病证。所以在进行经筋辨证的同时，应注意与经脉辨证论治相配合。

本分部经筋病常被现代医学诊断为下列疾病：膝内侧副韧带损伤、膝内侧副韧带钙化、膝外侧副韧带损伤、膝外侧疼痛综合征、膝半月板撕裂、膝半月板炎和半月板周围炎、膝半月板囊肿、张腱末端病和伸膝筋膜炎、股骨软骨病、髌骨与股骨干酪性骨软骨炎、股骨下端骨骺分离、髌腱末端病、膝关节滑膜组织挤压综合征、膝脂肪垫炎、髌腱炎及髌腱腱围炎、胫骨结节（粗隆）骨骺炎、髌骨软骨病、膝关节创伤性滑膜炎、髌腱断裂、假性髌骨软骨病和假性股骨软骨病、髌骨脱位、膝部滑囊炎、胭窝部囊肿、假性血栓性静脉炎综合征、胭肌损伤、跖肌断裂、胫腓关节周围软组织损伤、膝关节松动征、外伤性膝关节功能障碍、小腿三头肌的损伤及痉挛、胫前间隔综合征、腓外侧间隔综合征、胫骨骨膜炎及疲劳性骨折等。

一、足太阳经筋

足太阳经筋，"起于足小指，上结于踝，邪上结于膝，其下循足外踝，结于踵，上循跟，结于胭。其别者，结于踹外，上胭中内廉，与胭中并，上结于臀。"主要分布于小腿后侧及胭窝，主屈伸踝膝和微旋膝的作用。足太阳经筋损伤，涉及下述组织时，可出现膝胭部痹痛。

腓肠肌位于小腿后侧皮下浅层。起自股骨内上髁与外上髁，在两个起点下，皆有滑液囊与骨面相隔，尤其外侧滑液囊中，常有籽骨居其间，从而更增加了磨损机会，故可出现结筋病灶点即阴谷次、委阳次。腓肠肌肌纤维向下逐渐移行成跟腱，在跟腱与肌纤维附着处可出现结筋病灶点，即承山次、外承山与内承山。

比目鱼肌位于腓肠肌深面。起自腓骨小头与胫骨胭线及两者间的比目鱼肌腱弓，起点处因牵拉可引起损伤，出现结筋病灶点，即合阳次、合阳外、合阳内。

腓肠肌与比目鱼肌的肌束向下移行成一腱，共同构成跟腱，抵止于跟骨结节。其抵止点处有皮下浅滑液囊，可出现结筋病灶点，即女膝次。跟腱下与胫骨间有一固有滑液囊，也容易受挤压而出现结筋病灶点，即泉生足次。

足太阳经筋支脉，从外踝斜向小腿外侧，结于髌骨。涉及腓骨长肌与腓骨短肌。其在腓骨颈处形成腱弓，有腓总神经穿行，常形成磨损区，其结筋点即陵下次。腓骨长短肌之间的浅层中下 1/3 交点，是腓浅神经穿出点，此处的结筋病灶点即光明次。

股二头肌起自坐骨结节、股骨粗线，抵止腓骨小头。其抵止点有滑液囊，是常见的结筋病灶点，即腓骨小头。股二头肌与膝外侧副韧带间，亦有滑液囊相隔，亦可出现结筋病灶点，即浮郄次。

半膜肌、半腱肌起自坐骨结节，经胭内侧沟，止于胫骨粗隆。在胭内侧有多个滑液囊相隔，是常见的结筋病灶点，即阴谷次。其止点处，形成鹅掌（趾）滑囊，也容易形成结筋病灶点，即阴陵上。半膜肌一头止胭窝下，并有滑液囊，其损伤处，即合阳内。

腘筋膜遮盖腘窝表面，其下穿行腘动静脉和胫神经，可在屈膝过程中产生结筋病灶，即委中次。腘窝下缘有结筋病灶点合阳次。合阳次深层是小腿管前口，深面是肌腓骨管，应根据病灶的深浅，决定治疗的层次和范围。

【病因病机】

（1）外感：汗出当风、夜卧受凉、久居湿地、冒雨涉水，风寒湿邪侵袭腘膝部足太阳经筋与经脉，足太阳经筋与经脉因寒而收引，肌肉筋膜舒缩失常，加重着藏其间的经脉涩滞，气血瘀滞致溢出脉道，局部筋肉肿胀，致痛物质堆积，加之经筋肌肉保护性痉挛，故出现腘膝疼痛、屈伸不利。

（2）外伤：大腿、腘窝及小腿被打击、碰撞，可造成急性创伤。突然、超生理范围的踢腿、劈叉、压腿等，过度伸膝屈髋致相关肌肉、筋膜附着点牵拉伤或撕裂，损伤处出血渗出，使组织肿胀，致痛物质堆积。而受损筋肉的保护性痉挛，进一步加重局部的病理变化和疼痛。

（3）劳损：长期从事负重行走奔跑工作，或从事竞技体育项目，如体操、羽毛球、排球等分腿劈叉、前跨步救球等，使腘绳肌、小腿三头肌等长期牵拉疲劳。某些需小腿固定位而要大腿外旋类活动，如爬山、登高等也会使腘窝诸肌，如腘肌、跖肌被牵拉疲劳。从事网球类运动，大力发球或扣杀，需要足跟用力上提，也会使足太阳等经筋长时间持续牵拉而疲劳。处于疲劳状态的筋肉应激反应减低，更易造成再次损伤。损伤的筋肉组织出血、渗出，使致痛物质堆积而疼痛。因伤痛激惹而导致受损筋肉保护性痉挛，则进一步加重了疼痛。

【临床表现】

急性损伤者，损伤部位出现肿胀、瘀血、疼痛。屈膝阻抗试验阳性。蹲下或站起时大腿、腘窝及小腿剧痛。在直立下绷小腿或足尖着地行走时疼痛加重。

慢性劳损者多表现为腘窝部钝痛，臀股亦有轻重不等的疼痛，提踵时疼痛加剧。上下楼梯、爬山、旋膝动作时膝腘疼痛，膝发软，无力负重。腘绳肌损伤还可在坐骨结节处出现胀痛，坐位挤压时加重，还常有腓骨小头压痛，胫腓关节有松动感或疼痛。腘绳肌肌腹损伤者，常在大腿后侧中部出现痛性条索或挛块。腘肌损伤常影响大腿外旋，攀登、爬坡时出现腘窝明显疼痛。重时腘窝疼痛向膝前面、小腿后面及足跟放散。这是因为腘肌损伤激惹胫神经关节支及胫神经干所致。小腿三头肌劳损，更多地表现在腓肠肌内外侧起点及其滑液囊压痛，小腿腘管区压痛，当三头肌肌纤维损伤时，还出现条索和痛性挛块。故病人走路，脚尖着地支撑时会引起或加重疼痛。跖肌较为细小，常在腘窝下缘、肌腹与腱移行处会被牵拉伤，因而出现腘窝剧痛，腿肚肿胀，甚至瘀血青紫。久之成为慢性腘窝疼痛。足太阳经筋慢性损伤后，常表现为患肢不能完全伸直，自觉腿变短，上下楼困难和疼痛，有时小腿抽筋。

【检查】

从腘窝上至臀，下至踝逐段检查，首先按压触摸股骨内外髁腓肠肌抵止点，其痛性结节即结筋病灶点阴谷次、委阳次。再检查腘筋膜，触摸腘窝中心及周围，其结筋病灶点，即委中次。查股骨外上髁内上方跖肌起点，其痛性结节，即结筋病灶点浮郄次。向股部触摸腘绳肌，在中段上下点常可触及坐骨神经入肌处的结筋病灶点，其分别为直立次、外直立、内直立及殷上次、外殷上及内殷上。腰臀合并疼痛者，应检查坐骨结节，其痛性结节即承扶次。小腿肚疼痛者，应检查腘窝下缘、小腿腘管上口，其痛性结节，即合阳次。其腓侧为比目鱼肌起点，可有痛性结节，即外合阳。其内侧为半膜肌固有滑液囊及比目鱼肌内侧头，也可出现痛性结节，即内合阳。小腿三头肌肌腹逐渐融合，在小腿中部移行为肌腱。其移行点可出现结筋病灶点即承山次。其上方为两侧肌腹融合处，亦可出现痛性结节即承筋次。承山次两侧肌纤维与腱移行区，其深部又分别是肌腓小管和腘管下口，所以容易出现结筋病灶点，即承山外、承山内。重者可涉及跟腱止点处出现结筋病灶点，即女膝次、泉生足次。足太阳经筋支脉从外踝别出直上，在外踝处亦可出现结筋病灶点即昆仑次。

【治疗】

1. 早期

病程短、病痛轻，在相关筋结点处可检出压痛，但没有明显的痛性条索或结块。此期可采用（1）毫针疗法（2）火针疗法（3）灸法（4）理筋推拿法（5）水针疗法治疗。

2. 后期

病程较长，反复发作，筋结点因长期反复损伤而出现痛性条索和硬结。凡用上述方法难于松解者，应考虑长圆针疗法。

检查结筋病灶点委阳次、委中次、阴谷次、合阳次、合阳外、合阳内、承筋次、承山次、承山外、承山内、昆仑次、女膝次、泉生足次、直立次、殷上次、承扶次、浮郄次等。确定结筋病灶点。触摸其深度，做好标记。常规消毒后，在结筋点处注入 0.5ml 局麻药作浸润。浸润后腘膝痛应立即减轻或消失，由此可鉴别或验证结筋病灶定位的准确程度。沿局麻针头方向和深度，用斜刃长圆针缓慢刺入，先在结筋病灶点表层行关刺法，再深入其旁行恢刺法，使结筋病灶松解。出针后需压迫 1 分钟，以防针孔出血。必要时，在针后再于结筋病灶点处注入川芎嗪等药物。

【注意事项】

（1）凡筋结点处无明显阳性体征者，应考虑经筋病以外原因，必要时，应请有关专科专家会诊或转诊，不可贻误病情。

（2）委中次深部为腘血管与胫神经，不宜深刺。委阳次、浮郄次均靠近腓总神经，在进针过程中，出现窜麻感时，应提针并改变方向进针或操作。

（3）火针、水针注射、长圆针疗法应注意局部消毒。

（4）有经络、脏腑合并症者，可配合循经辨证取穴或对症配穴治疗。

（5）术后应避免劳累，避免复感风寒。

二、足少阳经筋

足少阳经筋"起于小趾次趾，上结外踝。上循胫外廉，结于膝外廉。其支者，别起外辅骨，上走髀，前者结于伏兔之上，后者结于尻。"主要分布在小腿外侧、膝股外侧，前与股前足阳明经筋交会，后在骶尾部与足太阳经筋会合。其损伤并涉及下述组织时，可引起膝腘痹痛。

腓骨短肌在小腿外侧，起自腓骨外侧面下 2/3 及前后肌间隔。其肌腱在外踝后，经腓骨肌上支持带深面，转至第五跖骨粗隆，其起点胫侧有结筋病灶点，即丰隆次。其穿越伸肌支持带后转折处，可出现结筋病灶点，即申脉次。其止点痛性结节即京骨次。

腓骨长肌位于小腿外侧面，起自腓骨小头、腓骨上 2/3，下行遮盖腓骨短肌，与之共同通过腓骨肌支持带，从外踝后下转折入足底。其起点的腓骨头及其前下方的阔筋膜肌止点，可出现结筋病灶点，即阳陵泉次。腓骨长肌在腓骨颈处有一裂隙，其中有腓总神经通过，是常见的结筋病灶点，即陵下次。

腓侧副韧带起自股骨外上髁上方，止于腓骨小头下方。有限制膝过度内翻的作用。其起点、止点及两点间，可出现结筋病灶点，即成骨次、成腓间、腓骨小头。

小腿筋膜在此覆盖膝周，与股外侧肌扩张部腱膜汇合，形成髌外侧副支持带。该支持带与高突的胫骨外侧髁相磨损，在抵止的髌外缘处可以出现结筋病灶点，即胫骨外侧髁、髌外下、髌外。

阔筋膜张肌起自髂前上棘骨面，肌腹下行，在大转子处移行为髂胫束，经股膝外侧，抵止于胫骨外侧髁。其起点结筋病灶，即五枢次，其止点结筋病灶即阳陵泉次。髂胫束在股骨外侧缘因摩擦可出现结筋病灶点，下 1/3 点为风市次，上 1/3 点为上风市次。胫髂束在大转子滑液囊处亦可出现结筋病灶，即髀枢次。阔筋膜张肌于大转子尖端抵止处，亦可损伤，其腱抵止点及腱下滑液囊的痛性结节即髀枢上。

足少阳经筋向前交足阳明经筋，可牵拉股直肌的肌束与腱移行部，其痛性结节即伏兔次、关兔次。足少阳经筋向后结于尻，可涉及梨状肌。梨状肌抵止于大转子内缘，其腱抵止点及腱下滑液囊损伤，可出现结筋病灶点，即髀枢内。梨状肌下孔有坐骨神经通过，可影响膝部感觉，其痛性结节，即环跳次。

【病因病机】

（1）外感：汗出当风、夜卧受凉、久居湿地或冒雨涉水，风寒湿邪侵袭膝部足少阳经筋与经脉，足少阳经筋与经脉因而收引，肌肉筋膜挛缩失常，加重着藏其间的经脉涩滞，气血瘀滞致溢出脉道，局部筋肉肿胀，致痛物质堆积，加之经筋肌肉保护性痉挛，故出现膝部痹痛。

（2）外伤：膝外侧受到打击、碰撞，使外侧副韧带、髂胫束及与其深纤维相连的膝关节囊、胫腓关节囊、腘肌等组织受损，致使膝外侧肿胀、疼痛。当跌倒时，足外侧着地，使膝关节突然内翻、小腿旋转、内收，大腿外展、外旋时，亦可突然使膝外侧间隙猛然加大，从而使上述足少阳经筋的相关肌肉、筋膜附着点牵拉受伤或撕裂，损伤处出血渗出，使组织肿胀，致痛物质堆积，受损筋肉的保护性痉挛，进一步加重局部的病理变化和痹痛。

（3）劳损：长期从事膝关节负重屈伸的工种，如搬运、骑车、蹬三轮车等，或从事长跑、自行车、摔跤、足球等运动，因膝关节长期频繁屈伸活动，经常出现膝内翻、小腿旋转等超生理范围活动，可使腓侧副韧带、髂胫束和阔筋膜张肌、腓骨长短肌及梨状肌等疲劳和磨损，处于疲劳状态的筋肉反应减低，则更易造成再次损伤。损伤的筋肉组织出血、渗出，使致痛物质堆积而疼痛。因伤痛激惹而导致受损筋肉保护性痉挛，则进一步加重了疼痛。

【临床表现】

急性打击伤、撞伤在局部出现青肿疼痛。暴力性膝内翻，可使膝外出现撕裂样疼痛。严重撕裂伤可伴关节囊损伤，至关节内瘀血肿胀。腓总神经被牵拉伤时，可伴小腿足背麻木疼痛，伸足无力，足下垂等，膝内翻试验阳性。

慢性劳损者主要表现为膝外侧酸痛，劳累时加重，在跑步、上下台阶，或屈膝到某一角度时，突发刺痛或剧痛。每因疼痛而出现"腿软感""脱膝感"。可在腓骨小头、股骨外侧髁及膝关节间隙等处触及痛性硬结。久病后，膝外侧疼痛可向上下扩大延伸。向上可引起髂胫束起点即大转子区疼痛，屈髋跑步、走路时疼痛弹响。亦可引起梨状肌刺激痉挛，出现坐骨神经刺激征。膝痛可向下扩延，使腓骨长、短肌过度代偿或同时牵拉损伤，在陵下次、阳陵泉次、光明次出现结筋病灶。光明次正值小腿外侧中下 1/3 交界处，是腓浅神经穿筋膜点，当其牵拉卡压时，还可出现小腿疼痛、足背麻木、足趾温度下降等症。

膝外侧疼痛可向腘部扩延，因膝外侧损伤的同时，可牵拉与外侧副韧带相连的腘肌，并使之损伤，故在其肌腹及滑液囊处出现疼痛。

膝外侧疼痛亦可向髌前放散，同时可合并髌下脂肪垫损伤。

【检查】

沿足少阳经筋检查结筋病灶点。最常见于膝外侧，关节间隙处有压痛和痛性肿块，即成腓间。再触压股骨外上髁，腓侧副韧带起点，常有结节，即结筋病灶点成骨次。向下再触摸腓骨小头。腓骨小头前方为腓侧副韧带止点，又是股二头肌附着点，其下有滑液囊，故常出现痛性结节，即结筋病灶点腓骨小头。腓骨小头前方，为胫骨外侧髁，即髂胫束抵止点，也可以出现痛性结节，即阳陵泉次。膝痛向前放散，应检查髌下脂肪垫有否损伤，当用指尖从下向上挤压髌下缘时，可出现条索和疼痛，此即结筋病灶点髌下。膝外侧疼痛向腘窝放散者，常在腘窝下缘，腘肌滑液囊及小腿腘管入口处出现痛性结节，即合阳次。亦可在腘肌起点股骨外侧髁出现痛性结节，即委阳次。较重或病程长的膝痛，常向髋股部放散，可至股骨大转子顶端与尖端处，其痛性结筋点即髀枢、髀枢上。合并臀部疼痛并向下肢放散者，可在梨状肌下孔处，和大转子尖端内侧缘处出现痛性结节，此即结筋病灶点环跳次、髀枢内。阔筋胀肌被牵拉损伤者，常在其肌腹后缘，臀上神经入肌处，出现痛性条索，即结筋病灶点中空次。膝外侧痛常向小腿外侧及踝部放散或扩延。常在腓骨颈处，触及痛性结节，此即陵下次。在腓骨小头后方触及痛性结节，此即陵后次。在小腿中下 1/3 交界处，亦可触及痛性条索，即结筋病灶点光明次。

【治疗】

1. 早期

病程短、病痛轻，在相关筋结点处可检出压痛，但没有痛性条索或结块。此期可采用（1）毫针疗法（2）火针疗法（3）灸法（4）理筋推拿法（5）水针疗法治疗。

2. 后期

病程长，反复发作，筋结点因长期反复损伤而出现痛性条索和硬结。凡用上述方法难于松解者，应考虑长圆针疗法。

检查成骨次、成腓间、腓骨小头、阳陵泉次、陵下次、陵后次、阴谷次、合阳次、风市次、环跳次、髀关次、中空次、光明次、昆仑次等，确定结筋病灶点。触摸其深度，做好标记。常规消毒后，在结筋病灶点处注入 0.5ml 局麻药作浸润。浸润后腘膝痛应立即减轻或消失，由此可鉴别或验证结筋病灶定位的准确程度。沿局麻针头方向和深度。用斜刃长圆针缓慢刺入，先在结筋点表层行关刺法，再深入其旁行恢刺法，使结筋硬结松解。出针后需压迫 1 分钟，以防针孔出血。必要时，在针后再于结筋点处注入川芎嗪等药物。

【注意事项】

（1）凡筋结点处无明显阳性体征者，应考虑经筋病以外原因，必要时，应请有关专科专家会诊或转诊，不可贻误病情。

（2）在成腓间行水针注射时，勿深入关节间隙中，在陵后、陵下、环跳针刺时，如遇有触电感，应提针并改变方向进针操作。

（3）火针、水针注射、长圆针疗法应注意局部消毒。

（4）有经络、脏腑合并症者，配合循经辨证取穴或对症配穴治疗。

（5）术后应避免劳累，避免复感风寒。

三、足阳明经筋

足阳明经筋"起于中三趾，结于跗上，邪外上加于辅骨，上结于膝外廉，直上结于髀枢。上循胁，属脊。其直者，上循骭，结于膝。其支者，结于外辅骨，合少阳。其直者，上循伏兔，上结于髀，聚于阴器，上腹而布。"主要分布在膝、踝、大腿前侧，主伸膝、伸踝运动。足阳明经筋损伤涉及下述组织时，可出现膝胭痹痛。

趾长伸肌位于小腿前外侧皮下，起自腓骨前嵴和邻近骨膜等处，肌束向下移行成总腱，经十字韧带的外侧纤维管至足背。其起点的结筋病灶点即足三里次。其通过十字韧带处，因磨损可出现结筋病灶点，即解溪次。

胫骨前肌亦位于小腿前外侧皮下，紧贴胫骨外侧面起始，肌束向下移行成长腱，经小腿横韧带深面的纤维管至足背。其起点处的结筋病灶点，即足三里次。在踝前，因趾伸屈活动，趾腱鞘与踝韧带互相磨损而出现结筋病灶点，即解溪次。其抵止于第一楔骨及趾第一跖骨基底部，与足太阴经筋会合，其腱下可有一固有滑液囊，使之与舟骨相隔，也是常见的结筋病灶点，即公孙上。

足阳明经筋在大腿前直行者，涉及股直肌、股中间肌、股外侧肌，髂腰肌、耻骨肌等，其起止及结筋病灶点，可见第三章概述，其涉及的结筋病灶点有鹤顶次、髌内、髌内上、髌外、髌外上、伏兔次、关兔次、髀关次、髀关下、阴廉次等。

髌韧带由股四头肌肌腱会合而成，其间包含髌骨，抵止于胫骨结节，髌韧带抵止点前及腱下均有滑液囊，其受力亦强，容易损伤而出现结筋病灶点，即胫骨结节。髌韧带在髌下缘亦可出现筋结病灶。髌前及下缘各有一个皮下滑液囊，髌韧带深层亦有深滑囊，而且髌下脂肪垫在充填关节下部间隙的同时，其上缘在髌骨内下缘处附着。髌骨在膝屈伸活动中有较大幅度的上下移动，因而长期牵拉髌下脂肪垫，可引起损伤，形或结筋病灶。上述髌前及髌下缘，各层次的结筋病灶点，即髌前、髌下。

足阳明经筋支脉斜外上加于辅骨，上结于膝外廉，直上结于髀枢，与足少阳经筋相交会，其涉及的肌肉和附属组织可见本章第二节。在膝部亦有支脉别出，结于外辅骨，合于足少阳经筋，说明足阳明经筋疾病与足少阳经筋相互影响和牵连，其中小腿筋膜与膝外侧副支持带更突出，其涉及的结筋病灶点有胫骨外侧髁、髌外下、髌外、髌外上、成腓间等。

【病因病机】

（1）外感：汗出当风、夜卧受凉、久居湿地或冒雨涉水，风寒湿邪侵袭膝部足阳明经筋与经脉，足阳明经筋与经脉因寒而收引，肌肉筋膜挛缩失常，加重着藏其间的经脉涩滞，气血瘀滞，致溢出脉道，局部筋肉肿胀，致痛物质堆积，加之经筋肌肉保护性痉挛，故出现膝部痹痛。

（2）外伤：膝部阳明经筋分布于下肢正前方，容易受外力直接打击。膝关节活动时，膝前部组织也受最大拉伸力。跌扑或跪姿工作时，也使髌前韧带和髌前滑囊受到刺激和损伤。突然或超生理范围的活动，使足阳明经筋相关肌肉、筋膜附着点牵拉受伤或撕裂，损伤处出血渗出，使组织肿胀，致痛物质堆积。而受损筋肉的保护性痉挛，进一步加重局部的病理变化和疼痛。

（3）劳损：膝关节活动频繁，承受剪力和负重最大，故长期从事负重屈膝工作，如足球运动员、搬运工等，造成膝部组织疲劳损伤。足阳明经筋长时间持续牵拉，尤其是处于疲劳状态的筋肉应激反应减低，则更易造成再次损伤、损伤的筋肉组织出血、渗出，使致痛物质堆积而疼痛。因伤痛激惹而导致受损筋肉保护性痉挛，则进一步加重了疼痛。

【临床表现】

急性迎面对膝股小腿的打击、碰撞，可导致局部青肿、瘀血和疼痛。膝髋后伸时，疼痛加剧。屈膝姿势下突然负重，从高处掉落，屈膝状态下足支撑落地，用力踢球被对方蹬踏对脚等，都会使膝周肌附着区、腱下滑液囊、脂肪垫、腱膜等急性牵拉伤，出现上述组织分布区撕裂样剧痛，常伴皮下瘀血青肿，膝功能障碍等。跌倒或跪姿突然负重，可引起髌前皮下囊急性渗出或出血，引起髌前肿胀，波动疼痛。

慢性劳损多表现为膝关节酸楚，困胀，逐渐发展出现疼痛，尤其是上下楼、下蹲站起、负重行走、用力踢球时会出现膝部锐痛。患者常感觉膝发软，屈伸无力，走路容易疲劳，当肩挑、背扛重物，特别是膝过伸、过屈或脚尖着地支撑时，疼痛加重。有时因疼痛剧烈而出现膝发软或脱膝感，因此患者不敢屈膝。

髌上囊及其囊前脂肪垫和囊后脂肪垫受股直肌、股中间肌活动影响，经常受到过度牵拉而被损伤，致使其渗出、粘连、钙化，引起膝髌上缘肿胀、压痛，拍 X 片常见骨刺形成。

股四头肌在膝周形成腱膜并附着髌骨边缘。股四头肌及膝关节有频繁活动，可牵拉髌周附着点出现结筋病灶点，即鹤顶次、髌内、髌内上、髌外、髌外上等。

髌骨随着股四头肌的伸缩而上下移动，而且有向外脱位倾向（膝部有 10 度左右外翻角）。故髌骨内外侧副支持带被牵拉造成慢性损伤的病灶点，即髌内下、胫骨内髁、髌外下、胫骨外侧髁。在髌骨上下移动过程中，髌韧带亦受到强烈牵拉，其抵止点在胫骨结节。胫骨结节及其前面皮下滑液囊，腱下囊和腱间囊，髌腱末端装置都会在劳损中出现损伤，尤其是青少年胫骨结节骨尚未愈合，其承受拉力能力远弱于成人，更容易出现骨皮质的牵拉伤，从而出现胫骨结节肿胀、疼痛。

髌下脂肪垫上缘与髌骨下缘愈着，髌骨向上移动时，可牵拉脂肪垫上移。而脂肪垫深部又分别形成翼状皱襞（也叫滑膜皱襞、黏液韧带等）附着于股骨髁间窝和胫骨平台表面。髌骨上移则加重了脂肪垫附着缘的牵拉伤，从而出现渗出、变性、粘连、钙化。X 光拍片常可见髌骨内下缘骨刺形成。髌下可有压痛和膝眼部肿胀。较重的脂肪垫炎性肥大者，可出现假性交锁，膝活动至某一角度，突然被"卡住"并伴有疼痛。让病人屈膝，按压膝眼，使中间组织紧贴骨面，然后主动或被动伸膝，也常在某一角度出现弹响，并有剧痛。疼痛常向腘窝和小腿后侧放散。

足阳明经筋损伤可沿经筋组织向上下扩延。向上可出现股四头肌腱与肌纤维附着处疼痛，即伏兔次、关兔次，乃至股直肌起点，出现结筋病灶维道次。重者还可导致足太阴经筋的腰大肌损伤，出现其止端结筋病灶，即髀关次等。向下则引起小腿筋膜附着点及趾伸肌的损伤，足少阳经筋的腓骨长肌和髂胫束起止于膝外下方，腓骨颈与胫外侧髁粗隆，因膝活动时的合并损伤可出现结筋病灶点，即陵下次、阳陵泉次等。胫骨前肌起点损伤出现的结筋病灶点，即足三里次。长伸肌、趾长伸肌起点损伤多在腓骨中段前面，即丰隆次。重者，还可延至踝关节内外侧，使各肌腱鞘和周围脂肪组织损伤出现结筋病灶点，即申脉次、解溪次、照海次等。

【检查】

沿足阳明经筋对髌周进行触诊检查。在膝伸直位下放松后，以手指触按髌骨边缘。其上下、内外、内上、内下、外上、外下可触及痛性条索，确定其结筋病灶点。髌上缘的鹤顶次，可在按压髌骨下极时，上缘向上翘起，更容易被触及。同样，按压髌骨上极使下极翘起，则易触及髌下缘的结筋病灶点，即髌下。髌外下和髌内下触及结筋病灶点者，应注意检查胫骨外侧髁与内髁突出处，其常同时有合并损伤，出现结筋病灶点。向下再触摸胫骨结节处，尤其是未成年青少年，注意有否结筋病灶，即胫骨结节。膝外侧疼痛重者常伴足少阳经筋损伤，应注意检查腓骨颈、腓骨小头、胫骨外侧髁粗隆的压痛和痛性结节。即结筋病灶点陵下次、腓骨小头、阳陵泉次。再向下触压胫骨前肌起点，其痛性结筋点，即足三里次。长伸肌起点的结筋点多在小腿中段近腓骨侧，即丰隆次。膝周经筋损伤，尤其是膝髌下脂肪垫损伤常合并内外踝部经筋损伤而形成结筋病灶点，即申脉次、公孙上、照海次。踝前伸肌支持带处，由于其与穿行的伸肌腱与腱鞘的磨损，也可出现结筋病灶点，即解溪次。

膝周经筋损伤常合并髋股部经筋损伤，故应同时检查股四头肌、髂胫束、腰大肌等有否结筋病灶点。可在股四头肌腱起始处、股直肌起点的髂前下棘处、股骨小转子处、大转子处、梨状肌下孔处、阔筋膜张肌肌腹等分别触及痛性病灶点，即伏兔次、维道次、髀关次、髀关下、髀枢次、环跳次、中空次等。

【治疗】

1. 早期

病程短、病痛轻，在相关筋结点处可检出压痛，但没有明显的痛性条索或结块。此期可采用（1）毫针疗法（2）火针疗法（3）灸法（4）理筋推拿法（5）水针疗法治疗。

2. 后期

病程长，反复发作，筋结点因长期反复损伤而出现痛性条索和硬结。凡用上述方法难于松解者，应考虑长圆针疗法。

依次检查鹤顶次、髌内、髌内上、髌内下、髌外、髌外上、髌外下、胫骨内髁、胫骨外侧髁、髌下、胫骨结节、足三里次、阳陵泉次、陵下次、丰隆次、申脉次、照海次、公孙上、解溪次、伏兔次、关兔次、髀关次、环跳次、中空次、维道次，确定结筋病灶点。触摸其深度，做好标记。常规消毒后，在结筋病灶点处注入 0.5ml 局麻药液作浸润。浸润后腘膝痛应立即减轻或消失，由此可鉴别或验证结筋病灶定位的准确程度。沿局麻针头方向和深度，用斜刃长圆针缓慢刺入，先在结筋病灶点表层行关刺法，再深入其旁行恢刺法，使结筋硬结松解。出针后需压迫 1 分钟，以防针孔出血。必要时，在针后再于结筋病灶点处注入川芎嗪等药物。

【注意事项】

（1）凡筋结点处无明显阳性体征者，应考虑经筋病以外原因。必要时，应请有关专科专家会诊或转诊，不可贻误病情。

（2）对髌周诸结筋病灶点针刺时，均不宜向髌内深刺，尤其做水针注射时，不宜将药液注入关节腔内。

（3）火针、水针注射、长圆针疗法应注意局部消毒。

（4）有经络、脏腑合并症者，可配合循经辨证取穴或对症配穴治疗。

（5）术后应避免劳累，避免复感风寒。

四、足三阴经筋

足太阴经筋"起于大指之端内侧，上结于内踝。其直者，络于膝内辅骨，上循阴股，结于髀，聚于阴器……其内者，著于脊。"

足少阴经筋"起于小指之下，并足太阴之筋，邪走内踝之下，结于踵，与太阳之筋合。而上结于内辅之下，并太阴之筋而上循阴股，结于阴器，循脊内挟脊"。

足厥阴经筋，"起于大指之上，上结于内踝之前，上循胫，上结内辅之下，上循阴股，结于阴器，络诸筋。"

足三阴经筋起自足内侧和足底，结于内踝，并行于小腿内侧。依次络结胫骨粗隆内，再绕膝内侧，结聚股骨，然后依次循股内侧面，至髀与阴部。分布于膝股内侧面。主要有稳定膝关节、伸膝、旋转膝股的作用，足三阴经筋在膝部常并发或牵连而损伤，当涉及下述组织时，可出现膝部痹痛。

膝内侧副韧带起自股骨内髁，分三束止于胫骨内侧面，有部分纤维束与半月板紧密相连。内侧副韧带呈三角形，底向膝前，尖向腘窝，覆盖膝内侧面。在膝关节伸直或屈曲时，其全部或部分纤维束处紧张状态，从而防止膝关节外翻和胫骨内旋。当膝受到外翻暴力损伤或劳损时，可引起膝内侧副韧带相应部位的伤害，从而出现结筋病灶点。其起点处结筋病灶点为髎髎次，其止点结筋病灶点为膝关次，膝关节间隙处的结筋病灶点为髎膝间。

膝内侧半月板适应并吻合于股骨内侧髁与胫骨平台之间，起着防震缓冲，充填关节间隙，防止股骨前滑及膝关节过伸、过屈、过度旋转等诸多作用。其外侧缘与内侧副韧带愈着，其损伤可引起半月板边缘受牵连而损伤。同样，半月板前后角，也因其活动度不同容易损伤。内侧半月板也会牵连内侧副韧带而出现结筋病灶点，即髎膝间。

膝内侧筋膜由股四头肌内侧头扩延而成。股内侧肌腱膜抵止于髌骨内侧缘，其腱膜向下扩延，形成髌副支持带。向前抵止于髌骨内下缘，向后下抵止于胫骨内髁棘。髌内侧腱膜下，有膝血管从其下穿行，多在髌腱膜的中部。以上各点是膝部损伤多见的结筋病灶点，即髌内上、髌内下、胫骨内髁、髌内。

大腿内后侧肌群中，缝匠肌、股薄肌、半腱肌、半膜肌在膝后内侧形成肌腱，进入各自滑车中，绕膝而向前下移行，抵止于胫骨粗隆处，称为大鹅掌。在滑车中，各腱包绕各自的腱鞘，缝匠肌下尚布有固有滑液囊，鹅掌下布有鹅掌滑液囊。故在各点可出现结筋病灶点，其与侧副韧带结筋点重叠出现，即髎髎次、髎膝间、膝关次、阴陵上。

半膜肌起自坐骨结节，包容半腱肌并抵止于胫骨内髁。半膜肌在膝部分三支，称为小鹅掌。其在半膜肌固有滑液囊处亦常出现结筋病灶点，即合阳内。向前参与腘窝斜韧带及副韧带，亦可牵拉加重髎髎次、髎膝间、膝关次的损伤。

缝匠肌、股直肌起自髂前上棘和髂前下棘，腰大肌抵止于股骨小转子，三肌起止点损伤时，其疼痛常向膝内侧放散，出现膝部痹痛。故膝髌疼痛者，应检查五枢次、维道次、髀关次等。

股内收肌群、收肌管的病变影响到收肌管内隐神经时，可引起膝关节的疼痛。其主要的结筋病灶点有阴廉次、足五里次、血海次、箕门次、阴包次等。

长期膝内侧痹痛可向小腿踝周扩延，常引起踝下痹痛。相反，内踝久痹不愈，也会引发膝关节的痹痛。

【病因病机】

（1）外感：汗出当风、夜卧受凉、久居湿地或冒雨涉水，风寒湿邪侵袭膝部足三阴经筋与经脉。经筋与经脉因寒而收引，肌肉筋膜挛缩失常，加重着藏其间的经脉涩滞，致津液溢出脉道，局部筋肉肿胀，致痛物质堆积，加之经筋肌肉保护性痉挛，故出现膝周痹痛。

（2）外伤：膝部内侧被撞击、外伤，可引起局部肿胀、疼痛。膝在半屈位时，内侧副韧带部分纤维束已松弛，失去了维持关节稳定的作用，尤其是屈到90度时，膝关节的稳定性最差，当受到膝外翻性暴力时，使膝内侧关节间隙突然加大而受伤。正常情况下膝有10度左右的外翻角，故直接暴力可致膝关节外翻，并出现过度的扭转。同样，突然、超生理范围的膝旋转、屈曲等活动，亦能使足三阴经筋的相关肌肉、筋膜附着点牵拉受伤或撕裂。损伤处出血、渗出，使组织肿胀，致痛物质堆积，而受损筋肉的保护性痉挛，进一步加重局部的病理变化和疼痛。

（3）劳损：长期从事负重屈膝类工作，如搬运、跑跳、攀登、铲踢足球及分腿劈叉的杂技、摔跤、举重等运动员，使膝内侧副韧带、鹅掌肌腱、腘绳肌、肌内收肌群疲劳损伤，处于疲劳状态的筋肉应激反应减低，则更易造成再次损伤。损伤的筋肉组织出血、渗出，使致痛物质堆积而疼痛。疼痛激惹而导致受损筋肉保护性痉挛，则进一步加重了症状。

【临床表现】

膝部内侧被打击、撞伤，或在下蹲过程中负重、扭转时，当即出现膝内侧剧烈疼痛，走路困难，主动或被动屈膝均受限。休息片刻后，虽可坚持行走，但其后疼痛又逐渐加重，夜间常疼痛剧烈，膝不能伸直而呈半屈状保护体位。触诊常可触及痛性凹陷或条索，小腿外翻试验阳性。重力试验亦阳性。膝内侧皮下可见瘀血斑及肿胀。

慢性劳损者表现为膝内酸胀不适，屈膝下蹲或由蹲起立时疼痛，常在某一角度时突然加重，以致膝无力支撑而被迫用手支撑替代。酸胀痛可向髌下或腘窝部放散。重时向大腿根部或向小腿内踝扩延，甚至出现小腿、足踝麻窜疼痛，踝背伸无力或下垂。

【检查】

沿膝内侧股骨、胫骨内髁触摸，可有痛性结节，即髎髎次、髎膝间、膝关次。沿髌内缘检查髌内、髌内上、髌内下、鹤顶次、胫骨内髁、髌下、阴陵上等，可触及结筋病灶点。凡向大腿扩延者，应检查血海次、阴包次、箕门次、髀关下、髀关次、足五里次、阴廉次等结筋点。向小腿放散者，应检查合阳外、陵后次、照海次等。

【治疗】

1. 早期

病程短、病痛轻，在相关筋结点处可检出压痛，但没有明显的痛性条索或结块。此期可采用（1）毫针疗法（2）火针疗法（3）灸法（4）理筋推拿法（5）水针疗法治疗。

　　2. 后期

　　病程较长，反复发作，筋结点因长期反复损伤而出现痛性条索和硬结。凡用上述方法难于松解者，应考虑长圆针疗法。

　　沿足三阴经筋检查髎髎次、髎膝间、膝关次、阴陵上、髌内上、髌内、髌内下、胫骨内髁、合阳内、照海次、足五里次、阴廉次、箕门次、阴包次、血海次，确定结筋病灶点。触摸其深度，做好标记。常规消毒后，在结筋病灶点处注入0.5ml局麻药作浸润。浸润后膝痛应立即减轻或消失，由此可鉴别或验证结筋病灶定位的准确程度。沿局麻针头方向和深度，用斜刃长圆针缓慢刺入，先在结筋病灶点表层行关刺法，再深入其旁行恢刺法，使结筋硬结松解。出针后需压迫1分钟，以防针孔出血。必要时，在针后再于结筋病灶点处注入川芎嗪等药物。

　　【注意事项】

　　（1）凡筋结点处无明显阳性体征者，应考虑经筋病以外原因，必要时，应请有关专科专家会诊或转诊，不可贻误病情。

　　（2）骨膝间位近关节间隙，行各种针法和水针注射时，应避免深刺，不宜进入关节腔内。

　　（3）火针、水针注射、长圆针疗法应注意局部消毒。

　　（4）有经络、脏腑合并症者，可配合循经辨证取穴或对症配穴治疗。

　　（5）术后应避免劳累，避免复感风寒。

　　附：

　　1. **膝内侧副韧带损伤**

　　膝内侧的副韧带直接或间接挫伤称膝内侧副韧带损伤。

　　膝内侧的副韧带起自股骨的内上髁，止于胫骨内侧髁和胫骨体的内侧面，其纤维束分为三部分，即前纵部、后上斜部、后下斜部。前纵部起自股骨内上髁的内收肌结节，纤维束纵形向下，中途有纤维束与半月板紧密相连，终止于胫骨内髁的内侧。后上斜部起自前纵部起点的后缘，纤维束斜向后下，终止于胫骨内侧髁和股骨内侧髁的后缘，也有纤维束伸入半月板边缘并与其紧密相连。后下斜部起自后上斜部的终点，纤维束向前下，终止于前纵部的止点。所以，内侧副韧带呈底向膝前、尖指向腘窝部的三角形，覆盖于膝关节的内侧面，可防止膝关节外翻。

　　膝内侧副韧带是防止膝外翻的主要结构。而日常生活中，膝外侧遭受外界作用力的机会也较多，加之内侧副韧带比较长而薄，当外界作用力使膝发生外翻时，也就容易发生膝内侧副韧带的损伤。正常人的膝关节约有10度左右的外翻角，当直接暴力作用于膝关节外侧或由于膝关节的过度扭转时，就容易发生小腿过度外展使膝外翻，这样就使内侧副韧带及其起止点产生了暴力牵拉，使其纤维的一部分或全部断裂，有时还可以发生其起止点处的撕脱骨折。当膝在伸直位发生损伤时，内侧副韧带的各部分都处于紧张状态，其病变可以发生在内侧副韧带的各个部位，但常常首先发生损伤的是其前纵部的纤维。还因为其前纵部纤维束与半月板的边缘相连接，所以往往在这部分纤维损伤时也常常并发有半月板周围组织的撕裂。当膝关节在半屈曲位发生内侧副韧带的损伤时，因为其后下斜部纤维束紧张对膝关节起稳定作用，因此，首先发生的是后下斜部纤维束。当膝在90度屈曲位发生损伤时，因为内侧副韧带的各部分都处于松弛状态，膝关节的稳定性最差，最容易发生损伤。如果此时发生了内侧副韧带的损伤，以前纵部和后下斜部损伤最先发生，其次是后上斜部发生。当膝关节完全屈曲时，因其后上斜部紧张，维持膝关节的稳定性，所以此侧的内侧副韧带损伤就常常发生在后上斜部的纤维束处。

由于内收肌的作用和人体下蹲时的重心下移，当膝关节在130~150度的半屈曲位时，内侧副韧带相对地固定，而其起点却在活动，所以这时损伤多发生在股骨的内侧副韧带的起点处；而当膝关节伸直时起点固定，而止点在做相对的活动，所以这时若发生韧带损伤，其病变多在韧带的止点处。内侧副韧带损伤后，如果未及时恰当地治疗，就可能发生松弛愈合。加之出血、血肿、机化、钙化、骨化等异常现象，就可能影响到韧带的松紧度和坚韧性，结果不仅减小了关节的稳定性，还限制了关节的功能，最终继发了膝关节的功能障碍或不稳，影响膝关节的活动。

本病属中医"膝痛""痹病"范畴。多因中老年人肝肾亏损，筋骨退变、劳损所致。外伤或感受风寒湿邪、劳伤筋骨等使痰湿交阻而加重病情。值得注意的是本病多有经筋损伤和结筋病灶，而且它是引起或加重病情的重要原因。经筋损伤者，应在经脉辨证论治基础上，同时从经筋辨证论治角度着手治疗。

表9-134　膝内侧副韧带损伤辨证取穴表

证型	症状	取穴
风寒湿痹	主症:膝内侧麻木或肿痛，麻痛常向膝及小腿足背放散，偶伴足趾冷痛，麦氏征(+)，膝功能受限 舌苔脉象:舌淡苔白，脉象浮紧 兼症:①小腿部疼痛　②膝内侧疼痛	主穴:髎髎、膝关、阴谷、阴陵泉、血海、内膝眼 配穴:①地机、三阴交　②膝眼、鹤顶
横络卡压	主症:膝内侧麻木或肿痛，常向股与小腿甚至足背放散，偶伴足趾、小腿冷痛，麦氏征(+)长期不愈，可触及痛性结节和条索，膝功能受限 舌苔脉象:舌淡苔白，脉象沉紧 兼症:①小腿足趾部疼痛　②膝内侧疼痛	结筋点:髎髎次、膝关次、髎膝间、阴谷次、曲泉次、阴陵上、髌内下、胫骨内髁 配穴:①地机、阳陵泉、飞阳　②膝眼、膝关、阴陵泉

2. 膝内侧副韧带钙化

膝内侧副韧带损伤后钙化修复称膝内侧副韧带钙化。

膝内侧副韧带膝内侧（详见膝内侧副韧带损伤前），本病多发生在它的起始部，在内收肌结节附近的内侧副韧带上可以看到白色沙粒样或片块状性质较硬的病变组织。它使韧带变形、变性，韧性变小、脆性增大。早期可以是单独地游离于韧带之中，晚期可与韧带起始部的骨组织连接，形成类似骨性赘生物的组织。早期镜下检查为内侧副韧带纤维的变性和断裂，晚期在变性、断裂的纤维之间，或者愈合以后在瘢痕组织之中可有颗粒状的钙盐成堆或成条的沉着。其一般发病过程为：

（1）韧带损伤后，伤处常有充血、出血、纤维变性等病理改变。所以，在韧带损伤的同时，常可以并发骨膜的损伤，使间叶组织的骨细胞可能透出，并从损伤的骨膜潜入损伤的韧带中。随着血肿的机化并在病变组织中演化，可能发生类似骨化过程中钙盐沉着，引起钙化性疾病。

（2）医生用一般检查和借助 X 线拍片都不能发现的撕脱骨折小片，却可以在这些组织中发生类似骨化过程的反应，形成游离于韧带中的钙化组织，继而与骨相连，形成类似骨性赘生物样的病理组织而发病。

（3）据推断，损伤后，病变组织局部的理化特性会发生变化，主要是乳酸含量会减少。这样的环境会使原能溶解于组织液的酸性磷酸钙和酸性碳酸钙变为不溶状态的磷酸钙和碳酸钙，从组织液中析出，沉着于病变的韧带中，从而引起损伤韧带的钙化过程。

本病属中医"膝痛""痹病"范畴。多因中老年人肝肾亏损，筋骨退变、劳损所致。外伤或感受风寒湿邪、劳伤筋骨等使痰湿交阻而加重病情。值得注意的是本病多有经筋损伤和结筋病灶，而且它是引起或加重病情的重要原因。经筋损伤者，应在经脉辨证论治基础上，同时从经筋辨证论治角度着手治疗。

表 9 - 135　膝内侧副韧带钙化辨证取穴表

证型	症状	取穴
风寒湿痹	主症：膝内侧麻木或肿痛，麻痛常向膝及小腿足背放散，偶伴足趾冷痛，麦氏征(+)，X 光可见膝副韧带钙化斑，膝功能受限 舌苔脉象：舌淡苔白，脉象浮紧 兼症：①小腿部疼痛　②膝内侧疼痛	主穴：髎髎、膝关、曲泉、阴谷、阴陵泉、血海、内膝眼 配穴：①地机、三阴交　②膝眼、阴谷
横络卡压	主症：膝内侧麻木或肿痛，常向股与小腿甚至足背放散，偶伴足趾、小腿冷痛，麦氏征(+)，X 光可见膝副韧带钙化斑，长期不愈，可触及痛性结节和条索，膝功能受限 舌苔脉象：舌淡苔白，脉象沉紧 兼症：①小腿足趾部疼痛　②膝内侧疼痛	结筋点：髎髎次、膝关次、曲泉次、阴谷次、阴陵上、髌内下、胫骨内髁、血海次 配穴：①地机、阳陵泉、飞阳　②膝眼、膝关、阴陵泉

3. 膝外侧副韧带损伤

膝外侧的副韧带直接或间接挫伤称膝外侧副韧带损伤。

膝外侧副韧带呈条索状，位于膝外侧，起自股骨外侧髁的外面，止于腓骨小头外侧面的中部，因腘肌腱从其下方通过，把它和半月板分隔开，所以外侧半月板不与外侧副韧带发生联系。外侧副韧带在膝关节伸直时最紧张，所以，在膝伸直时防止膝内翻的作用最强。外侧副韧带的特点有：

（1）在前方和髂胫束相贴，后外方与强有力的股二头肌肌腱同止一处，这些组织有加固的作用。

（2）膝外侧直接损伤者比较多见。临床上以扭转、碰撞等致伤者为多见。

（3）因为它止于腓骨小头的外侧面中部，并与胫腓关节囊紧密相贴，当它受到损伤时，可以并发有胫腓关节囊的撕裂和胫腓关节的错动和半脱位，从而使胫腓上关节发生松动。

（4）外侧副韧带深层较短的纤维下端附着于腓骨小头的内侧面，其游离的纤维后缘与腱相连而形成腘弓韧带，其上端与腘肌腱的附着处相融合，在腘肌腱的前方与胫腓关节相连，在形态上就成为膝关节囊的增厚部分。所以，它的短纤维损伤，常常并发有膝关节囊的损伤。

（5）腓总神经从腓骨小头的外侧紧贴胫腓关节囊的囊壁通过，所以胫腓关节囊的损伤常可累及腓总神经。

（6）来自膝关节内侧使膝内翻的间接暴力比较少，偶尔可见足球运动员铲球时，对方摔倒身体压于铲球者膝内侧而使膝发生了内翻，使外侧副韧带发生损伤。大多数都是由于急剧的小腿内收、内旋或大腿外展、外旋动作（如跌倒时足外侧着地），使踝和膝都发生内翻，引起膝外侧两骨间的距离突然加大，牵拉外侧副韧带从而引起断裂。

膝外侧副韧带损伤常伴有膝关节囊、胫腓关节囊、腓总神经、髂胫束、腘肌腱、股二头肌腱等组织的损伤，但是多不并发外侧半月板的损伤。

本病属中医"膝痛""痹病"范畴。多因中老年人肝肾亏损，筋骨退变、劳损所致。外伤或感受风寒湿邪、劳伤筋骨等使痰湿交阻而加重病情。值得注意的是本病多有经筋损伤和结筋病灶，而且它是引起或加重病情的重要原因。经筋损伤者，应在经脉辨证论治基础上，同时从经筋辨证论治角度着手治疗。

表 9 - 136　　膝外侧副韧带损伤辨证取穴表

证型	症状	取穴
风寒湿痹	主症:膝外侧麻木或肿痛,麻痛常向膝及小腿足背放散,偶伴足趾冷痛,麦氏征(+),X光可见膝外侧副韧带损伤影,膝功能受限 舌苔脉象:舌淡苔白,脉象浮紧 兼症:①小腿部疼痛　②膝内侧疼痛	主穴:成骨、阳陵泉、外膝眼、风市、陵后、陵下 配穴:①膝眼、鹤顶、光明　②地机、三阴交
横络卡压	主症:膝外侧麻木或肿痛,常向股与小腿甚至足背放散,偶伴足趾、小腿冷痛,麦氏征(+),X光可见膝外侧副韧带损伤影,长期不愈,可触及痛性结节和条索,膝功能受限 舌苔脉象:舌淡苔白,脉象沉紧 兼症:①小腿足趾部疼痛　②膝内侧疼痛	结筋点:成骨次、成腓间、腓骨小头、髌外下、胫骨外髁、陵后次、陵下次、委阳次 配穴:①陵下、陵后、阳陵泉、光明　②内膝眼、膝关、阴陵泉

4. 膝外侧疼痛综合征

膝关节频繁的屈伸活动，髂胫束沿股骨外髁边缘前后滑动，反复摩擦引起滑膜及疏松结缔组织的创伤性炎症而出现疼痛称膝外侧疼痛综合征，又称髂胫束摩擦综合征。

患者主诉膝外侧在跑、走、上下台阶或屈伸膝时有刺痛、剧痛或灼痛，大多数病例每于疼痛时有"腿软下蹲现象"，又称"脱膝感"。治疗或休息后可自愈，但运动量一旦加大，又易复发，重者出现跛行。在腓骨小头上方，即膝外侧副韧带与膝关节隙之间，或相当于外侧副韧带在股骨外髁之附着点处，或膝外侧副韧带与股二头肌间滑液囊处可触及硬结和压痛。本综合征常与"膝外侧半月板损伤""膝外侧副韧带损伤""股二头肌腱腱鞘炎""腱周滑囊炎"等病同时发作，应予注意。

本病属中医"膝痛""痹病"范畴。多因中老年人肝肾亏损，筋骨退变、劳损所致。外伤或感受风寒湿邪、劳伤筋骨等使痰湿交阻而加重病情。值得注意的是本病多有经筋损伤和结筋病灶，而且它是引起或加重病情的重要原因。经筋损伤者，应在经脉辨证论治基础上，同时从经筋辨证论治角度着手治疗。

表 9 - 137　膝外侧疼痛综合征辨证取穴表

证型	症状	取穴
风寒湿痹	主症:膝外侧麻木或肿痛,麻痛常向膝及小腿足背放散,偶伴足趾冷痛,半屈膝时加重或有疼痛弧 舌苔脉象:舌淡苔白,脉象浮紧 兼症:①小腿部疼痛 ②膝内侧疼痛	主穴:成骨、阳陵泉、外膝眼、风市、陵后、陵下 配穴:①膝眼、鹤顶 ②地机、三阴交
横络卡压	主症:膝外侧麻木或肿痛,常向股与小腿,甚至足背放散,偶伴足趾、小腿冷痛,半屈膝位有疼痛弧或弹响出现,长期不愈,可触及痛性结节和条索,膝功能受限 舌苔脉象:舌淡苔白,脉象沉紧 兼症:①小腿足趾部疼痛 ②膝内侧疼痛	结筋点:成骨次、风市次、成腓间、腓骨小头、髌外下、胫骨外髁、陵后次、陵下次、委阳次 配穴:①陵下、陵后、阳陵泉、光明 ②膝眼、膝关、阴陵泉

5. 膝半月板撕裂

膝关节半月板在不合理的负重旋膝时断裂称膝关节半月板撕裂。

膝关节半月板位于胫骨平台上,占据胫骨平台2/3的面积,并嵌于股骨内外髁和胫骨平台之间,是两个半月形的纤维软骨组织。半月板的内缘很薄,外缘较厚,呈楔形垫于膝关节的间隙之中。其内缘游离,而外缘附着于关节囊的内面,并由膝横韧带将其牢固地附着于胫骨平台的周缘。半月板在膝关节中能起到如下作用:如滚珠样作用;防震缓冲的作用;填充关节间隙的作用;防止股骨前滑的作用;防止膝关节过伸、过屈和过度旋转的作用;调节关节内压力和分布滑液的作用。总之,有维持膝关节稳定性和灵活性等正常生理功能的作用。

内侧半月板适应并吻合于较大的股骨内侧髁,呈较大的半环状（"C"字型）。在其"C"字的两端,称为前角和后角,前角附着于髁间隆起的前方（前十字韧带抵止处的前方）,后角附着于髁间隆起的后方（后十字韧带抵止部的前方）。在半月板内侧的后方,有坚强的膝内侧副韧带的纤维与半月板的周缘紧密相连。半月板的前部没有加固它的组织结构,所以前部比较松弛,损伤也就常常发生在这个活动与不活动的前后部交界处,并常常随内侧副韧带的损伤而将其周缘撕裂。

外侧半月板适应并吻合于较小的股骨外侧髁,呈较小的"O"字型。它与内侧半月板一样,也有前角和后角。前角附着于髁间隆起的前部,后角与胫骨外侧髁间结节的后方相连,所以它的前后二角的止点比较接近。当股骨外侧髁在其上运动时,它对外髁的限制作用也就比较大,而股骨外侧髁对于外侧半月板的作用力也就比较大。因此,较小的外力对内侧半月板意义不大,而对外侧半月板就可能致伤。另外,因为有腘肌腱将外侧半月板和外侧副韧带隔开,所以外侧副韧带的轻度损伤一般不会损及外侧半月板。

为了适应股骨和胫骨之间的相对运动,半月板也随着股骨的运动在胫骨平台上产生小范围的移动。当膝关节由屈曲到伸直时,其内、外侧半月板都向前移动;当膝由伸直到屈曲时,内、外侧半月板都向后移动;当旋转小腿,或小腿固定旋转大腿时,可以产生半月板一前一后的相反移动。半月板的这种一前一后的矛盾运动,常常造成半月板损伤。

半月板损伤机制有:

①膝在过伸位上发生的内外翻,使股骨内外髁和胫骨平台挤压或牵拉半月板并使其发生损伤。

②当膝关节屈曲时,由于旋转仅内外侧半月板随股骨发生一前一后的矛盾运动。当这种矛盾运动超出正常生理范围时,就可能发生半月板撕裂。

③内侧副韧带断裂伤,可将内侧半月板内后方的边缘与内侧副韧带相连接的部分撕裂,造成内侧半月板边缘部撕裂伤。由于职业因素,如排球运动员的半蹲位接球,篮球运动员的低位防守;长途骑自行车,过多地步行等,都可能对半月板产生频繁的刺激和发生超正常生理范围的负荷,从而使半月板发生组织变性和微小的断裂变等。这种已有病损的半月板,当受到稍大的外力作用时,就很容易破裂而发病。

④膝长期屈曲不动,使关节内的压力变小,使软骨从滑液中获得营养物质受到了影响,就会使软骨发生变性,坏死("饿死")。在此病变基础上,可由于不甚大的外力就发生损伤。

病理损伤可以发生在半月板的边缘,也可以发生在中间带,有时也可在前后角处损伤,但半月板体部的破裂,是临床最为多见的,其破裂的形态可呈筒柄式的纵裂、腰部横裂、水平裂、斜裂、后角纵裂、边缘水平状分层裂等。大多数半月板撕裂损伤者,常并发有膝周围软组织的损伤,如内侧副韧带断裂伤、十字韧带断裂伤、滑膜和关节囊损伤、骨关节软骨面损伤等,应同时治疗。重症半月板损伤应手术处理,术后后遗症可采用针灸方法治疗。

过去人们认为,只有半月板与关节囊相连接的边缘和其前后角处有血液供应,而其余部分则没有,其营养来源主要靠关节内的滑液供应,所以半月板撕裂后只有病变发生在边缘和前后角处才有愈合的可能,而半月板体部的损伤,因没有血液供应,所以很难或者根本不能修复愈合,也就成了不可逆转的伤病。但根据现代科学研究证实,不仅半月板的周缘和前后角处有相互连接、彼此吻合的花冠状和网状血管,甚至这些血管还伸入到半月板的中间带,而且在半月板表面的软骨膜内也含有大量血管。故用中医中药化瘀生新,祛腐生肌有可能促进半月板修复愈合。值得注意的是:半月板不含痛觉神经,本病的疼痛是由膝周经筋组织合并损伤而引起的。

表 9 - 138　膝半月板撕裂辨证取穴表

证型	症状	取穴
风寒湿痹	主症:膝外侧或内侧麻木或肿痛,麻痛常向膝及小腿足背放散,偶伴足趾冷痛,麦氏征(+)偶出现"交锁征" 舌苔脉象:舌淡苔白,脉象浮紧 兼症:①小腿部疼痛　②膝内侧疼痛	主穴:①外侧半月板损伤:成骨、阳陵泉、外膝眼、风市、陵后 ②内侧半月板损伤:髎髎、膝关、阴谷、阴陵泉、血海、内膝眼 配穴:①膝眼、鹤顶、陵下　②地机、三阴交
横络卡压	主症:膝外侧或内侧麻木或肿痛,常向股与小腿甚至足背放散,偶伴足趾、小腿冷痛,麦氏征(+),偶出现"交锁征"长期不愈,可触及痛性结节和条索,膝功能受限 舌苔脉象:舌淡苔白,脉象沉紧 兼症:①小腿足趾部疼痛　②膝内侧疼痛	结筋点:①外侧半月板损伤:成骨次、成腓间、腓骨小头、髌外下、胫骨外髁、陵后次、陵下次、委阳次、风市次 ②内侧半月板损伤:髎髎次、膝关次、髎膝间、阴谷次、阴陵上、髌内下、胫骨内髁 配穴:①陵下、陵后、阳陵泉、光明　②膝眼、膝关、阴陵泉

本病属中医"膝痛""痹病"范畴。多因中老年人肝肾亏损，筋骨退变、劳损所致。外伤或感受风寒湿邪、劳伤筋骨等使痰湿交阻而加重病情。值得注意的是本病多有经筋损伤和结筋病灶，而且它是引起或加重病情的重要原因。经筋损伤者，应在经脉辨证论治基础上，同时从经筋辨证论治角度着手治疗。

6. 膝半月板炎和半月板周围炎

由于半月板及其周围组织变性和炎症而致膝部疼痛者称膝半月板炎和半月板周围炎。

由于股骨髁活动于半月板上，半月板就反复接受摩擦和挤压等作用力，这种机械性刺激就可能引起类似于劳损的发病过程，出现慢性的组织变性和炎症反应。此外，也可以因半月板的"饥饿"而发生变性，最终致发了半月板慢性炎症反应（见半月板撕裂的发病机制）。半月板炎的病理改变为胶原纤维增生和透明性变或部分断裂变，有炎性细胞浸润。用肉眼观察时，可见半月板有肿胀、增厚，呈银白色的斑点状改变或呈条索状的"石棉样变"。如果影响到周围组织时，可见血管增生，向半月板边缘伸入。可以因滑膜炎性反应而使分泌和渗出液增加。半月板周围组织炎的病理变化为血管增生、渗出增加、炎性细胞浸润、组织水肿等慢性炎症反应，有时炎症也可波及滑膜和脂肪组织，最终形成这些组织间的彼此粘连等。其病理变化常也是半月板发生撕裂的病理基础和前提。

本病属中医"膝痛""痹病"范畴。多因中老年人肝肾亏损，筋骨退变、劳损所致。外伤或感受风寒湿邪、劳伤筋骨等使痰湿交阻而加重病情。值得注意的是本病多有经筋损伤和结筋病灶，而且它是引起或加重病情的重要原因。经筋损伤者，应在经脉辨证论治基础上，同时从经筋辨证论治角度着手治疗。

表 9-139　膝半月板炎和半月板周围炎辨证取穴表

证型	症状	取穴
风寒湿痹	主症:膝外侧或内侧麻木或肿痛,麻痛常向膝及小腿足背放散,偶伴足趾冷痛,麦氏征(-),膝功能受限 舌苔脉象:舌淡苔白,脉象浮紧 兼症:①小腿部疼痛　②膝内侧疼痛	主穴:①外侧半月板周围炎:成骨、阳陵泉、外膝眼、风市、陵后 ②内侧半月板周围炎:髎髎、膝关、阴谷、阴陵泉、血海、内膝眼 配穴:①膝眼、鹤顶、陵下　②地机、三阴交
横络卡压	主症:膝外侧或内侧麻木或肿痛,常向股与小腿甚至足背放散,偶伴足趾、小腿冷痛,麦氏征(±),长期不愈,可触及痛性结节和条索,膝功能受限 舌苔脉象:舌淡苔白,脉象沉紧 兼症:①小腿足趾部疼痛　②膝内侧疼痛	结筋点:①外侧半月板周围炎:成骨次、成腓间、腓骨小头、髌外下、胫骨外髁、陵后次、陵下次、委阳次 ②内侧半月板周围炎:髎髎次、髎膝间、膝关次、阴谷次、阴陵上、髌内下、胫骨内髁 配穴:①陵下、陵后、阳陵泉、光明　②膝眼、膝关、阴陵泉

7. 膝半月板囊肿

半月板外侧缘在膝关节缝隙处的囊性肿物称膝半月板囊肿。

半月板囊肿的发生原因，可能有以下几种：

（1）胚胎发育过程中，滑膜组织变异并残存于半月板的周缘处，当受到急性外伤和慢性劳损的刺激作用时，就诱发了滑膜组织增生并分泌滑液，逐渐在局部形成密闭的囊性肿物。

（2）各种急性和慢性的损伤造成滑膜组织成团块状脱落，附着于半月板边缘处，当条件适宜时就生长发育而成囊肿；也可以因滑膜直接伸入半月板周围，在其发炎的基础上形成粘连并在粘连处发展成为囊肿。

（3）先天性的半月板畸形（如盘状软骨），常并发有半月板囊肿，所以有人认为半月板囊肿是一种先天变异性的疾病。

（4）有人在囊肿附近发现有出血现象，所以他们认为外伤造成的出血与半月板发生囊性改变有关系。

总之，囊肿无论由哪种原因引起，都与外伤有很密切的关系。半月板囊肿所以多发于外侧半月板，可能有下列原因：

（1）可能与外侧半月板较厚，尤其是中部较厚，而膝关节有生理性的外翻角，使股骨和胫骨经常挤压而致。

（2）外侧半月板外没有紧密相贴的韧带，所以比内侧半月板活动度要大；加之和其相邻组织之间没有阻隔的屏障，所以遭受刺激的机会就多，从而容易发生外侧半月板边缘囊性改变。

（3）外侧半月板邻近的滑膜比较松弛，容易损伤并形成滑膜组织在皱折处脱落，或者外伤使其与半月板粘连，这种病理变化与形成囊肿有关。

在半月板的边缘处可见囊肿呈一个或数个，单房性或多房性的灰白色结节状物，囊壁厚时，触诊有皮革样变硬的感觉。切开囊肿，内有黄色的黏液。镜下可见囊壁多为变性和坏死的纤维软骨组织，内层为内皮细胞所构成，间质中可有炎性细胞浸润现象。患者膝局部有进行性的钝疼，活动时加重，休息以后减轻；有时可有酸、困、账等不舒服的感觉。多数患者，有近似于膝关节疲劳综合征反应，重者可出现麦氏征。

本病属中医"膝痛""痹病"范畴。多因中老年人肝肾亏损，筋骨退变、劳损所致。外伤或感受风寒湿邪、劳伤筋骨等使痰湿交阻而加重病情。值得注意的是本病多有经筋损伤和结筋病灶，而且它是引起或加重病情的重要原因。经筋损伤者，应在经脉辨证论治基础上，同时从经筋辨证论治角度着手治疗。

表9-140　膝半月板囊肿辨证取穴表

证型	症状	取穴
风寒湿痹	主症：膝外侧或内侧麻木或肿痛，麻痛常向膝及小腿足背放散，偶伴足趾冷痛，麦氏征(±) 舌苔脉象：舌淡苔白，脉象浮紧 兼症：①小腿部疼痛　②膝内侧疼痛	主穴：①外侧半月板囊肿：成骨、阳陵泉、外膝眼、风市、陵后 ②内侧半月板囊肿：髎髎、膝关、阴陵泉、血海、内膝眼 配穴：①膝眼、鹤顶、陵下　②地机、三阴交
横络卡压	主症：膝外侧或内侧麻木或肿痛，常向股与小腿甚至足背放散，偶伴足趾、小腿冷痛，麦氏征(±)，长期不愈，可触及痛性结节和条索，膝功能受限 舌苔脉象：舌淡苔白，脉象沉紧 兼症：①小腿足趾部疼痛　②膝内侧疼痛	结筋点：①外侧半月板囊肿：成骨次、成腓间、腓骨小头、髌外下、胫骨外髁、陵后次、陵下次、委阳次 ②内侧半月板囊肿：髎髎次、髎膝间、膝关次、阴谷次、阴陵上、髌内下、胫骨内髁 配穴：①陵下、陵后、阳陵泉、光明　②膝眼、膝关、阴陵泉

8. 张腱末端病和伸膝筋膜炎

股四头肌远侧端的腱末端组织和伸膝筋膜的无菌性炎症称张腱末端病和伸膝筋膜炎。

股四头肌的远端腱纤维互相交织形成宽阔的张腱，止于髌骨上缘，其中有些纤维覆盖并深入髌骨，与髌骨形成牢固的联结。另外，还有部分纤维束呈翼状止于髌骨两侧和髌腱上端两侧，形成伸膝筋膜和髌骨副支持韧带。在股四头肌收缩时，由于张腱和伸膝筋膜牵动髌骨向上移动，产生了伸膝动作。同时，有固定髌骨，加固和稳定膝关节的作用。伸膝动作是人体各个关节中活动最频繁的动作之一，膝也是各关节动中负荷最大的关节。这种长期反复的伸屈运动，特别是在负重情况下，可以使伸膝筋膜、张腱纤维和髌骨副支持韧带在其止点与其相邻的软组织（如脂肪垫、滑囊、滑膜等）因机械性刺激而发生组织变性、炎症反应和裂断变等病理改变，也可以由于牵拉使腱和腱止装置结构发生类似于末端病样的变化而发病。由一次急性外伤（如直接碰撞、打击等）而发病者也有发生，但却比较少见。

本病属中医"膝痛""痹病"范畴。多因中老年人肝肾亏损，筋骨退变、劳损所致。外伤或感受风寒湿邪、劳伤筋骨等使痰湿交阻而加重病情。值得注意的是本病多有经筋损伤和结筋病灶，而且它是引起或加重病情的重要原因。经筋损伤者，应在经脉辨证论治基础上，同时从经筋辨证论治角度着手治疗。

表 9 - 141　张腱末端病和伸膝筋膜炎辨证取穴表

证型	症状	取穴
风寒湿痹	主症:膝髌麻木或肿痛,麻痛常向膝及小腿足背放散,偶伴足趾冷痛,麦氏征(-),X光可见膝髌上极有钙化斑,膝功能受限 舌苔脉象:舌淡苔白,脉象浮紧 兼症:①小腿部疼痛 　　　②膝内侧疼痛	主穴:鹤顶、伏兔、梁丘、血海、膝眼、阳陵泉 配穴:①陵后、陵下 　　　②地机、三阴交
横络卡压	主症:膝髌麻木或肿痛,常向股与小腿甚至足背放散,偶伴足趾、小腿冷痛,麦氏征(-),X光可见膝髌上极钙化斑,长期不愈,可触及痛性结节和条索,膝功能受限 舌苔脉象:舌淡苔白,脉象沉紧 兼症:①小腿足趾部疼痛 　　　②膝内侧疼痛	结筋点:鹤顶次、血海次、髌内上、髌外上、髌外、髌内、髌内下、胫骨内髁 配穴:①地机、阳陵泉、光明 　　　②膝眼、膝关、阴陵泉、梁丘

9. 股骨软骨病

由于髌骨和股骨的关节面在相对运动中互相摩擦，造成相互对应部位的镜像样损伤称股骨软骨病。

股骨软骨面损伤则多发生于与之经常相互作用的股骨内侧髁的内侧面。其病理变化、发病机制、临床表现，都与髌骨软化症大致相同。唯一不同的是：在屈膝50°时，在股骨内髁中部的软骨面上有压痛。一般均合并膝关节滑膜炎和膝部的附属组织与韧带损伤。

本病属中医"膝痛""痹病"范畴。多因中老年人肝肾亏损，筋骨退变、劳损所致。外伤或感受风寒湿邪、劳伤筋骨等使痰湿交阻而加重病情。值得注意的是本病多有经筋损伤和结筋病灶，而且它是引起或加重病情的重要原因。经筋损伤者，应在经脉辨证论治基础上，同时从经筋辨证论治角度着手治疗。

表 9 – 142　股骨软骨病辨证取穴表

证型	症状	取穴
风寒湿痹	主症:膝髌麻木或肿痛,麻痛常向膝及小腿足背放散,偶伴足趾冷痛,可有屈膝疼痛弧,麦氏征(-),X 光或见膝髌上极有钙化斑,膝功能受限 舌苔脉象:舌淡苔白,脉象浮紧 兼症:①小腿部疼痛 　　　②膝内侧疼痛	主穴:鹤顶、膝眼、伏兔、梁丘、血海、阳陵泉 配穴:①陵后、陵下 　　　②地机、三阴交
横络卡压	主症:膝髌麻木或肿痛,常向股与小腿甚至足背放散,偶伴足趾、小腿冷痛,屈膝疼痛,麦氏征(-),X 光可见膝髌上极钙化斑,长期不愈,可触及痛性结节和条索,膝功能受限 舌苔脉象:舌淡苔白,脉象沉紧 兼症:①小腿足趾部疼痛 　　　②膝内侧疼痛	结筋点:鹤顶次、血海次、髌外上、髌内上、髌外、髌内、髌内下、胫骨内髁 配穴:①地机、阳陵泉、飞阳、光明 　　　②膝眼、膝关、阴陵泉、梁丘

10. 髌骨与股骨干酪性骨软骨炎

由于急性或慢性的致伤因素，或者由于血管的病变直接或间接使软骨发生变性，导致髌骨、股骨软骨面发生干酪样病理变化者称髌骨与股骨干酪性骨软骨炎，又称髌骨或股骨剥脱性骨软骨炎。

本病变性、坏死、脱落的软骨片可以是部分剥离，形成有蒂的游离体。未完全剥离者，靠蒂从未损伤的组织中获得营养。完全剥离的软骨组织，常游离在关节腔中，也可以附着于滑膜上。它们能靠关节液的营养生存，也能靠被附着的组织供给营养。对这种剥脱性的骨软骨炎来说，急性外伤和缺乏营养是其发病的根本原因，软骨的坏死脱落为其病理特征，所以与髌骨软化病的软骨变薄、硬化等病理变化是有区别的。同时，本病普遍合并膝周附属组织损伤，治疗时应予以注意。

表 9 – 143　髌骨与股骨干酪性骨软骨炎辨证取穴表

证型	症状	取穴
风寒湿痹	主症:膝外侧或内侧麻木或肿痛,麻痛常向膝及小腿足背放散,偶伴足趾冷痛,麦氏征(-),研磨试验(+),膝功能受限 舌苔脉象:舌淡苔白,脉象浮紧 兼症:①小腿部疼痛 　　　②膝内侧疼痛	主穴:①外侧:成骨、阳陵泉、外膝眼、风市、陵后 　　　②内侧:髎髎、膝关、阴谷、阴陵泉、血海、内膝眼 配穴:①膝眼、鹤顶、陵下 　　　②地机、三阴交
横络卡压	主症:膝外侧或内侧麻木或肿痛,常向股与小腿甚至足背放散,偶伴足趾、小腿冷痛,麦氏征(-),研磨试验(+),长期不愈,可触及痛性结节和条索,膝功能受限 舌苔脉象:舌淡苔白,脉象沉紧 兼症:①小腿足趾部疼痛 　　　②膝内侧疼痛	结筋点:①外侧:成骨次、成腓间、腓骨小头、髌外下、胫骨外髁、陵后次、陵下次、委阳次 　　　②内侧:髎髎次、髎膝间、膝关次、阴谷次、阴陵上、髌内下、胫骨内髁 配穴:①陵下、陵后、阳陵泉、光明 　　　②膝眼、膝关、阴陵泉

本病属中医"膝痛""痹病"范畴。多因中老年人肝肾亏损，筋骨退变、劳损所致。外伤或感受风寒湿邪、劳伤筋骨等使痰湿交阻而加重病情。值得注意的是本病多有经筋损

伤和结筋病灶，而且它是引起或加重病情的重要原因。经筋损伤者，应在经脉辨证论治基础上，同时从经筋辨证论治角度着手治疗。

11. 股骨下端骨骺分离

股骨下端的骨骺在成年前因急性或慢性劳损而分离者称股骨下端骨骺分离。

骨骺在婴儿出生前后出现，到19岁左右愈合。股骨下端骨骺内侧面是膝内侧副韧带、内收肌和腓肠肌内侧头的附着点，而骨骺外侧面是膝外侧副韧带、腓肠肌外侧头的附着点，加之膝关节的其他有关组织（如关节囊等）也附着于股骨的骨骺处，所以这些组织的牵拉暴力，就成为骨骺发生分离的一个主要原因。当膝关节发生过伸、扭转和向内、外翻时，都可以因肌肉、韧带、关节囊对骨骺的牵拉而使其发生骨骺组织撕脱。这是临床最多见的发病过程。由于青少年骨骺尚未完全骨化，抗拉力差，青少年活动多而无常，故多发，尤其多发生于8～14岁的男性顽童。此外，直接暴力作用于股骨下端，使骨骺骨折、错位，也可引起骨骺分离。本病普遍合并膝周围软组织损伤，并加重本病症状，治疗时应特别注意。

本病属中医"膝痛""痹病"范畴。多因中老年人肝肾亏损，筋骨退变、劳损所致。外伤或感受风寒湿邪、劳伤筋骨等使痰湿交阻而加重病情。值得注意的是本病多有经筋损伤和结筋病灶，而且它是引起或加重病情的重要原因。经筋损伤者，应在经脉辨证论治基础上，同时从经筋辨证论治角度着手治疗。

表9-144　股骨下端骨骺分离辨证取穴表

证型	症状	取穴
风寒湿痹	主症:膝髌麻木或肿痛,麻痛常向膝及小腿足背放散,偶伴足趾冷痛,可有屈膝疼痛弧,麦氏征(-),膝功能受限,X光可见股骨下端骨骺分离 舌苔脉象:舌淡苔白,脉象浮紧 兼症:①小腿部疼痛　②膝内侧疼痛	主穴:鹤顶、梁丘、血海、膝眼、伏兔、阳陵泉 配穴:①陵后、陵下　②地机、三阴交
横络卡压	主症:膝髌麻木或肿痛,常向股与小腿甚至足背放散,偶伴足趾、小腿冷痛,屈膝疼痛,麦氏征(-),X光可见股骨下端骨骺分离,长期不愈,可触及痛性结节和条索,膝功能受限 舌苔脉象:舌淡苔白,脉象沉紧 兼症:①小腿足趾部疼痛　②膝内侧疼痛	结筋点:鹤顶次、血海次、髌外上、髌内上、髌内、髌内下、胫骨内髁 配穴:①地机、阳陵泉、飞阳　②膝眼、膝关、阴陵泉、梁丘

12. 髌腱末端病

因急慢性劳损引起髌腱起止区无菌性炎症称髌腱末端病。

髌腱起自髌尖，止于胫骨结节，其形态粗大，性能坚韧，是人体最大的腱索之一。髌腱主要是连接髌骨与胫骨。当髌骨上移时，通过髌腱牵拉胫骨使膝关节伸直，同时它还有稳定膝关节的作用。由于髌骨在活动时可以发生位置的变化，特别是膝屈曲时髌腱与髌骨的相接处可以发生转折而成角，并使髌腱起止部位的应力点也因牵拉之力的方向的不同而经常发生改变，加之这种牵拉之力通常比较大，这就使其起止点处容易发生病理改变。由于膝关节生理功能的特点往往使损伤组织得不到应有的休息，这对病情的发展和治疗又是一个极为不利的生理学因素。为保护髌腱在髌韧带，其起止端和韧带间、韧带下布有多个滑液囊。起始端下还有脂肪垫充填，这些附属组织首先也特别容易受到损伤，从而也加重了本病症状。

（1）当下肢用猛力使小腿急剧伸直时，髌韧带必然要对髌尖产生大力牵拉，这就可能使腱起始处的组织发生微细的损伤（如髌腱纤维断裂、镜下撕脱骨折等）而发病。

（2）直接暴力（如碰撞、打击髌尖部）损伤了髌腱和髌骨相接处的组织而发病。

（3）临床最常见的发生经过是慢性的、长期的、反复的而且是大力的牵拉使腱的起始部最先发生适应性反应（也是代偿性反应），腱的组织增生、变粗增厚等。

由于这种作用力的持续刺激，当代偿机制不能适应而发生失代偿时，腱起止部的组织发生变性，结构破坏，发生炎性反应，血管口径扩张，内膜增厚，管腔变小，使血循环发生障碍等。同时也更加重了起始部的组织变性，久之累成为劳损性疾病。肉眼可见，髌腱附着处的腱组织呈黄褐色，有充血、肿胀、增生、肥厚、变粗、弹性减少、硬度增大、韧性变小、脆性增大、腱组织囊性变和脂肪性变等病理变化，晚期在髌尖部可以有骨质增生。镜下可见：潮线和钙化软骨层破坏，不清晰，或失去正常的组织结构而变得不规则，严重损伤者可有髓腔开放。损伤较轻者，只有潮线向前推进的涨潮现象。由于损伤组织产生了新的化骨过程，从而引起了骨质增生样改变，部分患者可见有镜下骨折，或有小的骨折片被结缔组织包裹而形成死骨。纤维软骨层也有透明变性和毛细血管增生。

本病属中医"膝痛""痹病"范畴。多因中老年人肝肾亏损，筋骨退变、劳损所致。外伤或感受风寒湿邪、劳伤筋骨等使痰湿交阻而加重病情。值得注意的是本病多有经筋损伤和结筋病灶，而且它是引起或加重病情的重要原因。经筋损伤者，应在经脉辨证论治基础上，同时从经筋辨证论治角度着手治疗。

表9－145　髌腱末端病辨证取穴表

证型	症状	取穴
风寒湿痹	主症:膝髌麻木或肿痛,麻痛常向膝及小腿足背放散,偶伴足趾冷痛,麦氏征(-),X光可见髌下极、胫骨结节有钙化斑,膝功能受限	主穴:膝眼、阳陵泉、阴陵泉、膝关、曲泉、足三里
	舌苔脉象:舌淡苔白,脉象浮紧	
	兼症:①小腿部疼痛　②膝内侧疼痛	配穴:①陵后、陵下　②漏谷、地机、三阴交
横络卡压	主症:膝髌麻木或肿痛,常向股与小腿甚至足背放散,偶伴足趾、小腿冷痛,麦氏征(-),X光可见膝髌下极、胫骨结节有钙化斑,长期不愈,可触及痛性结节和条索,膝功能受限	结筋点:髌下、髌内上、髌内下、胫骨内髁、髌外下、胫骨外髁、胫骨结节、足三里次、阳陵泉次
	舌苔脉象:舌淡苔白,脉象沉紧	
	兼症:①小腿足趾部疼痛　②膝内侧疼痛	配穴:①地机、阳陵泉、飞阳　②膝眼、膝关、阴陵泉、梁丘

13. 膝关节滑膜组织挤压综合征

膝关节滑膜组织挤压于髌股关节内而引起膝痛，称膝关节滑膜组织挤压综合征。

正常滑膜组织光滑平整，仅髌上囊底及其脂肪垫有少量绒毛，当受膝外伤、患类风湿性关节炎、色素绒毛结节性滑膜炎时，可水肿、增生、充血、纤维化，致使肿大的滑膜组织夹挤在髌股关节内而引发本病。本病多有膝外伤史，膝肿痛，伸屈障碍，部分有交锁征，多伴股四头肌萎缩，膝周有固定压痛点，偶有麦氏征。

表9-146　膝关节滑膜组织挤压综合征辨证取穴表

证型	症状	取穴
风寒湿痹	主症:膝肿痛,麻痛常向膝及小腿足背放散,偶伴足趾冷痛,膝功能受限 舌苔脉象:舌淡苔白,脉象浮紧 兼症:①小腿部疼痛 　　　②膝内侧疼痛	主穴:鹤顶、梁门、阳陵泉、膝眼、阴陵泉、膝关、曲泉、血海、委中、委阳、合阳、足三里 配穴:①陵后、陵下 　　　②漏谷、地机、三阴交
横络卡压	主症:膝肿痛,常向股与小腿甚至足背放散,偶伴足趾、小腿冷痛,长期不愈,可触及痛性结节和条索,膝功能受限 舌苔脉象:舌淡苔白,脉象沉紧 兼症:①小腿足趾部疼痛 　　　②膝内侧疼痛	结筋点:鹤顶次、髌外上、髌内上、髌内下、胫骨内髁、髌外下、胫骨外髁、髌下、胫骨结节、血海次、委中次、委阳次、合阳次、合阳内、足三里次、阳陵泉次 配穴:①地机、阳陵泉、飞阳、光明 　　　②膝眼、膝关、阴陵泉、梁丘

　　本病属中医"膝痛""痹病"范畴。多因中老年人肝肾亏损,筋骨退变、劳损所致。外伤或感受风寒湿邪、劳伤筋骨等使痰湿交阻而加重病情。值得注意的是本病多有经筋损伤和结筋病灶,而且它是引起或加重病情的重要原因。经筋损伤者,应在经脉辨证论治基础上,同时从经筋辨证论治角度着手治疗。

14. 膝脂肪垫炎

　　膝髌周围诸脂肪垫无菌性炎症称膝脂肪垫炎。

　　膝部脂肪垫有髌下脂肪垫、髌上囊前脂肪垫、髌上囊后脂肪垫(亦称前髌上和后髌上脂肪垫)、腘脂肪垫、大收肌脂肪垫等。髌下脂肪垫位于髌骨下与股、胫骨关节面之间,是临床最容易发生损伤的脂肪垫。髌上囊前脂肪垫位于髌骨上缘以上,髌上囊前壁与股四头肌肌腱之间。髌上囊后脂肪垫,比髌上囊前脂肪垫略高,位于股骨下端的前面与髌上囊后壁之间。腘脂肪垫在膝关节后方,位于腘肌与腘滑液囊之间。大收肌脂肪垫在股骨内后髁与大收肌肌腱间。

　　临床所常说的膝脂肪垫炎,是指发病较多并为大家所熟悉的髌下脂肪垫炎。脂肪垫在生理方面主要起衬垫作用和滑润作用。髌下脂肪垫(又称膝脂体)在髌腱的深面,填充于髌骨、股骨和胫骨的缝隙之间。它由脂肪所构成,表面覆盖着滑膜,在髌骨尖处最厚,向两侧伸展,超出髌骨侧缘约1厘米,并逐渐变薄,伸向股骨和胫骨间隙的脂肪垫,也在逐渐变薄,最后形成翼状皱襞,其中部的尖端,附着于股骨髁间窝前缘的顶部,形成了黏液韧带(也叫滑膜皱襞)。它将脂肪垫系于股骨和髌骨上。因髌骨在股四头肌收缩时可大幅度上移,从而牵拉膝脂体,使其发生损伤而引起膝关节疼痛。脂肪垫与半月板相接面亦呈凹面,下面大部分贴于胫骨平台的表面,只有一小部分覆盖着半月板,所以有填充和缓冲外力的作用。同时,附着于其上的滑膜可以分泌滑液,有润滑关节面、减少摩擦的作用。

　　正常膝关节活动时,由于脂肪垫的前部附着于髌骨和髌腱的后方,加之黏液韧带对它的提携作用,脂肪垫可随髌骨和股骨的活动而向上移动,这样就可避免在膝关节屈伸时把脂肪垫挤入关节面之间。但是,当脂肪垫肥大,股四头肌力量减弱或膝过伸时,都可能因为脂肪垫的体积增大和上移发生障碍而被挤压在膝关节面之间。这种急性或慢性的机械刺激,就会引起脂肪垫发生无菌性炎症反应和组织变性。另外,脂肪垫周围组织的炎性蔓延，特别是滑膜的炎症蔓延，也常可使脂肪垫发生炎性反应和组织变性。有人认为，脂肪代谢障碍或老年性的脂肪堆积使脂肪垫变厚，使它在活动时容易受到挤压，从而引起了无菌性炎症和组织变性。病理变化常表现为：脂肪垫充血、水肿、增生、肥厚，以致发生脂肪组织变性和破坏，有时还有脂肪垫与周围组织的粘连和钙化现象。临床常见的脂肪垫的病理变化，与周围其他组织的病理变化是同时存在的。同样，髌上囊前脂肪垫、髌上囊后脂肪垫、腘脂肪垫、大收肌脂肪垫在膝非生理性活动中，与相应的骨骼肌腱相抵牾，而发生以上病理变化而发病。

　　本病属中医"膝痛""痹病"范畴。多因中老年人肝肾亏损，筋骨退变、劳损所致。外伤或感受风寒湿邪、劳伤筋骨等使痰湿交阻而加重病情。值得注意的是本病多有经筋损伤和结筋病灶，而且它是引起或加重病情的重要原因。经筋损伤者，应在经脉辨证论治基础上，同时从经筋辨证论治角度着手治疗。

表 9 - 147　膝脂肪垫炎辨证取穴表

证型	症状	取穴
风寒湿痹	主症:膝髌麻木或肿痛,麻痛常向膝及小腿足背放散,偶伴足趾冷痛,麦氏征(-),X光可见膝髌上下极有钙化斑,膝功能受限 舌苔脉象:舌淡苔白,脉象浮紧 兼症:①小腿部疼痛 ②膝内侧疼痛。	主穴:鹤顶、梁门、阳陵泉、膝眼、阴陵泉、膝关、曲泉、血海、委中、委阳、合阳、足三里 配穴:①陵后、陵下 ②漏谷、地机、三阴交
横络卡压	主症:膝髌麻木或肿痛,常向股与小腿甚至足背放散,偶伴足趾、小腿冷痛,麦氏征(-),X光可见膝髌上下极钙化斑,长期不愈,可触及痛性结节和条索,膝功能受限 舌苔脉象:舌淡苔白,脉象沉紧 兼症:①小腿足趾部疼痛 ②膝内侧疼痛。	结筋点:鹤顶次、髌外上、髌内上、髌内下、胫骨内髁、髌外下、胫骨外髁、髌下、胫骨结节、血海次、委中次、委阳次、合阳次、合阳内、足三里次、阳陵泉次 配穴:①地机、阳陵泉、飞阳、光明 ②膝眼、膝关、阴陵泉、梁丘

15. 髌腱炎和髌腱腱围炎

　　髌腱及髌腱腱围因急慢性劳损而出现无菌性炎症称髌腱炎和髌腱腱围炎。

　　髌腱位于髌下（解剖生理特点见髌腱末端病节）。髌腱的周围有结缔组织组成的腱围（滑液囊、膝脂体、腱膜组织、髌副支持带等）包绕髌腱，在一定的意义上说这些组织可以起到腱鞘的作用。

　　髌腱承受的作用力比较大，加之位置比较表浅，所以容易受到外界气温、湿度等因素的刺激，易于发生外力损伤。因为髌腱、腱围以及髌腱的末端装置是同一组织的不同部位，所以临床发生损害时几乎都一起发病，同时并存。其发病机理基本上与髌腱末端病相同，但多发生在腱周组织上，常引起膝痛甚至功能障碍。肉眼可见：腱及腱围组织呈黄褐色，腱围组织充血，水肿，血管增生，组织肥厚，并与髌腱发生不同程度的粘连。髌腱变粗，呈梭状畸形，血管增生并伸入到腱组织中。腱的弹性、韧性变小，而硬度、脆性增大，也可以有腱的囊性变和脂肪性变。镜下可见：腱纤维的波浪状纹消失，发生了透明性变、囊性变和脂肪性变，而且有血管增生并向腱组织中深入，但血管壁增厚，管腔变小。腱纤维间可有炎性细胞浸润，有时可有小血管破裂而发生点状的出血现象。腱围组织也基本上有血管增生，渗出增加，发生了炎性细胞浸润的无菌性炎症反应，并且还有血管管壁增厚、管腔变小和结缔组织变性、钙化等退行性变化。

本病属中医"膝痛""痹病"范畴。多因中老年人肝肾亏损，筋骨退变、劳损所致。外伤或感受风寒湿邪、劳伤筋骨等使痰湿交阻而加重病情。值得注意的是本病多有经筋损伤和结筋病灶，而且它是引起或加重病情的重要原因。经筋损伤者，应在经脉辨证论治基础上，同时从经筋辨证论治角度着手治疗。

表 9 – 148　髌腱炎和髌腱腱围炎辨证取穴表

证型	症状	取穴
风寒湿痹	主症:膝髌麻木或肿痛,麻痛常向膝及小腿足背放散,偶伴足趾冷痛,麦氏征(-),X光可见膝髌下极有钙化斑,膝功能受限 舌苔脉象:舌淡苔白,脉象浮紧 兼症:①小腿部疼痛 ②膝内侧疼痛	主穴:膝关、曲泉、膝眼、阳陵泉、阴陵泉、足三里 配穴:①陵后、陵下 ②漏谷、地机、三阴交
横络卡压	主症:膝髌麻木或肿痛,常向股与小腿甚至足背放散,偶伴足趾、小腿冷痛,麦氏征(-),X光可见膝髌下极钙化斑,长期不愈,可触及痛性结节和条索,膝功能受限 舌苔脉象:舌淡苔白,脉象沉紧 兼症:①小腿足趾部疼痛 ②膝内侧疼痛	结筋点:髌下、髌内下、胫骨内髁、髌外下、胫骨外髁、胫骨结节、足三里次、阳陵泉次 配穴:①地机、阳陵泉、飞阳、光明 ②膝眼、膝关、阴陵泉、曲泉

16. 胫骨结节（粗隆）骨骺炎

胫骨结节骨骺牵拉损伤与无菌性炎症称胫骨结节骨骺炎。

胫骨结节骨骺通常只有一个化骨中心，呈舌形向下生长，有时也可以变异而出现两个化骨中心。它常在胎儿时就已经出现，到 18 岁左右才愈合，所以此病以青少年多见，尤以 13～15 岁的少年特别是以活动较多的男性少年为多见。胫骨结节处为髌腱的附着点，此处常受到股四头肌收缩时的牵拉为牵拉骨骺。在骨骺未愈合以前，若长期牵拉之力过大（多为超生理范围负担量），就在骨骺处产生病理反应。骨骺发生的病理变化，是组织结构劳损性的细微变化。若作用力系急性暴力牵拉，就可发生胫骨骨骺撕裂，以至发生类似于撕脱骨折的病理改变；也可以由于碰撞、打击等直接暴力，致使骨骺发生组织破坏而发病。胫骨在性发育期生长较快，而髌腱的生长速度则相对要慢，这样就产生了两者之间的长度差，从而使髌腱对胫骨骨骺产生了牵拉。加之，青少年在性发育期比较活泼好动，活动频繁，就更容易对骨骺产生外力牵拉。这种超生理性的牵拉和外力的作用，就使骨骺发生了病理变化。慢性因素致伤者，首先是骨骺发生充血、肿胀、增生、肥厚等组织的病理变化。急性因素致伤者，往往是骨骺发生了碎裂或分离性病理变化。镜下可见：骨骺软骨细胞变性，周围组织呈慢性炎症反应，有些有骨骺的骨化愈合以及髌腱下端的骨化现象。本病多合并膝髌周围软组织损伤并加重本病症状，故应特别注意。

本病属中医"膝痛""痹病"范畴。多因中老年人肝肾亏损，筋骨退变、劳损所致。外伤或感受风寒湿邪、劳伤筋骨等使痰湿交阻而加重病情。值得注意的是本病多有经筋损伤和结筋病灶，而且它是引起或加重病情的重要原因。经筋损伤者，应在经脉辨证论治基础上，同时从经筋辨证论治角度着手治疗。

表 9 - 149　　胫骨结节（粗隆）骨骺炎辨证取穴表

证型	症状	取穴
风寒湿痹	主症:膝髌麻木或肿痛,麻痛常向膝及小腿足背放散,偶伴足趾冷痛,麦氏征(-),X 光可见胫骨结节有钙化斑,膝功能受限 舌苔脉象:舌淡苔白,脉象浮紧 兼症:①小腿部疼痛 ②膝内侧疼痛。	主穴:膝眼、阳陵泉、膝关、曲泉、阴陵泉、足三里 配穴:①陵后、陵下 ②漏谷、地机、三阴交
横络卡压	主症:膝髌麻木或肿痛,常向股与小腿甚至足背放散,偶伴足趾、小腿冷痛,麦氏征(-),X 光可见膝髌下极和胫骨结节有钙化斑,长期不愈,可触及痛性结节和条索,膝功能受限 舌苔脉象:舌淡苔白,脉象沉紧 兼症:①小腿足趾部疼痛 ②膝内侧疼痛	结筋点:胫骨结节、足三里次、髌下、髌内下、胫骨内髁、髌外下、胫骨外髁、阳陵泉 配穴:①地机、阳陵泉、飞阳、光明 ②膝眼、膝关、阴陵泉、梁丘

17. 髌骨软骨病

因髌骨软骨层急慢性磨损称髌骨软骨病,又称髌骨软化征、髌骨劳损、髌骨软骨征等。

髌骨略似三角形,在与股骨相接触的内侧面,除髌尖部被髌腱附着点占据一小部分外,其他面积全部被较厚的软骨层所覆盖。髌骨内侧面被不太明显的三条嵴分为 7 个小的分区,因而附着于其上的软骨也形成了 7 个小区域。软骨面的这个特点,使髌骨与股骨无论处于哪种相对位置都有软骨面彼此相接触:如膝完全伸直时,髌软骨的中部与股骨相接触;膝成 90 度屈曲时,髌软骨上部与股骨相接触;膝完全屈曲时,髌骨下部与股骨相接触;膝处于内翻位时,髌软骨内侧面与股骨内髁的前外侧面相接触;膝外翻时,髌骨的外侧面与股骨外髁的内侧面相接触。了解髌骨面这种相对的位置关系,对诊断具有重要意义。

在膝关节作伸、屈、内外翻的动作时,总有髌软骨与股骨的关节面相接触的地方,而且股四头肌的伸膝力量,都是以髌软骨的某一部分在股骨上作为支点,通过杠杆作用来牵动胫骨的。所以,这种彼此间的摩擦和支撑所产生的挤压作用,就成了髌软骨容易发生损伤并且往往造成髌骨和股骨的软骨面发生镜像损伤的解剖生理学基础。由于人体活动中长期对髌骨软骨产生异常的摩擦、挤压等,特别是由于在膝关节屈曲位上对其起固定作用的韧带、肌肉发生了松弛,使膝关节稳定性变小,这时股四头肌通过髌骨就成了维持膝稳定性的主要因素,也因此对髌骨软骨增强了摩擦和挤压,更加容易使髌骨软骨发生损伤而得髌骨软骨病。

髌骨软骨表面细胞变性、破坏等可以影响软骨对营养物质的吸收,也使软骨细胞制造硫酸软骨素的功能发生障碍。这些因素也能引起髌软骨变性而发生髌骨软骨病。由于各种致伤因素(特别是机械刺激)使关节液的分泌及其成分(如酶的活性、各种营养物质的含量、关节液的渗透压等)发生了异常变化,就使髌软骨在正常生活过程中的营养和生理、生化过程发生了障碍,因而促成了髌软骨的变性而发病。值得指出的是,本症在发病过程中始终有髌周附属组织的参与,而且加重本症的症状。故应特别注意的是用肉眼可见到下列情况:

早期软骨面产生了黄色或灰色的小结节,滑膜有轻度的充血、肿胀、分泌增多等炎性反应，关节腔中也有积液现象。

中期髌软骨表面出现裂缝，并且裂纹向四周呈放射状延伸，形成似龟背的裂纹，同时股骨软骨面可能发生变性、碎裂，滑膜的炎症继续发展，并有血管向软骨内伸入；关节液分泌增多，关节腔内有液体潴留，周围其他软组织也可以有炎性反应。

晚期变性龟裂之髌软骨和股软骨发生剥离、脱落，存留在关节腔中。游离在关节腔内的软骨碎块形成关节鼠，软骨脱落后骨面不平，以后由于骨质增生可以形成骨刺，滑膜增生肥厚，分泌减少。但因为病变的滑膜对滑液的吸收减少更显著，所以关节腔中就积聚了较多的滑液。

镜下可见到下列情况：

早期主要是硫酸软骨素减少和表浅软骨局限性纤维化，但是细胞排列正常。

以后，随病情的发展，软骨细胞的数目减少，体积变大，发生浊肿，出现空泡以至发生溶解现象，整个软骨层变薄，有增生的血管向内伸入，并在其内有结缔组织增生和邻近组织细胞的集聚现象。当病变组织侵犯到软骨下时，可以有髓腔外露。若病程较长，下层的骨组织即向软骨中增生形成骨刺，有时在腔中可出现纤维化的现象。

治疗时应注意清除关节鼠，术后尚有后遗症状者可采用针灸治疗。

本病属中医"膝痛""痹病"范畴。多因中老年人肝肾亏损，筋骨退变、劳损所致。外伤或感受风寒湿邪、劳伤筋骨等使痰湿交阻而加重病情。值得注意的是本病多有经筋损伤和结筋病灶，而且它是引起或加重病情的重要原因。经筋损伤者，应在经脉辨证论治基础上，同时从经筋辨证论治角度着手治疗。

表9－150　髌骨软骨病辨证取穴表

证型	症状	取穴
风寒湿痹	主症：膝髌麻木或肿痛，麻痛常向膝及小腿足背放散，偶伴足趾冷痛，麦氏征(-)，X光可见膝髌上下极有钙化斑，膝功能受限 舌苔脉象：舌淡苔白，脉象浮紧	主穴：鹤顶、膝眼、膝关、曲泉、阳陵泉、阴陵泉、足三里
	兼症：①小腿部疼痛 ②膝内侧疼痛	配穴：①陵后、陵下 ②漏谷、地机、三阴交
横络卡压	主症：膝髌麻木或肿痛，常向股与小腿甚至足背放散，偶伴足趾、小腿冷痛，麦氏征(-)，X光可见膝髌上下极钙化斑，长期不愈，可触及痛性结筋和条索，膝功能受限 舌苔脉象：舌淡苔白，脉象沉紧	结筋点：鹤顶次、髌外上、髌内上、髌内下、胫骨内髁、髌外、髌外下、胫骨外髁、胫骨结节、髎间、膝关次、阴陵上、成腓间、足三里次、阳陵泉次
	兼症：①小腿足趾部疼痛 ②膝内侧疼痛	配穴：①地机、阳陵泉、飞阳、光明 ②膝眼、膝关、阴陵泉、梁丘

18. 膝关节创伤性滑膜炎

因外伤引起的膝关节滑膜炎症称创伤性滑膜炎。

膝关节的滑膜起于股骨、胫骨及髌骨软骨的边缘，然后反褶贴于关节囊纤维层的内面。它在两侧超过了股骨髁和胫骨形成的关节间隙，前面到达髌上四指，后连于腓肠肌之起点。它与关节囊的分布是一致的，并在反褶处常呈现膨大，形成许多陷窝。在髌下脂肪垫处形成了翼状皱襞和黏液韧带，它不仅有分泌滑液、润滑关节的作用，还有加大膝关节的活动范围和缓冲外界暴力的作用。

正常膝关节囊在伸直位时，最大可以容纳关节液60毫升左右。在膝关节微屈时，容积最大，可达80毫升。但正常情况下，膝关节内只有5～10毫升的液体。滑膜细胞有A、B两种形式，都没有基膜，这就使关节液渗入和泌出毛细血管壁时缺少了阻隔，特别是营养物质的渗透比较容易。关节液为清亮、淡黄的液体，其黏稠度与滑液含的透明质酸多少以及生的聚合作用有关。由于关节液中缺乏纤维蛋白原，所以不发生凝结。但常因各种病理反应而使透明质酸减少，聚合作用降低，使关节液变得稀薄，润滑作用也随之减低。如果膝关节活动长期超过生理负荷量，其滑膜同骨和关节面之间就产生了牵拉、摩擦、挤压等机械性刺激，从而导致滑膜充血、水肿、渗出、分泌增加等急性无菌性炎症反应。此时若处理不当，使炎症继续发展，结果不仅可以累及整个滑膜，还可以出现滑膜增生、变厚、血管增生，血管瘀变等病理变化，从而引起慢性滑膜炎症。

临床发生的膝关节周围组织损伤，如骨折、韧带断裂、关节内血肿等，也可以并发或继发对滑膜的刺激，使之发生滑膜炎症。外界暴力直接作用于膝部，如碰撞、打击等，也可以直接损伤滑膜而引起炎症反应。

本病属中医"膝痛""痹病"范畴。多因中老年人肝肾亏损，筋骨退变、劳损所致。外伤或感受风寒湿邪、劳伤筋骨等使痰湿交阻而加重病情。值得注意的是本病多有经筋损伤和结筋病灶，而且它是引起或加重病情的重要原因。经筋损伤者，应在经脉辨证论治基础上，同时从经筋辨证论治角度着手治疗。

表9－151　膝关节创伤性滑膜炎辨证取穴表

证型	症状	取穴
风寒湿痹	主症:膝髌麻木或肿痛,麻痛常向膝及小腿足背放散,偶伴足趾冷痛,浮髌征(+),X光可见膝髌上下极有钙化斑,膝功能受限 舌苔脉象:舌淡苔白,脉象浮紧 兼症:①小腿部疼痛　②膝内侧疼痛	主穴:膝眼、梁丘、伏兔、膝关、曲泉、阳陵泉、阴陵泉、足三里 配穴:①陵后、陵下　②漏谷、地机、三阴交
横络卡压	主症:膝髌麻木或肿痛,常向股与小腿甚至足背放散,偶伴足趾、小腿冷痛,浮髌征(+),X光可见膝髌上下极钙化斑,长期不愈,可触及痛性结节和条索,膝功能受限 舌苔脉象:舌淡苔白,脉象沉紧 兼症:①小腿足趾部疼痛　②膝内侧疼痛	结筋点:鹤顶次、髌外上、髌内上、髌内下、胫骨内髁、髌外、髌外下、胫骨外髁、胫骨结节、髎膝间、膝关次、阴陵上、成腓间、足三里次、阳陵泉次 配穴:①地机、阳陵泉、飞阳、光明　②膝眼、膝关、阴陵泉、梁丘

19. 髌腱断裂

直接暴力作用于髌腱部位（如打击、碰撞、割裂伤等）使髌腱的纤维束发生部分的或完全的断裂者称髌腱断裂。

当大而猛的暴力作用于小腿，致使膝关节屈曲，从而对髌腱产生强力牵拉时（如从高空坠落，膝成屈曲位足先着地以及运动员的蛙跳或超量的负重登高等），都可以间接地牵拉髌腱，使其发生部分断裂。这种断裂，常常发生在髌腱两端的起止部，多数情况下并有髌周附属组织的损伤或撕脱骨折，附属组织损伤是本病疼痛的重要内容。此类因暴力牵拉而发生的断裂，经常是在髌腱原来患有其他疾病，使其坚韧性变小、脆性增大的基础上而发生的，所以此类髌腱的病理改变除了腱纤维发生裂断变以外，腱纤维的变性也是主要的病理基础。对完全断裂和严重部分断裂者应及时缝合处理，术后尚有后遗症状者，可采用针灸治疗。

本病属中医"膝痛""痹病"范畴。多因中老年人肝肾亏损，筋骨退变、劳损所致。外伤或感受风寒湿邪、劳伤筋骨等使痰湿交阻而加重病情。值得注意的是本病多有经筋损伤和结筋病灶，而且它是引起或加重病情的重要原因。经筋损伤者，应在经脉辨证论治基础上，同时从经筋辨证论治角度着手治疗。

表 9 - 152 髌腱断裂辨证取穴表

证型	症状	取穴
风寒湿痹	主症:膝髌外伤,髌腱缝合后仍麻木或肿痛,麻痛常向膝及小腿足背放散,偶伴足趾冷痛,伸膝抗阻(+),膝功能受限 舌苔脉象:舌淡苔白,脉象浮紧 兼症:①小腿部疼痛 　　　②膝内侧疼痛	主穴:膝眼、足三里、膝关、曲泉、阳陵泉、阴陵泉 配穴:①陵后、陵下 　　　②漏谷、地机、三阴交
横络卡压	主症:膝髌外伤,髌腱缝合后仍麻木或肿痛,常向股与小腿甚至足背放散,偶伴足趾、小腿冷痛,伸膝抗阻(+),长期不愈,可触及痛性结节和条索,膝功能受限 舌苔脉象:舌淡苔白,脉象沉紧 兼症:①小腿足趾部疼痛 　　　②膝内侧疼痛	结筋点:髌下、胫骨结节、髌内下、胫骨内髁、髌外下、胫骨外髁、足三里次、阳陵泉次 配穴:①地机、阳陵泉、飞阳、光明 　　　②膝眼、膝关、阴陵泉、梁丘

20. 假性髌骨软骨病和假性股骨软骨病

该病为因各种原因所引起的膝滑膜的慢性炎症反应。因炎性滑膜在髌骨周缘，和在股骨附着处表现的临床症状，髌骨软化症以及股骨软骨病极为相似，故称假性髌骨软骨病和假性股骨软骨病。

本症在临床极为多见，也常为其他膝关节病的伴发症，实系髌周附属组织的劳损和无菌性炎症。临床上只有用普鲁卡因作压痛点的局部封闭可以确诊。封闭以后疼痛消失，功能也恢复正常者，为假性髌骨软骨病或假性股骨软骨病，否则即为髌骨软骨病或股骨软骨病。

表 9 - 153 假性髌骨软骨病和假性股骨软骨病辨证取穴表

证型	症状	取穴
风寒湿痹	主症:膝髌麻木或肿痛,麻痛常向膝及小腿足背放散,偶伴足趾冷痛,麦氏征(-),X光可见膝髌上下极有钙化斑,膝功能受限 舌苔脉象:舌淡苔白,脉象浮紧 兼症:①小腿部疼痛 　　　②膝内侧疼痛	主穴:膝眼、膝关、曲泉、阳陵泉、阴陵泉、足三里 配穴:①陵后、陵下 　　　②漏谷、地机、三阴交
横络卡压	主症:膝髌麻木或肿痛,常向股与小腿甚至足背放散,偶伴足趾、小腿冷痛,麦氏征(-),X光可见膝髌上下极钙化斑,长期不愈,可触及痛性结节和条索,膝功能受限 舌苔脉象:舌淡苔白,脉象沉紧 兼症:①小腿足趾部疼痛 　　　②膝内侧疼痛	结筋点:鹤顶次、髌外上、髌内上、髌内下、胫骨内髁、髌外、髌外下、胫骨外髁、胫骨结节、髎膝间、膝关次、阴陵上、成腓间、足三里次、阳陵泉次 配穴:①地机、阳陵泉、飞阳 　　　②膝眼、膝关、阴陵泉、梁丘

本病属中医"膝痛""痹病"范畴。多因中老年人肝肾亏损，筋骨退变、劳损所致。外伤或感受风寒湿邪、劳伤筋骨等使痰湿交阻而加重病情。值得注意的是本病多有经筋损伤和结筋病灶，而且它是引起或加重病情的重要原因。经筋损伤者，应在经脉辨证论治基础上，同时从经筋辨证论治角度着手治疗。

21. 髌骨脱位

因外界暴力致使髌骨与股骨关节关系异常改变称髌骨脱位。

髌骨从外看略似三角形，但它与股骨相对的内侧面有一隆起的纵嵴，将它的关节面大致分为内侧面和外侧面。正常情况下，髌骨关节面的纵嵴正好嵌在股骨内外侧髁间沟内来回滑动，当膝内翻时，股骨内侧髁的外侧面与髌骨的内侧面相贴，其嵴与髁的隆起部分阻止髌骨向内侧脱位。当膝外翻时，股骨外侧髁的内侧面与髌骨外侧关节面相贴，并阻止髌骨向外脱位。髌骨的上方有股四头肌的张腱，两侧有髌支持带，这些组织对髌骨都起固定作用，所以髌骨的稳定性很大，发生脱位者也比较少见。髌骨脱位的原因绝大多数有先天性发育异常，主要有：

（1）先天性发育异常，如高位髌骨、肥大髌骨、髌骨发育不良，特别是髌骨面的纵嵴过平或股骨外侧髁低矮等，可使髌骨嵌于股骨髁间沟的相对深度变浅，稳定性减小，当受到外力作用时就容易脱出而离位。

（2）髂胫束挛缩和附着不良，活动时使髌骨活动的轨迹向外发生偏斜，这时外力如果作用于髌骨内侧，就容易发生脱位。

（3）髌腱过长，髌支持带松弛，使髌骨松动，受到外力作用时，也容易发生脱位。

外界直接暴力作用于髌骨侧方，将髌骨推出股骨髁，或者由于膝关节内外翻和扭转等，使下肢传导给髌骨的力量发生了转折，将髌骨牵拉出正常的运动轨迹，超出了正常的生理活动范围，都可能引起髌骨脱位。

按髌骨脱位后与股骨所处的相对位置可分为下列几种：

髌骨纵轴不超过股骨髁者为半脱位。

髌骨嵴超过股骨内外侧髁者为全脱位等。

髌骨脱位虽然是由于髌骨和股骨的相对位置发生了异常变化，但脱位可以引起骨以及与其有关的软组织损伤，也正是由于这些软组织的并发损伤可引起了髌骨脱位和出现某些临床现象。髌骨脱位时并发的软组织损伤有下列几种：

外脱位者，可以使髌骨软骨面的外侧损伤；

内脱位者，可引起髌骨软骨面内侧损伤；不论内侧或外侧脱位者，都有髌支持带的损伤和关节囊的撕裂伤；

上脱位者，有髌腱的断裂伤；

下脱位者，有张腱的断裂伤；

习惯性脱位者，除软骨面有类似髌骨软化症的病理改变者外，还常有加固髌骨的所有软组织发生松弛性的病理改变。

本病应早期即时复位，复位后膝髌周围软组织损伤可采用针灸治疗。

本病属中医"脱骱""膝痛""痹病"范畴。多因中老年人肝肾亏损，筋骨退变、劳损所致。外伤或感受风寒湿邪、劳伤筋骨等使痰湿交阻而加重病情。值得注意的是本病多有经筋损伤和结筋病灶，而且它是引起或加重病情的重要原因。经筋损伤者，应在经脉辨证论治基础上，同时从经筋辨证论治角度着手治疗。

表 9 - 154　髌骨脱位辨证取穴表

证型	症状	取穴
风寒湿痹	主症:髌骨复位后膝外侧或内侧麻木或肿痛,麻痛常向膝及小腿足背放散,偶伴足趾冷痛,膝功能受限 舌苔脉象:舌淡苔白,脉象浮紧 兼症:①小腿部疼痛 ②膝内侧疼痛	主穴:①外侧:成骨、阳陵泉、外膝眼、风市、陵后 ②内侧:髎髎、膝关、阴谷、阴陵泉、血海、内膝眼 配穴:①膝眼、鹤顶、陵下 ②地机、三阴交
横络卡压	主症:髌骨复位后膝外侧或内侧麻木或肿痛,常向股与小腿甚至足背放散,偶伴足趾、小腿冷痛,长期不愈,可触及痛性结节和条索,膝功能受限 舌苔脉象:舌淡苔白,脉象沉紧 兼症:①小腿足趾部疼痛 ②膝内侧疼痛	结筋点:①外侧:成骨次、成腓间、腓骨小头、髌外下、胫骨外髁、陵后次、陵下次、委阳次 ②内侧:髎髎次、髎膝间、膝关次、阴谷次、阴陵上、髌内下、胫骨内髁 配穴:①陵下、陵后、阳陵泉、飞阳 ②膝眼、膝关、阴陵泉

22. 膝部滑囊炎

膝部滑囊无菌性炎症称膝部滑囊炎。

其分布于膝关节周围，数目很多。

在膝关节的前面主要有：位于皮肤和髌骨之间的髌前皮下滑囊、位于皮肤和髌腱之间的皮下腱上滑囊、位于髌腱与胫骨和脂肪垫之间的髌下腱下滑囊等。

在膝关节内侧的前方有：位于鹅掌与内侧副韧带之间的鹅掌滑囊、位于膝内侧后方的有半膜肌与腓肠肌内侧头之间并与膝关节囊相通的半腱肌滑囊以及位于半腱肌固有滑囊。

在膝外侧有髂胫束和外侧副韧带间囊、股二头肌与腓肠肌外侧头间囊、腓肠肌外侧头的腱下滑囊、外侧副韧带下滑囊等。

在膝后外侧还有位于腘肌的起始部与膝关节囊后部之间（紧贴半月板的后缘）并与膝关节囊相通的腘肌滑囊。

膝关节部位滑囊，适应了膝关节活动多、负荷重、结构复杂的解剖生理特点，但其相邻近的组织在活动中对滑囊的摩擦、挤压等机械刺激，也容易致使滑囊发生炎症。碰撞、打击、扭转等直接暴力，也能使滑囊发生急性炎症反应。周围其他组织的炎症蔓延，也能使滑囊发生炎性而发病。肉眼可见有滑囊壁充血、水肿、增生、肥厚等炎性反应，有继发性的与周围组织粘连等改变。镜下观察：急性期为血管扩张并增生、炎性渗出和炎性细胞浸润等急性炎症反应，慢性期除有急性期改变的一般表现外，主要表现为滑囊壁增生或呈退行性组织变性。

由于滑囊所在的解剖位置不同，其发炎后表现出来的症状以及在体表的体征位置也不尽相同。但它们有下列共同的临床特点：

（1）疼痛：发病初期，常常表现为酸胀不舒，继而发生疼痛，而且变成持续性钝痛，一般活动以后加重，也常与气候变化有关，受冷受凉时症状加重。医生如果疏忽，可能把它误诊为风湿性关节炎。

（2）肿胀：滑囊的炎症，都可以使滑液的分泌增多；后期，由于滑囊对滑液的吸收发生障碍，滑液在囊内可能滞留，引起肿胀。但因为膝部每个滑囊都有各自的解剖生理特性，其表现也不尽相同：例如，位于皮肤表浅者（髌前皮下滑囊），肿胀就比较明显而容易觉察；位置深者，肿胀就不太明显或者就看不出来。有些滑囊（如腘肌滑囊、半腱肌和腓肠肌间滑囊），由于与膝关节囊相通，发炎后滞留的滑液就容易流入膝关节腔，使膝关节呈现肿胀的体征。所以，遇到关节内原因不明的肿胀时，就应该想到是否有滑囊的炎症，以免由于症状和体征不典型而误诊。

（3）触诊时，在发炎滑囊所在的部位有压痛，一般急性期较重，慢性期较轻。比较表浅的慢性滑囊炎患者，可以触到呈皮革样变硬的囊壁。积液多而有肿胀时，可以摸到有波动感。

（4）大多数患者可有轻重程度不等的膝关节功能受限，个别患者可以出现跛行。

（5）前群滑囊发炎者，伸膝抗阻疼。膝内侧滑囊发炎者，小腿外展外旋疼。膝外侧滑囊发炎者，单腿支撑疼（常出现在100~120度之间的体位时）。

本病属中医"膝痛""痹病"范畴。多因中老年人肝肾亏损，筋骨退变、劳损所致。外伤或感受风寒湿邪、劳伤筋骨等使痰湿交阻而加重病情。值得注意的是本病多有经筋损伤和结筋病灶，而且它是引起或加重病情的重要原因。经筋损伤者，应在经脉辨证论治基础上，同时从经筋辨证论治角度着手治疗。

表9-155　膝部滑囊炎辨证取穴表

证型	症状	取穴
风寒湿痹	主症:膝周麻木或肿痛,麻痛常向膝及小腿足背放散,偶伴足趾冷痛,麦氏征(-),膝功能受限 舌苔脉象:舌淡苔白,脉象浮紧 兼症:①小腿部疼痛　②膝内侧疼痛	主穴:①前侧:鹤顶、膝眼、足三里 ②外侧:成骨、阳陵泉、外膝眼、风市、陵后 ③内侧:髎髎、膝关、阴谷、阴陵泉、血海、内膝眼 ④后侧:委阳、委中、阴谷 配穴:①光明、陵下 ②地机、三阴交
横络卡压	主症:膝周麻木或肿痛,常向股与小腿甚至足背放散,偶伴足趾、小腿冷痛,麦氏征(-),长期不愈,可触及痛性结节和条索,膝功能受限 舌苔脉象:舌淡苔白,脉象沉紧 兼症:①小腿足趾部疼痛　②膝内侧疼痛	结筋点:①前侧:鹤顶次、髌前、髌下。 ②外侧:成骨次、成腓间、腓骨小头、髌外下、胫骨外髁、陵后次、陵下次、委阳次 ③内侧:髎髎次、膝关次、阴谷次、阴陵上、髌内下、胫骨内髁。 ④后侧:委阳次、委中次、阴谷次、合阳次、合阳内 配穴:①陵下、陵后、阳陵泉、光明 ②膝眼、膝关、阴陵泉

23. 腘窝部囊肿

腘窝部缓慢出现的卵圆状局限性的肿胀称腘窝部囊肿。

腘窝部囊肿从胡桃到鸡蛋，大小不等，在膝伸直时明显突出，当膝屈曲时回缩，触摸时较软且有波动感，有压痛。个别患者可以因为施加压力使其肿胀明显缩小（这是由于囊肿与关节囊相通，挤压之力使囊内的滑液流入膝关节腔所致）。

早期，患者可无任何自觉症状。晚期，局部出现酸、困、胀等不舒服感，在活动后加重，严重时可以出现轻微的钝疼，亦可以有向周围的放射性，但很少影响膝关节的功能。

中后期，常伴腘筋膜和腘窝肌肉和软组织损伤，从而加重了疼痛症状。用较大的针头穿刺抽吸时，可以抽出淡黄清亮的液体。

本病属中医"膝痛""痹病"范畴。多因中老年人肝肾亏损，筋骨退变、劳损所致。外伤或感受风寒湿邪、劳伤筋骨等使痰湿交阻而加重病情。值得注意的是本病多有经筋损伤和结筋病灶，而且它是引起或加重病情的重要原因。经筋损伤者，应在经脉辨证论治基础上，同时从经筋辨证论治角度着手治疗。

表9-156　腘窝部囊肿辨证取穴表

证型	症状	取穴
风寒湿痹	主症:腘窝麻木或肿痛,麻痛常向膝及小腿足背放散,偶伴足趾冷痛 舌苔脉象:舌淡苔白,脉象浮紧 兼症:①小腿部疼痛 　　　②膝内侧疼痛	主穴:委中、委阳、浮郄、陵后、阴谷、阴陵泉、血海、内膝眼 配穴:①膝眼、陵下 　　　②地机、三阴交
横络卡压	主症:腘窝麻木或肿痛,常向股与小腿甚至足背放散,偶伴足趾、小腿冷痛,长期不愈,可触及痛性结节和条索,膝功能受限 舌苔脉象:舌淡苔白,脉象沉紧 兼症:①小腿足趾部疼痛 　　　②膝内侧疼痛	结筋点:阴谷次、委中次、委阳次、浮郄次、陵后次、陵下次、合阳次 配穴:①陵下、陵后、阳陵泉、光明 　　　②膝眼、膝关、阴陵泉

24. 假性血栓性静脉炎综合征

由腘窝部囊肿引起小腿疼痛、肿胀、局部温度升高，触压痛较集中，足发生水肿等类血栓性静脉炎综合征称"假性血栓性静脉炎综合征"。

一般认为，腘窝部囊肿的症状是：

①腘窝滑液囊肿大。

②关节囊向外膨出（因膝前和两侧有坚强的软组织结构，而腘窝处相对较薄弱，加之膝关节内的压力较大，所以如发炎时关节内的压力比正常要高，股四头肌收缩膝内压力可高达10倍，深屈膝时压力可达1000毫米汞柱，致使关节囊膨出）。

③滑膜通过关节囊向外膨出形成囊肿（膨出压过大时，会发生关节囊破裂，最终形成单纯性滑囊膜膨出）。由于以上的病理改变，可能压迫神经和血管，引起类似血栓性静脉炎的临床表现。

对假性血栓静脉炎综合征与真性血栓性静脉炎鉴别诊断的要点是：

①腘窝部有无肿物。

②膝关节内渗出液的多少（腘囊肿常并发有炎性的关节疾病，特别是滑膜的炎症，渗出液多）。

③沿深静脉有无压疼及红斑、条索状物、静脉曲张等。

④比较可靠的办法是做关节造影。

假性血栓性静脉炎综合征的治疗原则和方法，与腘窝囊肿相同。

本病属中医"膝痛""痹病"范畴。多因中老年人肝肾亏损，筋骨退变、劳损所致。外伤或感受风寒湿邪、劳伤筋骨等使痰湿交阻而加重病情。值得注意的是本病多有经筋损伤和结筋病灶，而且它是引起或加重病情的重要原因。经筋损伤者，应在经脉辨证论治基础上，同时从经筋辨证论治角度着手治疗。

表 9 - 157　假性血栓性静脉炎综合征辨证取穴表

证型	症状	取穴
风寒湿痹	主症:腘窝麻木或肿痛,麻痛常向膝及小腿足背放散,偶伴足趾冷痛,时有足部肿胀,膝功能受限 舌苔脉象:舌淡苔白,脉象浮紧 兼症:①小腿部疼痛 ②膝内侧疼痛	主穴:委中、委阳、浮郄、陵后、阴谷、阴陵泉、血海、内膝眼 配穴:①膝眼、陵下 ②地机、三阴交
横络卡压	主症:腘窝麻木或肿痛,常向股与小腿甚至足背放散,偶伴足趾小腿冷痛,长期不愈,可触及痛性结节和条索,但小腿静脉无压痛,膝功能受限 舌苔脉象:舌淡苔白,脉象沉紧 兼症:①小腿足趾部疼痛 ②膝内侧疼痛	结筋点:委中次、委阳次、浮郄次、阴谷次、陵后次、陵下次、合阳次 配穴:①陵下、陵后、阳陵泉、光明 ②膝眼、膝关、阴陵泉

25. 腘肌损伤

腘肌因急性或劳损性外旋大腿引起掀伤称腘肌损伤。

腘肌以短腱起自股骨外上髁下的小窝及膝关节囊的后外上方，从后面覆盖关节囊的一部分，止于胫骨后面腘线以上。有使小腿屈曲、内旋，并紧张膝关节囊的作用。由于在屈小腿的 6 块肌肉（缝匠肌、半腱肌、半膜肌、股二头肌、腓肠肌和腘肌）中，腘肌体积最小，力量最弱，所以在屈小腿的同样工作量中它的负担相对较大，肌肉受损的机会也就更多。加之在小腿固定时能使大腿外旋的唯一肌肉就是腘肌，而大腿的这种外旋，在登山、爬坡时每一步都要出现，所以其损伤的机会也就更多。又因为胫神经紧贴而过，腘肌损伤以后的病理变化（如瘢痕组织、无菌性炎症），都容易影响胫神经。腘肌紧贴膝关节囊且有部分组织纤维起自膝关节囊，所以腘肌的损伤也可以影响到膝关节囊。

大运动量登山、爬坡或长途行军等，可使腘肌发生慢性劳损。急性的腘肌损伤，主要由小腿固定时大腿外旋这种急转身动作所引起，小腿屈曲状态下猛烈被动伸膝也能引起。急性损伤者以肌肉组织的裂断变为主。慢性损伤者以无菌性炎症反应为主。

表 9 - 158　腘肌损伤辨证取穴表

证型	症状	取穴
风寒湿痹	主症:腘窝麻木或肿痛,膝外旋抗阻试验(+),麻痛常向膝及小腿足背放散,偶伴足趾冷痛,膝功能受限 舌苔脉象:舌淡苔白,脉象浮紧 兼症:①小腿部疼痛 ②膝内侧疼痛	主穴:合阳、委阳、浮郄、委中、陵后、阴谷、阴陵泉、血海、内膝眼 配穴:①膝眼、陵下 ②地机、三阴交
横络卡压	主症:腘窝麻木或肿痛,常向股与小腿甚至足背放散,偶伴足趾、小腿冷痛,长期不愈,可触及痛性结节和条索,膝功能受限 舌苔脉象:舌淡苔白,脉象沉紧 兼症:①小腿足趾部疼痛 ②膝内侧疼痛	结筋点:合阳次、委中次、委阳次、浮郄次、合阳内、合阳外、陵后次、陵下次 配穴:①陵下、陵后、阳陵泉、飞阳 ②膝眼、膝关、阴陵泉

本病属中医"膝痛""痹病"范畴。多因中老年人肝肾亏损，筋骨退变、劳损所致。

外伤或感受风寒湿邪、劳伤筋骨等使痰湿交阻而加重病情。值得注意的是本病多有经筋损伤和结筋病灶,而且它是引起或加重病情的重要原因。经筋损伤者,应在经脉辨证论治基础上,同时从经筋辨证论治角度着手治疗。

26. 腘动脉挤压综合征

腓肠肌劳损挤压走行异常的腘动脉,引起动脉硬化、血栓形成,从而出现下肢缺血等综合征称腘动脉挤压综合征。

本病多与腘动脉解剖变异有关,当腓肠肌收缩时引起上述病理反应,临床出现下肢疼痛和间歇性跛行,少数病例可出现下肢急性缺血症状,患肢剧痛、皮肤苍白、足温下降并伴麻木。个动脉、胫后动脉、足背动脉搏动减弱或消失,重者出现小腿肌萎缩。

下肢大运动量运动可使腓肠肌发生劳损,急性损伤者以肌肉组织的裂断变为主。慢性损伤者以无菌性炎症反应为主。

本病属中医"膝痛""痹病"范畴。多因中老年人肝肾亏损,筋骨退变、劳损所致。外伤或感受风寒湿邪、劳伤筋骨等使痰湿交阻而加重病情。值得注意的是本病多有经筋损伤和结筋病灶,而且它是引起或加重病情的重要原因。经筋损伤者,应在经脉辨证论治基础上,同时从经筋辨证论治角度着手治疗。

表 9 - 159　腘动脉挤压综合征辨证取穴表

证型	症状	取穴
风寒湿痹	主症:腘窝麻木或肿痛,麻痛常向膝及小腿足背放散,足趾冷痛,膝功能受限 舌苔脉象:舌淡苔白,脉象浮紧 兼症:①小腿部疼痛 ②膝内侧疼痛	主穴:合阳、委阳、浮郄、委中、陵后、阴谷、阴陵泉、血海、膝眼 配穴:①膝眼、陵下 ②地机、三阴交
横络卡压	主症:腘窝麻木或肿痛,常向股与小腿甚至足背放散,伴足趾、小腿冷痛,长期不愈,可触及痛性结节和条索,膝功能受限 舌苔脉象:舌淡苔白,脉象沉紧 兼症:①小腿足趾部疼痛 ②膝内侧疼痛	结筋点:合阳次、委中次、委阳次、浮郄次、合阳内、合阳外、陵后次、陵下次 配穴:①陵下、陵后、阳陵泉、飞阳 ②膝眼、膝关、阴陵泉

27. 跖肌断裂

跖肌因暴力牵拉而部分或全部断裂称跖肌断裂,因网球运动员跳起扣杀时最容易发生,所以又称网球腿。

跖肌起自股骨外上髁的下部及膝关节的后斜韧带,肌腹很小,由外上向内下行走于腓肠肌和比目鱼肌之间,形成细长的肌腱,单独或与跟腱合并止于跟骨结节的内上方。跖肌有协助小腿三头肌完成屈膝和使足发生跖屈的作用。由于它属于退化中的一个肌肉,与相同作用的小腿三头肌比较,体形较小,力量较弱,但是在膝屈曲、足跖屈的运动中也参与工作。当膝和踝发生了超生理范围的活动时,或在跖肌紧张状态下突然伸膝或踝背伸时,就容易对跖肌发生大力牵拉,而将这个弱小的肌肉拉伤或拉断。故突然伸膝,特别是在突然膝过伸时,或在伸膝状态下足突然背伸时,都可以对跖肌产生牵拉,特别是对处于紧张状态下的跖肌发生猛烈的牵拉时,更容易造成细小跖肌的断裂而发病。若高处坠落脚尖着地时,或者在负重提踵时更容易发生。因为其肌肉体形小,作用也不很重要,常常不被人们注意，常造成漏诊。漏诊或处理不当可转成慢性炎症过程，出现长期顽固疼痛。

本病属中医"膝痛""痹病"范畴。多因中老年人肝肾亏损，筋骨退变、劳损所致。外伤或感受风寒湿邪、劳伤筋骨等使痰湿交阻而加重病情。值得注意的是本病多有经筋损伤和结筋病灶，而且它是引起或加重病情的重要原因。经筋损伤者，应在经脉辨证论治基础上，同时从经筋辨证论治角度着手治疗。

表9－160　跖肌断裂辨证取穴表

证型	症状	取穴
风寒湿痹	主症:腘窝麻木或肿痛,屈膝抗阻试验(+),麻痛常向膝及小腿足背放散,偶伴足趾冷痛,膝功能受限 舌苔脉象:舌淡苔白,脉象浮紧 兼症:①小腿部疼痛　②膝内侧疼痛	主穴:浮郄、合阳、委阳、委中、陵后、阴谷、阴陵泉、血海、内膝眼、承山 配穴:①膝眼、陵下　②地机、三阴交
横络卡压	主症:腘窝麻木或肿痛,常向股与小腿甚至足背放散,屈膝抗阻试验(+),偶伴足趾小腿冷痛,长期不愈,可触及痛性结节和条索,膝功能受限 舌苔脉象:舌淡苔白,脉象沉紧 兼症:①小腿足趾部疼痛　②膝内侧疼痛	结筋点:浮郄次、合阳次、合阳内、合阳外、委中次、委阳次、陵后次、陵下次、承山次 配穴:①陵下、陵后、阳陵泉、飞阳　②膝眼、膝关、阴陵泉

28. 胫腓关节周围软组织损伤

因胫腓关节的脱位、半脱位、松动、挫伤等而并发周围组织损伤称胫腓关节周围软组织损伤。

胫腓关节是由半环形的腓骨小头关节面和胫骨外侧偏后的腓骨切迹关节面呈斜形相贴而构成的。其关节囊小而紧，有时与膝关节囊相通。在关节囊外有骨间膜和结缔组织起加固关节的作用。胫腓关节在人体不是有力的支撑关节，也不是有一定特殊功能的运动关节。但腓骨小头的外上方是股二头肌和膝外侧副韧带的抵止部，在腓骨前方的中上部及骨间膜处是腓骨长短肌、伸趾长肌、拇长伸肌的起始部。所以，胫腓关节损伤时可波及周围的软组织。

（1）碰撞打击等直接暴力由前向后或由后向前地作用于小腿外侧，都可使腓骨向前或向后移位，或使胫骨与腓骨关节面相撞击而发生损伤。

（2）当跌倒、坠落、扭转时股二头肌和外侧副韧带过度牵拉腓骨小头，就可以使其移位。腓骨肌、伸趾长肌、拇长伸肌急剧收缩，过度牵拉了骨间膜和腓骨小头，也可引起移位。

（3）有相当一部分患者，因为胫腓骨骨折使骨的正常位置发生了变异，从而引起了上胫腓关节的脱位或半脱位，或因畸形愈合，形成了上胫腓关节及周围软组织损伤和后遗症。

本病属中医"膝痛""痹病"范畴。多因中老年人肝肾亏损，筋骨退变、劳损所致。外伤或感受风寒湿邪、劳伤筋骨等使痰湿交阻而加重病情。值得注意的是本病多有经筋损伤和结筋病灶，而且它是引起或加重病情的重要原因。经筋损伤者，应在经脉辨证论治基础上，同时从经筋辨证论治角度着手治疗。

表 9 – 161　胫腓关节周围软组织损伤辨证取穴表

证型	症状	取穴
风寒湿痹	主症:膝外侧麻木或肿痛,麻痛常向膝及小腿足背放散,偶伴足趾冷痛,麦氏征(-),X光可见胫腓韧带损伤影,膝功能受限 舌苔脉象:舌淡苔白,脉象浮紧 兼症:①小腿部疼痛　②膝内侧疼痛	主穴:阳陵泉、外膝眼、风市、陵后、陵下、光明 配穴:①膝眼、鹤顶、飞扬　②地机、三阴交
横络卡压	主症:膝外侧麻木或肿痛,常向股与小腿甚至足背放散,偶伴足趾、小腿冷痛,麦氏征(-),X光可见胫腓韧带损伤影,长期不愈,可触及痛性结节和条索,膝功能受限 舌苔脉象:舌淡苔白,脉象沉紧 兼症:①小腿足趾部疼痛　②膝内侧疼痛	结筋点:腓骨小头、阳陵泉次、合阳次、合阳外、足三里次、髌外下、胫骨外髁、陵后次、陵下次、委阳次 配穴:①陵下、陵后、阳陵泉、飞阳　②膝眼、膝关、阴陵泉

29. 膝关节松动征

膝关节的辅助装置（如韧带、半月板、肌腱等组织）联合受到损伤,使膝在某个方向和位置上呈现松弛失稳称膝关节松动征,又称膝关节不稳征。

根据膝关节辅助装置的功能和所在部位,可将稳定膝关节的组织结构分为膝内侧、膝外侧、膝前和膝关节内等4组。

膝内侧的有：膝内侧副韧带、缝匠肌、半膜肌、股薄肌、半腱肌及由后三肌的腱膜所形成的鹅掌。

膝外侧的有：膝外侧副韧带、髂胫束、股二头肌和腘肌。

膝前主要有：股四头肌及其张腱、髌支持带与髌腱,特别是股四头肌的内侧头。

膝关节内的有：前、后十字韧带和内、外侧半月板。

这几组组织中,膝内侧一组的主要作用是防止膝外翻；膝外侧一组的作用是防止膝内翻；膝前组织的作用是控制胫骨和股骨,使其不致前移和后移；膝关节内的诸组织防止胫骨前后脱出,并使胫股骨之间的接触更吻合。股四头肌在膝关节诸稳定因素中有极重要的作用。

膝关节在屈曲位上如受到使膝外翻外旋的暴力作用,膝就向前、向内侧倾,牵拉膝前内侧的关节囊、内侧副韧带的前方、内侧半月板的前角、前十字韧带,同时挤压外侧半月板的后角,从而使这些组织损伤。这些组织受伤后如果松弛愈合,就会引起创伤性关节炎和膝关节的骨关节病。轻微的损伤,常常只发生一个方向的不稳,如单向内侧、单向外侧、单向后或单向前不稳。这主要是由于加固膝关节稳定性的某个组织或某一组功能完全相同的组织受伤后形成了松弛愈合所造成的,常使膝关节正常力线发生改变。严重的损伤则造成几个方向都不稳的病理状态。这种多方向的不稳,也称之为"旋转不稳"。总之,由于膝部损伤的机制、损伤后的病理改变、损伤后愈合的状况不同,造成了膝关节不稳的种类和表现非常复杂。临床对这类伤病的病理改变要做出明确诊断并对症治疗。

本病属中医"膝痛""痹病"范畴。多因中老年人肝肾亏损,筋骨退变、劳损所致。外伤或感受风寒湿邪、劳伤筋骨等使痰湿交阻而加重病情。值得注意的是本病多有经筋损伤和结筋病灶,而且它是引起或加重病情的重要原因。经筋损伤者,应在经脉辨证论治基础上，同时从经筋辨证论治角度着手治疗。

表 9 – 162　膝关节松动征辨证取穴表

证型	症状	取穴
风寒湿痹	主症:膝关节不稳,屈伸有弹响,膝周麻木或肿痛,麻痛常向膝及小腿足背放散,偶伴足趾冷痛 舌苔脉象:舌淡苔白,脉象浮紧 兼症:①小腿部疼痛　②膝内侧疼痛	主穴:①前侧:鹤顶、膝眼、足三里 ②外侧:成骨、阳陵泉、外膝眼、风市、陵后 ③内侧:髎髎、膝关、阴谷、阴陵泉、血海、内膝眼 ④后侧:委阳、委中、阴谷 配穴:①膝眼、鹤顶、陵下 ②地机、三阴交
横络卡压	主症:膝关节不稳,屈伸有弹响,膝周麻木或肿痛,常向股与小腿甚至足背放散,偶伴足趾、小腿冷痛,长期不愈,可触及痛性结节和条索,膝功能受限 舌苔脉象:舌淡苔白,脉象沉紧 兼症:①小腿足趾部疼痛　②膝内侧疼痛	结筋点:①前侧:鹤顶次、髌前、髌下 ②外侧:成骨次、成腓间、腓骨小头、髌外下、胫骨外髁、陵后次、陵下次、委阳次 ③内侧:髎髎次、膝关次、曲泉次、阴谷次、阴陵上、髌内下、胫骨内髁 ④后侧:委阳次、委中次、阴谷次、合阳次、合阳内 配穴:①陵下、陵后、阳陵泉、飞阳 ②膝眼、膝关、阴陵泉

30. 外伤性膝关节功能障碍

膝关节由于外伤而继发功能障碍者称外伤性膝关节功能障碍。

外伤性发病机制如下:

（1）损伤的软组织和骨组织发生了出血，形成了血肿，最后血肿机化形成了关节内外的粘连，从而限制了膝关节的功能。

（2）关节囊和其他软组织损伤以后，由于处理不当发生了畸形愈合及瘢痕挛缩，从而限制了关节的功能。软组织间彼此粘连，也能限制膝关节的功能。

（3）损伤组织特别是肌腱发生了骨化性肌炎、韧带发生了钙化等，这些性质较硬的组织使关节的活动发生了障碍。

（4）膝关节内的骨折，由于新的骨化过程就在关节腔内进行，所以使胫骨和股骨发生了骨性联合，使膝关节丧失了活动的功能。

因为伤情的轻重、损伤的部位和组织都不尽相同，又因损伤后治疗措施得力与否都不一样，所以膝关节功能障碍的病理变化及其预后很复杂。膝关节功能障碍最常见的病理改变是，关节内发生了组织间的粘连，如半月板与脂肪垫粘连，脂肪垫与胫骨平台粘连，脂肪垫翼状皱襞粘连，冠状韧带粘连，胫骨与股骨之间的软组织粘连，髌上囊粘连等。关节外常见的病理改变有：关节囊的瘢痕挛缩、关节囊外层与周围组织的粘连，内外侧副韧带的钙化和瘢痕挛缩、外侧副韧带与腘肌腱的粘连、腓肠肌肌腱与关节囊的粘连、髌腱的瘢痕挛缩和钙化、各滑液囊的粘连、钙化、与膝伸屈有关的肌肉发生了瘢痕挛缩等；也可以在胫、股骨之间形成骨性的联合。其中关节内外软组织损伤是引起膝关节疼痛的重要原因。严重软组织粘连与骨性融合应手术处理，术后后遗症可采用针灸治疗。

本病属中医"膝痛""痹病"范畴。多因中老年人肝肾亏损、筋骨退变、劳损所致。外伤或感受风寒湿邪、劳伤筋骨等使痰湿交阻而加重病情。值得注意的是本病多有经筋损伤和结筋病灶,而且它是引起或加重病情的重要原因。经筋损伤者,应在经脉辨证论治基础上,同时从经筋辨证论治角度着手治疗。

表9－163 外伤性膝关节功能障碍辨证取穴表

证型	症状	取穴
风寒湿痹	主症:膝周麻木或肿痛,麻痛常向膝及小腿足背放散,可伴足趾冷痛,膝功能障碍 舌苔脉象:舌淡苔白,脉象浮紧 兼症:①小腿部疼痛 ②膝内侧疼痛	主穴:①前侧:鹤顶、膝眼、足三里。 ②外侧:成骨、阳陵泉、外膝眼、风市、陵后 ③内侧:髎髎、膝关、阴谷、阴陵泉、血海、内膝眼。 ④委阳、委中、阴谷 配穴:①膝眼、陵下、光明 ②地机、三阴交
横络卡压	主症:膝周麻木或肿痛,常向股与小腿甚至足背放散,偶伴足趾、小腿冷痛,长期不愈,可触及痛性结节和条索,膝功能障碍 舌苔脉象:舌淡苔白,脉象沉紧 兼症:①小腿足趾部疼痛 ②膝内侧疼痛	结筋点:①前侧:鹤顶次、髌前、髌下 ②外侧:成骨次、成腓间、腓骨小头、髌外下、胫骨外髁、陵后次、陵下次、委阳次 ③内侧:髎髎次、膝关次、曲泉次、阴谷次、阴陵上、髌内下、胫骨内髁。 ④后侧:委阳次、委中次、阴谷次、合阳次、合阳内 配穴:①陵下、陵后、阳陵泉、飞阳 ②膝眼、膝关、阴陵泉

31. 小腿三头肌的损伤与痉挛

小腿三头肌因急慢性牵拉引起掖伤与痉挛者称小腿三头肌的损伤与痉挛。

小腿三头肌位于小腿后方,是腓肠肌和比目鱼肌的总称,为小腿部位最大的肌肉。腓肠肌的两个头分别起自股骨内髁和外髁的后上方,腱下还有滑液囊、籽骨等附属组织。两头向下移行,在小腿的偏上方处合并,形成较大的肌腹,且与腘肌等形成小腿腘管,其中有胫神经与血管通过。合并后的肌肉再向下移行,在小腿偏下处形成跟腱,止于跟骨结节。比目鱼肌位于腓肠肌的深面。它起自腓骨小头、腓骨体后面的斜线、胫骨体的中部以及架于胫腓骨之间的结缔组织束,肌腹向下移行,在小腿中部形成跟腱,并加入腓肠肌形成的跟腱,止于跟骨结节,止点处亦布有皮下和腱下滑液囊。

小腿三头肌有使膝、足跖屈的功能,还有防止人体在直立时踝关节背伸而向前倾倒的作用。小腿三头肌的肌肉容量大,力量大。其肌腹位于皮下,且形体比较厚大,所以容易受外界直接暴力的挫伤,也容易受气候等环境因素的影响而发生功能性改变。止点结实牢固,而起点范围集中而小,所以肌肉对于起点处的牵拉应力相对较大,容易发生损伤。

(1) 长期大力牵拉,可使腓肠肌起止点处发生末端病样改变和滑液囊等附属组织损伤。

(2) 由后向前的暴力,可使腓肠肌和比目鱼肌的肌纤维发生断裂、肿胀、变性、变形,血管破裂出血、渗血形成血肿,由于损伤组织的愈合及血肿机化而形成瘢痕或与周围组织发生粘连造成后遗症,其中腘管常有损伤。

(3) 神经血管受到寒冷,或运动过程中受到过大牵拉,引起肌肉发生牵张反射,都可能引起小腿三头肌强烈收缩而痉挛。

本病属中医"膝痛""抽筋""痉挛""腿痛""痹病"范畴。多因中老年人肝肾亏损,筋骨退变、劳损所致。外伤或感受风寒湿邪、劳伤筋骨等使痰湿交阻而加重病情。值得注意的是本病多有经筋损伤和结筋病灶，而且它是引起或加重病情的重要原因。经筋损伤者，应在经脉辨证论治基础上，同时从经筋辨证论治角度着手治疗。

表 9 - 164　　小腿三头肌的损伤与痉挛辨证取穴表

证型	症状	取穴
风寒湿痹	主症:膝后侧及小腿痉挛或肿痛,麻痛常向足背放散,偶伴足趾冷痛,麦氏征(-),X 光可见腓肠肌滑液囊损伤影 舌苔脉象:舌淡苔白,脉象浮紧 兼症:①小腿部疼痛 　　　②膝前内侧疼痛	主穴:委中、委阳、阴谷、合阳、阳陵泉、膝眼、陵后、承筋、承山 配穴:①陵后、陵下 　　　②犊鼻、地机、三阴交
横络卡压	主症:膝后侧及小腿痉挛或肿痛,常向足背放散,偶伴足趾、小腿冷痛,麦氏征(-),X 光可见腓肠肌外侧头滑液囊与籽骨损伤影,长期不愈,可触及痛性结节和条索 舌苔脉象:舌淡苔白,脉象沉紧 兼症:①小腿足趾部疼痛 　　　②膝前内侧疼痛	结筋点:委阳次、阴谷次、合阳次、合阳内、合阳外、陵后次、陵下次、承山次、承山内、承山外、承筋、泉生足次、女膝次 配穴:①陵下、陵后、阳陵泉、飞阳 　　　②犊鼻、膝关、阴陵泉

32. 胫前间隔综合征

胫前间隔因内压增高和微循环障碍等引起小腿疼痛与营养障碍者称胫前间隔综合征。

胫前间隔为一密闭的椎形腔隙，其周围壁的后侧是胫腓骨的骨间膜，内侧为胫骨的外侧面和胫骨嵴，外侧为腓骨及胫前肌间隔筋膜，前面为小腿深筋膜，顶端达到胫腓关节，底端位于踝背侧的支持带上方。在胫前间隔有下列肌肉和组织：

①胫前肌：起自胫腓骨骨间膜及胫骨外侧面上方的 1/2 处，止于跖基底部的第二楔骨。

②趾长伸肌：起自腓骨前内侧上 2/3 处，止于 2～5 趾的末节趾骨。

③拇长伸肌：起自骨间膜及腓骨中份的前面，止于趾的末节趾骨。

④第三腓骨肌：为趾长肌最外侧分支，止于第 5 跖骨基底部。

⑤腓深神经：随胫前动脉进入胫前间隔，分支分布于胫前间隔内诸肌并支配该肌，穿出胫前间隔以后支配足背肌和第一趾间隙处的皮肤感觉。

⑥胫前动脉：出腘管以后，即穿过骨间膜，在骨间膜的前方沿骨间膜下降，分支滋养胫前间隔中的肌肉。穿出胫前间隔以后，到足背形成足背动脉，滋养足背的肌肉和其他组织。当胫前间隔内出现了挫伤、出血、感染、血栓形成、栓塞等造成内压增高和微循环障碍等，同时引起该密闭腔隙中组织的血管扩张，渗出增加，管壁破裂，血液外溢以及肌肉等组织的细胞水肿、崩解和炎性反应，特别是水代谢障碍，引起组织水肿，因而使有限腔隙中的组织体积增大，压力增高，继而挤压了血管、神经，最后引起了胫前间隙综合征。如果不及时处理，就可能使组织变性，坏死，以至发生不可逆转的病理变化，造成后遗症。急性期有严重水肿，张力极高者，应及时采用手术减压治疗，术后后遗症及其他慢性类型可采用针灸治疗。

本病属中医"腿痛""痹病""膝痛"，多因中老年人肝肾亏损，筋骨退变、暴力挫伤和劳损所致。外伤或感受风寒湿邪、劳伤筋骨等使瘀湿交阻而加重病情。值得注意的是本病多有经筋损伤和结筋病灶，而且它是引起或加重病情的重要原因。经筋损伤者，应在经脉辨证论治基础上，同时从经筋辨证论治角度着手治疗。

表9-165　胫前间隔综合征辨证取穴表

证型	症状	取穴
风寒湿痹	主症:减压术后小腿前肿痛,痛常向足背放散,伴足趾冷痛,X光可见胫前诸肌肿胀损伤影 舌苔脉象:舌淡苔白,脉象浮紧 兼症:①小腿后部疼痛 　　　②膝前内侧疼痛	主穴:足三里、阳陵泉、上巨虚、下巨虚、丰隆、陵后、承筋、承山 配穴:①合阳、陵下 　　　②地机、三阴交
横络卡压	主症:术后小腿前麻木或肿痛,常向足背放散,伴足趾、小腿冷痛,X光可见胫前诸肌损伤影,长期不愈,可触及痛性结节和条索 舌苔脉象:舌淡苔白,脉象沉紧 兼症:①小腿足趾部疼痛 　　　②膝前内侧疼痛	结筋点:足三里次、阳陵泉次、丰隆次、陵后次、陵下次、光明次、昆仑次 配穴:①上巨虚、下巨虚、陵后、阳陵泉 　　　②膝眼、膝关、阴陵泉

33. 腓外侧间隔综合征

小腿外侧隔因内压增高和微循环障碍而引起小腿疼痛与营养障碍者称腓外侧间隔综合征。

小腿外侧间隔是一个呈三角形的管状密封腔隙，其前内侧和后方是小腿的肌间隔筋膜，外侧为小腿固有筋膜。在小腿外侧间隔腔中，有司足外翻活动的腓骨长肌和腓骨短肌，腓浅神经在间隔中沿腓骨长短肌之间下降，分支布于腓骨长、短肌及除足第1、2趾背间以外的全部皮肤。这些组织的血液供应，来自胫后动脉。此病与胫前间隔综合征的发病机制相同，病理改变相似（详见胫前间隙综合征节），临床表现为小腿外侧间隔因内压增高和微循环障碍而引起小腿疼痛与营养障碍等病症。

本病属中医"膝痛""痹病"范畴。多因中老年人肝肾亏损，筋骨退变、劳损所致。外伤或感受风寒湿邪、劳伤筋骨等使痰湿交阻而加重病情。值得注意的是本病多有经筋损伤和结筋病灶，而且它是引起或加重病情的重要原因。经筋损伤者，应在经脉辨证论治基础上，同时从经筋辨证论治角度着手治疗。

表9-166　腓外侧间隔综合征辨证取穴表

证型	症状	取穴
风寒湿痹	主症:小腿外侧肿痛,麻痛常向足背放散,伴足趾冷痛,X光可见腓骨长、短肌肿胀损伤影 舌苔脉象:舌淡苔白,脉象浮紧 兼症:①小腿后部疼痛 　　　②小腿前内侧疼痛	主穴:陵下、陵后、光明、飞扬、足三里、阳陵泉、丰隆 配穴:①合阳、承筋、承山 　　　②地机、三阴交、上巨虚、下巨虚
横络卡压	主症:小腿外侧麻木或肿痛,常向足背放散,伴足趾、小腿冷痛,X光可见腓骨长、短肌损伤影,长期不愈,可触及痛性结节和条索 舌苔脉象:舌淡苔白,脉象沉紧 兼症:①小腿后部疼痛 　　　②膝前内侧疼痛	结筋点:陵后次、陵下次、光明次、足三里次、阳陵泉次、丰隆次 配穴:①合阳、承筋、承山 　　　②膝眼、膝关、阴陵泉

34. 胫骨骨膜炎及疲劳性骨折

胫骨骨膜因疲劳性损伤而发生无菌性炎症称胫骨骨膜炎，又称行军腿。如果因疲劳而发生了骨折，称疲劳性骨折，又称应力骨折、紧张骨折或撕裂骨折等。

　　胫骨的内侧面和胫骨嵴位于表浅的皮下，所以当受到碰、撞、打、踢等直接暴力作用或者小腿肌肉长期处于大负荷量时，就可能使胫骨前肌、后肌附着处产生超限度的大力牵拉，使胫骨的骨膜与骨发生剥离，使骨膜松弛，小血管扩张，渗出增加，血流变慢，小血管破裂等。以至发生骨膜下血肿，血肿的机化、纤维化、钙化和骨化，并发生类似骨折愈合时生长新骨的组织变化过程。因为骨折常常发生在骨膜炎性改变的基础上，加之又是慢性过程形成的，所以胫骨骨膜炎和胫骨疲劳性骨折的组织结构变化在临床发病过程中很难找到明确的分界线。另外，若损伤了胫骨的滋养血管或者外力直接作用于胫骨，使骨组织发生了微细缺血性损伤，也可导致胫骨的疲劳性骨折。

　　本病属中医"腿痛""痹病"范畴。多因持续疲劳性行军、运动或因中老年人肝肾亏损，筋骨退变又加剧烈劳损所致。外伤或感受风寒湿邪、劳伤筋骨等使痰湿交阻而加重病情。值得注意的是本病多有经筋损伤和结筋病灶，而且它是引起或加重病情的重要原因。经筋损伤者，应在经脉辨证论治基础上，同时从经筋辨证论治角度着手治疗。

表 9 – 167　胫骨骨膜炎及疲劳性骨折辨证取穴表

证型	症状	取穴
风寒湿痹	主症:急行军或下肢超负荷疲劳后,小腿前后肿痛,麻痛常向足背放散,伴足趾冷痛,X光可见胫骨骨膜反应和肿胀损伤影 舌苔脉象:舌淡苔白,脉象浮紧 兼症:①小腿后部疼痛 ②膝前内侧疼痛	主穴:阴陵泉、足三里、阳陵泉、上巨虚、下巨虚、丰隆、陵后、承筋、承山 配穴:①合阳、陵下 ②地机、三阴交
横络卡压	主症:小腿前麻木或肿痛,常向足背放散,伴足趾、小腿冷痛,X光可见胫骨骨膜增厚和损伤影,长期不愈,可触及痛性结节和条索 舌苔脉象:舌淡苔白,脉象沉紧 兼症:①小腿足趾部疼痛 ②膝前内侧疼痛	结筋点:阴陵上、胫骨结节、足三里次、阳陵泉次、丰隆次、陵后次、陵下次、光明次 配穴:①下巨虚、陵后、阳陵泉 ②膝眼、膝关、阴陵泉

第十节　足踝部经筋痹病

【概述】

　　踝关节由胫骨、腓骨下端与跟骨组成。胫骨与腓骨下端向外隆起，形成内踝和外踝，足三阴三阳经筋分别分布于踝下和踝间，以加强踝关节的稳定性。

　　足部有 26 块足骨组成诸多关节，具有活动和减轻震荡的作用。足的骨和关节经常作为一个整体发挥作用，当某个或某些关节发生病变时，除影响足的活动，还可影响身体的平衡。足的关节包括跗骨间关节、跗跖关节、跖趾关节和趾关节。足部的韧带包括关节副韧带、骨间韧带和独立的韧带，这些韧带对关节活动、维持足弓起重要作用，有的韧带还参与关节的构成。从经筋痹痛角度考察，跗骨间关节及跗骨窦有重要临床意义。

　　1. 跗骨间关节

　　各相邻跗骨间相互形成关节，除具有关节囊和副韧带外，由于足功能的需要，不少关节间有骨间韧带，以加强跗骨间关节的牢固性，但也限制了各关节的活动。跗骨间关节包括距跟关节、距跟舟关节、跟骰关节、跗横关节、楔舟关节、楔骨间关节、舟骰关节与楔骰关节等。其中较重要的关节与韧带有以下几组。

（1）距跟关节

由距骨下面的后关节面与跟骨上面的后关节面构成。关节囊薄而松弛，附于关节面的周围，具有独立的关节腔。其周围有距跟前、后、内侧和外侧韧带加强，二骨间尚有骨间韧带。

距跟前韧带位于跗骨窦入口的后侧，连于距跟二骨之间。距跟后韧带起自距骨后突和长屈肌腱沟的下缘，止于跟骨后关节面的后侧。距跟内侧韧带细而强韧，起自距骨后突的内侧结节，斜向前下，止于跟骨载距突的后部。距跟外侧韧带扁而短，位于跟腓韧带的前上方，起自距骨外突，向后下止于跟骨外侧面。

距跟骨间韧带由许多纤维束构成，位于跗骨窦内，距跟二骨之间，于距跟关节囊前部移行。在足内翻时，常被牵拉，尤其是跗骨窦内纤维束的牵拉损伤影响了窦内滑液囊、神经血管正常功能，可发生顽固性痹痛。其痛点即结筋病灶点下丘墟。

（2）距跟舟关节

由距骨头和下面的前、中关节面与舟状骨后面及跟骨上面的前、中关节面，另外还有跟舟跖侧韧带共同形成的关节，其关节囊后部较厚。

跟舟跖侧韧带又名"弹簧韧带"，短而略宽，坚强有力，是维持足弓的坚强韧带之一。起自跟骨载距突的前缘和内侧端，止于舟骨跖面和内侧面，上面有三角形纤维软骨板组成的关节面，是距跟舟关节窝的一部分，它的内侧为三角韧带所悬吊，外侧与分歧韧带的跟舟部相融合，其跖面有胫骨后肌腱通过，二者共同承托距骨头。如胫骨后肌松弛无力或瘫痪，韧带失去胫骨后肌腱的支持，长期受距骨头的压迫，可引起足弓塌陷而成扁平足。也容易形成经筋损伤，而出现结筋病灶，然谷次、公孙上。

分歧韧带位于关节的外侧，起自跟骨前关节面的外侧，向前分为二部，内侧部止于足舟骨的外侧面，很强韧，上方与跟舟背侧韧带愈合，下方与跟舟跖侧韧带愈合，此部又称跟舟部，外侧部又称跟骰部，向前止于骰骨背面。

距舟背侧韧带位于距舟关节背面，宽而薄，起自距骨颈上面和背侧面，止于舟骨上面，该韧带在足伸屈时被牵拉或撞击，可出现结筋病灶点，即冲阳次。

（3）跟骰关节

由跟骨前面的骰骨关节面与骰骨的后关节面构成，关节囊有时与距跟舟关节相通。其内侧有分歧韧带的外侧部加强，上面有跟骰跖侧韧带加强。

跖长韧带强韧而厚，起自跟骨下面跟结节前方，深部纤维向前止于骰骨下面，浅部纤维越过骰骨的腓骨长肌腱沟，止于2～5跖骨底，此韧带对维持外侧纵弓有重要作用。

跟骰跖侧韧带又称跖短韧带，位于跖长韧带深面，为宽短而强韧的纤维带，二者之间有少量疏松组织。起于跟骨前端下面，止于骰骨下面。

跟距骰骨构成跗骨窦，其间有距跟间韧带、滑液囊、神经血管，是足外翻时经常引发的易损区，其结筋病灶点，即下丘墟。

（4）楔舟关节

由足舟骨前面与三个楔骨后面构成的关节，其关节腔与第2、3跗跖关节和第1、2跖骨间关节腔相通。其背侧有楔舟背侧韧带，跖侧有楔舟侧韧带加强。

（5）舟骰关节

通常为韧带联合，也有形成关节者。有舟骰背侧韧带和舟骰跖侧韧带位于关节的背面和跖面。舟骰骨间韧带为位于两骨间的坚强韧带。

2. 足踝部筋膜

（1）踝关节周围的筋膜

踝关节周围的筋膜向上续于小腿筋膜，向下移行于足筋膜，由于小腿诸肌的肌腱经过踝关节周围而抵止于足部，故踝关节周围的筋膜有限制各肌腱的作用，因此筋膜增厚，形成各种支持带。诸支持带与相应肌腱、腱鞘相磨损，可出现结筋病灶。

小腿横韧带位于踝关节稍上方，为小腿筋膜的横行纤维增强而成，其外侧附着于腓骨前嵴，内侧附着于胫骨前嵴。

小腿十字韧带位于踝关节的前方及足背，呈丁字形，由三束（或脚）构成。外侧束即丁字形的基部，伸向外侧，附着于跟骨前部的上面。丁字的两支，即内侧上支及内侧下支，前者向内上方，附着于内踝的前缘；后者由内下方与足底跖腱膜相续。

伸肌上、下支持带将小腿伸肌群各肌腱固定于一定的位置，防止由于足的背屈而造成肌腱翘起。

屈肌支持带又称分裂韧带，位于踝关节内侧，起于内踝后下方，抵止于跟骨内侧面，其深面有至足底的血管神经和肌腱通过。

腓骨肌上支持带位于踝关节的外侧面，起自外踝后缘，止于跟骨外侧面，固定腓骨长、短肌的肌腱，该韧带向上与小腿外侧筋膜相续，向下移行于腓骨肌下支持带。

腓骨肌下支持带位于跟骨外侧面，前上方续于伸肌下支持带的外侧束，后下方附着于跟骨部的外侧面，自其深面向跟骨发一纤维隔，分隔腓骨长短肌的肌腱。

（2）足筋膜

足筋膜与手筋膜相似，分为足背筋膜与足底筋膜。

足背筋膜分深浅两层。浅层是小腿筋膜的延续，近侧直接与伸肌下支持带相续，此层筋膜很薄，但甚坚韧，与足两侧的骨膜愈着。深层称足骨间肌背侧筋膜，遮盖骨间肌的背面，与跖骨背面的骨膜相愈着。深浅两层筋膜之间，共同构成的间隙称足背间隙，其内通过趾长伸肌腱、趾短伸肌腱、腓深神经及足背动脉和静脉。

足底筋膜也分为深浅两层。浅层称跖腱膜，深层叫骨间跖侧筋膜。跖腱膜与手掌腱膜相似，但比较发达而坚韧，纤维多为纵行。

跖腱膜在作用上与保持足纵弓有密切关系。其于跟骨的起点，在运动中承受极大的牵拉力，容易出现结筋病灶点，即失眠前。

自跖腱膜的浅面向皮肤发出许多纤维束，穿过皮下脂肪组织而终止于皮肤。在足底内外侧沟处，自跖腱膜的深面向足底肌深部发出两个肌间隔，分别止于骨间跖侧筋膜。这两个肌间隔将足底中间肌隆起与两侧肌隆起隔开，于是在足底形成三个肌纤维鞘。中间鞘内含有趾短屈肌、趾长屈肌、蚓状肌、跖方肌和收肌，各趾的屈肌腱之间通过血管和神经。外侧鞘内含有小趾展肌和小趾短屈肌。内侧鞘内含有趾的其他各肌。两肌间隔之间，肌运动方向稍有差异，相互磨损，可以出现结筋病灶。

足底筋膜深层（即骨间跖侧筋膜）覆盖骨间肌的跖侧面，与跖骨跖侧面的骨膜愈合，这层筋膜与骨间背侧筋膜及相邻两侧的跖骨共同构成四个跖骨间隙。各个间隙内含有骨间肌及血管、神经。

足底内侧沟和足底外侧沟均位于足底，前者位于足底内侧隆起与中间隆起之间，其深面通过足底内侧血管及神经；后者位于足底外侧隆起与中间隆起之间，其深面通过足底外侧血管及神经。足底沟，尤其是内侧沟有胫神经与动脉、静脉通过，在进行针刺或长圆针治疗时，应防止其损伤。

3. 足肌

人类足的功用主要是支持体重和行走，而前者尤为重要，故足肌的主要功用在于维持足弓。因为小腿三头肌借跟腱作用于足跟，有使足拉平的作用，所以足肌都是跟腱的对抗肌。临床上所见小腿三头肌瘫痪后不仅形成仰足（或称钩足）畸形，而且足弓也有显著增高。由于足趾不能对跖，故足部没有对跖肌，除此以外，足肌与手肌在配布及层次上大同小异。

（1）足背肌

人类手背没有与足背肌类似的肌肉，这类肌肉在足背也不发达，为足背固有肌，由两块肌肉构成。

趾短伸肌位于足背皮下，趾长伸肌腱的深面，为弱小的扁肌。足背外侧比较隆起，就是由于该肌存在的缘故。在跗骨窦入口的前方，起自跟骨前端的上面和外侧面及小腿十字韧带，肌束起始后向前内方走行，移行于细腱，腱与趾长伸肌腱斜行交叉，分别移行于第2~4趾的趾背腱膜。此肌收缩时，可伸中间三趾，并向外侧牵引。趾短伸肌受腓深神经支配。其起点处的损伤可影响跗骨窦内容物，加重其发病的几率。

拇短伸肌位于趾短伸肌的内侧，起点与趾短伸肌相同，为弱小的梭形扁肌，肌纤维斜向前内方，移行于细腱，抵止于拇第一节趾骨基底部的背面。其作用为伸拇。拇短伸肌受腓深神经支配。拇短伸肌与拇长伸肌及肌腱共于跗骨关节面磨损，可形成腱鞘炎和囊肿等病变和结筋病灶点。

（2）足底肌

足底肌在分类上与手掌肌类似，也分为三群：即内侧群、外侧群及中间群。这些肌肉大部分都有维持足弓的功用。

①内侧群

拇趾展肌位于足底内侧缘皮下，其外侧为短屈肌，属于坚强的羽状肌。主要起自跟骨结节的内侧及舟骨粗隆，部分肌束起自跖腱膜和分裂韧带，肌束向前移行于坚强的肌腱。其腱与短屈肌内侧腹愈着后，止于第一节趾骨基底部的跖侧。腱内常有一籽骨存在。此肌收缩时，使拇远离中趾而外展，对维持足弓也起主要作用。拇趾展肌受足底内侧神经支配。其起自舟骨粗隆处，与胫骨后肌共同挤压，可形成结筋病灶点，即然谷次。

拇短屈肌位于足内侧缘前端的皮下、拇展肌腱的外侧及深面，直接与第一跖骨相贴。起于第一楔骨的底面、胫骨后肌的肌腱和足底面的各肌腱，肌束向前分成两个肌腹，两肌腹之间的底面有拇长屈肌腱经过。内侧肌腹与展肌合成一腱，抵止于拇第一节趾骨基底部跖肌的外侧，这两个腱内各包含一玉米粒大小的扁形籽骨，二籽骨之间借纤维软骨相连，在其跖面形成一沟，沟内有拇长屈肌腱经过，故该沟可起滑囊作用。此肌除有维持足弓的作用外，还可屈拇的第一节趾骨。拇短展肌受足底内侧及外侧神经支配。第一跖趾关节是足底受力点之一，拇长屈肌腱又受二籽骨限制，故容易出现结筋病灶点。

拇收肌位于足底中部，分为斜头及横头。斜头位于趾长屈肌腱、蚓状肌和跖方肌的深面，其深面紧贴骨间肌。斜头呈纺锤形，肌纤维起自跖长韧带、腓骨长肌囊、第3楔骨跖面和第2~3跖骨基底部的跖面，肌纤维斜向前内方与拇短屈肌内侧腹合成一腱，止于趾第1节趾骨基底部跖侧面的外侧。横头较弱，位于趾长屈肌腱和蚓状肌的深面，横列于第2~5跖骨头的跖面，此部有时可以单独成为一块肌肉，即所谓足横肌。横头以单独肌束起自第3~5跖趾关节囊，肌纤维横行向内，至趾第1节趾骨后面，移行于斜头的肌腱。此肌的作用是向足底正中线牵引趾，并屈趾。收肌受足底外侧神经（S_2、S_3）支配。该肌在肌间隔处，会加重其磨损，促成结筋病灶的形成。

②外侧群

小趾展肌位于足的外侧缘，跖腱膜的深面，前端位于小趾短屈肌的外侧。起自跟骨结节的跖侧，肌纤维向前移行于两个短腱，外侧腱抵止于第5跖骨粗隆，内侧腱止于小趾第1节趾骨基底部跖侧面。其作用为外展及屈小趾。小趾展肌受足底外侧神经（S_1、S_2）支配。其与腓骨短肌共同牵拉第5跖骨基底相隆，使其损伤加重。

小趾短屈肌位于足外侧缘的前端，深面与第5跖骨跖侧面紧贴，外侧部分为小趾展肌遮盖，为一小纺锤形肌肉。起自第5跖骨基底部的跖面和跖长韧带，抵止于小趾第1节趾骨基底部跖侧面的内侧。此肌有屈小趾第1节趾骨的作用。小趾短屈肌受足底外侧神经（S_1、S_2）支配。其起止点可引起或加重结筋病灶的症状。

③中间群：

趾短屈肌位于足底中部，与上肢的指浅屈肌相当，在跖腱膜的深面，呈梭形，与跖腱膜关系密切。起自跟骨结节及跖腱膜，肌纤维向前移行于四个肌腱，分别至第2~5趾。趾短屈肌受足底内侧神经（L_5~S_1）支配。其起点可加重结筋点失眠前的症状。止点可加重结筋点跖趾2~5的症状。

足蚓状肌一般有四条，位于跖腱膜前端的深面，趾长屈肌腱之间，其形状如蚯蚓，故称为蚓状肌。第一条蚓状肌起自屈第2趾的趾长屈肌腱内侧缘，其余三条，起自屈第2~5趾的趾长屈肌腱的相对缘。各腱分别沿小头横韧带的跖面绕过第2~5趾的第一节趾骨基底部的内侧，移行于各趾的趾背腱膜。此肌的各肌腱与跖趾关节囊之间有足蚓状肌囊。其作用为屈跖趾关节，伸趾关节，并使各趾内收。第1~2蚓状肌由足底内侧神经支配，第3~4蚓状肌由足底外侧神经支配。各跖间蚓状肌囊也是常见的结筋病灶点。

4. 足的腱滑液鞘

足的腱滑液鞘分为两种，即踝关节周围的腱滑液鞘和足趾跖侧的腱滑液鞘。

踝关节周围的腱滑液鞘，随小腿肌肉的分群而分为三群，即前群、内侧群和后群。

（1）前群

位于小腿横韧带和十字韧带的深面，分别包绕于各伸肌腱的周围，内侧为胫骨前肌腱鞘，其上端达小腿横韧带的上缘，下端至十字韧带的远侧缘；中间鞘为拇长伸肌腱鞘，其近端稍越过十字韧带上缘，下端达第1楔跖关节处；最外侧为趾长伸肌和第3腓骨肌腱鞘，上端越过韧带的上缘，下端平齐第3楔骨中点。各腱鞘在小腿横韧带、十字韧带深面相互磨损，可出现结筋病灶点，其依次为中封次、商丘次、解溪次、丘墟次等。

（2）内侧群

位于分裂韧带的深面，自前而后分别包绕胫骨后肌腱，趾长屈肌腱和长屈肌腱的周围。胫骨后肌腱鞘，其上端约在内踝上方4厘米处，远端达腱的抵止处（舟骨附近）；趾长屈肌腱鞘的上端至内踝稍上方，下方达舟骨平面附近；拇长屈肌腱鞘上方至内踝，下方达第一跖骨基底部。三组腱鞘在分裂韧带深面相互磨损，可在内踝后形成结筋病灶点，即太溪次；在内踝下形成结筋病灶点，即照海次。

（3）外侧群

位于腓骨上、下支持带的深面，有包绕腓骨长肌腱和腓骨短肌肌腱周围的腱滑液鞘。鞘的上端为一个单独的滑液鞘，把腓骨长、短肌的肌腱包裹在一起；下端分为两个单独的鞘，分别包绕着腓骨长、短肌的肌腱。鞘的上端达外踝尖上方4厘米左右，下方至外踝尖下方4厘米左右。腓骨长、短肌腱鞘与腓骨上下支持带相互磨损，亦可形成结筋病灶点，在外踝后者，即昆仑次；在外踝下者，即申脉次。

发生于本范围的痹痛常被诊断为：腓骨肌腱脱位、踝伸肌支持带和屈肌支持带损伤、踝部韧带损伤、胫骨后肌腱滑脱综合征、腓骨肌腱滑脱综合征、跗骨窦综合征、踝关节脱位、足踝部损伤性腱鞘炎、跖管综合征、跟腱炎和跟腱腱围炎、跟腱断裂、跖腱膜损伤及断裂、扁平足、跟骨下脂肪垫炎、跟痛症、跖骨疲劳性骨膜炎、足筋膜间室综合征、趾底总神经卡压综合征、足拇外翻、足拇内翻等。

一、足太阳经筋

足太阳经筋"起于足小指，上结于踝，邪上结于膝，其下循足外踝，结于踵，上循跟，结于腘。其别者结于踹外，上腘中内廉，与腘中并，上于臀。"主要分布于足小趾、外踝、足跟、跟腱，并循小腿外侧、后侧、内侧合并于腘窝，沿腘绳肌结于臀部。主足小趾外展、跖屈、踝外翻、小腿后伸运动。足太阳经筋受到损伤涉及下述组织时，可引起足踝部痹痛。

小趾展肌起自跟结节跖侧，肌纤维向前移行成肌腱，分别抵止第5跖骨粗隆和足小趾第1节基底。两抵止点位于足外，又容易受外界摩擦挤压，可出现结筋病灶点，即束骨次、京骨次。

腓骨肌上下支持带位于踝关节前及外侧面，其下有腓骨长肌和腓骨短肌与肌腱通过，两者在足背伸、外翻活动时，会造成磨损而出现结筋病灶点，上支持带处为昆仑次，下支持带处为申脉次。

跟腓韧带位于踝关节外侧，起自腓骨外踝，止于跟骨外侧。距跟外侧韧带起自距骨外侧，止于跟骨外侧。有固定加强踝关节囊的作用。踝关节伸屈内翻时可牵拉受伤，其痛点常在申脉次、泉生足次。

腓骨长肌、腓骨短肌起自腓骨外侧缘，在腓骨颈的腓总神经穿越点及腓骨中部，中下1/3的腓浅神经穿筋膜点可出现结筋病灶点，即陵下次、丰隆次、光明次等。

小腿三头肌分别起自股骨内外踝、腓骨及胫骨后比目鱼肌线，向下移行成跟腱，抵止于跟骨结节。其抵止点受小腿肌的牵拉而易受损，其跟腱与皮肤、跟腱、胫骨间皆有滑液囊相隔，是常见的结筋病灶，即女膝次、泉生足次。其腱起点即承山次，其两侧肌腹于腱上止点系承山内、承山外。比目鱼肌联合腱弓处的损伤点，即合阳次。其起点分别为外合阳、内合阳。腓肠肌的起点，即委阳次与阴谷次。这些结筋病灶点在踝部足太阳经筋病损过程中，常互相牵连而同时发病。

小腿外侧间隔为一密闭腔隙，其内后是小腿的肌间隔筋膜，外侧为小腿固有筋膜。其中包绕腓骨长、短肌及腓浅神经，当小腿外侧肌过度劳损时，可引起此间隙内渗出及压力升高，从而影响腓骨长短肌的功能并引起疼痛或引起腓浅神经分布区的麻木。

【病因病机】

（1）外感：汗出当风、夜卧受凉、久居湿地或冒雨涉水，风寒湿邪侵袭踝部足太阳经筋与经脉。足太阳经筋与经脉因寒而收引，肌肉筋膜舒缩失常，加重着藏其间的经脉涩滞，气血瘀滞致溢出脉道，局部筋肉肿胀，致痛物质堆积，加之经筋肌肉保护性痉挛，故出现外踝部痹痛。

（2）外伤：突然超生理范围的内翻扭伤，足外侧踢球等，使踝部足太阳经筋相关肌肉、筋膜附着点牵拉受伤或撕裂，损伤处出血、渗出，使组织肿胀，致痛物质堆积，而受损筋肉的保护性痉挛，进一步加重局部的病理变化和疼痛。

（3）劳损：长期从事负重行走，尤其是在高低不平的路面上长途奔走，跑步等，使足踝部足太阳经筋所属肌肉、韧带疲劳损伤。有人长期穿着高跟皮鞋、高靴皮鞋，改变了正常受力分布，则更使足太阳经筋长时间牵拉而疲劳损伤。处于疲劳状态的筋肉应激反应减低，则更易造成再次损伤，损伤的筋肉组织出血、渗出，使致痛物质堆积而疼痛。因伤痛激惹而导致受损筋肉保护性痉挛，则进一步加重了疼痛。

【临床表现】

急性"扭脚"者或外踝被打击、碰撞者，伤后即出现剧烈疼痛，局部肿胀，皮下瘀血，足不能着地，跛行。

慢性劳损者多为从事负重跑步、跳跃、旋转足踝、穿瘦紧工作鞋者，如装卸搬运工作、长跑、跳远、滑冰运动员、杂技芭蕾演员等，因足跟、足外缘长期被摩擦、跳跃、负重走跑等使足跟、第5跖骨基底被牵拉，可出现足跟、跖外缘酸胀，久之出现小腿酸痛，足踝胀痛。遇路不平，踝侧突发剧疼如针刺。足背伸阻抗痛阳性，足踝外翻阻抗痛亦阳性，内翻时，外踝痛亦加重。小腿外侧亦可胀痛，重者，可出现第3~5趾感觉障碍，麻木。小腿三头肌及跟腱腱周炎者则由小腿酸胀不舒，渐至疼痛，但休息后则减轻，活动时又加重。后期则在休息后，反而疼痛不减，或疼痛稍减轻，不久又加重，出现这种规律性疼痛，致使患者提足跟和后蹬腿动作受限。走路时，被迫全脚着地或靠足跟支撑跛行。

【检查】

沿足太阳经筋由足趾向上依次检查，第5趾间关节伸面可因穿鞋过紧磨损其上的滑液囊而出现结筋病灶点，即趾趾5。跖趾关节外侧面，亦因摩擦而在关节凸面处，出现结筋病灶点，即束骨次。第5跖骨基底为腓骨短肌、第3腓骨肌、小趾展肌附着或跨越的地方，是受力点，可出现结筋病灶点，即京骨次。外踝下是腓骨长短肌肌腱与腱鞘转折横行处，容易出现结筋病灶点，即申脉次。其深部为距腓韧带，其浅层为腓骨下支持带，可在不同层次出现结筋病灶。足跟部有皮下滑液囊，其被紧鞋挤压，出现结筋病灶点，即女膝次。而在跟腱周围及腱下滑囊损伤时，可出现痛性结节，即泉生次。足外踝疼痛向小腿外侧扩延者，应检查小腿腓骨中段前后缘有否压痛，其痛性结筋点即丰隆次、光明次。当向小腿乃至腘窝扩延者，应检查承山次、承山外、承山内、承筋次、合阳次、合阳内、委阳次、阴谷次等。

【治疗】

1. 早期

病程短、病痛轻，在相关筋结点处可检出压痛，但没有明显的痛性条索或结块。此期可采用（1）毫针疗法（2）火针疗法（3）灸法（4）理筋推拿法（5）水针疗法治疗。

2. 后期

病程较长，反复发作，筋结点因长期反复损伤而出现痛性条索和硬结。凡用上述方法难于松解者，应考虑长圆针疗法。

检查申脉次、京骨次、束骨次、女膝次、泉生足次、丰隆次、光明次、承山次、承山外、合阳次、委阳次、阴谷次、昆仑次、合阳外、髌下等，确定结筋病灶点。触摸其深度，做好标记。常规消毒后，在结筋病灶点处注入 0.5 毫升局麻药作浸润。浸润后外踝痛应立即减轻或消失，由此可鉴别或验证结筋病灶定位的准确程度。沿局麻针头方向和深度，用斜刃长圆针缓慢刺入，先在结筋病灶点表层行关刺法，再深入其旁行恢刺法，使结筋硬结松解。出针后需压迫 1 分钟，以防针孔出血。必要时，在针后再于结筋病灶点处注入川芎嗪等药物，每点 0.5 毫升。

【注意事项】

（1）凡筋结点处无明显阳性体征者，应考虑经筋病以外原因，必要时，应请有关专科专家会诊或转诊，不可贻误病情。

（2）火针、水针注射、长圆针疗法应注意局部消毒。

（3）有经络、脏腑合并症者，可配合循经辨证取穴或对症配穴治疗。

（4）术后应避免劳累或冒犯风寒。

二、足少阳经筋

足少阳经筋"起于小指次指，上结外踝，上循胫外廉，结于膝外廉。其支者，别起外辅骨，上走髀，前者结于伏兔之上，后者结于尻。"主要分布于第 4 趾、外踝、小腿前外侧、膝外侧、股外侧，前与足阳明经筋相会合，后与足太阳经筋毗邻。主足踝、膝、髋外翻外展，踝背伸。当足少阳经筋损伤涉及下列组织时可引起足踝部痹痛。

距跟、骰骨共同围成跗骨窦，窦内有韧带（距跟骨间韧带），位置较深，其中还有血管及滑液囊，当外踝内翻扭伤时，跗骨窦韧带常被损伤，由于其深在窦内，其上被拇短伸肌、趾短伸肌覆盖，处理时有一定难度，故常成为慢性足踝痛的原因。在跗骨窦前后，有距跟外侧韧带和距跟骨间韧带加强。尚有腓骨肌下支持带、丁字韧带、外踝副韧带、距腓前韧带、跟腓韧带限制。其痛性结节即丘墟次与丘墟下。

腓骨短肌起自腓骨下部外侧面，止于第 5 跖骨基底，其起点为腓长、短肌及趾长伸肌的交会点，由于负力方向和程度都不均衡，容易受伤而出现结筋病灶点，即丰隆次。

腓骨长肌在小腿外侧，起于腓骨外侧面上方，肌腱经外踝转至足底。其起点受力较重，且由于起点腱膜间有一弓形间隙，其中有腓总神经通过，故也是疼痛敏感点，常出现痛性结节，即陵下次。腓骨长短肌于踝外侧转折点，容易出现结筋病灶点，即申脉次。

小腿筋膜在膝部增厚，覆盖腓骨长肌、胫骨前肌、趾长伸肌起点、髂胫束止点，并在腓骨头、胫骨内髁附着，在腓骨头前方，形成力交叉点，故容易出现结筋病灶点，即阳陵泉次等。

小腿筋膜覆盖小腿表面，并深入肌间隙，形成多个肌间隔，外侧肌间隔正处于足少阳经筋走行分布范围。其前内侧、后侧均为小腿肌间隔筋膜，外侧为小腿固有筋膜，其间有主足外翻的腓骨长、短肌通过，并有腓浅神经从小腿中下 1/3 的外侧处穿出筋膜。此穿出点，可卡压并激惹腓浅神经，引起足趾麻木、发凉等症状，其结筋病灶，即光明次。肌间隔内容物的损伤、病变会影响足少阳经筋的功能。

小腿筋膜在踝周，形成多条支持带，固定踝部肌腱并与之磨损，在前外侧的损伤点，即丘墟次、申脉次、解溪次等处。

【病因病机】

（1）外感：汗出当风、夜卧受凉、久居湿地或冒雨涉水，风寒湿邪侵袭踝部足少阳经筋与经脉。足少阳经筋与经脉因寒而收引，肌肉筋膜舒缩失常，加重着藏其间的经脉涩滞，气血瘀滞致溢出脉道，局部筋肉肿胀，致痛物质堆积，加之经筋肌肉保护性痉挛，故出现外踝痹痛。

（2）外伤：除直接外力打击、碰撞而致伤外，多为内翻扭伤足踝所致。踝内翻时，使外踝副韧带，跟腓骨外、后韧带，距跟外侧韧带，尤其是跗骨窦韧带及滑液囊被牵拉损伤，其韧带部分或完全断裂，常合并周围神经血管损伤。重者，可发生撕脱骨折和关节囊撕裂损伤。外踝相关的肌肉由于踝部病理性刺激也常发生保护性痉挛，这不仅使痉挛肌肉缺血、抵抗力下降，而且，因过度牵拉加重踝部疼痛和病症。

（3）劳损：长期从事跑、跳、转体、从高处跳下等运动和工作的人，足在内翻位负重着地，使踝外侧骨间间隙超生理范围加大，从而使诸韧带慢性劳损。由于内侧副韧带比外侧副韧带紧张而结实，外踝位置又较内踝低，所以，当踝不稳定或扭伤时，一般都使外踝的韧带先受伤。另外，由于膝有 10 度左右的生理内翻角，所以，脚着地时，都有轻微的内翻并首先触地。没有充分准备的足落地，常引起外踝部各韧带在松弛状态下突然落地而牵拉受伤。长期行走亦使足少阳经筋长时间持续牵拉而损伤和疲劳。处于疲劳状态的筋肉应激反应降低，则更易造成再次损伤，损伤的筋肉组织出血、渗出，使致痛物质堆积而疼痛。因伤痛激惹而导致受损筋肉保护性痉挛，则进一步加重了疼痛。

【临床表现】

直接外伤或严重扭伤时，外踝部即刻出现撕裂样剧痛，随即出现青肿、瘀血、踝不能负重，跛行或不能着地。足外翻阻抗或内翻时疼痛加重。有时引起胫前、小腿外侧肌群痉挛或牵拉伤。严重时，可至小腿外侧肌间隙血管通透性增加，体液或血液渗出，血运障碍，使肌间隙内压逐渐增加，而出现小腿前外侧剧痛，足第 4、第 5 趾麻木。

慢性劳损者，多为外踝酸痛，逐渐加重。休息后好转，下地走路时疼痛，不敢着地，活动后稍好转，休息后再行走时又疼痛。常在外踝几个结筋病灶点处有固定压痛点，触之亦肥厚，可有痛性结节。

【检查】

沿足少阳、太阳检查筋结点。在外踝前方，触及距腓前韧带附着处，常有痛性结节，即丘墟次。向下触摸跗骨窦区，常有肥厚和压痛，慢性踝关节痛者，常可累及，此即丘墟下。在外踝扭伤时，足少阳与太阳经筋多合并损伤，故检查第 5 跖骨基底的京骨次与外踝后下方的申脉次，有痛性结节者应一并治疗。

向小腿部放散后，应沿腓骨向上触摸，检查丰隆次、光明次、陵下次、阳陵次等处，有痛性结节者，应分批进行治疗。

【治疗】

1. 早期

病程短、病痛轻，在相关筋结点处可检出压痛，但没有明显的痛性条索或结块。此期可采用（1）毫针疗法（2）火针疗法（3）灸法（4）理筋推拿法（5）水针疗法治疗。

2. 后期

病程较长，反复发作，筋结点因长期反复损伤而出现痛性条索和硬结。凡用上述方法难于松解者，应考虑长圆针疗法。

检查丘墟次、丘墟下、京骨次、申脉次、解溪次、丰隆次、光明次、阳陵泉次、陵下次、髌下等，确定结筋病灶点。触膜其深度，做好标记。常规消毒后，在结筋病灶点处注入 0.5 毫升局麻药作浸润。浸润后踝痛应立即减轻或消失，由此可鉴别或验证结筋病灶定位的准确程度。沿局麻针头方向和深度，用斜刃长圆针缓慢刺入，先在结筋病灶点表层行关刺法，再深入其旁行恢刺法，使结筋硬结松解。出针后需压迫 1 分钟，以防针孔出血。必要时，在针后再于结筋病灶点处注入川芎嗪等药物，每点 0.5 毫升。

【注意事项】

（1）凡筋结点处无明显阳性体征者，应考虑经筋病以外原因，必要时，应请有关专科专家会诊或转诊，不可贻误病情。

（2）火针、穴位注射、长圆针疗法应注意局部消毒。

（3）有经络、脏腑合并症者，可配合循经辨证取穴或对症配穴治疗。

（4）术后应避免劳累或冒犯风寒。

三、足阳明经筋

足阳明经筋"起于中三趾，结于跗上，邪外上，加于辅骨，上结于膝外廉，直上结于髀枢。"主要分布于足背、胫前、膝股前侧。主背伸足跗、伸膝等运动。足阳明经筋损伤涉及下述组织时，可引起足踝部痹痛。

距舟、舟楔关节是足背活动较多的关节，当足跖屈时，其间隙加大，从而牵拉距舟韧带、楔舟韧带，可造成韧带损伤。当足背伸时，两关节面互相挤压，又可造成关节软骨及相关组织的挤压损伤。所以，在足背距舟、舟楔关节处常有痛性结节出现，即冲阳次。

趾长伸肌在小腿足背前侧、胫骨前肌外侧、胫骨外侧、起自胫骨体、腓骨上端，向下移行成肌腱，从踝部横韧带、上下支持带深面穿过，分成 5 条肌腱，分别止于第 2～5 趾及第 5 跖骨基底部，在踝部还有腱鞘包护。当足频繁活动时，可造成其与韧带间的磨损，而出现结筋病灶点，即解溪次。趾长伸肌在足背部跨越诸足跗关节，在关节面及相关韧带的隆起部与之摩擦亦可出现结筋病灶点，有时会出现囊肿样筋结病灶。其最常见于距舟关节前，亦即冲阳次。趾长伸肌起点在胫腓骨上端及小腿上端、骨间筋膜处，亦可牵拉受伤，即足三里次、阳陵泉次。

【病因病理】

（1）外感：汗出当风、夜卧受凉、久居湿地或冒雨涉水，风寒湿邪侵袭踝前足阳明经筋与经脉。足阳明经筋与经脉因寒而收引，肌肉筋膜舒缩失常，加重着藏其间的经脉涩滞，气血瘀滞致溢出脉道，局部肌肉肿胀，致痛物质堆积，加之经筋肌肉保护性痉挛，故出现踝前痹痛。

（2）外伤：直接的足背打击伤、撞伤、砸伤造成直接损伤。突然超生理范围的足背伸运动，或被动跖屈，使足阳明的相关肌肉、筋膜附着点牵拉受伤或撕裂，损伤处出血、渗出，使组织肿胀，致痛物质堆积，而受损筋肉的保护性痉挛，进一步加重局部的病理变化和疼痛。

（3）劳损：长期从事踝负重工作，如负重奔走、跳跃、转体的运动员，搬运工、礼仪、警卫等站立工作，及杂技、体操等超生理范围活动的工种，踢足球类踝爆发用力的运动，跪姿工作的特殊行业，如划船、自行车运动员等，使踝、足跗诸关节与韧带、趾长伸肌腱等被牵拉、磨损，加之长期疲劳性活动，使筋肉应激反应减低，则更易造成再次损伤，损伤的筋肉组织出血、渗出，使致痛物质堆积而疼痛。因伤痛激惹而导致受损筋肉保护性痉挛，则进一步加重了疼痛。

【临床表现】

以足踝部疼痛、不舒服感为主。急性损伤者，可有皮下瘀血，局部肿胀，触之疼痛明显。慢性者，常无明显症状，需两侧对比，可见轻微肿胀，做足跖屈时，或做足外翻阻抗时，疼痛明显。一般走路尚可，但若奔跑或做旋转时，踝部疼痛。做某个角度踝旋转或内翻时，突然疼痛如针刺，从而使病人平时亦不敢做大幅度屈伸踝关节动作。特别应注意对跗骨窦内外韧带的检查，在距、跟、骰骨交界处触摸按压，常可触及痛性结节和肿块。重者，疼痛可向小腿前外侧扩展，可引起腓骨长、短肌、趾长伸肌起点损伤，从而出现小腿外侧肌间隔胀痛、酸胀，足背伸时加重，甚至引起第4～5趾麻木。

【检查】

沿足阳明经筋检查，距舟、舟楔关节处有否肿胀、压痛，出现痛性结节者，即为冲阳次。按其结筋病灶点，使足跖屈时，疼痛加重。于踝前触摸距腓前韧带及趾长伸肌腱，此处的痛性结节，即结筋病灶点为丘墟次、解溪次。有脚内翻损伤史者，常合并少阳经筋损伤，故应检查束骨次、申脉次、丘墟下等。痛向小腿扩延者，常在胫腓骨上端有压痛，其腓骨头前结筋病灶点为阳陵泉次，腓骨颈处为陵下次，胫骨结节内侧为足三里次，腓骨中下段外侧压痛为丰隆次，丰隆次下方，皮下硬结索条，即光明次。

【治疗】

1. 早期

病程短、病痛轻，在相关筋结点处可检出压痛，但没有明显的痛性条索或结块。此期可采用（1）毫针疗法（2）火针疗法（3）灸法（4）理筋推拿法（5）水针疗法治疗。

2. 后期

病程较长，反复发作，筋结点因长期反复损伤而出现痛性条索和硬结，凡用上述方法难于松解者，应考虑长圆针疗法。

检查冲阳次、解溪次、丘墟次、丰隆次、光明次、陵下次、阳陵泉次、足三里次等，确定结筋病灶点。触摸其深度，做好标记。常规消毒后，在结筋病灶点处注入0.5毫升局麻药浸润，浸润后踝痛应立即减轻或消失，由此可鉴别验证结筋病灶定位的准确程度。沿局麻针头方向和深度，用斜刃长圆针缓慢刺入，先在结筋病灶点表层行关刺法，再深入其旁行恢刺法，使结筋硬结松解。出针后需压迫1分钟，以防针孔出血。必要时，在针后再于结筋病灶点注入川芎嗪等药物，每点0.5毫升。

【注意事项】

（1）凡筋结点处无明显阳性体征者，应考虑经筋病以外原因，必要时，应请有关专科专家会诊或转诊，不可贻误病情。

（2）火针、水针注射、长圆针疗法应注意局部消毒。

（3）有经络、脏腑合并症者，可配合循经辨证取穴或对症配穴治疗。

（4）术后应避免劳累或冒犯风寒。

四、足太阴、厥阴经筋

足太阴经筋"起于大趾之端内侧，上结于内踝。其直者，络于膝内辅骨，上循阴股，结于髀。"

足厥阴经筋"起于大趾之上，上结于内踝之前，上循胫，结内辅之下。上循阴股，结于阴器，络诸筋。"

两条经筋主要布于足大趾、踝前、胫骨前内与股内侧，主足背伸、内翻的作用。两经筋损伤涉及下述组织时，可引起足踝部痹痛。

足踝的距小腿关节（距上关节）由胫骨的下关节面、内踝关节面和腓骨外踝关节面与距骨滑车构成。距上关节囊前有距胫前韧带和胫舟韧带加强，距舟关节有距舟韧带加强，上述韧带上有拇长伸肌、胫骨前肌等通过。当踝跖屈时，诸韧带被牵拉可造成损伤，可出现结筋病灶。

拇长伸肌在胫骨前肌和趾长伸肌之间，起自腓骨内侧面和小腿骨间膜，肌纤维向下移行成肌腱，穿过伸肌上下支持带深面，至趾末节趾骨底。有使踝、趾背伸的作用，当踝趾频繁活动而劳损时，其起点、穿越支持带点、越过距舟、舟楔关节高突处，均可因磨损而出现结筋病灶，即丰隆次、商丘次、中封次、冲阳次等。

胫骨前肌在小腿前面，胫骨外侧，起自胫骨体外侧面，肌纤维向下移行成肌腱，包绕腱鞘，通过支持带深面，止于内侧楔骨内侧面。其在经过舟骨面时，尚有滑液囊相隔。在踝趾过度活动而劳损时，其起点、穿越支持带点、舟骨滑液囊处，可出现结筋病灶点，即足三里次、中封次、公孙上。

第1跖趾关节在足内弓中受力较大，加之趾本身有外翻角度，其关节囊内侧面较易受到摩擦和损伤，其皮下常存在滑液囊，故常出现结筋病灶，即大都次。

跗跖关节内侧面比较高突，容易出现结筋病灶点，即公孙次。

【病因病机】

（1）外感：汗出当风、夜卧受凉、久居湿地或冒雨涉水，风寒湿邪侵袭足踝足太阴、厥阴经筋与经脉。足太阴、厥阴经筋与经脉因寒而收引，肌肉筋膜舒缩失常，加重着藏其间的经脉涩滞，气血瘀滞致溢出脉道，局部筋肉肿胀，致痛物质堆积，加之经筋肌肉保护性痉挛，故出现踝部痹痛。

（2）外伤：足背部常受直接外力撞击、砸伤，造成局部损伤。突然超生理范围的背伸，用力踢球、摔绊，使足太阴、厥阴经筋的相关肌肉、筋膜附着点牵拉受伤或撕裂，损伤处出血、渗出，使组织肿胀，致痛物质堆积，而受损筋肉的保护性痉挛，进一步加重局部的病理变化和疼痛。

（3）劳损：长期从事足球、跑步、摔跤、跆拳道等用足踝的运动，或穿紧束鞋的芭蕾舞、杂技、冰雪运动的演员、运动员等。使足背足太阴、厥阴经筋长时间持续牵拉而疲劳损伤。处于疲劳状态的筋肉应激反应减低，则更易造成再次损伤。损伤的筋肉组织出血、渗出，使致痛物质堆积而疼痛。因伤痛激惹而导致受损筋肉保护性痉挛，则进一步加重了疼痛。

【临床表现】

足背及内侧弓酸胀、疼痛，负重时，如扛、抬重物时加重。足外翻及背伸阻抗时疼痛明显。足尖触地或用足前部行走时，疼痛加剧或完全不能持重。所以，病人不能跳跃，行走时喜用足跟着地，出现跛行步态。久之胫前区继发疼痛。

被打击、砸伤者，常有局部皮肤破损和皮下瘀血，注意有否骨质损伤。久病不愈者，可触及骨面上经筋组织高突不平、肥厚、压痛，尤其按住痛点，再活动足趾、背伸足踝、内翻踝部时，可感到痛性索条滑动或弹响。

【检查】

沿足太阴、厥阴经筋检查足踝、趾背侧和足弓内侧的筋结点。趾侧舟趾关节及距舟关节囊处，常可触及痛性索条。被动活动时，有痛性硬结活动，此常为长伸肌腱损伤，有时可触及圆形囊肿。若痛点固定不移者，又多为距舟韧带或舟跖韧带的损伤。久之拍 X 光，可见"骨刺"形成。上述痛性结块即冲阳次。

沿足踝横纹触摸，当嘱患者内翻踝趾，可清晰触及胫骨前肌肌腱及腱鞘，其压痛者，即为中封次。伸屈趾时，踝部出现痛性结节者，即商丘次。上述痛点不随趾活动者，多为深部韧带损伤，应注意区别。

沿足内侧弓触摸，当第一跖趾关节内侧面有肥厚痛性结节者，即大都次。当第一跖楔关节内侧关节囊肥厚压痛者，即公孙次。当楔舟关节面出现痛性肥厚者，即结筋病灶点公孙上。久病伴小腿胫前胀痛者，可沿趾长伸肌检查其起点，胫骨体内侧面上端亦可有压痛点，即足三里次。腓骨前内侧中段可有痛性条索，即结筋病灶点丰隆次。

【治疗】

1. 早期

病程短、病痛轻，在相关筋结点处可检出压痛，但没有明显的痛性条索或结块。此期可采用（1）毫针疗法（2）火针疗法（3）灸法（4）理筋推拿法（5）水针疗法治疗。

2. 后期

疗程较长，反复发作，筋结点因长期反复损伤而出现痛性条索和硬结。凡用上述方法难于松解者，应考虑长圆针疗法。

检查大都次、公孙次、公孙上、冲阳次、商丘次、中封次、丰隆次、足三里次、阳陵泉次等确定结筋病灶点。触摸其深度，做好标记。常规消毒，在结筋病灶点处注入 0.5 毫升局麻药作浸润，浸润后踝痛应立即减轻或消失，由此可鉴别或验证结筋病灶定位的准确程度。沿局麻针头方向和深度，作斜刃长圆针缓慢刺入，先在结筋病灶点表层行关刺法，再深入其旁行恢刺法，使结筋硬结松解。出针后需压迫 1 分钟，以防针孔出血。必要时，在针后再于结筋病灶点注入川芎嗪等药物，每点 0.5 毫升。

【注意事项】

（1）凡筋结点处无明显阳性体征者，应考虑经筋病以外原因，必要时，应请有关专科专家会诊或转诊，不可贻误病情。

（2）火针、水针注射、长圆针疗法应注意局部消毒。

（3）有经络、脏腑合并症者，可配合循经辨证取穴或对症配穴治疗。

（4）术后应避免劳累或冒犯风寒。

五、足少阴经筋

足少阴经筋"起于小指之下，并足太阴之筋，邪走内踝之下，结于踵，与太阳之筋合，而上结于内辅之下，并太阴之筋而上循阴股，结于阴器，循脊内挟膂"。主要分布于足底、内踝、小腿及大腿内侧面。主趾踝跖屈、内翻、髋膝内收运动。足少阴经筋受损涉及下述组织时，可出现足踝部痹痛。

屈肌支持带又称分裂韧带，位于踝内侧，起自内踝后下方，止于跟骨内侧面，有固定限制趾屈肌腱、足底血管、神经的作用。但在足趾和踝活动中，可相互磨损而出现结筋病灶点，即照海次、太溪次。

足底筋膜分两层，浅层称跖腱膜，深层为骨间跖侧。跖腱膜坚韧有力，对维持足弓有重要作用。在足负重活动中，其足跟附着处受极大牵拉力，容易被牵拉受伤而出现结筋病灶点，即失眠前。足底筋膜自跖筋膜深面向足肌深部发出两肌间隔。中间鞘内含趾短屈肌、趾长屈肌、各趾屈肌腱及神经血管等，内侧鞘内含屈及其他诸肌。两间隙受力方向不同，分别向不同方向牵拉，使间隙受力而损伤出现结筋病灶点，即涌泉次。

拇趾展肌位于足底内缘皮下，起自跟骨结节与舟骨粗隆。短屈肌起自其外侧深面。长伸肌及腱鞘亦在舟骨粗隆处经过。胫骨后肌抵止于舟骨粗隆。故舟骨粗隆为多条肌肉牵拉之处，容易出现结筋病灶，然谷次。

拇趾长屈肌在小腿三头肌深面，起于胫骨后面中部，止于2~5趾末节。其起点结筋病灶，即合阳次。

拇长屈肌在小腿腓骨侧深面，起于腓骨体后面，止于趾末节基底。其起点结筋病灶点，即丰隆次。

胫骨后肌亦在小腿三头肌深面，起自胫骨腓骨和小腿骨间膜后面，止于舟骨粗隆和三块楔骨。其起点结筋病灶点，即合阳次。止点病灶然谷次。

拇长屈肌、趾长屈肌、胫骨后肌皆向下移行成肌腱，并各有腱鞘包绕，经内踝后下方，穿分裂韧带深面，连同胫后神经与血管共同通过踝管，绕内踝而进入足底。在踝管常出现结筋病灶，即太溪次。

足蚓状肌有四条，位于跖筋膜前端深面，趾长肌腱之间。各肌腱与跖趾关节囊之间有足蚓状肌囊。在足负重活动时，各滑液囊被挤压而受损。同时，各跖趾关节，尤其是第一、第五跖趾关节是足承重点，是被挤压受力之处，可出现结筋病灶，即跖趾1~5。

拇长屈肌在踝下腱鞘较长，在足背伸时，在足内弓下被绷紧挤压，也容易出现结筋病灶，即公孙下。

足跟下有皮下脂肪垫、滑液囊缓冲压力，但因负重、弹跳等原因，常受超常重压而损伤，而出现结筋病灶点，即失眠次。跟骨内侧缘尚有胫神经跟支穿行，故更容易在受伤时被激惹而出现疼痛，此结筋病灶点，即失眠内。跖筋膜牵拉跟骨前缘，亦容易出现结筋病灶点，即失眠前。

【病因病机】

（1）外感：汗出当风、夜卧受凉、久居湿地或冒雨涉水，风寒湿邪侵袭踝部足少阴经筋与经脉。足少阴经筋与经脉因寒而收引，肌肉筋膜舒缩失常，加重了着藏其中的经气阻滞。气血瘀滞而溢出脉道，使局部筋肉肿胀，致痛物质析出堆积。再加之筋肉的痉挛压迫，故出现足踝部痹痛。

（2）外伤：踝部被外力打击、碰撞，从高处坠落或跳下，足跟着地等可引起急性足少阴经筋损伤。突然、超生理范围的足外翻，致过度牵拉内踝部足少阴经筋相关肌肉、肌腱、腱鞘、韧带、滑液囊等，使受力点被牵拉、撕裂而损伤。损伤处出血、渗出，使组织肿胀，致痛物质堆积，加之受损筋肉的保护性痉挛，则进一步加重局部病理变化和疼痛。

（3）劳损：长期从事足趾、足跟持重的工作，如跳高、跳远、装卸、搬运、奔跑、跳跃等运动和工作，经常用踝并做旋转屈伸的运动，如骑自行车、摔跤、舞蹈、武术等，穿高跟、高筒鞋等使踝部不稳，经常出现扭伤"崴脚"等，均会使踝后、踝下韧带长期牵拉损伤，出现慢性渗出和肥厚。足趾剧烈活动，造成各腱鞘的磨损和创伤，各脂肪垫也会因长期超生理范围的挤压而损伤。

足少阴所属肌肉、韧带长时间被牵拉、挤压、撞击而导致损伤和疲劳。处于疲劳状态下的筋肉应激能力降低，则更容易造成再次损伤。损伤的筋肉组织出血、渗出，使致痛的物质堆积而疼痛。同时，因伤痛激惹，导致受损筋肉保护性痉挛，则进一步加重了疼痛。

【临床表现】

从高处落下，足掌或足跟着地，常造成足少阴经筋急性挫伤。在足掌部，足前掌的跖趾关节最突出且受力，其中第1、3、5受力最重，加之足弓受力变形，挤压各蚓状肌滑液囊、趾腱鞘而引起挫伤。足跟着地者，可引起足跟皮下脂肪垫、滑液囊挤压损伤。如落地不稳，又继而发生踝外翻者，常引起内踝三角韧带损伤，内踝出现皮下瘀血和疼痛。上述各痛点即为跖趾1~5、失眠次、照海次。

慢性劳损者，常表现为上述各结筋点及足底、足内弓、内踝、踝后、小腿肚钝痛不舒，休息后减轻，行走、跑跳则加重。重者，出现足掌或足跟不能着地。尤其是休息后或清晨起床时，不能立即负重行走。活动之后，疼痛可减轻或消失。重者则越行走越疼痛，出现跛行。拇长屈肌、趾长屈肌、胫骨后肌在踝后移行为肌腱，并各有独立的腱鞘，绕行于内踝后下方。其上被屈肌支持带覆盖，其中还有胫后动静脉及胫后神经伴行。其下为距骨、跟骨、踝关节囊。上述组织形成一个密闭的骨性纤维管，当踝部、足趾超负荷活动时，会引起各肌腱、腱鞘在踝转折处磨损，当渗出过多时，使踝管内压增加，从而出现内容物压迫症状。轻者，内踝后方酸胀不舒，休息后尚能减轻或消失。重者，则出现行走易疲劳，内踝后疼痛，趾背伸时，内踝后疼痛，且足弓下亦疼痛等。如得不到正确处理，继而出现足底灼痛、麻木、蚁行感等胫神经刺激症状，夜间常因疼痛惊醒，再发展则足底内侧皮肤血运障碍，出现皮肤发凉、苍白、干燥、发亮、变薄、指甲变脆、发暗、足底肌肉萎缩，触压踝后可有痛性索条。叩击踝后太溪次、踝下照海次可使足底麻木加重。作踝关节外翻、背伸、趾跖屈抗阻试验，均出现阳性反应。不仅足底麻痛加重，而且腓骨中份后侧，胫骨后内侧面即拇长屈肌、趾长屈肌、胫骨后肌起点处亦可出现疼痛。严重者，可合并髌下脂肪垫损伤，髌下出现结筋病灶点，引起膝关节痛。还可引起股内收肌群痉挛和耻骨上下支处疼痛，甚至出现腰部疼痛。

【检查】

沿足少阴经筋检查各结筋病灶点。足底疼痛者，应注意对跖趾 1~5 触诊。其中第 1、3、5 出现结筋病灶者最多。足跟疼痛者，可在跟骨结节脂肪垫、滑液囊处，触及痛性结节，即失眠次。而且常在足跟内侧缘，胫神经跟支分布区，触及痛点，即失眠内。跖筋膜牵拉于跟骨结节前方，亦可出现结筋病灶点，即失眠前。足内侧弓下为长屈肌腱抵达处，在背伸时被绷起，容易被摩擦，可出现结筋病灶，公孙下。舟骨内下缘是胫骨后肌、趾展肌、短屈肌等共同起止点，可出现结筋病灶，然谷次。内踝下方，载距突下，系诸屈肌腱转折跨越处，又被分裂韧带卡压，容易出现结筋病灶点，即照海次。内踝后，为踝管所在，叩击时，出现麻窜痛感者，即为结筋病灶点太溪次。伴小腿痛者，可检查陵下次、承山次、合阳次等结筋病灶点，不少人合并膝部疼痛，注意检查髌下脂肪垫，按压髌骨下缘深部，有触痛者，即结筋病灶点髌下。有大腿内收疼痛者，应触诊阴廉次、足五里次。

【治疗】

1. 早期

病程短、病痛轻，在相关筋结点处可检出压痛，但没有明显的痛性条索或结块。此期可采用（1）毫针疗法（2）火针疗法（3）灸法（4）理筋推拿法（5）水针疗法治疗。

2. 后期

病程较长，反复发作，筋结点因长期反复损伤而出现痛性条索和硬结。凡用上述方法难于松解者，应考虑长圆针疗法。

检查跖趾 1~5、涌泉次、失眠前、失眠次、失眠内、公孙下、然谷次、照海次、太溪次、泉生足次、承山次、合阳次、承筋次、陵下次、髌下、阴廉次、足五里次，确定结筋病灶点。触摸其深度，做好标记。常规消毒后，在结筋病灶点注入 0.5 毫升局麻药作浸注，浸润后足踝痛应立即减轻或消失，由此可鉴别或验证结筋病灶定位的准确程度。沿局麻针头方向和深度，取斜刃长圆针缓慢刺入，先在结筋病灶点表层行关刺法，再深入其旁行恢刺法，使结筋硬结松解。出针后需压迫 1 分钟，以防针孔出血。必要时，在针后再于结筋病灶点处注入川芎嗪等药物，每点 0.5 毫升。

【注意事项】

（1）凡筋结点处无明显阳性体征者，应考虑经筋病以外原因，必要时，应请有关专科专家会诊或转诊，不可贻误病情。

（2）太溪次深部为踝管，内有胫神经与胫动脉通过，故不宜深刺，防止损伤胫动脉与胫神经。然谷次、失眠内上方亦系胫后动脉通过之处，不能向内上方针刺，防止损伤胫后动脉。

（3）火针、水针注射、长圆针疗法应注意局部消毒。

（4）有经络、脏腑合并症者，可配合循经辨证取穴或对症配穴治疗。

（5）术后应避免劳累或冒犯风寒。

附：

1. 腓骨肌肌腱脱位

因腓骨长肌和腓骨短肌肌腱在绕外踝滑车处滑脱离位称腓骨肌肌腱脱位。

腓骨长、短肌在外踝沟通过，外踝沟外缘因结缔组织增厚形成一长约 3~4 厘米的嵴，此嵴增加了外踝沟深度并形成滑车，腓骨长短肌腱向前、下方弯曲，且或角最大，覆盖其上的支持带在此也容易损伤，从而导致肌腱滑脱，尤其是足背屈位扭伤时，容易引发本病。

正常情况下，腓骨长、短肌肌腱在绕外踝处时，由外踝前下方的下支持带将其加以固定，使之稳定在滑车内。但正常状态下，人腿都有一定的外翻角，加之人在走动时都是脚底外侧先着地，且踝关节外侧副韧带比内侧副韧带松弛，在踝关节损伤时，也就常因足内翻而撕裂踝外侧诸软组织。如果损伤了外踝前上下支持带，使腓骨肌肌腱失去约束而发生脱位。当人从高处坠落，因道路不平、踩着石块而扭伤等，都可使足失去中立位而发生内翻，若撕裂下支持带，使之失去对腓骨长、短肌肌腱的固定作用，另一方面因距骨松动，在足内翻时它的顶部向外突出，推挤腓骨长和短肌肌腱，使其从外踝下向外移位而发生本病。表现为外踝肿痛、足背屈时，外踝后可见圆形索系状物滑动至外踝皮下，腓骨肌放松时又复位。

本病属中医"踝痛""痹病""腿痛"范畴。多因运动损伤，筋骨退变、劳损所致。外伤或感受风寒湿邪、劳伤筋骨等使痰湿交阻而加重病情。值得注意的是本病多有经筋损伤和结筋病灶，而且它是引起或加重病情的重要原因。经筋损伤者，应在经脉辨证论治基础上，同时从经筋辨证论治角度着手治疗。

表 9 – 168　腓骨肌肌腱脱位辨证取穴表

证型	症状	取穴
风寒湿痹	主症:踝后外侧肿痛,麻痛常向足背放散,伴足趾冷痛,旋踝时伴弹响,X 光可见外髁软组织肿胀损伤影 舌苔脉象:舌淡苔白,脉象浮紧 兼症:①小腿后部疼痛 ②膝外侧疼痛	主穴:昆仑、光明、京骨、申脉、泉生足、女膝 配穴:①承山、合阳、陵下 ②丰隆、飞扬
横络卡压	主症:踝后外侧麻木或肿痛,常向足背放散,伴足趾、小腿冷痛,旋踝时伴弹响,X 光可见外踝前诸软组织损伤影,长期不愈,可触及痛性结节和条索 舌苔脉象:舌淡苔白,脉象沉紧 兼症:①小腿后部疼痛 ②膝前内侧疼痛	结筋点:昆仑次、申脉次、京骨次、光明次、解溪次、丘墟次、丘墟下 配穴:①陵下、阳陵泉、泉生足 ②膝眼、膝关、阴陵泉

2. 踝伸肌支持带和屈肌支持带损伤

踝部伸或屈肌支持带的揿伤称踝伸肌支持带和屈肌支持带损伤。

伸肌支持带分为伸肌上支持带和伸肌下支持带，都是小腿筋膜在踝关节处增厚形成的。伸肌上支持带贴于胫腓骨的前面（也叫小腿横韧带），制约胫骨前肌肌腱、拇长伸肌和趾长伸肌肌腱活动。伸肌下支持带（又称小腿十字韧带），其外侧脚附着于跟骨，约束趾长伸肌和腓骨肌肌腱。其纤维束横行向内，到足背时分为二个内侧脚，近侧脚止于内踝，远侧脚附着于舟骨与第一楔骨，约束胫骨前肌和趾长伸肌肌腱。

屈肌支持带位于内踝后方，附着于胫骨下端内侧，止于跟骨内侧，约束胫骨后肌肌腱、趾长屈肌肌腱、拇长屈肌肌腱和胫血管、神经。

踝关节内外翻、胫腓骨双骨折及分离、直接暴力打击、锐利器械割裂伤等都可发生本病。但一般情况下以慢性劳损造成损伤最常见。其临床表现除症状和体征随损伤的具体韧带稍有区别外，总以疼痛和踝关节失稳。

本病属中医"踝痛""痹病""腿痛"范畴。多因中老年人肝肾亏损，筋骨退变、劳损又加踝扭挫伤所致。外伤或感受风寒湿邪、劳伤筋骨等使痰湿交阻而加重病情。值得注意的是本病多有经筋损伤和结筋病灶，而且它是引起或加重病情的重要原因。经筋损伤者，应在经脉辨证论治基础上，同时从经筋辨证论治角度着手治疗。

表9－169　踝伸肌支持带和屈肌支持带损伤辨证取穴表

证型	症状	取穴
风寒湿痹	主症：踝肿痛，麻痛常向足背放散，伴足趾冷痛，旋踝时伴弹响，X光可见外髁软组织肿胀损伤影 舌苔脉象：舌淡苔白，脉象浮紧 兼症：①小腿后部疼痛　②膝外侧疼痛	主穴：①前侧疼痛：解溪、丘墟、中封、商丘 ②外侧疼痛：昆仑、光明、京骨、申脉 ③内侧疼痛：太溪、泉生足、女膝 配穴：①承山、合阳、陵下 ②丰隆、飞扬
横络卡压	主症：踝麻木或肿痛，常向足背放散，伴足趾、小腿冷痛，旋踝时伴弹响，X光可见外踝前诸软组织损伤影，长期不愈，可触及痛性结节和条索 舌苔脉象：舌淡苔白，脉象沉紧 兼症：①小腿后部疼痛　②膝前内侧疼痛	结筋点：①前侧痛：解溪次、丘墟次、下丘墟、中封次、商丘次 ②外侧痛：昆仑次、光明次、申脉次、京骨次 ③内侧痛：太溪次、泉生足次、女膝次、照海次、公孙上 配穴：①陵下、阳陵泉、泉生足 ②膝眼、膝关、阴陵泉

3. 踝部韧带损伤

踝部韧带的摈伤称踝部韧带损伤，又称足内翻扭伤、足外翻扭伤、崴脚等。

踝内侧副韧带，其上端附着于内踝尖端的前后缘，向下分为深浅两组。浅层的远端止于跟骨内侧，叫跟胫韧带。深层的纤维呈三角形与浅层的纤维并行，按其纤维分别止于距骨前、距骨后和舟骨，所以也分别称为：距胫前韧带、距胫后韧带和舟胫韧带。踝内侧副韧带呈三角形，所以又叫它为三角韧带。

外侧副韧带，起自外踝的尖部和前后缘，向下也分为三束，分别止于距骨的前方、后方和跟骨的外侧面，组成了距腓前韧带、距腓后韧带和跟腓韧带。

踝部的内侧和外侧副韧带，从踝内、外两个方向加固踝关节，维持踝关节的稳定性，有防止足发生内翻和外翻的作用。生理状态下，由于其内侧副韧带比外侧副韧带紧张而结实，比外踝的位置低，能较有力地限制足外翻；另外，因为膝有一定的生理外翻角，所以脚着地时，是在轻微的内翻位上使足外侧先触地，再加之内踝较高，踝外侧副韧带又比较松弛，阻碍足内翻的作用力较小，故踝关节容易发生内翻损伤，同时造成踝外侧副韧带损伤。人体在跑动、跳跃、扭转和从高处坠落时，由于足常在内翻位着地支撑，或者由于路面不平，脚底受硬物垫撑，使足发生了内、外翻，超越了踝关节的正常活动范围时可以使踝部某一侧韧带的紧张性增高或发生纤维断裂而引起本病。临床上有时还可并发神经血管的损伤，出现皮下瘀血和小的血肿形成，严重的患者可以发生内踝或外踝的骨折（多见为撕脱骨折）、踝关节囊撕裂和踝关节脱位等。足是人体与地面直接接触的持重器官，人的体重和负荷全部落在脚上，特别是在日常生活和工作中超重量的背、扛、抬重物及非常情况下的歪扭、撞碰、打击、挤砸等都能使各骨间的韧带因牵拉而发生牵拉损伤或断裂，使骨的正常结构发生变化，从而影响到足的生理功能而引起伤病。据统计，在关节扭伤中本病占第一位，且由于处理不当，延误了病情，常形成慢性发展过程，最终导致踝关节的骨关节病。另外，在注意内、外侧副韧带的同时，还应注意分歧韧带和跗骨窦韧带损伤，尤其是跗骨窦韧带损伤处理不及时或不彻底，常迁延成慢性踝关节疼痛。

本病属中医"踝痛""痹病""腿痛"范畴。多因中老年人肝肾亏损，筋骨退变、劳损又加踝扭挫伤所致。外伤或感受风寒湿邪、劳伤筋骨等使痰湿交阻而加重病情。值得注意的是本病多有经筋损伤和结筋病灶，而且它是引起或加重病情的重要原因。经筋损伤者，应在经脉辨证论治基础上，同时从经筋辨证论治角度着手治疗。

表 9 - 170　踝部韧带损伤辨证取穴表

证型	症状	取穴
风寒湿痹	主症：踝扭伤后肿痛，麻痛常向足背放散，伴足趾冷痛，旋踝时伴弹响，X 光可见外髁软组织肿胀损伤影 舌苔脉象：舌淡苔白，脉象浮紧 兼症：①小腿后部疼痛　②膝内外侧疼痛	主穴：①前侧疼痛：解溪、丘墟、中封、商丘、冲阳 ②外侧疼痛：昆仑、光明、京骨、申脉 ③内侧疼痛：太溪、泉生足、女膝、照海 配穴：①承山、合阳、陵下 ②阴陵泉、膝眼、丰隆、飞扬
横络卡压	主症：踝扭伤后麻木或肿痛，常向足背放散，伴足趾、小腿冷痛，旋踝时伴弹响，X 光可见外踝前诸软组织损伤影，长期不愈，可触及痛性结节和条索 舌苔脉象：舌淡苔白，脉象沉紧 兼症：①小腿后部疼痛　②膝内外侧疼痛	结筋点：①前侧疼痛：解溪次、丘墟次、下丘墟、中封次、商丘次、冲阳次 ②外侧疼痛：昆仑次、光明次、申脉次、京骨次、束骨次 ③内侧疼痛：太溪次、泉生足次、女膝次、照海次、公孙上 配穴：①陵下、阳陵泉、泉生足 ②膝眼、膝关、阴陵泉

4. 胫骨后肌肌腱滑脱综合征

胫骨后肌肌腱因分裂韧带损伤而异常活动称胫骨后肌肌腱滑脱综合。

胫骨后肌起自小腿骨间膜和胫腓骨后面，向内下走行，在内踝后通过跗管，其肌腱鞘起自内踝上 0.5～2 厘米处，下达舟骨结节。胫骨后肌是维持足弓的主要肌肉，在跗管处形成 90 度弯曲，分裂韧带在此约束之。胫骨后肌急慢性损伤可导致其撕裂损伤，减弱了对胫骨后肌肌腱的固定作用，尤其是足跖屈内翻扭伤时，容易引发本病。表现为内踝肿痛、足跖屈内翻时，内踝后可见圆形索系状物滑动至内踝皮下，胫骨后肌放松时又复位。

本病属中医"腿痛""痹病"范畴。多因持续疲劳性行军、运动或因中老年人肝肾亏损，筋骨退变又加剧烈劳损所致。外伤或感受风寒湿邪、劳伤筋骨等使痰湿交阻而加重病情。值得注意的是本病多有经筋损伤和结筋病灶，而且它是引起或加重病情的重要原因。经筋损伤者，应在经脉辨证论治基础上，同时从经筋辨证论治角度着手治疗。

表9-171　胫骨后肌肌腱滑脱综合征辨证取穴表

证型	症状	取穴
风寒湿痹	主症:踝扭伤后肿痛,麻痛常向足背放散,伴足趾冷痛,旋踝时伴弹响 舌苔脉象:舌淡苔白,脉象浮紧 兼症:①小腿后部疼痛 ②膝内外侧疼痛	主穴:内侧疼痛:太溪、泉生足、女膝、照海、公孙 配穴:①承山、合阳、陵下 ②阴陵泉、膝眼、丰隆、飞扬
横络卡压	主症:踝扭伤后麻木或肿痛,常向足背放散,伴足趾、小腿冷痛,旋踝时伴弹响,长期不愈,可触及痛性结节和条索 舌苔脉象:舌淡苔白,脉象沉紧 兼症:①小腿后部疼痛 ②膝内外侧疼痛	结筋点:太溪次、泉生足次、女膝次、照海次、公孙上 配穴:①陵下、阳陵泉、泉生足 ②膝眼、膝关、阴陵泉

5. 跗骨窦综合征

跗骨窦扭伤所导致的踝痛称跗骨窦综合征。

跗骨窦由距骨沟和跟骨沟组成,窦口在外踝下,窦内含有跟距韧带、滑膜和滑车,还有脂肪垫等。一般都有踝扭伤史,当足内翻扭伤时,窦内组织受损,继发炎症、变性、挛缩、脂肪垫增厚、疤痕粘连等,继而发生长期顽固性疼痛。跗骨窦压痛向足趾放散,常觉腿凉,感觉沉困乏力,小腿不自主发抖。

本病属中医"踝痛""痹病"范畴。多因持续疲劳性运动或因中老年人肝肾亏损,筋骨退变又加剧烈劳损所致。外伤或感受风寒湿邪、劳伤筋骨等使痰湿交阻而加重病情。值得注意的是本病多有经筋损伤和结筋病灶,而且它是引起或加重病情的重要原因。经筋损伤者,应在经脉辨证论治基础上,同时从经筋辨证论治角度着手治疗。

表9-172　跗骨窦综合征辨证取穴表

证型	症状	取穴
风寒湿痹	主症:外踝扭伤后肿痛,麻痛常向足背放散,伴足趾冷痛,跗骨窦压痛 舌苔脉象:舌淡苔白,脉象浮紧 兼症:①小腿后部疼痛 ②膝外侧疼痛	主穴:丘墟下、昆仑、泉生足、女膝、丘墟 配穴:①承山、合阳、陵下 ②阴陵泉、膝眼、丰隆、飞扬
横络卡压	主症:外踝扭伤后麻木或肿痛,向足背放散,伴足趾、小腿冷痛,跗骨窦压痛,长期不愈,可触及痛性结节和条索 舌苔脉象:舌淡苔白,脉象沉紧 兼症:①小腿后部疼痛 ②膝外侧疼痛	结筋点:丘墟下、昆仑次、泉生足次、女膝次、丘墟次 配穴:①陵下、阳陵泉、泉生足 ②膝眼、丰隆、风市

6. 踝关节脱位

组成踝关节的距骨、胫腓骨相对位置超出正常范围称踝关节脱位。

踝关节由胫腓骨远端与距骨组成,其中距骨前宽后窄,在功能位时正好卡在胫腓骨构成的前宽后窄的踝穴内,此时踝关节的稳定性最大。当踝关节跖屈时,距骨由后向前移动,使其后部较窄的关节面移到了前面较宽的关节穴内时,使踝关节发生松动,稳定性变差，从而造成踝关节在跖屈位上容易发生脱位。韧带撕裂是造成脱位的前因，而脱位则是韧带撕裂造成的后果，二者在临床发病过程中，经常并发。踝部关节脱位绝大多数是由崴脚引起，轻者为胫距关节超出了正常的生理范围后又回复到原来的位置（即错动）。当崴脚严重时，就使距骨脱出踝穴，而且引起距骨和踝穴相对位置变异出现踝关节脱位或半脱位。踝关节已脱位者应即时准确复位，复位后后遗症状和韧带损伤可参照踝部韧带损伤节治疗。

本病属中医"脱骱""踝痛""痹病""腿痛"范畴。多因崴脚和外力损伤所致，中老年人肝肾亏损，筋骨退变、劳损、外伤或感受风寒湿邪、劳伤筋骨等使痰湿交阻而加重病情。值得注意的是本病多有经筋损伤和结筋病灶，而且它是引起或加重病情的重要原因。经筋损伤者，应在经脉辨证论治基础上，同时从经筋辨证论治角度着手治疗。

表9－173　踝关节脱位辨证取穴表

证型	症状	取穴
风寒湿痹	主症:踝扭伤或脱位后已复位,但踝周仍肿痛,麻痛常向足背放散,伴足趾冷痛,旋踝时伴弹响,X光可见外髁软组织肿胀损伤影 舌苔脉象:舌淡苔白,脉象浮紧 兼症:①小腿后部疼痛　②膝内外侧疼痛	主穴:①前侧疼痛:解溪、丘墟、中封、商丘、冲阳 ②外侧疼痛:昆仑、光明、京骨、申脉 ③内侧疼痛:太溪、泉生足、女膝、照海 配穴:①承山、合阳、陵下 ②膝眼、膝关、阴陵泉
横络卡压	主症:踝扭伤或脱位后已复位,但踝周麻木或肿痛,常向足背放散,伴足趾、小腿冷痛,旋踝时伴弹响,X光可见外踝前诸软组织损伤影,长期不愈,可触及痛性结节和条索 舌苔脉象:舌淡苔白,脉象沉紧 兼症:①小腿后部疼痛　②膝内外侧疼痛	结筋点:①前侧疼痛:解溪次、丘墟次、下丘墟、中封次、商丘次、冲阳次 ②外侧疼痛:昆仑次、光明次、申脉次、京骨次、束骨次 ③内侧疼痛:太溪次、泉生足次、女膝次、照海次、公孙上 配穴:①陵下、阳陵泉、泉生足 ②膝眼、膝关、阴陵泉

7. 足踝部损伤性腱鞘炎

足踝部的滑液鞘因足踝运动摩擦、挤压而出现的无菌性炎症称足踝部的滑液鞘炎。

足踝部的滑液鞘随至足部的肌肉分为足背的前群、足底的内侧群和足底外侧的外侧群三组：

前群有三个独立的滑液鞘，即拇长伸肌腱滑液鞘、趾长伸肌腱滑液鞘、第三腓骨肌肌腱滑液鞘。它们的上端起于上支持带的深面，向下延伸，止于伸肌下支持带的深面。其中拇长伸肌腱腱鞘最长，达到第一跖骨的基底部。

内侧群位于内踝的后下方，同屈肌腱一起绕过内踝到达足底内侧。在绕过内踝时被屈肌支持带所覆盖，并将其固定于内踝的后下方。它有三个独立的腱鞘，由内踝尖后缘向后依次为：胫骨后肌腱鞘、趾长屈肌腱鞘和足拇长屈肌腱鞘。

外侧群在腓骨肌支持带的深面，绕过外踝的后下方，有一个腓骨长、短肌肌腱共用的总腱鞘。

这几组滑液鞘都位于肌腱在走行过程中的转折处，所以在活动中遭到摩擦、挤压等损伤的机会就比较多，而且由于与踝关节运动有关的肌肉体积都较大，力量也较强，因此使腱鞘受刺激而发炎的几率增大，引起踝部疼痛。由于过多的跑、跳训练，踝关节反复屈伸摩擦肌腱常导致劳损并产生炎症等，久之还可形成狭窄性腱鞘炎。本病主要损伤部位有：①距骨后的结节间沟部；②跟骨的载距突下；③第一跖趾关节部。主要症状为局部疼痛、压痛、足踝部关节屈伸时有摩擦音，活动受限，肌肉用力抗阻痛和明显的压痛点。

本病属中医"踝痛""痹病""腿痛"范畴。多因中老年人肝肾亏损，筋骨退变、劳损又加踝扭挫伤所致。外伤或感受风寒湿邪、劳伤筋骨等使痰湿交阻而加重病情。值得注意的是本病多有经筋损伤和结筋病灶，而且它是引起或加重病情的重要原因。经筋损伤者，应在经脉辨证论治基础上，同时从经筋辨证论治角度着手治疗。

表 9 - 174　足踝部损伤性腱鞘炎辨证取穴表

证型	症状	取穴
风寒湿痹	主症：踝劳累后肿痛，麻痛常向足背放散，伴足趾冷痛，X 光可见外髁软组织肿胀损伤影 舌苔脉象：舌淡苔白，脉象浮紧 兼症：①小腿后部疼痛 ②膝内外侧疼痛	主穴：①前群：丘墟、解溪、中封、商丘、冲阳 ②外侧群：昆仑、光明、京骨、申脉 ③内侧群：太溪、泉生足、女膝、照海 配穴：①承山、合阳、陵下 ②膝眼、膝关、阴陵泉
横络卡压	主症：踝扭伤后麻木或肿痛，常向足背放散，伴足趾、小腿冷痛，旋踝时伴弹响，X 光可见外踝前诸软组织损伤影，长期不愈，可触及痛性结节和条索 舌苔脉象：舌淡苔白，脉象沉紧 兼症：①小腿后部疼痛 ②膝内外侧疼痛	结筋点：①前侧群：丘墟次、下丘墟、解溪次、中封次、商丘次、冲阳次 ②外侧群：昆仑次、光明次、申脉次、京骨次、束骨次 ③内侧群：太溪次、泉生足次、女膝次、照海次、公孙下 配穴：①陵下、陵后、泉生足 ②膝眼、膝关、阴陵泉

8. 跖管综合征

足踝部跖管因足踝运动摩擦、挤压胫神经等组织而出现的综合征称跖管综合征，又称跗管综合征、踝管综合征。

跖管位于内踝后下方，内侧由距骨、跟骨、踝关节囊组成的弓状面和覆盖其上的分裂韧带而形成的管道和由其内通过的趾长屈肌腱、拇长屈肌腱、胫骨后肌腱、胫后动脉、胫后静脉、胫后神经所组成。跖管的基底为质硬的骨性组织，其上为坚强的分裂韧带，这就形成了类似于腕管的解剖结构，其内腔容积固定，若其组织渗出则使管内的压力增高，并会压迫从中通过的组织（特别是神经、血管）引起挤压性损伤疾病。踝关节扭伤、脱位、骨折、韧带撕裂、腱鞘炎症、血肿、感染、骨疣等各种原因均使跖管内容物的体积变大，使管内压力增高，当压迫胫后的动脉、静脉、胫后神经时，其供血发生障碍，使神经功能失常而发病。表现为踝内后麻木或肿痛，常向足背放散，伴足趾冷痛，足肌营养障碍，趾甲变碎，毛发脱落，X 光可见踝后软组织损伤影，长期不愈，可触及痛性结节和条索。

本病属中医"踝痛""痹病""腿痛"范畴。多因中老年人肝肾亏损，筋骨退变、劳损又加踝扭挫伤所致。外伤或感受风寒湿邪、劳伤筋骨等使痰湿交阻而加重病情。值得注意的是本病多有经筋损伤和结筋病灶，而且它是引起或加重病情的重要原因。经筋损伤者，应在经脉辨证论治基础上，同时从经筋辨证论治角度着手治疗。

表 9 – 175　　跖管综合征辨证取穴表

证型	症状	取穴
风寒湿痹	主症:下肢超负荷疲劳、受凉后,踝内后侧肿痛,按之串麻疼痛,常向足背放散,常伴足趾冷痛,足肌萎缩,X 光可见踝后肿胀损伤影 舌苔脉象:舌淡苔白,脉象浮紧 兼症:①小腿后部疼痛 　　　②膝前内侧疼痛	主穴:太溪、大钟、水泉、复溜、照海、阴陵泉、足三里、承筋、承山 配穴:①合阳、陵下 　　　②地机、三阴交
横络卡压	主症:踝内后麻木或肿痛,常向足背放散,伴足趾冷痛,足肌营养障碍,趾甲变碎,毛发脱落,X 光可见踝后软组织损伤影,长期不愈,可触及痛性结节和条索 舌苔脉象:舌淡苔白,脉象沉紧 兼症:①小腿足趾部疼痛 　　　②膝前内侧疼痛	结筋点:太溪次、照海次、泉生足次、光明次 配穴:①陵后、阳陵泉、水泉、复溜 　　　②膝眼、膝关、阴陵泉

9. 跟腱炎和跟腱腱围炎

足踝部的跟腱及腱周组织因足踝运动摩擦、挤压而出现的无菌性炎症称跟腱炎和跟腱周围炎。

小腿三头肌向下移行,形成了人身最大的肌腱——跟腱,其止于跟骨结节,是维持人体直立步行的重要结构。其全长约 15 厘米左右,在跟腱周围被比较疏松的结缔组织所填充,其间隙内被较为丰富的呈泡沫状的脂肪组织所包围,从而形成跟腱的腱围。腱周组织有保护、营养跟腱的作用。踏跳、长跑、骑自行车、负重爬山等长期大力牵拉跟腱,使跟腱和跟腱的腱围组织受到了较强的机械性刺激而引起炎症反应。发炎的腱围组织,早期表现为血管扩张、充血、渗出和水肿等无菌性炎症反应,到晚期则常发生腱围组织增生肥厚,血管增生并向腱内伸入,也有病变组织的退行性变性和腱围与跟腱发生粘连等现象。腱围组织的炎症也可以蔓延给周围组织,使跟腱和跟腱皮下滑囊也发生炎症反应。长期不愈的腱周炎症使跟腱濡养减少,腱抗拉力量下降,最终可发生跟腱萎缩甚至断裂伤,故早期治疗本病是非常重要的。由于碰撞、打击等急性直接刺激,使跟腱和腱围亦可发生急性炎症反应而发病。

表 9 – 176　　跟腱炎和跟腱腱围炎辨证取穴表

证型	症状	取穴
风寒湿痹	主症:下肢超负荷疲劳、受凉后,踝内后侧肿痛,按之窜麻疼痛,常向小腿、腘窝或足背放散,常伴足趾冷痛,X 光可见踝后肿胀损伤影或骨刺影 舌苔脉象:舌淡苔白,脉象浮紧 兼症:①小腿后部疼痛 　　　②膝前内侧疼痛	主穴:泉生足、女膝、太溪、大钟、照海、阴陵泉、足三里、承筋、承山 配穴:①合阳、陵下 　　　②地机、三阴交
横络卡压	主症:踝内后麻木或肿痛,常向小腿、腘窝或足背放散,伴足趾冷痛,X 光可见踝后软组织损伤影和骨刺,长期不愈,可触及痛性结节和条索 舌苔脉象:舌淡苔白,脉象沉紧 兼症:①小腿足趾部疼痛 　　　②膝前内侧疼痛	结筋点:泉生足次、女膝次、太溪次、照海次、昆仑次 配穴:①陵后、阳陵泉、承山、承筋 　　　②膝眼、膝关、阴陵泉

本病属中医"踝痛""痹病""腿痛"范畴。多因中老年人肝肾亏损，筋骨退变、劳损又加踝扭挫伤所致。外伤或感受风寒湿邪、劳伤筋骨等使痰湿交阻而加重病情。值得注意的是本病多有经筋损伤和结筋病灶，而且它是引起或加重病情的重要原因。经筋损伤者，应在经脉辨证论治基础上，同时从经筋辨证论治角度着手治疗。

10. 跟腱断裂

跟腱因小腿三头肌猛烈收缩牵拉而发生断裂称跟腱断裂。

小腿三头肌及跟腱（参见跟腱腱围炎节）的功能是使人体直立步行，不致在踝部发生足的背伸及前倾。但是，由于职业关系（如运动员、杂技演员、戏剧舞蹈演员等）为了跳得高，在起跳前就尽量使身体下蹲并使踝关节发生背伸。当踝关节背伸到70°左右时，腓骨肌和胫骨后肌处于松弛状态，起跳时就失去了对小腿三头肌的协同作用，这时就全靠小腿三头肌猛烈收缩来牵动跟骨使踝跖屈。这样，小腿三头肌单独猛烈收缩，就使跟腱承受的拉力过大，容易发生断裂。意外的暴力直接碰撞打击跟腱也可使其断裂。此外，在踏跳、高空坠落时脚前部着地支撑，使本来已经处于紧张状态的跟腱又受到踝背伸的暴力牵拉，也可能引起断裂。

临床上所见到的跟腱断裂，大多数是在腱围和跟腱已发生病变，使腱质变性的基础上发生的。因为腱质已有变脆的病理基础存在，所以即使是不太大的暴力，也可将其拉断。跟腱断裂最常发生在腱与肌腹的交界处、腱的附着处和跟骨结节上2.5厘米处或距离跟骨近侧4.5厘米处，因为此处的跟腱组织血管最少，供血也少，容易发生缺血、变性，故成为跟腱断裂的好发部位。断裂腱的断端，一般都呈长短不齐的散麻状（割裂伤者可比较整齐），可以因为血管的破裂，发生出血，形成瘀血或血肿。患者都有明显的外伤史。其中，间接暴力引起者，患者都有"被别人用棍棒打击或飞石撞击"的自述（实为错觉）。都有响亮的断腱声音。伤后立即出现剧烈的撕裂样疼，使脚不能着地支撑，亦不能站立走动。踝关节有发软无力和极为不稳的感觉。跟腱部分断裂者也可以勉强跛行。检查时，可见跟腱处明显肿胀。如果肿胀不明显或已消肿，在腱断裂处会出现凹陷。损伤部位的皮下，常有瘀血或血肿形成，触摸时断裂处有空虚感，且有明显的压疼。足跖屈抗阻试验，力量明显减弱或不能。提踵试验不能或明显障碍。捏小腿三头肌试验阳性（让患者俯卧，两脚垂于床边，然后捏小腿三头肌，患侧可不出现足的跖屈动作，或者活动幅度明显变小）。跟腱断裂者应早期手术缝合处理，术后后遗症状可采用针灸治疗。

本病属中医"踝痛""痹病""腿痛"范畴。多因中老年人肝肾亏损，筋骨退变、劳损又加踝扭挫伤所致。外伤或感受风寒湿邪、劳伤筋骨等使痰湿交阻而加重病情。值得注意的是本病多有经筋损伤和结筋病灶，而且它是引起或加重病情的重要原因。经筋损伤者，应在经脉辨证论治基础上，同时从经筋辨证论治角度着手治疗。

表 9 - 177　跟腱断裂辨证取穴表

证型	症状	取穴
风寒湿痹	主症:跟腱缝合术后,跛行疼痛,下肢疲劳、受凉则踝内后侧肿痛,按之窜麻疼痛,常向小腿、腘窝或足背放散,常伴足趾冷痛,X光可见踝后肿胀损伤影 舌苔脉象:舌淡苔白,脉象浮紧 兼症:①小腿后部疼痛 　　　②膝前内侧疼痛	主穴:承筋、承山、泉生足、女膝、太溪、大钟、水泉、昆仑、照海、阴陵泉、足三里 配穴:①合阳、陵下 　　　②地机、三阴交
横络卡压	主症:踝内后麻木或肿痛,常向小腿、腘窝或足背放散,伴趾冷痛,自觉小腿肌短缩感,足尖着地跛行,X光可见踝后软组织损伤影,长期不愈,可触及痛性结节和条索 舌苔脉象:舌淡苔白,脉象沉紧 兼症:①小腿足趾部疼痛 　　　②膝前内侧疼痛	结筋点:泉生足次、女膝次、太溪次、照海次、承山次 配穴:①陵后、阳陵泉、承山、承筋 　　　②膝眼、膝关、阴陵泉

11. 跖腱膜损伤及断裂

跖腱膜因长期持续负重等原因被牵拉而发生纤维束部分或全部裂断称跖腱膜损伤及断裂。

跖腱膜为足底深筋膜的一部分,极为发达。它的纤维大部分起自跟骨结节,一小部分起自趾短屈肌的腱纤维。其起始部分虽然较窄,但很厚(厚度可达2毫米),由后向前逐渐扩大并逐渐变薄。在跖骨中部分为5束,止于1~5趾,同时它还向深筋膜发出纤维,将足底分隔成内侧沟和外侧沟。与深筋膜联系的纤维,又有一部分与跖骨的筋膜和韧带相连接。这样,它就由后向前纵贯足底,由深到浅连接诸骨,在足底像弓弦一样紧绷在足弓之间,对维持足弓起着重要作用。军人长途行军、纺织工人来回走动、营业员长期站立、搬运工长期持续负重、从高处坠落时足尖着地支撑或跳跃时足尖蹬地等,都会使足底的韧带、肌肉,特别是紧绷于足底维持足弓的跖腱膜等软组织被牵拉而发生松弛或纤维束部分或全部裂断。直接暴力引起跖腱膜损伤者比较少见,因为来自足底的暴力很少,来自足背的暴力,由于足背软组织较薄,缓冲作用很小,当外力还来不及传导到跖腱膜时,就已经发生骨折,所以,来自足背的直接暴力而致伤者也比较少见。

表 9 - 178　跖腱膜损伤及断裂辨证取穴表

证型	症状	取穴
风寒湿痹	主症:足掌塌陷肿痛,麻痛常向足趾放散,伴足趾冷痛,X光可见跟骨骨刺及软组织肿胀损伤影 舌苔脉象:舌淡苔白,脉象浮紧 兼症:①小腿后部疼痛 　　　②膝外侧疼痛	主穴:失眠、昆仑、光明、京骨、申脉、太溪 配穴:①承山、合阳、陵下 　　　②丰隆、飞扬
横络卡压	主症:足掌塌陷麻木或肿痛,常向足背放散,伴足趾、小腿冷痛,旋踝时伴弹响,X光可见跟骨骨刺及诸软组织损伤影,长期不愈,可触及痛性结节和条索 舌苔脉象:舌淡苔白,脉象沉紧 兼症:①小腿后部疼痛 　　　②膝内侧疼痛	结筋点:失眠前、失眠、失眠内、涌泉次、跖趾1~5 配穴:①陵下、陵后、阳陵泉 　　　②膝眼、膝关、阴陵泉

本病属中医"踝痛""痹病""腿痛"范畴。多因中老年人肝肾亏损,筋骨退变、劳

损又加负重、坠落、扭挫伤所致。外伤或感受风寒湿邪、劳伤筋骨等使痰湿交阻而加重病情。值得注意的是本病多有经筋损伤和结筋病灶，而且它是引起或加重病情的重要原因。经筋损伤者，应在经脉辨证论治基础上，同时从经筋辨证论治角度着手治疗。

12. 扁平足

足纵弓降低或消失，有外翻畸形，站立时足弓塌陷，足内缘接近地面者称扁平足，又称平底足、外翻足。

足部有两个不同方向的横弓和纵弓，维持足弓须依靠足部的骨骼、韧带和肌肉的完整性。主要作用是在走路和跑跳时缓冲震荡，借以保护足以上的关节、内脏和其他器官。先天发育畸形，足弓的组成骨骼发育异常可引起平足症，常见的有：

①先天性第 5 跖骨短缩；

②先天性跟距或跟舟骨桥形成；

③先天性舟骨发育畸形，能减弱胫后肌支持力和跟舟韧带的稳定性，使距骨头下垂、内倾，足底外翻，承重力线内移而引起扁平足。

后天性或劳损性扁平足多见于：

①发育期儿童或青少年因营养不良，或站立时间过久等。

②体重过重或孕妇。

③慢性消耗性疾病后或穿鞋不适当。

④神经系统疾病使维持足弓的肌肉丧失张力。

⑤中长跑特别是马拉松运动员因足部的肌肉、韧带劳损，弹性减弱，横弓松弛可引起足弓塌陷而导致扁平足。

先天性者应手术矫正，术后后遗症及后天各型可采用针灸治疗。

本病属中医"踝痛""痹病""腿痛"范畴。多因先天禀赋不足，中老年人肝肾亏损，筋骨退变、劳损又加负重、坠落、扭挫伤所致。外伤或感受风寒湿邪、劳伤筋骨等使痰湿交阻而加重病情。值得注意的是本病多有经筋损伤和结筋病灶，而且它是引起或加重病情的重要原因。经筋损伤者，应在经脉辨证论治基础上，同时从经筋辨证论治角度着手治疗。

表 9 - 179　扁平足辨证取穴表

证型	症状	取穴
风寒湿痹	主症:足掌塌陷肿痛,麻痛常向足趾放散,伴足趾冷痛,X 光可见跟骨骨刺及软组织肿胀损伤影 舌苔脉象:舌淡苔白,脉象浮紧 兼症:①小腿后部疼痛　②膝外侧疼痛	主穴:失眠、昆仑、太白、公孙、光明、京骨、申脉、太溪、涌泉 配穴:①承山、合阳、陵下　②丰隆、飞扬
横络卡压	主症:足掌塌陷麻木或肿痛,常向足背放散,伴足趾、小腿冷痛,旋踝时伴弹响,X 光可见外踝前诸软组织损伤影,长期不愈,可触及痛性结节和条索 舌苔脉象:舌淡苔白,脉象沉紧 兼症:①小腿后部疼痛　②膝内侧疼痛	结筋点:失眠前、失眠、失眠内、太白次、公孙次、涌泉次、跖趾 1~5 配穴:①陵下、陵后、阳陵泉　②膝眼、膝关、阴陵泉

13. 跟骨下脂肪垫炎

跟骨下脂肪垫因负重、撞击而发生的无菌性炎症称跟骨下脂肪垫炎。

跟骨下脂肪垫位于跟骨下与皮肤之间，是弹力纤维分隔成许多密闭的小房，内由脂肪组织填充而构成的。它的范围与跟骨结节大小一致，有缓冲皮肤与跟骨直接压迫的作用，对整个人体来说也是防震的主要结构之一。长期足跟着地行走（如缠足的老太太）、某些工作时的特殊要求（如跳高、跳远运动员的踏跳脚）、习惯性跺脚（如乒乓球运动员的跺脚），以及某些一次性猛烈碰击等，都可以便脂肪垫发生水肿、出血、变性等病理反应。大多数情况下，脂肪垫炎并发跟骨下滑囊炎及跟骨骨膜炎，所以有人将足跟脂肪垫炎总称为跟痛症。

本病属中医"跟痛""痹病""腿痛"范畴。多因中老年人肝肾亏损，筋骨退变、劳损又加负重、坠落、扭挫伤所致。外伤或感受风寒湿邪、劳伤筋骨等使痰湿交阻而加重病情。值得注意的是本病多有经筋损伤和结筋病灶，而且它是引起或加重病情的重要原因。经筋损伤者，应在经脉辨证论治基础上，同时从经筋辨证论治角度着手治疗。

表 9 - 180　跟骨下脂肪垫炎辨证取穴表

证型	症状	取穴
风寒湿痹	主症:足跟肿痛,不敢足跟触地,以足掌着地而跛行,麻痛常向足趾放散,伴足趾冷痛,X 光可见跟骨骨刺及软组织肿胀损伤影,受凉则痛甚 舌苔脉象:舌淡苔白,脉象浮紧 兼症:①小腿后部疼痛　②膝外侧疼痛	主穴:失眠、涌泉、昆仑、光明、京骨、申脉、太溪 配穴:①承山、合阳、陵下　②丰隆、飞扬
横络卡压	主症:足跟麻木或肿痛,常向足背放散,伴足趾、小腿冷痛,X 光可见跟骨结节前缘骨刺和组织损伤影,长期不愈,可触及痛性结节和条索 舌苔脉象:舌淡苔白,脉象沉紧 兼症:①小腿后部疼痛　②膝内侧疼痛	结筋点:失眠前、失眠、失眠内、涌泉次、跖趾 1~5 配穴:①陵下、陵后、阳陵泉　②膝眼、膝关、阴陵泉

14. 跟痛症

跟骨底面一侧或双侧疼痛，站立或行走后加重为特点的疾病称跟痛症。

足跟是人站立位主要支撑负重点，其跖面有跟骨滑囊、脂肪垫、跖筋膜、足拇长展肌起点分布。长期负重、弹跳使其创伤劳损而发病（参见跟骨下脂肪垫炎节）。

本病多发于 40~60 岁的女性，尤以体质肥胖者居多，起病较缓，发病率较高，常由慢性损伤引起，有的伴有跟骨结节前缘骨刺，或由于外伤及足部畸形、跟骨骨内压增高等所致（但跟骨骨折、结核、骨膜炎、骨髓炎、肿瘤等均能引起足跟痛者，不属本节讨论的范围），目前，因对本病病因认识不同而有不同治疗方法：如跟骨骨刺凿除术，拇指展肌起点剥离术，跟骨滑囊切除术，跟骨凿孔术，跟支神经切断术等。但从临床观察来看，本病多与跟骨滑囊、脂肪垫、跖筋膜、拇长展肌起点牵拉伤有关，故采用针灸治疗有效。

本病属中医"跟痛""痹病"范畴。多因中老年人肝肾亏损，筋骨退变、劳损又加负重、坠落、扭挫伤所致。外伤或感受风寒湿邪、劳伤筋骨等使痰湿交阻而加重病情。值得注意的是本病多有经筋损伤和结筋病灶，而且它是引起或加重病情的重要原因。经筋损伤者，应在经脉辨证论治基础上，同时从经筋辨证论治角度着手治疗。

表9-181　跟痛症辨证取穴表

证型	症状	取穴
风寒湿痹	主症:足跟肿痛,不敢足跟触地,以足掌着地行走而跛行,麻痛常向足趾放散,伴足趾冷痛,X光可见跟骨骨刺及软组织肿胀损伤影,受凉则痛甚 舌苔脉象:舌淡苔白,脉象浮紧 兼症:①小腿后部疼痛 ②膝外侧疼痛	主穴:失眠、涌泉、昆仑、光明、京骨、申脉、太溪 配穴:①承山、合阳、陵下 ②丰隆、飞扬
横络卡压	主症:足跟麻木或肿痛,常向足背放散,伴足趾、小腿冷痛,X光可见跟骨结节前缘骨刺和组织损伤影,长期不愈,可触及痛性结节和条索 舌苔脉象:舌淡苔白,脉象沉紧 兼症:①小腿后部疼痛 ②膝内侧疼痛	结筋点:失眠前、失眠、失眠内、涌泉次、跖趾1~5 配穴:①陵下、陵后、阳陵泉 ②膝眼、膝关、阴陵泉

15. 跖骨疲劳性骨膜炎

足跖骨因疲劳性运动摩擦或挤压而出现的骨膜损伤称跖骨疲劳性骨膜炎，此病多发生在长途跋涉或拉练行军过程中，所以也称"行军足"。

跖骨每只脚5个，属于较小的长骨，是形成足弓的主要结构，对支撑人体、维持步态平稳起着重要作用。因为屈肌的肌腱从其下方紧贴骨面通过，可能发生下列病损情况：

①由于屈肌收缩，肌腱运动，对供给跖骨血液的血管产生了机械性的刺激作用，从而引起了骨膜及骨的血液循环障碍，以致因缺氧和营养不足使骨膜发生了退行性变性，骨质也发生了脱钙、疏松等；

②肌肉韧带长期牵拉骨膜，引起骨膜剥离，骨膜下出血，形成膜下小血肿、血肿机化和骨膜增生等也能发病；

③在骨和骨膜变性的基础上，若加以外力，就可以使骨发生裂隙，形成疲劳性骨折的发病过程。此多发于第2、第3跖骨，因此种损伤常与跖韧带和跖筋膜的损伤同时存在，故改善跖骨周围软组织损伤常可减轻症状并改善跖骨骨膜血液循环，从而加速本病的愈合。实际上，本病在纺织工人、营业员、理发员、搬运工人中，也经常发生。

本病属中医"足踝痛""跖痛症""痹病"范畴。多因持续疲劳性行军、运动或因中老年人肝肾亏损，筋骨退变又加剧烈劳损所致。外伤或感受风寒湿邪、劳伤筋骨等使痰湿交阻而加重病情。值得注意的是本病多有经筋损伤和结筋病灶，而且它是引起或加重病情的重要原因。经筋损伤者，应在经脉辨证论治基础上，同时从经筋辨证论治角度着手治疗。

表 9 - 182　　跖骨疲劳性骨膜炎辨证取穴表

证型	症状	取穴
风寒湿痹	主症:足掌肿痛,不敢用足尖触地,行走以足跟着地而跛行,麻痛常向足趾放散,伴足趾冷痛,X光可见跖骨骨膜反应及软组织肿胀损伤影,受凉则痛加剧 舌苔脉象:舌淡苔白,脉象浮紧 兼症:①小腿后部疼痛 　　　②膝内外侧疼痛	主穴:八风、涌泉、昆仑、光明、京骨、申脉、太溪、失眠 配穴:①承山、合阳、陵下 　　　②阴陵泉、膝关、丰隆、飞扬
横络卡压	主症:足掌麻木或肿痛,常向足背放散,伴足趾、小腿冷痛,X光可见跖骨骨膜反应和组织损伤影,长期不愈,可触及痛性结节和条索 舌苔脉象:舌淡苔白,脉象沉紧 兼症:①小腿后部疼痛 　　　②膝内侧疼痛	结筋点:跖趾1～5、涌泉次、失眠前、失眠次、失眠内 配穴:①陵下、陵后、阳陵泉 　　　②膝眼、膝关、阴陵泉

16. 足筋膜间室综合征

由于足部严重挫伤、骨折,使足底筋膜间室积血、积液并引起临床症状者称足筋膜间室综合征。

外伤后足底出现明显肿胀、肌肉和神经损害,筋膜间室内压力常超过 30 毫米汞柱,患足出现疼痛、肿胀、发硬,常以足底部为甚,压痛明显,被动伸、屈足趾时,疼痛加剧。因足中间筋膜间室通行有足底内侧神经,本病发生后可致足底内侧及趾底内侧三趾半皮肤感觉减退或消失;足外侧筋膜间室通行有足底外侧神经,发生本病后可致足底外侧及趾底外侧一个半趾皮肤感觉减退或消失。结合病史、症状与体征,即可确诊。筋膜间室内压力超过 30 毫米汞柱者应行筋膜切开术。术后尚有后遗症者可采用针灸治疗。

本病属中医"踝痛""痹病""腿痛"范畴。多因足部严重挫伤、骨折或中老年人肝肾亏损,筋骨退变、劳损所致。外伤或感受风寒湿邪、劳伤筋骨等使痰湿交阻而加重病情。值得注意的是本病多有经筋损伤和结筋病灶,而且它是引起或加重病情的重要原因。经筋损伤者,应在经脉辨证论治基础上,同时从经筋辨证论治角度着手治疗。

表 9 - 183　　足筋膜间室综合征辨证取穴表

证型	症状	取穴
风寒湿痹	主症:足掌心肿痛,不敢用足尖触地,行走以足跟着地而跛行,麻痛常向足趾放散,伴足趾麻木或冷痛,X光可见足底软组织肿胀损伤影,受凉则痛加剧 舌苔脉象:舌淡苔白,脉象浮紧 兼症:①小腿后部疼痛 　　　②膝部疼痛	主穴:八风、涌泉、昆仑、光明、京骨、申脉、太溪、失眠、公孙 配穴:①承山、合阳、陵下 　　　②丰隆、飞扬、阴陵泉、膝眼
横络卡压	主症:足掌心麻木或肿痛,伴足趾麻木,冷痛,X光可见足底组织损伤影,长期不愈,可触及痛性结节和条索 舌苔脉象:舌淡苔白,脉象沉紧 兼症:①小腿后部疼痛 　　　②膝部疼痛	结筋点:涌泉次、跖趾1～5、失眠前、失眠次、失眠内、然谷次、公孙次、公孙下 配穴:①陵下、陵后、阳陵泉 　　　②膝眼、阴陵泉、飞扬、丰隆

17. 趾底总神经卡压综合征

趾底总神经在相邻两个跖骨头和跖间深韧带、跖腱膜间卡压所导致的综合征称趾底总神经卡压。

足底内侧神经与其伴随血管在足拇展肌深面和趾短屈肌之间向远端走行至跖骨基底都，然后分出三根趾底总神经，在跖骨头水平又分两支趾神经，沿趾两侧至趾端。足底外侧神经与其伴随血管在趾短屈肌、跖方肌，在趾短屈肌、小趾展肌之间斜向足底外侧。两者在第3、4趾底与足底总神经有一交通支，正由于这个交通支限制了第3趾底总神经的活动而导致发病。步行站立相最后阶段，全身体重压在一只脚的跖骨头上，此时足底总神经正挤压在趾间深韧带、跖腱膜与地面之间，如足拇趾缺损、足横弓平坦、足高弓畸形、穿尖头高跟鞋等都会加重足底总神经卡压。足底劳损、慢性炎症、类风湿性关节炎、滑膜炎均会加重挤压，出现行走疼痛，尤其是跖骨头着地时会阵发性灼痛，并向足背放散。检查可见跖骨头之间有痛性肿块，横向挤压跖骨头引起剧痛，重者足背亦痛。

本病属中医"足底痛""踝痛""痹病"范畴。多因足部严重挫伤、骨折或中老年人肝肾亏损，筋骨退变、劳损所致。外伤或感受风寒湿邪、劳伤筋骨等使痰湿交阻而加重病情。值得注意的是本病多有经筋损伤和结筋病灶，而且它是引起或加重病情的重要原因。经筋损伤者，应在经脉辨证论治基础上，同时从经筋辨证论治角度着手治疗。

表9-184　趾底总神经卡压综合征辨证取穴表

证型	症状	取穴
风寒湿痹	主症:足掌肿痛,不敢用足尖触地,行走以足跟着地而跛行,麻痛常向足趾放散,伴足趾麻木或冷痛,足横弓挤压痛	主穴:八风、涌泉、昆仑、光明、京骨、申脉、太溪、失眠、公孙
	舌苔脉象:舌淡苔白,脉象浮紧	
	兼症:①小腿后部疼痛 ②膝部疼痛	配穴:①承山、合阳、陵下 ②丰隆、飞扬、阴陵泉、膝眼
横络卡压	主症:足掌或肿痛,伴足趾麻木,冷痛,足横弓挤压痛,长期不愈,可触及痛性结节和条索	结筋点:涌泉次、跖趾1~5、失眠前、失眠次、失眠内、然谷次、公孙次、公孙下
	舌苔脉象:舌淡苔白,脉象沉紧	
	兼症:①小腿后部疼痛 ②膝部疼痛	配穴:①陵下、陵后、阳陵泉 ②膝眼、阴陵泉、飞扬、丰隆

18. 拇趾外翻

拇趾外翻畸形称拇趾外翻。

先天第1跖骨短缩畸形，后天常穿窄的尖头皮鞋挤压所致。在长跑运动员、芭蕾舞演员中也容易发生。

（1）拇趾向外成角，第1跖趾关节有不同程度的向外脱位。

（2）常合并第1趾骨头内侧滑囊炎。

（3）第1趾骨外翻畸形。

随着这种畸形的发展又出现:

①拇短屈肌及籽骨向外侧错位。

②拇外展肌移向跖侧，拇屈及拇长伸肌腱拉向外侧形似弓弦，及对抗拇外翻的拇外展肌肌力逐渐减弱，跖骨头日益向内侧突出。

③软骨变性。

④骨关节病等改变。

上述病理变化常导致横弓塌陷出现跖痛症及胼底，拇外翻向外挤压 2、3、4 趾，继发跖趾关节半脱位，出现骨关节病，若横弓塌陷则形成平足等。一般根据畸形、结合疼痛、并发症及 X 线即可诊断。严重畸形和脱位应采用手术处理，术后后遗症状和软组织损伤者可采用针灸治疗。

本病属中医"踝痛""痹病""腿痛"范畴。多因先天禀赋不足，中老年人肝肾亏损，筋骨退变、劳损又加踝扭挫伤所致。外伤或感受风寒湿邪、劳伤筋骨等使痰湿交阻而加重病情。值得注意的是本病多有经筋损伤和结筋病灶，而且它是引起或加重病情的重要原因。经筋损伤者，应在经脉辨证论治基础上，同时从经筋辨证论治角度着手治疗。

表 9 - 185　　拇趾外翻辨证取穴表

证型	症状	取穴
风寒湿痹	主症:第 1 跖趾关节外翻畸形、肿痛,不敢用足尖触地,重者行走以足跟着地而跛行,麻痛常向足趾放散,伴足趾冷痛,X 光可见跖趾关节外翻、脱位及软组织肿胀损伤影,受凉则痛加剧 舌苔脉象:舌淡苔白,脉象浮紧 兼症:①小腿后部疼痛 　　　②膝外侧疼痛	主穴:涌泉、大都、太白、昆仑、光明、京骨、申脉、太溪、失眠 配穴:①承山、合阳、陵下 　　　②丰隆、飞扬
横络卡压	主症:第 1 跖趾关节外翻畸形、肿痛,常向足背放散,伴足趾、小腿冷痛,X 光可见跖趾关节外翻、脱位和组织损伤影,长期不愈,可触及痛性结节和条索 舌苔脉象:舌淡苔白,脉象沉紧 兼症:①小腿后部疼痛 　　　②膝内侧疼痛	结筋点:太白次、跖趾 1~5、公孙次、涌泉次、失眠前、失眠次、失眠内 配穴:①陵下、陵后、阳陵泉 　　　②膝眼、膝关、阴陵泉

19. 拇趾内翻

拇趾端向内侧移位的足部畸形称拇趾内翻。

本病多因先天性畸形所引起，亦可因拇外翻畸形矫枉过正，关节感染、骨折畸形愈合所致。拇趾明显内翻，或先天性者除拇指高度内翻外，各趾间距增加，其余四趾也有轻度内翻，拇趾皮肤增厚或形成胼底而引起疼痛。本症常与足副骨或余趾内翻同时存在。对本病合并的诸软组织损伤可采用针灸治疗。

本病属中医"踝趾痛""痹病"范畴。多因先天禀赋不足，中老年人肝肾亏损，筋骨退变、劳损又加踝扭挫伤所致。外伤或感受风寒湿邪、劳伤筋骨等使痰湿交阻而加重病情。值得注意的是本病多有经筋损伤和结筋病灶，而且它是引起或加重病情的重要原因。经筋损伤者，应在经脉辨证论治基础上，同时从经筋辨证论治角度着手治疗。

表 9 - 186　拇趾内翻辨证取穴表

证型	症状	取穴
风寒湿痹	主症:第1跖趾关节内翻畸形、肿痛,不敢用足尖触地,重者行走以足跟着地而跛行,麻痛常向足趾放散,伴足趾冷痛,X 光可见跖趾关节内翻、脱位及软组织肿胀损伤影,受凉则痛加重 舌苔脉象:舌淡苔白,脉象浮紧 兼症:①小腿后部疼痛 　　　②膝外侧疼痛	主穴:八风、涌泉、太白、昆仑、光明、京骨、申脉、太溪、失眠 配穴:①承山、合阳、陵下 　　　②丰隆、飞扬、光明
横络卡压	主症:第1跖趾关节内翻畸形、肿痛,常向足背放散,伴足趾、小腿冷痛,X 光可见跖趾关节内翻、脱位和组织损伤影,长期不愈,可触及痛性结节和条索 舌苔脉象:舌淡苔白,脉象沉紧 兼症:①小腿后部疼痛 　　　②膝内侧疼痛	结筋点:太白次、跖趾 1～5、公孙次、涌泉次、失眠前、失眠次、失眠内 配穴:①陵下、陵后、阳陵泉 　　　②膝眼、膝关、阴陵泉

第十章　经络、内脏疾病

第一节　呼吸系统疾病

1. 慢性支气管炎

支气管受细菌、病毒的感染或因物理、化学因素包括过敏、气候变化等刺激而引起的急性炎症称急性气管炎。每年累积发作 3 个月以上，持续 2 年以上（已排除心肺其他疾患引起的），以咳嗽咯痰为主，或伴发喘息者称慢性支气管炎。

本病常以咳嗽、咯痰或喘促为主要症状。临床有急性与慢性之分，且慢性支气管炎如果治疗不及时，可并发肺气肿、肺源性心脏病，严重影响工作与生活，以至危及生命。支气管炎是一种常见多发病，多发于冬春季节。慢性者以成年人为多见，急性者可发于任何年龄。

表 10 - 1　慢性支气管炎辨证取穴表

证型	症状	取穴
风寒咳嗽	主症:咳嗽咽不痛,痰稀色白 舌苔脉象:舌苔薄白,脉象浮紧 兼症:①汗不出,恶寒 　　　②身痛头痛	主穴:阿是穴(肺俞、尺泽)、列缺、风池 结筋点:肺俞次、脾俞次、胃俞次、肾俞次、膻中次 配穴:①曲池、合谷、风门 　　　②风府、外关
风热咳嗽	主症:咳嗽咽痛,痰稠色黄 舌苔脉象:舌苔薄黄,脉象浮数 兼症:①汗出恶风 　　　②身痛头痛	主穴:阿是穴(肺俞、尺泽)、列缺 结筋点:肺俞次、脾俞次、胃俞次、肾俞次、膻中次 配穴:①曲池、合谷、支沟 　　　②大椎、外关
秋燥咳嗽	主症:咳嗽咽干,痰稠而黏 舌苔脉象:舌苔薄红少津,脉象浮而微数 兼症:鼻腔干黏,痰中带血	主穴:阿是穴(肺俞)、三阴交、列缺 结筋点:肺俞次、脾俞次、胃俞次、肾俞次、膻中次 配穴:合谷、外关、血海
痰湿咳嗽	主症:咳嗽多痰,痰稀色白 舌苔脉象:舌苔白腻,脉象濡滑 兼症:①胸脘痞闷 　　　②体肥肢肿	主穴:阿是穴(肺俞、脾俞)、太白、内关 结筋点:肺俞次、脾俞次、胃俞次、肾俞次、膻中次 配穴:①中脘、足三里 　　　②丰隆、公孙
肝火咳嗽	主症:气逆而咳,胸胁引痛 舌苔脉象:舌苔薄黄少津,脉弦而细 兼症:①口苦咽干 　　　②心烦易怒	主穴:阿是穴(肺俞)、行间、期门、太冲 结筋点:肺俞次、脾俞次、胃俞次、肾俞次、膻中次 配穴:①照海、肝俞 　　　②内关、支沟
肾虚咳嗽	主症:干咳少痰,痰中带血 舌苔脉象:舌质嫩红,舌苔少津,脉象细数 兼症:①潮热盗汗,五心烦热 　　　②形消乏力,腰膝酸软	主穴:阿是穴(肺俞、肾俞)、太溪、照海 结筋点:肺俞次、脾俞次、胃俞次、肾俞次、膻中次 配穴:①膏肓俞、气海 　　　②足三里、三阴交

中医学认为本病属"咳嗽""痰饮""喘证"等病范畴。多因外邪从口鼻皮毛而入，使肺气壅遏不宣，清肃失令而致。一般起病较急者多为急性支气管炎，分型有风寒、风热、秋燥、痰湿、肝火，多为实证。如因内脏失调，或脾虚失运，痰湿犯肺；或肝火犯肺，灼津成痰；或肾阳不足，命门火衰，气失摄纳，肺失宣降，则发病缓慢，多为慢性支气管炎，其常为虚证或虚中夹实证，且有脾虚、肝火、肾虚之分。

本病除经络脏腑不和致病外，也常因久病入络，结聚成"横络"，或因风寒湿邪或因劳损筋肉，形成结筋病灶点，致使经筋积损成结，阻碍经络气血运行，使之顽固不愈。此时又当依经筋辨证论治，以解结法配合治疗。

2. 支气管哮喘

由于外部与内在过敏源引起的支气管可逆性痉挛性阻塞性疾病称支气管哮喘。

本病一年四季均可发生，尤以秋冬季发病率高。发作前常有咳嗽、闷气等先兆症状，旋即出现呼吸急促，喉间哮鸣声，甚则张口抬肩，多呈强迫性坐位或跪伏位，呼气性呼吸困难非常明显。肺部听诊有哮鸣音，严重者可见唇指发绀现象。一般发作数十分钟或数小时可缓解，也有数日不得缓解者，缓解后症状暂时消失，形如常人。支气管哮喘的发生与接触过敏性物质（如皮毛、灰尘、花粉及鱼、蟹等）有密切关系，也可因气候突变、精神刺激、体内寄生虫或某些炎性刺激而发病。病人多有过敏史或家庭遗传史。

中医学认为本病属"哮""喘""上气"等病范畴。多因内有伏饮，又复感风寒外袭或饮食偏嗜、痰气交阻、秽浊气壅所致。其发病与肺、脾、肾三脏功能失调有关。病发初期，多为实证，如反复发作，损伤阳气，多表现为虚证、寒证或虚实夹杂证。

本病除经络脏腑不和致病外，也常因久病入络，结聚成"横络"，或因风寒湿邪或因劳损筋肉，形成结筋病灶点，致使经筋积损成结，阻碍经络气血运行，使之顽固不愈。此时又当依经筋辨证论治，以解结法配合治疗。

表 10 - 2　支气管哮喘辨证取穴表

证型	症状	取穴
寒痰哮喘	主症:喘咳哮鸣,痰多清稀,面色青晦 舌苔脉象:苔白水滑,脉浮紧 兼症:①起病急骤 ②鼻咽瘙痒	主穴:阿是穴(定喘、肺俞)天突、膻中 结筋点:天突次、肺俞次、脾俞次、胃俞次、肾俞次、膻中次 配穴:①孔最、鱼际 ②合谷、迎香
痰热哮喘	主症:哮喘气促,痰黏黄稠,面色红润 舌苔脉象:苔厚而腻,脉滑数 兼症:①胸闷口渴 ②心烦咽干	主穴:阿是穴(定喘、肺俞)内庭、大椎、膻中 结筋点:肺俞次、脾俞次、胃俞次、肾俞次、膻中次 配穴:①中脘、金津、玉液 ②心俞、神门
脾肾气虚	主症:久哮经年,动则喘甚,息短气少 舌苔脉象:舌质淡胖,脉象沉细 兼症:①面色㿠白,自汗恶风 ②恶寒肢冷,痰涎清稀	主穴:阿是穴(定喘、肺俞)天突、中脘、肾俞 结筋点:天突次、肺俞次、脾俞次、胃俞次、肾俞次、膻中次 配穴:①关元、气海 ②足三里、三阴交、丰隆

3. 支气管扩张症

支气管管壁肌肉等弹性组织因炎症而导致解剖结构上出现不可复原性的扩张和变形性的病变称支气管扩张。

本病常因急性传染病（肺结核、麻疹、百日咳、流行性感冒）并发支气管肺炎后处理不当，以及肺脓肿、慢性支气管炎、支气管哮喘和肺部肿瘤而引发。一年四季均可发病，以成年人为多见。其特点是反复咳嗽、咳痰、咯血，致使支气管管壁破坏和管腔扩张。听诊肺下叶有啰音。胸片呈肺纹理粗乱，或有轨道状、卷发圈状阴影，支气管造影显示特征性扩张病变部位。

本症属中医学"哮喘""血症""虚劳"等范畴。多由结核感染疾患及内伤咳嗽、喘哮等症经久不愈转变而来。如邪热蕴肺与痰浊相结，肺失宣降，则胸满喘咳；热灼津伤累及血络，则咳出脓血痰；如肺气虚冷，肺寒不宣则咳吐大量带血的白黏痰，故本证有肺寒、肺热之别。

本病除经络脏腑不和致病外，也常因久病入络，结聚成"横络"，或因风寒湿邪或因劳损筋肉，形成结筋病灶点，致使经筋积损成结，阻碍经络气血运行，使之顽固不愈。此时又当依经筋辨证论治，以解结法配合治疗。

表 10 - 3　支气管扩张症辨证取穴表

证型	症状	取穴
痰热壅肺	主症:咳痰黄臭,痰中带血 舌苔脉象:舌红苔黄,脉滑兼数 兼症:①痰血鲜红或兼脓血 ②咳而兼喘 ③胸闷心烦	主穴:阿是穴(肺俞、定喘)、尺泽、中府、血海 结筋点:天突次、肺俞次、脾俞次、胃俞次、肾俞次、膻中次 配穴:①肝俞、太溪、鱼际 ②膻中、孔最 ③太冲、内庭、心俞、神门
肺寒不宣	主症:咳痰稀白或黏腻,痰中带血,血色晦暗 舌苔脉象:舌淡苔白,脉沉而紧 兼症:①形寒肢冷,晨起痰多,经年不愈 ②咳喘反复不止	主穴:阿是穴(定喘、天突、肺俞、膻中)、命门 结筋点:天突次、肺俞次、脾俞次、胃俞次、肾俞次、膻中次 配穴:①关元、气海 ②足三里、丰隆

第二节　循环系统疾病

1. 冠状动脉粥样硬化性心脏病

冠状动脉因粥样硬化后造成管腔狭窄或阻塞影响冠状动脉血液循环，从而导致心肌缺血、缺氧而引起的心脏病变称冠状动脉粥样硬化性心脏病，简称为冠心病。

本病临床多表现为胸闷、窒息或有心前区绞痛，常伴有心悸、气短。多在剧烈活动，情绪激动，寒冷刺激时突发，一般持续数分钟，经休息或服用血管扩张药后逐渐缓解。重者可出现肢冷汗出，引起心源性休克及心衰等后果，是中、老年最常见的心血管疾病之一。本病的发生除年龄因素外，常与精神、神经、内分泌、血液、遗传等因素有关，亦受生活环境、烟酒嗜好等外因的影响。

中医学认为本病属"胸痹""厥心痛""真心痛"等范畴。主要因忧思悲怒，气机不畅，致痰湿阻滞或气滞血瘀，使经脉气滞和胸阳痹阻所致。

本病除经络脏腑不和致病外，也常因久病入络，结聚成"横络"，或因风寒湿邪或因劳损筋肉，形成结筋病灶点，致使经筋积损成结，阻碍经络气血运行，使之顽固不愈。此时又当依经筋辨证论治，以解结法配合治疗。

表 10 - 4　冠状动脉粥样硬化性心脏病辨证取穴表

证型	症状	取穴
胸痹痰阻	主症:阵发胸痛,神疲气短,面色㿠白,心胸憋闷 舌苔脉象:舌胖苔白,脉濡无力 兼症:①腹胀便溏 　　　②食少纳呆	主穴:阿是穴(心俞、厥阴俞)、内关、丰隆、足三里、阴陵泉 结筋点:肺俞次、心俞次、厥阴俞次、胃俞次、肾俞次、膻中次、鸠尾次 配穴:①天枢、支沟 　　　②中脘、梁门、太白、公孙
气滞血瘀	主症:胸前刺痛,痛引肩臂 舌苔脉象:舌质紫暗,脉滞涩 兼症:①胸闷气短 　　　②心悸不宁	主穴:阿是穴(心俞、厥阴俞)、内关、膻中、血海、神门 结筋点:肺俞次、心俞次、厥阴俞次、胃俞次、肾俞次、膻中次、鸠尾次 配穴:①期门、日月、中脘、鸠尾 　　　②支沟、照海、膈俞
胸阳不振	主症:胸痛彻背,遇寒即发 舌苔脉象:舌淡苔白,脉沉无力 兼症:①面色苍白,形寒肢冷,纳呆便溏 　　　②喘息难卧	主穴:阿是穴(心俞、厥阴俞)、内关、膻中、关元、气海 结筋点:肺俞次、心俞次、厥阴俞次、胃俞次、肾俞次、膻中次、鸠尾次 配穴:①足三里、中脘、命门、天枢 　　　②膈俞、肺俞、中府

2. 慢性风湿性心脏病

急性风湿性心脏病遗留下来的以心瓣膜病变为主的心脏病称慢性风湿性心脏病，又称风湿性心瓣膜病。

本病病变部位以二尖瓣和主动脉瓣最为多见，导致瓣膜口狭窄或关闭不全或两者同时存在。因血流动力学改变，出现心脏杂音，心功能代偿不全，心脏增大和充血性心力衰竭等一系列临床症状。发病年龄以 20～40 岁青壮年为多见，女性多于男性。秋冬二季发病率高。

中医学认为本病属"心痹""惊悸""怔忡""水肿""咳喘"等范畴。多因气血虚弱，心失所养；或情志刺激，心气郁结；或气滞血瘀，心脉痹阻所致，加之风寒湿热之邪乘虚侵袭则合而为病。发病部位在心，但与肺、脾、肾有关。临床上一般分为气滞血瘀、心血亏损、心肾阳虚等证型。

本病除经络脏腑不和致病外，也常因久病入络，结聚成"横络"，或因风寒湿邪或因劳损筋肉，形成结筋病灶点，致使经筋积损成结，阻碍经络气血运行，使之顽固不愈。此时又当依经筋辨证论治，以解结法配合治疗。

表 10 - 5　慢性风湿性心脏病辨证取穴表

证型	症状	取穴
血心亏损	主症:心悸不安,乏力气短,面色㿠白,失眠健忘 舌苔脉象:舌质淡白,脉细弱或结代 兼症:①胸闷憋气 　　　②下肢浮肿	主穴:内关、神门、阿是穴(脾俞、胃俞)、足三里、中脘、太白、公孙、三阴交 结筋点:肺俞次、心俞次、厥阴俞次、胃俞次、肾俞次、膻中次、鸠尾次 配穴:①膻中、气海 　　　②阴陵泉、丰隆、地机
气滞血瘀	主症:胸闷心痛,心悸不安 舌苔脉象:舌质紫暗,脉涩或结代 兼症:①咳痰带血 　　　②胁下痞块 　　　③唇口紫暗 　　　④全身浮肿	主穴:内关、大陵、阿是穴(心俞、厥阴俞、膈俞)、合谷、神门 结筋点:肺俞次、心俞次、厥阴俞次、胃俞次、肾俞次、膻中次、鸠尾次、步廊次 配穴:①尺泽、鱼际 　　　②期门、日月 　　　③足三里、关元、气海 　　　④阴陵泉、三阴交
心肾阳虚	主症:心悸不得活动,平卧则喘,全身浮肿 舌苔脉象:舌淡苔滑,脉沉细或结代 兼症:①恶心晕眩 　　　②小便短少 　　　③食少纳呆	主穴:内关、阿是穴(心俞、肾俞)、命门、关元 结筋点:肺俞次、心俞次、厥阴俞次、胃俞次、肾俞次、膻中次、鸠尾次、步廊次 配穴:①中脘、神门、头维、百会 　　　②中极、丰隆 　　　③足三里、上脘

3. 病毒性心肌炎

因病毒侵犯心脏引起心肌细胞变性、坏死或心肌间质炎性改变者称病毒性心肌炎。

本病可见于各年龄组病人,尤以小儿为多见。成人发病年龄以 20 ～ 30 岁者居多,男性多于女性。好发于春秋二季,近年有发病率增高趋势。其潜伏期为 10 天左右。本病临床表现不尽相同,轻者可无明显症状或见低热、神疲乏力、气短等表现;重者可出现心悸、怔忡、头晕、四肢厥冷、面色苍白或发绀、唇指青紫、血压下降,脉结代无力或微弱等虚阳外脱等危重之象。可有不同程度的心功能不全,常有心电图异常等临床体征。

中医学认为本病属于"心悸""怔忡""心痹"等病范畴。多由素体虚弱,心阳不振或心血不足,又外感毒邪所致。临床上多为虚证或虚实夹杂证。

表 10 - 6　病毒性心肌炎辨证取穴表

证型	症状	取穴
温热外袭	主症:低热不止,心悸乏力 舌苔脉象:舌苔薄黄,脉数或结代 兼症:①恶风发热 　　　②胸闷憋气	主穴:内关、阿是穴(心俞、厥阴俞)、曲池、合谷、间使 结筋点:肺俞次、心俞次、厥阴俞次、胃俞次、肾俞次、膻中次、鸠尾次、步廊次 配穴:①风门、大椎 　　　②膻中、中庭
痰湿阻滞	主症:心悸气短,怔忡不安,困乏无力 舌苔脉象:舌暗苔滑,脉细数或结代 兼症:①胸闷纳呆 　　　②下肢浮肿,平卧气短	主穴:阿是穴(心俞、厥阴俞)、内关、间使、丰隆、阴陵泉 结筋点:肺俞次、心俞次、厥阴俞次、胃俞次、肾俞次、膻中次、鸠尾次、步廊次、胸椎棘突 3 ～ 10 配穴:①膻中、中脘 　　　②中极、气海

本病除经络脏腑不和致病外，也常因久病入络，结聚成"横络"，或因风寒湿邪或因劳损筋肉，形成结筋病灶点，致使经筋积损成结，阻碍经络气血运行，使之顽固不愈。此时又当依经筋辨证论治，以解结法配合治疗。

4. 心律失常

心脏起搏源和节律失常，使传递顺序以及冲动在心脏各部位的传导异常而导致心脏规律性搏动变快、变慢或紊乱者称心律失常，又称心律不齐。

本病常见的有窦性心律不齐、心动过速、心动过缓、过早搏动、心房颤动、心脏传导阻滞等。可由植物神经紊乱或由冠心病、心肌病、风心病等引起。一般分为冲动起源性失常与冲动传导失常两类。其临床症状为心悸、胸闷、气急、眩晕，甚则心前区疼痛等。目前，针灸治疗心律常有较好疗效。

心律失常属中医学"心悸""怔忡"等病范畴，有的文献以迟脉、数脉、促脉、结脉、代脉等名之。其病因多为情志失常，肝失疏泄；思虑过度，损伤心神；风邪热毒，内入心脏；或老年脏器日衰，血行日趋障碍等。病发于心，但与其他脏器的功能失调均有关系。

本病除经络脏腑不和致病外，也常因久病入络，结聚成"横络"，或因风寒湿邪或因劳损筋肉，形成结筋病灶点，致使经筋积损成结，阻碍经络气血运行，使之顽固不愈。此时又当依经筋辨证论治，以解结法配合治疗。

表 10-7　心律失常辨证取穴表

证型	症状	取穴
心气虚弱	主症:心悸胸闷,神疲自汗 舌苔脉象:舌苔白滑,脉细结代 兼症:①失眠健忘 　　　②形寒肢冷	主穴:内关、阿是穴(心俞、厥阴俞) 结筋点:肺俞次、心俞次、厥阴俞次、胃俞次、肾俞次、膻中次、步廊次、鸠尾次、胸椎棘突 3~10 配穴:①足三里、三阴交、神门 　　　②关元、气海
心阴虚损	主症:心悸不安,五心烦热 舌苔脉象:舌质嫩红,脉数结代 兼症:①怔忡健忘 　　　②咽干口燥 　　　③胸闷气短 　　　④午后潮热	主穴:内关、阿是穴(厥阴俞、心俞)、血海、太溪 结筋点:肺俞次、心俞次、厥阴俞次、胃俞次、肾俞次、膻中次、步廊次、鸠尾次、胸椎棘突 3~10 配穴:①神门、三阴交 　　　②大陵、劳宫 　　　③膻中、中庭 　　　④膏肓俞、尺泽

5. 雷诺氏病

由于血管神经功能紊乱引起的肢端小动脉阵发性痉挛性疾病称雷诺氏病，又称肢端动脉痉挛症。

本病常于寒冷或情感刺激诱发，临床以阵发性四肢肢端间歇性苍白、发绀，继之又潮红为主要特征。以手指指端为主，且呈对称性。多见于青年女性。

中医学认为本病属"血痹"范畴。因脾肾阳虚，外受寒邪所致。寒邪客于经脉，阳气郁遏，使其不能达到四肢末端而引起四肢逆冷。

本病除经络脏腑不和致病外，也常因久病入络，结聚成"横络"，或因风寒湿邪或因劳损筋肉，形成结筋病灶点，致使经筋积损成结，阻碍经络气血运行，使之顽固不愈。此时又当依经筋辨证论治，以解结法配合治疗。

表 10 - 8　雷诺氏病辨证取穴表

证型	症状	取穴
寒湿侵袭	主症：阵发肢端苍白，继之潮红，遇寒则发，遇热则止 舌苔脉象：舌苔白滑，脉沉而紧 兼症：①形寒肢冷 ②便溏溺白	主穴：气海、太渊（上肢）扶突、极泉、阳池、合谷；（下肢）环跳、肾俞、三阴交、委中 结筋点：肺俞次、心俞次、厥阴俞次、胃俞次、肾俞次、膻中次、极泉次、腰椎横突 1~4 配穴：①关元、足三里 ②气海、天枢
肝郁气滞	主症：阵发肢端苍白，继之潮红，遇怒则发 舌苔脉象：舌边尖红，脉象弦细 兼症：①咽干口苦 ②两胁胀痛	主穴：太冲、阳陵泉、太渊（上肢）扶突、极泉、大陵、合谷；（下肢）环跳、肾俞、三阴交 结筋点：肺俞次、心俞次、厥阴俞次、胃俞次、肾俞次、膻中次、极泉次、腰椎横突 1~4 配穴：①侠溪、行间 ②日月、期门

6. 多发性大动脉炎（无脉症）

主动脉及其分支的慢性、进行性闭塞性炎症称多发性大动脉炎，又称为"主动脉弓分支血栓闭塞性动脉炎""主动脉弓综合征""原发性动脉炎综合征"。

本病以头臂部受累者多见。病在上肢者主要表现为单侧或双侧桡、尺、腋、颈或颞动脉搏动减弱或消失；病在下肢则从股动脉开始，单侧或双侧腘、足背动脉搏动减弱或消失，并可有间歇性跛行。其他可见全身不适，肢体疼痛，麻木，厥冷无力，头晕头痛，视力下降，心前区疼痛等症。

中医学应属于"无脉证""脉痹""臂厥（上肢）""骭厥（下肢）"的范畴。多由先天不足或后天失调，风寒湿邪侵入经脉，以致气血亏损，脉络空虚；或痰湿凝滞，脉道不通所致。

表 10 - 9　多发性大动脉炎（无脉症）辨证取穴表

证型	症状	取穴
痰湿闭阻	主症：肢体冷痛，麻木不仁 舌苔脉象：苔白水滑，脉微欲绝 兼症：①头晕头痛 ②心前疼痛	主穴：太渊、丰隆、阴陵泉 上肢：合谷、扶突、极泉 下肢：环跳、秩边、三阴交、委中 结筋点：肺俞次、心俞次、厥阴俞次、胃俞次、肾俞次、膻中次、极泉次、腰椎横突 1~4 配穴：①风池、百会 ②膻中、中府
气血亏损	主症：肢体麻木，疲乏无力 舌苔脉象：舌淡苔滑，脉微欲绝 兼症：①心悸怔忡 ②失眠健忘	主穴：太渊、脾俞、胃俞、心俞、膻中、上肢：合谷、中府、扶突、极泉；下肢：太溪、委中、三阴交、气冲 结筋点：肺俞次、心俞次、厥阴俞次、胃俞次、肾俞次、膻中次、极泉次、腰椎横突 1~4 配穴：①内关、足三里、大陵 ②神门、印堂

本病除经络脏腑不和致病外，也常因久病入络，结聚成"横络"，或因风寒湿邪或因劳损筋肉，形成结筋病灶点，致使经筋积损成结，阻碍经络气血运行，使之顽固不愈。此时又当依经筋辨证论治，以解结法配合治疗。

第三节　消化系统疾病

1. 呃逆

膈肌受物理、化学等刺激而产生的阵发生痉挛和症状称呃逆。

膈是一个圆穹窿形结构，由一个中心腱和位于周围的附着于胸骨、肋骨和脊柱的骨骼肌组成。中心腱是一强厚的纤维交织而成的腱膜，它有三个界限不明确的叶，膈之肌部止于中心腱，并具有三个不同的起点。膈神经由颈 3~4 神经组成，为膈提供运动纤维。这种特殊的神经支配是胚胎发育过程中横膈迁徙的结果。横膈首先在颈部发生，然后向下迁徙，使其神经亦随之下降。感觉神经来自膈神经和一部分下位肋间神经。膈中有主动脉裂孔、食管裂孔、腔静脉孔及其伴行的动静脉、淋巴管、神经通过。交感干及内脏神经亦经过膈肌或弓状韧带。正常情况下，膈随呼吸运动而升降，从而推动腹腔和胸腔内容物升降，改变胸腔上下径而协助呼吸，与此同时主动脉、下腔静脉、食管裂孔亦得以发挥其生理作用。病理过程中，①因颅内疾病直接或间接地影响呼吸中枢可形成呃逆，如脑血栓形成、脑出血、颅脑损伤、脑肿瘤等。②膈神经受到刺激而反射性出现呃逆，如颈椎及周边肌肉、胃肠、胆道、胸膈疾病等。③某些神经性膈肌痉挛，可见于癔症、胃肠神经官能症等。④中毒性膈肌痉挛，可见于全身性感染伴明显毒血症者，如肾功能衰竭及药物中毒病人。

本病属中医"呃逆"范畴，多因饮食不节，忧思恼怒，肝气郁结，脾胃不和，中焦气虚所致。其发病多与肝胃脏腑功能失调有关。其中胃寒气逆或胃火上逆、肝胃气滞者居多。

表 10 - 10　呃逆辨证取穴表

证型	症状	取穴
胃寒气逆	主症:呃声沉缓,遇寒加重 舌苔脉象:舌苔白润,脉象沉迟 兼症:①胃寒隐痛,口润不渴 　　　②喜暖喜按,食少纳呆	主穴:阿是穴(扶突)、膈俞、中脘、膻中、内关 结筋点:人迎次、天突次、脾俞次、胃俞次、肾俞次、膻中次、扶突次、鸠尾次、腰椎横突1~4 配穴:①脾俞、胃俞 　　　②足三里、关元
胃火上逆	主症:呃声洪亮,烦渴口臭 舌苔脉象:舌苔黄厚,脉象滑数 兼症:①胃痛拒按 　　　②便干溲赤	主穴:阿是穴(扶突)、膈俞、合谷、内庭、陷谷 结筋点:人迎次、天突次、脾俞次、胃俞次、肾俞次、膻中次、扶突次、鸠尾次、腰椎横突1~4 配穴:①足三里、公孙 　　　②天枢、支沟
肝胃气滞	主症:呃逆胁痛,遇怒尤甚 舌苔脉象:舌苔薄白,脉象弦滑 兼症:①咽干口苦 　　　②目眩恶心	主穴:阿是穴(扶突)、膈俞、内关、期门、太冲、足三里 结筋点:人迎次、天突次、脾俞次、胃俞次、肾俞次、膻中次、扶突次、鸠尾次、腰椎横突1~4 配穴:①侠溪、阳陵泉 　　　②支沟、中脘

本病除经络脏腑不和致病外，也常因久病入络，结聚成"横络"，或因风寒湿邪或因劳损筋肉，形成结筋病灶点，致使经筋积损成结，阻碍经络气血运行，使之顽固不愈。此时又当依经筋辨证论治，以解结法配合治疗。

2. 胃酸增多症

由于某些因素使胃酸分泌过于旺盛，或胃、十二指肠黏膜抗消化力降低，不能抵御胃液的消化作用而造成的临床综合征称胃酸增多症。

胃和胃底含大量腺体：①壁细胞分泌盐酸和内因子，盐酸能激活胃蛋白酶原，并能使蛋白变性，易于消化。②主细胞分泌胃蛋白酶原，在酸性溶液中，变为具有活性的胃蛋白酶，参与蛋白质的消化作用。③黏液细胞分泌碱性黏液，起中和胃酸及保护黏膜作用，胃窦部黏膜有幽门腺（或胃窦腺），主要含黏液细胞，分泌碱性黏液；胃窦腺还有一种分泌细胞，称为 G 细胞，分泌胃泌素，胃泌素能刺激壁细胞分泌胃酸，也能刺激主细胞分泌胃蛋白酶原。胃窦充盈膨胀、蛋白食物、胃酸降低（如服制酸剂后）、血钙升高、迷走神经兴奋等因素均能刺激胃泌素释放。相反，当胃酸增高、胰液泌素或胰升血糖素浓度升高时，可抑制胃泌素的分泌。胃液和胃酸的分泌是通过神经与内分泌进行调节的，迷走神经是胃液分泌反射的传出神经，当人看到食物或食物在口腔中咀嚼时，即开始分泌胃液（称为头相），头相的胃液分泌是通过神经反射实现的。食物进入胃后可进一步引起胃液分泌（称为胃相），这是因为食物直接刺激胃黏膜，通过迷走神经反射性地引起胃液分泌。此外，还有体液调节参与，食物刺激幽门窦黏膜，使其产生胃泌素，经血行作用于胃底腺，促使分泌胃酸和胃蛋白酶。当食物进入十二指肠后，还可引起胃液分泌（称为肠相），这是由食物进入十二指肠，刺激十二指肠黏膜，产生一种体液因素，通过血行，促进胃液分泌的。另外，当胃酸增加使幽门窦和十二指肠内容物达到一定酸度时，可抑制胃液分泌。脂肪等食物进入小肠后，使小肠产生肠抑胃泌素，通过血行，抑制胃液分泌和胃的运动。通过胃液分析可以了解胃腺分泌功能，有助于上消化道疾病的诊断。在给予任何刺激物的情况下，测定清晨 1 小时胃液中盐酸含量，正常人基础胃酸分泌量（BAO）为 1~3 毫当量/小时，一般不超 5 毫克当量/小时。十二指肠溃疡患者常超过 5 毫当量/小时。胃泌素瘤患者常超过 15 毫当量/小时。用刺激剂，如组织胺、胃泌素等使胃壁细胞全部激活，并测定最大胃酸分泌量（MAO），正常人为（16.6±6.8）毫当量/小时。进展性胃癌较正常人低，而十二指肠溃疡病人大多比正常人高，由于胃液分析结果在正常人与各种疾病间有重叠现象，缺乏特异性，仅能作胃酸浓度标定和疾病诊断参考。胃酸过多时，当胃酸达到致痛浓度时，可引起上腹疼痛感；当胃肠功能失调时，可见泛酸、嗳气、恶心、呕吐，当并发胃炎、胃黏膜脱垂、复合性溃疡等，腹痛加重，并伴发相应症状和体征。

本病属中医"吞酸"范畴，多因饮食不节，忧思恼怒，肝气郁结，脾胃不和，中焦气虚，甚则脾肾阳衰，致使食管及胃络受损所致。其发病多与肝胃脏腑功能失调有关。

本病除经络脏腑不和致病外，也常因久病入络，结聚成"横络"，或因风寒湿邪或因劳损筋肉，形成结筋病灶点，致使经筋积损成结，阻碍经络气血运行，使之顽固不愈。此时又当依经筋辨证论治，以解结法配合治疗。

表 10 - 11 胃酸增多症辨证取穴表

证型	症状	取穴
肝郁乘脾	主症:烦躁易怒,嗳腐吞酸 舌苔脉象:舌边红赤,脉象滑数 兼症:①胁胀胃痛 ②遇怒加重	主穴:太冲、行间、筋缩、阿是穴(胃俞、脾俞)、中脘 结筋点:人迎次、天突次、脾俞次、胃俞次、肾俞次、膻中次、扶突次、鸠尾次、腰椎横突1~4 配穴:①内关、公孙 ②期门、肝俞
胃虚肝乘	主症:吞酸多涎,口淡无味 舌苔脉象:舌胖苔滑,脉细无力 兼症:①胃脘隐痛 ②喜暖喜按 ③胸脘痞满,胁胀不宁	主穴:阿是穴(胃俞、脾俞)、中脘、足三里、脾俞、肝俞 结筋点:人迎次、脾俞次、胃俞次、肾俞次、膻中次、扶突次、鸠尾次、腰椎横突1~4 配穴:①内关、梁门 ②关元、气海 ③期门、日月

3. 食道炎

食道尤其是会厌部以下至贲门之间长度约25厘米的食道内好发的各种炎症称食道炎,又称食管炎。

食道炎的发病原因有:(1)创伤性刺激,食生硬粗糙的食物,不慎擦伤食道而引起,如被鱼骨、鸡骨刺伤等;(2)偏嗜过食有刺激性的食物,如醇酒、辛辣、酸盐食物等;(3)暴饮暴食,以至于胃纳受损,饮食反流回食管腔内伤及食管而致;(4)肝气郁滞,气机不畅,克伐中土,郁久化火,火性炎上,伤及食管而致本病。

本病临床上主要症状为吞咽困难,胸骨后灼热或疼痛感,上腹部不舒,脘腹胀满,食欲不振,消化不良,形体日渐消瘦,舌质淡,舌苔薄白,脉弦细兼数等。

本病属"胃脘痛""胸痛"等病证范畴。多因饮食不节,忧思恼怒,肝气郁结,久郁化热,或中焦气虚,甚则脾肾阳衰,致使食管及胃络受损所致。其发病多与肝胃脏腑功能失调有关。

表 10 - 12 食道炎辨证取穴表

证型	症状	取穴
胃寒气逆	主症:胸骨后隐痛,受冷加剧 舌苔脉象:舌胖苔滑,脉细无力 兼症:①胃脘疼痛 ②腹胀纳呆	主穴:阿是穴(颈、胸夹脊、胃俞)、膻中、天突、中脘、合谷 结筋点:人迎次、天突次、脾俞次、胃俞次、肾俞次、膻中次、扶突次、鸠尾次、腰椎横突1~4 配穴:①足三里、内关 ②上脘、太白、公孙
中焦郁热	主症:胸骨后灼热,心烦口臭 舌苔脉象:舌苔黄厚,脉象滑数 兼症:①胃脘胀痛 ②嗳腐吞酸	主穴:阿是穴(颈、胸夹脊、胃俞)、太冲合谷、内庭、天突、膻中 结筋点:人迎次、天突次、脾俞次、胃俞次、肾俞次、膻中次、扶突次、鸠尾次、腰椎横突1~4 配穴:①期门、内关 ②足三里、丰隆、阴陵泉

本病除经络脏腑不和致病外,也常因久病入络,结聚成"横络",或因风寒湿邪或因劳损筋肉,形成结筋病灶点,致使经筋积损成结,阻碍经络气血运行,使之顽固不愈。此

时又当依经筋辨证论治,以解结法配合治疗。

4. 食道贲门失弛缓症

食管神经肌肉功能障碍所引起的食道下端括约肌失弛缓而导致食管张力和蠕动减低,以致引起食管扩张的病症称食道贲门失弛缓症。

本病以胸骨后或中上腹疼痛,咽下困难、食物反流或呕吐为特征。多见于 30～50 岁成年人。

中医学认为本病属"噎嗝""胃脘痛""胸痛"等病证范畴。多因饮食不节,忧思恼怒,肝气郁结,脾胃不和,中焦气虚,甚则脾肾阳衰,致使食管及胃络受损所致。其发病多与肝胃脏腑功能失调有关。

本病除经络脏腑不和致病外,也常因久病入络,结聚成"横络",或因风寒湿邪或因劳损筋肉,形成结筋病灶点,致使经筋积损成结,阻碍经络气血运行,使之顽固不愈。此时又当依经筋辨证论治,以解结法配合治疗。

表 10-13　食道贲门失弛缓症辨证取穴表

证型	症状	取穴
脾胃气虚	主症:朝食暮吐,完谷不化 舌苔脉象:舌胖苔白,脉细无力 兼症:①面色无华,神疲乏力 ②口淡无味,形消体瘦	主穴:阿是穴(颈、胸夹脊、膈俞、胃俞、脾俞)、内关、公孙、 结筋点:天突次、脾俞次、胃俞次、肾俞次、膻中次、扶突次、鸠尾次、腰椎横突1～4 配穴:①足三里、三阴交 ②中脘、关元、气海
木旺乘土	主症:朝食暮吐,遇怒则发,胸胁胀痛 苔舌脉象:舌边红赤,脉象弦滑 兼症:①头晕目眩 ②口苦咽干	主穴:阿是穴(颈、胸夹脊、脾俞、胃俞)、太冲、行间、内关、公孙 结筋点:天突次、脾俞次、胃俞次、肾俞次、膻中次、扶突次、鸠尾次、腰椎横突1～4 配穴:①阳陵泉、侠溪 ②支沟、期门
脾肾阳虚	主症:宿食反流,自溢无声,肢冷脘痛 舌苔脉象:舌胖苔滑,脉沉而迟 兼症:①脘痛喜按 ②小便清长	主穴:阿是穴(颈、胸夹脊、脾俞、胃俞、肾俞)、内关、公孙、关元、气海 结筋点:天突次、脾俞次、胃俞次、肾俞次、膻中次、扶突次、鸠尾次、腰椎横突1～4 配穴:①中脘、天枢 ②命门、阴陵泉

5. 慢性胃肠炎

以胃黏膜的非特异性慢性炎症为主要病理变化的常见病称慢性胃炎。

本病发病原因与免疫因素或幽门括约肌舒缩功能紊乱及胆汁反流有关。急性胃炎反复发作,可以发展为慢性胃炎,且可分为浅表性胃炎、萎缩性胃炎及肥厚性胃炎三型,以浅表性胃炎为多见。浅表性胃炎可转变成萎缩性胃炎或与萎缩性胃炎并存。本病发病率随年龄而增加。据统计青年人发病率为 20%,而 50 岁以上的老年人则为 52%～80%。其中肠上皮化生和非典型性增生等病理改变可以恶变,有人称为癌前病变,因而应引起人们的广泛重视。慢性胃炎患者临床有消化不良,上腹部灼痛,胀痛或隐痛,食欲不振,恶心、嗳气等表现,症状可间歇出现或长期持续存在,有胃糜烂者可有呕血或柏油样黑便。

中医学认为本病属"胃脘痛""胃痞"等病范畴。多因饮食不节、情志失调、劳倦过度、久病体弱所致。其发病与脾、胃、肝等脏腑功能失调有关。由于本病病程较长,易于反复,故往往表现为虚实相兼,寒热夹杂等复杂证候。临床多分为痰湿内扰、脾肾阳虚、湿热中阻等证。

本病除经络脏腑不和致病外,也常因久病入络,结聚成"横络",或因风寒湿邪或因劳损筋肉,形成结筋病灶点,致使经筋积损成结,阻碍经络气血运行,使之顽固不愈。此时又当依经筋辨证论治,以解结法配合治疗。

表10-14 慢性胃肠炎辨证取穴表

证型	症状	取穴
痰湿内扰	主症:咳吐清水痰涎,厌食拒饮 舌苔脉象:舌苔厚腻,脉象弦滑 兼症:①脘闷不舒 ②头目不清 ③食少纳呆,眩晕心悸	主穴:阿是穴(胸夹脊、脾俞、胃俞)、中脘、丰隆、阴陵泉、足三里、内关 结筋点:脾俞次、胃俞次、肾俞次、膻中次、扶突次、鸠尾次、腰椎横突1~4 配穴:①上脘、膻中 ②头维、印堂 ③梁门、鸠尾
脾肾阳虚	主症:呕吐便溏,肢冷恶寒 舌苔脉象:舌嫩少苔,脉象沉迟 兼症:①脘腹胀痛,喜按喜暖,腰膝酸软 ②稀便完谷	主穴:阿是穴(胸夹脊、脾俞、胃俞、肾俞)、命门、足三里 结筋点:脾俞次、胃俞次、肾俞次、膻中次、扶突次、鸠尾次、腰椎横突1~4 配穴:①关元、气海 ②中脘、天枢、支沟
湿热中阻	主症:吐泻臭秽,烦渴发热 舌苔脉象:舌红苔黄,脉象滑数 兼症:①头痛腹痛 ②气粗喘闷	主穴:阿是穴(胸夹脊、脾俞、胃俞)、中脘、合谷、曲泽、内关 结筋点:脾俞次、胃俞次、肾俞次、膻中次、扶突次、鸠尾次、腰椎横突1~4 配穴:①太阳、天枢 ②膻中、尺泽

6. 幽门梗阻

由于幽门部痉挛、水肿、狭窄而引起胃排空障碍性病症称幽门梗阻。

本病以腹饱胀、嗳气、呕吐宿食等为特征,常为胃及十二指肠溃疡病的一种并发症。此外,胃及十二指肠憩室、急慢性胃炎、胃黏膜脱垂症、十二指肠郁积症、胃部肿瘤等,也可造成幽门部位水肿、痉挛、狭窄,导致幽门梗阻。发病年龄以成年人居多。

本病属于中医学"胃反"或"反胃"等病范畴。多因酒食不节,情志失调,劳倦伤气等因素损伤脾胃,使其运化失职所致。病初在脾胃;日久及肾。证候以虚寒为本,然在病变发展过程中,也常表现出痰浊、积热、瘀血等证候。

本病除经络脏腑不和致病外,也常因久病入络,结聚成"横络",或因风寒湿邪或因劳损筋肉,形成结筋病灶点,致使经筋积损成结,阻碍经络气血运行,使之顽固不愈。此时又当依经筋辨证论治,以解结法配合治疗。

表 10 - 15　幽门梗阻辨证取穴表

证型	症状	取穴
脾胃虚寒	主症:脘腹胀满,胃反呕吐 舌苔脉象:舌淡苔白,脉象细弱 兼症:①宿食不化,神疲乏力 　　　②食少便闭,腹诊柔软	主穴:阿是穴(胸夹脊、脾俞、胃俞)、中脘、足三里 结筋点:脾俞次、胃俞次、肾俞次、膻中次、扶突次、鸠尾次、腰椎横突1~4 配穴:①梁门、天枢 　　　②大肠俞、支沟
中焦湿热	主症:腹胀拒按,呕吐酸臭 舌苔脉象:舌红苔腻,脉象滑数 兼症:①口渴烦躁 　　　②腹硬如板	主穴:阿是穴(胸夹脊、脾俞、胃俞)、中脘、内庭、上巨虚、内关 结筋点:脾俞次、胃俞次、肾俞次、膻中次、扶突次、鸠尾次、腰椎横突1~4 配穴:①合谷、行间 　　　②大巨、梁门、腹哀、太冲
瘀血停滞	主症:腹痛如刺,持续不解,呕吐频频,色泽暗褐 舌苔脉象:舌质暗红,脉象弦涩 兼症:①身热烦躁 　　　②腹胀便闭	主穴:阿是穴(胸夹脊、脾俞、胃俞)、中脘、膈俞、三阴交 结筋点:脾俞次、胃俞次、肾俞次、膻中次、扶突次、鸠尾次、腰椎横突1~4 配穴:①曲池、内关、尺泽 　　　②梁门、天枢、支沟

7. 胃及十二指肠溃疡

因胃液中胃酸和胃蛋白酶等消化液分泌亢进,以及胃肠黏膜黏液细胞分泌保护黏膜的抗自消化的碱性物质减少而导致的溃疡,病位在胃和十二指肠,故称胃及十二指肠溃疡,又称消化道溃疡。

本病发病率较高,多发生于青壮年人。其临床表现多见规律性腹痛,嗳气泛酸,恶心呕吐,胃中烧灼,甚至呕血、便血等。

中医学认为本病属"胃脘痛""吞酸"等范畴。多因忧思恼怒,肝郁气滞,气郁化火,横逆犯胃;或饮食不节,过食生冷、油腻、辛辣、厚味之品损伤脾胃,脾失健运,胃失和降所致。其发病与肝、脾、胃等脏腑功能失调有关。由于本病病程长,反复发作,缠绵难愈,因而临床表现亦较为复杂,多分为肝气犯胃、脾胃虚寒、胃阴损伤、气滞血瘀等证。

本病除经络脏腑不和致病外,也常因久病入络,结聚成"横络",或因风寒湿邪或因劳损筋肉形成结筋病灶点,致使经筋积损成结,阻碍经络气血运行,使之顽固不愈。此时又当依经筋辨证论治,以解结法配合治疗。

表 10 - 16　胃及十二指肠溃疡辨证取穴表

证型	症状	取穴
肝气犯胃	主症:胃脘胀闷,攻冲胁痛 舌苔脉象:舌边鲜红,脉象弦紧 兼症:①心情不舒,烦躁易怒 　　　②胸闷食少,呕吐酸水	主穴:阿是穴(胸夹脊、肝俞、脾俞、胃俞)、内关、行间、公孙、期门 结筋点:脾俞次、胃俞次、肾俞次、膻中次、扶突次、鸠尾次、腰椎横突1~4、幽门次、腹哀次 配穴:①太冲、日月 　　　②上脘、中脘、足三里

证型	症状	取穴
脾胃虚寒	主症:胃痛隐隐,喜按喜暖 舌苔脉象:舌胖齿痕,脉细沉迟 兼症:①空腹食寒则痛,餐后嗳食则痛止 ②形寒肢冷,五更便溏	主穴:阿是穴(胸夹脊、脾俞、胃俞、肾俞)、中脘、上脘、内关 结筋点:脾俞次、胃俞次、肾俞次、膻中次、扶突次、鸠尾次、腰椎横突1~4、幽门次、腹哀次 配穴:①气海、关元、命门 ②命门、志室、足三里、天枢
胃阴不足	主症:胃脘灼热,隐痛不止 舌苔脉象:舌嫩舌裂,脉象细数 兼症:①口干唇裂,渴不欲饮,舌体生疮 ②大便不实	主穴:阿是穴(胸夹脊、脾俞、胃俞)、太溪、三阴交、公孙 结筋点:脾俞次、胃俞次、肾俞次、膻中次、扶突次、鸠尾次、腰椎横突1~4、幽门次、腹哀次 配穴:①内庭、阴陵泉、照海 ②天枢、支沟
气滞血瘀	主症:胃痛如刺,痛处不移 舌苔脉象:舌体紫暗,脉象迟涩 兼症:①呕吐血丝 ②便黑如漆	主穴:阿是穴(胸夹脊、脾俞、胃俞、膈俞)、合谷、血海、三阴交 结筋点:脾俞次、胃俞次、肾俞次、膻中次、扶突次、鸠尾次、腰椎横突1~4、幽门次、腹哀次 配穴:①内关、中脘 ②支沟、天枢

8. 胆道系统感染和胆石症

急、慢性胆囊炎、胆管炎称胆道系统感染。胆囊内、胆总管、肝内胆管内结石称胆石症。因两者常合并发病,故两症合而论之。

本症多发于青壮年,女性多于男性。胆道系统感染多由胆道梗阻、胆汁滞留、肠道细菌感染所致。胆石症则由胆红素或胆固醇的代谢障碍或胆道中异物等所引起。而胆系感染与胆石又常同时存在,互为因果。胆系感染属急性者临床表现以寒战高热,右上腹痛,呈持续性阵发性加剧,可向肩背放散,多合并黄疸、胆囊区触痛,或伴反跳痛,莫非氏征阳性,常伴消化不良症状,血象中性粒细胞增多与核左移。属慢性者右上腹常呈隐痛或钝痛,脂餐后尤甚。胆石症临床可无症状,但如嵌顿于胆道则可见胆绞痛、阻塞性黄疸,或胆道感染症状。痛剧时常伴恶心、呕吐和纳少。临床借助于X线、胆囊造影、B超检查可做出明确诊断。

本病属中医学"胁痛""腹痛""黄疸""结胸发黄""胆火"等范畴。多因情志抑郁,肝胆郁结,疏泄失常;或过食肥腻,内蕴湿热,阻于肝胆,胆汁排泄不畅;或因蛔虫上扰,致胆气不通,胆汁外溢肌肤等而引发。若胆汁久蕴,则凝结而成砂石。临床多表现为肝郁气滞、湿热中阻、热毒入血等实证、热证。

本病除经络脏腑不和致病外,也常因久病入络,结聚成"横络",或因风寒湿邪或因劳损筋肉形成结筋病灶点,致使经筋积损成结,阻碍经络气血运行,使之顽固不愈。此时又当依经筋辨证论治,以解结法配合治疗。

表 10 - 17　胆道系统感染和胆石症辨证取穴表

证型	症状	取穴
肝瘀气滞	主症:右上腹闷胀隐痛,肩背牵痛,腹胀食少 舌苔脉象:舌苔薄白,脉象弦细 兼症:①口苦咽干 ②头晕目眩	主穴:阿是穴(胸夹脊、胆俞)、胆囊穴、太冲、期门、日月 结筋点:脾俞次、胃俞次、肾俞次、膻中次、扶突次、鸠尾次、腰椎横突 1～4、幽门次、腹哀次 配穴:①内关、行间 ②阳陵泉、合谷
湿热中阻	主症:胁下阵痛,腹肌强直,疼痛拒按,寒热交作 舌苔脉象:舌红苔黄,脉弦而细 兼症:①恶心呕吐 ②或伴黄疸	主穴:阿是穴(胸夹脊、胆俞)、支沟、曲池、合谷、胆囊穴、太冲、丰隆 结筋点:脾俞次、胃俞次、肾俞次、膻中次、扶突次、鸠尾次、腰椎横突 1～4、幽门次、腹哀次 配穴:①内关、期门 ②行间、三阴交、阴陵泉
脓毒入血	主症:胁痛剧烈,漫及全腹,肌硬如板,反跳痛 舌苔脉象:舌红苔糙,脉滑弦数 兼症:①高热畏寒,烦渴黄疸 ②尿少便秘,神志昏谵	主穴:阿是穴(胸夹脊、胆俞)、胆囊穴、合谷、曲池、支沟、行间、内庭 结筋点:脾俞次、胃俞次、肾俞次、膻中次、扶突次、鸠尾次、腰椎横突 1～4、幽门次、腹哀次 配穴:①曲泽、尺泽、大椎、委中 ②天枢、内关、神门、水沟

9. 慢性肠炎

肠壁黏膜的慢性炎症称慢性肠炎。

慢性肠炎则病变过程缓慢,反复发作,缠绵难愈为其特点,可见于任何年龄。临床表现以腹痛、腹泻为主症,常由急性肠炎转变而来,或由慢性肠道感染和炎症性疾病（如慢性菌痢、肠寄生虫病、局限性肠炎、慢性非特异性溃疡性结肠炎等）引起肠道消化、吸收功能障碍所致,亦或因情绪波动、劳累、食物过敏而诱发。

本病属中医学"泄泻"范畴。急性肠炎多为实证,多因湿热中阻所致。慢性肠炎多为虚证,由脾胃素弱,或久病久泻不愈,导致脾阳虚衰,健运无权;或因脾虚,复为情志所伤,肝郁乘脾;或肾阳不振,命门火衰,不能腐熟水谷而致。其病的发生多与脾、肝、肾、大肠的功能失调有关。

本病除经络脏腑不和致病外,也常因久病入络,结聚成"横络",或因风寒湿邪或因劳损筋肉形成结筋病灶点,致使经筋积损成结,阻碍经络气血运行,使之顽固不愈。此时又当依经筋辨证论治,以解结法配合治疗。

表 10－18　慢性肠炎辨证取穴表

证型	症状	取穴
湿热中阻	主症:泄泻臭秽,烦渴发热 舌苔脉象:舌红苔黄,脉象滑数	主穴:阿是穴(胸夹脊、脾俞、胃俞)、中脘、合谷、曲池、内关、支沟 结筋点:脾俞次、胃俞次、肾俞次、扶突次、腰椎横突 1～4、幽门次、鸠尾次、腹哀次
	兼症:①头痛腹痛 　　　②气粗喘闷	配穴:①太阳、天枢 　　　②膻中、尺泽
肝气乘脾	主症:遇怒则泻,胸胁胀痛 舌苔脉象:舌苔薄白或黄,脉象弦细	主穴:阿是穴(胸夹脊、肝俞、胆俞、脾俞、胃俞)、中脘、天枢 结筋点:脾俞次、胃俞次、肾俞次、扶突次、腰椎横突 1～4、幽门次、鸠尾次、腹哀次
	兼症:①心烦易怒,腹痛阵发 　　　②咽干口苦,头晕目眩	配穴:①太冲、行间 　　　②内庭、期门
脾肾阳虚	主症:大便溏泄,完谷不化,腹胀腹痛,喜暖喜按,或黎明腹泻 舌苔脉象:舌淡苔白,脉沉细弱	主穴:阿是穴(胸夹脊、脾俞、肾俞、胃俞)、命门、志室、天枢、支沟 结筋点:脾俞次、胃俞次、肾俞次、扶突次、腰椎横突 1～4、幽门次、鸠尾次、腹哀次
	兼症:①食少纳呆 　　　②形寒肢冷	配穴:①中脘、上脘 　　　②气海、关元

10. 慢性结肠炎

慢性非特异性溃疡性结肠炎称慢性结肠炎。

本病是一种原因不明的直、结肠黏膜的表浅性、非特异性炎症性病变。临床以腹泻、腹痛、便血、里急后重、低热、贫血、消瘦等为主要症状。本病的发生与免疫异常、精神因素、遗传及非特异性感染等有关。病变主要分布于直肠、乙状结肠,严重者可累及整个结肠,多于 20～40 岁开始发病,起病可急可缓,症状可轻可重,病程多呈慢性,反复发作,对人体健康危害较大。

中医学认为本病属"泄泻"范畴。多因久病体虚或饮食不节、情志郁怒,导致脏腑功能失调而成。病变脏腑主要在脾胃,但与肝肾关系密切,病机关键主要责之于脾虚湿盛;肝郁乘脾。由于本病病程长,故形成久泄多虚,或虚中挟实的病机变化。

本病除经络脏腑不和致病外,也常因久病入络,结聚成"横络",或因风寒湿邪或因劳损筋肉形成结筋病灶点,致使经筋积损成结,阻碍经络气血运行,使之顽固不愈。此时又当依经筋辨证论治,以解结法配合治疗。

表 10－19　慢性结肠炎辨证取穴表

证型	症状	取穴
大肠湿热	主症:腹痛暴泻,便带脓血 舌苔脉象:舌苔黄腻,脉象滑数	主穴:阿是穴(胸夹脊、脾俞、胃俞)、中脘、合谷、曲池、内关、天枢 结筋点:脾俞次、胃俞次、肾俞次、扶突次、腰椎横突 1～4、幽门次、鸠尾次、腹哀次
	兼症:①泻下迫急,肛门灼热 　　　②烦热口渴,身热腹胀	配穴:①支沟、委中 　　　②大椎、太冲

证型	症状	取穴
肝郁乘脾	主症:泻痢时作时止,遇怒则发 舌苔脉象:舌边鲜红,脉象弦细 兼症:①胸胁胀满,咽干口苦 ②恶心泛酸,腹痛即泻	主穴:阿是穴(胸夹脊、肝俞、脾俞、胃俞)、阳陵泉、太冲、中脘、建里、上巨虚 结筋点:脾俞次、胃俞次、肾俞次、扶突次、腰椎横突1~4、幽门次、鸠尾次、腹哀次 配穴:①期门、支沟 ②内关、丘墟
脾肾阳虚	主症:饮食不慎则泻,畏寒肢冷,食少纳呆 舌苔脉象:舌淡苔白,脉沉细无力 兼症:①黎明即泻 ②腰膝酸软	主穴:阿是穴(胸夹脊、大肠俞、脾俞、肾俞、胃俞)、关元、下脘、足三里 结筋点:脾俞次、胃俞次、肾俞次、扶突次、腰椎横突1~4、幽门次、鸠尾次、腹哀次 配穴:①命门、志室、气海 ②太溪、三阴交

11. 手术后腹胀

由于麻醉和腹部手术的刺激引起暂时性肠麻痹称手术后腹胀。

本病临床主要表现为腹胀,不能进食,恶心,无排气排便,肠鸣音减弱或消失。由于腹部膨满,膈肌上升可伴有气短,呼吸困难。严重者可引起麻痹性肠梗阻。本病多发生在腹部手术后2~5天,若长期腹胀则应注意经筋检查。

本病属中医"腹胀""便闭"范畴。多因手术切口疼痛导致肠胃结热或气虚不行而致。本病除经络脏腑不和致病外,也常因久病入络,结聚成"横络",或因风寒湿邪或因劳损筋肉形成结筋病灶点,致使经筋积损成结,阻碍经络气血运行,使之顽固不愈。此时又当依经筋辨证论治,以解结法配合治疗。

表 10 - 20　手术后腹胀辨证取穴表

证型	症状	取穴
肠胃结热	主症:蒸蒸发热,腹硬拒按,停止排便排气 舌苔脉象:舌苔黄厚,脉象滑数 兼症:①恶心呕吐 ②腹胀如鼓	主穴:阿是穴(天枢、夹脊、大肠俞、脾俞、肾俞、胃俞)、气海、腹哀、腹结 结筋点:脾俞次、胃俞次、肾俞次、膻中次、扶突次、腰椎横突1~4、鸠尾次、幽门次、腹哀次 配穴:①内关、太冲 ②大横、足三里、阳陵泉
气虚不行	主症:言语低微,腹胀隐痛,停止排便排气 舌苔脉象:舌胖水滑,脉象细弱 兼症:①呕吐频频 ②神疲乏力	主穴:阿是穴(夹脊、大肠俞、脾俞、肾俞、胃俞)命门、气海、关元、足三里、上巨虚、下巨虚 结筋点:脾俞次、胃俞次、肾俞次、膻中次、扶突次、腰椎横突1~4、鸠尾次、幽门次、腹哀次 配穴:①中脘、内关、支沟 ②梁门、建里、三阴交

12. 习惯性便秘

常年排便艰涩不畅,粪质干燥硬结,排便时间超过48小时以上并有不适感者称习惯性便秘。

本病多由精神神经功能紊乱,排便动力缺乏;肠黏膜应激力减弱,排便反射消失等原因导致粪便在肠腔内滞留过久,因粪质中水分被过量吸收,而使粪团干燥难以排出。临床主要分为结肠便秘和直肠便秘两类。前者是食物残渣在直肠以上运行过于滞缓而引起;后者是食物残渣在结肠内虽然运进正常，但在直肠内滞留过久，亦可使排便困难。

本病属中医学"大便难""脾约""阳结""阴结"等范畴。多因素体阳盛，嗜食辛辣香燥，导致肠胃燥热，津液耗伤；或由情志不舒，气机郁滞；或由劳倦内伤，年老体衰，气血不足；或因病后、产后气血未复等导致大肠传导功能失常而引起便秘。一般分虚实两类，与肺、脾、胃、肾等脏腑功能失调有关。

本病除经络脏腑不和致病外，也常因久病入络，结聚成"横络"，或因风寒湿邪或因劳损筋肉形成结筋病灶点，致使经筋积损成结，阻碍经络气血运行，使之顽固不愈。此时又当依经筋辨证论治，以解结法配合治疗。

表 10 - 21 习惯性便秘辨证取穴表

证型	症状	取穴
气虚便秘	主症:排便费力,腹痛隐隐,喜暖喜按,自汗气短 舌苔脉象:舌胖苔白,脉象虚弱无力	主穴:阿是穴(夹脊、大肠俞、脾俞、肾俞、胃俞) 气海、关元 结筋点:脾俞次、胃俞次、肾俞次、扶突次、腰椎横突 1～4、幽门次、鸠尾次、腹哀次
	兼症:①面色苍白,头晕心悸 ②四肢不温	配穴:①中脘、足三里 ②命门、志室
血虚便秘	主症:便如羊粪,努责便难 舌苔脉象:舌嫩淡红,脉象细数	主穴:血海、三阴交、阿是穴(夹脊、大肠俞、脾俞、肾俞、胃俞)次髎、上巨虚、下巨虚 结筋点:脾俞次、胃俞次、肾俞次、扶突次、腰椎横突 1～4、幽门次、鸠尾次、腹哀次
	兼症:①面色无华 ②心悸失眠	配穴:①足三里、太溪、合谷 ②神门、心俞、膈俞

第四节　泌尿系统疾病

1. 肾盂肾炎（附：膀胱炎，尿道炎）

肾脏肾盂、肾盏黏膜和肾实质的炎症称肾盂肾炎。

本病多因细菌上行感染所致，以大肠杆菌最为多见。在人体抵抗力低下或进行各种泌尿系器械操作时，尿道口的细菌就可能侵入膀胱，经输尿管上升至肾盂而引发本病。当泌尿系统畸形及多种原因导致尿路梗阻，出现尿潴留时，尿中细菌繁殖，亦会造成感染。女性发病率为高。其有急性和慢性之分。主要临床表现为腰痛、腰酸、尿频、尿急等。急性肾盂肾炎起病急，可伴有发热、寒战、恶心、食欲不振等症状，体检时有上输尿管或肋腰点压痛和肾区叩痛。慢性肾盂肾炎多从急性者演变而来，常伴有乏力、低热、夜尿多等症状。

尿道炎（非特异性）是指由大肠杆菌、链球菌和葡萄球菌感染引发的尿道炎性病变。

本病可由病菌直接侵入尿道而发病，也可继发于尿道口或尿道内梗阻。临床表现为急性期有多量脓性分泌物，伴尿频、排尿灼痛及血尿；慢性期则为排尿刺痛或排尿不适，少量尿道分泌物。好发于已婚女性。

膀胱炎是因细菌经尿道上行感染，或由肾炎、肾盂肾炎下行感染而致，亦可由邻近器官炎症波及，或物理、化学因素刺激引起的膀胱黏膜红肿、浸润，或出血、溃疡及坏死的一种病症。临床表现为发病突然，尿频、尿急、尿痛、血尿或脓尿，少腹胀痛，膀胱区压痛等。临床亦有急慢性之分。发病女性多于男性。

本病属中医学"淋证"范畴，多因外阴不洁，秽浊之邪上犯膀胱，或过食肥甘，湿热内生，下注膀胱，使膀胱气化失司引起。临床多见膀胱湿热证、脾肾两虚证。上述三种疾病都属泌尿系感染，故列一节辨证论治之。

本病除经络脏腑不和致病外，也常因久病入络，结聚成"横络"，或因风寒湿邪或因劳损筋肉形成结筋病灶点，致使经筋积损成结，阻碍经络气血运行，使之顽固不愈。此时又当依经筋辨证论治，以解结法配合治疗。

表 10 - 22　肾盂肾炎辨证取穴表

证型	症状	取穴
膀胱湿热	主症:小便赤热,尿痛尿急,肾区叩痛 舌苔脉象:舌苔黄腻,脉象滑数 兼症:①发热恶寒 ②恶心呕吐,尿液混浊 ③腹胀疼痛	主穴:阿是穴（夹脊、膀胱俞、脾俞、肾俞、胃俞）、中极、蠡沟、阴陵泉 结筋点:肾俞次、腰椎横突1~4、幽门次、腹哀次、曲骨次、关元次、归来次、府舍次、髀关次 配穴:①曲池、合谷 ②内关、支沟、丰隆 ③归来、曲骨、三焦俞
脾肾两虚	主症:小便淋沥,涩痛尿急,腰痛绵绵,夜尿频 舌苔脉象:舌淡苔少,脉细沉迟 兼症:①肢寒畏冷 ②腹泻便溏 ③或五心烦热 ④失眠健忘	主穴:关元、气海、阿是穴（夹脊、膀胱俞、三焦俞、脾俞、肾俞、胃俞）、阴陵泉、蠡沟 结筋点:肾俞次、腰椎横突1~4、幽门次、腹哀次、曲骨次、关元次、归来次、府舍次、髀关次 配穴:①命门、志室 ②足三里、阴陵泉、天枢、支沟 ③太溪、照海 ④神门、心俞

2. 泌尿系结石

泌尿系统各个部位如肾、输尿管、膀胱、尿道的结石病总称泌尿系结石病。

本病多由于泌尿系局部的狭窄、梗阻造成尿淤积或感染而致。结石形成后常在泌尿系造成局部创伤、梗阻或并发感染。其临床表现因结石所在部位的不同而有异。肾结石及输尿管结石主要症状为肾绞痛及血尿；膀胱结石主要症状为排尿困难、终末血尿及排尿疼痛；尿道结石主要症状是排尿困难，或尿潴留，且各部位的结石多伴有不同程度的感染。肾结石、输尿管结石多发出20~50岁之青壮年，男性多于女性。

本病属中医学"石淋""血淋""腰痛""癃闭"等的范畴。多由于热积膀胱、肾气亏虚而致。初起多为实证，经久不愈，则每呈虚证或虚实夹杂证。

本病除经络脏腑不和致病外，也常因久病入络，结聚成"横络"，或因风寒湿邪或因劳损筋肉形成结筋病灶点，致使经筋积损成结，阻碍经络气血运行，使之顽固不愈。此时又当依经筋辨证论治，以解结法配合治疗。

表 10 - 23　泌尿系结石辨证取穴表

证型	症状	取穴
下焦湿热	主症:腰部绞痛向会阴放散,尿黄带血,中加砂石 舌苔脉象:舌苔黄腻,脉象滑数	主穴:阿是穴(夹脊、膀胱俞、肾俞、三焦俞)、蠡沟、阴陵泉、太冲 结筋点:肾俞次、腰椎横突 1~4、幽门次、腹哀次、曲骨次、关元次、归来次、府舍次、髀关次
	兼症:①发热汗出 ②恶心呕吐	配穴:①曲池、合谷 ②内关、中脘
肾元虚损	主症:腰痛绵绵,排尿无力,尿如米泔,偶见砂石 舌苔脉象:舌淡苔薄,脉象沉细	主穴:关元、气海、阿是穴(夹脊、膀胱俞、肾俞、三焦俞、关元俞、气海俞)、蠡沟、阴陵泉 结筋点:肾俞次、腰椎横突 1~4、幽门次、腹哀次、曲骨次、关元次、归来次、府舍次、髀关次
	兼症:①腰膝酸软,头昏目花 ②四肢畏寒,或无心烦热	配穴:①太溪、三阴交 ②命门、志室、照海

3. 神经性膀胱功能障碍（尿潴留，尿失禁）

因中枢神经疾病、神经损伤或刺激引起的排尿功能异常称神经性膀胱功能障碍。

本病包括尿潴留和尿失禁。尿潴留是尿液充盈膀胱但不能排出的疾患。多因中枢神经疾病、神经损伤、尿道、前列腺或肛门周围疼痛、癔症、尿道狭窄、结石、前列腺肥大、尿道周围脓肿引起的神经性反射性或机械性尿潴留。由于发病轻重、病程长短的不同，临床有急性、慢性之分。

尿失禁是指尿液不能自主地排出，或不能控制而致的尿液滴沥。根据发病原因及发病部位的不同，临床可分为三类：一是真性尿失禁，为尿道括约肌损伤引起，或神经功能失常，丧失控制排尿的能力而致。后者常伴有肢体麻木、疼痛、感觉障碍、运动失常、神经反射异常等症。二是假性尿失禁，为因尿道梗阻（前列腺肥大、尿道狭窄）或膀胱收缩无力（脊髓损伤）等，使排尿障碍造成尿潴留和尿液外溢。临床可见尿急，排尿困难，小腹胀痛，膀胱区膨隆等症。三是应力性尿失禁为尿道括约肌松弛，当咳嗽喷嚏、哭笑等动作致腹内压骤然增加时造成尿液外溢，多见于中老年人、肥胖者、经产妇女等。

本病属中医学"癃闭""遗尿"范畴。以排尿困难，甚或小便闭塞不通为主症。病势缓，小便不利，点滴而下者谓之"癃"；病势急，小便不通，欲溲不下者谓之"闭"。其病位在膀胱，皆由气化不利，导致小便不得通利。其病因或因肾气受损，精血亏耗，命门火衰以致膀胱气化功能失常；或中焦湿热不化，而移注膀胱，膀胱气机阻滞；或由跌扑外伤，以及外科手术后，膀胱气机受损而致尿闭或尿失禁。

本病除经络脏腑不和致病外，也常因久病入络，结聚成"横络"，或因风寒湿邪或因劳损筋肉形成结筋病灶点，致使经筋积损成结，阻碍经络气血运行，使之顽固不愈。此时又当依经筋辨证论治，以解结法配合治疗。

表 10 - 24　　神经性膀胱功能障碍辨证取穴表

证型	症状		取穴	
外伤瘀闭	主症:小便点滴而出,时通时塞 舌苔脉象:舌色青紫,脉象涩滞		主穴:阿是穴(夹脊、膀胱俞、肾俞、脾俞、胃俞)、中极、关元、次髎 结筋点:肾俞次、腰椎横突 1~4、幽门次、腹哀次、曲骨次、关元次、归来次、府舍次、髀关次	
	兼症:①腰或下腹外伤疼痛,手术创伤史 ②尿中带血		配穴:①归来、大肠俞 ②血海、三阴交	
湿热壅滞	主症:小便短赤,频数疼痛 舌苔脉象:舌苔黄厚,脉象滑数		主穴:阿是穴(夹脊、膀胱俞、肾俞、脾俞、胃俞)、行间、蠡沟 结筋点:肾俞次、腰椎横突 1~4、幽门次、腹哀次、曲骨次、关元次、归来次、府舍次、髀关次	
	兼症:①烦渴咽干 ②少腹拘急 ③大便干燥		配穴:①阳陵泉、支沟 ②阳陵泉、归来、水道 ③支沟、天枢	
肾气不足	主症:排尿无力,淋漓不止 舌苔脉象:舌淡苔白,脉沉无力		主穴:关元、气海、中极、阿是穴(夹脊、膀胱俞、脾俞、肾俞、胃俞)、三阴交、阴陵泉 结筋点:肾俞次、腰椎横突 1~4、幽门次、腹哀次、曲骨次、关元次、归来次、府舍次、髀关次	
	兼症:①面色㿠白,神怯少气 ②言语低微 ③腰膝无力		配穴:①命门、志室、足三里 ②肺俞、心俞、膻中 ③肓门、气冲、髀关	

4. 痛风及高尿酸血症

嘌呤代谢紊乱所致的疾病称痛风。

本病以高尿酸血症、急性关节炎反复发作、痛风石沉积性慢性关节炎、关节畸形以及肾实质性病变和尿酸结石形成为其特点。根据血液中尿酸增高的原因,可分为原发性和继发性两大类。原发性痛风是由于先天性嘌呤代谢紊乱所致;继发性痛风是由于其他疾病,药物等引起尿酸生成增多或排出减少,形成高尿酸血症而致。

本病临床以关节红、肿、热、痛反复发作,关节活动不灵活为主要表现,当属于中医学"痹病"的范畴。根据体征可分为湿热下注和寒湿瘀阻两型。

本病除经络脏腑不和致病外,也常因久病入络,结聚成"横络",或因风寒湿邪或因劳损筋肉形成结筋病灶点,致使经筋积损成结,阻碍经络气血运行,使之顽固不愈。此时又当依经筋辨证论治,以解结法配合治疗。

表 10 - 25　　痛风及高尿酸血症辨证取穴表

证型	症状	取穴
湿热下热	主症:关节红肿热痛,发热倦息,头痛汗出 舌苔脉象:舌苔厚腻,脉象浮数 兼症:①恶心呕吐,食纳呆少 ②心烦急躁,失眠多梦	主穴:内庭、行间、合谷、太冲、阴陵泉 结筋点:太白次、太溪次、肾俞次、肓门次 配穴:①内关、足三里 ②支沟、侠溪、神门
寒湿瘀阻	主症:关节畸形,僵硬强直 舌苔脉象:舌淡苔白,脉象弦涩 兼症:①关节溃破,流出污物 ②尿痛尿血 ③胸痹心痛	主穴:关元、气海、阴陵泉、丰隆、合谷、太冲 结筋点:太白次、太溪次、肾俞次、肓门次 配穴:①太白、公孙 ②肾俞、关元、中极、膀胱俞 ③膻中、内关

第五节　类风湿疾病与理化因素疾病

1. 类风湿性关节炎

以关节肿痛畸形为主的慢性全身性自身免疫性疾病称类风湿性关节炎。

本病特征是病程长，关节痛和肿胀，反复发作，关节畸形逐渐形成，是一种全身性结缔组织疾病在局部的表现。本病病因不明，近来认识到是许多致病因素相互干扰所致，与免疫机制有密切关系。有些病人对一种感染物质有遗传性敏感，与 HLA–DR4 抗原有关，能激发 T 细胞和 B 细胞的免疫反应。这种复杂的炎性反应与自身抗体（RF）的存在有联系，从而导致滑膜增殖，血管翳形成，炎性细胞聚集和软骨病变等。早期变化主要是滑膜炎性反应，单层细胞的滑膜充血、水肿、纤维蛋白渗出、增殖和绒毛增生，逐渐增厚，滑膜内有典型的单核细胞、淋巴细胞和浆细胞浸润，有些细胞常聚集成结节状，关节内有积液，滑膜内有大量中性粒细胞。炎性肉芽组织将侵袭滑膜下结缔组织，引起肿胀，并侵犯关节囊和韧带。由于关节内积液过多，使关节囊肿胀，导致关节松弛，发生病理性关节脱位和半脱位。这些肉芽组织被修复性纤维变性组织和瘢痕所替代，使关节挛缩，造成关节畸形。由于肉芽组织布满整个关节面，形成血管翳，干扰关节软骨摄取来自滑液的正常营养，引起软骨坏死。在关节边缘，肉芽组织侵蚀软骨下骨，形成囊性改变的骨组织出现骨质疏松，随着时间迁延，最终在关节面上形成纤维性粘连，产生纤维性强直，继而演变成骨性强直。除了关节损害外，关节周围的肌腱、腱鞘、韧带也同时发生类似的肉芽组织浸润，导致肌肉萎缩，进而挛缩，韧带纤维化，使关节功能进一步丧失。

本病属中医学"痹病"范畴。因本病病程长，常损伤正气，致使寒湿痰浊停滞关节而痹阻气血，引起关节肿痛。久病入络，气滞血瘀，则正虚邪恋，致使畸形挛紧，功能丧失。

本病除经络脏腑不和致病外，也常因久病入络，结聚成"横络"，或因风寒湿邪或因劳损筋肉形成结筋病灶点，致使经筋积损成结，阻碍经络气血运行，使之顽固不愈。此时又当依经筋辨证论治，以解结法配合治疗。

表 10 – 26　类风湿性关节炎辨证取穴表

证型	症状	取穴
痰湿痹阻	主症：节肿如梭，屈伸不利，受寒加重，经久不愈 舌苔脉象：舌质紫暗，脉象细涩 兼症：①关节痹痛，入夜尤甚 ②腰膝酸软	主穴：合谷、曲池、太冲、阳陵泉、足三里、阴陵泉、阿是穴 结筋点：相应部位结筋点 配穴：①局部燔针 ②肾俞、大肠俞、志室、命门
正虚邪恋	主症：久病痹痛，反复发作，关节肿大，四肢消瘦 舌苔脉象：舌淡苔白，脉浮无力 兼症：①面色苍白 ②腰膝酸软 ③肢体僵直，甚则畸形 ④脊柱强直，甚至佝偻不伸	主穴：华佗夹脊、合谷、曲池、太冲、阳陵泉、足三里、阴陵泉、阿是穴 结筋点：相应部位结筋点 配穴：①中脘、建里、脾俞、胃俞 ②肾俞、大肠俞、志室、命门 ③局部燔针 ④结筋点（诸背俞次）

2. 强直性脊柱炎

累及脊柱关节、脊旁韧带、骶髂关节，最后引起脊柱强直和畸形的炎性病变称强直性脊柱炎。也有不少学者认为是类风湿性关节炎的一种类型。

病多发于青壮年，患病年龄在 20~40 岁之间，男多于女。病因尚不明，可能与下述因素有关：（1）基因遗传因素：有家族遗传倾向。（2）感染因素：认为本病与泌尿生殖系统的慢性感染有关，可通过淋巴结和 Batson 脊柱静脉系统波及脊柱。主要特点是累及关节，以脊柱关节（关节突关节）、骶髂关节、肋椎关节及肋横突关节等最易受侵犯。这类关节滑膜不完整，但有坚强的韧带及肌腱附着。由于受挤压牵拉的作用，其骨质增生、韧带骨化和关节强直。腰椎间盘变薄，髓核、纤维环及部分椎体被纤维组织所代替，骨桥形成，脊柱强直。

本病属中医学"痹病"范畴。因本病病程长，常损伤正气，致使寒湿痰浊停滞关节而痹阻气血，引起关节肿痛。久病入络，气滞血瘀，则正虚邪恋，致使畸形挛紧，功能丧失。

本病除经络脏腑不和致病外，也常因久病入络，结聚成"横络"，或因风寒湿邪或因劳损筋肉形成结筋病灶点，致使经筋积损成结，阻碍经络气血运行，使之顽固不愈。此时又当依经筋辨证论治，以解结法配合治疗。

表 10-27　强直性脊柱炎辨证取穴表

证型	症状	取穴
痰湿痹阻	主症:节肿如梭,屈伸不利,受寒加重,经久不愈 舌苔脉象:舌质紫暗,脉象细涩 兼症:①关节痹痛,入夜尤甚 　　　②腰膝酸软	主穴:合谷、曲池、太冲、阳陵泉、足三里、阴陵泉、阿是穴 结筋点:相应部位结筋点 配穴:①局部燔针 　　　②肾俞、大肠俞、志室、命门
正虚邪恋	主症:久病痹痛,反复发作,关节肿大,四肢消瘦 舌苔脉象:舌淡苔白,脉浮无力 兼症:①面色㿠白 　　　②腰膝酸软 　　　③肢体僵直,甚则畸形 　　　④脊柱强直,甚至佝偻不伸	主穴:华佗夹脊、合谷、曲池、太冲、阳陵泉、足三里、阴陵泉、阿是穴 结筋点:相应部位结筋点 配穴:①中脘、建里、脾俞、胃俞 　　　②肾俞、大肠俞、志室、命门 　　　③局部燔针 　　　④结筋点(诸背俞次)

3. 大骨节病

以骨与关节软骨慢性退行性病变为主的，伴有全身营养不良及退行性病变的地方性疾病称大骨节病，又称畸形性骨关节病。

本病流行病区有严格的地方性，多在山岳丘陵及山谷洼地分布。6~15 岁多发，成年亦可发病。本病以关节、肌肉、筋骨酸痛、肿胀、畸形为主，常导致肢体痿弱，不能步履为特征。

中医称本病为"柳拐子病""矮人病"，属痹病或痿证范畴。本病属虚证，以正气不足，脾胃虚弱，肝肾亏损为主要内因，风寒湿邪乘虚而入，流注关节为外因，形成本虚标实的复杂病证。值得注意的是随关节、肌筋的损伤，常出现结筋病灶点并引起疼痛，加重病痛，应予针对性治疗。临床可根据关节病变程度分为：风寒湿痹型和横络卡压型。

本病除经络脏腑不和致病外，也常因久病入络，结聚成"横络"，或因风寒湿邪或因劳损筋肉形成结筋病灶点，致使经筋积损成结，阻碍经络气血运行，使之顽固不愈。此时又当依经筋辨证论治，以解结法配合治疗。

表 10 - 28　大骨节病辨证取穴表

证型	症状	取穴
风寒湿痹	主症:脊柱后突,腰背疼痛僵硬,甚至前屈畸形,偶伴腹疼,腰功能受限,X 光拍片示脊柱诸关节、周围韧带钙化、增生 舌苔脉象:舌淡苔白,脉象正常 兼症:①腹部疼痛　②脊柱旁疼痛	主穴:局部取穴、华佗夹脊、后溪、命门、大肠俞、肾俞 结筋点:相应部位结筋点 配穴:①关元俞、气海俞、中脘、髀关　②肝俞、胆俞、志室
横络卡压	主症:脊柱后突,腰背疼痛僵硬,前屈畸形,X 光拍片示脊柱诸关节、周围韧带钙化、增生偶伴腹痛,长期不愈,可触及痛性结节 舌苔脉象:舌淡苔白,脉象正常。 兼症:①腹部疼痛　②脊柱旁疼痛	结筋点:胸椎棘突 1 - 骶椎棘突 4、肓门次、志室次、肾俞次、气海俞次、关元俞次、上、次、中、下髎次、腰椎横突 1~4、小肠俞次、膀胱俞次、白环俞次、中膂俞次、府舍次 主穴:华佗夹脊、合谷、曲池、太冲、阳陵泉、足三里、阴陵泉、阿是穴 配穴:①中脘、合谷、髀关　②华佗夹脊

第六节　精神疾病

1. 神经衰弱

大脑皮质兴奋和抑制平衡失调而导致的功能性疾病称神经衰弱。

本病是神经功能异常症中最常见的病症之一，多由于长期过度紧张疲劳、精神创伤或病后体弱等原因引起，亦有因头颈、胸背等长期顽痛而继发者。其临床表现几乎涉及所有的器官系统，如头晕，头胀，耳鸣，记忆力减退，**精神萎靡**，肢倦乏力，失眠，多梦，情绪易于激动等，或见心悸，手足发冷，食欲减退，恶心呕吐，腹胀，性功能减退，遗精等。

中医学认为本病属"郁证""心悸""不寐""虚损"等范畴。多因思虑过度，劳伤心脾，每因情志不舒，肝气郁滞、心脾气虚及久病伤阴而心肾不交，使神志不宁等所致。其病位在脑，但主要与心、肝、脾、肾等脏功能失调有关。

本病除经络脏腑不和致病外，也常因久病入络，结聚成"横络"，或因风寒湿邪或因劳损筋肉形成结筋病灶点，致使经筋积损成结，阻碍经络气血运行，使之顽固不愈。此时又当依经筋辨证论治，以解结法配合治疗。

表 10 - 29　　神经衰弱辨证取穴表

证型	症状	取穴
肝气郁滞	主症:精神抑郁,烦躁易怒,心悸失眠 舌苔脉象:舌苔薄白,脉象弦滑 兼症:①头晕头痛 ②目眩耳鸣,胸胁胀满 ③不思饮食 ④月经不调	主穴:太冲、阳陵泉、期门、日月、内关、神门 结筋点:头颈胸背相应结筋病灶点 配穴:①百会、风池、太阳 ②完骨、翳风、支沟、行间 ③中脘、足三里、丰隆 ④三阴交、归来、血海
肝胃不和	主症:胸闷嗳气,脘腹不爽,失眠健忘 舌苔脉象:舌苔腻滑,脉象沉迟 兼症:①大便不爽 ②脘痛多梦 ③四肢困乏	主穴:足三里、中脘、脾俞、胃俞、太冲、阳陵泉、期门、日月、内关、神门 结筋点:头颈胸背相应结筋病灶点 配穴:①支沟、天枢 ②上脘、梁门、神门 ③关元、气海
心肾不交	主症:心悸易惊,失眠多梦,腰膝酸软,梦遗滑精 舌苔脉象:舌红少苔,脉微细而数 兼症:①精神萎靡 ②头晕耳鸣 ③口干津少	主穴:心俞、足三里、中脘、脾俞、胃俞、肾俞、太溪、三阴交、照海、内庭 结筋点:头颈胸背腰相应结筋病灶点 配穴:①神门、百会、水沟 ②百会、风池、合谷 ③金津、玉液、廉泉

2. 心脏神经官能症

心血管系统非器质性功能失调性病症称心脏神经官能症，又称心血管神经官能症。

本病临床表现为呼吸困难（呈叹息样呼吸）、心悸、疲倦，心前区隐痛，眩晕等。每因劳累或精神紧张等因素而加重，常伴有其他系统的神经官能症，但查体多无阳性发现。

心脏神经官能症与中医的"心悸""怔忡"等相似；有时作时止、时轻时重之特点。大凡思虑不遂者易患此病。病位在心，但与肝脾不调，心脾气虚有关，气虚日久，又损及营血，致心失所养。临床多虚证，偶有因痰火扰心之实证和胸背部经筋损伤卡压经脉而致者。

表 10 - 30　　心脏神经官能症辨证取穴表

证型	症状	取穴
心脾气虚	主症:心悸怔忡,气短自汗,面色苍白 舌苔脉象:舌淡苔白,脉象细弱 兼症:①四肢发冷 ②口吐痰涎	主穴:心俞、脾俞、肝俞、膻中、内关、足三里、三阴交 结筋点:心俞次、厥阴俞次、胸椎棘突3~7、鸠尾次、乳根次、幽门次 配穴:①关元、气海 ②中脘、建里
心血不足	主症:悸动不安,失眠健忘,五心烦热,多梦易惊 舌苔脉象:舌红少苔,脉象细数 兼症:①头目眩晕 ②烦躁不安 ③胸痹心痛	主穴:血海、太溪、太冲、阳陵泉、内关、神门、心俞、脾俞、肝俞、足三里、三阴交 结筋点:心俞次、厥阴俞次、胸椎棘突3~7、鸠尾次、乳根次、幽门次 配穴:①百会、太阳、印堂 ②支沟、行间 ③膻中、中脘
痰热阻窍	主症:心悸怔忡,烦躁易惊,口苦咽干,失眠多梦 舌苔脉象:舌红苔腻,脉象滑数 兼症:①便秘尿赤 ②胁痛易怒	主穴:丰隆、内庭、心俞、脾俞、肝俞、膻中、内关、足三里、三阴交 结筋点:心俞次、厥阴俞次、胸椎棘突3~7、鸠尾次、乳根次、幽门次 配穴:①行间、支沟 ②期门、日月、太冲、阳陵泉

本病除经络脏腑不和致病外，也常因久病入络，结聚成"横络"，或因风寒湿邪或因劳损筋肉形成结筋病灶点，致使经筋积损成结，阻碍经络气血运行，使之顽固不愈。此时又当依经筋辨证论治，以解结法配合治疗。

3. 胃肠神经官能症

由高级神经功能紊乱所导致的胃肠功能障碍性疾病称胃肠神经官能症。

胃神经官能症常表现出反复嗳气、食后呕吐、上腹饱胀不适以及厌食、烧心等；肠神经官能症常表现出情绪性，或餐后腹泻、腹痛、腹胀或肠鸣、便秘等。二者皆可伴有失眠、头痛、胸闷、精神涣散、忧虑或烦躁不安等全身性神经官能症状。本病多由精神因素所致，病程常呈慢性过程，多发于青壮年，女性发病率略高于男性。

本病属于"胃脘痛""呕吐""泄泻"和"郁证"等范畴，一般多属"肝胃不和"或"肝脾不调"证候。发病虽在胃肠，但与心、肝的关系至为密切。若情志不舒，郁怒伤肝，使肝失疏泄，横逆侮土，则脾胃失其健运，饮食失节就会出现本病。此外，胸背及腹部经筋损伤卡压经脉也是本病发生的重要因素。

本病除经络脏腑不和致病外，也常因久病入络，结聚成"横络"，或因风寒湿邪或因劳损筋肉形成结筋病灶点，致使经筋积损成结，阻碍经络气血运行，使之顽固不愈。此时又当依经筋辨证论治，以解结法配合治疗。

表 10 – 31　胃肠神经官能症辨证取穴表

证型	症状	取穴
肝胃不和	主症:脘腹胀痛,食后呕吐,嗳气频作,吞酸吐腐 舌苔脉象:舌淡苔白,脉象弦细 兼症:①胸胁胀闷,抑郁太息 ②头晕目眩,烦闷易怒	主穴:胃俞、脾俞、肝俞、太冲、阳陵泉、期门、日月、内关 结筋点:胃俞次、肝俞次、厥阴俞次、胸椎棘突3~12、鸠尾次、乳根次、幽门次、腹哀次、中脘次 配穴:①行间、支沟 ②百会、太阳、侠溪、行间
肝脾不和	主症:脘腹胀痛,肠鸣腹泻,温温欲吐,嘿嘿不欲饮食 舌苔脉象:舌苔水滑,脉象弦滑 兼症:①神乏体倦 ②心悸失眠 ③上腹饱胀 ④厌食烧心	主穴:胃俞、脾俞、肝俞、膻中、内关、足三里、三阴交 结筋点:胃俞次、肝俞次、厥阴俞次、胸椎棘突3~12、鸠尾次、乳根次、幽门次、腹哀次、中脘次 配穴:①关元、气海 ②神门、印堂 ③中脘、上脘 ④梁门、内庭

第七节　神经疾病

1. 肋间神经痛

沿肋间神经分布区发生经常性疼痛并有发作性加剧的特征者称肋间神经痛。

本病原发性者较少见，继发性者多与邻近器官和组织的感染、外伤及胸椎小关节紊乱压迫等有关。此外，带状疱疹亦常是本病发生的原因。

本病属"胸胁痛"范畴。多因情志失调，肝郁气滞；肝胆湿热，蕴结胁肋；或跌扑闪挫，经筋损伤卡压经脉所致。《灵枢·五邪》指出："邪在肝，则两胁中痛。"阐明本病的发生主要是由于肝胆及经络病变。值得注意的是随胸背部肌筋的损伤，常出现结筋病灶点并引起疼痛，加重病痛，应予针对性治疗。

本病除经络脏腑不和致病外，也常因久病入络，结聚成"横络"，或因风寒湿邪或因劳损筋肉形成结筋病灶点，致使经筋积损成结，阻碍经络气血运行，使之顽固不愈。此时又当依经筋辨证论治，以解结法配合治疗。

表 10-32　肋间神经痛辨证取穴表

证型	症状	取穴
肝郁气滞	主症:胸胁疼痛,走窜不定,胸闷不舒,嗳气纳呆 舌苔脉象:舌苔薄白,脉象弦滑 兼症:①往来寒热 ②口苦咽干 ③肋间疱疹 ④跌扑瘀血	主穴:胸夹脊、肝俞、胆俞、胃俞、脾俞、期门、日月、丘墟、阳陵泉 结筋点:心俞次、厥阴俞次、膈俞次、肝俞次、胆俞次、膺窗次、乳根次、期门次、日月次 配穴:①太冲、支沟、外关 ②行间、内庭 ③阴陵泉、丰隆、丘墟 ④阿是穴、神藏、灵墟、步廊
精血亏虚	主症:胁痛隐隐,虚烦不眠,头晕目眩 舌苔脉象:舌红少苔,脉细弦数 兼症:①心悸怔忡 ②失眠多梦 ③五心烦热	主穴:血海、太溪、胸夹脊、肝俞、胆俞、胃俞、脾俞、期门、日月、丘墟、阳陵泉 结筋点:心俞次、厥阴俞次、膈俞次、肝俞次、胆俞次、膺窗次、乳根次、期门次、日月次 配穴:①神门、内关 ②神门、三阴交 ③照海、志室

2. 坐骨神经痛

沿坐骨神经通路及其分布区的局部或全长的无菌性炎症和疼痛称坐骨神经痛。

本病系由多种病因引起的一种常见综合征。多见于男性青壮年。起病有急有缓，急者有下背部酸痛或腹背部僵直感的预兆。典型的疼痛是由一侧腰或臀部开始，沿大腿后面、腘窝、小腿外侧向远端放射，呈烧灼样或刀割样疼痛。疼痛持续，常见间歇加剧或行动加剧，入夜尤甚，患者多采取特殊姿势以减轻疼痛。有的因咳嗽、喷嚏、用力排便而加大腹压时加剧。严重者伴轻度肌肉萎缩或感觉障碍。本病在大肠俞、关元俞、环跳、委中、合阳、承山、昆仑、涌泉等穴多有明显压痛，抬腿受限。每因气候变化和劳累诱发。

本病属中医学"环跳风""坐臀风""腰腿痛""腿股风"和"痉症"等范畴。多因感受风寒湿之邪，气血虚弱，跌打负重和腰臀部经筋损伤等所引起。针灸治疗本病效果良好。值得注意的是随腰臀部肌筋的损伤，常出现结筋病灶点并引起疼痛，加重病痛，应予针对性治疗。

本病除经络脏腑不和致病外，也常因久病入络，结聚成"横络"，或因风寒湿邪或因劳损筋肉形成结筋病灶点，致使经筋积损成结，阻碍经络气血运行，使之顽固不愈。此时又当依经筋辨证论治，以解结法配合治疗。

表 10－33　坐骨神经痛辨证取穴表

证型	症状	取穴
太阳腰腿痛	主症:腰痛沿太阳经放散,臀骶、股后、腘窝、踝下疼痛 舌苔脉象:舌苔薄白,脉象弦紧 兼症:①下肢冷痛 ②肢体恶寒 ③肌肉萎缩 ④足趾无力	主穴:命门、大肠俞、肾俞、环跳、委中、昆仑 结筋点:腰椎棘突 1~5、骶椎棘突 1~4、肾俞次、志室次、肓门次、腰椎横突 1~3、髂后上棘、上、次、中、下髎次、小肠俞次、膀胱俞次、中膂俞次、白环俞次、承扶次 配穴:①秩边、关元俞 ②承扶、委阳、承山 ③阿是穴、血海、阳陵泉 ④中空、健胯、秩边
少阳腰腿痛	主症:腰痛沿少阳经放散,髀枢股外疼痛,小腿外侧麻木,踝前疼痛 舌苔脉象:舌苔薄白,脉象弦紧。 兼症:①下肢冷痛恶寒 ②肌肉萎缩麻木 ③足趾下垂无力	主穴:环跳、委中、昆仑、命门、大肠俞、肾俞、阳陵泉、陵后 结筋点:腰宜次、腰眼次、中空次、健胯次、肾俞次、志室次、肓门次、腰椎横突 1~3、髂后上棘、小肠俞次、膀胱俞次、中膂俞次、白环俞次、承扶次、外承扶次、上风市次、风市次 配穴:①秩边、关元俞 ②阿是穴、血海 ③陵下、委阳
阳明腰腿痛	主症:腰痛沿阳明经放散,股前内侧疼痛,足背疼痛麻木 舌苔脉象:舌苔薄白,脉象弦紧 兼症:①下肢冷痛恶寒 ②肌萎无力,足趾下垂	主穴:气冲、髀关、志室、命门、大肠俞、肾俞、环跳、委中、昆仑 结筋点:肾俞次、志室次、肓门次、腰椎棘突 1~3、府舍次、维道次、气冲次、足五里次、伏兔次、髌内上、髌内下 配穴:①秩边、关元俞 ②阿是穴、血海、阳陵泉

3. 臂丛神经损伤综合征

臂丛神经受损而出现肩及上肢感觉和运动障碍称臂丛神经损伤综合征。

臂丛位于头颈与上肢之间,从脊髓发出的颈 5－胸 1 脊神经根组成三个干和三个支,为结缔组织所包围,由内上向外下方走行,形成以脊椎侧为底,腋窝为顶的三角形网格。颈 5、6 向外下方走行和吻合,形成上干,它通过斜角肌沟的狭窄部,当臂丛伸展时,常以此为支点,故易损伤并形成结筋病灶点(缺盆次)。颈 7 神经呈水平走向,胸 1 神经斜向上走行,它们也通过斜角肌沟。上肢带与体干间主要靠肌肉,缺乏骨性联结,因牢固性差,容易损伤。当交通事故时,引起其牵拉伤最多见,其次如重物落肩、上臂急剧牵拉性工伤,使头颈与肩剖强制分离运动,均可引起臂丛神经损伤。

临床表现:

(1) 运动障碍:臂丛上部综合征主要引起三角肌、肱二头肌、肱桡肌、胸小肌功能损害,表现为上肢内收、前臂伸直和旋前的特殊姿势,臂外展、前臂屈曲和旋后障碍。臂丛下部综合征主要引起小指肌、手曲肌和上臂前举、外展外旋障碍。

(2) 肌萎缩:臂丛上部综合征主要引起肩、臂肌萎缩。臂丛下部综合征主要引起手部肌力减弱和肌萎缩。少数人因瞳孔开大肌、提上睑肌、球张肌萎缩而出现瞳孔缩小、上睑下垂、眼球下陷。

(3) 浅感觉障碍:臂丛上部综合征多见于三角肌区、前臂桡侧区。臂丛下部综合征主要在前臂远端和手尺侧。

本病除经络脏腑不和致病外,也常因久病入络,结聚成"横络",或因风寒湿邪或因劳损筋肉形成结筋病灶点，致使经筋积损成结，阻碍经络气血运行，使之顽固不愈。此时又当依经筋辨证论治，以解结法配合治疗。

表 10 - 34　臂丛神经损伤综合征辨证取穴表

证型	症状	取穴
气滞血瘀	主症：上肢内收、前臂伸直和旋前的特殊姿势，臂外展、前臂屈曲和旋后障碍或小指肌、手曲肌和上臂前举、外展外旋障碍 舌苔脉象：舌淡苔白，脉象正常 兼症：①颈肩部疼痛　②上肢肌萎缩	主穴：扶突、缺盆、天鼎、极泉、曲池、合谷、少海、小海 结筋点：扶突次、缺盆次、天鼎次、颈横突1~6、极泉次、手五里次 配穴：①天柱、风池、天宗　②手三里、曲泽、消烁
横络卡压	主症：上肢内收、前臂伸直和旋前的特殊姿势，臂外展、前臂屈曲和旋后障碍或小指肌、手曲肌和上臂前举、外展外旋障碍并伴诸肌萎缩 舌苔脉象：舌淡苔白，脉象正常 兼症：①颈肩部疼痛　②脊柱旁疼痛	结筋点：扶突次、缺盆次、天鼎次、颈横突1~6、极泉次、天柱次、风池次、巨骨次、肩痛点次、手三里次、手五里次、曲池次 主穴：颈华佗夹脊、合谷、曲池、太冲、阳陵泉、足三里、阴陵泉、阿是穴 配穴：①天柱、风池、天宗　②华佗夹脊

4. 臀上皮神经炎

沿臀上皮神经通路及其分布区的局部或全长的无菌炎症和疼痛称臀上皮神经炎。

臀上皮神经发自1~3腰脊神经后支的外侧支，分出孔段、骨表段、横突点、入肌点、出肌点，跨髂嵴后入臀肌，分1~3支，分布于臀上及下肢外侧。当神经干尤其是上述各特殊解剖部位受损时，可引起支配区的异样感和疼痛。

本病痛点多在第三腰椎横突、髂嵴骨性纤维管、髂窝上方及股外侧等处，常可触及痛性条索。一般呈刺痛样、撕裂样疼痛，可波及下肢，较少过膝，但窜至外足背者亦不少见。外观及骨科检查常无阳性发现。好发于青壮年，可有劳损或扭伤史。

表 10 - 35　臀上皮神经炎辨证取穴表

证型	症状	取穴
寒湿痹痛	主症：腰、髂后疼痛向膝外侧放散，髂骨翼下压痛或有痛性条索 舌苔脉象：舌苔薄白，脉象弦紧 兼症：①下肢冷痛　②股肌萎缩	主穴：大肠俞、肾俞、环跳、委中、昆仑、阳陵泉、腰宜、腰眼、中空 结筋点：肓门次、腰椎横突1~3、腰宜次、腰眼次、中空次、健胯次、肾俞次、志室次、外承扶次、上风市次、风市次、陵后次 配穴：①关元俞、秩边　②阿是穴、血海
气滞血瘀	主症：腰、髂骨翼下剧痛并向膝外侧放散，触之有条索结节 舌苔脉象：舌质紫暗，脉象弦紧 兼症：①腰腿疼痛　②下肢肌萎	结筋点：腰宜次、腰眼次、中空次、健胯次、肾俞次、志室次、肓门次、腰椎横突1~3、小肠俞次、膀胱俞次、中髎俞次、白环俞次、承扶次、外承扶次、上风市次、风市次、陵后次 配穴：①环跳、秩边　②阿是穴、血海、足三里、三阴交

本症属中医"痹病"范畴，也称"环跳风""坐臀风""腰腿痛""腿股风"等。多

因风寒湿邪外袭或劳损扭伤，使局部经筋、经脉损伤，气血不通所致。值得注意的是随腰臀部肌筋的损伤，常出现结筋病灶点并引起疼痛，加重病痛，应予针对性治疗。

本病除经络脏腑不和致病外，也常因久病入络，结聚成"横络"，或因风寒湿邪或因劳损筋肉形成结筋病灶点，致使经筋积损成结，阻碍经络气血运行，使之顽固不愈。此时又当依经筋辨证论治，以解结法配合治疗。

5. 股外侧皮神经炎

沿股外侧皮神经通路及其分布区的局部或全长的无菌炎症称臀股外侧皮神经炎，又称感觉异常性股痛。

本病以大腿外侧下方2/3部位出现蚁走、烧灼、疼痛、麻木、针刺等异常感觉为主要临床表现，站立或行走时诸症加剧。病人以肥胖中年男性为多，也常见于妊娠妇女，多由外伤、压迫、中毒、感染、代谢障碍等引起。

本病属中医学"皮痹""着痹"范畴。《素问·痹论》云："风寒湿三气杂至，合而为痹。"由正气内虚，腠理空疏，风寒湿邪乘虚外袭足少阳及足阳明两经股外皮部，使经络闭阻所致；或因跌扑闪挫，经筋损伤卡压经脉，使气血瘀滞而成。值得注意的是随髋股部肌筋的损伤，常出现结筋病灶点并引起麻木疼痛，加重病痛并应予针对性治疗。本病除经络脏腑不和致病外，也常因久病入络，结聚成"横络"，或因风寒湿邪或因劳损筋肉形成结筋病灶点，致使经筋积损成结，阻碍经络气血运行，使之顽固不愈。此时又当依经筋辨证论治，以解结法配合治疗。

表 10 - 36　股外侧皮神经炎辨证取穴表

证型	症状	取穴
风寒湿痹	主症：股外疼痛麻木,皮下蚁行感,触之发冷 舌苔脉象：舌苔薄白,脉象弦滑 兼症：①体胖多痰 ②或麻木或刺痛	主穴：阿是穴、风市、上风市、气冲、髀关、伏兔、关兔、梁丘 结筋点：五枢次、府舍次、上风市次、风市次、腰椎横突1~3 配穴：①足三里、阴陵泉、丰隆、中脘 ②梅花针叩刺、合谷、太冲
气滞血瘀	主症：跌扑闪挫致股外前麻木疼痛,触之粗厚感 舌苔脉象：舌色晦暗,脉象弦涩 兼症：①麻木成片,边缘清楚 ②肢寒畏冷 ③如灼如刺	主穴：阿是穴、上风市、风市、气冲、髀关、关兔、伏兔、梁丘 结筋点：五枢次、府舍次、上风市次、风市次、腰椎横突1~3 配穴：①梅花针叩刺 ②关元俞、环跳 ③梅花针叩刺、血海、合谷、太冲

6. 感染性神经根炎（附多发性神经炎）

沿脊神经根的急性病毒感染性炎症称急性感染性神经根炎，又称格林-巴利综合征。

本病以急性对称性、弛缓性肢体瘫痪和周围性感觉障碍为主要临床表现，病情严重者可发生呼吸肌麻痹。其主要病变在脊神经根和脊神经、颅神经，也可累及脊膜、脊髓和脑。可发生于任何年龄，但以儿童及青壮年为多；秋末冬初发病较多，劳累、涉水、受寒常为本病诱因，又与某种感染和自体免疫功能异常有关。

多发性神经炎又称末梢神经炎、周围性神经炎。临床表现为肢体远端的对称性感觉障碍，弛缓性瘫痪，营养机能障碍。早期见指趾麻木、刺痛等感觉异常，典型者呈手套及袜套型感觉减退或消失，四肢远端无力，肌肉萎缩，出现垂腕或下垂足，膝反射消失，病部皮肤光滑、变薄、发冷以及多汗或无汗等。多由感染、代谢障碍、中毒等原因引起，任何年龄均可发生，但以青壮年为多，男女发病数大致相等。

两种疾病均属中医学"痿证"范畴，其发病与肺、脾、肝、肾等脏腑功能失调有关，多因湿热毒邪浸淫于四肢，使气血受阻；或因嗜食肥甘辛辣之品，消烁精血，不能荣养四肢筋脉所致。发病初期，多为实证、热证；病久不愈，伤及肝肾，多表现为虚证或虚实夹杂证；部分病人出现正气大亏，元气衰竭，以致不治。值得注意的是肌筋的损伤，常出现结筋病灶点并引起疼痛，加重病痛，应予针对性治疗。

本病除经络脏腑不和致病外，也常因久病入络，结聚成"横络"，或因风寒湿邪或因劳损筋肉形成结筋病灶点，致使经筋积损成结，阻碍经络气血运行，使之顽固不愈。此时又当依经筋辨证论治，以解结法配合治疗。

表 10-37　感染性神经根炎辨证取穴表

证型	症状	取穴
寒湿外袭	主症:肢体麻木,酸软无力 舌苔脉象:舌苔白腻,脉象浮缓 兼症:①恶寒发热 　　　②肢端蚁行 　　　③皮肤冷汗,按之刺痛	主穴:合谷、曲池、太冲、风市、外关、肺俞、阿是穴 结筋点:胸背四肢相应结筋病灶点 配穴:①外关、风池 　　　②阳陵泉、血海、百虫窝 　　　③梅花针叩刺
肝肾亏损	主症:肢体痿软,手足下垂 舌苔脉象:舌质嫩红,脉象弦细 兼症:①大肉尽脱 　　　②腰膝酸软 　　　③头晕目眩 　　　④健忘失眠 　　　⑤爪甲松脆,肢体畏寒 　　　⑥五心烦热	主穴:肝俞、脾俞、肾俞、合谷、曲池、太冲、风市、外关、肺俞、阿是穴 结筋点:胸背四肢相应结筋病灶点 配穴:①足三里、三阴交、志室、太溪 　　　②命门、大肠俞、气冲、髀关 　　　③太冲、阳陵泉、丰隆、百会 　　　④心俞、神门 　　　⑤扶突、环跳、关元俞 　　　⑥太溪、志室、膏肓俞、照海
肺气虚竭	主症:手足痿软,胸如束带,语声低细,饮水反呛,动则喘甚,咳痰无力 舌苔脉象:舌淡少津,脉细数结代 兼症:①皮肤顽麻或瘙痒,面色青紫 　　　②四肢青冷,气息微弱	主穴:肺俞、中府、膻中、合谷、曲池、太冲、风市、外关、心俞、阿是穴 结筋点:胸背四肢相应结筋病灶点 配穴:①梅花针叩刺 　　　②关元、气海、关元俞

7. 腓神经卡压综合征

腓神经在腓骨颈骨纤维管或在小腿下段筋膜出口处卡压所导致的综合征称腓神经卡压综合征。

腓总神经在腓骨颈由后向前穿过由深筋膜、腓骨长肌纤维弓与腓骨形成的骨纤维管，至小腿前外侧下段，腓浅神经穿出深筋膜。小腿急慢性损伤，使骨纤维管内压升高，或长时间盘坐、极度屈膝蹲跪、不合适的石膏管型或绷带包扎压迫等都可引发本病。腓总神经卡压出现小腿外侧麻木、疼痛，被动足内翻症状加重，踝及趾、伸屈、外翻无力或瘫痪，呈足下垂、内翻畸形。也可见腓骨小头后压痛，小腿及足背外侧感觉障碍或异常，又称"坐立不宁腿"。腓浅神经卡压常出现为分布区小腿及足背外侧感觉障碍或异常，疼痛向大腿逆向反射，运动时加重，外踝上 8~10 厘米处有压痛，叩击时放散至足背。

本病属中医"膝痛""痹病"范畴。多因中老年人肝肾亏损，筋骨退变、劳损所致。外伤或感受风寒湿邪、劳伤筋骨等使痰湿交阻而加重病情。值得注意的是本病多有经筋损伤和结筋病灶，而且它是引起或加重病情的重要原因。经筋损伤者，应在经脉辨证论治基础上，同时从经筋辨证论治角度着手治疗。

表 10-38 腓神经卡压综合征辨证取穴表

证型	症状	取穴
风寒湿痹	主症:小腿外侧肿痛,麻痛常向足背放散,伴足趾冷痛,X光可见腓骨长、短肌肿胀损伤影 舌苔脉象:舌淡苔白,脉象浮紧 兼症:①小腿后部疼痛 ②小腿前内侧疼痛	主穴:陵下、陵后、光明、飞扬、足三里、阳陵泉、丰隆 配穴:①合阳、承筋、承山、陵后 ②地机、三阴交、上巨虚、下巨虚
横络卡压	主症:小腿外侧麻木或肿痛,常向足背放散,伴足趾、小腿冷痛,X光可见腓骨长、短肌损伤影,长期不愈,可触及痛性结节和条索 舌苔脉象:舌淡苔白,脉象沉紧 兼症:①小腿后部疼痛 ②膝前内侧疼痛	结筋点:陵后次、陵下次、光明次、足三里次、阳陵泉次、丰隆次 配穴:①合阳、承筋、承山 ②膝眼、膝关、阴陵泉

8. 不安腿综合征

本病原因不明，推测与局部循环障碍、血管痉挛、精神抑郁紧张有关。主要表现为下肢小腿深层肌肉有难以忍受的酸楚、麻木、虫爬感，又时还难以描述，因此患者不能使下肢静息休息，常需下地走动才能缓解。常发生在休息时，尤其是入睡前，故严重影响睡眠。而神经检查、肌电、肌活检均无异常发现。孕妇、重度贫血较一般人群高发 2~5 倍。

本病属中医"膝痛""痹病"范畴。多因中老年人肝肾亏损，筋骨退变、劳损所致。外伤或感受风寒湿邪、劳伤筋骨等使痰湿交阻而加重病情。值得注意的是本病多有经筋损伤和结筋病灶，而且它是引起或加重病情的重要原因。经筋损伤者，应在经脉辨证论治基础上，同时从经筋辨证论治角度着手治疗。

表 10-39 不安腿综合征辨证取穴表

证型	症状	取穴
风寒湿痹	主症:小腿深部酸楚难忍,严重影响睡眠 舌苔脉象:舌淡苔白,脉象浮紧 兼症:①小腿后部疼痛 ②小腿前内侧疼痛	主穴:陵下、陵后、光明、飞扬、足三里、阳陵泉、丰隆 配穴:①合阳、承筋、承山 ②地机、三阴交、上巨虚、下巨虚
横络卡压	主症:小腿深部酸楚难忍,不能入睡,长期不愈,可触及痛性结节和条索 舌苔脉象:舌淡苔白,脉象沉紧 兼症:①小腿后部疼痛 ②膝前内侧疼痛	结筋点:陵后次、陵下次、光明次、足三里次、阳陵泉次、丰隆次 配穴:①合阳、承筋、承山 ②膝眼、膝关、阴陵泉

9. 脑血管病后遗症（中风后遗症）

脑中风后的遗留综合征称脑血管病后遗症。

脑中风包括现代医学的脑出血、脑血栓形成、脑栓塞、脑血管痉挛、蛛网膜下腔出血等脑血管疾病，其恢复期常遗留口眼歪斜，言语謇涩不利，肌肤麻木不仁，部分肢体运动障碍,半身不遂一类后遗病症。本病多发于中老年人,且有高血压病和动脉硬化病史者发病率较高。故应在辨证论治脑血栓形成、脑出血、脑血管痉挛的基础上,再针对其后遗症进行治疗。

本病属中医学"风痱""中风"范畴。本病多因平素气血虚衰,在心、肝、肾三脏阴阳失调的情况下,情志郁结,起居失常,导致肝肾之阴不足,心肝之火偏旺;或因饮酒暴食,生痰化热而内风上扰所致。针灸可通过调整脏腑气血功能,对本病有较好的疗效。值得注意的是随肌筋的长期瘫痪失用亦可造成被动牵拉性损伤,常出现结筋病灶点并引起疼痛,加重病痛,应予针对性治疗。

本病除经络脏腑不和致病外,也常因久病入络,结聚成"横络",或因风寒湿邪或因劳损筋肉形成结筋病灶点,致使经筋积损成结,阻碍经络气血运行,使之顽固不愈。此时又当依经筋辨证论治,以解结法配合治疗。

表 10-40　脑血管病后遗症辨证取穴表

证型	症状	取穴
风中经络	主症:肢体偏瘫,麻木不仁,口眼歪斜,语言不利 舌苔脉象:舌淡苔白,脉象弦细 兼症:①烦躁易怒,苦笑无常 ②语蹇流涎 ③心烦失眠	主穴:水沟、内关、三阴交、风池、曲池、风府、合谷、扶突、环跳、委中、丰隆、太冲、阳陵泉 结筋点:胸背四肢相应结筋病灶点 配穴:①百会、行间、神门 ②廉泉、夹廉泉 ③行间、内庭、心俞
肝肾亏损	主症:肢瘫痿细,大肉尽脱,患肢挛急,感觉异常,语蹇呛咳 舌苔脉象:舌嫩少苔,脉象细涩 兼症:①语言蹇涩,口眼歪斜 ②肢体畏寒	主穴:心俞、脾俞、肝俞、胃俞、肾俞、太溪、血海、风池、曲池、风府、百会、合谷、丰隆、太冲、阳陵泉 结筋点:胸背四肢相应结筋病灶点 配穴:①廉泉、夹廉泉、牵正、颊车、地仓、四白、阳白 ②命门、关元、关元俞、扶突、环跳、委中

第八节　男科疾病

1. 阳痿

成年男子阴茎临房不举,或举而不坚,影响正常性生活的一种疾患称阳痿。

本病有功能性与器质性之分。前者约占多数,其原因与多种精神因素有关,为针灸治疗的主要对象。表现为:性交时多不能勃起,但在其他情况下(如手淫,夜间憋尿等)却能勃起,但其多勃起无力,或坚而不长为特征。后者是多由于解剖原因,或其他疾病及药物的影响所致,表现为:阴茎始终呈痿软状态,不能勃起。若由于情绪波动,过度疲倦或酗酒等原因偶尔不能勃起者,不属病态。

本病属中医学"阴痿""宗筋弛纵""阴器不用"范畴,多因纵欲无度,久犯手淫,频繁遗精,损伤精气;或抑郁恼怒,肝气郁结;或思虑惊恐,损伤心脾或心肾所致;少数可由湿热下注,宗筋弛纵而致病。临床可分为虚证、实证两大类,其中以虚证居多。值得注意的是随下腹及髋周肌筋的损伤,常出现结筋病灶点并引起疼痛,也会加重本病,应予针对性治疗。

本病除经络脏腑不和致病外，也常因久病入络，结聚成"横络"，或因风寒湿邪或因劳损筋肉形成结筋病灶点，致使经筋积损成结，阻碍经络气血运行，使之顽固不愈。此时又当依经筋辨证论治，以解结法配合治疗。

表 10 - 41　阳痿辨证取穴表

证型	症状	取穴
肝气郁结	主症:抑郁阳痿,心烦易怒,太息胁胀,咽梗异物 舌苔脉象:舌苔薄白,脉象弦细 兼症:①胸闷 ②腹胀不舒 ③头晕目眩,咽干口苦	主穴:太冲、阳陵泉、神门、心俞、脾俞、足三里、阴陵泉、次髎、关元 结筋点:腰椎棘突1~5、骶椎棘突1~4、肾俞次、志室次、肓门次、腰椎横突1~3、髂后上棘、上、次、中、下髎次、府舍次、髀关次、横骨次、足五里次 配穴:①中脘、梁门 ②期门、日月 ③行间、支沟
心脾气虚	主症:阳痿不举,心悸易惊,淡漠无神,失眠健忘,面色苍白 舌苔脉象:舌淡苔白,脉细无力 兼症:①气短乏力,腹胀纳呆 ②胆怯怔忡 ③大便溏泄	主穴:心俞、脾俞、足三里、阴陵泉、太冲、阳陵泉、神门、次髎、关元 结筋点:腰椎棘突1~5、骶椎棘突1~4、肾俞次、志室次、肓门次、腰椎横突1~3、髂后上棘、上、次、中、下髎次、府舍次、髀关次、横骨次、足五里次 配穴:①肝俞、胆俞、血海、中脘 ②肝俞、胆俞、三阴交 ③天枢、支沟
下焦湿热	主症:阳痿不举,下体汗湿,阴囊肿胀,溺黄赤痛 舌苔脉象:舌红苔黄,脉象滑数 兼症:①烦躁易怒 ②少腹肿胀 ③口苦咽干 ④尿后余沥	主穴:阴陵泉、丰隆、足三里、内庭、中极、蠡沟、肾俞、脾俞、次髎、关元 结筋点:腰椎棘突1~5、骶椎棘突1~4、肾俞次、志室次、肓门次、腰椎横突1~3、髂后上棘、上、次、中、下髎次、府舍次、髀关次、横骨次、足五里次 配穴:①太冲、行间 ②气海、曲骨 ③太溪、照海 ④水道、归来
元阳虚损	主症:阳痿不举,精液清冷,夜尿频频,肢寒畏凉 舌苔脉象:舌淡苔滑,脉象沉迟 兼症:①神疲乏力,头目昏眩 ②腰膝酸软,五更肾泻	主穴:心俞、脾俞、肝俞、肾俞、足三里、阴陵泉、阳陵泉、命门、志室、太溪、次髎、关元 结筋点:腰椎棘突1~5、骶椎棘突1~4、肾俞次、志室次、肓门次、腰椎横突1~3、髂后上棘、上、次、中、下髎次、府舍次、髀关次、横骨次、足五里次 配穴:①百会、水沟、神门、中脘 ②气冲、髀关、足五里、关元

2. 早泄

性交时间极短即行排精，甚至性交前即泄精的病症称早泄。

本病是男性机能障碍的一种表现，其发病与大脑皮层和脊髓性神经中枢功能紊乱，以及外生殖器及泌尿道炎症刺激等因素有密切关系。一般男性在性交时因经验不足或其他原因偶尔出现过早排精，不应视为病态。只有在每次性交或大多数性交过程中经常发生早泄者方可诊断为本病。

本病属中医学"早泄"范畴，其发生与心、肝、肾功能失调有关。多因心有所欲，相火妄动；或纵欲伤肾，精气不固；或肝经湿热，扰动精室所致，故病有虚实之分。值得注意的是随下腹及髋周肌筋的损伤，常出现结筋病灶点并引起疼痛，也会加重本病，应予针对性治疗。

本病除经络脏腑不和致病外，也常因久病入络，结聚成"横络"，或因风寒湿邪或因劳损筋肉形成结筋病灶点，致使经筋积损成结，阻碍经络气血运行，使之顽固不愈。此时又当依经筋辨证论治，以解结法配合治疗。

表 10－42　早泄辨证取穴表

证型	症状	取穴
相火上扰	主症:性欲频频,阳具易起,心烦失眠,淫梦遗精 舌苔脉象:舌红少苔,脉象细数 兼症:①腰酸头晕 ②咽干口燥 ③心悸怔忡	主穴:太溪、三阴交、照海、心俞、脾俞、肝俞、肾俞、足三里、阴陵泉、太冲、阳陵泉、内庭、次髎、关元 结筋点:腰椎棘突1~5、骶椎棘突1~4、肾俞次、志室次、肓门次、腰椎横突1~3、髂后上棘、上、次、中、下髎次、府舍次、髀关次、横骨次、足五里次 配穴:①命门、志室、太溪、气冲、髀关 ②支沟、廉泉、涌泉 ③神门、内关
精关不固	主症:性欲减退,精神萎靡,腰膝酸软,临事早泄 舌苔脉象:舌淡苔白,脉象沉细 兼症:①畏寒肢冷 ②心悸气短 ③五更肾泄 ④小便清长	主穴:肝俞、肾俞、心俞、脾俞、足三里、命门、志室、太溪、气冲、髀关、次髎、关元 结筋点:腰椎棘突1~5、骶椎棘突1~4、肾俞次、志室次、肓门次、腰椎横突1~3、髂后上棘、上、次、中、下髎次、府舍次、髀关次、横骨次、足五里次 配穴:①关元俞、气海 ②神门、内关 ③关元俞、气海俞 ④阴陵泉、中极
肝经湿热	主症:急躁易怒,阴囊湿痒,尿黄不爽,临房早泄 舌苔脉象:舌苔黄腻,脉象弦滑 兼症:①胸胁苦满 ②食少纳呆 ③尿频尿急	主穴:太冲、行间、阴陵泉、丰隆、足三里、内庭、中极、蠡沟、肝俞、脾俞、次髎、关元 结筋点:腰椎棘突1~5、骶椎棘突1~4、肾俞次、志室次、肓门次、腰椎横突1~3、髂后上棘、上、次、中、下髎次、府舍次、髀关次、横骨次、足五里次 配穴:①期门、日月、阳陵泉 ②中脘、建里 ③水道、归来

3. 不射精

性交不能达到性高潮，也不出现射精的一种病症称不射精。

本病发病年龄多在23~40岁之间。主要原因为大脑皮层功能紊乱，射精中枢兴奋性减弱所致。少数患者是对性知识缺乏及精神心理负担过度，或因器质性病变及长期服用某种药物所致。

本病属中医学"精闭""精滞症"范畴。多因肾精不足，不能上济于心，致阴虚火旺，心肾失交，精关不开；或因肝郁化火，精关疏泄失调；或因肾阳虚衰，气化失利，无力推精排出；或因痰血阻滞，精液排出受阻所致。所以本病虚实之分，也有虚实夹杂，总与心、肝、肾关系密切。值得注意的是随下腹及髋周肌筋的损伤，常出现结筋病灶点并引起疼痛，也会加重本病，应予针对性治疗。

本病除经络脏腑不和致病外，也常因久病入络，结聚成"横络"，或因风寒湿邪或因劳损筋肉形成结筋病灶点，致使经筋积损成结，阻碍经络气血运行，使之顽固不愈。此时又当依经筋辨证论治，以解结法配合治疗。

表 10-43　不射精辨证取穴表

证型	症状	取穴
木郁不达	主症:性欲亢进,交久不射,急躁易怒,胸胁胀痛 舌苔脉象:舌红苔黄,脉象弦数	主穴:太冲、阳陵泉、神门、心俞、脾俞、足三里、阴陵泉、次髎、关元 结筋点:腰椎棘突 1~5、骶椎棘突 1~4、肾俞次、志室次、肓门次、腰椎横突 1~3、髂后上棘、上、次、中、下髎次、府舍次、髀关次、横骨次、足五里次
	兼症:①口苦咽干 ②头晕目眩 ③少腹胀痛 ④小便不爽	配穴:①行间、支沟 ②百会、太阳 ③曲骨、中极、横骨 ④中极、水道
阴虚火旺	主症:淫梦频繁,精闭不射,心烦失眠,五心烦热 舌苔脉象:舌嫩而红,脉细而数	主穴:太溪、心俞、脾俞、肝俞、肾俞、足三里、阴陵泉、太冲、阳陵泉、内庭、次髎、关元 结筋点:腰椎棘突 1~5、骶椎棘突 1~4、肾俞次、志室次、肓门次、腰椎横突 1~3、髂后上棘、上、次、中、下髎次、府舍次、髀关次、横骨次、足五里次
	兼症:①腰膝酸软,盗汗潮热 ②头晕耳鸣,口咽干燥	配穴:①气冲、髀关、足五里、关元俞 ②百会、绝骨、行间、内庭
元气亏损	主症:举阳不坚,精闭不通,性欲减退,形寒肢冷 舌苔脉象:舌淡苔白,脉沉细迟	主穴:肝俞、肾俞、脾俞、足三里、命门、志室、太溪、气冲、髀关、次髎、关元 结筋点:腰椎棘突 1~5、骶椎棘突 1~4、肾俞次、志室次、肓门次、腰椎横突 1~3、髂后上棘、上、次、中、下髎次、府舍次、髀关次、横骨次、足五里次
	兼症:①精神萎靡,面色晦暗 ②夜尿频频,五更泄泻	配穴:①气海、血海、膻中 ②气海俞、关元俞、天枢

4. 前列腺炎

前列腺由逆行或血行感染而发炎肿大，从而出现尿路刺激症状者称前列腺炎。

本病急性期以膀胱刺激症状、终末血尿和会阴部疼痛为主症，慢性期以前列腺肥大为主，出现排尿延迟或困难、尿后余沥，或尿液混浊、尿后有黄白色黏液排出，可引起遗精、早泄、阳痿等症状。

本病属中医"白淫""尿浊""精浊"范畴。多因嗜食肥甘，酿成湿热，流注下焦；或房劳过度，肾气虚损，湿热乘虚而入。本病与肝脾肾失调有关，初期多为实证、热证，后期多为虚证或虚实夹杂证。值得注意的是随下腹及髋周肌筋的损伤，常出现结筋病灶点并引起疼痛，也会加重本病，应予针对性治疗。

本病除经络脏腑不和致病外，也常因久病入络，结聚成"横络"，或因风寒湿邪或因劳损筋肉形成结筋病灶点，致使经筋积损成结，阻碍经络气血运行，使之顽固不愈。此时又当依经筋辨证论治，以解结法配合治疗。

表 10 - 44　前列腺炎辨证取穴表

证型	症状	取穴
湿热蕴结	主症:恶寒发热,尿频尿急,终末血尿,会阴胀痛 舌苔脉象:舌红苔腻,脉象弦滑	主穴:会阴、中极、蠡沟、太冲、行间、阴陵泉、丰隆、足三里、内庭、中极、蠡沟、次髎、关元 结筋点:肾俞次、腰椎横突 1～4、幽门次、曲骨次、关元次、归来次、府舍次、髀关次
	兼症:①食欲不振,胸胁胀满 ②口苦咽干 ③神疲乏力	配穴:①中脘、建里、期门、日月 ②廉泉、夹廉泉 ③气海、关元俞
寒凝肝经	主症:少腹隐痛,睾丸坠胀,腹寒阴冷,尿后余沥 舌苔脉象:舌淡苔白,脉象弦细	主穴:命门、志室、气冲、中极、蠡沟、肝俞、肾俞、心俞、脾俞、足三里、次髎、关元 结筋点:肾俞次、腰椎横突 1～4、幽门次、曲骨次、关元次、归来次、府舍次、髀关次
	兼症:①下腹拘急 ②尿中白浊,腰膝冷痛 ③排尿无力	配穴:①关元、归来、曲骨、横骨 ②关元俞、气海俞 ③中脘、阴陵泉、水道
肝肾阴虚	主症:腰膝酸软,五心烦热,会阴隐痛,尿浊带血 舌苔脉象:舌嫩苔少,脉象细数	主穴:志室、太溪、中极、蠡沟、肝俞、肾俞、心俞、脾俞、足三里、气冲、髀关、次髎、关元 结筋点:肾俞次、腰椎横突 1～4、幽门次、曲骨次、关元次、归来次、府舍次、髀关次
	兼症:①虚烦不眠,盗汗潮热 ②阳痿遗精,头目眩晕	配穴:①行间、内庭、神门 ②中髎、上髎

5. 前列腺肥大

前列腺良性增生,常伴有下尿路梗阻,排尿困难者称前列腺肥大。

本病早期表现为夜尿增多,排尿费力。晚期出现尿流变细,甚者尿滴淋漓或尿潴留。其原因尚不明确,可能与雌激素等内分泌失调有关。

表 10 - 45　前列腺肥大辨证取穴表

证型	症状	取穴
命门火衰	主症:小便频数,尿后余淋,排尿困难,点滴而出 舌苔脉象:舌淡苔白,脉象沉迟	主穴:命门、志室、中极、肝俞、肾俞、心俞、脾俞、足三里、气冲、髀关、次髎、关元、会阴 结筋点:肾俞次、腰椎横突 1～4、肓门次、幽门次、曲骨次、关元次、归来次、府舍次、髀关次
	兼症:①面色苍白,畏寒肢冷 ②阳痿滑精	配穴:①关元俞、气海俞 ②中髎、下髎
湿热下注	主症:小便短少,排尿涩痛,赤热混浊,会阴坠胀 舌苔脉象:舌苔厚腻,脉象滑数	主穴:中极、蠡沟、太冲、行间、阴陵泉、丰隆、足三里、内庭、肝俞、脾俞、次髎、关元 结筋点:肾俞次、腰椎横突 1～4、肓门次、幽门次、曲骨次、关元次、归来次、府舍次、髀关次
	兼症:①胸脘痞闷 ②下肢浮肿	配穴:①中脘、建里 ②环跳、委中、地机、太白
下焦瘀闭	主症:尿流如线,点滴不爽,尿道刺痛,少腹坠胀 舌苔脉象:舌质紫暗,脉象涩滞	主穴:会阴、肝俞、肾俞、心俞、脾俞、足三里、命门、志室、太溪、气冲、髀关、次髎、关元 结筋点:肾俞次、腰椎横突 1～4、肓门次、幽门次、曲骨次、关元次、归来次、府舍次、髀关次
	兼症:①五心烦热,失眠多梦 ②腰膝酸软,下肢浮肿	配穴:①行间、内庭 ②关元俞、气海、气海俞

本病属中医"癃闭"范畴。多因年高肾衰、湿热瘀滞、气滞血瘀所致。其病本在肾，标在膀胱，多为本虚标实或虚实夹杂之证。值得注意的是下腹及髋周肌筋的损伤，常出现结筋病灶点并引起疼痛，也会加重本病，应予针对性治疗。

本病除经络脏腑不和致病外，也常因久病入络，结聚成"横络"，或因风寒湿邪或因劳损筋肉形成结筋病灶点，致使经筋积损成结，阻碍经络气血运行，使之顽固不愈。此时又当依经筋辨证论治，以解结法配合治疗。

6. 男性不育症

婚后2年未避孕而未孕者，或曾有孕育，间隔2年以上而未再孕育者统称为不育症。

本病前者为原发性不育症，后者为继发性不育症。由男方原因所致的不育称男性不育。可由睾丸发育不全、隐睾、附睾丸炎、睾丸炎，外伤、放射线和药物等致精子产生障碍所致；亦可因附睾与输精管炎症、损伤，造成梗阻及其功能障碍等，使精液不能进入女性生殖器内而造成本病。

表 10-46　男性不育症辨证取穴表

证型	症状	取穴
肝经湿热	主症：睾丸肿大，阴囊湿痒，射精疼痛，精液夹血 舌苔脉象：舌红苔腻，脉象滑数 兼症：①烦躁易怒，胸胁胀闷，口苦咽干 ②嗳气吞酸	主穴：会阴、中极、蠡沟、太冲、行间、阴陵泉、丰隆、足三里、肝俞、脾俞、次髎、关元 结筋点：腰椎棘突1~5、骶椎棘突1~4、肾俞次、志室次、肓门次、腰椎横突1~3、髂后上棘、上、次、中、下髎次、府舍次、髀关次、横骨次、足五里次 配穴：①内庭、地机、支沟 ②中脘、梁门、期门、日月
元气虚损	主症：性欲淡漠，阳痿早泄，畏寒肢冷，腰膝酸软 舌苔脉象：舌淡苔滑，脉象沉迟 兼症：①夜尿频数 ②精神萎靡，面色苍白 ③食少纳呆	主穴：命门、志室、太溪、关元、肝俞、肾俞、心俞、脾俞、足三里、气冲、髀关、次髎 结筋点：腰椎棘突1~5、骶椎棘突1~4、肾俞次、志室次、肓门次、腰椎横突1~3、髂后上棘、上、次、中、下髎次、府舍次、髀关次、横骨次、足五里次 配穴：①气海、气海俞、关元俞、阴陵泉 ②太白、公孙、三阴交 ③中脘、梁门
肾阴亏损	主症：五心烦热，潮热盗汗，多梦遗精，失眠健忘 舌苔脉象：舌嫩而红，脉细而弱 兼症：①头目眩晕，耳鸣耳聋 ②腰膝酸软，足跟疼痛	主穴：志室、太溪、肝俞、肾俞、心俞、脾俞、足三里、命门、气冲、髀关、次髎、关元 结筋点：腰椎棘突1~5、骶椎棘突1~4、肾俞次、志室次、肓门次、腰椎横突1~3、髂后上棘、上、次、中、下髎次、府舍次、髀关次、横骨次、足五里次 配穴：①百会、太阳、翳风、完骨 ②绝骨、三阴交

本病属中医学"无子""无嗣"范畴。由于肾藏精，主二阴，肝藏血，其经脉绕阴器。肝肾同源，精血互生，故本病的形成主要责之于肝肾。因于肾多虚证，若肾阳虚衰，精宫失于温煦故精液清冷、稀薄；或精关不固，精失闭藏，随生随滑；或性欲淡漠，阳事不举，射精无力，皆可影响生育。若肾阴亏虚，相火妄动，精液受灼、精虫畸形亦可不育。忧郁伤肝，肝失疏泄，宗筋弛纵，而阳事不举；或气滞血瘀，精窍不利，难以射精；或肝经湿热下注精室，损及生精功能；或败精阻窍而碍射精；或热伤精室血络而有血精、

死精，致难孕育。值得注意的是随下腹及髋周肌筋的损伤，常出现结筋病灶点并引起疼痛，也会加重本病，应予针对性治疗。

本病除经络脏腑不和致病外，也常因久病入络，结聚成"横络"，或因风寒湿邪或因劳损筋肉形成结筋病灶点，致使经筋积损成结，阻碍经络气血运行，使之顽固不愈。此时又当依经筋辨证论治，以解结法配合治疗。

第九节　妇科疾病

1. 月经不调

妇女月经的经期或月经量、色发生异常并伴有其他症状者称为月经不调。

月经周期提前 7 天以上，甚至 1 月两至者，称为月经先期；月经周期推后 7 天以上，甚至每隔四五十天一至者，称为月经后期；月经不按周期来潮，或先或后，称为月经先后不定期。若月经周期正常，而经量明显过多或减少者，称为月经过多或月经过少。月经过多常与月经先期并见，月经过少又常与月经后期同存。本病多由内分泌机能失调引起。

表 10 - 47　月经不调辨证取穴表

证型	症状	取穴
血热不调	主症:月经提前,经色鲜红,经血黏稠,赤白带下 舌苔脉象:舌质鲜红,脉象滑数 兼症:①心烦急躁 ②多梦失眠 ③便结溲赤 ④少腹胀痛	主穴:照海、复溜、肝俞、脾俞、肾俞、足三里、三阴交、血海、次髎、地机、归来 结筋点:腰椎棘突 1~5、骶椎棘突 1~4、肾俞次、志室次、肓门次、腰椎横突 1~3、髂后上棘、上、次、中、下髎次、府舍次、髀关次、横骨次、足五里次 配穴:①太冲、行间、支沟 ②神门、心俞 ③中极、蠡沟 ④归来、横骨
寒凝胞宫	主症:月经错后,经色淡红,下血清稀,白带增多 舌苔脉象:舌淡苔白,脉象沉细 兼症:①少腹冷痛,喜暖恶寒 ②食少纳呆 ③肢寒畏冷 ④大便稀薄,小便清长	主穴:神阙、关元、气海、肝俞、脾俞、肾俞、足三里、三阴交、血海、次髎、地机、归来 结筋点:腰椎棘突 1~5、骶椎棘突 1~4、肾俞次、志室次、肓门次、腰椎横突 1~3、髂后上棘、上、次、中、下髎次、府舍次、髀关次、横骨次、足五里次 配穴:①命门、关元俞、气海俞 ②中脘、建里 ③气冲、髀关、环跳、委中 ④天枢、阴陵泉、太白、中极
肝郁气滞	主症:经期不定,或前或后,胸胁苦满,乳房胀痛 舌苔脉象:舌边鲜红,脉象弦细 兼症:①急躁喜怒,口苦咽干 ②头晕目眩 ③少腹抽痛	主穴:太冲、侠溪、肝俞、脾俞、肾俞、足三里、三阴交、血海、次髎、地机、归来 结筋点:腰椎棘突 1~5、骶椎棘突 1~4、肾俞次、志室次、肓门次、腰椎横突 1~3、髂后上棘、上、次、中、下髎次、府舍次、髀关次、横骨次、足五里次 配穴:①行间、内庭 ②百会、阳陵泉 ③曲骨、横骨

本病属中医学"月经不调"范畴。本病是由于感受外感六淫之寒、热、湿邪，或内伤七情、房劳、多产，致使冲任二脉经气失调所致。有血热、血寒、肝郁气滞诸型。

本病除经络脏腑不和致病外，也常因久病入络，结聚成"横络"，或因风寒湿邪或因劳损筋肉形成结筋病灶点，致使经筋积损成结，阻碍经络气血运行，使之顽固不愈。此时又当依经筋辨证论治，以解结法配合治疗。

2. 痛经

妇女行经前后或行经期间出现小腹及腰部疼痛者称痛经，亦称"经行腰痛"。

临床有原发性和继发性之分。前者是指月经初潮开始即有下腰痛者；后者指初期时无症状，以后逐渐发病。痛经的发生除与精神紧张等心理因素关系密切外，原发性者常见于子宫发育不良（包括前倾、后倾等位置异常和颈口狭窄等）和内分泌失调患者；继发者与盆腔内生殖器官病变（如盆腔内的慢性炎症、充血、子宫肌瘤、子宫内膜异位症等）有关。症状多为下腹绞痛、刺痛、胀痛，伴有腰酸腿软；重者可伴有头痛，恶心，呕吐或其他不适症状。疼痛可延续几小时至几天不等，有时严重影响工作和生活。

本病属中医学月经不调范畴。本病的主要原因是气血运行不畅所致，即所谓"不通则痛"。多因情志不舒，肝郁气滞，血行受阻，经血滞于胞宫；或经前受寒饮冷，坐卧湿地，寒湿客于胞宫，经血为寒湿所凝；或素体不足，大病、久病之后，气血两亏，行经后血海空虚，胞脉失养；或肝郁日久化热，热入宫血，血热互结，血行不畅而致，临床多分成虚寒和实热两类。本病除经络脏腑不和致病外，也常因久病入络，结聚成"横络"，或因风寒湿邪或因劳损筋肉形成结筋病灶点，致使经筋积损成结，阻碍经络气血运行，使之顽固不愈。此时又当依经筋辨证论治，以解结法配合治疗。

表 10 - 48　痛经辨证取穴表

证型	症状	取穴
虚寒痛经	主症:经前受凉,行经腹痛,隐痛绵绵,喜暖喜按,经色淡红 舌苔脉象:舌淡苔白,脉象细弱	主穴:合谷、太冲、肝俞、脾俞、肾俞、足三里、三阴交、血海、次髎、地机、归来 结筋点:腰椎棘突 1~5、骶椎棘突 1~4、肾俞次、志室次、肓门次、腰椎横突 1~3、髂后上棘、上、次、中、下髎次、府舍次、髀关次、横骨次、足五里次
	兼症:①面色苍白,心悸怔忡,头晕目眩 ②少腹冰冷	配穴:①中脘、梁门、心俞、神门 ②关元、气海、命门
实热痛经	主症:情绪抑郁,化热上炎,经前腹胀,行经剧痛,经色深红,经水稠厚,中兼血块,淋漓不止,带下黄臭 舌苔脉象:舌红或见瘀斑,脉象滑数	主穴:内庭、行间、肝俞、脾俞、肾俞、足三里、三阴交、血海、次髎、地机、归来 结筋点:腰椎棘突 1~5、骶椎棘突 1~4、肾俞次、志室次、肓门次、腰椎横突 1~3、髂后上棘、上、次、中、下髎次、府舍次、髀关次、横骨次、足五里次
	兼症:①口苦咽干,心烦急躁,两胁胀痛 ②乳房胀闷 ③大便干结,小便黄浊	配穴:①太冲、阳陵泉 ②屋翳、乳根、期门、日月 ③支沟、天枢、中极、蠡沟

3. 闭经

凡女子年龄超过 18 岁，仍无月经来潮（除暗经外）；或已形成月经周期，非因妊娠或哺乳期而停经 3 个月以上者，均可称为闭经。前者称原发性闭经，后者称继发性闭经。

月经周期是受下丘脑－垂体－卵巢等神经内分泌调节以致靶器官对性激素的周期性反应形成的，因内分泌失调，或因全身性疾病（如传染病、慢性贫血、严重的营养不良）及精神因素（如精神创伤、恐惧、悲伤、环境改变等）干扰了月经周期，则会引起闭经。

本病属中医学"经闭不利""歇经"范畴。引起本病的原因主要是血虚枯少或血滞不行。前者属虚，多因先天不足，肝肾亏损，或后天气血虚弱，血海空虚引起。后者属实，多因气滞血瘀，痰湿阻滞，使冲任不调，气血瘀滞，经血不得下行而致。

本病除经络脏腑不和致病外，也常因久病入络，结聚成"横络"，或因风寒湿邪或因劳损筋肉形成结筋病灶点，致使经筋积损成结，阻碍经络气血运行，使之顽固不愈。此时又当依经筋辨证论治，以解结法配合治疗。

表 10－49　闭经辨证取穴表

证型	症状	取穴
血枯闭经	主症：月经不至，面色苍白，心悸怔忡，腰膝酸软 舌苔脉象：舌淡或嫩红，脉细无力 兼症：①形体消瘦，神疲气短 ②食少纳呆，或心烦热，虚烦不眠	主穴：肝俞、脾俞、肾俞、足三里、三阴交、血海、次髎、地机、归来 结筋点：腰椎棘突 1～5、骶椎棘突 1～4、肾俞次、志室次、肓门次、腰椎横突 1～3、髂后上棘、上、次、中、下髎次、府舍次、髀关次、横骨次、足五里次 配穴：①中脘、梁门、心俞、神门 ②太白、公孙、中脘、心俞、神门
气滞血瘀	主症：经闭腹胀，少腹刺痛，拒压拒按，赤白带下 舌苔脉象：舌色紫暗，脉象细涩 兼症：①烦躁易怒 ②胸胁胀满 ③形体肥胖，神倦体乏 ④脘腹胀满 ⑤白带清稀如注	主穴：太冲、合谷、肝俞、脾俞、肾俞、足三里、三阴交、血海、次髎、地机、归来 结筋点：腰椎棘突 1～5、骶椎棘突 1～4、肾俞次、志室次、肓门次、腰椎横突 1～3、髂后上棘、上、次、中、下髎次、府舍次、髀关次、横骨次、足五里次 配穴：①阳陵泉、行间 ②期门、日月 ③中脘、梁门、阴陵泉、丰隆 ④上脘、下脘 ⑤丰隆、阴陵泉、中极、关元

4. 白带增多症

带下量过多，或色、质、气味异常并伴有腰部酸痛等全身症状者称之为白带增多症。

带下是指妇女阴道内分泌的一种白色黏稠液体，称为白带，本属正常生理现象。因长期异物刺激、生殖器感染（如阴道炎、宫颈炎、子宫内膜炎等）、子宫肌瘤或身体虚弱等诱发，长期慢性机械性刺激与损伤是其主要诱因。未婚妇女很少见，而婚后妇女多见。

本病属中医学"带下病"范畴。并根据带下的颜色分为"白带""黄带""赤带""青带""黑带"。临床以前 3 种较为常见。带下病的发生主要与脾虚中气下陷，或湿热下注，或肝郁气滞，或肾气不足等而伤及带脉，使带脉失约有关。本病多属虚证；亦有因感受湿热毒邪者，日久多要损害肾脏，导致肾虚。

本病除经络脏腑不和致病外，也常因久病入络，结聚成"横络"，或因风寒湿邪或因劳损筋肉形成结筋病灶点，致使经筋积损成结，阻碍经络气血运行，使之顽固不愈。此时又当依经筋辨证论治，以解结法配合治疗。

表 10 - 50　白带增多症辨证取穴表

证型	症状	取穴
脾虚气陷	主症:带下量多,质稀无臭,淋漓不断,神疲纳呆,腹胀便溏 舌苔脉象:舌淡苔白,脉象细弱 兼症:①少腹冷痛 ②腰酸无力 ③下肢浮肿,小便清长	主穴:带脉、三焦俞、阴陵泉、丰隆、太白、肝俞、脾俞、肾俞、足三里、三阴交、血海、次髎、地机、归来 结筋点:腰椎棘突1~5、骶椎棘突1~4、肾俞次、志室次、肓门次、腰椎横突1~3、髂后上棘、上、次、中、下髎次、府舍次、髀关次、横骨次、足五里次 配穴:①关元、气海 ②命门、关元俞、气海俞 ③关元、气海、中极
肝郁气滞	主症:带下黄白相间,经期不定,或前或后,胸胁苦满,乳房胀痛 舌苔脉象:舌边鲜红,脉象弦细 兼症:①急躁喜怒,口苦咽干 ②头晕目眩 ③少腹抽痛	主穴:带脉、肝俞、三焦俞、阴陵泉、丰隆、太白、脾俞、肾俞、足三里、三阴交、血海、次髎、地机、归来 结筋点:腰椎棘突1~5、骶椎棘突1~4、肾俞次、志室次、肓门次、腰椎横突1~3、髂后上棘、上、次、中、下髎次、府舍次、髀关次、横骨次、足五里次 配穴:①太冲、阳陵泉、行间 ②百会、太冲 ③曲骨、横骨
湿热蕴结	主症:带下黄赤相兼,量多而臭秽,经前腹胀,行经剧痛,经色深红,经水稠厚,中兼血块,淋漓不止 舌苔脉象:舌红或见瘀斑,脉象滑数 兼症:①口苦咽干,心烦急躁,两胁胀痛 ②乳房胀闷 ③大便干结,小便黄浊	主穴:带脉、三焦俞、阴陵泉、丰隆、太白、肝俞、脾俞、肾俞、足三里、三阴交、血海、次髎、地机、归来 结筋点:腰椎棘突1~5、骶椎棘突1~4、肾俞次、志室次、肓门次、腰椎横突1~3、髂后上棘、上、次、中、下髎次、府舍次、髀关次、横骨次、足五里次 配穴:①太冲、阳陵泉、行间 ②期门、日月、乳根 ③天枢、支沟
肾虚不固	主症:带下清稀如水,行经腹痛,隐痛绵绵,喜暖喜按,经色淡红 舌苔脉象:舌淡苔白,脉象细弱 兼症:①面色苍白,心悸怔忡,头晕目眩 ②少腹冰冷	主穴:带脉、肾俞、三焦俞、阴陵泉、丰隆、太白、肝俞、脾俞、足三里、三阴交、血海、次髎、地机、归来 结筋点:腰椎棘突1~5、骶椎棘突1~4、肾俞次、志室次、肓门次、腰椎横突1~3、髂后上棘、上、次、中、下髎次、府舍次、髀关次、横骨次、足五里次 配穴:①关元、气海 ②命门、关元俞、气海俞

5. 盆腔炎

盆腔内器官的细菌性炎症称盆腔炎。

本病有急性和慢性之分。前者是盆腔的急性炎症，发病部位多在子宫、输卵管、卵巢、盆腔腹膜及结缔组织等处，可一部分或几部分同时发病。临床表现为发热、下腹部疼痛、白带增多及月经失调等。多由急性输卵炎症或分娩、刮宫、输卵管通气、输卵管通液等无菌操作不规范，造成细菌感染所致。后者多由急性盆腔炎未能妥善、彻底地治疗，或体质较差，病程迁延所致。病情常较顽固，多伴有不典型炎症症状，亦有发现时已为慢性盆腔炎者。多表现为下腹部坠胀、疼痛，腰骶部酸痛，白带增多，月经紊乱，痛经，妇科检查子宫活动受限，输卵管增粗或有囊性肿物压痛等。

本病属中医学"腹痛""带下病""痛经"及"癥瘕"范畴。其急性者多因湿热之邪侵袭胞宫而发病，或经期不注意卫生、经期行房，湿热之邪乘虚入侵所致。慢性盆腔炎多因过度劳累，正气虚弱，外邪乘虚侵入胞宫而发病，故临床多分为湿热下注、气虚下陷和肾虚不固型。

　　本病除经络脏腑不和致病外，也常因久病入络，结聚成"横络"，或因风寒湿邪或因劳损筋肉形成结筋病灶点，致使经筋积损成结，阻碍经络气血运行，使之顽固不愈。此时又当依经筋辨证论治，以解结法配合治疗。

表 10 - 51　盆腔炎辨证取穴表

证型	症状	取穴
湿热入袭胞宫	主症:胞宫术后、产后、性事不洁,致湿热侵袭胞宫,少腹疼痛、坠胀,带下赤白 舌苔脉象:舌红苔腻,脉象弦滑	主穴:归来、带脉、三焦俞、阴陵泉、丰隆、太白、肝俞、脾俞、肾俞、足三里、三阴交、血海、次髎、地机 结筋点:腰椎棘突1~5、骶椎棘突1~4、肾俞次、志室次、肓门次、腰椎横突1~3、髂后上棘、上、次、中、下髎次、府舍次、髀关次、横骨次、足五里次
湿热入袭胞宫	兼症:①腰酸疼痛 ②月经失调 ③心烦口渴 ④大便失调	配穴:①命门、大肠俞 ②关元、命门 ③行间、支沟、内庭 ④天枢、支沟
脾虚气陷	主症:下腹坠胀,腰骶酸痛,白带增多,少腹两侧压痛 舌苔脉象:舌淡苔白,脉象沉细	主穴:肝俞、脾俞、肾俞、足三里、三阴交、血海、次髎、带脉、三焦俞、阴陵泉、丰隆、太白、地机、归来 结筋点:腰椎棘突1~5、骶椎棘突1~4、肾俞次、志室次、肓门次、腰椎横突1~3、髂后上棘、上、次、中、下髎次、府舍次、髀关次、横骨次、足五里次
脾虚气陷	兼症:①脘腹胀闷 ②心悸气短 ③畏寒肢冷,腹泻便溏	配穴:①中脘、梁门 ②神门、内关 ③关元、气海、天枢、支沟

6. 功能性子宫出血

　　因内分泌失调（经妇科检查未发现生殖器官器质性病变）所引起的子宫内膜异常出血，称功能性子宫出血，简称功血。

　　本病分为无排卵型功血和排卵型功血。前者系排卵功能发生障碍，好发于青春期和更年期；后者系黄体功能失调，多见于育龄期妇女。临床主要表现为月经周期紊乱，经量增多，出血时间延长，淋漓不尽等。长期出血可伴有面色苍白、心慌心悸、神疲无力等贫血症状。主要是由于下丘脑－垂体－卵巢这一性腺轴功能失调所致，任何因素影响这一系统的刺激，均可造成子宫内膜的异常出血。

　　本病属中医学"崩漏"范畴。多因素体阳盛，七情过极，致血热妄行，或素体肾气不足及房劳、多育损脾伤肾所致，久病不愈，又常与气滞血瘀有关。

　　本病除经络脏腑不和致病外，也常因久病入络，结聚成"横络"，或因风寒湿邪或因劳损筋肉形成结筋病灶点，致使经筋积损成结，阻碍经络气血运行，使之顽固不愈。此时又当依经筋辨证论治，以解结法配合治疗。

表 10-52　功能性子宫出血辨证取穴表

证型	症状	取穴
血热妄行	主症:经血非时而下,量多势急,渐至漏下淋漓,血稠色红 舌苔脉象:舌红苔黄,脉象细数 兼症:①心烦潮热 ②大便干结 ③小便黄赤,口渴咽干	主穴:内庭、行间、肝俞、脾俞、肾俞、足三里、三阴交、血海、次髎、地机、归来 结筋点:腰椎棘突 1～5、骶椎棘突 1～4、肾俞次、志室次、肓门次、腰椎横突 1～3、髂后上棘、上、次、中、下髎次、府舍次、髀关次、横骨次、足五里次 配穴:①照海、太溪、神门 ②支沟、天枢 ③中极、蠡沟
脾肾虚损	主症:漏下不止,血色稀淡,面浮肢肿,肢寒畏冷 舌苔脉象:舌淡苔白,脉象沉细 兼症:①神疲乏力 ②食纳不佳 ③腰膝酸软,便稀尿长	主穴:肝俞、脾俞、肾俞、足三里、三阴交、血海、次髎、地机、归来 结筋点:腰椎棘突 1～5、骶椎棘突 1～4、肾俞次、志室次、肓门次、腰椎横突 1～3、髂后上棘、上、次、中、下髎次、府舍次、髀关次、横骨次、足五里次 配穴:①太白、公孙 ②中脘、梁门 ③命门、关元、气海
气滞血瘀	主症:经血非时而下,时漏时止,少腹刺痛,紫夹块 舌苔脉象:舌色紫暗,脉象细涩 兼症:①胸腹胀闷 ②便黑如漆	主穴:太冲、肝俞、脾俞、肾俞、足三里、三阴交、带脉、三焦俞、阴陵泉、丰隆、血海、次髎、地机、归来 结筋点:腰椎棘突 1～5、骶椎棘突 1～4、肾俞次、志室次、肓门次、腰椎横突 1～3、髂后上棘、上、次、中、下髎次、府舍次、髀关次、横骨次、足五里次 配穴:①中脘、梁门、日月、支沟 ②支沟、天枢

第十节　外科疾病

1. 慢性阑尾炎

阑尾梗阻感染伴转移性右下腹痛的急腹症称急性阑尾炎,其迁延者称慢性阑尾炎。

本病可发于任何年龄,但多见于青壮年。发病初期多为上腹部或脐周持续性疼痛,阵发性加剧,而后疼痛逐渐转移至右下腹,可伴有恶心、呕吐、腹泻。检查时,右下腹麦氏(或兰氏)点压痛明显,病情加重时可有反跳痛与肌紧张。一般体温不高或稍高。血象可见白细胞总数和中性粒细胞增多。发病多因肠道粪石、寄生虫、食物残渣阻塞阑尾,引起管腔变窄、梗阻,又因多种细菌混合侵入,在管腔内繁殖,致使管壁感染;极少由邻近组织的炎症蔓延或血行感染所致,治疗不彻底,可长期迁延不愈或反复发作。

本病属中医学"肠痈"范畴。多由喜怒不节,饮食不调,寒热失时,蛔虫积聚所致,而肠内梗阻,气机凝滞郁结则是病机根本。按病情的发展,可分为痰湿阻滞型、湿热蕴结型等,后者为病情的严重阶段,宜采取手术治疗。

本病除经络脏腑不和致病外，也常因久病入络，结聚成"横络"，或因风寒湿邪或因劳损筋肉形成结筋病灶点，致使经筋积损成结，阻碍经络气血运行，使之顽固不愈。此时又当依经筋辨证论治，以解结法配合治疗。

表 10-53　慢性阑尾炎辨证取穴表

证型	症状	取穴
痰湿阻滞	主症:右下腹痛,恶心胃痛,腹胀厌食,恶寒发热 舌苔脉象:舌红苔腻,脉象滑数 兼症:①烦躁易怒,胸胁胀闷,口苦咽干 ②嗳气吞酸	主穴:阑尾、腹哀、足三里、阳陵泉、上巨虚、下巨虚 结筋点:脾俞次、胃俞次、肾俞次、肓门次、腰椎横突1~4、幽门次、腹哀次、五枢次、天枢次 配穴:①天枢、支沟 ②腹结、合谷、太冲
湿热蕴结	主症:发热,右下腹痛,漫及全腹,腹肌紧张,反跳疼痛 舌苔脉象:舌红苔黄腻,脉象弦数 兼症:①恶心呕吐,壮热不止 ②便干尿赤,右腹包块	主穴:阑尾、曲池、大椎、合谷、太冲、手三里、足三里、阳陵泉、上巨虚、下巨虚 结筋点:脾俞次、胃俞次、肾俞次、肓门次、腰椎横突1~4、幽门次、腹哀次、五枢次、天枢次 配穴:①内庭、支沟、中脘、丰隆 ②天枢、支沟、中极、阴陵泉

2. 肠梗阻

肠腔内容物运行障碍，不能顺利通过肠道称为肠梗阻。

本病主要表现为腹痛、腹胀、呕吐和停止排便、排气。根据发病原因可分为机械性肠梗阻、动力性肠梗阻、血运性肠梗阻。又根据梗阻后肠壁血运情况，把梗阻分为单纯性和绞窄性，后者应采用手术治疗。

本病属中医学"关格""结胸""胃胀""肠结"范畴。多因饮食不节，寒邪凝滞，或热邪郁闭，使湿邪中阻，燥屎内结和蛔虫聚团，肠道扭转等因素，使肠道气血瘀结，通降失常而发病。临床以痛、呕、胀、闭为证候特点。根据病情的发展，可分为气滞型、瘀结型等，后者为病情发展的危重阶段，应立即采取手术治疗；针灸可作为辅助治疗手段。

表 10-54　肠梗阻辨证取穴表

证型	症状	取穴
气滞痰阻	主症:腹痛阵作,兼见包块,按之疼痛,腹中雷鸣,渐渐无声,恶心呕吐 舌苔脉象:舌苔薄白,脉象弦紧 兼症:①烦躁易怒,胸胁胀闷,口苦咽干 ②嗳气吞酸	主穴:夹脊、足三里、阳陵泉、上巨虚、下巨虚、腹哀、腹结、合谷、太冲 结筋点:脾俞次、胃俞次、肾俞次、肓门次、腰椎横突1~4、幽门次、腹哀次、五枢次、天枢次 配穴:①天枢、支沟 ②腹结、合谷、太冲
气血郁结	主症:腹痛加剧,腹胀明显,腹肌紧张,反跳疼痛,肠鸣消失,矢气全无,便结尿少 舌苔脉象:舌红苔黄,脉象滑数 兼症:①恶心呕吐,胸闷气促 ②烦渴欲饮 ③精神不安	主穴:足三里、夹脊、阳陵泉、上巨虚、下巨虚、腹哀、腹结、合谷、太冲、血海 结筋点:脾俞次、胃俞次、肾俞次、肓门次、腰椎横突1~4、幽门次、腹哀次、五枢次、天枢次 配穴:①中脘、建里 ②廉泉、夹廉泉 ③神门、支沟

本病除经络脏腑不和致病外，也常因久病入络，结聚成"横络"，或因风寒湿邪或因劳损筋肉形成结筋病灶点，致使经筋积损成结，阻碍经络气血运行，使之顽固不愈。此时又当依经筋辨证论治，以解结法配合治疗。

3. 手术后肠粘连

由于炎症及手术中肠浆膜损伤、纤维素渗出、导致肠管粘连者称手术后肠粘连。

肠粘连可发生于手术后任何时期，短则术后 2～3 天，长则术后 2 年后才发病。主要表现为腹部隐痛或胀痛不舒，甚至出现腹部绞痛，停止排气、排便等严重的粘连性肠梗阻。

本病属中医学"关格""结胸""胃胀""肠结"范畴，由手术创伤使肠道气滞或血瘀而致。针灸可以行气活血，促进肠蠕动而改善梗阻状况。

本病除经络脏腑不和致病外，也常因久病入络，结聚成"横络"，或因风寒湿邪或因劳损筋肉形成结筋病灶点，致使经筋积损成结，阻碍经络气血运行，使之顽固不愈。此时又当依经筋辨证论治，以解结法配合治疗。

表 10－55　手术后肠粘连辨证取穴表

证型	症状	取穴
气滞痰阻	主症:腹痛阵作,兼见包块,按之疼痛,腹中雷鸣,渐渐无声,恶心呕吐 舌苔脉象:舌苔薄白,脉象弦紧 兼症:①烦躁易怒,胸胁胀闷,口苦咽干 　　　②嗳气吞酸	主穴:夹脊、足三里、阳陵泉、上巨虚、下巨虚、腹哀、腹结、合谷、太冲 结筋点:脾俞次、胃俞次、肾俞次、肓门次、腰椎横突1~4、幽门次、腹哀次、五枢次、天枢次 配穴:①天枢、支沟 　　　②腹结、合谷、太冲
气血郁结	主症:腹痛加剧,腹胀明显,腹肌紧张,反跳疼痛,肠鸣消失,矢气全无,便结尿少 舌苔脉象:舌红苔黄,脉象滑数 兼症:①恶心呕吐,胸闷气促 　　　②烦渴欲饮 　　　③精神不安	主穴:足三里、夹脊、阳陵泉、上巨虚、下巨虚、腹哀、腹结、合谷、太冲、血海 结筋点:脾俞次、胃俞次、肾俞次、肓门次、腰椎横突1~4、幽门次、腹哀次、五枢次、天枢次 配穴:①中脘、建里 　　　②廉泉、夹廉泉 　　　③神门、支沟

第十一节　儿科疾病

1. 脊髓灰质炎后遗症（小儿麻痹）

急性传染性脊髓灰质炎后遗综合征称脊髓灰质炎后遗症，又称小儿麻痹症。本病常通过消化道或呼吸道传染，流行于夏秋季节，多见于 1～5 岁儿童。部分患儿可发生弛缓性麻痹，故称小儿麻痹症。临床以肢软不用（多见于下肢）、肌肉短缩、不能站立为主症。

多数可在 6 个月至 1 年内趋向稳定，少数患儿形成肢体萎缩，遗留残疾。

本病属于中医学"痿证"范畴，多因风寒湿邪及疫毒之气相继侵袭而发病。病在筋脉，根在肝、脾、肾。针灸是治疗小儿麻痹后遗症的有效方法之一。

本病除经络脏腑不和致病外，也常因久病入络，结聚成"横络"，或因风寒湿邪或因劳损筋肉形成结筋病灶点，致使经筋积损成结，阻碍经络气血运行，使之顽固不愈。此时又当依经筋辨证论治，以解结法配合治疗。

表 10-56　脊髓灰质炎后遗症辨证取穴表

证型	症状	取穴
肺热叶焦	主症:双峰发热,肢体无力,渐至瘫痪,烦渴咳嗽,痰涎不止 舌苔脉象:舌红苔黄,脉细滑数 兼症:①高热不退 ②头项强痛	主穴:风池、曲池、合谷、夹脊、丰隆、阴陵泉、足三里、阳陵泉 结筋点:相应腰臀及下肢结筋病灶点 配穴:①大椎、尺泽 ②天柱、扶突、环跳
肝肾阴亏	主症:久病失治,肢萎不用,关节畸形,肢寒筋缩,腰膝酸软,头目眩晕,五心烦热,潮热盗汗 舌苔脉象:舌红少苔,脉细无力 兼症:①上肢瘫痪 ②下肢瘫痪 ③腰膝酸软 ④食少纳呆	主穴:关元、气海、肝俞、脾俞、肾俞、足三里、三阴交、血海、阳陵泉 结筋点:相应腰臀及下肢结筋病灶点 配穴:①扶突、极泉、肩髃、肩髎、曲池 ②环跳、秩边、委中、陵后、昆仑 ③命门、关元俞、气海俞 ④中脘、建里

2. 小儿脑炎后遗症

小儿患脑炎6个月后仍留有精神神经症状者称小儿脑炎后遗症。

本病临床表现多为精神兴奋、烦躁、痴呆、失语、吞咽困难、颜面与肢体瘫痪或拘急震颤等。本病属中医学"慢惊""偏枯"范畴，多为热毒炽盛，灼阴伤津，营热未尽，虚火扰心或心脾血虚，使筋脉失养所致。

本病除经络脏腑不和致病外，也常因久病入络，结聚成"横络"，或因风寒湿邪或因劳损筋肉形成结筋病灶点，致使经筋积损成结，阻碍经络气血运行，使之顽固不愈。此时又当依经筋辨证论治，以解结法配合治疗。

表 10-57　小儿脑炎后遗症辨证取穴表

证型	症状	取穴
髓亏偏枯	主证:脑炎后期,久病入络,肢体偏瘫,患肢萎缩,精神失和,或烦或痴,甚则失语失聪,吞咽困难,肢体抖动 舌苔脉象:舌红少苔,指纹青紫 兼症:①上肢瘫痪 ②下肢瘫痪 ③腰膝酸软 ④食少纳呆	主穴:百会、神庭、风府、关元、气海、肝俞、脾俞、肾俞、足三里、三阴交、血海、阳陵泉 结筋点:相应腰臀及下肢结筋病灶点 配穴:①扶突、极泉、肩髃、肩髎、曲池 ②环跳、秩边、委中、陵后、昆仑 ③命门、关元俞、气海俞 ④中脘、建里
心脾血虚	主症:肢体瘫软,行动蹒跚,毛发稀疏,言语不利,智力呆滞,神志不聪,肌肤粗糙,唇爪色淡,无心烦热,潮热盗汗 舌苔脉象:舌光无苔,指纹紫红 兼症:①腰膝酸软 ②食少纳呆 ③精神萎靡,夜尿频频 ④大便溏薄	主穴:百会、神庭、风府、四缝、中脘、夹脊、足三里、天枢、支沟、血海、太溪、肝俞、胆俞、脾俞、胃俞、肾俞、神门 结筋点:相应腰臀及下肢结筋病灶点 配穴:①关元俞、气海俞 ②上脘、建里、梁门 ③神门、中极、次髎 ④阴陵泉、太白、公孙

第十二节　耳鼻喉科疾病

1. 耳聋

听力障碍者称耳聋。

本病有重听与无闻之分。可由听力减退，渐至全聋，亦可突发耳聋。可发于双侧或单侧。耳部一般无任何改变，但亦有耳道疼痛、发痒、流脓，或出现耳道堵塞感等症者。临床分传导性耳聋与感应性耳聋两类，前者多由各种耳传导神经疾病所引起；后者多由内耳疾病、畸形、迷路炎症、药物中毒、损伤、肿瘤、动脉硬化等所致。全身性疾病所致的耳聋，一般还具有原发病的症状。

本病属中医学"耳闭""无闻""不聪""风聋"范畴。与耳鸣常同时并见，或先后发生。耳聋起病有急缓，一般暴起新病多实证，责之风热、痰火，上扰耳窍，病在肝胆；渐起久病多虚证，责之精亏气陷，耳窍失养，病在脾肾。

本病除经络脏腑不和致病外，也常因久病入络，结聚成"横络"，或因风寒湿邪或因劳损筋肉形成结筋病灶点，致使经筋积损成结，阻碍经络气血运行，使之顽固不愈。此时又当依经筋辨证论治，以解结法配合治疗。

表 10-58　耳聋辨证取穴表

证型	症状	取穴
肝胆湿热	主症:耳鸣暴发,或见耳脓,郁怒加重,甚则全聋 舌苔脉象:舌红苔黄,脉象滑数 兼症:①头痛目赤,烦躁易怒,口苦咽干 ②胸闷呕恶,食后脘胀 ③大便干结,小便黄赤	主穴:听宫、听会、听门、下关、上关、翳风、风池、完骨、太冲、阳陵泉 结筋点:风池次、完骨次、颅息次、角孙次、下关次、天髎次、肩井次、天柱次 配穴:①行间、内庭、侠溪 ②中脘、梁门 ③支沟、天枢
肝肾阴亏	主症:久病耳鸣,由轻渐重,鸣声低沉,不绝于耳,久鸣至聋,头晕眼花,腰膝酸软 舌苔脉象:舌嫩苔少,脉细无力 兼症:①虚烦失眠 ②梦遗滑精 ③月经不调,白浊带下 ④食少纳呆,心悸怔忡	主穴:太溪、志室、关元、气海、肝俞、脾俞、肾俞、足三里、三阴交、血海、听宫、下关、上关、翳风、风池、完骨、太冲 结筋点:风池次、完骨次、颅息次、角孙次、下关次、天髎次、肩井次、天柱次 配穴:①照海、支沟、神门 ②次髎、横骨、曲骨 ③次髎、归来 ④中脘、梁门、神门、心俞

2. 耳源性眩晕（美尼尔氏综合征）

耳蜗迷路的一种伴有眩晕的非炎症性疾病称耳源性眩晕，又称美尼尔氏综合征。

临床患者突然发作，自觉天旋地转或自身旋转，身体有向一侧倾倒感，因体位改变而加重，伴有耳鸣耳聋，或恶心呕吐，或出冷汗。甚者心悸不宁，面色苍白，四肢逆冷，血压下降。本病易反复发作，每次发作可持续数分钟、数小时或数天，间歇期不定，常遗留听力减退或耳聋。

本病属中医学"眩晕""耳鸣""耳聋"范畴。多因恼怒忧思,嗜食肥甘,劳欲过度导致肝脾肾三脏失调所致。风痰、痰火上扰清窍;或阴精气血不足,清窍失养并可发病。其证虽虚、实皆有,然以虚证或虚实夹杂证为多见。

本病除经络脏腑不和致病外,也常因久病入络,结聚成"横络",或因风寒湿邪或因劳损筋肉形成结筋病灶点,致使经筋积损成结,阻碍经络气血运行,使之顽固不愈。此时又当依经筋辨证论治,以解结法配合治疗。

表 10 - 59　耳源性眩晕辨证取穴表

证型	症状	取穴
肝阳上亢	主症:因怒而发,耳鸣眩晕 舌苔脉象:舌红苔黄,脉弦有力 兼症:①急躁易怒 ②面红目赤,口苦咽干 ③少寐,头痛	主穴:听宫、翳风、风池、完骨、上关、下关、太冲、阳陵泉 结筋点:风池次、完骨次、颅息次、角孙次、下关次、天髎次、肩井次、天柱次 配穴:①行间、侠溪 ②内庭、足三里 ③神门、太阳、率谷
痰浊中阻	主症:呕吐眩晕,头重如裹 舌苔脉象:舌苔白腻,脉象滑利 兼症:①嗜睡乏力 ②胸痞满闷	主穴:头维、中脘、丰隆、阴陵泉、足三里、听宫、下关、上关、翳风、风池、完骨、太冲 结筋点:风池次、完骨次、颅息次、角孙次、下关次、天髎次、肩井次、天柱次 配穴:①神门、心俞 ②上脘、内关、膻中、期门
水不涵木	主症:眩晕健忘,耳聋耳鸣 舌苔脉象:舌红或淡,脉象沉迟 兼症:①腰膝酸软 ②五心烦热 ③自汗盗汗 ④形寒肢冷	主穴:太溪、志室、肝俞、脾俞、肾俞、足三里、三阴交、血海、听宫、下关、翳风、风池、完骨、太冲 结筋点:风池次、完骨次、颅息次、角孙次、下关次、天髎次、肩井次、天柱次 配穴:①命门、气海俞、关元俞、髀关 ②照海、神门 ③合谷、郄门、膻中 ④命门、关元俞

3. 慢性鼻炎

鼻腔黏膜的慢性炎性病变称慢性鼻炎。

本病有急性和慢性之分,前者与普通感冒有关,为某些以呼吸道为主的急性传染病的鼻部表现。临床主要表现为鼻塞声重,流涕喷嚏等。急性鼻炎日久不愈可转为慢性。慢性鼻炎也可由灰尘或化学物质长期刺激而致。症见阵发性和两鼻孔交替性鼻塞,流涕黏稠,头闷痛。病程长,反复发作,并常由于感受风寒、风热、劳累或其他疾病而诱发。

本病属中医学"伤风鼻塞"范畴,由外感风寒或风热所致,多为实证;慢性鼻炎属"鼻窒"范畴,多由肺气虚弱,邪滞鼻窍或邪毒久留,气滞血瘀所致。临床多表现为虚证或虚实夹杂。

本病除经络脏腑不和致病外,也常因久病入络,结聚成"横络",或因风寒湿邪或因劳损筋肉形成结筋病灶点,致使经筋积损成结,阻碍经络气血运行,使之顽固不愈。此时又当依经筋辨证论治,以解结法配合治疗。

表 10-60　慢性鼻炎辨证取穴表

证型	症状	取穴
外感风寒	主症:鼻塞流涕,恶寒发热 舌苔脉象:舌苔薄白,脉象浮紧 兼症:①喷嚏频频,头身酸痛 　　　②咳嗽少痰	主穴:合谷、风池、曲池、外关、迎香、巨髎 结筋点:风池次、完骨次、迎香次、四白次、天髎次、肩井次、天柱次 配穴:①风门、四白、印堂 　　　②列缺、尺泽
肺脾气虚	主症:流涕清稀,时轻时重,遇寒则发,得暖即解 舌苔脉象:舌胖齿痕,脉缓无力 兼症:①面色㿠白,咳嗽气短 　　　②食少纳呆,体倦乏力	主穴:肺俞、脾俞、足三里、合谷、风池、曲池、外关、迎香、巨髎 结筋点:风池次、完骨次、迎香次、四白次、天髎次、肩井次、天柱次 配穴:①膻中、太白、公孙 　　　②中脘、梁门、三阴交
气滞血瘀	主症:鼻塞流涕,黏稠臭秽,鼻甲萎缩,鼻腔血痂 舌苔脉象:舌色暗红,脉象紧涩 兼症:①鼻音不扬,不知香臭 　　　②口咽干燥,涕中带血 　　　③耳鸣,耳聋	主穴:足三里、太冲、脾俞、肝俞、合谷、风池、曲池、外关、迎香、巨髎 结筋点:风池次、完骨次、迎香次、四白次、天髎次、肩井次、天柱次 配穴:①水沟、内迎香 　　　②照海、太溪 　　　③翳风、完骨

4. 慢性中耳炎

中耳慢性炎症称慢性中耳炎。

本病多因患急性上呼吸道感染、急性传染病时,细菌侵入鼓室所致。

化脓性中耳炎多由非化脓性中耳炎治疗不当,耳周经气受损,抵抗力下降,又并发细菌感染而发病。急性者耳内有不同程度的疼痛,轻症为阵发性耳痛,重症则剧烈疼痛,并有跳动感;可兼见高热、寒战、头痛、周身不适等全身症状,听力显著减退,并有耳鸣。慢性者以长期耳流脓、耳聋和鼓膜穿孔为主要特征,多因急性化脓性中耳炎未得治疗或治疗不当所致。当有头痛、高烧、恶心、呕吐、眩晕等症状加剧时,常是疾病进一步发展的危急信号,并可能已有颅内外并发症。必须详细检查,明确诊断,尽早治疗。

本病属中医学"脓耳"范畴。据脓液的不同特征而命名也各异。如脓色黄者谓"囊耳""缠耳""耳疳"。急性脓耳多因风热毒邪侵袭,随脉入耳所致;或肝胆有郁热,复因风热邪毒引动,循经上蒸,内外热毒结聚耳窍,化腐成脓,发为脓耳,证多属实。慢性脓耳因脾胃受损,或肾元亏虚,耳失所养,邪毒逗留,迁延难愈而成,其证属虚证。

本病除经络脏腑不和致病外,也常因久病入络,结聚成"横络",或因风寒湿邪或因劳损筋肉形成结筋病灶点,致使经筋积损成结,阻碍经络气血运行,使之顽固不愈。此时又当依经筋辨证论治,以解结法配合治疗。

表 10 – 61　慢性中耳炎辨证取穴表

证型	症状	取穴
肝胆湿热	主症:突然耳痛,闷胀不适,听力减退,甚则剧痛,耳中流脓 舌苔脉象:舌苔黄腻,脉象弦滑 兼症:①头痛鼻塞 ②发热汗出 ③大便干结 ④小便黄赤	主穴:合谷、风池、曲池、外关、听宫、翳风、完骨 结筋点:风池次、完骨次、颅息次、角孙次、下关次、天髎次、肩井次、天柱次 配穴:①率谷、迎香 ②风门、列缺 ③支沟、天枢 ④阴陵泉、中极
肝肾阴虚	主症:耳鸣日久,长期流脓,听力日减,头晕昏沉,虚烦不眠,腰膝酸软 舌苔脉象:舌嫩苔少,脉象细弦 兼症:①面色苍白,气短乏力 ②胸闷纳呆,体倦肢乏 ③五心烦热,健忘心悸	主穴:太溪、志室、肝俞、脾俞、肾俞、足三里、三阴交、血海、听宫、下关、翳风、风池、完骨、太冲 结筋点:风池次、完骨次、颅息次、角孙次、下关次、天髎次、肩井次、天柱次 配穴:①中脘、梁门、膻中 ②太白、公孙、阴陵泉 ③照海、神门、心俞

5. 慢性鼻窦炎

鼻窦的慢性炎症称急慢性鼻窦炎。

本病可见于各种年龄段。慢性鼻窦炎常经年不愈,多由急性鼻窦炎转化而来。表现为突然大量流脓涕、鼻塞、嗅觉减退,鼻旁及颧、前额部压痛,一侧或双侧头钝痛,情绪激动、低头用力时加重,长期不愈,多伴眩晕、记忆力减退等症。

本病属中医学"鼻渊"范畴,又名"脑漏""脑渗",常由风寒化热,肝胆热盛引致。

本病除经络脏腑不和致病外,也常因久病入络,结聚成"横络",或因风寒湿邪或因劳损筋肉形成结筋病灶点,致使经筋积损成结,阻碍经络气血运行,使之顽固不愈。此时又当依经筋辨证论治,以解结法配合治疗。

表 10 – 62　慢性鼻窦炎辨证取穴表

证型	症状	取穴
肺感风寒	主症:额颧胀痛,鼻塞流涕,恶寒发热 舌苔脉象:舌苔薄白,脉象浮紧 兼症:①咳嗽少痰 ②头痛目胀	主穴:合谷、风池、曲池、外关、迎香、巨髎、印堂、颧髎 结筋点:风池次、完骨次、颅息次、角孙次、下关次、天髎次、肩井次、天柱次、印堂次、攒竹次 配穴:①列缺、肺俞 ②太阳、攒竹
相火上炎	主症:鼻塞多涕,稠黄臭秽,五心烦热,多梦失眠 舌苔脉象:舌嫩少苔,脉象细数 兼症:①腰膝酸软,头晕目眩 ②口苦咽干,渴不欲饮 ③梦遗滑精,赤下白淫	主穴:太溪、志室、肝俞、脾俞、肾俞、足三里、三阴交、血海、照海、印堂、颧髎 结筋点:风池次、完骨次、颅息次、角孙次、下关次、天髎次、肩井次、天柱次、印堂次、攒竹次 配穴:①命门、关元俞、气海俞、髀关 ②支沟、三阴交 ③命门、关元、次髎、归来

6. 鼻息肉

鼻腔黏膜的赘生物称鼻息肉。

本病与鼻变态反应性疾病或鼻窦炎有关，是慢性炎症长期刺激的结果。

临床可有进行性鼻阻塞，有黏涕或黏脓涕，嗅觉减退，头痛、耳鸣、耳闷的症状。检查可见黏液性息肉、纤维性息肉及出血性息肉三种类型。黏液性息肉如剥皮葡萄状，灰白色，半透明，表面光滑，触之柔软；纤维性息肉呈灰白色，触之较硬；出血性息肉触之易出血。

本病学属中医"鼻息肉""鼻痔"范畴。由体弱气虚，营卫失固，风冷内侵，鼻道不和所致。或因外感风热，内伤饮食，郁而化热，热蒸于肺，鼻窍失利，而变生鼻息肉。其发病与肺、胃有关，病机为鼻道不利，气血阻滞，津液阻遏，涕浊凝聚之证。

本病除经络脏腑不和致病外，也常因久病入络，结聚成"横络"，或因风寒湿邪或因劳损筋肉形成结筋病灶点，致使经筋积损成结，阻碍经络气血运行，使之顽固不愈。此时又当依经筋辨证论治，以解结法配合治疗。

表 10 – 63　鼻息肉辨证取穴表

证型	症状		取穴	
肺气虚寒	主症:鼻痔苍白,流涕清稀,遇寒加重,恶寒自汗 舌苔脉象:舌淡苔白,脉浮无力		主穴:局部取穴、合谷、风池、曲池、外关、迎香、巨髎 结筋点:风池次、完骨次、颅息次、角孙次、下关次、天髎次、肩井次、天柱次、印堂次、攒竹次	
	兼症:①鼻黏膜水肿,酸痒喷嚏,咳嗽多痰 　　　②鼻塞不通		配穴:①内迎香、列缺 　　　②内迎香、四白	
肺胃蕴热	主症:鼻痔红肿,流涕黄稠,鼻膜充血,鼻塞头痛 舌苔脉象:舌红苔黄,脉滑有力		主穴:局部取穴、内迎香、尺泽、中府、内庭、支沟、外关、阴陵泉、足三里 结筋点:风池次、完骨次、颅息次、角孙次、下关次、天髎次、肩井次、天柱次、印堂次、攒竹次	
	兼症:①咽干口渴,苔浊口秽 　　　②咳痰黄稠 　　　③大便干结,小便黄赤		配穴:①太冲、行间 　　　②孔最、列缺 　　　③天枢、中极	

7. 嗅觉失聪症

嗅觉灵敏度低下或嗅觉完全丧失的病症称嗅觉缺失。

本病可由鼻腔内原因及颅腔内原因引起。鼻腔内原因（包括鼻翼畸形），使吸入空气路线经鼻腔底部进入后，不能呈抛物线型达于鼻腔顶部嗅膜区；或鼻腔阻塞，使空气不能达于嗅膜区；嗅膜及嗅神经末梢病变等所致。颅内原因包括先天性嗅神经或嗅球缺失、嗅神经炎、颅底骨折或基底脑膜炎、脑脓肿、肿瘤、梅毒瘤、臆病等使嗅膜失聪所致。

本病属中医学"不知香臭""不闻香臭"范畴。可由先天不足引起，也可因肺失宣肃，邪气留恋，阻塞鼻道引致。

本病除经络脏腑不和致病外，也常因久病入络，结聚成"横络"，或因风寒湿邪或因劳损筋肉形成结筋病灶点，致使经筋积损成结，阻碍经络气血运行，使之顽固不愈。此时又当依经筋辨证论治，以解结法配合治疗。

表 10 - 64　嗅觉失聪症辨证取穴表

证型	症状	取穴
肺气失宣	主症:不知香臭,鼻塞流涕,鼻痒咳嗽,头痛隐隐,饮食减少,纳谷不香,身疲乏力,精神萎靡 舌苔脉象:舌淡苔白,脉浮无力 兼症:①鼻黏膜水肿,酸痒喷嚏,咳嗽多痰 　　　②鼻塞不通	主穴:合谷、风池、曲池、外关、迎香、巨髎 结筋点:风池次、完骨次、颅息次、角孙次、下关次、天髎次、肩井次、天柱次、印堂次、攒竹次 配穴:①内迎香、列缺 　　　②内迎香、四白
相火上炎	主症:鼻塞多涕,稠黄臭秽,不知香臭、五心烦热、多梦失眠 舌苔脉象:舌嫩少苔,脉象细数 兼症:①腰膝酸软,头晕目眩 　　　②口苦咽干,渴不欲饮 　　　③梦遗滑精,赤下白淫	主穴:照海、太溪、志室、肝俞、脾俞、肾俞、足三里、三阴交、血海、印堂、颧髎、迎香、内迎香 结筋点:风池次、完骨次、颅息次、角孙次、下关次、天髎次、肩井次、天柱次、印堂次、攒竹次 配穴:①命门、关元俞、气海俞、髀关 　　　②支沟、三阴交 　　　③命门、关元、次髎、归来

8. 慢性咽喉炎

喉黏膜及声带的慢性炎性病变称慢性喉炎。

本病常与急性鼻炎、急性咽炎同时发生,故其病因相似。此外,运用声带不当,如发声过多、过高、过久;刺激性气体或粉尘,也是本病的诱因。本病也常为麻疹、百日咳、流感等急性传染病的并发病。主要症状为声音改变,可以从嘶哑致失声。小儿患此病者多较严重,甚至可导致急性喉阻塞。慢性喉炎是喉黏膜的慢性炎性病变,可波及黏膜下层及喉内肌。常因急性喉炎治疗不当,或反复发作而变成慢性炎症。鼻、鼻窦、口腔、咽腔的疾病,也是产生慢性喉炎的重要原因,某些具有刺激性气体或粉尘以及烟酒过度,也与本病的发生密切相关。本病以声音低沉费力,讲话不能持久,甚则嘶哑,日久不愈为主要症状,常伴有喉部微痛不适,干咳少痰,常有"清嗓"习惯。间接喉镜检查可见声带微红肿,边缘增厚,或有小结,声带及喉部常有少许痰涎附着,发音时见声带闭合不全。

本病急性发作期属"急喉喑""暴喑""急喉风"等范畴。多因风热邪毒,侵犯咽喉,或内伤肺胃,引动肺胃积热循经上升,风火热毒蕴结于喉,以致气血瘀滞,经脉阻塞而发病。也可因风寒外袭,肺气壅结,气机不利,寒邪凝聚于喉,以致喉部气血滞流,脉络阻滞,声户开合不利而引致。

本病慢性期属"慢喉风""喉痹失音""久喑""声喑""声哑"范畴。多因素体虚弱加之劳累过度,或因久病而致肺肾两亏,肺金清肃不行,肾阴无以上承,致阴虚则生内热,虚火上炎于喉咙而发病。另外过度发声,耗气伤阴亦可致本病。若损及喉咙脉络。而致气滞、血瘀、痰凝结于喉间,又可聚为小结。

本病除经络脏腑不和致病外,也常因久病入络,结聚成"横络",或因风寒湿邪或因劳损筋肉形成结筋病灶点,致使经筋积损成结,阻碍经络气血运行,使之顽固不愈。此时又当依经筋辨证论治,以解结法配合治疗。

表 10 - 65 慢性咽喉炎辨证取穴表

证型	症状	取穴
外感风寒	主症:恶寒发热,声音卒哑,咽喉痒痛,鼻塞流涕 舌苔脉象:舌苔薄白,脉象浮紧 兼症:①咳嗽少痰 ②痰稀色白	主穴:合谷、风池、曲池、外关、廉泉、夹廉泉、迎香 结筋点:风池次、完骨次、廉泉次、夹廉泉次、人迎次、天髎次、肩井次、天柱次 配穴:①列缺、肺俞 ②丰隆、中脘
痰热壅肺	主症:咽痒发热,声音重浊,渐至音嘶,咳痰黄稠 舌苔脉象:舌苔黄腻,脉象滑数 兼症:①鼻塞黄涕 ②头痛耳鸣 ③咽干口燥 ④喘咳心烦	主穴:风池、合谷、尺泽、列缺、太冲、阳陵泉、廉泉、夹廉泉 结筋点:风池次、完骨次、廉泉次、夹廉泉次、人迎次、天髎次、肩井次、天柱次 配穴:①四白、巨髎、内迎香 ②太阳、率谷、翳风 ③内庭、行间 ④孔最、外关、支沟
肺肾阴虚	主症:音哑渐重,持续不鸣,喉间黏痰,如脓如秽 舌苔脉象:舌嫩苔少,脉细无力 兼症:①虚烦不眠,五心烦热 ②腰膝酸软,梦遗滑精	主穴:肺俞、肝俞、脾俞、肾俞、关元、气海、足三里、三阴交、血海、廉泉、夹廉泉 结筋点:风池次、完骨次、廉泉次、夹廉泉次、人迎次、天髎次、肩井次、天柱次 配穴:①太溪、神门、心俞、照海 ②志室、关元俞、髀关、次髎

9. 咽部感觉异常症（癔团）

喉部功能性异物感称咽部感觉异常症，又称癔团。

本病多因情志异常、精神紧张及过度疲劳等诱因。多见于中年女性，可发于任何季节。临床表现为咽部异物感，或似小虫爬痒感或球状物体阻塞感，吞咽时感觉尤其明显，可因情绪波动而症状加重，但无纳食阻碍。喉镜检查、食道吞钡透视均属正常。

本病属中医学"梅核气"范畴。多因肝郁气滞或痰气互结于咽喉所致。

表 10 - 66 咽部感觉异常症辨证取穴表

证型	症状	取穴
肝郁气滞	主症:因怒而发,耳鸣眩晕,咽塞如梗,吞吐不能,心烦易怒,头晕目眩 舌苔脉象:舌红苔黄,脉弦有力 兼症:①急躁易怒 ②面红目赤,口苦咽干 ③少寐头痛	主穴:廉泉、夹廉泉、天柱、大杼、风池、完骨、太冲、阳陵泉、水沟 结筋点:风池次、完骨次、廉泉次、夹廉泉次、人迎次、天髎次、肩井次、天柱次 配穴:①行间、侠溪 ②内庭、足三里 ③神门、太阳、率谷
气郁痰滞	主症:每因郁怒,咽痒如梗,状若炙脔,吞吐不能,心烦急躁,胸闷咽干,两胁作胀,厌食,纳差 舌苔脉象:舌边红苔厚腻,脉濡滑 兼症:①急躁易怒 ②面红目赤,口苦咽干 ③少寐心烦	主穴:廉泉、夹廉泉、天柱、大杼、风池、完骨、丰隆、阴陵泉、中脘、太冲、阳陵泉、水沟 结筋点:风池次、完骨次、廉泉次、夹廉泉次、人迎次、天髎次、肩井次、天柱次 配穴:①行间、侠溪 ②内庭、足三里 ③神门、太阳、率谷

本病除经络脏腑不和致病外，也常因久病入络，结聚成"横络"，或因风寒湿邪或因劳损筋肉形成结筋病灶点，致使经筋积损成结，阻碍经络气血运行，使之顽固不愈。此时又当依经筋辨证论治，以解结法配合治疗。

10. 声带麻痹（声音嘶哑）

一侧或两侧声带麻痹并引起声音嘶哑者称声带麻痹又称喉麻痹、声音嘶哑。临床表现为声音嘶哑或失音，言语费力，严重的可导致呼吸困难，甚则窒息。喉镜检查可见声带活动受阻，声门缩小。主要是由于颈部和胸部的炎症、颈部外伤及手术或颅外伤、脑血管疾病、脑肿瘤、脑部炎症等直接或间接地累及损伤了迷走神经、喉返神经和喉上神经所致。临床上亦有无明显病因或先天性声带麻痹者。

本病属中医学"喉喑""暴喑""喉风"范畴。因声音出于肺而根于肾，肺主气，而脾又为气之源。故本病多由肺、脾、肾虚所致。亦有因风热、风寒及邪毒等外袭，内伤肺脏，使肺气不宣，咽喉不利者；外伤造成气血瘀阻，脉络失养亦可引发。

本病除经络脏腑不和致病外，也常因久病入络，结聚成"横络"，或因风寒湿邪或因劳损筋肉形成结筋病灶点，致使经筋积损成结，阻碍经络气血运行，使之顽固不愈。此时又当依经筋辨证论治，以解结法配合治疗。

表 10 - 67　声带麻痹辨证取穴表

证型	症状	取穴
风邪袭肺	主症：恶风发热，暴瘖失声，咽痒疼痛，吞咽不利 舌苔脉象：舌苔薄白，脉象浮紧 兼症：①头痛鼻塞 ②耳鸣重听 ③饮水呛咳 ④言语费力	主穴：廉泉、人迎、天柱、颈夹脊、风池、合谷、尺泽、列缺、太冲、阳陵泉、丰隆、阴陵泉 结筋点：风池次、完骨次、廉泉次、夹廉泉次、人迎次、天髎次、肩井次、天柱次 配穴：①太阳、四白、巨髎、内迎香 ②太阳、率谷、翳风 ③夹廉泉、天突、人迎 ④孔最、中府、膻中
肝肾亏损	主症：声音渐哑，久病不愈，饮水呛咳，食少纳呆，心烦失眠，腰膝酸软 舌苔脉象：舌嫩少苔，脉象细弱 兼症：①五心烦热 ②头目眩晕 ③遗精、阳痿，带下白浊	主穴：廉泉、夹廉泉、人迎、天柱、颈夹脊、肺俞、照海、太溪、志室、肝俞、脾俞、肾俞、足三里、三阴交、血海 结筋点：风池次、完骨次、廉泉次、夹廉泉次、人迎次、天髎次、肩井次、天柱次 配穴：①膏肓俞、关元俞、气海俞 ②支沟、三阴交 ③命门、关元、次髎、归来

11. 慢性扁桃体炎

腭扁桃体慢性非特异性炎症称急慢性扁桃体炎。

本病常年可发病，以春秋更多见。溶血性链球菌、肺炎双球菌是主要致病菌。急性期以畏寒发热、咽部疼痛为主，体温可达 40℃，一侧或双侧扁桃体红肿，有黄白色脓点或片状渗出物，渗出物易拭去，拭去后不出血，常伴下颌淋巴结肿大、头痛、四肢酸痛、疲乏无力、食欲不振等症状。

本病属中医学"乳蛾""喉蛾""喉痹"范畴，多由肺经蕴热，又复感外邪，热熏肺系，搏于喉核所致；或素食辛热，脾胃积热，毒热上攻，壅于喉间而成。久病不已，喉蛾肿硬暗红，如石如楗，咽干疼痛，阻碍呼吸，入睡打鼾，影响睡眠，久致虚乏无力。

本病除经络脏腑不和致病外，也常因久病入络，结聚成"横络"，或因风寒湿邪或因劳损筋肉形成结筋病灶点，致使经筋积损成结，阻碍经络气血运行，使之顽固不愈。此时又当依经筋辨证论治，以解结法配合治疗。

表 10-68 慢性扁桃体炎辨证取穴表

证型	症状	取穴
风热乳蛾	主症:恶寒发热,咽喉肿痛 舌苔脉象:舌苔薄黄,脉浮而数 兼症:①头痛鼻塞 ②咳嗽痰黄	主穴:夹廉泉、风池、合谷、尺泽、列缺、太冲、阳陵泉 结筋点:风池次、完骨次、廉泉次、夹廉泉次、人迎次、天髎次、肩井次、天柱次 配穴:①头维、太阳、四白、巨髎、迎香 ②丰隆、阴陵泉、中府
肺胃蕴热	主症:但热不寒,咽喉肿痛 舌苔脉象:舌红苔黄,脉象滑数 兼症:①口渴引饮 ②口臭痰黄 ③头痛不止 ④便干溲赤	主穴:夹廉泉、尺泽、中府、内庭、支沟、外关、阴陵泉、足三里 结筋点:风池次、完骨次、廉泉次、夹廉泉次、人迎次、天髎次、肩井次、天柱次 配穴:①太冲、行间 ②孔最、列缺 ③头维、太阳 ④天枢、中极
虚火石蛾	主症:喉蛾日久,渐肿渐硬,如楗暗红,咽干时痛 舌苔脉象:舌红少苔,脉象细数 兼症:①潮热颧红 ②头晕耳鸣 ③失眠健忘 ④时发寒热	主穴:局部取穴、夹廉泉、照海、太溪、志室、肝俞、脾俞、肾俞、足三里、三阴交、血海 结筋点:风池次、完骨次、廉泉次、夹廉泉次、人迎次、天髎次、肩井次、天柱次 配穴:①膏肓俞、关元俞、气海俞 ②支沟、三阴交 ③神门、心俞 ④风池、尺泽、外关

12. 颞颌关节炎

颞下颌关节劳损所致的弹响、疼痛称颞颌关节炎，又称"颞颌关节功能障碍综合征"。

本病多见于青壮年，常单侧为病或双侧同病。临床表现为颞颌关节疼痛、酸楚，关节弹响，口齿活动受限，或伴有耳鸣、耳聋以及头面疼痛。本病多由颌关节变形，单侧咀嚼习惯及关节负荷过大，意外损伤，寒冷刺激，不适假牙等原因引起。

本病属中医学"颌痛"或"牙关脱臼"范畴。多由肝肾虚弱，气血不足，致使经筋失养，关节不利，或因咀嚼硬物，过力伤筋，又感受风寒湿邪，经气凝滞而成。

本病除经络脏腑不和致病外，也常因久病入络，结聚成"横络"，或因风寒湿邪或因劳损筋肉形成结筋病灶点，致使经筋积损成结，阻碍经络气血运行，使之顽固不愈。此时又当依经筋辨证论治，以解结法配合治疗。

表 10 - 69　颞颌关节炎辨证取穴表

证型	症状	取穴
气滞血瘀	主症:颞颌关节酸楚疼痛,开口障碍,偶发弹响 舌苔脉象:舌淡苔薄,脉象弦细 兼症:①头面疼痛 　　　②耳鸣耳聋	主穴:下关、上关、颧髎、颊车、太阳、合谷、内庭、足三里 结筋点:下关次 配穴:①率谷、太冲 　　　②翳风、听会
肝肾阴虚	主症:颞颌关节酸楚疼痛,开口障碍,齿龈暗红、牙齿松动、隐痛不止、入夜无加,久病体虚,神疲体倦 舌苔脉象:舌嫩少苔,脉象细数 兼症:①腰膝酸软,失眠健忘 　　　②气短无力 　　　③五心烦热	主穴:下关、上关、颧髎、颊车、合谷、涌泉、照海、太溪、志室、肝俞、胃俞、肾俞、足三里、三阴交、血海 结筋点:下关次 配穴:①膏肓俞、关元俞、气海俞 　　　②三阴交、关元、气海 　　　③神门、水泉

第十三节　眼科疾病

1. 眼睑痉挛

由于眼轮匝肌抽搐痉挛而引起的胞睑皮肤不自主地搐搦跳动的外眼病称眼睑痉挛。

根据发病程度之不同,分为间歇性和持续性两种。间歇性眼睑跳动是因精神疲劳或神经紧张、屈光不正、贫血或月经失调等因素导致某一肌束发生跳动性痉挛,一般多可自愈;若疲劳或紧张不能缓解,继续加重,则可转为持续性眼睑痉挛。老年人的自发性眼睑痉挛,原因多不明。此外部分角膜炎病人或面神经痉挛的患者,也可兼见此证。

本病属中医学"胞轮振跳""目睄""眼皮跳""眼眉跳"等,多因劳累太过,损伤心脾;或素体阴虚,日久生风,或风热外来,邪留胞睑,致筋脉失养而发。本症多发于上胞,临证有内风、外风之别。血虚生风者属虚,外邪而致者多属实。

表 10 - 70　眼睑痉挛辨证取穴表

证型	症状	取穴
虚热生风	主症:劳瞻久视,眼睑跳动,心悸失眠,唇色苍白,面色无华 舌苔脉象:脉象细弱 兼症:①心烦易怒 　　　②腰膝酸软	主穴:太溪、三阴交、血海、照海、攒竹、太阳、晴明、鱼腰、四白 结筋点:太阳次、率谷次、鱼腰次、攒竹次、风池次、完骨次、天髎次、肩井次、天柱次 配穴:①太冲、行间 　　　②志室、关元俞、气海俞
风邪外袭	主症:睑胞赤痒,胞轮跳动,恶风头痛,心烦急躁,自汗不止 舌苔脉象:脉象浮紧 兼症:①羞明流泪 　　　②食少纳呆	主穴:合谷、曲池、光明、臂臑、太阳、晴明、攒竹 结筋点:太阳次、率谷次、鱼腰次、攒竹次、风池次、完骨次、天髎次、肩井次、天柱次 配穴:①鱼腰、丰隆、阴陵泉 　　　②中脘、足三里、三阴交

本病除经络脏腑不和致病外，也常因久病入络，结聚成"横络"，或因风寒湿邪或因劳损筋肉形成结筋病灶点，致使经筋积损成结，阻碍经络气血运行，使之顽固不愈。此时又当依经筋辨证论治，以解结法配合治疗。

2. 青光眼

由于眼内压升高导致视乳头凹陷扩大、加深、视野缺损、视力障碍，甚至失明的眼病称为青光眼。

本病因房水排出障碍所致。临床上可分为原发性、继发性、混合性和先天性青光眼等类型。原发性青光眼分为开角型青光眼和闭角型青光眼两种。原发性开角型青光眼的早期，一般没有任何自觉症状，个别病例有眼胀、雾视、虹视以及头痛等感觉。病情发展，逐渐出现视乳头生理凹陷扩大、加深、视野缺损、中心视力减退。

本病属中医学"青风内障""绿风内障""黑风内障"范畴，多因忧思郁怒，化火生风，风火升扰于目；或头风痰火，上凌清窍；或肝肾阴虚，虚火上炎，上攻于目而发病。

本病除经络脏腑不和致病外，也常因久病入络，结聚成"横络"，或因风寒湿邪或因劳损筋肉形成结筋病灶点，致使经筋积损成结，阻碍经络气血运行，使之顽固不愈。此时又当依经筋辨证论治，以解结法配合治疗。

表 10 - 71　青光眼辨证取穴表

证型	症状	取穴
肝气郁结	主症:眼胀时痛,遇怒则发,视物背蒙,目珠发硬 舌苔脉象:舌红苔黄,脉象弦细 兼症:①主躁易怒 ②心烦失眠 ③头晕目眩 ④胸胁苦满	主穴:合谷、阳陵泉、太冲、内庭、足三里、光明、臂臑、三阴交、球后、睛明、四白 结筋点:太阳次、率谷次、鱼腰次、攒竹次、风池次、完骨次、天髎次、肩井次、天柱次 配穴:①行间、照海 ②支沟、中脘、蠡沟 ③中脘、丰隆、阴陵泉、神门 ④期门、日月
肝风内动	主症:眼痛剧烈,头痛如劈。眼见虹视,珠硬如石 舌苔脉象:舌红苔腻,脉象弦滑 兼症:①视力下降,痛剧恶心 ②烦躁不安 ③便干溺赤	主穴:行间、太冲、阳陵泉、内庭、足三里、光明、臂臑、合谷、睛明 结筋点:太阳次、率谷次、鱼腰次、攒竹次、风池次、完骨次、天髎次、肩井次、天柱次 配穴:①四白、太阳、鱼腰 ②支沟、照海 ③天枢、支沟、丰隆、阴陵泉
阴虚火旺	主症:头痛目眩,时见雾视,偶见彩虹,目珠时硬 舌苔脉象:舌红少苔,脉象细数 兼症:①眸子缩展迟钝,神光不收 ②五心烦热,失眠盗汗	主穴:肝俞、太溪、志室、太阳、鱼腰、攒竹、四白、光明、臂臑 结筋点:太阳次、率谷次、鱼腰次、攒竹次、风池次、完骨次、天髎次、肩井次、天柱次 配穴:①膏肓俞、尺泽、中府 ②心俞、神门、照海

3. 皮质盲

因枕叶视皮质发生病变导致失明者称视皮质盲，简称皮质盲。

典型的临床症状是双目失明，但瞳孔对光反应存在，检查眼底正常，而视野改变明显。视觉电生理检查有重要意义，注视反射、瞬目反射或调节、辐辏反应消失，而患者常常不承认其视功能有损害，常将幻视作为视物实景来描述。若发生于儿童，称为"小儿皮质盲"，常有高热、抽风、昏迷、呼吸困难以及面色青紫等病史。本病多系双眼患病，其发生与颅内炎症、肿瘤、血管性病变和外伤有关。其预后与脑病变的原因、程度和范围有直接关系。其中动脉痉挛和炎症所致者，如治疗得当及时，视力可不同程度的恢复。

本病属中医学"视盲""视瞻昏渺"范畴。多因肝肾不足或气血两亏导致精不上承，目失气血荣养而发病。其中臆病性视盲则与情志所伤，肝郁气滞有关。

本病除经络脏腑不和致病外，也常因久病入络，结聚成"横络"，或因风寒湿邪或因劳损筋肉形成结筋病灶点，致使经筋积损成结，阻碍经络气血运行，使之顽固不愈。此时又当依经筋辨证论治，以解结法配合治疗。

表 10 - 72　皮质盲辨证取穴表

证型	症状	取穴
高热伤阴	主症:高热失明,对光反射存在 舌苔脉象:舌红而绛,脉象弦数 兼症:①高热多汗 ②抽搐惊厥 ③口干面赤 ④二便闭塞	主穴:合谷、曲池、大椎、太冲、内庭、球后、光明、臂臑、四白、承泣 结筋点:太阳次、率谷次、鱼腰次、攒竹次、风池次、完骨次、天髎次、肩井次、天柱次 配穴:①行间、外关、风池 ②支沟、阳陵泉、水沟 ③廉泉、丰隆、阴陵泉、头维 ④支沟、天枢
瘀血阻滞	主症:头部外伤,或头痛日久,逐渐失明 舌苔脉象:舌暗苔白,脉象弦细 兼症:①头晕目眩 ②呕恶欲吐 ③肢体麻木,活动不利 ④心烦失眠	主穴:风池、球后、睛明、鱼腰、四白、承泣、太冲、足三里、光明、臂臑、合谷 结筋点:太阳次、率谷次、鱼腰次、攒竹次、风池次、完骨次、天髎次、肩井次、天柱次 配穴:①行间、侠溪、阳陵泉 ②支沟、内关 ③阳陵泉、风市、丰隆、阴陵泉 ④神门、心俞

第十四节　皮肤科疾病

1. 带状疱疹

病毒感染所引起的急性疱疹性皮肤病称带状疱疹。

本病多发于春秋季节，初起皮肤发热灼痛或伴有轻度发热，疲乏无力，不欲饮食。继则皮肤潮红，数天内即出现绿豆至黄豆大小的簇集成群的水疱，累累如串珠，聚集一处或数处，排列成带状，但疱群之间皮肤正常。疱液初起透明，5～6 天后转浑浊。轻者仅有皮肤刺痛，无典型的水疱，重者发生大疱或血疱。疱疹常发生于身体一侧，以腰肋部、胸部最多见，面部次之。发于面部者，疼痛更为剧烈。于 2～3 周后疱疹逐渐干燥结痂，最后疹退而愈，愈后一般不留瘢痕。

本病属中医学"蛇丹"范畴，俗称"缠腰龙"。因其好发于胸腰部，故又名"缠腰火丹"，发于颜面、下肢者，称为"蛇串疮"。多由肝经郁火和脾经湿热内蕴，复感风热时邪。致肝火、湿热熏灼肌肤和脉络而发病，故多为实证、热证。有人有后遗疼痛，年龄越高疼痛越重，影响生活和工作，久之，可耗伤阴血而成虚实夹杂之证。

本病除经络脏腑不和致病外，也常因久病入络，结聚成"横络"，或因风寒湿邪或因劳损筋肉形成结筋病灶点，致使经筋积损成结，阻碍经络气血运行，使之顽固不愈。此时又当依经筋辨证论治，以解结法配合治疗。

表 10 - 73　带状疱疹辨证取穴表

证型	症状	取穴
肝胆湿热	主症:胸胁或腰部、面部剧烈疼痛,继之出现疱疹,累累如珠 舌苔脉象:舌苔黄腻,脉象滑数 兼症:①心烦易怒,口苦咽干 ②胸胁胀满,恶心呕吐 ③大便干燥或溏泻	主穴:夹脊、丘墟、行间、太冲、阳陵泉、内庭、足三里、丰隆、阴陵泉、合谷、局部(点刺) 结筋点:背俞次、天溪次、库房次、膺窗次、乳根次、期门次 配穴:①支沟、照海、神门 ②期门、日月、内关 ③天枢、支沟、丰隆、阴陵泉
血虚风燥	主症:久病胁痛不愈,皮肤暗红,入夜痛甚 舌苔脉象:舌红少苔,脉象弦数 兼症:①健忘失眠 ②乏力头晕	主穴:丘墟、肝俞、肾俞、三阴交、脾俞、胃俞、足三里、合谷、太冲 结筋点:背俞次、天溪次、库房次、膺窗次、乳根次、期门次 配穴:①心俞、神门、血海 ②气海、血海、三阴交、中脘

2. 神经性皮炎

慢性肥厚性皮肤病称神经性皮炎。

本病好发于成年人。初起仅有程度不等的局部瘙痒，经剧烈搔抓后，出现红色斑丘疹，高出皮肤表面，密集成片，局部皮肤粗糙、肥厚，纹理加深，呈癣样变，并有少量鳞屑及色素沉着。好发于颈项、尾骶及肘膝等处，常对称分布，剧烈瘙痒。

本病属中医学"牛皮癣""摄领疮"范畴。多由七情内伤，郁久化热；或风、湿、热邪侵袭，郁于血中，化热生风所致；或年老久病，阴血耗伤，血虚生风，使营卫失和，肌肤失养而成。

表 10 - 74　神经性皮炎辨证取穴表

证型	症状	取穴
血热生风	主症:皮现丘疹,红痒难忍,皮如牛领,粗糙肥厚,如苔如癣 舌苔脉象:舌红苔黄,脉象细数 兼症:①心烦不寐 ②心悸不安 ③烦渴急躁	主穴:内庭、行间、合谷、曲池、血海、支沟、阿是穴 结筋点:局部相应结筋点 配穴:①神门、心俞 ②神门、内关 ③阳陵泉、太冲
血虚生风	主症:久病不愈,皮损苍白,皮嵴粗糙,有苔癣 舌苔脉象:舌红而瘦,脉象细弦 兼症:①精神紧张,瘙痒难忍 ②失眠心悸,月经失调	主穴:血海、三阴交、太溪、心俞、脾俞、肝俞、肾俞、合谷 结筋点:局部相应结筋点 配穴:①神门、曲池、太冲、行间、照海 ②神门、内关、归来

本病除经络脏腑不和致病外，也常因久病入络，结聚成"横络"，或因风寒湿邪或因劳损筋肉形成结筋病灶点，致使经筋积损成结，阻碍经络气血运行，使之顽固不愈。此时又当依经筋辨证论治，以解结法配合治疗。

3. 痤疮

颜面散在性针头或米粒大小的皮疹称痤疮。

春期常见的皮肤病，多见于青年男女，自觉症状轻微。

皮疹可有多种疹型，多在面部形如粉刺、丘疹、脓疱、结节、囊肿和瘢痕等。有时皮损亦可分布于前胸和背部。其病程长短不一，成年后多数可自愈。痤疮是一种多因素引起的皮肤疾病，与遗传因素，雄性激素分泌增加，尤其是皮肤组织中的双氢睾酮增加有关。毛囊口内的痤疮棒状杆菌、白色葡萄球菌、毛囊虫等微生物的作用又是痤疮发病的主要因素。其他因素如摄入高糖、高脂饮食，辛辣醇酒、可可、咖啡等饮料；或使用油彩化妆；或消化功能紊乱，便秘；或口服避孕药等，均可促进痤疮的发生和加重。

本病属中医学"粉刺""面疱""酒刺""粉花疮""肺风粉刺"范畴。病由饮食肥甘辛辣，积热生痰，气血凝滞面部而致，与肺、胃、肝等脏腑有关。

本病除经络脏腑不和致病外，也常因久病入络，结聚成"横络"，或因风寒湿邪或因劳损筋肉形成结筋病灶点，致使经筋积损成结，阻碍经络气血运行，使之顽固不愈。此时又当依经筋辨证论治，以解结法配合治疗。

表 10 – 75　痤疮辨证取穴表

证型	症状	取穴
肺热蕴结	主症:颜面粉刺,延及胸背,色红尖黑,颜面油光 舌苔脉象:舌红苔黄,脉滑而数 兼症:①口干欲饮 　　　②便秘尿赤	主穴:肺俞、大椎、风池、百会、太阳、头维、夹脊、行间、太冲、内庭、足三里、丰隆、阴陵泉、合谷 结筋点:肺俞次、心俞次、脾俞次、胃俞次、肾俞次、风池次、完骨次、天髎次 配穴:①支沟、照海 　　　②天枢、支沟
痰瘀结聚	主症:反复日久,刺中加脓,日久融合,形如蚕豆 舌苔脉象:舌胖质淡,脉象细滑 兼症:①胸脘痞闷 　　　②大便溏泻	主穴:夹脊、行间、太冲、阳陵泉、内庭、足三里、丰隆、阴陵泉、合谷 结筋点:肺俞次、心俞次、脾俞次、胃俞次、肾俞次、风池次、完骨次、天髎次 配穴:①③丰隆、阴陵泉、支沟 　　　②天枢、支沟

第十五节　不良习惯戒除与疾病预防

1. 戒烟

吸烟严重危害人体健康，可导致肺癌、喉癌、膀胱癌和宫颈癌等多种恶性肿瘤，还是引起慢性气管炎并发肺气肿的一个比较普遍的因素。最近的研究指出，吸烟与心血管病也有着密切联系。有资料报道：目前，全世界每年与吸烟有关的死亡总人数近 250 万，其数量远远超过艾滋病、交通事故、饥荒、战争和恐怖活动所造成的死亡人数。故有人提出："吸烟是 20 世纪的鼠疫""吸烟是人类的新瘟疫。"有鉴于此，目前世界各国均开展了各种各样、形形色色的反吸烟和戒烟运动，世界卫生组织还提出了"2000 年没有吸烟者"的奋斗目标。针灸戒烟，经过多年来的实践证明效果较好。其作用有两个方面：一是抑制烟瘾，使受戒者不想吸烟，二是消除戒烟后出现的一些戒断症状，如烦躁不安、精神不集中、头痛、嗜睡、胃肠不适、焦急等，二者相辅相成，能够帮助戒烟者改掉吸烟的恶习。

表 10-76　戒烟辨证取穴表

证型	症状	取穴
嗜烟难禁	主症:嗜烟不止,咳喘不宁,心烦不安,精力涣散,食欲减退,食少纳呆 舌苔脉象:舌红苔腻,脉象细滑 兼症:①索烟不止,心烦意乱 ②胃肠不适,不思饮食	主穴:列缺、合谷、阳溪、足三里、戒烟穴 耳穴:口、咽、肺、支气管、胃、神门 配穴:①神门、心俞、肝俞、肺俞、太冲 ②阴陵泉、太白、公孙、阳陵泉

2. 戒毒

吸服海洛因、冰毒类毒品成瘾后常产生顽固性精神、躯体症状和生理依赖，造成皮层及植物神经紊乱，临床表现为：严重失眠、消化功能下降、流泪流涕、喷嚏、哈欠、胸闷、气促、咳嗽、吐痰、心悸、腹痛、全身肌肉酸痛抽动、骨骼疼痛、皮肤瘙痒、蚁行等异常感。一旦停服将出现上述种种戒断症状，严重影响心身健康，甚至危及生命。

针灸有调整皮层及植物神经，甚至全身各系统功能的作用，有抑制蓝斑核神经元放电，直接降解 5-HT 并加强肺脏降解 5-HT 能力的作用，还有激脑内啡呔分泌等效应，故科学的配合其他戒毒手段可缩短或消除戒断病理反应，有助于戒毒成功。失眠重症可选冬眠灵或安定等行穴位封闭治疗。

表 10-77　戒毒辨证取穴表

证型	症状	取穴
嗜毒难禁	主症:嗜毒不止,涕泪不止,哈欠胸闷,咳喘不宁,心烦不安,精力涣散,食欲减退,食少纳呆,全身肌骨尽痛 舌苔脉象:舌红苔腻,脉象细滑 兼症:①索毒不止,心烦意乱 ②胃肠不适,不思饮食 ③男子失精,女子月经不调	主穴:神门、内关、心俞、安眠、金钟(素髎下0.3 寸)、至阳、三间、太冲、合谷、足三里、中脘、阴陵泉、耳穴:神门、皮质下、内分泌、心、肺、胃、脾、肝、咽 配穴:①印堂、肝俞、厥阴俞 ②阴陵泉、太白、公孙、阳陵泉 ③关元、曲骨、命门、次髎、归来

3. 戒酒

过量饮酒则对身体有害，特别是长期过量饮酒会导致各种疾病，如长期饮酒对中枢神经系统有较强的刺激作用，使辨别力、注意力、记忆力变得迟钝，重者出现疲乏、昏睡，甚至呼吸中枢麻痹。酒精可直接刺激胃黏膜，一次大量饮酒可引起急性胃炎，而长期饮酒会发生慢性胃炎、胃及十二指肠溃疡，已有溃疡病者，还易引起胃出血等危险情况。饮酒可引起血管扩张，使心跳加快，增加心肌耗氧量，易引起心绞痛、心肌梗死或心律失常等。饮酒可直接损害肝细胞，导致肝硬化。饮酒容易引起老年人的脑血管意外。长期的酒精刺激喉部可造成喉癌。有资料称，长期过量饮酒使人的寿命缩短 10 ~ 20 年。因此，应切忌过量饮酒。患有心脏病、脑血管病、胃肠病、肝病、呼吸系统疾病的人，更应尽量少喝酒或戒酒。针灸对帮助饮酒成瘾者戒酒方面有一定的作用。

表 10 – 78　戒酒辨证取穴表

证型	症状	取穴
嗜酒难禁	主症:嗜酒不止,呕逆嘈杂,心烦不安,精力涣散,食欲减退,食少纳呆 舌苔脉象:舌红苔腻,脉象细滑 兼症:①索酒不止,心烦意乱 ②胃肠不适,不思饮食	主穴:内关、神门、心俞、太冲、合谷、足三里、中脘、阴陵泉 耳穴:神门、皮质下、内分泌、心、胃、脾、肝、咽 配穴:①印堂、肝俞、厥阴俞 ②阴陵泉、太白、公孙、阳陵泉

4. 减肥

肥胖症是指人体脂肪积聚过多而造成身体超重的疾病。在 40 岁以上的人群中多见。目前有发生年龄逐渐提前的趋势。引起肥胖症的原因很多，概括起来有 3 个方面:一是外源性肥胖，由过量饮食引起，也叫"营养性肥胖"。二是内源性肥胖，多由体内代谢或内分泌紊乱造成，如垂体性肥胖、肾上腺皮质机能亢进性肥胖、甲状腺机能减退性肥胖、性腺机能不足性肥胖、多腺性肥胖等。三是内外混合性肥胖。肥胖的临床表现一般可分为单纯性肥胖和继发性肥胖两类。前者脂肪分布较均匀，男性表现为多血型肥胖，即体质发育好，肌肉强壮，血色素正常或略高，唇耳常充血，颈粗厚，腹膨隆，很少有其他营养不良的表现。女性多表现为贫血型肥胖，即脂肪组织松弛，肌肉组织虚弱，脉搏细小，贫血貌，体力弱，易于心慌气喘，食欲差，不愿吃肉食，常伴有蛋白质缺乏，缺铁性贫血等营养不良症。由于肥胖程度不同，临床表现也各异。轻者可无任何症状，肥胖显著者因超重而耗氧量较正常者需增加 30%~40%，故常畏热多汗，易疲乏，不能承受体力劳动，并有头痛、头晕、心慌、气促、腹胀、下肢浮肿等不适。检查时可见端坐呼吸、血压升高、皮肤痤疮、擦烂、瘙痒、平底足等。继发性肥胖脂肪分布不均匀，如肾上腺皮质机能亢进时为向心性肥胖，表现为躯干胖，四肢细。男性性机能不全性肥胖多有臀部、大腿脂肪积聚多，乳房增大和各类内分泌紊乱的表现。肥胖病人较正常人抵抗力低，常并发多种疾病，如动脉硬化、高血压病、心血管疾病、胆石症、糖尿病、肝硬化、关节退行性变等。从人群死亡统计看，肥胖者患心、脑、肾、血管疾病的死亡数明显高于体质正常和偏瘦者。随着社会的进步以及预防、保健医学的发展，人们对肥胖影响形体美及危害人体健康的认识日益加深，多种多样的减肥方法也应运而生。针灸减肥是近 10 年来兴起的一种新的减肥方法，经大量临床验证效果较好，方法简便、经济，无副作用，很值得提倡推广。

中医学认为肥胖与患者恣食肥甘厚味有密切联系，而胃火亢盛、脾虚湿滞、肾虚水泛是本病发病的内在因素。

表 10 - 79　　减肥辨证取穴表

证型	症状	取穴
胃火亢盛	主症:消谷善饥,口渴口臭,大便干燥,小便短赤,体形肥胖,血压增高 舌苔脉象:舌红苔厚,脉象弦滑 兼症:①胸腹满闷　②腹痛便闭	主穴:中脘、内庭、行间、内关、支沟、大横 耳穴:大肠、小肠、十二指肠、胃、食道、口、神门、内分泌、饥点 配穴:①阴陵泉、丰隆、三阴交　②天枢、足三里、胃俞
脾虚湿滞	主症:食量不多,口不渴,口腥臭,大便不实,小便短少,体形虚胖,神疲乏力 舌苔脉象:舌淡苔腻,边多齿痕,脉象濡滑 兼症:①胸腹满闷　②腹痛便溏	主穴:中脘、脾俞、胃俞、足三里、内关、支沟、大横、水分 耳穴:大肠、小肠、十二指肠、胃、食道、口、神门、内分泌、脾 配穴:①阴陵泉、丰隆、三阴交　②天枢、足三里、胃俞
肾衰虚胖	主症:食少纳呆,倦怠嗜睡,口不渴且口腥臭,大便稀薄,小便清长,体形虚胖,下肢浮肿 舌苔脉象:舌淡苔少,脉象沉细 兼症:①胸腹满闷　②腹痛便溏　③男子失精,女子月事不调	主穴:肾俞、命门、关元、气海、肝俞、脾俞、胃俞、中脘、大横 耳穴:大肠、小肠、十二指肠、胃、食道、口、神门、内分泌、交感、肾上腺 配穴:①阴陵泉、丰隆、三阴交　②天枢、足三里、太白、公孙　③三阴交、次髎、归来

5. 预防肿瘤放射与化学治疗反应

放射治疗是利用高能电磁辐射来杀伤癌细胞的方法。化学治疗是利用具有抗癌作用的化学药物消除原发病灶及杀灭全身播散的癌细胞。这两种方法和手术一样,现已成为治疗肿瘤的重要手段,对某些恶性肿瘤的治愈或缓解有明显的作用。但由于其杀伤癌细胞的同时也或多或少杀伤了人体正常细胞或破坏人体某些正常机能,因而,肿瘤病人接受放疗或化疗后会出现一些局部或全身的不良反应。比较常见的有:骨髓抑制而致血小板和血细胞减少;消化道反应有恶心、呕吐、厌食、腹泻等;泌尿系反应如尿频、尿急、尿痛、血尿等;皮肤反应如脱毛、皮炎、溃疡、斑疹、脱屑等;黏膜表现为充血、水肿、溃疡、假膜、出血等;全身症状有乏力、头晕、失眠、脱发等,一般将这些不良反应称为放疗或化疗反应。

表 10 - 80　　预防肿瘤放射与化学治疗反应辨证取穴表

证型	症状	取穴
气滞血瘀	主症:烦躁易怒,阵发疼痛,口苦咽干,多梦失眠 舌苔脉象:舌边红赤,脉象弦紧 兼症:侵犯相应器官,出现相应损害症状	主穴:太冲、合谷、阳陵泉、足三里、阿是穴 耳穴:神门、皮质下、肝、心、耳尖、压痛点、环耳(封闭) 配穴:针对相应证型和器官配穴治疗
正虚邪实	主症:癌痛不止,食少纳呆,倦怠嗜睡,口不渴,口腥臭,大便稀薄,小便清长,体形虚胖,下肢浮肿 舌苔脉象:舌淡苔少,脉象沉细 兼症:侵犯相应器官,出现相应损害症状	主穴:太冲、合谷、肾俞、命门、关元、气海、肝俞、脾俞、胃俞、足三里 耳穴:神门、枕、环耳(封闭)、大肠、胃、内分泌、交感、肾上腺 配穴:针对相应证型和器官配穴治疗

本病尚无与中医相对应的病名,但因临床表现能够归纳为气血不足、肝胃不和、肝肾亏损等证型,故可将本病纳入祖国医学辨证施治范畴,可预防或减轻上述反应。

6. 预防感冒

感冒是因风邪病毒侵袭人体后而引发的以头痛、鼻塞、流涕或恶寒发热等为主要症状的外感疾病。

本病一年四季均可发生，尤其是春冬两季更为多见，而且不分男女老幼。感受外邪是本病的主要发病因素，但机体抗病能力下降是导致本病不可忽视的内在因素。老年人、婴幼儿和素体虚弱者比常人更易患感冒，不但症状重且有传变加重的可能。因此，对这些人群采取增强体质和积极的预防措施，防患于未然，有着重要意义。

针刺：足三里、风门

灸法：足三里、关元

按摩：（1）摩面、摩颈前、颈侧、颈后　　（2）捏脊

穴位注射（胎盘组织液、干扰素、病毒疫苗）：足三里、肺俞

注意室内通风，进行体育锻炼、戒除烟酒等不良习惯，减少公共场所活动。

7. 预防支气管炎

急慢性支气管炎与支气管哮喘均是呼吸系统的常见病。

慢性支气管炎多见于中老年人，在 50 岁以上的人群中发病率约为 10%～15%，临床以咳嗽、咯痰或喘促为主要表现。支气管哮喘发病年龄不限，临床上以突然发作胸憋气急，喉中哮鸣，脸色青紫，咳嗽，吐大量泡沫黏液为主要表现。二者均有反复发作的特点，致使病情逐渐发展和加重，导致肺气肿和肺心病。因此，对该种疾病的预防与保健在防止其发生和传变方面有着重要意义。

中医学认为，此两种疾病属于"咳嗽""痰饮""喘证""哮证"等病证范畴。其发病均与"外感""内伤"关系密切。"外感"指感受六淫之气或时气，"内伤"指脏腑功能失调，主要是肺、脾、肾三脏功能失调。针灸对本病的预防保健主要侧重于调整脏腑功能，提高机体的抗病能力，即扶正抗邪，以达到未病先防或已病防变的目的。

针刺：足三里、风门

灸法：足三里、关元

按摩：（1）摩面、摩颈前、颈侧、颈后　　（2）捏脊

穴位注射（胎盘组织液、干扰素、病毒疫苗）：足三里、肺俞

注意室内通风，进行体育锻炼、戒除烟酒等不良习惯，减少公共场所活动。

8. 预防高血压

高血压病是以血压升高，特别是舒张压持续升高为主要临床表现的慢性全身性血管性疾病。早期有头晕、头痛、心悸、失眠、耳鸣，心烦、乏力、记忆力减退、颜面潮红或有肢体麻木等，晚期可发生脑、心、肾等器官的病变。本病 40～50 岁以上者较为多见。

中医学认为本病属"眩晕""头痛""肝阳""肝风"等病证范畴，并与"中风"有直接联系。多因情志抑郁，精神过度紧张，或饮酒过度，嗜食肥甘厚味等，致使肝阳偏亢，痰湿壅盛或肝肾阴虚，阴阳亏虚而发。针灸预防本病，首先是防病于未然，特别是对35～40 岁左右具有患病潜在因素的人，如长期精神紧张而缺乏体力劳动者、平素性情急躁易于发怒者、有高血压家族史者、肥胖者、饮食中食盐含量多和大量吸烟者，均可采用针灸的方法治疗，以未病先防。其次是对已患有 I 期高血压病人，通过针灸保健可防止其

传变。两者在针灸预防高血压病上均有着重要意义。

针刺：足三里、风市

灸法：足三里、涌泉

按摩：（1）摩面、摩足底、梳头　　（2）捏脊

穴位注射（维生素 B_1）：足三里、曲池

注意室内通风，进行体育锻炼、戒除烟酒等不良习惯，减少能使精神紧张性的活动。

9. 预防冠状动脉硬化性心脏病

冠状动脉硬化性心脏病是由冠状动脉发生粥样硬化并导致心肌缺血性的心脏病。

临床主要表现为胸闷、气短、心前区疼痛、心悸、汗出、肢冷、脉微细等，严重者可致死亡，是中、老年心血管疾病中最常见的一种。因此预防工作应放在首位，尤其是对40岁以上的中老年人更应加强预防工作。

中医学认为本病属"真心痛""厥心痛""胸痹"等病证范畴。其发病主要是因"气滞血瘀"所致，与心、肝、脾、肾诸脏功能失调有关。针灸对本病的预防与保健有较好的效果，一是通过针灸可预防本病的发生，二是对已患冠心病者可通过针灸进行保健以改善症状，预防或减少心绞痛和心肌梗死的发作程度和次数，并促进康复。

针刺：足三里、内关

灸法：足三里、心俞、膻中

按摩：（1）摩前胸、后背　　（2）捏脊

穴位注射（川芎嗪注射液等）：足三里、心俞

注意室内通风，进行体育锻炼、戒除烟酒等不良习惯，减少公共场所活动。

10. 预防中风

中风是以突然口眼歪斜，言语謇涩不利，肌肤麻木不仁，部分肢体运动障碍，半身不遂，至突然昏倒，不省人事为特征的一类疾病。

本病包括现代医学的脑血管痉挛、脑出血、脑血栓形成、脑栓塞、蛛网膜下腔出血等脑血管疾病。多发于中老年人，有高血压病和动脉硬化病史者发病率较高。

中医学认为，本病多因平素气血虚衰，心、肝、肾三脏阴阳失调有关。再因情志郁结，起居失常，导致肝肾之阴不足，心肝之火偏旺；或因饮酒暴食，生痰蓄浊，化热生风所致。针灸可通过调整脏腑气血功能，使之恢复正常状态，能防患于未然。

针刺：足三里、风门

灸法：足三里、关元

按摩：（1）摩面、摩足底、梳头　　（2）捏脊

穴位注射（维生素 B_1）：足三里、风门

注意室内通风，进行体育锻炼、戒除烟酒等不良习惯，减少公共场所活动。

11. 预防胃肠炎

胃肠病泛指发生于胃肠道的多种疾病，如胃炎、胃及十二指肠溃疡、肠炎、痢疾、胃肠道肿瘤等等。针灸不仅可以治疗胃肠疾病，而且还对其有预防和保健作用。

中医学认为，各种胃肠病均属于"脾胃病"的范畴。脾胃病的发生与脾胃虚弱关系最为密切，因此，对于素体脾胃虚弱的人积极采取一些健运脾胃的预防保健措施，不仅可

以预防脾胃病的发生，而且对已患有各种慢性脾胃病的人，有防止其传变，促进其早日康复的作用。

针刺：足三里、中脘

灸法：足三里、关元

按摩：（1）摩腹　　（2）捏脊

穴位注射（维生素 B_1）：足三里、天枢

注意室内通风，进行体育锻炼、戒除烟酒等不良习惯。

12. 预防晕动病

因乘坐车船飞机，使内耳迷路受到机械刺激而引起前庭功能紊乱，出现眩晕等综合征称晕动病。

其主要表现有眩晕、恶心、呕吐，甚者有眼球颤动，常伴有面色苍白、出冷汗、全身乏力。女性多于男性患病，体质虚弱者更易罹患。睡眠不足、情绪波动、遇有不良气味刺激等常可诱发本病。针灸治疗可预防或减轻临床症状。

针刺：风池、完骨、耳穴（神门、枕、内耳）

人丹贴敷：神阙

第十一章　养生预防和康复

第一节　养　生

养生是指以娱乐的心理和适宜的生活情操养护生命并达到健康，颐养天年的过程。广义的"养生"，首当"养性"。"养性"主要指理想、情操及性情的修养。通过培养良好的道德情操，养成良好的性格，树立远大志向，从而促进身心健康。《呻吟语》明确指出："养德尤养生之第一要也。"《千金要方》云："夫养性者，欲所习以感性，性自为善，不习无不利，性既自善，内外百病，皆悉不生，祸乱灾害亦无由作，此养生之大径也。"

1. 养性养生

1）修养道德　修养道德与脏腑阴阳的协调具有内在的联系，存仁厚以修德，德高寿方长。故《素问·上古天真论》云："所以能年皆度百岁而动作不衰者，以其德全不危也。"古人所言之"德"是一个大的哲学范畴，仁、义、礼、智、信无不寓含其中，其积极含义则是通过丰富知识、增加智慧、改善个性、树立高尚的人生观以适应社会。它要求人们在个人生活学习以及社会交往中，加强修养，"谦和辞让，敬人持己"（《寿世保元》），从善如流，宽宏大度，从而促进心神安泰，气血畅顺。孔子曾在《论语·雍也》中指出："仁者寿"，又云："仁者爱人"，明确肯定宽以待人的美德与长寿的关系。《遵生八笺》对道德修养着墨甚多，其中"清修妙论笺"尽陈道德失修之表现，认为境遇好的人，则以智轻人，以富骄人，以贵轻人，以功自矜，以德自显，以力胜人，乘权纵横；境遇差时又以贱讪负，谄人求媚，诽议名贤，阴阳嫉妒，毁訾高人，憎人胜己等，如此不良德性，必致心神不宁，十二官失调，难及寿域。《中庸》所载："大德必得其寿"的认识，无论过去、现在还是将来，都具有积极的养生意义。

2）自强立志　古人认为君子应"自强不息"，否则"人心一懒，则百骸俱惰"（《笔畴》）。所以，树立明确的生活志向，具备奋发向上、不断进取之精神，是充实人生重要内容。《遵生八笺》指出："人生世间，要见识高远，见识高远则不为浅近眩惑。"《养生须知》更强调"常使有正当之事可做，（如读书工作等）惮心思无邪僻之念。"养生的目的意在防病延年，为社会多做贡献。若饱食终日，无所用心，实为养生之大戒。志立而自强不息，可使人生趣味盎然而有益于健康。因此，人生不能无志，养生尚须自强。自强立志对于老年人尤为重要，老年人不可自持年高而不求进取，而应老有所为，心有所寄。只是操用不可庞杂，庞杂则劳神。这正如《老老恒言》所言："至于用时戒杂，杂则分，分则劳，惟专则虽用不劳，志安神凝故也。"

2. 饮食养生

饮食的种类多种多样，所含的营养成分各不相同，只有将各种食物合理搭配，才能使人体得到各种不同的营养，才能满足生命活动的需要。诚如《素问·五常政大论》所云：

"谷肉果菜，食养尽之"，才能"阴平阳秘"。偏食，不注意饮食多样化，就会影响气血的生成，导致营养不良，甚至产生疾病。可见，饮食多样化，合理调配，对养生防病来说是十分重要的。

1）合理调配　《素问·脏气法时论》云："五谷为养，五果为助，五畜为益，五菜为充，气味合而服之，以补精益气。"粮食、肉类、蔬菜、果品等，是饮食的重要组成部分，其中以谷类为主食品、肉类为副食品，并用蔬菜来充实，以水果为辅助。善养生者应根据需要，兼而取之。这样调配饮食，会满足人体需要的大部分营养，有益于身体健康。

2）食不厌杂　食物有不同的性味，各种性味又各归于不同的脏腑，故要想保持健康，就必须讲究食物的多样化。《保生要录》云："凡所好之物，不可偏耽，偏耽则伤而生疾。所恶之物，不可全弃，全弃则脏气不均。"饮食宜杂不宜偏，杂食保乎安，对健康长寿至为重要。各种食物都有其自身固有营养成分。只有饮食多样化，即荤素搭配、粮菜搭配、粗细搭配和经常"调换花样"，才能广摄精微，满足人体的需要。

3. 针灸保健养生

针灸保健预防法是指运用不同针具及不同手法刺激人体经络和腧穴，或利用艾灸人体的某些穴位，以调整人体经络脏腑气血的功能，使人体阴阳平衡，从而达到预防疾病目的的方法。

1）艾灸保健预防法：也称保健灸法，即它是由保健灸穴与其相应的施灸法组成。艾灸法用于防病保健，在我国有着悠久的历史。《黄帝内经》提出的防重于治的观点及灸法具有扶阳补虚的作用，为后世保健灸法的创立与发展奠定了理论基础。孙思邈首创了"膏肓灸"，并指出该法具有"令人阳气康盛"的作用，可用于虚劳羸瘦之人。其后的王焘在临床实践中，认识到30岁以上的人常灸足三里具有降逆明目的保健作用。他说："凡人年三十已外，若不灸足三里，令人气上眼暗。"（《外台秘要·卷三十九》）唐代的灸法专著《黄帝明堂灸经》一书，还把灸足三里等穴用于预防中风发生，扩大了灸足三里的预防保健范围。该书还详细介绍了其应用方法："凡人未中风时，两月前，或三五个月前，非时，足胫上忽发酸重顽痹，良久方解，此乃中风之候也。便须急灸三里穴与绝骨穴，四处各三壮。后用葱、薄荷、桃、柳叶四味煎汤，淋洗灸疮，令驱逐风气于疮口中出也。"《针灸四书·黄帝明堂灸经·正人形第四》引《旧唐书》卷一百六十五，载有常灸气海穴得以年老健康的实例：柳公度年八十余，步履以便，别人问他养生之术，其曰："吾初无术，但未尝以元气佐喜怒，气海常温耳。"艾灸法在唐代不仅用于预防某些疾病的发生，更重要的是已开始将该法用于增强体质、防止衰老、延年益寿，成为集预防、养生于一体的一种日常保健方法。

南宋时期的医学家窦材，在其所著的《扁鹊心书》中设"住世之法"一篇，将灸法列为诸种养生法的首位，他说："保命之法，灼艾第一，丹药第二，附子第三。"在灸法保健养生用穴方面，他提出了关元、气海、命门、中脘等穴。认为人于无病时常灸这些穴位，"虽未得长生，也可保百余年寿矣。"窦氏还在理论上阐述了保健灸法的原理，他在《扁鹊心书·须知扶阳》中提出"阳精若壮千年寿，阳精若在必长生"的论点，指出了人之所以衰老，是由于元阳逐渐衰竭所致，而常灸关元穴，则可强壮元阳、延缓衰老、保持长寿。正是基于这一理论，窦氏还提出了关元保健灸应随着年龄的增长逐渐增加施灸的壮数，以延缓机体渐趋衰老的观点。窦氏之所以极力提倡保健灸法并对其有较深刻的认识，与他从中获益有关，他在"住世之法"中谈道："余五十时，常灸关元五百壮……渐至身体轻健，羡进饮食。六十三时，因忧怒，忽见死脉于左手寸部，十九动而一止，乃灸关元、命门各五百壮，五十日后死脉不复见矣。每年常如此灸，适得老年康健。"说明关元穴于无病时施灸可强身健体，于既病后施灸又可防病传变，确为中老年人的保健要穴之一。关于气海穴的保健作用，南宋著名针灸学家王执中也从理论上作了解释。他说："气海者，元气之海也，人以元气为本，元气不伤，虽疾不害，一伤元气，无疾而死，宜频灸此穴，以壮元阳，若必待疾作而后灸，恐失之晚矣。"（《针灸资生经・第一》）南宋医家张杲在继承前人化脓灸足三里预防中风的基础上，进一步提出"若要安，三里莫要干。"使灸疮经常处于化脓状态可预防中风，并指出其道理在于"三里者五脏六腑之沟渠也，常欲宣通即无风疾"（《医说・卷二》）。以上这些说明，宋代不仅在保健灸穴及具体应用方法上丰富了保健灸法的内容，更重要的是对保健灸法的认识已开始在理论上得以升华。

明清时期，保健灸法在继承前人经验的基础上又有了进一步的发展。朱权《乾坤生意》将中风先兆分为"风邪入腑之候"与"风邪入脏之候"，前者宜灸百会、耳前发际、曲池、风市、足三里、绝骨7穴，后者宜灸百会、大椎、风池、肩井、曲池、间使7穴，以预防中风发生。还指出："凡遇春、秋二时，常灸此七穴以泄风气，若素有风人尤当留意。"（据《针灸大成・中风瘫痪针灸秘诀》）体现了用灸法预防中风还应当坚持不懈、定期施灸，方能达到预期效果。李梴《医学入门》记载了两种特殊保健灸法，一是适用于妇女下元虚寒所致不孕的"温脐种子灸"；二是适用于虚劳之人疗疾、保健的"炼脐法"，并指出该法"一年四季各熏一次"，能使"元气坚固，百疾不生"。杨继洲《针灸大成》卷九载"蒸脐法"，与李氏"炼脐法"在操作方法上大体相同，仅药物处方上不尽一致，杨氏在施灸的时间上主张"立春巳时，春分未时，立夏辰时，夏至酉时，立秋戌时，秋分午时，立冬亥时，冬至寅时"，"此乃合四时之正气，全天地之造化，灸无不验"。杨氏还进一步指出了该法的保健作用在于"取天地阴阳正气纳于五脏，诸邪不侵，百病不入，长生耐老，脾胃强壮"。著名医家张景岳在灸法保健方面有自己的独到之处。其一是提出了灸风门穴可预防痈疽疮疖等疾病，道理是"此穴能泻一身热气"（《类经图翼・经络》）；二是依据前人经验进一步指出神阙穴隔盐灸法"以多为良，若灸三五百壮，不惟愈疾，亦且延年"（《类经图翼・经络》）；三是指出"小儿忌灸三里，三十（岁）外方可灸，不尔反生疾"。值得指出的是，产生于明代兴盛于清代的艾卷灸法，因其操作简便又无灼痛之苦而易被人接受，已成为当代保健灸法中最常用的施灸方法。综上所述，保健灸法是我们祖先的一大发明，它经过历代医学家的不断实践、充实及在理论上的不断提高，已日趋成熟，是预防疾病、保健强身、延年益寿的重要方法之一。

2）针刺保健预防法：即它是由保健穴与其相应的施针法组成。针刺与艾灸法用于防病保健理论相通，取穴一致，凡保健灸法的保健腧穴（除禁针穴外）皆可辨证施刺。

3. **按摩保健法**

"按摩"又称"推拿"，是一种不用针、药，单凭手掌和手指的技巧，在人体的一定部位和穴位上运用抚、按、压、叩、振动等多种手法连续动作，从而达到防治疾病的方法。按摩疗法几千年来历经师承相传，各种流派纷呈，门类繁多，如保健按摩、气功按摩、经穴按摩、脏腑按摩、小儿按摩、伤科按摩、运动按摩、踩摩等。本章主要论述按摩保健，祛病延年的方法。

关于按摩保健,《史记》早就有秦代名医扁鹊用按摩治愈虢太子尸厥的记载。《素问·血气形志篇》曰:"形数惊恐,经络不通,病生于不仁,治之以按摩……"《素问·异法方宜论》也载:"中央者,其地平以湿,天地所以生万物也众,其民食杂而不劳,故其病……其治宜导引按蹻"。这说明我们的祖先很早就重视推拿,并取得了相当的成就。

按摩调理脏腑法,是运用推拿按摩的手法,对身体局部进行机械刺激,以通行气血、协调阴阳、调理脏腑,从而达到防病健身效果的方法。其内容包括强心益肺、和胃健脾、养肝利胆、补肾益德及醒脑宁神等。

(1) 强心利肺

1) 擦上胸:左手四指微并拢,以掌根放于胸骨中上端,左拇指放于有锁骨上,做检线来回擦动,其路线逐次下降至乳头水平上,往返按擦 20~30 次,然后换右手,效上法按摩左胸 (图 11-1)。

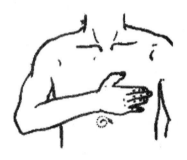

图 11-1 擦上胸

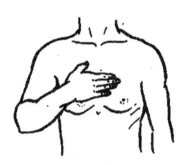

图 11-2 揉按膻中

注意:女性做推按时要绕过乳房。

2) 揉按膻中:以左手大鱼际或掌根贴于两乳头连线的中点膻中穴处,逆时针揉 30~40 次,再换右手顺时针揉 30~40 次 (图 11-2)。揉按膻中时最好配合深呼吸运动,这样能够起到宽胸理气,和胃宁心,增强心肺功能的作用。

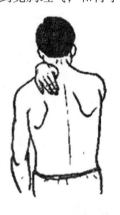

图 11-3 揉按心肺背俞

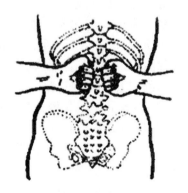

图 11-4 揉按脾胃俞

3) 揉按心肺背俞:即先以左手掌根搭于右侧肩井穴,中指尖模定右肺俞穴,按揉 30~40 次 (图 11-3)。然后换右手按摩左肺俞穴。揉至局部发热,则效果为佳。再效上法按揉心俞穴,揉至局部发热为度。

4）揉按内关、神门、太渊、外关、支沟等穴：用拇指按压穴位，其余四垫附于肢体后侧，向外再向内按揉20～40次。

（2）和胃健脾

1）揉按脾胃俞募会穴：即按摩脾俞、胃俞、中脘、章门等穴位。其手法操作如下：

①脾俞：用两手中指按在穴位上（部位在第11胸椎棘突下，旁1.5寸处），拇指附着在肋骨上，用力按摩30～50次；或握拳用食指拿指关节突起部按摩穴位；或握空拳揉擦穴位30～50次，擦至局部有热感为度（图11-4）。效上法按摩胃俞穴。

②中脘：左手掌放于右手掌下，重叠于穴位上，逆时针摩50～100次；再换右手在下，顺时针摩50～100次。摩至有热感时为佳。

③章门：用两手大鱼际分别附于同侧章门穴（穴位在腋中线，当第11肋尖端），并向前揉20～30次，然后用掌指上下斜按20～30次（图11-5），其路线为从乳房下至髂前上棘。

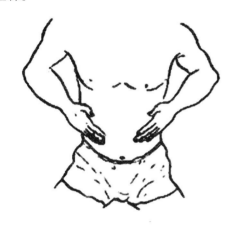

图11-5　按揉章门

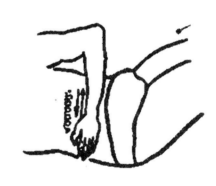

图11-6　按揉腹部

2）揉按足三里、阴陵泉、三阴交等穴位：用拇指按压穴位，其余四指垫附于肢体后侧，向外再向内按揉20～40次。

3）按摩腹部：仰卧，两腿屈膝，齐肩分开；或站立，或坐在椅子上。把左手掌放在肚脐下部，从右向左，顺时针旋转揉搓腹部。如此揉搓30～50次，然后，再挤压30～40次（图11-6）。

（3）养肝利胆

1）揉按肝胆背俞：用两手中指分别按背部的肝胆俞，由轻而重地按揉30～50次。或握拳用食指掌指关节突起部按揉背部肝俞胆30～50次。

2）揉按期门、日月、中脘、章门穴：用拇指按压穴位，其余四垫附于肢体后侧，向外再向内按揉20～40次。

①期门：两手大鱼际分别按于同侧期门穴（穴位在乳头直下，第六肋间隙），用力揉按30～50次。或用拇指指痕按揉30～50次。效上法按揉日月穴（日月穴在乳头直下，第七肋间隙）。

②中脘、章门：其手法操作如上。

3）搓摩胁肋：坐在椅子上，轻轻松开和屈曲右手四指，并放到胸左侧，使其落在肋间隙里，手指沿间隙，朝左臂做直线形搓摩。女性做时绕过乳房。另一侧也照样做。

4）掐按阳陵泉：用拇指按压穴位，其余四指垫附于肢体后侧，向外再向内按揉20~40次。

（4）补肾益精

1）揉按穴位：常用推拿穴位有肾俞、命门、三焦俞、志室、气海、关元、涌泉、太溪，用拇指按压穴位，其余四指垫附于肢体后侧，向外再向内按揉20~40次。

①肾俞：两手拇指同时放在同侧11肋端，中指按揉肾俞穴20~30次，再用指腹斜压按肾俞及其周围20~40次，直至腰部发热。

②命门：中指尖按于命门穴（此穴在第2腰椎与第3腰椎棘突之间取穴，与肚脐相对），由轻而重地揉按20~40次。

③三焦俞：其手法操作同按揉脾俞穴。

④志室：用两手同时握拳揉后背，食指掌指关节突起部抵于同侧志室穴，揉按20~40次，或用指掌按揉20~40次，直至腰部发热。

⑤气海：用左手掌放在右手掌下，掌根紧贴于气海穴位上（气海位于肚脐下1.5寸，腹正中线上），逆时针揉50~100次，再换右手紧贴于气海穴，顺时针揉50~100次。揉至有热感时较佳。

⑥关元：关元位于脐下3寸，腹正中线上。其手法操作同揉气海穴。

⑦太溪：用拇指按压穴位，其余四指垫附于肢体后侧，向外再向内按揉20~40次。

⑧涌泉：用拇指按压穴位，其余四指垫附于肢体后侧，向外再向内按揉20~40次。

2）重擦腰骶：两手五指并拢，以掌根抵于同侧第12肋骨上，同时从双肾俞穴至尾骨端，其左右距腰椎中线各五横指范围内自上而下反复斜擦30~50次，直至腰骶部发热。

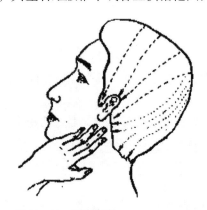
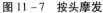

图11-7　按头摩发

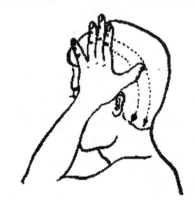

图11-8　按头摩发

（5）健脑宁神

1）按头摩发：《真诰》云："顺手摩发，如理节之状，使发不白。以手乘额上，谓之手朝三元，固脑紧发之道也。头四面，以手乘顺就结，唯令多也。于是头血流，散风湿，不凝。"又云："面者，神之庭。发者，脑之华。"经常以手按摩头部毛发不仅是个人卫生和美容的一种手法，而且也是健脑宁神之良方。

具体做法是：两腿齐肩宽坐在椅子上，两手掌从额头至后脑勺来回推摩，再用手指从头顶正中往两侧推摩，接着又从头顶正中往下，沿两鬓和两耳做推摩动作（图11-7）。

然后用手掌根从两鬓朝耳后和下颌角做推牵动作（图11-8）。

推摩时，两手掌的运动是同时平行进行的。再用手掌和手背推摩后脑部位，接着揉搓、揉捏头部的肌肉和头皮，然后松开手指，抓挠头皮，在头皮上做间歇式挤压动作，并用指头有节律地轻轻敲打。最后，做推摩手法结束其头部按摩。

2）按揉穴位：常用推拿穴位有百会、"三神"等穴。其手法操作分述如下：

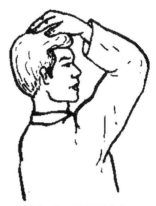

①揉按百会穴：单手中指或食指按于头部百合穴（两耳尖连线与头顶正中线交点处），由轻渐重地向前揉按20～30次。开始动作柔和，力量宜轻，然后逐渐加重，以免引起头顶疼痛。揉按时头顶有温热感，揉按后以有头脑清爽、增益精神的感觉为最佳（图11-9）。

②掐揉"三神"：所谓"三神"是指四神聪、神庭、本神三穴。用手拇、食指甲前后分置于头顶部百会穴前、后、左、右各1寸处，先后施以掐法，再继以指揉法2～3分钟，然后用手指掐揉本神、神庭二穴。掐法用力较重，但指法宜轻揉，以消除掐法后之不适，切勿掐伤头皮。掐揉后以头脑清爽感为宜。

图11-9　揉按百会穴

第二节　适用于中老年人的有氧运动

合理的运动是最好的养生保健活动，尤其是合理适度的有氧运动对中老年更为重要，也是任何药物不能替代的。

运动前首先要了解自己的"体力"，中老年的"体力"主要看三个要素：（1）持久力。（2）肌肉力量。（3）其他（柔软性、敏捷性、平衡感等）。

1. 能量供给的机理

人体产生能量的方式有两类：一类是通过屏气以使劲用力、猛然举起重物、突然起跑等运动产生；另一类是通过不影响呼吸的适度地行走、做家务、乘骑车等日常的生活产生。这两类能量的产生方式有着根本的区别。前者被称为无氧代谢，其机理是不呼吸，集中用力。后者被称为有氧代谢，其机理是边呼吸边利用吸入的氧气分解碳水化合物，产生能量。

人到了中老年，体力开始衰退，对无氧代谢的活动能力减弱了，也极易造成缺氧和损害。所以，对于中老年人来说，其必要的运动应该是有氧代谢运动，即有氧运动（吸氧健身运动），日常的缓慢活动基本上都是由有氧代谢机构提供能量，这种有益于健康的运动包括走步、跑步、游泳、健身舞蹈等。

衡量某个人有多大的有氧运动能力，方法是测定其氧气的最大摄取量。带着氧气面具运动时，便可相应地测出所吸入的氧气量。测定最大氧气摄取量的目的是了解体力达到什么程度。氧气的摄取量是衡量体力强弱的指标，氧气的吸入力是一种有效利用氧气的力，该能力的下降表明人的体力下降。

有效地利用氧气涉及多方面的因素，其中包括：（将氧气输送到人体的各个角落的）

红细胞的能力、肺的能力、心脏泵的力、肌肉的力等，这些因素的综合力称为持久力或有氧能力。

上述的每个因素，到了中年就会减弱。不过，坚持有氧运动（如慢跑、散步）的人与不做任何运动的人相比，会有明显的差别：前者肺的能力、心脏能力、血管的柔软性、肌肉的持久力、敏捷性等比后者年轻10～15岁。保健运动开始之前应该检查自己的身体情况，对此，请切实注意下述两点：

（1）应了解自己的体力，进行适度的、安全范围内的运动。

（2）开始运动时应做充分的准备活动。运动后，应做充分的整理运动。

最初运动时，请就下列的10项问题加以核实：①是否过于肥胖？②是否有高血压？③是否有心脏方面的障碍？④是否在上台阶或运动后有气喘和心脏不适的感觉？⑤是否心脏有时突然扑通扑通跳得很快或者心律不齐？⑥是否胆固醇值偏高？⑦是否有脸或手脚肿胀？⑧是否血糖不正常？⑨是否有气喘？⑩是否有膝关节或腰部疼痛？

在上述的10项中，只要有一项就应请医生诊治，必要时进行适当的检查。至于是否可以进行运动请与医生商量。不过，如果有糖尿病或心脏病并非完全不能运动。为了使这些疾病好转，反而应该进行某些具有治疗效果的运动，只是应遵守医生的指导。

为了确保运动中的安全，运动强度（剧烈性）不得超过自己的体力。该运动的强度将在运动后作为身体的疲劳程度体现出来。身体的疲劳程度体现在心脏的跳动上，通过脉搏的次数便可得知，即运动越剧烈，脉搏跳动越快，为此应养成测定自我脉搏的习惯。

表 11 - 1　运动强度与不同年轻者平均心跳数之间的关系

（体育科学中心编《健身运动诊疗簿》1996）　　　　　　　（次/分）

强度（%）	20～29 岁	30～39 岁	40～49 岁	50～59 岁	60 岁以上
100	190	185	175	165	155
90	175	170	165	155	145
80	165	160	150	145	135
70	150	144	140	135	125
60	135	135	130	125	120
50	125	120	115	110	110
40	110	110	105	100	10

对于一个人来说，当他无论怎么拼命地运动也不能超过某个限度时，这时的极限就是最大运动强度。健康安全的运动是在最大运动强度的40%～80%范围内的运动。表11-1为各年龄组的运动强度与心率关系表，根据运动后心率可查出你的运动强度。例如，某个45岁的人在刚运动完后，测定其脉搏数为130次/分。由表11-1可得知该脉搏数为他的最大运动强度的60%。如此养成运动过后测定脉搏数的习惯，便可了解自己进行了何等强度的运动。

为了解体力水平，首先进行"行走试验"。

试验1（行走试验）：通常行走。看能否无困难。不感到疲劳地步行10分钟，为该项试验无问题，可再转入下一项试验。

试验2（走、跑试验）：该项试验是先步行50步，然后，再跑50步，采取通常的行走和跑步方式，看能否坚持运动10分钟。判定自己的体力是1级水平还是2级水平。

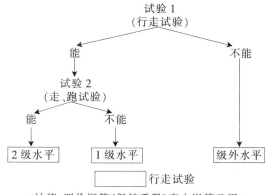

（纳德·罗伦斯等《保健手册》青木嵩等监译）

图 11－10　行走试验

2. 健康运动中的吸氧健身运动（有氧运动）

选择适合自己体力水平的运动项目，其余的三项运动（准备活动、整理运动、肌肉训练）相同。将上述的四项作为一组健康运动。

当认定可以进行运动的身体条件后，必须做好运动前的准备。

运动应避开空腹和饱腹的情况。运动开始的时间宜选择天气好的日子，不宜在太热或太冷，着装宜轻便，避免过紧，请穿专用运动鞋，尤其是在水泥地上行走、跑步的人。

3. 准备活动

时间为 10 分钟以内，方法是缓缓地活动身子，以便渐渐增强心脏、肺等器官的活力，为下一步的有氧健身运动做好准备。准备运动的另一个目的是伸展肌肉和筋膜，以增强这些组织的柔软性。准备活动的要领是动作要缓慢，不得过于用力。

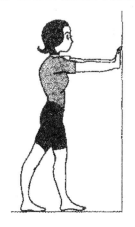
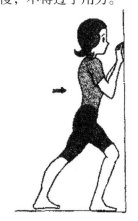

a　将一条腿后撤 50cm

b　脚后跟着地，身体缓缓前倾。后腿的膝关节伸直，不得弯曲

图 11－11　跟腱和小腿肌肉伸展的准备活动

（1）跟腱和小腿肌肉的伸展

面朝墙壁而立，脚后跟着地，伸展膝关节。然后，身体前倾，随着身体的前倾，就能感受到后撤的那条腿的腿肚子发胀，如此姿势坚持 10 秒钟。接着放松一下，再重复一次。

然后，换另一条腿，做同样的动作。

（2）股四头肌（大腿前侧肌肉）的伸展

直立站稳，在身后，用手拉起单条腿，尽可能地将腿向后拉，可以感受到大腿前侧发胀，这种姿势坚持10秒钟。接着放松一下，再重复一次。然后，换另一条腿，做同样的动作。

如果做a项有困难，也可以如b所示取横卧姿势。

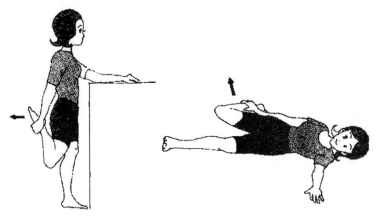

　　　a 在身后，将一条腿拉起。伸腰，　　　　　b 横卧，做与a同样的动作
　　　　尽可能的将腿向后拉

图 11 - 12　股四头肌（大腿前侧肌肉）伸展的准备活动

（3）腘绳肌群（大腿后侧肌肉）的伸展

坐在地面上，两腿叉开，身体全力前倾，膝关节尽量不要弯曲，可以感觉到大腿内侧发胀，该姿势坚持10秒钟。然后再换另一条腿，同样做一次。左右各一次为一组，共做两次。如果做a项有困难，也可以如b所示，在对侧的腿的膝关节呈弯曲姿势的情况下进行。

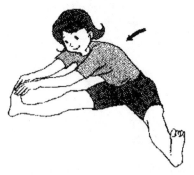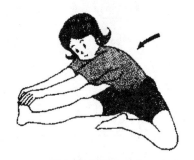

　a 膝关节尽量不要弯曲且两腿尽量　　　　　b 一条腿的膝关节弯曲，身体
　　分开。身子贴向其中的一条腿　　　　　　　贴向伸直的那条腿

图 11 - 13　腘绳肌群（大腿后侧肌肉）伸展的准备活动

（4）臀肌、腘绳肌、小腿肌的伸展

做广播体操的前屈、后屈运动。做时尽量缓慢，放松别用力，腿尽量伸直。前屈、后

屈的姿势坚持10秒钟。前后为一组，共做两次。

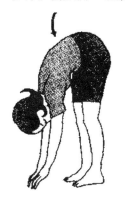 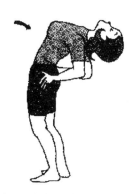

a 膝关节伸直，两手向前　　　　　　b 两手轻轻地贴在腰部，
　　呈着地势，身体前倾　　　　　　　　　上体尽量后仰

图 11 - 14　臀肌、腘绳肌、十腿肌伸展的准备活动

（5）肩的伸展

两手在头的上方交叉且尽量上举，坚持10秒钟。然后，在身体的后方，用一只手抓住对侧手臂的胳膊肘，并且尽量向抓的那只手的方向拉，坚持10秒钟。接着，两手交换做同样的动作。

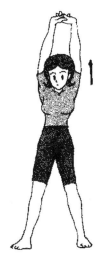 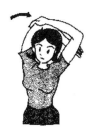

a 两手在头的上方　　　　　　b 用手抓住对侧手臂的胳膊
　　交叉，上举　　　　　　　　　肘，尽量向箭头方向拉

图 11 - 15　肩伸展的准备活动

4. 一级水平有氧健身运动

（1）竞走

动物最基本的运动为"移动"，对于人类来说，移动的手段就是行走。因各种障碍而无法行走，会使人的生活受到严重的影响。也可以说人类的生命活动是以行走为前提的，也通过行走来维持健康的。

在健康运动中，竞走是最佳的运动：

①只要有决心任何人都能做。

②无须特别的器具和场所。

③可以通过不同的方式改变运动的强度。竞走不仅对膝盖、腰部等关节以及下肢有益，也会给心脏、肺等内脏器官带来很好的影响。

图 11 - 16 所显示的是一天的竞走步数与心电图异常所见的发现率。该表表明每天的竞走步数越多，心电图的异常所见就越少。

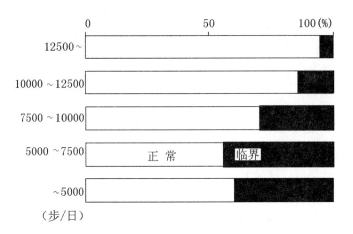

图 11 - 16　一日竞走步数与心电图异常所见的发现率

竞走方法：

①次数为每周 2 次以上，3 次或 4 次均可，越多越好。对于每周只能竞走 2 次，工作忙的人来说，应在日常的生活中尽可能地步行。例如乘车时提前一站下车等。

②每次至少竞走 20 分钟，竞走时间越长效果越好，也可以竞走一个小时。不过，加上如前述的准备运动和后述的肌肉训练的话，实际上竞走一个小时，再加上其他运动，总共为 1 小时 40 分钟。这对于一般的人来说，时间相当长。所以，如果对竞走已经适应，欲加大运动量时，可以加大运动强度，其效果比增加运动时间要好。为此，可以采取快走的方式。标准的竞走速度为 1 秒钟 2 步，1 分钟 110 ~ 120 步左右。将此换算成运动强度约为 3.0METs（最大运动负荷耐受量）。如 1 分走 130 ~ 150 步，则运动强度提高到约 6.5METs。所谓 METs 是表示运动强度的一个指标，以静坐时的氧气摄取量（运动强度）作为 1METs 进行计算，1METs（吸氧量为 3.5mL/kg·min）。如果是 2METs 的运动，那就是 2 倍的运动强度。表 11 - 2 列举了各种体育活动的 METs 值。

③竞走时要着轻便轻装，穿跑步鞋，在良好的气氛中进行。

④饭后 1 个小时后进行运动。

⑤每次竞走结束时，应测定自己的脉搏。并且将脉搏数与表 11 - 1 对照。确认行走对自己来说，相当于最大运动强度的百分之几。

坚持竞走，身体将逐步适应，体力会越来越强。例如，平时腰腿可以挺直了，吃饭香了，睡眠也好了。每天同样地行走，当体力增强后，运动后的脉搏数将一点点地减少。

表11-2　体育活动的 METs 值

（美国运动医学专业学校）

	平均	范围		平均	范围
射精	3.9	3~4	音乐演奏		2~3
负重		5~11	板拍网球、壁球	9	8~12
羽毛球	5.8	4~9+	跳绳	11	
篮球比赛	8.3	7~12+	60~80次/分	9	
练习		3~9	120~140次/分		11~12
划艇、小船、皮艇		3~8	赛跑		
健康调整运动	3~8+		1公里/7.5分	8.7	
登山	7.2	5~10+	1公里/6.9分	9.4	
板球	5.2	4.6~7.4	1公里/6.3分	10.2	
自行车远足			1公里/5.6分	11.2	
舒适慢速		3~8+	1公里/5.0分	12.5	
时速11英里	7.0		1公里/4.4分	14.1	
舞蹈（交际舞、方块舞、踢踏舞）		3.7~7.4	1公里/3.8分	16.3	
击剑		6~10+	快艇		2~5
曲棍球	8.0		自携水中呼吸器		5~10
钓鱼			潜水		
堤防上钓	3.7	2~4	掷木盘游戏		2~3
进入河内钓		5~6	滑冰（溜冰、滑旱冰）		5~8
简易美式足球	7.9	6~10	滑雪（雪上）		
高尔夫			滑降	5~8	
汽车（手推车）		2~3	远距离滑雪	6~12+	
走（扛包或拉车）	5.1	4~7	（越野赛）		
手球（将球投向墙壁的运动）		8~12	水上滑雪		5~7
徒步旅行（越野赛跑）		3~7	滑雪橇		4~8
骑马			室内球游戏		8~12+
跑步	8.2		足球		5~12+
快步	6.6		登梯子		4~8
步行	2.4		游泳		4~8+
柔道	13.5		乒乓球	4.1	3~5
登山		5~10+	网球	6.5	4~9+
			排球		3~6

（2）交替竞走与慢跑

竞走与慢跑交替，最初先行走 100 步后再跑 50 步。当然也可以根据自己的体力加以调整。例如，途中觉得累时，可以改为竞走 200～300 步，然后，再跑 50 步。中老年人为了健康进行吸氧健身运动时，首先应该在安全的运动强度范围内开始运动。该安全的运动强度为最大运动强度的 40%～60%。心脏的跳动次数参见表。如 40 岁年龄段者，105～130 次/分；50 岁年龄段者，100～125 次/分。

（3）游泳运动

游泳也是有氧健身运动中一项极为有效的运动。它和慢跑运动有所不同：即在运动过程中，腰及下肢关节不承受身体的重量，可以说游泳是最适合于腰和下肢关节疼痛的人的一项运动。即使不会游泳，在水中行走或在水中做体操也可以。由于有水的阻力，具有相当大的运动强度。

（4）固定式自行车

蹬脚蹬作为有氧健身运动很有效果。固定式自行车对于脚蹬的阻力可以自由地加以调节，可以随意地改变运动强度，是最适合于中老年的一项运动。

（5）原地踏步、原地跑步

对于在行走试验中未能达到 I 级水平的级外水平人员，建议将原地踏步、原地跑步作为健康运动的入门，通过抬腿和胳膊的摆动可以使运动的强度达到行走的程度。不过，在室内进行有氧健身运动，只是对于那些有特殊情况的人，或者是在天气恶劣的情况下，不得已而为之。由于室内运动总是在同一个房间内进行，缺少变化，为此，当对室内运动适应后，应尽可能到户外活动，到户外去吸收新鲜空气，并将目光投向外面的世界，这是非常重要的。

5. 二级水平有氧健身运动

适应了上述一级水平中的行走与慢跑，并能持续地跑步后，便可转入跑步。跑步和行走一样，其特点是无须特别的器具和场所，通过不同的跑动方式，可改变运动的强度。行走对于通常的人来说，要使运动强度达到最大运动强度的 70%（如以心脏跳动的次数衡量，40 岁年龄段者为 140 次/分；50 岁年龄段者，135 次/分；60 岁年龄段者为 125 次/分）是很困难的。但是，通过改变跑的速度可调节运动强度。在确保身体安全的强度范围内，运动强度越强，运动效果就越好。跑步运动，最初运动的时间为 15 分钟左右，距离为 2～3 公里。跑步（赛跑）可以达到 8～16METs 的运动强度（参见表 11－2），是一项剧烈的运动。16METs 左右的跑步，相当于 3.8 分钟跑 1 公里，这是第一流长跑运动员的速度。16METs 这种运动强度大于拳击比赛或柔道等运动。在跑步过程中如感到累时，可以改为行走与慢步，注意防止过于疲劳。另外，在运动时务必测定脉搏。运动强度与脉搏的关系，可以凭个人的感觉来掌握。即使不能作准确的测定，也能做到自我防护。切忌运动过度，防止将健康运动变成危险运动。

作为健康运动，一次跑 30 分钟，每周 3 次就足够了。从可以调节运动强度以及有效性等方面来看，跑步是一项最佳的运动，可称为"健康运动之王"。不过，作为健康运动，仅此跑步还不够，还必须结合下述的肌肉训练一起实施。

当然，运动要适度，否则，反而会得病。坚持锻炼固然是好，但任何时候都要适当休息，建议每周安排两天休息。

跑步的运动强度远比竞走大，中老年的关节、肌肉等容易受损伤，因此，运动不当会造成不良的影响。另外，患有变形行性膝关节病的人，不宜进行跑步运动，否则，会导致病情的恶化。与以上运动相比，同样的运动强度，游泳时心脏跳动可减少约 10%~15%，这与水的冷却效果有关系。另外，在水中浮动或横卧可以使血液循环顺畅。如前所述，由于在水中有浮力，对于膝关节、腰关节等下肢关节有病的人，可以在不大痛苦的情况下，进行肌肉运动，这是游泳的一大长处。

运动刚结束时，无论多么疲劳，无论怎么气喘吁吁，都不得立刻坐下来休息。因为逐步地减缓运动与立刻休息相比较，前者更能有效地消除体内积存的疲劳物质。在上述的有氧健身运动结束后，请再进行一次 10 分钟的上述的伸展运动，在此称为整理运动。

6. 肌肉训练的方法

人到 40 岁以后，大多数人肌肉力量迅速减弱，肌肉力量减弱直接关系到筋骨的衰退，使得承受肌肉力量的骨骼支撑力量也随之减弱。保持肌肉的力量，对于预防中老年人，尤其女性的骨质疏松症极为重要。70 岁以上的老人，摔倒时往往会造成股骨的颈部骨折或腰椎压迫骨折。而老人易摔倒的主要原因是平衡感觉衰退以及摔倒后重新站起来的肌肉力量减弱所致。

上述的行走、跑步等有氧运动可以改善心肺功能，但不能增强肌肉能力。加强肌肉力量的动作属于无氧运动。肌肉必须通过使用力气的运动才得以锻炼，但要适度进行。

作为健康运动，必须将肌肉力量训练和有氧健身运动组合起来进行。基本的肌肉训练，有下述四项运动。该四项运动是任何人都必须进行的运动项目。

（1）抬腿训练

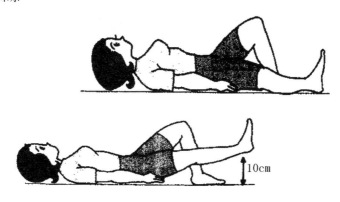

10cm

图 11 - 17　仰卧直抬腿训练示意图

①直抬腿训练：这是锻炼大腿前面肌肉（股四头肌）和腹肌的体操。具体方法：首先，取仰卧姿势，对侧那条腿的膝盖呈直角弯曲，将膝关节伸直抬起，使脚后跟离地面 10 厘米左右，并且数一、二、三、四、五，坚持约 5 秒钟后，将腿放下。停 2~3 秒钟后再抬起腿，坚持 5 秒钟，再放下。反复做 20 次，右腿做完后，再移向左腿同样做 20 次。

进行该项运动时，应注意两点：A. 对侧的膝盖必须呈弯曲的状态；B. 进行 2~3 周后，当能轻松自如地完成 20 次时，宜往脚踝上加负重，重量为 0.5~1 公斤，依据年龄和体力而定。

　　上述的抬腿体操，除了仰卧进行以外，也可以取坐姿进行。坐时身子轻轻地接触椅子的边沿，且稍向前，弯腰，将膝关节伸直，抬腿使足离地面约 10 厘米，坚持 5 秒钟。该项运动适用于腰腿痛的患者。

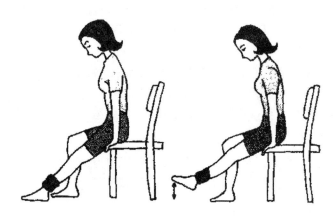

11 - 18　　坐姿抬腿训练示意图

　　脚踝的负重可采用踝绑腿等器具，也可以自己制作。例如，在袋子内放上沙子或大米等。通常从 1 公斤的负重开始，应依据体力作适当的调整。依据年龄和体力，采用相应的负重。假以时日，如锻炼习惯以后，即使 60 岁的女性也能抬起重达 5~6 公斤的负重。

　　②侧抬腿体操

　　这是强健大腿外侧肌肉（外侧阔肌和中臀肌）的体操。

　　具体方法：横卧在地面上，上侧的膝关节伸直，抬腿使腿与地面平行，还是数一、二、三、四、五、坚持 5 秒钟后把腿放下。如此反复 20 次，然后，转向另一面，另一条腿用同样的方法做 20 次。该体操的基本要领是：腿绷直作上下运动。不过，因变形性膝关节病，腿难以绷直（挛缩）时，或伸直时疼痛时，膝关节稍有弯曲也无妨。待熟练后，再往脚脖子加负重（从 0.5~1 公斤起）。调节负重比增加活动的次数来得好。

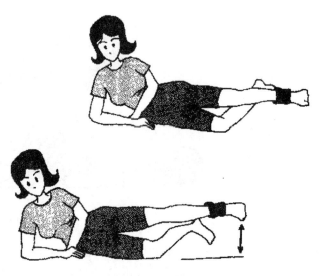

图 11 - 19　　侧抬腿体操示意图

　　（2）仰卧起坐（腹肌训练）

　　仰卧起坐是强健腹肌的运动。腹肌担负着保护身体，维持胳膊和腿的活动的重要作用。腹肌一衰退，肚子就突出。中老年人之所以体形发生变化，是由于腹肌的衰退。腹肌的衰退会影响到整个身体。人的体力减退、发生腰痛和膝关节痛，腹肌衰退是一个原因。

　　下面介绍一下仰卧起坐的方法。两腿的膝关节呈直角弯曲状，两手交叉托住头的后

部，躺在地面上。一开始训练时，可以不抬起上身，只要两臂离开地面即可，该姿势维持
5 秒钟，共做 20 次。最初做 10 次也可以，待适应后，可以进行由卧姿到起身的训练。

提醒注意的是在起身时，交叉的两手不要使劲压头部，脖子不得弯曲，两手始终交叉
托于头的后部，不得向头部用力。

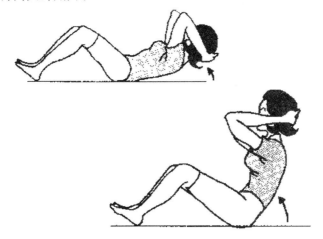

图 11 - 20 仰卧起坐示意图

（3）膝盖着地俯卧撑

俯卧撑是臂和身体躯干用力地运动。没有力气的人可以采取膝盖着地支撑身体的方
法，训练时达到膝关节稍有弯曲即可（参见图 39）。待适应后，再逐步地使膝关节作深度
弯曲。待体力增强后，可以使膝关节离开地面，进行通常的俯卧撑训练。

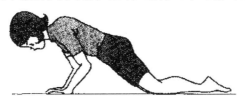

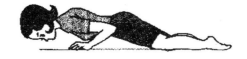

图 11 - 21 膝盖着地俯卧掌示意图

（4）哑铃矿泉水瓶体操

是一项非常有益的健康运动。哑铃体操的特点是通过肌肉训练增强无氧代谢机能，同
时又能间接地、直接地增强人体全身的有氧代谢能力。哑铃（铁哑铃）的重量为 1、3 公
斤，体力弱的人用 1 公斤的，体力强的人可用 3 公斤的，每天训练一次。下面所介绍的训
练内容分别反复做 10~15 次。下面介绍了两种具有代表性的哑铃体操。

①手举哑铃

如图（11 - 22 - a）所示：取立姿，两手握住哑铃，左右两个哑铃单个交替向正上方

举起，左右反复做 10~15 次，手落下时不要用力。

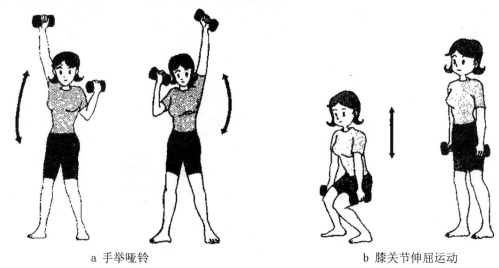

　　　　　a 手举哑铃　　　　　　　　　　　　b 膝关节伸屈运动

图 11－22　哑铃矿泉水瓶体操示意图

　　②膝关节伸屈运动

　　如图（11－22－b）所示：两手握住哑铃，缓缓屈膝下蹲，待膝关节弯曲到适当的程度后，再缓缓地站起，如此反复 10 次。

　　（5）体育场馆的肌肉训练

　　近来，在民间的体育俱乐部及公立体育中心等地方开设了备有肌肉训练器械的训练场馆。也许有人认为这些器械，训练时运动量大，操作复杂，是供体育选手等专业人员使用的。其实，这些器械与通常的哑铃和杠铃相比，操作更简单，更安全，可以充分地利用。这些场馆的肌肉训练是面向普通人员的，其训练的强度可以根据本人的体力情况，从小到大自由选择。

　　①大腿伸展活动机

　　是锻炼大腿前侧肌肉（股四头肌）的器械：训练的要点是伸展大腿，使大腿从膝关节呈直角弯曲的姿势到笔直地伸展。最初训练时伸展的范围应小些，从直角伸展到一半即可。经过 5、6 次的体验，确认膝关节无异常情况时，再逐步地扩大活动范围，直至伸到笔直为止。

　　②大腿弯曲活动机

　　是锻炼大腿后侧肌肉（腘绳肌）的器械：训练的注意事项同上，开始活动范围宜小些，即膝关节弯曲到中途为止，不要完全弯曲。并注意观察训练后的膝关节情况。

　　③臀部外展活动机

　　是锻炼大腿外侧肌肉的器械，方法同侧抬腿体操。

　　④臀部内收活动机

　　是锻炼大腿肌肉紧缩能力的器械，其作用同球体操。

　　在进行上述①、④项的训练时，应从小的负荷开始，每周训练 2、3 次，待 2~3 周后，视情况逐步地增加负荷，严禁一开始就作大负荷的运动。

第三节　导引健身法

　　导引是我国一种传统的健身术，也称作"道引"。它与现代的体操有某些相似之处，但有其自身特点。它把肢体运动、呼吸运动、凝神入静与自我按摩相结合，以达行气活血、养筋健骨、除劳去烦、却病延年之目的。从运动形式看，徒手健身体操与导引相似之处较多，故本节将二者合并论述。

　　相传导引术源于原始社会末期。《庄子·刻意》载："吹呴呼吸，吐故纳新，熊经鸟伸，为寿而已矣，此导引之术，养形之人，彭祖寿考者之所好也。"李颐为这段文字注解谓：导引乃是"导气令和，引体令柔"。《内经》总结导引可用于预防和治疗"痿、厥、寒、热"和"息积"之病，并谈到导引配合熨药可治经筋病。战国时期的《行气玉佩铭》和马王堆3号汉墓出土的《导引图》分别记述和描绘了导引的呼吸运动方法和躯体运动式式。西汉时已出现导引专著，如《汉书·艺文志》即列入《黄帝杂子步引》12卷（步引即步式导引），惜已佚。东汉名医张仲景在《金匮要略》中强调以"导引、吐纳、针灸、膏摩"治疗四肢重滞。晋代葛洪《抱朴子·内篇》第21卷中记载了各种导引行气术式，主张导引宜重实效，不必拘泥于图谱。式式有坐、卧、立、行，都可随意行导引之术。南朝陶弘景《养性延命录》载"上自农黄以来，下及魏晋之际"的"导引经"七势、躯体运动八势及"五禽戏诀"等，是中国古代第一部导引资料汇编。隋代巢元方撰《巢氏导引法》（《养生方导引法》），集"养生导法"近300种，均辑于《诸病源候论》中，"录于各病源之后，以代药品"。唐代孙思邈《千金方》记载了包括导引术在内的大量医疗保健知识，其中"天竺国按摩法"（又称"按摩法十八势"）等还吸收了外来医疗体育方法，发展了秦汉以后的导引术，成为导引术的重要著作。北宋苏轼作《养生诀》，着重介绍了本人养生经验和独创的呼吸导引术，并认为自己的导引术"功用不可量，比之服药，其力百倍"，后收入《苏沈良方·养生卷》中。同时代的张君房编《云笈七签》，辑《养性延命录》《赤松子导引法》《王子乔导引法》《婆罗门按摩法》《玄鉴导引法》《摄生枕中方》等10多种导引著作。宋代《保生要录》中的"小劳术"及"干沐浴"简便易行。宋代陈希夷还创编了"十二月坐功"（又名二十四段锦），其法包括了全身各部运动，详载于明代高濂《遵生八笺》和明代王圻《三才图会》人事卷中，并附图24幅，称"二十四气修真图"。同样起源于宋代的"八段锦"虽不知何人创编，却在后世流传不绝。明代天启3年（1624年）《易筋经》传抄本的出现，标志着导引术发展的新阶段。该导引术特点是模仿劳动动作，刚劲有力，动中含静，刚中有柔，意力统一，十分有益于强筋健骨，增强体质。明代周履靖《夷门广牍》中《赤凤髓》一章，辑有《五禽戏图》等4种导引法，附有歌诀及详细图解。清代潘尉辑《卫生要术》，载有《十二段锦总诀及图说》《易筋经十二图诀》等。同时代周鸣蜂编《寿世传真》，载有"按摩导引之诀"。

　　上述发展概况表明，传统的导引术由于防病健身行之有效，所以世代相传并不断发展。至现代，导引术继续有所创新。如"练功十八法"，就是将传统的导引术与现代医学知识相结合而创编的新式式。它可防治颈、肩、腰、背、臀及四肢关节疼痛和脏器功能紊乱等。可以肯定，融体操、呼吸运动及自我按摩等为一体的导引术，其健身防病的方法会越来越科学化，它所包含的科学道理亦会得到人们越来越深刻的认识。

1. **五禽戏** 五禽戏又称五禽气功、五禽操，是汉末名医华佗模仿虎、鹿、熊、猿、鸟（鹤）五种禽兽的神态和动作所创编的健身术。华氏创编的动作早已失传，但根据其原理，后世所编制的五禽戏动作却内容丰富。不但汉朝以后历代养生学著作记载有各具特色的套路、术式，就是现代所流行的五禽戏也各有特点。本节仅介绍清道光壬辰年刻本《万寿仙书》之五禽戏：

①虎形：闭气、低头、捻拳，如虎发威之势，两手如提千金，轻轻起来，莫放气，平身吞气入腹，使神气上而复下，觉腹内如雷鸣，或7次。如此运动，一身气脉调和，百病不生（图11-23）。

②鹿形：闭气、低头、捻拳，如鹿转头顾尾，平身缩肩立，脚尖翘起，跟连天柱，通身皆动。或3次，每日1次也可，如下床时作一次更妙（图11-23）。

③熊形：如熊身立起，左心摆脚，要前后立定，使气通两旁胁，骨节皆响，亦能动腰力，除肿，或三五次止。能舒筋骨而安，此乃养血之术也（图10-23）。

④猿形：闭气，如猿爬树，一只手如捻果，一只脚如翘起，一只脚跟转身，更运神气，吞入腹内，觉有汗出方可罢（图10-23）。

⑤鸟形：闭气，如鸟飞，头起，吸尾间，气朝顶虚，双手躬前，头要仰起，迎神破顶（图10-23）。

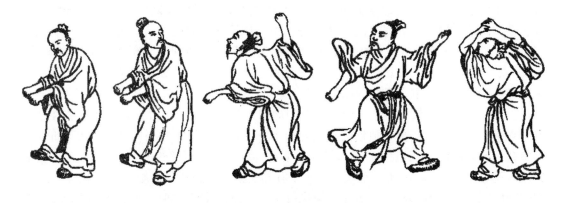

图11-23 虎形、鹿形、熊形、猿形、鸟形

2. **八段锦** 八段锦是古代的一种导引术，最早见于宋代洪迈《夷坚乙志》，其后代有发展，形成许多流派。如：动作节数有四段、八段、十二段、十六段等，练功姿势有站式、坐式之分，动作风格有南派、北派之别，有以柔为主，法简易学，名"文八段"。又以刚为主，术繁难练，又名"武八段"。其歌诀为：

双手托天理三焦，左右开弓似射雕；
调理脾胃须单举，五劳七伤往后瞧；
摇头摆尾去心火，两手攀足固肾腰；
攒拳怒目增力气，背后七颠把病消。

其动作要领有三：一是呼吸均匀、要平稳、自然，取腹式呼吸；二是意守丹田：精神放松，注意力集中于丹田；三是柔刚结合：全身肌肉放松，用力轻缓，切不可用僵力。具体动作如下：

（1）双手托天理三焦

预备姿势：直立，双臂自然下垂，双眼向前平视，全身自然放松，手指伸直。呼吸调匀，舌尖轻抵上腭，用鼻呼吸，足趾抓地，足心（涌泉）上提。如此站立片刻，使精神专注。

①双臂自左右两侧徐徐上举，至头顶上方时，双手十指交叉，翻掌，掌心向上做托举动作，同时两足跟尽量上提，如此站立片刻。

②两手十指分开，两臂从两侧徐徐放下，足跟也随之着地，还原成预备姿势。

注意：动作与呼吸要协调配合，手臂上举时深吸气，足跟离地站立约片刻，呼吸可稍停顿，两臂放下，姿势还原时深呼气。此动作可反复进行多遍。

此术式对三焦气机的运转和营卫周流都有促进作用，益于肺部呼吸和胸腹腔血液循环。

（2）左右开弓似射雕

预备姿势：自然直立，全身放松。

①左脚向左跨出一步，两腿屈胯成马步，两臂在胸前交叉，右臂在外，左臂在内。

②左手握拳，再将食指与拇指撑开成"八"字形。目视左手食指，左手续缓向左侧推出，伸直，头随手转向左方。此时右手握拳，展臂向右，平拉如拉弓状。

③两臂放松，复原。

④右脚向右跨出一步，两腿仍成马步，双臂在胸前交叉，但右臂在内，左臂在外，向右作拉弓动作，动作同左手，方向相反。

注意：拉弓动作要求肘部抬平。展臂、拉弓时吸气，复原时呼气。此动作可反复做多遍。

动作中的"拉弓"亦有宽胸理气作用。臂、腿动作亦使肌肉坚实。

（3）调理脾胃需单举

预备姿势：直立，双臂自然下垂。

①双手五指并拢，右手翻掌向上，左手按掌向下，右臂向上用力挺直，掌心向上，左臂则用力下按。

②复原。

③左臂上举，右臂下按。

上述动作可反复多遍。注意：上举、下按同时进行，举、按时吸气，复原时呼气。上举、下按既能活动肩、肘，可使肝、胆、脾、胃受到牵引，增强胃肠蠕动和消化功能。

（4）五劳七伤往后瞧

预备姿势：同（3）。

①慢慢向右转头。

②复原。

③慢慢向左转头。

④复原。

注意：转头时，身体不动，保持直立，向后看时吸气，复原时呼气，可反复做多遍。此段通过活动头颈、眼睛，可消除疲劳，醒神明目，防治颈椎病。

（5）摇头摆尾去心火

预备姿势：双腿开立，比肩略宽，屈胯成马步，双手扶膝上，虎口对着躯干方向，上体正直。

①头及上体前俯，深屈，随即向左侧作弧形摆动，同时臀部向右摆。

②复原成预备姿势。

③动作同①，方向相反。

④复原成预备姿势。

注意：摆动时，四肢应随之自然屈伸，摆动时吸气，复原时呼气，可反复多遍。此段动作可外动躯干和四肢，内动五脏六腑，清热泻火，对盗汗、失眠有良好的防治作用。

（6）两手攀足固肾腰

预备姿势：两腿并拢，直立。

①上体缓缓前屈，两臂垂下，膝部挺直，双手触摸脚尖（或踝关节），头略抬。

②复原为直立姿势。

③两手放于背后，以手掌抵住腰骶部，上体缓缓后仰。

④复原成直立姿势。

注意：体前屈时，尽量使上体前屈，膝部不要弯曲。后仰时，也要尽量达到最大限度。动作宜缓慢，呼吸采用自然呼吸方式，如此反复多遍。但高血压或动脉硬化患者做此动作不宜垂头过低，免生意外。"腰为肾之府"，此段活动以腰部为主，强腰即可益肾，故有助于防治腰肌劳损等病。

（7）攥拳怒目增气力

预备姿势：两腿开立成马步，双手握拳，屈肘，腰两侧，拳心向上。

①右拳缓缓向前击出，臂伸直，拳心向下。右拳用力紧握，双眼睁大，向前虎视。

②右拳收回，复原为预备姿势。

③左拳向前方缓缓击出，动作同①。

④复原为预备姿势。

注意：出拳时要用力，拳握紧，脚趾用力抓地。出拳时呼气，要瞪眼怒目。复原时吸气，全身放松。可反复做多遍。此段动作全身用力，神、气、形协调一致，可促进气血运行，活动筋肉关节，使肌肉坚实有力。

（8）背后七颠把病消

预备姿势：双脚并拢，直立。

①两足跟提起，前脚掌支撑身体保持直立姿势，头用力向上顶。

②足跟着地，复原为立正姿势。

注意：足限落地时，速度要快，全身放松，使身体有"颠"的震动感，连颠七次，足跟提起时吸气，落下时呼气。此段全身放松，通过足跟颠动而畅达经脉，通行气血，使全身感到舒适，清醒头脑。不仅可健身醒神，慢性疾病患者也可以此作为康复方法应用。

八段锦强身益气，运动量适中，故宜于年老体弱者锻炼时选用。室内、室外均可，不受场地限制，但需在空气清新、流通处行之，每次可练10～20分钟见图11－24。

3. 坐式八段锦

除上述"立式八段锦"外，明代王所在其所编集之《三才图会·人事十卷》中收录有"坐式八段锦"，称之为"八段锦修真图"。为掌握要领，现重新整理如下：

（1）宁神静坐

口诀：闭目冥心坐，炼津入丹田。

概述：本式为进入练功状态前的准备式，同时也是八段锦的关键内容之一。要通过本式达到摒除杂念，凝神丹田，还要调整呼吸节律，达到"不声、不结、不粗"的程度，形成"出入绵绵，若存若亡，资神安稳，情抱悦豫"的息相状态。

练法：练功时须采用盘膝坐式，正视收颌，百会朝天，沉肩坠肘，虚腋含胸，松胯收腹，提肛体酥。掌心向上，两手相叠，置小腹前，手背可轻触两腿腹股沟部。闭合双唇，行叩齿或搅动（舌在口腔内转动），致使口水增多。咀嚼津液，意想口水被咬成硬团。然后如咽甚硬物，将"口水硬团"一次吞下。此时，两目内视，意想看到此硬团，并随之下行，直送入下丹田（脐下一寸三分）。意守下丹田，松静自然地静坐5分钟。

（2）争抱昆仑

口诀：叩齿二十一，争力抱昆仑。

概述："昆仑"系高山名。人头颅圆滑，唯枕后粗隆凸起如山峰，故称此部位为"昆仑"。昆仑有督脉经过，脑户穴正当其中，两旁有足太阳膀胱经通过，其玉枕穴居两侧，旁开一寸五分处，两穴均主治头目颈项诸病。当手抱昆仑并头手争力按压时，对两穴有良好刺激作用。同时，十二经皆上头而走空窍。当头手作争力松紧锻炼时，对颈背肌群及十二经也产生良好的舒通气血的作用。

练法：接上式，两手五指交叉，掌心向上。随吸气，交叉之双手平行上举，平乳高时两掌心向内翻至向下，并上举，经面、头顶，最后两手抱住昆仑。然后呼气，手抱昆仑不动，再随吸气，头向后用意念使力，手向前用意念用力，形成"争力"。随呼气，头手争力，再慢慢放松（要用意，不用力或少用力。在不影响意念的情况下逐渐加力）。如此，练二十一遍。

（3）弹敲玉枕

口诀：弹指敲玉枕，二十一度闻。

概述：玉枕穴主治头痛，头晕，视物不明，近视花眼，头项强痛等诸疾。同时弹敲玉枕可产生咚咚之音，可振动摇曳脑海，不仅对耳聋、耳鸣有益，尚能通过脑海和骨髓的良性刺激，全面改善大脑的功能。

练法：接上式，交叉的双手慢慢松开，并顺势平行向头侧前移，使左右手心分别掩住两耳，食指指尖轻触玉枕穴。随吸气分别将食指担于中指指背上，并紧按之，随呼气使食指从中指背上向下滑下，用食指滑下的弹力叩击玉枕穴，使枕后同时产生咚咚之声，如此弹敲玉枕二十一次。两手向上循头顶，经面前胸腹，翻掌向上，重叠后置于小腹前，手背轻触两腿腹股沟部，恢复宁静静坐姿势。

（4）争摇天柱

口诀：争力撼天柱，左右尽力转。

概述：天柱系擎天之柱。《神异经》云："昆仑之山有铜柱焉，其高入天，所谓天柱也。"人头位高像天，颈柱骨（颈椎）支撑头部有擎天之象，故称之谓天柱骨。天柱穴为足太阳膀胱经要穴，在项后发际大筋外廉陷窝中（相当于第一、第二颈椎棘突间水平，旁开背中线一寸三分）。本穴治足不任，肩背疼痛欲折，目瞑视，颈项筋急不得回顾，头转脑痛。又治耳疾，咽痛，神经衰弱等症。运用头项争力并随呼吸摇转头部，借其产生的紧张力，按压摇撼天柱骨及天柱穴，对其产生良好的刺激作用。

练法：接上式，头略前倾，使颈项部肌肉保持一定紧张度。意想头向上顶，肩背下沉，从而加强颈项部的紧张度。然后，随吸气，头转向一侧至极（上身肩背不得随之转动），再随呼气转回，恢复正坐位。随吸气，头再转向另一侧至极，随呼气仍转回原正坐位。如此缓缓摇撼天柱穴二十一遍。

（5）推摩精门

口诀：闭气搓手热，推肾意相随。

概述：精门系指肾俞、志室等穴。肾两枚，主藏精舍志，附脊系十四椎（第二、三腰椎间隙），旁开一寸半和三寸陷中为肾俞穴和志室穴。两穴应肾，为肾气留注之处，主肾诸疾，凡五劳七伤，虚损羸瘦，耳聋耳鸣，目视茫茫，腰膝酸软，溺浊水肿，性机能障碍，神经衰弱，月经异常，白带白浊等症均可主治。推摩二穴，可强肾益志，壮骨生髓，是练功家极重视的穴道。

练法：接上式，意守下丹田。为加重意念，可做腹式深呼吸数次，使丹田气感加强。随后将两手搓热，分别竖掌（掌根在上，五指自然伸直向下），按在十四椎（第二腰椎棘突下水平）脊柱两侧。此时用意引丹田气至两掌根（肾俞穴、志室穴）处。随吸气双掌抚腰上摩。随呼气，两掌抚腰下按。以意领气，使之随双掌上下流动，并用意念加强腰部温热感。如温热感太甚时，应放松温热意念，使之适度，推摩二十一次。

（6）双摇辘轳

口诀：左右辘轳转，两脚舒又展。

概述：辘轳系古代从井中提水机械，手摇辘轳把（大环），带动提水桶之辘轳（小环），可省力取水。但不管如何省力，做此式时，要有用力推举按压和回拉的意念。本式双腿平伸，膝不得屈曲。手摇辘轳，腰随之前后俯仰，从而对循行腰背部的诸经，尤其是对膀胱经、督脉有良好的舒通调达功能，凡慢运周天（第八式）通关障碍者，可先加强本式锻炼，使督脉畅通，以利通关，中老年练本式时，下肢屈肌被牵拉疼痛，此时可减小摇辘轳的双环直径，但不应屈膝缩腿。

练法：接上式，双脚向前平伸正直，同时双手分别从腰部顺势前移，五指放松，在小腹前虚握，拳眼相对，如持辘轳摇臂，随吸气，双手近胸上提，在平乳水平翻腕，向前上方推举至平目水平，然后顺势向前下方按推至足背上方。随呼气，向前下拉按至膝下，再拉提至小腹前。如此似手摇负重之辘轳一样，在胸前划纵环一周，共做二十一次，双手掌心向上重叠，置小腹前。

（7）托按攀足

口诀：托天理三焦，顶按攀涌泉。

概述：三焦系指上焦心肺，中焦脾胃，下焦肝肾。双手托天可伸展胸、腰、腹、背，舒通经脉，调整脏腑，故有舒理三焦的功能。本式有顶（头上顶），按（双手五指交叉下按）两法。顶按头巅百会穴，使争力按压督脉、膀胱经等经脉。督脉为诸阳之总督，膀胱经为阳之最盛，从而对一身阳气有良好调整作用。而且顶按可传力于颈背，对颈腰椎诸疾亦有良好作用。

练法：接上式，五指交叉。随吸气，双掌上提，至平乳时，掌外翻向上，经头顶托举至极。随呼气，落掌并向前翻转，掌心向下，按于头巅部，此时头顶向上，双手向下形成争力。随吸气，双手松开并向前顺势做弯腰攀足动作，攀足时尽力使双中指分别按压涌泉穴。随呼气双手放开双足，腰自挺直，双手收回置小腹前，掌心向上，相互重叠。如上做二十一遍，平伸之以腿亦收回，呈自然盘坐位。

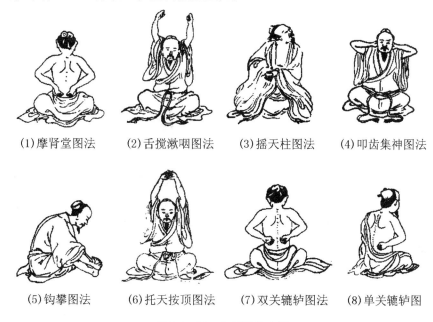

(1)摩肾堂图法　　(2)舌搅漱咽图法　　(3)摇天柱图法　　(4)叩齿集神图法

(5)钩攀图法　　(6)托天按顶图法　　(7)双关辘轳图法　　(8)单关辘轳图

图 11－24　八段锦修真图

（8）慢运周天

口诀：咽津注丹田，任督小周天。

概述：周天系古天文学家观测天体时所看到的大圆周——黄道。内丹术中的炼精化气能使内气感觉从下丹田循任督二脉或奇经八脉周流，形如天体在黄道上运行不息，故称之为周天。本节将使内气循任督二脉周流，内丹术称之为小周天。

小周天是道家内丹术功法，掌握适当有较好的医疗保健功效，但不可急功近利，操之过急。功名称之慢运周天，慢有二意：一是需"百日筑基"，打好基础。二是指不可主观追求，用意过重，强领气行。要严守要领，循序渐进，顺其自然发展，功到自然成。

练法：接上式，自然盘坐，微闭双目，排除杂念，集中意念练功夫。排除杂念为"正念"，心平意静为"真意"，这段功夫称"炼己"。为协助练己，可行叩齿（上下齿叩击），搅海（舌在口腔内搅动），使唾液增多，然后咀嚼唾液，意念使之成团，然后如咽甚硬物，引颈吞下，同时眼内视，送津液下行，直入下丹田内，此又称"凝神入气穴"，此即小周天的"调药"。通过"凝神入气穴"，精气逐渐旺盛，即可出现"先天气，后天气，得之者，常似醉"和丹田温暖蠕动的产药景象。小药即产，则行"火（心意）逼金（肾精）行法"，使暖流感沿任督脉循行。此时可暂守泥丸宫（脑），并"撮提谷道"，舌抵上腭，目闭上视，鼻呼莫吸，使气上行至泥丸宫。再闭目下视，鼻呼莫吸，使气下鹊桥。同时加强后天呼吸（口吸），使暖流流入任脉，下注丹田。此谓"采药"。"药已归炉，必要封固，不令外驰"。其法仍是上述火逼金行，使暖流自然行于督脉，此为"封炉"。当封固后，仍然采用火逼金行法，使暖流沿督脉自然上行至泥丸宫，再自头顶下行，前接任脉。此时将呼吸改为文火（鼻呼），使暖流沿任脉下行，复归于下丹田，这就是炼药。如此，精气（暖流）通过后"三关"而上行，再经前"三田"而下降，复归于下丹田即为练津化气——小周天。在练功过程中，往往感到唾液增多，咽下时自感清香甜美，此即"玉液还丹"，不可唾去。周天完成，意守下丹田片刻。然后搓手浴面，慢慢睁开双眼，结束练功。八段锦术式如图 11 - 24。

第四节　中医预防

中医养生保健，适宜的运动、特具中医特色的导引体操都有预防疾病的功用，只是其更体现在健身方面。中医预防则更侧重于防止疾病发生发展。实际上，由于养生保健普及面不够广或得不到重视，绝大部分人，尤其是中老年人都处于"亚健康"状态。于是，预防就显得更加重要了。中国医学除了对外感热病、内伤杂病、各科疾病有多种具体预防法外，还把预防贯穿于摄生保健、疾病治疗、护理、康复等整个过程之中，形成了独具特色的未病先防、既病防变、病后防复的预防体系。

一、未病先防

未病先防是指在人体疾病发生之前所进行的预防，即通过各种预防措施和手段，提高人体素质，增进人体健康，以防止或控制疾病的发生和流行。未病先防理论包括保养正气、慎避外邪、接种预防三个方面。

1. 保养正气

中国医学的未病先防理论，不是被动消极地防避致病邪气，更要通过顾护正气，主动积极地抵御外邪的侵袭。因此，它特别重视人体正气在抗邪祛病中的能动作用和主导作用，把预防寓于养生之中进行。正如《丹溪心法》所云："未病而先治，所以明摄生之理。"因此，防病是养生的主要目的之一，而养生又是最有效的预防手段。保养正气可使"正气存内，邪不可干"，体育锻炼、顺应四时、调理饮食、调适劳逸、节制婚育、调畅情志、安定居处等多种预防法，都为了保护正气，以颐养天年。

保养正气，还要注意顺应生命规律。人的生长衰亡是自然界不可抵抗的生命规律，人类必须也只能在认识和把握这一规律的基础上，采取相应的养生措施。例如，不同年龄和性别的人，其生理变化就有显著差异。小儿为"稚阴稚阳"之体，青壮年处于"阴阳平均"阶段，老年则处于气血衰减的时期，妇女又有经带胎产之特殊性，根据这些规律，从饮食、起居、劳逸诸方面加以相应调摄，才是正确的养生之道。

2. 慎避外邪

对外界邪气的主动防范是未病先防的一项重要内容。首先是对异常气候变化的预防。因为人体对自然变化的适应能力是有限的，如果气候变化急骤，超过了人体的适应能力，就会产生疾病。故对异常气候——六淫，要及时防避。尤其要避免为"疫气"所伤而感染流行病。其次，注意对虫兽咬伤、金刃、跌扑损伤、工伤事故及各种中毒的防范，避免意外伤害。

3. 接种预防

接种预防方面，古代的中国医学曾居世界领先地位。预防接种是防疫措施之一，目的在于使机体内在一定时间内产生针对某种传染病的特殊抵抗力。

二、既病防变

疾病发生是由于体内正邪相争力量的消长，病情总是处在不断变化之中。针对疾病发展过程中可能出现的恶化趋势和已经萌发的先兆证候采取各种有效防治措施，以阻止或逆转病情的发展，促使疾病向痊愈方向转化，这就是既病防变，它包括救其萌芽、阻止传变、预防伤残三个方面。

1. 救其萌芽

《素问·八正神明论》有"上工救其萌芽"之说，是说在疾病已有征兆，但尚未形成气候时，即应早期诊治，避免疾病由轻转重。《金匮要略》指出："适中经络，未流传脏腑，即医治之。四肢才觉重滞，即导引吐纳、针灸、膏摩，勿今九窍闭塞。"早期医治，既易于愈病，又可使正气少受损伤。《灵枢·官能》云："……是故上工取气，乃救其萌芽；下工守其成，因败其形。"高明的医生，当疾病初起，即可给予诊治，否则，必损正气。

2. 阻止传变

疾病都有一定的发展趋势和传变规律，如伤寒循六经而传变，温病循卫气营血而演化，内伤杂病则表现出五脏五行生克制化的互相影响规律。故在治疗过程中，应时刻把握这些发展演变规律，而将预防法则贯穿其间。如伤寒初期多为太阳病变。太阳主人体之表，表邪不解，则可由多种途径内传入里，治疗时当及早诊治，防止邪势蔓延。再如温病，在温热之邪尚未深入下焦时，若其人肾水素亏，则欲传之势在所难免，故在用甘寒药治疗上中焦的同时，应预加咸寒之药，以滋阴清热，"先安未受邪之地"（叶天士），以阻止病邪传入下焦。卫气营血四阶段治疗亦然。

内伤杂病亦有传变规律："见肝之病，应知肝传脾，故当先实脾。"风寒湿痹，可内侵入心而致心痹。黄疸阳黄，失治误治可转为阴黄。此皆当及时治疗，以截断病情恶化途径。

3. 预防伤残

伤残是在疾病作用下给人体结构或功能留下的永久性损害。如疮痈留下的皮肤瘢痕，骨折导致的畸形和功能障碍，温病后遗痴呆，中风后遗瘫痪等。在治疗过程中应对此事先予以考虑，采取措施。

三、病后防复

疾病证候基本解除，到完全康复（症状完全消失，精神状态、劳动能力一如常人）这一段时间，属于康复期。此时当掌握去邪务尽、防止复发、和谐体用等预防原则。

1. 祛邪务尽

疾病初愈之时，正气尚亏，脏腑气化功能未复发，源于体内代谢的各种内生之邪将留恋不去，这种正虚邪恋的状态，若失于顾护调治，可延续相当长的时期。周学海《读书笔记》云："盖凡大寒大热病后，脉络之中，必有推荡不尽之淤血，若不驱除，新生之血不能流畅，元气终不能复，甚有传为劳损者。又有久病气虚，痰涎结于肠胃，此宜加涤痰之品。"故病后虽大邪已去，恶候皆平，然每有留恋之邪尚存，为防病复，当尽除余邪。叶天士《外感温热篇》指出："且吾吴湿邪，害人最广……面色苍者，需要顾其津液，清凉到十分之六七，往往热减身寒者，不可云虚寒。而投补剂，恐炉烟虽熄，灰中有火也。"说明不可认为病后皆虚，一律用补。补之过早反致余邪胶结滋漫。

2. 防止复发

疾病初愈，因余邪未尽，或调养不当，可致疾病在一定条件下复发。预防之法，当着重防风复、防劳复、防食复、防药复、防志复、防房复。

防风复：初愈之人，正气不足，卫外亦必然薄弱，常易因感受六淫之邪而引起疾病复发。故应特别注意顾护卫气，避免时邪之侵袭。

防劳复：大病初愈，可因形体劳逸过度而致病复。劳复包括过劳致复和过逸致复两方面。过劳致复，如忙于公私事务，奔波劳累，致"久行伤筋""久视伤血"；过逸致复，如过于久卧、久坐、久立，致"久坐伤肉""久卧伤气""久立伤骨"。故量力而行，小劳不倦，劳逸结合，可防劳复。

防食复：病愈之体，胃气薄弱，若饮食不当，也可致疾病复发。瘥后食养，当注意食品清洁卫生，易于消化，不可强食过量，凡有助于增邪伤正的饮食皆当忌之。如热病瘥后宜忌温热辛辣之品，水肿瘥后宜忌盐，泻痢瘥后宜忌油腻，皮肤病瘥后宜忌鱼虾海腥等。

防药复：疾病瘥后，当缓缓调治，以求彻底康复，不可急于求成。如选进大补而窒正助邪，或不辨寒热致药证相悖，每常使病情复发。

防志复：瘥后病人多仍有急躁、疑虑等各种不良情绪，积久不解，则可致病情又起。预防之法，当注意调节病人心理情绪，以防因情志伤及脏腑机能。

防房复：房复，《伤寒论》都为"阴阳易"。隋代巢元方《诸病源候论》载："夫伤寒病新差，未满百日，气力未平复，而以房室者，略无不死也。""夫病新瘥者，阴阳两气未和，早以房室，则令人阴肿入腹，腹内病痛，名为交接劳复。"房劳必涉及肾。肾主藏精，为先天之本，在病理情况下，肾是补充各脏精气亏损的脏器之一，大病之后，肾精本亏，再加房劳必令其更虚，则生命之本动摇。

动态平衡预防观中的"平"字十分重要。动的目的是为了"平"，即阴阳平衡。一切预防疾病的原则和方法都应符合"以平为期"这一原则。体育养生有促进生理功能的作用，但同时要防止运动太过而损伤筋脉肌骨；在饮食养生预防法中，既要求重视五味对人体的营养作用，又要求防止五味太过而损伤五脏；在药物养生预防法中，既要求重视药物对人体的扶正祛邪作用，又要求防止补泻太过而造成新的病理性不平衡。其他诸法也是这样。

第五节　经筋痹病的预防和康复

中医学历来主张"不治已病，治未病"。对经筋痹病尤其重视预防为先。经筋的主要功能就是：束骨而利机关，主持人的运动功能。而人类的一切生产劳动与生活活动都是通过运动来完成的。运动是一种非常重要的功能，但是非生理性运动会造成损伤，又是痹痛产生的基础。运动神经系统总管着人的一切精细而又复杂的运动，在解剖与生理上亦具有非常复杂的联系及精细的机能。运动功能产生在感觉的基础上，所有运动都是接受了感觉以后所产生的反应。因此从简单到高级的活动都是反射过程，运动不能脱离感觉而独立存在，确切地说，应称为"感觉运动系统"。

感觉运动系统受人的意识支配，受高级中枢的统筹和协调，精神不专注则容易造成经筋的损伤。

经筋的运动功能需要在合理的姿势中得到合理的发挥，否则，不仅费力，而且破坏人体经筋的对称协调性，从而可造成经筋的损伤。

经筋的功能和能力是在日常的运用过程中得到刺激和发展的。因此，每组经筋的能力和适应性，运动过程中的应变和转换能力也是在生活劳动和训练过程中形成和加强的，显然，那些超生理能力的活动和难于适应的运动转换频率和力度，也就必然要造成经筋的损伤。

外邪侵袭，寒温不调，是影响经筋营润和功能的不良因素，情绪的波动，可造成经脉功能的失调，从而使经筋的营养异常，最终造成经筋的损伤。

一、预防经筋的损伤

要预防经筋的损伤，就必须从避免上述的各种不利因素入手。

1. 精神专注与热身

人类的生产劳动、日常生活和体育运动都是经过神经系统控制的横纹肌收缩而实现的，直接支配横纹肌的是前角细胞（或脑干的运动神经核），前角细胞的神经轴经前根至周围神经，最后达肌肉成为终板。运动终板的冲动经神经肌接头使肌肉收缩。每一个前角细胞支配 50～200 个肌纤维，这一组肌纤维称为一个肌束；前角细胞及其神经轴和它所支配的肌束称为一个运动单位（图 11 - 25）。

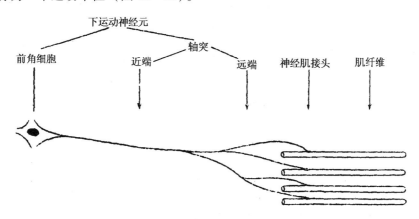

图 11 - 25　运动单位

脊髓前角细胞在进化与胚胎发育期是按体节排列的，脊髓每一节段的前角细胞支配相应的肌节，但是由于复杂的发育过程，运动神经根在神经丛中混合，自神经丛分出的每一个周围神经可包含多个神经根来的纤维，一个肌肉又可接受一个以上的脊髓节段来的神经支配，使得脊髓中的前角细胞、神经丛和周围神经所支配的肌肉有不同的组合，因此前角细胞、神经丛和周围神经的协调统一在完成运动过程中至关重要（图 11 - 26）。

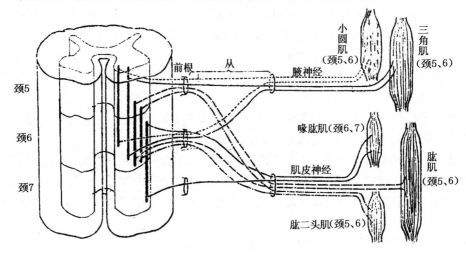

图 11 - 26　前角细胞、神经丛、周围神经所支配的肌肉的不同组合

　　任何一个动作必须有下列肌肉的共同协调作用才能完成：主动肌为直接完成某一自主运动的肌肉；对抗肌为对抗主动肌的肌肉（当主动肌收缩完成动作时，对抗肌必须适度松弛）；协同肌是为防止与减少主动肌不必要的运动乃至最小程度的肌肉（协同肌的收缩可协助主动肌完成有目的性的某一动作）；固定肌可使主动肌附近的关节稳定，使身体的动作部位处于一个适当的位置，以保证主动肌收缩时的正确动作。任何一组肌肉功能的丧失都可以引起运动障碍。四组肌肉均由前角细胞支配，正常人动作的正确与协调，除脊髓的节段间、节段内及其他反射外，主要是由于前角细胞接受高级与复杂的皮质脊髓束、红核脊髓束、顶盖脊髓束、橄榄脊髓束、前庭脊髓束、网状脊髓束等的反射冲动所控制（图 11 - 27）。这些传导束及其有关反射分别属于椎体束、椎体外系统和小脑三个系统，因此一个正常运动的完成，除有健全的运动单位（前角细胞及其神经轴和它所支配的肌肉）外，这三个有关运动系统的功能亦必须完整。他们的关系可概要示意如下：

　　　　　椎体外系——↓
　　　　　　　　　　椎体系统前角细胞及其神经轴神经肌肉接头肌肉
　　　　　小脑系统——↑

　　因此前角细胞及其神经轴是椎体束、椎体外系统和小脑系统的最后共同通路。前角细胞及其神经轴和它所支配的肌肉可称为运动系统的脊髓肌肉水平的部分，是完成运动功能的执行单位。椎体束、椎体外系统和小脑三个系统则为控制、平衡和协调脊髓肌肉水平的中枢神经结构。而这三个有关的运动系统都要在高级皮质意识的支配下统一协调。常被人们误解的是我们在日常生活中，绝大部分的活动并不需要有意识地去注意和筹划，都是下意识中进行的，因此，很多人误认为，生活和运动中的活动都无须去有意识地关注。其实，任何活动都是在大脑的支配下进行的，只是在日常生活中，许多习惯性动作，经过千万次的重复和训练，已成为高度"自动化"的下意识活动，虽然从表面上观察，许多动

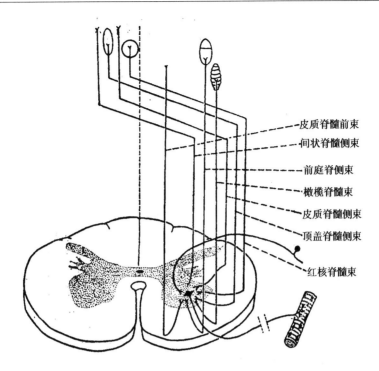

图 11 - 27　前角细胞接受皮质脊髓束等中枢下行传导束支配及最终神经通路图解

作似乎不需经过大脑，而实际上，它是长期通过大脑形成"自动化的习惯反应"所支配，当活动过程中出现阻碍，发生前所未有的新情况时，就会立即唤起大脑的警觉，予以注意，并进行相应的动作调整。人们都会注意到在做不熟练的工作时，进行体力较大的活动时，大家都会有意无意地先进行思索和筹划，然后才会进行操作。临床上，人们的经筋损伤（比如扭伤），常常是在漫不经心的情况下出现的。尽管有些活动并不太重，出现的损伤比较轻微，也因此总不被人们注意。人们的慢性劳损就是这样逐渐形成和发展的。故让病人回忆一下受伤史时，患者常不知何时受过损伤。

　　从临床调查看，绝大部分人都有过不同程度的损伤史。比如：腰扭伤，早晨起床时动作过猛可造成腰部扭伤；弯腰穿鞋、穿袜时可出现腰扭伤；刷牙、洗脸时因弯腰不协调也可以扭腰。在不正确的姿势下提取重物，尤其是在侧身弯腰提携重物时，当被周围突发事件而转移注意力时，都可发生原本不应引起的损伤。同样的原因，负重也会造成腰扭伤，亦可发生颈扭伤、肩扭伤、肘扭伤、腕扭伤、髋扭伤、膝扭伤、踝扭伤等。因此，做任何活动都应精神专注，这是防止经筋损伤的重要原则。

　　偶然的经筋损伤是可修复的，但反复损伤，往往要遗留粘连组织，形成"横络"。因为绝大部分的反复损伤，往往与职业和生活习惯有关。办公室人员因长期低头伏案工作，容易造成手足太阳、少阳经筋损伤，最终形成颈肩痹痛。以右手为主力的人，右肩肘容易出现相应的劳损。所以，防止工作的疲劳，不断转换工作姿势或间断休息就显得尤为必要。

　　热身是指进行较重劳动或体育锻炼前的准备活动，是调动自身的注意力、全身的协调性和唤醒肌肉的应激力的活动。热身总是从小到大，逐渐加强，人体代谢从弱到强相应提高，也常伴有体温升高，心率加快，呼吸加深等反应，故称之为"热身"，热身是适应并为重体力活动作准备的必要环节。

在进行较大运动量的体育活动和训练时，教练员都注意到首先让运动员先按一定步骤进行热身，热身达一定量后，开始逐渐进入运动状态，这是由于一般体育锻炼都比日常生活的运动量大的缘故。其实日常生活的运动量和某些活动，也不比某种体育锻炼运动量小，更何况，运动量的大小与人体的协调适应能力和状态有关。不管多小的活动，多轻的体育训练，只要是没有做好充分准备的状态下，都可能造成经筋损伤。魏伯尔（Weber）氏曾考察并总结了这一现象：同一块肌肉，在其收缩状态与非收缩状态时，对同一重量产生的拉力反应不一样。在收缩状态下，适应拉力的反应能力强；在松弛状态下，适应拉力反应能力弱。这种现象被命名为魏伯尔现象（所以当肌肉处于收缩状态时，肌肉不容易从其附着点处撕脱；处于松弛状态时，则容易撕脱损伤）。热身活动就是要调动肌肉收缩、伸展和弹性等物理特性，以适应轻重不等，转换频率或快或慢的各种活动，达到充分发挥肌功能和预防经筋损伤的作用。

人们在搬重物时，常常要先摇摇臂，搓搓手，转转腰，摆好姿势才去搬动重物。这就是精神专注和热身活动，只是，人们自觉不自觉地重视重体力劳动前的热身准备，却常常忽略较轻微的体力活动的热身准备，而恰恰是这些不大不小的活动，更容易造成经筋的损伤。而损伤后又常不被重视，不汲取教训，造成一而再，再而三的反复损伤，最终形成"横络"，铸成病根，致使出现顽固性疼痛。在这有必要给人们一个警示：重体力劳动和锻炼需要热身，而轻体力劳动和运动也有必要热身。虽然后者损伤轻，但因其反复出现，形成累积，渐进加重，最后造成的恶果却是严重的，它是关节及肌筋顽固性疼痛重要原因之一。

姿势是人从事劳动和体育锻炼时呈现的姿态和样子。人们在劳动和锻炼时，都会总结经验，汲取教训，从而自觉不自觉地选择最省力、最容易产生效果的姿势。

然而，人们劳动和锻炼的姿势并不都是最合理、最正确的。尤其是轻体力劳动和锻炼，由于它伤害轻，也常不被人注意，多是漫不经心地随意进行着。结果，这种小损伤积少成多，积小成大，形成"横络"，铸成病根，成为深邪远痹和不解顽症。

试从脊柱的生物力学分析如下。脊柱是人体最重要的受力机构，作用于脊柱上的载荷过大、受载时间过长、姿势不正确、外界环境振动或冲击等，均会造成脊柱的损伤。虽然其出现率很高，且危险性很大，往往使人丧失生活及工作能力，甚至瘫痪死亡。对脊柱进行力学分析，能提高防止脊柱损伤的认识。但脊柱在形态上和组织上都极其复杂，使对脊柱的力学分析也十分困难。

脊柱在无负载的自然情况下所受到的力主要包括人体的重力、支持反作用力、韧带张力和肌肉的收缩力。人体的重力通常垂直于水平面，支持反作用力则与重力方向相反、大小相等。如果身体的长轴对于支持面呈某种角度，则按照力的平行四边形法则，反作用力可被分解为两个分力：一个为水平分力，一个为垂直分力。韧带张力和肌肉的收缩力使脊柱的各个部分或各质点之间产生运动，因此产生相互作用力。

从生物力学角度来看，脊柱由刚度比较大的椎骨和刚度比较小的椎间盘以及附着在脊柱上的韧带等组成。分别对椎骨和椎间盘的力学特性的研究证明，椎骨大体上属于弹性材料，而椎间盘和韧带等属于黏弹性材料。在模拟人体屈曲状态下，对新鲜腰段脊柱的长期载荷效应的研究表明：脊柱具有蠕变、松弛等黏弹性性质。蠕变就是指对实验材料施加一个固定不变的载荷时，随着时间的延长，实验材料的变形速度逐渐增加的现象。松弛是指将实验材料固定在一定的变形之下，实验材料内部的应力随着时间的延长而逐渐减小的现象。在生理载荷作用下，随着时间的延长，脊柱的蠕变变形不断增加，载荷松弛不断衰减。在标准载荷作用下，腰段脊柱的蠕变和松弛均是在最初 10 分钟内变化较大。在载荷固定在 100 牛顿时，最初 10 分钟内的平均形变速率占到相对平衡点蠕变的 46%，载荷下降占最大载荷的 40%。但同样在 100 牛顿的载荷作用下，椎体的棘上韧带的蠕变率很小，与相对平衡点的蠕变值接近，所以腰段脊柱的蠕变和松弛主要是由椎间盘的特性造成的。

在不同运动状态下，脊柱各节段的受力情况和力学特性也有所不同。洪水棕等以新鲜颈段脊柱为材料，测定了在前屈、后伸、侧屈位置下，受到静载荷和冲动载荷作用时的应力、应变分布与传播情况，发现在同等数值的静载荷或冲击载荷作用下，由于颈椎处于不同的屈伸位，也会引起各颈椎骨和钩椎关节的应力值及其分布规律的变化。在使颈段脊柱前屈 15 度位置，并给予 3 公斤（相当于正常人体头部重量）的载荷时，应力与应变呈线性变化关系。各颈椎前缘和钩椎关节基本上承受压缩应变，其中以第 4 颈椎前缘和第 5 颈椎的钩椎关节的应变值最大。但使颈段脊柱处于后伸 15 度状态时，最大应变位置位于第 6 颈椎前缘和钩椎关节，而且应变和应力为非线性变化关系。说明在前屈状态下，载荷主要由颈椎骨承受，而后伸状态时，由于肌肉、韧带等黏弹性材料和颈椎后方的关节突、棘突等结构的作用，使颈段脊柱表现出黏弹特性，显示了生物复合结构的特征。

人体脊柱即使处于相同的屈伸位置，但由于承受载荷的静、动性质差异，其应力值及其分布规律也不相同。承受正常静态重量时，脊柱的应力，应变都比较小，在冲击载荷作用下，可产生较大的应力，外来暴力容易使脊柱的应力急剧加大，造成急性外伤或骨质病变。

人体姿势不同对脊柱及其各部的受力情况有着不同的影响，在这里主要从形态学的角度分析脊柱在不同体位时的力学特性，即身体处于某种姿势时，脊柱的形态特性和受力情况。我们可以把每种体位看作是身体复杂运动中的各个单独的位相或已完成的动作，以便从中理解在脊柱运动过程中的力学变化。

（1）站立位

正常人在直立位时，身体上部的重心位于脊柱的前方，躯干的重力线一般是通过第 4 腰椎中心的腹侧，即脊柱各节段承受着恒定的前屈力矩，因此脊柱所受到的压力并不只是人体本身的重量，还包括为了平衡重力的背部肌肉的收缩力。人体垂直站立时，由椎体和椎间盘承受了几乎全部的压力，脊柱各段所受的压力从上而下逐渐增加，但在脊柱稍向后伸展时，一部分压力则由关节突关节承受，且由于骶棘肌和髂腰肌的收缩以及髂股韧带的紧张，使骨盆向前的倾斜程度增大，脊柱腰段的弯曲也随之增大，有测量数据表明，人体直立时腰椎的前凸角度比尸体腰椎标本的前凸角度约大 15 度左右。

两腿的长度或两脚所站的高度不同，可使骨盆不完全处于水平位而稍微向一侧倾斜，并同时使脊柱发生向对侧的代偿性弯曲。脊柱的弯曲可增加脊柱的弹性，长时间站立时，两只脚不站在同一高度，如将一只脚放在脚凳上，可在一定程度内减小腰椎间盘上的压力。

此外，在人体处于站立姿势时，也并非绝对地平衡，由于各个肌群的作用和反作用的结果，使身体有轻微的摆动，摆动幅度的大小随着人体疲劳程度的增加而增大。

（2）坐位

人处于坐位时，脊柱要受到垂直方向的重力作用和它的偏心力矩，还要受到下肢传来的与偏心力矩方向相反的集中力矩。此外，由于坐位时骨盆向后的倾斜度增加，脊柱腰曲减小或消失。使重力线向腹侧移动，力矩增大。因此，腰部椎间盘的负荷要比直立时为大。在坐位时，如果躯干向前弯曲，则力矩会进一步增大。如果采取向后斜靠的坐位，则躯干重力可分为两部分，一部分是沿着躯干轴的作用分量，它使脊柱受到压缩应变，一部分是与躯干轴垂直的作用分量，该力可由靠背（如椅背）上的反作用力平衡，由于各部分的重力方向与脊柱不共线，还有一部分偏心力矩作用在脊柱上，此外也有从下肢传来的集中力矩。如果靠背的倾斜角比较大，则重力在脊柱轴向的分量以及它所产生的力矩均减小，但下肢传来的力矩方向却与重力的偏心力矩相一致，使脊柱的应力增大。通过计算得知靠背的倾斜角为120度时，脊柱（主要是腰段下部）的应力最小。此外椅子的扶手也可降低对腰椎的压力，此时上肢的重量可由扶手的支持平衡而不再传至腰部，椅子的高度、扶手高和桌高的关系等都影响着脊柱中的应力分布值。

（3）卧位

①仰卧位：仰卧位的脊柱像一个平放着的弹性曲梁，要受到头部和下肢传来的弯矩和剪力，两端的弯矩使脊柱的前面受拉而后面受压，腰肌的作用也可产生对腰椎的负荷。如果升高头部，下肢弯曲，则由头部传到颈椎、由下肢传到髋部的轴力增加，而使脊柱所受的弯矩减小，同时由髋关节和膝关节的弯曲使腰肌放松，减弱了对腰椎的牵拉，从而使腰部脊柱的受力得到部分改善。

在床板较硬的情况下，在腰椎以下部分的床板不会产生支持压力，只有该部分的躯干重量形成弯矩，此弯矩能减低两端弯矩的作用。如果床过于松软，在身体下陷后，将有床的反力作用在腰部脊柱，和端部传来的弯矩叠加起来而造成腰部脊柱比较大的应力，因此，软床虽然使身体表面的载荷分散，但增加了腰段脊柱的应力。

②侧卧位：侧卧位时由于重力作用使脊柱的下胸段和上腰段向下弯曲，使该部脊柱上面受压而下面受拉，而颈段脊柱由于头部的重力作用使头端向下产生弯矩，头端的弯矩使颈部脊柱的上面受拉而下面受压，使用高度适宜的枕头可减轻或消除颈部脊柱受到的弯矩。

人的身高在卧位时比立位时要高2~3厘米，这是由于立位时椎间盘被压扁、脊柱弯曲增大，卧位时椎间盘由于自身的弹性而伸长、脊柱弯曲也减小的缘故。

（4）其他体位

①倒立：人体以手倒立时，压力方向相反，由骶骨至腰部和胸部的椎骨及其椎间盘压力逐渐增大。以头顶倒立时，脊柱颈部所受压力最大。

②悬垂：在各种悬垂时，如直臂悬垂、挂膝悬垂及双手支撑悬垂等，重力不是下压，而是相反地对胸、腰部椎间盘的拉伸。但此时胸腰部脊柱的长度并非如想象的那样被拉长，由测定第7颈椎与第1骶椎的棘突之间的直线距离所得的结果表明，该长度比直立位时反而减小。这种现象主要是由于在悬垂时腰部前凸增大，使棘突特别是腰部棘突相互接近的缘故。

③弯腰抬起重物时：当人弯腰时，脊柱实际上是一个机械效率（负荷重力与所需施加的外力之比）很小的杠杆。在这种情况下，可以把脊柱看作是固定在骨盆上的一根带

有枢轴的悬梁，骶骨相当于枢轴。此时第 5 腰椎及其与骶骨相连的椎间盘（L_5/S_1）位于悬梁的根部，所以最容易受到损伤。当弯腰并维持在平衡状态时，骶骨上所受的压力与背部肌肉的作用力是基本相等的。当背部呈水平状态时，躯干、上肢和头部的重力（约为整个身体重量的65%）的方向与脊柱呈直角，并且其力臂很长，而背部肌肉的作用力的方向与水平线所成的夹角约为 12 度，即肌肉的作用线非常靠近枢轴，所以它的力臂很短（图 11 - 28）。

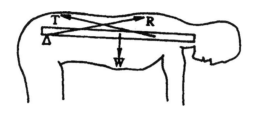

图 11 - 28　背部呈水平状态时，脊柱的受力情况

W：躯干、上肢、头部的重量；T：背部肌肉的作用力；R：作用于骶骨上的压力

如果不考虑其他因素的影响，如胸腹腔脏器对脊柱的压力等，一个体重为 60 公斤的人，弯腰使背部呈水平状态时，其骶骨所受的压力大约为 180 公斤。如果要捡起一个重 20 公斤的物体，则骶骨所受的压力约为 250 公斤，如此大的力作用于肌肉和椎间盘上是有很大危险的。因此，在弯腰捡东西时，即使所捡的东西不重，也会在腰椎的椎间盘尤其是最下面的一个椎间盘上产生非常大的力，所以应尽量避免采取这种姿势。如果使髋关节和膝关节弯曲而使背部保持垂直，则人体整个重量的重心直接位于骶骨上，使骶骨的力矩很小，作用于椎间盘上的力接近于需要支持的总重量。一个体重 60 公斤的人，在无负荷时作用于椎间盘上的重量约为 39 公斤，举起一个重 20 公斤的物体时，其作用力不过 59 公斤，这对椎间盘和背部肌肉来说都是安全的。

④桥：桥动作是体操运动中常遇到的姿势，它以两手和两足支撑于地面，颈段和腰段脊柱的前凸急剧增加，而胸段脊柱的后凸却减小，整个脊柱均处于一种极限状态，仅仅靠肌肉的活动是不能做到这种姿势的，即在一般情况下做桥动作时所产生的脊柱弯曲并不完全是脊柱的积极力量或肌肉工作的结果，而是借助于手和足固定于支持面的姿势来完成的。

桥动作时脊柱的椎间盘后部受压而呈偏平状态。椎间盘的前部被拉长，整个椎间盘稍微向前面移动并凸出于椎体的前表面。桥动作的完成及其姿势的维持主要是依赖于椎间盘的相对高度和弹性以及髋关节的灵活性，这些性质主要通过训练获得，也与年龄、性别等有关。如青年人的脊柱和下肢的灵活性要比老年人大，女性要比男性大，此外女性的整个脊柱的长度与身长比例也大于男性。

⑤行走：行走会加大脊柱内的应力。行走过程中，由于身体前倾而使重心前移，增加了背部肌肉的紧张程度，使脊柱所受压力增加。行走过程中身体的重心也不是完全沿直线向前移动的，在一足着地时，身体的重量完全加于该侧肢体，同时骨盆倾斜，腰段脊柱凸向骨盆提高。因此，随着两足的交替迈出，脊柱腰段发生交替侧屈，使身体的重心发生左右移位，此外，膝部的内外翻，足尖的向内或向外，都将导致髋关节的内旋和外旋，使重

心左右移动从而增加脊柱的侧向载荷，由于骨盆和肩部的相对运动，使脊柱也在不断地发生扭转。

鞋形会影响腰部的应力，过高的鞋跟引起腰部的前倾，使腰部脊柱的前凸增加，加大腰部脊柱后部结构及椎间盘的应力。

以上仅叙述了不同姿势下，脊柱呈重的情况。其实，在日常生活、劳动、运动时，脊柱根据活动的需要，在不断地改变着姿势，所以也会出现复杂的负重情况。但是，不管脊柱负重多么复杂，一个基本原则是使躯干、上肢、头部的负重力尽量减少，使负重力臂尽量缩短，这样就可以减轻脊柱因承重而可能引起的损伤。二是在生活、劳动、运动中，尽量保持正常的脊柱生理屈度，颈前倾及腰弯曲都增加承重力臂，成倍地加重脊柱的负担，这是造成经筋损伤的重要原因。正如前面所述，直立位负重与弯腰提物对腰骶部的压力有四倍之差，其经筋损伤的可能性和差异也就不言而喻了。

全身的关节各有特点，所承受的外力也不尽同，但是，每个关节都有其最合理的运动方式和姿势。在日常生活中，在劳动和锻炼时，都应有意识地研究并遵循这些规律活动，是避免和减轻经筋组织损伤的重要原则。

任何姿势下长时间持续也会造成疲劳，在疲劳状态下，人的应激能力、适应能力都会下降，尤其是那些静力性工作，如持续的低头看书、写字、刺绣、打字等对颈部经筋组织的损伤；持续弯腰插秧、拾提重物等对腰骶部经筋组织的损伤是严重的，这不仅是持续的疲劳，而且是由于静力性工作需要某些组肌群长时间，持续收缩以维护某种姿势。收缩的肌肉会卡压其间的动脉、静脉，使新鲜血液不能充分进入，使含大量代谢物的静脉血不能回流，从而导致局部经筋组织营养缺乏，有害物质堆积刺激，造成严重损伤。因此，在日常的工作中，应适当变换姿势，以消除这种伤害。故定时的休息、做工间体操、变换工作等是非常必要的。

2. 循序渐进与调整

循序渐进是指按一定的步骤逐渐提高筋肉功能和力量的锻炼。

肌肉有收缩、伸展、弹性等物理特性，在神经的支配下，通过合理的肌肉物理特性而发挥和显现肌肉的功能，产生肢体的运动。因此，充分了解肌肉的物理特性并循序渐进地进行训练，就可以逐渐加强肌肉的功能，增加抗劳损能力。

当肌肉收缩时，血液从肌肉内排出，当肌肉舒张时，血液重新进入肌肉。在进行正常锻炼时，供应肌肉的血液比休息时可多达 5~6 倍以上，所以，适当的体力劳动和体育锻炼对肌肉及人体组织是有益的。

但是，任何劳动和体育锻炼都必须在循序渐进过程中逐渐加强。否则，不仅不能达到锻炼的作用，而且还会造成筋肉甚至内脏器官的损伤。

成熟的骨骼肌纤维属于高度分化细胞，在正常情况下很少见到细胞的有丝分裂现象。出生后，随着人体的发育和活动量的增加，骨骼肌也逐渐生长。但是，这种生长不是数量的增多，而是肌纤维体积的变大。可见，经筋的强弱不能靠自然的生长，而更重要的是依靠劳动锻炼和体育锻炼。

随着生长发育的阶段不同，人的活动能力，劳动负重强度都在不自觉中逐渐加强，这实际就是一种循序渐进的锻炼过程。初生儿仅能活动一下手脚，几个月后可以翻身，逐渐能爬、能站，是以自身的体重来锻炼肢体和内脏功能的过程。幼儿、童年以后就可以参与一定的体力劳动、游戏和体育活动，逐渐增加了负重的训练。对人体的筋肉系统进行锻炼，促进肌肉纤维体积增大，肌外形及肌力加强。虽然上述过程常是盲目地、顺其自然地进行着，常不被人们注意，但是，要从人生长发育及实际负重规律的分析角度看，这完全是自控状态下的循序渐进的锻炼过程。

体育锻炼基本上是有意识的对肌肉与内脏的锻炼过程，一般情况下，人们依然是不自觉的逐渐增加运动量，否则，自己也不能承受超常运动量对肌力和内脏功能的超常要求。这也是不自觉地遵循了循序渐进的规律。只是由于对循序渐进规律认识的不明确和不自觉，仅以体力的能否承受而不自觉地执行，所以，也容易造成经筋的损害。肌力、协调能力均不甚强的人，做某些超过自己能力的劳动或体育活动，就会引起经筋损伤。虽然，人们都在量力而行，自我调控着活动量，但是，由于对自己能力缺乏科学的准确掌握，也就很难做到掌握适度。尤其是人们都在社会生活中活动，争强好胜，攀比逞能等，常会在自己能力极限范围强行牵拉经筋运动，也非常容易出现经筋损伤。体育比赛本身就是对自己运动极限的挑战，创造自己或人类前所未有的奇迹，其可能造成的损伤是可想而知的。尤其在没有充分准备，没有平时的循序渐进的训练过程，这种突然的超限运动是十分危险的。

对于人的一生，肌力发育训练过程是一个循序渐进的过程。对某一个活动，也是一个循序渐进的过程，即使是某些暴发性的活动或运动，它也是在迅速调整、适应、积蓄力量达到总动员的状态下，才能突然进行总体调动，爆发出强力活动或运动状态来。所谓"量力而行"正是对循序渐进的一种注释。

经筋肌肉的工作形成有两种：一种是动力性工作，如上述肢体位移的活动。另一种则是静力性工作，如主动肌与拮抗肌同时收缩，其肌力相同，使躯干或肢体长时间固定在某一体位上，保持一定姿势。静力工作需要经筋肌肉持续收缩，血液被收缩的肌肉排出，新鲜血液不能进入肌肉。代谢物质不能及时带出，故静力工作更容易降低肌肉本身的抵抗力而造成损伤。以颈肩部肌肉为例：头颅由颈椎支撑，但是，头颅的重心落在颈椎前缘之前。要保持头颅的稳定支撑作用，头颈后部肌群就必须收缩，使之产生向后的分力，致颅骨的重心后移，并稳定在颈椎支撑面上。显然，在人正视前方，或低头伏案工作时，虽不见头颅活动，但颈后肌群已在收缩工作之中，而且是持续的静力工作。静力工作本来就容易造成劳损，而头颈的静力工作又经常是长时间持续的工作，如白领阶层等从事办公室工作的人，一看文件，一写文章就是几小时，头颈部承受的静力损伤是持续的，容易造成损伤，出现局部病症和自我保护性痉挛，且因这些反应，进一步加重损伤。由于痉挛反应，导致颅、颈、肩、背关节与肌肉关系发生紊乱，从而引出复杂的临床症状。因此，静力工作和静力负重也应有循序渐进的加强整体训练和适应过程。颈、肩、腰、腿是人体承重和维持姿势的部位，承重肌大都参与相对静止的维持姿势的工作，所以，称作姿势肌。姿势肌在静力工作中血液供应与代谢相对较差，容易造成劳损。尤其在长时间维持姿势不变的情况下，其承重和抵抗力明显下降时，又受到突然暴力或急骤的不协调姿势转换，更容易造成急性损伤。

综上所述，无论是不断变换的劳动还是体育活动或持续维持一定姿势的静力劳动和体育锻炼，都应该在循序渐进的训练中，不断加强肌力，提高肌肉的适应性，才能防止筋肉的不必要损伤。

　　值得注意的是有一种防治误区，即人们仅根据中老年人筋肉与关节痹痛多见，而误认为痹症是老年人的专有疾病，被称为"老年病"。其实，筋肉损伤，关节痹损并不是老年人所特有，它是人们普遍存在的疾病。只是青少年损伤后恢复快，累积的次数尚少，修复过程中所形成的机化或瘢痕组织较轻，故他们的痹痛轻而少见。但是，决不能因此而忽视青少年对筋肉损伤性疾病的预防和治疗。北京协和医院骨科科研组曾对"髌骨软化症"进行系统研究，以因腿痛而跛行，下楼梯"打软"，膝盖突然"卡壳"，严重者无法下蹲……被传统诊断为"髌骨软化症"。从各年龄段人群调查分析，可以发现这是一种普遍存在的疾病，其总发病率为36.3%；30~40岁组最高，达55.8%；5~9岁组较少，但也有12.7%之多。可见，预防经筋损伤应从儿童抓起。"髌骨软化症"的病因、病机、生物力学关系等尚有争议，但从早期存在髌骨后倾或关节脱位的实际情况看，其形成的原因显然与股四头肌力量不足有关。通过应用"肌肉康复治疗仪"对股四头肌加强刺激，使其肌力加强，从而促进、牵拉髌骨复位而显现了明显疗效。至于股四头肌力量不足是肌力发育不良，还是股四头肌本身有劳损？在此暂且不讨论，然而，无论如何，通过对经筋组织的治疗，将会对传统强调的"骨性"原因的痹病发挥显著的疗效，这不能不给人们一个启示，即防治经筋痹病是有重要临床意义的。

3. 避外感与调情志

　　外邪指风、寒、暑、湿、燥、火、毒，是影响经筋气血灌流的物理、生物性因素。过度的外邪侵入使脉道痉挛，气血痹阻，使气血不得循经畅流，郁积渗出，迫切为沫。痰沫浸润排解筋肉时，就会发生痹痛。故《素问·周痹》指出："风寒湿气客于外分肉之间，迫切而为沫，沫得寒则聚，聚则排分肉而分裂也，分裂则痛，痛则神归之。"以风寒湿邪为代表的各种物理性、生物性致病因素，首先引起侵害部位筋肉的防卫性反应，这就是痉挛和疼痛。筋肉的痉挛会卡压着藏其中的经脉，使之运行的气血瘀滞。经脉本身受到侵害，则更加重了上述反应，气血更不得通畅，从而出现"不通则痛"的病理变化。故《素问·痿论》指出："风寒湿三气杂至，合而为痹。"指出了外感诸邪的总病机。由此可知，避免外邪的侵袭是预防痹症的重要环节。先贤对此有明确的训示，古人云："圣人之避风也，如避矢石"。矢石的损伤是世人皆知的，用它比喻风寒湿对人的伤害，如避箭石样的避躲风邪侵害，是生动的警世之言。

　　值得注意的是，在白天，人们清醒时，大家会注意适寒温，调冷暖。即使不刻意注意，因寒、热不适的感觉，会迫使人们自觉或不自觉地改变体位或移动躯体，自然也就避免了伤害。但是许多在清醒状态能感知的伤害性刺激，在睡眠中，人们常感觉不到。因此，某些部位被长时间暴露在致病环境中而不知回避，十分容易造成外感损伤，如睡在未闭紧的窗下，被邪风长时间劲吹；在空调下睡眠，使某些部位直接暴露在冷风之下等，这都是应该注意避免的。

　　调情志是指平稳人的心态，五志过极或不遂都会影响相应的内脏功能，其最终结果是五脏功能失调。五脏功能失调则意味人的抗病能力下降，导致活动中人的筋肉组织容易受伤，故《灵枢·百病始生》云："若内伤于忧怒，则气上逆，气上逆则六输不通，温气不行，凝血蕴里而不散，津液涩渗，著而不去"。

　　从另一个角度看，情志不遂，人的精神就不易专注。当对其从事的劳动、运动不能专注时，就容易出现不协调性损伤，所以调情绪也是预防筋肉损伤、避免痹痛产生的重要环节。

二、经筋痹病的康复方法

广义地说，康复疗法应包括各种能改善经筋能力，矫正变形，改善关节功能，增强筋肉的肌力及协调性的治疗方法及体育锻炼。上述各种疗法可见本书第四章。本节重点介绍运动康复疗法。

运动康复疗法的目的是使身体各部位进行规律性的运动，启动、改善和协调筋肉相应的功能，最终达到整个机体的运动平衡。通过各部位的特异性运动，可以达到矫正变形、改善关节的功能、增强肌力（张力和耐力）、获得肌肉和运动器官的协调性。

运动有以下类型：

根据骨骼肌的收缩形式，生理学上可以将运动类型分为以下三种：

等长收缩：肌肉长度并未因收缩而发生改变，能量100%转化成热能而未做功。

等张收缩：肌肉收缩进程中肌张力保持不变，而长度和速度是可变的。

等速收缩：肌肉收缩过程中肌肉速度保持不变。这不是人类自然的收缩形式，必须利用一定的器械，人为地加以控制。

另外，根据肌肉所受外力不同，又可将运动类型分为以下四种形式：

被动运动：通过外力使某个部位活动，且未引起肌肉收缩。多用于维持或增大关节活动域。

主动辅助运动：肌力较弱尚不能完成主动运动时，借助于帮助者或器械，使某个部位活动，可引起肌肉收缩。多用于维持关节活动域的同时，提高肌力和控制本体感受器。

主动运动：肌力应在Ⅲ级以上，即通过自身的肌力进行抗重力运动，多用于维持关节活动域、提高耐力和改善协调性。

抗阻运动：即有阻力抵抗的运动。抵抗包括徒手抵抗和器械抵抗两种。徒手抵抗的优点在于训练中可随时根据患者的肌力情况，给予最恰当的抵抗；器械抵抗则适用于需要较大的抵抗者。

全身性准备活动：

在运动或康复训练时，首先要循序渐进地进行热身活动，热身活动应是由慢至快，由轻至重，由小运动量到大运动量，使全身的筋肉充分兴奋，调动应激反应并协调内脏活动能力，为进一步有目的地对某一部位的特殊性运动和治疗打下基础。在全身热身中，中医气功学的某些功法是非常有益的，能从心神专注，全身热身，内脏功能协调诸方面起到合理、充分的调动、改善和适应作用，为进一步进行强体力运动打下基础，所以医学气功、太极拳之类舒缓平和的运功是值得提倡的热身项目之一。

三、各分部的康复训练

1. 头面部经筋痹病康复训练

头面部经筋痹病可通过自我推拿的方法和被动推拿法进行康复。

（1）自我推拿法

自我推拿辅助疗法是在被动推拿和医疗体操的基础上使用的一种方法。采用针对性强的规范动作进行自我操作，以达到防治目的，尤其对防止复发有很大的意义。自我推拿有很多的优点，有些被动推拿不足之处，自我推拿恰恰可以将其弥补。在掌握自己病情的背景下，控制恰当的力量，发挥最佳效能，可以避免因用力过大所致的损伤。在各种治疗之间的休息期，可充分利用自我推拿，随手可做，不需依靠他人的力量，不受环境和条件的限制，节约了人力和物力，补充了治疗手段。

头面部自我推拿时，应以自我梳理头部筋肉，揉擦面部，点按结筋病灶点和腧穴为要点（颈部康复训练见颈肩部康复训练法）。

①双手伸直，对掌相搓，由慢而快，至两掌发热后，以双掌轻按面部，上下搓面，至面部发热。

②由拇指或食指指腹，压按面部结筋病灶点或腧穴，如阳白次、攒竹次、鱼腰次、太阳次、四白次、下关次、迎香次、颊车次、夹承浆次、牵正次等，按压各点10～30次。

③双手各指微屈，呈鹰爪状。用各指尖按于头部，从前额向后颈部梳理头皮下筋肉10～30次。

④点按头部结筋病灶点或腧穴，如百会次、正营次、目窗次、承灵次、率谷次、角孙次、颅息次、风池次、完骨次、玉枕次等。按压10～30次。

⑤活动颈部，在颈部生理活动范围之内努力完成，即前屈、后伸、侧屈、侧旋、环转各做10～30次。

（2）被动推拿法

应由有经验的按摩师进行头面部理筋按摩和点穴治疗，必要时，对颈部适当牵引，并沿各功能范围被动屈伸和旋转。

2. 颈项部经筋痹病康复训练

（1）自我推拿法

整个操作中始终本着转颈后瞧、仰头抬臂、拮抗平衡的要求进行，操作量因人而异，循序渐进，持之以恒。一般要求，应熟练下面5个自我推拿法。

①屈肘抬臂：两手手指互相交叉屈肘，交叉手背置颌下为预备姿势，然后手背靠下颌不动，两屈肘尽力向上抬起。使腋下收缩的肌肉放松。

②双手托顶：站立或坐位，两手手指交叉相插，反转交叉指与手掌，掌心向上，尽量伸直两上肢顶举，同时头部后仰，直视手背。使经常低头垂臂的工作姿势得以舒展平衡。

③单手托顶：站立位，两手手腕尽量背屈，一手向上，挺举托天，另一手向下，牵压向地，使两上肢在腕呈背屈位，形成上下对抗性伸展，同时头颈转向（上肢下压）一侧。两手交替自我推托，缓慢进行。

④转颈后瞧：站或坐位（有眩晕者宜坐位）。将头颈慢慢向一侧旋转，并尽量向后瞧望，直至最大限度；再慢慢恢复到正中位，并向另一侧旋转头颈，瞧望后方，如是交替操作。

⑤双手提颈：先将一掌置椎枕部，拇指置一侧"风池穴"处，另一掌压住上一掌背，拇指置另一侧"风池穴"；两掌及两拇指同时将颈后肌挤压并作提肌动作，达到对颈后肌提挤和按摩作用。如是反复推拿，并上下移动，提捏不适处。最后点按颈肩部各结筋病灶点10～30次。

（2）被动推拿法

应请有经验的按摩师进行。对疾病区或其邻近部位通过手法被动推拿，调整关节功能，舒通经络，达到治疗目的。颈部推拿应适度，不可猛浪，否则有一定的风险性。

（3）枕头的选用

人们都知道，一天 24 小时中，有 1/4～1/3 的时间是睡在枕头上的，熟睡后颈肩部肌肉放松，枕头如仅支托后头部，则颈部悬空而呈屈曲状，使颈部关节囊、韧带牵张和受力不均。白天工作呈低头屈颈位，晚间因枕头不适而又呈颈屈曲位，日久这种非生理性牵拉，更容易对颈部神经、血管、肌筋和关节造成损害，故最好用圆枕（或大枕下垫小枕），把后头及颈凹陷部全部支托好。枕高度大约为肩宽（两肩峰的距离）的 1/3 左右（10～15 厘米），最好取仰卧位，睡前将枕头调整好。也应避免不用枕头睡眠，因为头部位置过低，使头部充血而容易发生眼睑肿胀、头昏。头部用枕头后，胸部也相应地抬高，下部血液回流变慢，减少了心脏负担。心搏动平静，呼吸均匀，也易于入睡。此外，若能选用圆枕，仰卧，颈凹陷部可以达到完全支托，充分缓解了颈后肌群的紧张状态，松解了颈椎间的相互抗压，起到轻度牵引作用。

（4）支具应用

用于较严重患者，如围领，可自制。按颈高度裁剪，一端略宽，另端略狭，衬以薄棉或塑料海绵制成，宽的一端可加缝一根布带。用时，狭的一端靠颈部，依次围颈约 3～4 圈后，枕后隆凸部也受到支托，将布带围绕固定即可。此外还有特制的颈托、石膏托均可选用。支具使用时，不宜挤压颈动脉窦。颈部牵引及活动牵引装置的使用，应由骨科医师执行。

3. 肩部经筋痹病康复训练

肩是一个复合关节，正常功能的完成，涉及肩肱关节、肩锁关节、胸锁关节、肩胛胸部机构等。当上臂外展将近水平位时，其活动主要在肩肱关节，以后的外展活动则因为肩胛骨受前锯肌及斜方肌的作用而在胸廓上旋转，使上臂完成上举。上肢自下垂位做外展上举 180 度的活动过程，即为全肩肱外展活动幅度。必须注意的是在此 180 度活动的最后阶段，还必须增加上肢的外旋活动。如果当肱骨完全在内旋位时，再做肩外展活动，其幅度则大受限制，仅为 50 度左右，而肱骨完全处在外旋位时，它的外展幅度可达 120 度角，因此肱骨的位置与外展幅度的多少有很大关系。也就是说：肱骨的外旋功能，对整个的上臂外展活动，起着一定的影响。在上臂外展最初的 30～60 度过程中，肩胛骨完全固定不动；在 30～170 度过程中，肩肱关节与肩胛胸廓机构间相互活动，活动幅度的比例，大约为 2∶1，即在整个肩关节外展 180 度过程中，120 度作用在肩肱关节，大约 60 度作用在肩胛胸廓机构。所以，在肩部做康复训练时，应对上述各关节及胸廓机构进行整体的训练。

（1）患肢前伸上举练习：最常用的是"爬墙"动作，患者计算好离墙站立距离，面向墙，将患指在墙上向上爬动，带动患臂向前上举，并在每次练习中在墙上作标记以计算练习的进程，每次站立的离墙距离可不断缩短，直至贴近墙壁，使上臂前伸幅度达到最佳效果。

（2）患肢外展运动练习：由于完整的外展 180 度的上举活动，最后 60 度与胸廓肩胛肌结构有关，故应用力上举，每次应超越以前活动幅度，以达到最佳效果。

（3）患肢前伸练习：双脚半蹲，双拳虚握，拳眼向上，置于腰两侧。然后，单拳向前用力平伸，再用力收回。在伸、收时，可同时旋前或旋后前臂，以达到最大效果。

（4）患肢肩旋转练习：双腿直立，两足与肩等宽，用前臂带动肩关节由小到大，做顺时针或逆时针肩旋转活动。

（5）患肢内收练习：下肢直立，用患肢手指尽力搭在对侧肩上，至极度时，再用健肢手掌托顶患肘，以加大患肢内收幅度。

（6）患肢滑车牵拉练习：将定滑轮固定上方（房梁等），穿入绳索，双手持握两端并拉紧，然后用健肢牵拉患肢，使其尽力上举，加大肩关节活动幅度。

上述训练后，应取肩周与肩胛区结筋病灶点进行点按或弹拨。每点弹拨 10～20 次。

4. 肘部经筋痹病康复训练

（1）肱骨下端内外髁康复：应嘱患者做腕强力掌屈，前臂充分旋前，然后用力迅速伸直肘关节。如是反复练习多次，使肘关节外侧伸肌总腱附着处粘连拉开，肌附着处松解后，疼痛也获得改善或消失。此外，还可作被动手法活动，方法同前，可由医者在麻醉下帮助进行。

（2）肘关节慢性痹痛的康复：取坐位，上臂完全平置在桌面上（肩关节亦在同一平面），用另一手压在自己的上臂近端，防止肩关节或上臂抬起，然后测量前臂伸直位时与桌面间存在的角度是多少，经过每次尽量使肘关节伸直的练习后，使前臂不断向下靠拢桌面，缩小存在的前臂桌面角，每次比较测量角缩小的程度，即代表肘关节伸直练习的进步程度。到前臂能够完全靠贴桌面时，肘关节也就完全伸直了。在前臂尽量用力伸直练习后，还要尽力作屈曲练习，一般屈曲肘关节练习比伸肘练习容易得多。注意在练习中防止强力被动伸直操作，以尽力大幅度自动操作为主，并要持之以恒。

（3）肘关节旋转障碍者的康复：康复训练时，应先使上臂贴紧身体侧方，以防止练习时肩部活动的代偿作用。肘关节呈 90 度屈曲位，拇指对准自己的鼻子，这时是前臂既不旋前、也不旋后的最佳正中位。然后使手旋向背侧方向时称旋后，转向掌侧方向时称旋前。练习时，手持握木棒，帮助计算旋前、旋后的旋转幅度。

上述康复训练后，均应在肩、肘部各结筋病灶点进行点按或弹拨，每点推拿 10～30 次。

5. 指腕部经筋痹病康复训练

手是劳动器官，从事人体最精细和复杂的活动功能，故应特别重视它的康复训练，在训练中应遵循下列原则。

应争取最快时间达到应有的关节功能，使手指伸屈功能幅度正常，轻巧灵活；腕关节伸屈、尺桡侧偏斜及旋前旋后活动正常，且使其联合协调功能良好。

必须随时注意患部个别练习或多部位疾患时的有序练习，例如手指、腕部的练习排序，应先练习掌指关节，次练指间关节，后为腕关节，最后为 3 部分的联合协调动作练习。

训练方法如下：

（1）指腕温水浴 20～30 分钟，再用软毛巾擦干后，进行练习，或将手腕完全浸入温水中，在水中练习手腕各种活动。

（2）注意在练习时，先固定近端关节，再进行远端关节练习，如此则效果确实，收效快。例如先固定腕关节，然后练习掌指关节。开始时，由助手协助固定近端关节，以后则由患者自己固定，进行练习。此外，也可采用弹簧夹板装置练习。

（3）手指练习的最常方法，是采用长方形的木块（其形状如大一些的火柴匣样大小），木块在掌心横置时，可活动掌指关节和近侧指间关节，竖置时可活动远侧指间关节。也可以采用两个圆球，在手掌和手指的联合活动下，不断在手中滚转运动，以增进全部手指活动的协调功能。

（4）功能练习：选择合适的工种或工艺进行工作练习，如写字、画图、编织等。不仅增进手的全部功能，而且还学习到技巧，更能引起患者浓厚的兴趣。

（5）对常用手腕部工作者，可戴用"工作护腕"，以增强腕部力量。

（6）对腕指部各结筋病灶点可进行自我推拿，每点推拿弹拨10～30次。

6. 胸背部经筋痹病康复训练

运动辅助疗法是胸背痛治疗中及治疗后的辅助措施，对增进治疗效果、巩固疗效、预防复发及胸背部保健都有重要意义。

运动操作如下：

（1）托掌挺胸：双手对掌并将手指对插后翻掌向上，上举双臂，然后翻掌托天挺举并挺胸。

（2）托掌旋身：同（1）姿势挺胸后，原地不动，将躯干和双臂一起作左右交替旋转活动。

（3）托掌后伸：同（1）姿势旋转后，再将躯干和上举双臂一起做轻度后伸动作，重复若干次。

（4）伸臂旋胸：即将双手抓住单杠，双膝稍屈曲，使双足离地，以悬吊脊椎，使胸肋牵张。

（5）双臂后旋：双手握住身体两侧的假想轮子把手柄，将轮子自身侧向后倒转。两手先向前，再向上，然后经过腋下，再向后下旋转至上前方。如是来回重复，使肩胸前挺。

（6）扩胸分胸：双臂外展平举屈肘，不断向后作扩胸动作数十次，然后用力伸肘，将手及前臂尽力向左右两侧扩伸，好像将胸分开。

（7）后伸摩背：双手向后作摩背动作，先举到背部最高处按摩，再依次向下按摩背部。

（8）后伸捏背：同法用手捏拿背皮，自上而下地依次揉捏。

（9）肩上揉背：将手经过对侧肩上，另手握住该肘肘后上托，以协助该手尽量增加伸向背后的幅度，这时手指揉捏上背部皮肤；然后同法作对侧上背揉捏动作。

（10）抱膝滚背：患者将四肢屈曲抱膝，背屈成圆球状，将圆背在床褥上作前后、左右或旋转滚动。

（11）上述训练完成后，应用手指点按弹拨胸背部各结筋病灶点，每点10～30次。

7. 腰腹部经筋痹病康复训练

各种治疗间歇期或治疗后，可增加针对性的腰部运动辅助疗法，并要求持之以恒，以加速腰腿痛的疗效，且对健腰减肥也有显著帮助。

（1）托天摇体：站立位，两下肢分开呈外展微蹲位，两肘微屈，上肢上举，前臂尽量旋前，使掌心托向天空，头向后略仰望远方。然后有节律地横向摇摆躯干，并与上举之上肢横向摇动相互配合，此时也必然带动腹部肌肉横向晃动（该活动使腰部舒适，腹部减肥）。

（2）吐气吸腹：站立位，两足微分开。慢慢吐气，同时将腹壁收缩，直至吐气和收腹至最大程度（腹壁凹陷），停留片刻；然后慢慢吸气，同时将腹壁膨出，直至吸气和膨腹至最大程度（腹壁膨隆），停留片刻。这样多次重复活动（这是利用腹式呼吸协同腹肌、横膈活动，增强腹肌、腹腔内脏和心肺活动量，对增加腹肌力量，增进心肺功能、促进胃肠蠕动及减肥，均有裨益）。

（3）颤体摩腰：站立位，两足微分开，两膝微屈，两手背贴紧腰痛部位，然后有节律地上下颤动躯干，同时两手背不断随颤动节律主动按摩腰部，此时也必然带动腹部上下方向抖动（这时对腰、胃肠蠕动、减肥均有帮助）。

（4）鹰飞马跃：两下肢外展半蹲位，两上肢伸直外展高举，两腕尽力掌屈，同时两足尖踮起，微使大腿平面抬高，但躯干仍保持原位不动，然后两上肢压向下方，两腕自掌屈位转变为背伸，同时两足跟也随着落地，躯干不动，两下肢仍保持外展半蹲位，两眼平视。这样上肢举落如鹰飞，下肢踮起如马跃。

（5）斜牵肩髋：站立位，双足松松靠拢。以右侧肩和髋（实际上也带动骨盆）同时向上后提牵，使肩髋一起斜向上方，左侧肩髋则尽量向下沉降（这时双肩及双髋4点好比是一长方形轮廓，一侧肩髋上提后，即成一斜的平行四边形）；然后再作左侧骨髋同时向上向后提牵，右侧肩髋下沉，如是反复交替活动。

（6）学蚕吐丝：这是用合拢的双掌及上臂，向上绕过头顶，向下绕过膝下的划圈动作，同时腰部也要后仰与双臂同步作划圈的整体活动。具体操作是：站立位，双足双膝平行靠拢，合掌的双上臂自左身侧向上划圈过头，同时腰略后伸与双臂同步划圈，慢慢划向右身上侧，这样上半圈已划完；然后继续划向下方至右身下侧，这时双上臂收拢，紧贴胸壁，靠拢的双膝下蹲，使前臂及合拢的手掌绕过膝下，至左身侧下方，再慢慢伸膝的同时，双上臂完成下半圈动作。这样继续重复上述操作。

（7）俯卧伸腰：俯卧位，以腹部为支点，双上肢及胸部一起后仰离床，使背肌收缩。片刻后，恢复俯卧。如是反复操作。后期可作胸部及双下肢同时后仰离床活动。

（注意：本操作一定要循序渐进，不要练习过度。优点是有利于伸肌力量增加；对椎体楔形压缩骨折有治疗作用。缺点是不利于椎骨附件骨折的稳定，过度操作易导致过伸性损伤。）

（8）仰卧收腹：仰卧位，双下肢微屈，然后背胸部慢慢离床起坐。练习腹肌肌力。本操作优点是腹肌肌力增强，与背伸肌有协同作用，共同增强腰部耐力。缺点是不利于椎体楔形压缩骨折的稳定。

（9）倒步练习：这是一种平衡练习，有利于恢复体力。但须在平坦的场地以缓慢的步态行走，尤其对老年患者应慎重。

（10）俯体爬行：这也是一种平衡练习，使腰部得到休息。练习时应在地毯或软垫上进行。

以上操作可根据病情选择操练，使疗效巩固，并达到预防作用。

上述训练完毕后，应点按腰腹部各结筋病灶点10～30次。

腰腹痹痛患者的卧床不宜过软，防止卧床时出现腰段因臀部下沉而出现腰部脊柱生理曲度变浅甚至反弓，避免由此而产生或加重腰腹部经筋痹痛和损伤。

8. 骶髋部经筋痹病康复训练

由于下腰、骨盆及髋部三者是一个活动整体，相互联系，下列辅助动作主要的重点在骨盆。

（1）骨盆原地转动：站立位，将骨盆整体作划圈式转动，范围由小至大，根据各人能力进行操作，速度也根据各人的情况而定。这样，使骨盆、腰部统一协调，舒展关节。

（2）骨盆上下搓动：先使体重完全落在右足及右侧骨盆上，使骨盆向负重一侧上提及右偏，左下肢略屈并松弛。片刻后，再把体重重心转向左足及左侧骨盆上，使骨盆向左上提及左偏，右下肢松弛，片刻后，再重复至右侧骨盆。如是来回交替操作。

（3）原地收缩臀肌和腹肌，交替进行。即先集中作臀肌收缩后，再进行腹肌收缩。

（4）咬紧牙关，并做收缩肛门括约肌操。

（5）原地自我按摩操作：先作臀肌、腹肌按摩后；然后再用中指指压会阴部肌肉（肛门与会阴肌之间），作深压按摩，使前列腺、会阴肌松弛；最后顺势用手掌托住会阴部向耻骨方向移动操作，直至耻骨上方。这样重复单方向操作，可使会阴、骨盆及骨盆内脏器舒筋活血，促进淋巴回流，减少炎症及疼痛。

（6）髋关节背伸运动：患者俯卧，两下肢伸直，交替作一侧下肢的后伸提举动作。也可俯卧在桌子边，两髋在桌边屈曲站立，将一侧下肢作后伸提举动作，与俯卧躯干成一直线。然后再同法交替作另侧下肢后伸。

（7）前屈运动：仰卧，将一侧下肢屈曲，两手抱膝至腹部，另侧下肢尽量伸直。这样左右两下肢交替同法操作。

（8）外展运动：仰卧，两手抓住桌边。稳定躯干后，一侧下肢伸直固定不动，另一侧下肢取伸直位，并同时向外作外展动作，如是左右交替轮流操作。

（9）内收运动：仰卧，同上姿势。一侧下肢作内收动作，另侧伸直固定不动。这样两下肢交替做内收动作。

（10）分髋运动：仰卧，取膀胱截石位，两足跟当着力点支在床上，然后慢慢分开双髋，直至两膝外侧接近床面，同法不断反复进行。

（11）平衡运动：患者取爬行位，两手掌及两膝着地，然后一侧上肢及对侧下肢同时作平举动作，与躯干成一直线。片刻后，再以同法换另一侧作平举动作。也可取站立位，上身逐渐前屈，尽量达90度，同时，一侧上肢向前及对侧上下肢作后伸平举动作，与躯干成一直线。稍维持片刻后，再以同法易换另侧上下肢，作平举动作。

（12）臀肌、股四头肌在平卧位，作交替肌肉等长收缩运动。

（13）俯卧屈髋屈膝体位休息法：预先将桌角一端抬高10厘米左右。患者站在抬高桌侧一边，将躯干完全趴俯在桌上。两下肢呈半屈髋屈膝姿势站立位，使腘绳肌松弛，这样也能保证骨盆诸肌全部休息。另外，为了要使躯干胸部也完全贴紧桌面，则要求两上肢必须向前伸，超过肩关节水平，这样胸面可以保证达到紧贴桌面的要求，两上肢前伸，可以写字、看书，均不影响治疗。本疗法上、下午各作1次，每次至少30分钟。这一体位可使腰、骨盆完全达到无负重休息，有利于加速恢复。假设坐位时，腰部承受压力为100%，那么站立位可减少压力的30%，卧位减少约60%～70%，俯卧屈髋屈膝体位则基本等于零。

（14）上述训练完毕后，应自我点按腰、髋、膝部各结筋病灶点 10～30 次。

9. 膝部经筋痹病康复训练

膝部痹病与股四头肌有密切关系，其表现在：

膝关节发生疾患时，最明显的表现就是股四头肌的萎缩。全身以此肌为最大，但萎缩则最快，恢复亦较慢，其中以股内侧头的恢复最为重要。

股四头肌明显萎缩后，容易使膝关节不稳，发生疼痛，且可致关节内积液。

股四头肌健康时，可以克服膝关节的轻度疼痛，并可保持关节的完整功能。

膝关节的健康状况如何，主要观察股四头肌的力量与有否萎缩。

股四头肌的等长收缩运动，对膝关节功能的保护和发挥有十分重要的意义。一定要坚持常规练习。

一般情况下，运动中要以自动运动为主，被动运动为辅。但在膝关节运动不能达到预期疗效时，被动运动可以发挥更大弥补作用，而且疗效很好。

膝关节辅助疗法如下：

（1）被动辅助疗法

即患者在运动时不用力或不能用力，借他人的力量协助而进行活动练习之方法，此法应由按摩医师进行。

（2）自动活动

患者在运动时，主要凭借自己的力量来进行活动练习。在操作上又可分为：

①自主运动：患者完全依靠自己的力量做膝屈伸活动。

②辅助运动：患者作自主运动的基础上，由于力量不足，可由他人或活动器械给予一部分协助而完成运动练习。

③阻力运动：患者除完成自主练习外，还要克服按计划增加的对抗重力锻炼，如抬腿时附加重量。

④肌肉等长收缩运动：患者在关节伸直不动的情况下，原地作有关肌肉收缩和放松活动。以此来增加肌肉的力量，达到保护和发挥关节的功能。

上述训练结束后，应按压、弹拨膝腘部各结筋病灶点 10～30 次。

10. 趾踝部经筋痹病康复训练

踝关节一旦发生活动困难、疼痛或关节僵硬，则必然牵动足部诸关节，还出现有碍观瞻的跛行步态。例如踝关节僵硬，在每次走路起步时，踝关节就缺乏足够的跖屈及背伸弹性动作，不能推动身体向前。因此，当健侧足踝向前落地时，患侧膝关节必须伸直，腰部弯向前方，才能代偿患侧踝关节已失去的背伸功能，结果步行时，身体呈前后摇摆式的跛行步态。上坡及蹲下时，也发生困难。

踝关节运动主要分背伸、跖屈、内翻和外翻 4 个主要动作。由于踝关节的背伸和跖屈在练习中，往往容易被膝关节运动所替代；同样，其内翻、外翻运动，亦容易被髋关节的运动所替代。因此，许多训练踝关节的设计工具，常收不到确切的效果。为此，特介绍以下踝关节的练习方法，防止以上的不足。

（1）踝背伸运动练习法（即后背靠墙运动）：患者背部倚墙而立，要求足跟必须离墙有一定的距离（可自离墙 15～20 厘米开始，以后逐渐增加），先以手指抵住墙壁，身体斜向墙面；然后自动将身体尽量向后，再恢复直立姿势，这样，使踝关节得到跖屈幅度的练习。另有一法即为足尖竖立运动，后跟翘起，也达到跖屈的练习作用。

（2）踝外翻运动练习法：患者一足站立，另一足提起，尽量使身体偏出站立足内侧，为了维持平衡，这时腓骨肌甚为紧张，达到外翻运动练习的目的。

（3）踝内翻运动练习法：同上法一足站立，尽量使身体偏出站立足外侧，这时为了平衡身体，内翻肌紧张，不断得到练习。

（4）坐位足底滚木练习法：患者坐位，以圆柱木棍置两足底，不断来回滚动木棍。这样踝背伸和跖屈运动可同时得到练习。

（5）点按弹拨踝及小腿部各结筋病灶点 10~30 次。